新生儿学
Neonatology

理论与实践
A Practical Approach to
Neonatal Diseases

第 2 版

上 卷

主　编　Giuseppe Buonocore
　　　　Rodolfo Bracci
　　　　Michael Weindling
主　译　孙　波　岳少杰　刘曼玲
副主译　林振浪　毛　健　王　斌
秘　书　郭晓菁

人民卫生出版社
·北 京·

First published in English under the title
Neonatology: A Practical Approach to Neonatal Diseases (2nd Ed.)
edited by Giuseppe Buonocore, Rodolfo Bracci and Michael Weindling
Copyright © Springer International Publishing AG, part of Springer Nature 2018
This edition has been translated and published under licence from
Springer Nature Switzerland AG.

图书在版编目（CIP）数据

新生儿学：理论与实践：上、中、下卷 /（意）朱塞佩·博诺科雷（Giuseppe Buonocore），（意）鲁道夫·布拉奇（Rodolfo Bracci），（英）迈克尔·魏因德林（Michael Weindling）主编；孙波，岳少杰，刘曼玲主译 . —北京：人民卫生出版社，2024.1
ISBN 978-7-117-34390-9

Ⅰ. ①新… Ⅱ. ①朱…②鲁…③迈…④孙…⑤岳…⑥刘… Ⅲ. ①新生儿疾病 – 诊疗 Ⅳ. ①R722.1

中国国家版本馆 CIP 数据核字（2023）第 019478 号

人卫智网	www.ipmph.com	医学教育、学术、考试、健康，购书智慧智能综合服务平台
人卫官网	www.pmph.com	人卫官方资讯发布平台

图字：01-2020-6643 号

新生儿学:理论与实践
Xinshengerxue: Lilun yu Shijian
（上、中、下卷）

主　　译：孙　波　岳少杰　刘曼玲
出版发行：人民卫生出版社（中继线 010-59780011）
地　　址：北京市朝阳区潘家园南里 19 号
邮　　编：100021
E - mail：pmph @ pmph.com
购书热线：010-59787592　010-59787584　010-65264830
印　　刷：北京盛通印刷股份有限公司
经　　销：新华书店
开　　本：787×1092　1/16　　总印张：126
总 字 数：3814 千字
版　　次：2024 年 1 月第 1 版
印　　次：2024 年 2 月第 1 次印刷
标准书号：ISBN 978-7-117-34390-9
定价（上、中、下卷）：898.00 元

打击盗版举报电话：010-59787491　E-mail：WQ @ pmph.com
质量问题联系电话：010-59787234　E-mail：zhiliang @ pmph.com
数字融合服务电话：4001118166　E-mail：zengzhi @ pmph.com

译校者名单

（以姓氏拼音为序）

贝　斐（上海交通大学医学院附属上海儿童医学中心）

曹　云（复旦大学附属儿科医院）

陈　晨（西安医学院）

陈　丹（中国医科大学附属盛京医院）

陈媚媚（复旦大学附属儿科医院）

陈夏芳（上海交通大学医学院附属上海儿童医学中心）

程　锐（南京医科大学附属儿童医院）

戴　仪（复旦大学附属儿科医院）

董　莹（复旦大学附属儿科医院）

董晨彬（复旦大学附属儿科医院）

董小玥（南京医科大学附属妇产医院／南京市妇幼保健院）

付惠玲（西安医学院第一附属医院）

甘火群（中南大学湘雅医院）

高　路（复旦大学附属儿科医院）

高红艳（西安医学院第一附属医院）

龚晓妍（复旦大学附属儿科医院）

郭晓菁（复旦大学附属儿科医院）

郭子凯（西安医学院）

韩树萍（南京医科大学附属妇产医院／南京市妇幼保健院）

黑明燕（国家儿童医学中心／首都医科大学附属北京儿童医院）

胡　兰（复旦大学附属儿科医院）

胡晓静（复旦大学附属儿科医院）

黄胜黔（贵阳市妇幼保健院／贵阳市儿童医院）

黄焱磊（复旦大学附属儿科医院）

贾　琰（复旦大学附属儿科医院）

蒋思远（复旦大学附属儿科医院）

康　华（陕西省人民医院）

雷宏涛（陕西省人民医院）

李西华（复旦大学附属儿科医院）

李志华（复旦大学附属儿科医院）

林振浪（温州医科大学附属第二医院）

刘　玲（贵阳市妇幼保健院／贵阳市儿童医院）

刘建萍（西安市儿童医院）

刘曼玲（西安医学院）

芦红茹（陕西省人民医院）

陆　炜（复旦大学附属儿科医院）

罗　睿（贵阳市妇幼保健院／贵阳市儿童医院）

罗红梅（贵阳市妇幼保健院／贵阳市儿童医院）

罗四维（复旦大学附属儿科医院）

马　莉（河北省儿童医院）

马晓路（浙江大学医学院附属儿童医院）

毛　健（中国医科大学附属盛京医院）

裴　舟（复旦大学附属儿科医院）

钱　甜（复旦大学附属儿科医院）

钱莉玲（复旦大学附属儿科医院）

沈　茜（复旦大学附属儿科医院）

时灿灿（贵阳市妇幼保健院／贵阳市儿童医院）

史昊鸿（复旦大学附属儿科医院）

史勇军（贵阳市妇幼保健院／贵阳市儿童医院）

孙　波（复旦大学附属儿科医院）

孙　婧（中国医科大学附属盛京医院）

孙　松（复旦大学附属儿科医院）

孙成君（复旦大学附属儿科医院）

孙慧清（河南省儿童医院郑州儿童医院）

孙建华（上海交通大学医学院附属上海儿童医学中心）

孙金峤（复旦大学附属儿科医院）

孙小凡（南京医科大学附属妇产医院／南京市妇幼保健院）

王　斌（南方医科大学珠江医院儿科中心）

王　瑾（复旦大学附属儿科医院）

王　炫（复旦大学附属儿科医院）

王达辉（复旦大学附属儿科医院）

王欢欢（复旦大学附属儿科医院）

王来栓（复旦大学附属儿科医院）

王亮君（上海交通大学医学院附属上海儿童医学中心）

王铭杰（中南大学湘雅医院）

王英杰（中国医科大学附属盛京医院）

王玉梅（贵阳市妇幼保健院／贵阳市儿童医院）

谢　偲（贵阳市妇幼保健院／贵阳市儿童医院）

谢宛玲（西安医学院）

许亚玲（复旦大学附属儿科医院）

杨　帆（西安医学院）

杨　舸（中南大学湘雅医院）

杨　毅（复旦大学附属儿科医院）

杨晨皓（复旦大学附属儿科医院）

杨少波（复旦大学附属儿科医院）

叶　莹（复旦大学附属儿科医院）

殷　鉴（西安交通大学第二附属医院）

殷　荣（复旦大学附属儿科医院）

余小河（中南大学湘雅医院）

余章斌（南京医科大学附属妇产医院／南京市妇幼保健院）

袁　琳（复旦大学附属儿科医院）

袁晓庆（贵阳市妇幼保健院／贵阳市儿童医院）

岳少杰（中南大学湘雅医院）

张　静（中国医科大学附属盛京医院）

张　岚（西安交通大学第二附属医院）

张　莉（西北妇女儿童医院）

张　勤（陕西省人民医院）

张　蓉（复旦大学附属儿科医院）

张　懿（中国医科大学附属盛京医院）

张　芸（贵阳市妇幼保健院／贵阳市儿童医院）

张国庆（上海交通大学医学院附属上海儿童医学中心）

张彦平（西安交通大学第二附属医院）

张燕燕（陕西省人民医院）

赵　智（陕西省人民医院）

赵艳平（河南省儿童医院郑州儿童医院）

郑　珊（复旦大学附属儿科医院）

郑继翠（复旦大学附属儿科医院）

郑章乾（复旦大学附属儿科医院）

周晓红（复旦大学附属儿科医院）

周怡瑶（复旦大学附属儿科医院）

朱海涛（复旦大学附属儿科医院）

中文版序言

　　由意大利锡耶纳大学儿科教授Giuseppe Buonocore及同事主编的 *Neonatology: A Practical Approach to Neonatal Management* 第2版中文版面世了。我们作为原著主编和译著主译,对原著及译著的所有编者和译者表示感谢和敬意。作为原著主编所在的锡耶纳大学附属综合医院,是中国和意大利政府及医疗界之间培训专业临床医师的指定机构,过去十几年,每年有大量国内医师在该医院做临床专业学习和培训。锡耶纳与她周边的地区是欧洲文艺复兴的发源地,归属托斯卡纳大区-佛罗伦萨市。不远处还有拥有欧洲最古老的大学——博洛尼亚大学(也是医学解剖学的创始之地),以及其他著名的历史文化遗迹。达·芬奇的人体解剖绘画也是在这个时期完成的。医学也是文明的传承和发展。我们双方均为能够对从事于新生儿-围产医学的临床及研究的中国与意大利同道,搭建学术及专业技术交流的桥梁而荣幸。

　　现代新生儿-围产医学自20世纪初发源于欧洲,在过去的50~60年呈现出飞跃发展,在胎儿医学、产前糖皮质激素、肺表面活性物质、超早产儿救治与生存质量、辅助生殖技术等诸多方面,成为临床医学、母胎-母婴医学与健康的重大突破性成果。西方新生儿-围产医学的先行实践,与中国新生儿-围产医学的跟随、发展、壮大、融会贯通,交织形成对现代中国占全球1/6总出生人口(每年1 500万~1 700万)的胎儿、新生儿出生与生存质量的显著保障。在学习掌握许多临床新技术、新知识的同时,它们也改变了我们对生命及生命科学与人文的认识。

　　新生儿学从临床医学本身,具有衔接产科、儿科在胎儿发育、儿童发育等不同阶段的重要枢纽联系功能。在不同的技术发展阶段,也曾经且继续在丰富我们对于新生命的认识和理解。本书涵盖几乎所有新生儿发育、脏器疾病诊断治疗、生存质量的随访评估等方面的发展过程及最新进展。通过专家学者的深刻整理,对最新的诊断治疗常规做了系统、充实、详尽的分析与介绍,可以成为中国新生儿临床实践的主要参考资料,并可以为临床科研在科学问题解读的历史演进过程、思路方法上提供借鉴参考。

　　与国内为数不多的新生儿医学专著、译著相比,这本书提供了极其丰富的新生儿各种疾病的发病机制、病理生理、分类诊断标准、救治策略与规范、预后与结局等新知识和新理念。对大量临床问题的分析涉及母胎医学、围产医学、诊断学、手术与治疗学、药理学、微生物学、流行病学等众多基础与临床医学的大量理论、方法和新知识,为临床第一线的儿科医护人员、大学医院的研究人员、长期护理康复从业人员、新生儿患者的家属和保育人员的实践提供指导。这本专著中文版的问世,也可以为国内专家学者提供参考和借鉴,学习西方对新生儿-围产医学的认真、求实、严谨的治学态度。

为完成这项任务,国内众多儿科和新生儿专科医师,以及医学院的老师们,花费了巨大的精力,完成了这本专著的翻译和审校。时逢新型冠状病毒全球流行之际,谨对他们的奉献精神表达由衷的感激。

在翻译过程中,我们对术语、关键词、错误、缺失等做了解释、标注、修正、补充,以求得翻译文本的信、达、雅和专业性中文语句与结构的统一和平衡。对原文的图表也尽量做了文字的翻译。在翻译、审校、清样审读等阶段,仍然不可避免会出现一些错误,在此欢迎读者指正并与我们联系,以便于今后再印刷、再版时修正。

2016 年,我们作为双方机构的代表,签署协议建立针对中国新生儿医师和护士专业培训的"中-欧围产-新生儿交流计划",安排了 30 多名来自中西部地区为主的中青年医护人员,分多批前去该医院培训学习现代新生儿诊疗理念和技术。这个交流计划直到 2020 年初因疫情而中止。我们期待在不久的将来,随着疫情得到最终控制,这一交流计划会再次进行,本书也将作为这个交流计划的结晶,继续发挥其影响。

孙波,中国上海
Giuseppe Buonocore,意大利锡耶纳
2023 年

编者名单

Steven H. Abman University of Colorado Denver – Anschutz Medical Campus, Denver, CO, USA

Massimo Agosti Neonatology and NICU – Maternal and Child Department, Ospedale "F del Ponte", Varese, Italy

Rocco Agostino Ethics Committee, Pediatric Hospital Bambino Gesù, Rome, Italy

Carlo Agostoni Pediatric Clinic, Department of Clinical Sciences and Community Health, University of Milan Fondazione, IRCCS Ca Granda, Ospedale Maggiore Policlinico, Milano, Italy

Munir Ahmed Division of Asthma, Allergy and Lung Biology, MRC Centre for Allergic Mechanisms of Asthma, King's College London, London, UK

Uma Sankari Ali Nephrology Division and PICU, BJ Wadia Hospital for Children, Mumbai, India

Karel Allegaert Neonatal Intensive Care Unit, University Hospitals Leuven, Leuven, Belgium

Department of Development and Regeneration, KU Leuven, Leuven, Belgium

Intensive Care and Department of Pediatric Surgery, Erasmus MC – Sophia Children's Hospital, Rotterdam, The Netherlands

Ruben E. Alvaro Department of Pediatrics, WR004 Women's Hospital, University of Manitoba, Winnipeg, MB, Canada

Gina Ancora Neonatology and Neonatal Intensive Care Unit, Ospedale Infermi, Rimini, Italy

Endla K. Anday Department of Pediatrics, Drexel University College of Medicine, St. Christopher's Hospital for Children, Neonatal-Perinatal Medicine, Philadelphia, PA, USA

Generoso Andria Department of Translational Medicine, Section of Pediatrics, Federico II University of Naples, Naples, Italy

Rajesh K. Aneja Departments of Critical Care Medicine and Pediatrics, University of Pittsburgh School of Medicine, Children's Hospital of Pittsburgh, Pittsburgh, PA, USA

Ruby V. Aneja Division of Neonatology, Temple University, West Penn Hospital, Pittsburgh, PA, USA

Molinari Angelo Claudio Thrombosis and Hemostasis Unit, Giannina Gaslini Children's Hospital, Genova, Italy

Rossella Angotti Department of Pediatrics, Obstetrics and Reproductive Medicine, Section of Pediatric Surgery, University of Siena, Siena, Italy

Carmelo Arcidiacono Department of Pediatric Cardiology, IRCCS Policlinico San Donato, San Siro, Milan, Italy

Domenico Arduini Department of Obstetrics and Gynecology, University of Rome Tor Vergata, Rome, Italy

Roberto Aufieri Division of Neonatology and Neonatal Intensive Care, Casilino General Hospital, Rome, Italy

Franco Bagnoli Department of Pediatrics, Obstetrics and Reproductive Medicine, University of Siena, Siena, Italy

Milica Bajcetic Institute of Pharmacology, Clinical Pharmacology and Toxicology, Medical Faculty, University of Belgrade, Belgrade, Serbia
Clinical Pharmacology Unit, University Children's Hospital, Belgrade, Serbia

Sarah Bajorek Department of Pediatrics, Division of Neonatology, University of Florida, College of Medicine, Gainesville, FL, USA

Antonio Balsamo Department of Medical and Surgical Sciences, Pediatric Unit, Center for Rare Endocrine Diseases (CARENDO BO), S.Orsola Malpighi University Hospital, Bologna, Italy

Jane E. Barthell Children's Hospitals and Clinics of Minnesota, Minneapolis, MN, USA

Francesco Bazzini Department of Molecular and Developmental Medicine, University of Siena, Siena, Italy

Roberto Bellù NICU, Ospedale Manzoni, Lecco, Italy

Franca Fossati-Bellani Pediatric Oncology Department, Fondazione IRCCS Istituto Nazionale dei Tumori, Milan, Italy

Carlo V. Bellieni Neonatal Intensive Care Unit, Siena University Hospital, Siena, Italy

Simonetta Bellone Department of Health Sciences, Division of Pediatrics, University of Piemonte Orientale, Novara, Italy

Elisa Belvisi Department of Molecular and Developmental Medicine, University of Siena, Siena, Italy

Britney Benoit School of Nursing, Centre for Pediatric Pain Research, Maternal-Newborn Program, Dalhousie University, IWK Health Centre, Halifax, Canada

Silvano Bertelloni Adolescent Medicine Unit, Division of Pediatrics, S. Chiara Hospital, University of Pisa, Pisa, Italy

Giovanna Bertini Neonatal Intensive Care Unit, Careggi University Hospital, Florence, Italy

Enrico Bertino Neonatal Unit, University of Turin, Turin, Italy

Natascia Bertoncelli Neonatal Intensive Care Unit, Department of Medical and Surgical Sciences of the Mother, Children and Adults, University Hospital of Modena, Modena, Italy

Giulio Bevilacqua Department of Pediatrics and Neonatology, Eastern Liguria Hospital, La Spezia, Italy

Stefania Bezzio Department of Pediatrics, University of Turin, Turin, Italy

Vineet Bhandari Neonatology/Pediatrics, St. Christopher's Hospital for Children/Drexel University College of Medicine, Philadelphia, PA, USA

Drexel University, Philadelphia, PA, USA

Paolo Biban Azienda Ospedaliera Universitaria Integrata Verona, Verona, Italy

Roberta Bilenchi Department of Medical, Surgical and Neurological Sciences, Dermatology Section, University of Siena, Siena, Italy

Caterina Bocchi Obstetrics and Gynecology, Department of Molecular and Developmental Medicine, University of Siena, Siena, Italy

Antonio Boldrini Department of Clinical and Experimental Medicine, Division of Neonatology and Neonatal Intensive Care Unit, Santa Chiara University Hospital, Pisa, Italy

Maria Elena Bolis Neonatology and NICU – Maternal and Child Department, Ospedale "F del Ponte", Varese, Italy

Gianni Bona Department of Health Sciences, Division of Pediatrics, University of Piemonte Orientale, Novara, Italy

Rachele Bonfiglio Department of Anesthesia, Pediatric and Neonatal Intensive Care, Istituto Giannina Gaslini, Genoa, Italy

Alessandro Borghesi Neonatal Intensive Care Unit, Fondazione IRCCS Policlinico "San Matteo", Pavia, Italy

Giulio Bosco Sapienza Università di Roma, Policlinico Umberto I di Roma, Rome, Italy

Farid Boubred Division of Neonatology, La Conception Hospital, Marseille, France

Rodolfo Bracci University of Siena, Siena, Italy

Nicola Brunetti-Pierri Department of Translational Medicine, Section of Pediatrics, Federico II University of Naples, Naples, Italy

Jenny Bua Division of Neonatology, Institute for Maternal and Child Health IRCCS "Burlo Garofolo", Trieste, Italy

Wilma Buffolano Heading Coordinating Centre for Perinatal Infection-Campania Region, Translational Medicine Department, Federico II Medical School, Naples, Italy

Giuseppe Buonocore University of Siena, Siena, Italy

Marsha Campbell-Yeo Departments of Pediatrics, Psychology and Neuroscience, Dalhousie University School of Nursing, Halifax, Canada

Letizia Capasso Division of Neonatology, Department of Translational Medical Sciences, Università "Federico II" di Napoli, Naples, Italy

Joseph A. Carcillo Departments of Critical Care Medicine and Pediatrics, University of Pittsburgh School of Medicine, Children's Hospital of Pittsburgh, Pittsburgh, PA, USA

Mario Carminati Department of Pediatric Cardiology, IRCCS Policlinico San Donato, San Siro, Milan, Italy

Virgilio P. Carnielli Division of Neonatology, Salesi Hospital, Polytechnic University of Marche, Ancona, Italy

Elisa della Casa Neonatal Intensive Care Unit, Department of Medical and Surgical Sciences of the Mother, Children and Adults, University Hospital of Modena, Modena, Italy

Alessandra Cassio Department of Medical and Surgical Sciences, Pediatric Endocrinology Unit, S. Orsola-Malpighi University Hospital, Bologna, Italy

Serena Catania Pediatric Oncology Department, Fondazione IRCCS Istituto Nazionale dei Tumori, Milan, Italy

Paolo Cavarzere Pediatric Unit, Department of Mother and Child, University Hospital of Verona, Verona, Italy

Sylvain Chemtob Departments of Pediatrics, Ophthalmology and Pharmacology, Centre Hospitalier, Universitaire Sainte-Justine, Research Center, Montréal, QC, Canada

Department of Ophthalmology, Maisonneuve-Rosemont Hospital Research Center, Montréal, QC, Canada

Stefano Chiaravalli Pediatric Oncology Department, Fondazione IRCCS Istituto Nazionale dei Tumori, Milan, Italy

Gaetano Chirico Neonatology and Intensive Neonatal Therapy Unit, Spedali Civili of Brescia, Brescia, Italy

Robert D. Christensen Divisions of Neonatology and Hematology, Department of Pediatrics, University of Utah School of Medicine, Intermountain Healthcare, Salt Lake City, UT, USA

Massimiliano Ciantelli Department of Clinical and Experimental Medicine, Division of Neonatology and Neonatal Intensive Care Unit, S. Chiara University Hospital, Pisa, Italy

Azienda Ospedaliero-Universitaria Pisana, Pisa, Italy

Elena Ciarmoli Neonatologia e Terapia Intensiva Neonatale, Fondazione MBBM, ASST-Ospedale San Gerardo-Monza, Monza, Italy

Alessandro Cicognani Department of Medical and Surgical Sciences, Pediatric Unit, Center for Rare Endocrine Diseases (CARENDO BO), S.Orsola Malpighi University Hospital, Bologna, Italy

Giovanni Cioni IRCCS Stella Maris, Department of Developmental Neuroscience, Pisa, Italy

University of Pisa, Department of Clinical and Experimental Neuroscience, Pisa, Italy

Olivier Claris Department of Neonatology, Hôpital Femme Mère Enfant, Bron, France

Hospices Civils de Lyon and Université Claude Bernard, Lyon, France

Paola E. Cogo Division of Pediatrics, Department of Medicine, S. Maria della Misericordia University Hospital, University of Udine, Udine, Italy

Richard J. Cooke Department of Pediatrics, University of Tennessee Health Science Center, Memphis, TN, USA

Giovanni Corsello Department of Sciences for Health Promotion and Mother and Child Care, University of Palermo, Palermo, Italy

Alessandra Coscia Neonatal Unit, University of Turin, Turin, Italy

Frans J. C. Cuperus Department of Gastroenterology and Hepatology, University Medical Center Groningen, Groningen, The Netherlands

Tore Curstedt Department of Molecular Medicine and Surgery, Karolinska Institutet, Karolinska University Hospital, Stockholm, Sweden

Mario De Curtis Dipartimento Materno-Infantile, Università "La Sapienza", Rome, Italy

Carlo Dani Neonatal Intensive Care Unit, Careggi University Hospital, Florence, Italy

Università degli Studi di Firenze, Florence, Italy

Riccardo Davanzo Department of Mother and Child Health, Madonna delle Grazie Hospital, Matera, Italy

Franco D'Alberton Department of Medical and Surgical Sciences, Pediatric Unit, Center for Rare Endocrine Diseases (CARENDO BO), S.Orsola Malpighi University Hospital, Bologna, Italy

Andrea De Luca Department of Medical Biotechnologies, University of Siena, Siena, Italy
UOC Malattie Infettive Universitarie, Azienda Ospedaliera Universitaria Senese, Siena, Italy

Linda S. de Vries Department of Neonatology, Wilhelmina Children's Hospital, University Medical Center, Utrecht, The Netherlands

Antonio Del Vecchio Department of Women's and Children's Health, Neonatal Intensive Care Unit, Di Venere Hospital, ASL Bari, Bari, Italy

Maria Delivoria-Papadopoulos Department of Pediatrics, Drexel University College of Medicine, St. Christopher's Hospital for Children, Neonatal-Perinatal Medicine, Philadelphia, PA, USA

Marco Della Monaca Sapienza Università di Roma, Policlinico Umberto I di Roma, Rome, Italy

Paola Di Nicola Neonatal Unit, University of Turin, Turin, Italy

Petr H. Dijk Beatrix Children's Hospital, University Medical Center Groningen, Groningen, The Netherlands

Carmelita D'Ippolito Pediatric Oncohematology and Bone Marrow Transplant, Spedali Civili Hospital, Brescia, Italy

Timothy Disher Centre for Pediatric Pain Research, Dalhousie University School of Nursing and IWK Health Centre, Halifax, Canada

Nicola Disma Department of Anesthesia, Pediatric and Neonatal Intensive Care, Istituto Giannina Gaslini, Genoa, Italy

Marcello Dòmini U.O. di Chirurgia pediatrica – Ospedale S.Orsola, Università degli Studi – Alma Mater Studiorum, di Bologna, Italy

Allison Dorfman Department of Ophthalmology/Neurology, McGill University-Montreal Children's Hospital Research Institute, Montreal, QC, Canada

Elsa Duchemin-Kermorvant INSERM UMRS1138, Centre de Recherche des Cordeliers, Paris, France

Jennifer M. Duchon Division of Neonatology, St. Joseph's Regional Medical Center, Paterson, NJ, USA

Jeroen Dudink Neonatology, Sophia Children's Hospital, Erasmus MC Rotterdam, Rotterdam, Zuid-Holland, The Netherlands

Claudio Fabris Neonatal Unit, University of Turin, Turin, Italy

Maria Teresa Fadda Sapienza Università di Roma, Policlinico Umberto I di Roma, Rome, Italy

Avroy A. Fanaroff Case Western Reserve University School of Medicine Rainbow Babies and Children's Hospital, Cleveland, OH, USA

Jonathan M. Fanaroff Case Western Reserve University School of Medicine Rainbow Babies and Children's Hospital, Cleveland, OH, USA

Vassilios Fanos Department of Surgery, Neonatal Intensive Care Unit, Neonatal Pathology and Neonatal Section, AOU and University of Cagliari, Cagliari, Italy

Maria Grazia Faticato Department of Pediatric Surgery, University of Genoa, Genoa, Italy

Giannina Gaslini Institute, Genoa, Italy

Silvia Ferranti Department of Molecular Medicine and Development, University of Siena, Siena, Italy,

Fabrizio Ferrari Neonatal Intensive Care Unit, Department of Medical and Surgical Sciences of the Mother, Children and Adults, University of Modena and Reggio Emilia, Modena, Italy

Enrico Ferrazzi Prenatal Diagnosis and Fetal Surgery Unit, Dept. of Woman, Mother and Neonate, Buzzi Children's Hospital Department of Clinical Sciences, University of Milan, Milan, Italy

Michele Fimiani Dipartimento di Medicina Clinica e Scienze Immunologiche – Sezione di Dermatologia, Università degli Studi di Siena, Policlinico "Santa Maria alle Scotte", Siena, Italy

Department of Medical, Surgical and Neurological Sciences, Dermatology Section, University of Siena, Siena, Italy

Vittorio Fineschi Department of Anatomical, Histological, Forensic Medicine and Orthopaedic Sciences, "Sapienza" University of Rome, Rome, Italy

Bobbi Fleiss UMR1141, Insem-Paris Diderot University, Hôpital Robert Debré, Paris, France

Centre for the Developing Brain, Department of Perinatal Imaging and Health, Division of Imaging Sciences and Biomedical Engineering, King's College London, King's Health Partners, St. Thomas' Hospital, London, UK

Monica Fumagalli NICU, Department of Clinical Sciences and Community Health, Fondazione IRCCS Ca' Granda Ospedale Maggiore Policlinico Milano, Università degli Studi di Milano, Milan, Italy

Clara Gabiano Department of Pediatrics, University of Turin, Turin, Italy

Silvia Garazzino Department of Pediatrics, University of Turin, Regina Margherita Childrens Hospital, AOU Città della Salute e della Scienza di Torino, Turin, Italy

Elisabetta Garetti Neonatal Intensive Care Unit, Department of Medical and Surgical Sciences of the Mother, Children and Adults, University of Modena and Reggio Emilia, Modena, Italy

Alfredo Garzi Department of Pediatrics, Obstetrics and Reproductive Medicine, Section of Pediatric Surgery, University of Siena, Siena, Italy
Università degli Studi di Salerno, Fisciano, Italy

Diego Gazzolo Neonatal Intensive Care Unit, Department of Maternal, Fetal and Neonatal Medicine, S. Arrigo Children's Hospital, Alessandria, Italy

Giulia Genoni Department of Health Sciences, Division of Pediatrics, University of Piemonte Orientale, Novara, Italy

Maurizio Gente Department of Pediatrics and Infant Neuropsychiatry, Neonatal Emergency Transport Service, Sapienza University of Rome, Rome, Italy

Michael K. Georgieff Division of Neonatology, Department of Pediatrics Center for Neurobehavioral Development, University of Minnesota, Minneapolis, MN, USA

Paolo Ghirri Department of Clinical and Experimental Medicine, Division of Neonatology and Neonatal Intensive Care Unit, Santa Chiara University Hospital, Pisa, Italy

Daniela Gianotti Department of Pediatrics and Neonatology, Eastern Liguria Hospital, La Spezia, Italy

Jason Gien University of Colorado Denver, Denver, CO, USA

Enza Giglione Department of Health Sciences, Division of Pediatrics, University of Piemonte Orientale, Novara, Italy

Mario Giuffrè Department of Sciences for Health Promotion and Mother and Child Care, University of Palermo, Palermo, Italy

Francesca Giuliani Neonatal Unit, University of Turin, Turin, Italy

Kirsten Glaser University Children's Hospital, University of Würzburg, Würzburg, Germany

Peter D. Gluckman Liggins Institute, University of Auckland, Auckland, New Zealand

Sergio Golombek New York Medical College, New York, USA

Misty Good Division of Neonatology, University of Pittsburgh School of Medicine, Children's Hospital of Pittsburgh, Pittsburgh, PA, USA

Glenn R. Gourley Department of Pediatrics, University of Minnesota, Minneapolis, USA

Paul P. Govaert Neonatology, Sophia Children's Hospital, Erasmus MC Rotterdam, Rotterdam, Zuid-Holland, The Netherlands

Anne Greenough Division of Asthma, Allergy and Lung Biology, MRC Centre for Allergic Mechanisms of Asthma, King's College London, London, UK

NIHR Biomedical Centre at Guy's and St Thomas NHS Foundation Trust and King's College London, London, UK

NICU, King's College Hospital, London, UK

Pierre Gressens UMR1141, Insem-Paris Diderot University, Hôpital Robert Debré, Paris, France

Centre for the Developing Brain, Department of Perinatal Imaging and Health, Division of Imaging Sciences and Biomedical Engineering, King's College London, King's Health Partners, St. Thomas' Hospital, London, UK

Floris Groenendaal Department of Neonatology, Wilhelmina Children's Hospital, University Medical Center Utrecht, Utrecht, The Netherlands

Salvatore Grosso Department of Molecular Medicine and Development, University of Siena, Siena, Italy

Renzo Guerrini Pediatric Neurology and Neurogenetics Unit and Laboratories, Neuroscience Department, A. Meyer Children's Hospital – University of Florence, Florence, Italy

Isotta Guidotti Neonatal Intensive Care Unit, Department of Medical and Surgical Sciences of the Mother, Children and Adults, University Hospital of Modena, Modena, Italy

Jean-Pierre Guignard Lausanne University Medical School, Lausanne, Switzerland

Andrea Guzzetta IRCCS Stella Maris, Department of Developmental Neuroscience, Pisa, Italy

University of Pisa, Department of Clinical and Experimental Neuroscience, Pisa, Italy

Henrik Hagberg Perinatal Center, Department of Obstetrics and Gynecology, Sahlgrenska Academy, University of Gothenburg, Goteborg, Sweden

Centre for the Developing Brain, Division of Imaging Sciences and Biomedical Engineering, King's College London, King's Health Partners, St. Thomas' Hospital, London, UK

Nigel J. Hall University Surgery Unit, Faculty of Medicine, University of Southampton, Southampton, UK

Henry L. Halliday Formerly Regional Neonatal Unit, Royal Maternity Hospital, Belfast, UK

Formerly Department of Child Health, Queen's University Belfast, Belfast, UK

Mikko Hallman Department of Children and Adolescents, Oulu University Hospital, and PEDEGO Research Unit, Medical Research Center Oulu, University of Oulu, Oulu, Finland

Dominique Haumont Department of Neonatology, Saint – Pierre University Hospital, Brussels, Belgium

Axel Heep Department of Neonatology, Southmead Hospital, North Bristol NHS Trust, Bristol, UK

Lena K. Hellström-Westas Department of Women's and Children's Health, Uppsala University and University Hospital, Uppsala, Sweden

Martin J. Herman Department of Orthopaedic Surgery, Drexel University College of Medicine, St. Christopher's Hospital for Children, Philadelphia, PA, USA

Christian V. Hulzebos Beatrix Children's Hospital, University Medical Center Groningen, Groningen, The Netherlands

Petra S. Hüppi Division of Neonatology, Giannina Gaslini Children's Hospital, Genoa, Italy

Giorgio Iannetti Università degli Studi di Siena, Policlinico S. Maria alle Scotte, Siena, Italy

Sapienza Università di Roma, Policlinico Umberto I di Roma, Rome, Italy

Vincenzo Jasonni Department of Pediatric Surgery, University of Genoa, Genoa, Italy

Giannina Gaslini Institute, Genoa, Italy

Kathryn Johnson Centre for Newborn Care, Leeds Teaching Hospitals Trust, Leeds, UK

Celeste Johnston School of Nursing, McGill University, Montreal, Canada

Michael Kaplan Department of Neonatology, Shaare Zedek Medical Center, Jerusalem, Israel

The Faculty of Medicine, Hebrew University, Jerusalem, Israel,

Nandini Kataria Department of Pediatrics, University of Minnesota, Long Beach, California, USA

Tuula Kaukola Department of Children and Adolescents, Oulu University Hospital, and PEDEGO Research Center, MRC Oulu, University of Oulu, Oulu, Finland

Hirokazu Kimura Infectious Diseases Surveillance Center, National Institute of Infectious Diseases, Tokyo, Japan

John P. Kinsella University of Denver, Denver, CO, USA

Panagiotis Kratimenos Neonatologist, Children's National Medical Center, Center for Research in Neuroscience, George Washington University School of Medicine and Health Sciences, Washington, DC, USA

Edmund F. La Gamma Division of Newborn Medicine, Maria Fareri Children's Hospital, Westchester Medical Center – New York Medical College, Valhalla, NY, USA

Arianna Lamberti Department of Medical, Surgical and Neurological Sciences, Dermatology Section, University of Siena, Siena, Italy

Mariano Lanna Prenatal Diagnosis and Fetal Surgery Unit, Dept. of Woman, Mother and Neonate, Buzzi Children's Hospital Department of Clinical Sciences, University of Milan, Milan, Italy

Malcolm Levene Academic Unit of Paediatrics and Child Health, University of Leeds, Leeds, UK

Department of Neonatal Medicine, Leeds Teaching Hospitals Trust, Leeds, UK

Isabelle Ligi Division of Neonatology, La Conception Hospital, Marseille, France

Otwin Linderkamp Division of Neonatology, Department of Pediatrics, University of Heidelberg, Heidelberg, Germany

Gianluca Lista Neonatology and Neonatal Intensive Care Unit, Ospedale dei Bambini V. Buzzi, Milan, Italy

Mariangela Longini Department of Molecular and Developmental Medicine, University of Siena, Siena, Italy

Alessandra Del Longo Department of Pediatric Ophthalmology, Niguarda Ca' Granda Hospital, Milan, Italy

Vassilios Lougaris Pediatrics Clinic, Department of Clinical and Experimental Sciences, University of Brescia and Spedali Civili of Brescia, Brescia, Italy

Felicia M. Low Liggins Institute, University of Auckland, Auckland, New Zealand

Laura Lucaccioni Neonatal Intensive Care Unit, Department of Medical and Surgical Sciences of the Mother, Children and Adults, University Hospital of Modena, Modena, Italy

Licia Lugli Neonatal Intensive Care Unit, Department of Medical and Surgical Sciences of the Mother, Children and Adults, University Hospital of Modena, Modena, Italy

Giuseppe Maggiore Department of Medical Sciences-Pediatrics, University of Ferrara, University Hospital Arcispedale Sant Anna di Cona, CONA (Ferrara), Italy

Francesca Maglietta Department of Legal Medicine, University of Foggia, Foggia, Italy

Akhil Maheshwari Division of Neonatology, University of South Florida, Tampa, FL, USA

Liam Mahoney Academic Department of Paediatrics, Royal Alexandra Children's Hospital, Brighton, UK

M. Jeffrey Maisels Department of Pediatrics, Oakland University William Beaumont School of Medicine, Beaumont Children's Hospital, Royal Oak, MI, USA

Carina Mallard Department of Physiology, Institute of Neuroscience and Physiology, Sahlgrenska Academy, University of Gothenburg, Gothenburg, Sweden

Leila Mameli Department of Anesthesia, Pediatric and Neonatal Intensive Care, Istituto Giannina Gaslini, Genoa, Italy

Filomena Mandato Department of Medical, Surgical and Neurological Sciences, Dermatology Section, University of Siena, Siena, Italy

Paolo Manzoni Division of Neonatology, Department of Obstetrics and Neonatology, AOU Città della Salute e della Scienza, Turin, Italy

Viviana Marchi IRCCS Stella Maris, Department of Developmental Neuroscience, Pisa, Italy
University of Pisa, Department of Clinical and Experimental Neuroscience, Pisa, Italy

Neil Marlow Institute for Women's Health, University College London, London, UK

Richard J. Martin Rainbow Babies and Children's Hospital, Division of Neonatology, Case Western Reserve University School of Medicine, Cleveland, OH, USA

Maura Massimino Pediatric Oncology Department, Fondazione IRCCS Istituto Nazionale dei Tumori, Milan, Italy

Girolamo Mattioli Department of Pediatric Surgery, University of Genoa, Genoa, Italy
Giannina Gaslini Institute, Genoa, Italy

Liz McKechnie Centre for Newborn Care, Leeds Teaching Hospitals Trust, Leeds, UK

Stefania Mei Department of Medical, Surgical and Neurological Sciences, Dermatology Section, University of Siena, Siena, Italy

Mario Messina Department of Pediatrics, Obstetrics and Reproductive Medicine, Section of Pediatric Surgery, Policlinico "Le Scotte", University of Siena, Siena, Italy
Department of Medical, Surgical and Neurological Sciences, Section of Pediatric Surgery, University of Siena, Siena, Italy

Angelo Micheletti Department of Pediatric Cardiology, IRCCS Policlinico San Donato, San Siro, Milan, Italy

Fiorella Migliaro Division of Neonatology, Department of Translational Medical Sciences, Università "Federico II" di Napoli, Naples, Italy

Federica Mignone Department of Pediatrics, University of Turin, Regina Margherita Childrens Hospital, AOU Città della Salute e della Scienza di Torino, Turin, Italy

Francesco Molinaro Department of Pediatrics, Obstetrics and Reproductive Medicine, Section of Pediatric Surgery, Policlinico "Le Scotte", University of Siena, Siena, Italy
Department of Medical, Surgical and Neurological Sciences, Section of Pediatric Surgery, University of Siena, Siena, Italy

Davide Montin Division of Neonatology, Department of Obstetrics and Neonatology, AOU Città della Salute e della Scienza, Turin, Italy
Department of Pediatrics, University of Turin, Turin, Italy

Alice Monzani Department of Health Sciences, Division of Pediatrics, University of Piemonte Orientale, Novara, Italy

Corrado Moretti Università degli Studi di Roma "La Sapienza", Rome, Italy

Colin Morley Dept Obstetrics and Gynecology, University of Cambridge at Rosie Maternity Hospital, Cambridge, UK

Fabio A. Mosca NICU, Department of Clinical Sciences and Community Health, Fondazione IRCCS Ca' Granda Ospedale Maggiore Policlinico Milano, Università degli Studi di Milano, Milan, Italy

Michele Mussap Laboratory Medicine, Ospedale Policlinico San Martino, Genoa, Italy

Niccolò Nami Department of Medical, Surgical and Neurological Sciences, Dermatology Section, University of Siena, Siena, Italy

Diana Negura Department of Pediatric Cardiology, IRCCS Policlinico San Donato, San Siro, Milan, Italy

Josef Neu Department of Pediatrics, Division of Neonatology, University of Florida, College of Medicine, Gainesville, FL, USA

Giovanni Nigro Maternal-Infant Department, University of L'Aquila, L'Aquila, Italy

Akira Nishida Department of Neonatology, Tokyo Metropolitan Children's Medical Center, Tokyo, Japan

Giovanna Oggè Maternal-Fetal Medicine Unit, University of Turin, Turin, Italy

Robin K. Ohls Department of Pediatrics, Division of Neonatology, University of New Mexico, Albuquerque, NM, USA

Kaoru Okazaki Department of Neonatology, Tokyo Metropolitan Children's Medical Center, Tokyo, Japan

Luca Ori Neonatal Intensive Care Unit, Department of Medical and Surgical Sciences of the Mother, Children and Adults, University Hospital of Modena, Modena, Italy

Luis H. Ospina Departments of Pediatrics, Ophthalmology and Pharmacology, Centre Hospitalier, Universitaire Sainte-Justine, Research Center, Montréal, QC, Canada

Erin A. Osterholm Division of Neonatology, Department of Pediatrics Center for Neurobehavioral Development, University of Minnesota, Minneapolis, MN, USA

Roberto Paludetto Translational Medical Sciences, Università "Federico II" di Napoli, Naples, Italy

Niovi Papalexopoulou Division of Asthma, Allergy and Lung Biology, MRC Centre for Allergic Mechanisms of Asthma, King's College London, London, UK

Paola Papoff Pediatric Intensive Care Unit, Sapienza University of Rome, Rome, Italy

Giancarlo Parenti Department of Translational Medicine, Section of Pediatrics, Federico II University of Naples, Naples, Italy

Stefano Parmigiani Department of Pediatrics and Neonatology, Eastern Liguria Hospital, La Spezia, Italy

Elena Parrini Pediatric Neurology and Neurogenetics Unit and Laboratories, Neuroscience Department, A. Meyer Children's Hospital – University of Florence, Florence, Italy

Gaia Pasquali Department of Obstetrics and Gynecology, University of Rome Tor Vergata, Rome, Italy

Mary Elaine Patrinos Case Western Reserve University School of Medicine, Cleveland, OH, USA

Pierluigi Pedersini National Center for Surgical Treatment of Pediatric Hepatobiliary Malformations, Pediatric Surgery, University of Brescia, Brescia, Italy

Serafina Perrone Department of Molecular and Developmental Medicine, University Hospital of Siena, Siena, Italy

Felice Petraglia Obstetrics and Gynecology, Department of Molecular and Developmental Medicine, University of Siena, Siena, Italy

Luciane Piazza Department of Pediatric Cardiology, IRCCS Policlinico San Donato, San Siro, Milan, Italy

Catherine Pieltain Department of Neonatology, University of Liège, CHR de la Citadelle, Liège, Belgium

Agostino Pierro Division of General and Thoracic Surgery, The Hospital for Sick Children, Toronto, Canada

Alessio Pini Prato Giannina Gaslini Institute, Genoa, Italy

Elena Piozzi Department of Pediatric Ophthalmology, Niguarda Ca' Granda Hospital, Milan, Italy

Peter D. Pizzutillo Section of Orthopaedic Surgery, St. Christopher's Hospital for Children, Philadelphia, PA, USA
Tenet Healthcare, Dallas, TX, USA

Alessandro Plebani Pediatrics Clinic, Department of Clinical and Experimental Sciences, University of Brescia and Spedali Civili of Brescia, Brescia, Italy

Francesca R. Pluchinotta Department of Pediatric Cardiology, IRCCS Policlinico San Donato, San Siro, Milan, Italy

Christian F. Poets Department of Neonatology, Tübingen University Hospital, Tübingen, Germany

Simone Pratesi Neonatal Intensive Care Unit, Careggi University Hospital, Florence, Italy

Flavia Prodam Department of Health Sciences, Division of Pediatrics, University of Piemonte Orientale, Novara, Italy

Fabrizio Proietti Department of Molecular and Developmental Medicine, University of Siena, Siena, Italy

Marisa Pugliese Neonatal Intensive Care Unit, Department of Medical and Surgical Sciences of the Mother, Children and Adults, University of Modena and Reggio Emilia, Modena, Italy

Guy Putet Department of Neonatology, Hopital de la Croix-Rousse, Hospices Civils de Lyon and Universite Claude Bernard, Lyon, France

Heike Rabe Academic Department of Paediatrics, Royal Alexandra Children's Hospital, Brighton, UK

Francesco Raimondi Division of Neonatology, Department of Translational Medical Sciences, Università "Federico II" di Napoli, Naples, Italy

Luca A. Ramenghi Division of Neonatology, Giannina Gaslini Children's Hospital, Genoa, Italy

Tara M. Randis Department of Pediatrics, New York University School of Medicine, New York, NY, USA

Roberta Ricotti Department of Health Sciences, Division of Pediatrics, University of Piemonte Orientale, Novara, Italy

Henrique Rigatto Department of Pediatrics, WR004 Women's Hospital, University of Manitoba, Winnipeg, MB, Canada

Jacques Rigo Department of Neonatology, University of Liège, CHR de la Citadelle, Liège, Belgium

Arieh Riskin Department of Neonatology, Bnai Zion Medical Center, Rappaport Faculty of Medicine, Technion, Israel Institute of Technology, Haifa, Israel

Francesco Risso Neonatal Intensive Care Unit, Department of Emergency Medicine, G. Gaslini Children's Hospital, Genoa, Italy

Silvia Riva Pediatric Hepatology and Liver Transplant Unit, IRCCS-ISMETT - University of Pittsburgh Medical Center (UPMC), Palermo, Italy

José Carlos Rivera Departments of Pediatrics, Ophthalmology and Pharmacology, Centre Hospitalier, Universitaire Sainte-Justine, Research Center, Montréal, QC, Canada

Department of Ophthalmology, Maisonneuve-Rosemont Hospital Research Center, Montréal, QC, Canada

Rodney P. A. Rivers Section of Paediatrics, Department of Medicine, Imperial College, London, UK

Hector Rojas-Anaya Academic Department of Paediatrics, Royal Alexandra Children's Hospital, Brighton, UK

Maria Angela Rustico Prenatal Diagnosis and Fetal Surgery Unit, Dept. of Woman, Mother and Neonate, Buzzi Children's Hospital Department of Clinical Sciences, University of Milan, Milan, Italy

Karin Sävman Department of Pediatrics, Sahlgrenska Academy, University of Gothenburg, Gothenburg, Sweden

Timo Saarela Department of Children and Adolescents, Oulu University Hospital, Oulu, Finland

Elie Saliba Department of Neonatology and Pediatric Intensive Care, Université François Rabelais and CHRU de Tours, Tours, France

Inserm U930, France, Université François Rabelais and CHRU de Tours, Tours, France

Janko Samardzic Department of Paediatric Pharmacology, University Children's Hospital Basel, Basel, Switzerland

Institute of Pharmacology, Clinical Pharmacology and Toxicology, Medical Faculty, University of Belgrade, Belgrade, Serbia

Fabrizio Sandri Neonatology and Neonatal Intensive Care Unit, Ospedale Maggiore, Bologna, Italy

Andrea Sannia Neonatal Intensive Care Unit, Department of Emergency Medicine, G. Gaslini Children's Hospital, Genoa, Italy

Javier Fernandez Sarabia Department of Pediatric Cardiology, IRCCS Policlinico San Donato, San Siro, Milan, Italy

Paola Saracco Pediatric Hematology, Department of Pediatrics, University Hospital Città della Salute e della Scienza, Torino, Italy

Antonio Saracino Department of Pediatric Cardiology, IRCCS Policlinico San Donato, San Siro, Milan, Italy

Ola D. Saugstad Department of Pediatric Research, Rikshospitalet, Oslo University Hospital, University of Oslo, Oslo, Norway

Rosa T. Scaramuzzo Neonatology and Neonatal Intensive Care Unit, Santa Chiara University Hospital, Pisa, Italy

Kurt R. Schibler Perinatal Institute, Cincinnati Children's Hospital Medical Center, Cincinnati, OH, USA

Marco Sciveres Pediatric Hepatology and Liver Transplant Unit, IRCCS-ISMETT - University of Pittsburgh Medical Center (UPMC), Palermo, Italy

Carlo Scolfaro Department of Pediatrics, University of Turin, Regina Margherita Childrens Hospital, AOU Città della Salute e della Scienza di Torino, Turin, Italy

Gunnar Sedin Department of Women's and Children's Health, University Children's Hospital, Uppsala, Sweden

Thibault Senterre Department of Neonatology, University of Liège, CHR de la Citadelle, Liège, Belgium

Filiberto Maria Severi Obstetrics and Gynecology, Department of Molecular and Developmental Medicine, University of Siena, Siena, Italy

Raanan Shamir Institute of Gastroenterology Nutrition and Liver Diseases, Schneider Children's Medical Center, Sackler Faculty of Medicine, Tel-Aviv University, Petach-Tikva, Israel

Davide Silvagni Azienda Ospedaliera Universitaria Integrata Verona, Verona, Italy

Umberto Simeoni Division of Pediatrics, CHUV and UNIL, Lausanne, Vaud, Switzerland

Adam P. R. Smith Division of Asthma, Allergy and Lung Biology, MRC Centre for Allergic Mechanisms of Asthma, King's College London, London, UK

Augusto Sola Ibero American Society of Neonatology (SIBEN), Wellington, FL, USA

Michael Spear Department of Pediatrics, Drexel University College of Medicine, St. Christopher's Hospital for Children, Philadelphia, PA, USA

Christian P. Speer University Children's Hospital, University of Würzburg, Würzburg, Germany

David K. Stevenson Department of Pediatrics, Stanford University School of Medicine, Medical School Office Building, Stanford, CA, USA

Rosa Maria Strangi Department of Medical, Surgical and Neurological Sciences, Dermatology Section, University of Siena, Siena, Italy

Mauro Stronati Neonatal Intensive Care Unit, Fondazione IRCCS Policlinico "San Matteo", Pavia, Italy

Veena Supramaniam Perinatal Imaging Group, Robert Steiner MR Unit, MRC Clinical Sciences Centre and Wigglesworth Perinatal Pathology Services, Hammersmith Hospital, Imperial College, London, UK

Paolo Tagliabue Neonatologia e Terapia Intensiva Neonatale, Fondazione MBBM, ASST-Ospedale San Gerardo-Monza, Monza, Italy

Sophie Tardieu Medical Evaluation Department, Public Health Department, La Conception Hospital, Marseille, France

Elena Tavella Division of Neonatology, Department of Obstetrics and Neonatology, AOU Città della Salute e della Scienza, Turin, Italy

Claire Thornton Centre for the Developing Brain, Department of Perinatal Imaging and Health, Division of Imaging Sciences and Biomedical Engineering, King's College London, King's Health Partners, St. Thomas' Hospital, London, UK

Claudio Tiribelli Liver Research Centre, University of Trieste, Trieste, Italy

Tullia Todros Maternal-Fetal Medicine Unit, University of Turin, Turin, Italy

Michela Torricelli Obstetrics and Gynecology, Department of Molecular and Developmental Medicine, University of Siena, Siena, Italy

Pier Angelo Tovo Department of Pediatrics, University of Turin, Regina Margherita Childrens Hospital, AOU Città della Salute e della Scienza di Torino, Turin, Italy

Alberto E. Tozzi Multifactorial and Complex Diseases Research Area, Bambino Gesù Children's Hospital, Rome, Italy

Laura Travan Division of Neonatology, Institute for Maternal and Child Health IRCCS "Burlo Garofolo", Trieste, Italy

Daniele Trevisanuto Department of Women's and Children's Health, Azienda Ospedaliere di Padova, University of Padua, Padua, Italy

Pietro Tuo Department of Anesthesia, Pediatric and Neonatal Intensive Care, Istituto Giannina Gaslini, Genoa, Italy

Emanuela Turillazzi Department of Legal Medicine, University of Foggia, Foggia, Italy

Alberto G. Ugazio Institute of Child and Adolescent Health, Bambino Gesù Children's Hospital, Rome, Italy

Frank van Bel Department of Neonatology, Wilhelmina Children's Hospital, University Medical Center Utrecht, Utrecht, The Netherlands

John N. van den Anker Division of Pediatric Clinical Pharmacology, Children's National Health System, Washington, DC, USA

Departments of Pediatrics, Integrative Systems Biology, Pharmacology and Physiology, George Washington University, School of Medicine and Health Sciences, Washington, DC, USA

Intensive Care and Department of Pediatric Surgery, Erasmus MC – Sophia Children's Hospital, Rotterdam, The Netherlands

Johannes B. (Hans) van Goudoever Department of Pediatrics, Emma Children's Hospital – AMC and VU University Medical Center, Amsterdam, The Netherlands

Tim van Mieghem Department of Development and Regeneration, KU Leuven, Leuven, Belgium

Obstetrics and Gynecology, University Hospitals Leuven, Leuven, Belgium

Bart Van Overmeire Neonatology Service, Erasmus Hospital Université Libre de Bruxelles, Brussels, Belgium

Silvia Vannuccini Obstetrics and Gynecology, Department of Molecular and Developmental Medicine, University of Siena, Siena, Italy

Maximo Vento Neonatal Research Unit, Health Research Institute Hospital La Fe, University and Polytechnic Hospital La Fe, Valencia, Spain

Gennaro Vetrano U.O.C. Pediatria/Neonatologia/UTIN, Osp. "Sacro Cuore di Gesù", Benevento, Italy

Renaud Viellevoye Department of Neonatology, University of Liège, CHR de la Citadelle, Liège, Belgium

Betty R. Vohr Department of Pediatrics, The Warren Alpert Medical School of Brown University, Providence, RI, USA

Women and Infants Hospital, Providence, RI, USA

Jon F. Watchko Division of Newborn Medicine, Department of Pediatrics, University of Pittsburgh School of Medicine, Pittsburgh, PA, USA

Ronald J. Wong Department of Pediatrics, Stanford University School of Medicine, Stanford, CA, USA

Marco Zaffanello Department of Surgical Sciences, Dentistry, Gynecology and Pediatrics, University of Verona, Verona, Italy

Department of Life and Reproduction Sciences Pediatric Section, University of Verona, Verona, Italy

Department of Surgery, University of Cagliari, Cagliari, Italy

Clelia Zanaboni Department of Anesthesia, Pediatric and Neonatal Intensive Care, Istituto Giannina Gaslini, Genoa, Italy

Giacomo Zanelli Department of Medical Biotechnologies, University of Siena, Siena, Italy

Rinaldo Zanini NICU, Ospedale Manzoni, Lecco, Italy

Tianwei Ellen Zhou Departments of Pediatrics, Ophthalmology and Pharmacology, Centre Hospitalier, Universitaire Sainte-Justine, Research Center, Montréal, QC, Canada

Ekhard E. Ziegler Department of Pediatrics, University of Iowa, Iowa City, IA, USA

Luc J. I. Zimmermann Department of Pediatrics and Neonatology, School for Oncology and Developmental Biology (GROW), Maastricht University Medical Center, Maastricht, The Netherlands

目录

上卷

下 卷

第一篇

流行病学与新生儿医学

生长发育及早产儿、足月儿特点 1

Domenico Arduini, Gaia Pasquali, Stefano Parmigiani, Daniela Gianotti, and Giulio Bevilacqua

董莹　张燕燕　翻译, 刘曼玲　审校

目录

摘要

胚胎期是发育的关键阶段。胎儿生长很大程度上受到母体、子宫胎盘因素、遗传及环境因素影响。孕期无创筛查用于评估婴儿健康状况。严重的急性或慢性宫内缺氧是导致胎儿循环功能不良、器官功能障碍的主要原因，并威胁胎儿生存及质量。现代产科旨在对发育不良胎儿做出精确诊断。目前，超声为胎儿生物学评估提供可靠的依据，从而更加明确胎儿生长受限诊断及有利于妊娠管理。早产（出生时胎龄不足 37 周）是导致婴儿存活率及生存质量不良结局的决定性因素：早产儿胎龄越小，生后并发症越严重。由于在弱小婴儿治疗护理方面所取得的进展，存活早产儿的最小胎龄的记录正在不断被刷新。

1.1　要点

- 胎儿血红蛋白对氧的亲和力比成人血红蛋白高，

这有助于氧从母体循环扩散至胎儿。

- 胎盘持续供应葡萄糖为胎儿提供能量代谢物质，出生后则改为间歇性喂养。
- 为了提高诊断率，应考虑种族、孕产史及父母体质（尤其是母亲）方面的个体特征，绘制特定胎儿生长图，以助产前检测真正的小胎儿，因其围产期不良结局的风险大幅增加。
- 低氧血症会引起胎儿循环发生适应性改变，以提高胎儿存活率。这些变化包括心率加快、血压升高，血流重新分布，主要流向大脑、心肌和肾上腺，同时抑制胎儿呼吸和骨骼肌活动。
- 早产胎儿管理的目标是通过改善对胎儿和母体的监测，以娩出尽可能成熟的、处于最佳状态的胎儿，胎龄至少应在 32~34 周。
- 家族史、妊娠史、分娩史以及出生时的第一次检查对评估新生儿的健康状况具有关键作用。
- 婴儿的健康状况由孕期事件决定。
- 应能够识别不成熟体征，并为其创造适宜环境。

1.2 胎儿期至新生儿期的生长发育

1.2.1 胎儿期各发育阶段

胚胎期是生长发育的关键阶段,此期各系统将完成基本发育。

受孕后第3周标志着胚胎期的开始。胚胎期于第10周末结束,此时胚胎包括3个胚层,为各器官发育的基础。

胎儿发育的第2个阶段始于第10周直至妊娠期结束。此期肝肾等器官开始具备一定功能。

第16~20周期间胎儿生长加速。皮肤下出现脂肪的生长,心输出量也增加。肠道中有胎粪积聚。胎儿可呃逆并出现睡眠觉醒周期。

第21~24周胎儿生长减慢。第24周时胎儿重约600g。

第25~28周期间胎肺持续生长发育并开始分泌肺表面活性物质。至第28周时90%的胎儿在适当的支持下可在宫外存活。

第29~34周期间胎儿的体脂含量迅速增加。介导感觉输入的丘脑大脑联络通路形成。骨骼及绝大多数重要器官已发育完全。免疫系统仍在发育。

第35~40周时胎儿已充分发育,可同足月新生儿一样无需额外支持而实现宫外存活。37周龄胎儿每日体重增加约1盎司(28g),至出生时身长可达48~53cm(19~21英寸)。

1.2.2 胎儿各系统特征

1.2.2.1 中枢神经系统

中枢神经系统由神经管发育而来,神经管的4个亚段分别形成中枢神经系统的不同部分。

神经管最初位于头端和尾端的裂隙在第4周时闭合。神经孔未闭合将导致神经管畸形如无脑畸形及脊柱裂等。

神经管背侧由翼板组成,主要司感觉,而腹侧由基板组成,主要司运动控制。

脊髓是由神经组织及支持细胞组成的一束始于大脑的细长管状结构。大脑与脊髓共同组成中枢神经系统。脊髓的主要功能是在大脑和身体其余部分之间传递神经信号,同时也可独立控制反射和包括中枢模式发射器的神经通路。

1.2.2.2 胎儿循环

胎儿循环同新生儿循环的本质区别在于胎儿肺功能尚未建立。胎儿通过胎盘及脐带从母体获取氧气和营养物质。从胎盘而来的血液通过脐静脉输送给胎儿,其中大部分通过胎儿静脉导管进入下腔静脉,其余的则通过肝下缘的血管进入肝脏。供应肝脏右叶的脐静脉分支血液与门静脉血液汇合后进入右心房。在胎儿期左心房与右心房之间通过卵圆孔相通,绝大多数进入右心房的血液可因此绕过肺循环而直接进入左心房,最终使得绝大多数血液进入左心室,经主动脉泵出后供应身体各器官。经主动脉泵出的血液经髂内动脉至脐动脉,然后到达胎盘,此处二氧化碳及其他胎儿代谢产物将进入母体循环。一小部分(约4%)右心房的血液不进入左心房而进入右心室,接着被泵入肺动脉。胎儿期肺动脉和主动脉之间存在的通路称为动脉导管,可将大部分肺循环的血液分流至体循环(此时胎儿浸泡于羊水中,胎肺尚无呼吸功能)。

胎儿循环的另一个重要特征是胎儿血红蛋白对氧气的亲合力较成人血红蛋白高,可促进氧气从母体循环向胎儿循环弥散。母体循环同胎儿循环之间无直接联系,故气体交换在胎盘进行。氧气从胎盘弥散至具有肺泡样结构的绒毛膜的绒毛,然后被输送至脐静脉。胎儿血红蛋白可增加氧气从胎盘进入胎儿循环的能力,因此时氧离曲线左移,与等量氧分子结合所需的氧浓度较成人低,而胎盘中的氧分压较生后新生儿肺中的氧分压低,故胎盘中胎儿血红蛋白可向成人血红蛋白夺取氧气。

发育中的胎儿对生长及代谢中的异常因素高度敏感,可使出生缺陷的风险增加。

1.2.2.3 胎儿代谢

胎盘持续供应葡萄糖为胎儿提供能量代谢物质,出生后则改为间歇性喂养。胎儿期主要能量来源于母体提供的葡萄糖,某些情况下如饥饿或缺氧时也可利用乳酸、游离脂肪酸及酮体产能。随着孕周的增加,胰腺组织分泌的胰岛素增多,使得胎儿对葡萄糖的利用率增加;通过增加对葡萄糖的利用,胰岛素敏感组织如肌肉、肝脏、心脏、脂肪组织等在妊娠晚期体积显著增加,对葡萄糖的需求量进一步加大。足月时胎儿的葡萄糖储备量达到最大,但即便是足月新生儿,其葡萄糖储备也仅能满足生后8~10小时的能量需求,而当能量需求增加时葡萄糖储备消耗得更快。妊娠 27 周时，胎儿体重仅 1% 为脂肪，在孕 40 周时增加到 16%。用于供能的葡萄糖底物不足将导致低血糖及胎儿生长受限。当存在胎儿宫内发育迟缓时，胎儿单位体重的组织葡萄糖摄取率及葡萄糖转运维持不变或增加，但蛋白质的合成及相应的胰岛素样生长因子信号转导通路相关蛋白质出现减少。以上提示胎儿宫内发育迟缓存在多种表型，但都以葡萄糖利用增加及蛋白质合成及生长减少为特征。能量代谢底物过剩也会带来问题，如糖尿病母亲婴儿。因此，正常胎儿具有强大的调节能力来适应不同情况下的葡萄糖供应（Way 2006）。

1.2.2.4 胎儿生长调节

胎儿生长与诸多因素有关，主要受到母体及子宫胎盘相关因素的影响。

母体在胎儿生长调节中的作用

胎儿生长发育受到基因及环境因素的影响。母体基因对胎儿的生长起到特定的重要作用。例如，母亲的身高代表了子宫的容量及胎儿生长潜能，是决定胎儿大小的主要因素。

事实上，为了提高诊断率，应考虑种族、孕产史及父母体质（尤其是母亲）方面的个体特征，绘制特定胎儿生长图，以助产前检测真正的小胎儿，因其围产期不良结局的风险大幅增加（Ghi et al. 2016）。

同胞间出生体重相似并相关，但外部环境因素对生长也有重要作用。来自母体的制约指的是指供胎儿生长的子宫容积受限，对于限制胎儿过度生长以避免难产有重要意义，从而保证母亲在未来仍能成功妊娠（Picciano 2003）。

母亲营养摄入

母亲通过胎盘向胎儿输送氧气及必需营养物质。母亲的饮食、能量摄入及代谢功能对于胎儿的营养供给具有重要作用。中晚期妊娠时有必要增加能量摄入以促进胎儿及胎盘的生长（Christian et al. 2003）。一项纳入 6 个随机对照研究的 Cochrane 系统回顾性分析提示均衡的蛋白质 - 能量摄入可将小于胎龄儿（small for gestational age，SGA）的风险减少 30%（Kramer and Kakuma 2003）。葡萄糖是控制胎儿生长的重要营养素。关于糖尿病母亲的研究提示妊娠期间因严格控制葡萄糖摄入而导致的低血糖可增加 SGA 的发生率，而过高的血糖则增加巨大儿的发生率（Leguizamon and Von Stecher 2003）。

母体子宫动脉血流

子宫动脉血流增加对于满足生长中的胎儿及胎盘的能量需求十分重要（Kliman 2000）。子宫动脉血流在妊娠期增加超过 3 倍，部分是由于动脉内径的增加及血流阻力的减少。除了动脉血流增加之外，胎盘激素如人绒毛膜促性腺激素（human chorionic gonadotropin，hCG）（Zygmunt et al. 2002）及胰岛素样生长因子 - II（Zygmunt et al. 2003）还会促进子宫中新的血管生长。23 孕周时子宫动脉血流的多普勒超声显示子宫动脉血流阻力增大与 SGA 风险增加有关（Albaiges et al. 2000）。临床实践中，20~24 周子宫动脉多普勒异常的女性（定义为搏动指数 > 第 95 百分位），存在以下任一项 SGA 风险因素：40 岁以上母亲、高血压、糖尿病伴血管疾病、肾功能损害、抗磷脂综合征、吸烟 >11 支 /d、吸食可卡因、母亲或父亲系 SGA、既往有 SGA 生产史、死胎、劳动强度大、既往先兆子痫、妊娠间隔小于 6 个月、妊娠间隔大于 5 年、与月经量相似的大出血、孕早期筛查母亲妊娠相关血浆蛋白 -A（pregnancy-associated plasma protein-A，PAPP-A）（<0.4MoM）的女性，在 26~28 周时应进行超声检查确定胎儿大小，并完善脐动脉血流多普勒检查（RCOG 2014）。

妊娠期吸烟及用药

母亲吸烟可导致胎儿出生体重减轻。早期的研究显示，与不吸烟的母亲相比，吸烟母亲中低出生体重新生儿的发生率增加了 2 倍，且与妊娠期间的吸烟量呈量效关系。近期的研究显示妊娠期吸烟的母亲中 SGA 的风险增加了 3.5 倍（Bamberg and Kalache 2004；Rich-Edwards et al. 2003），且随母亲年龄增加低出生体重儿的风险亦增加（Krampl et al. 2000）。胎儿的生长通常与体重、头围及腹围呈等比例减少。药物如可卡因及大麻会对胎儿的生长产生不利影响。可卡因会增加低出生体重的风险，使得平均出生体重减少至少 100g。

母体缺氧

母体缺氧可影响胎儿的生长，其影响与社会经济状况、早产、母亲吸烟、妊娠相关高血压及产次无关。妊娠期缺氧似乎对母体生理状况改变显得尤其重要，包括免疫相关通路的变化（Clapp 2003）。母体缺氧可影响到胎盘及子宫的血流，进而减少胎儿的营养供给（Skomsvoll et al. 2002）。

母体炎症性疾病

母体炎症性疾病抑制胎儿生长。炎症性疾病如风湿性关节炎（McGaw 2002）、炎症性肠病、系统性红斑狼疮及牙周疾病（Bowden et al. 2001）均与胎儿生长抑制有关。患有活动性炎症性关节炎的母亲其新生儿出生体重低于健康母亲或疾病恢复期母亲的新生儿（Xiao et al. 2003），提示妊娠期活动性炎症可抑制胎儿生长。母亲健康状况将影响妊娠期母体状态及胎儿生长。除了炎症性疾病之外，其他母体因素如先兆子痫（Allen 2001）、贫血（Fowden and Forhead 2004）、感染、酒精摄入等可通过干扰胎盘功能影响胎儿生长。

胎盘在胎儿生长调节中的作用

胎盘接受并传递母体与胎儿之间内分泌信号，完成营养物质及代谢废物的交换。

妊娠期间，胎盘是一个重要的内分泌器官，可合成雌激素、孕激素、hCG、各类生长激素及人类胎盘催乳素。部分激素与胎儿生长调节有关。胎儿胰岛素可作为营养素供应充足的信号促进胎儿生长（Ferrazzi et al. 2000）。胰岛素不足则导致胎儿生长受限，因此时胎儿组织对营养物质的摄取和利用减少。胰岛素分泌量与胎儿生长之间存在正向关系。研究认为母亲存在高血糖时胎儿胰岛素分泌量也相应增加，导致胎儿生长过度及糖尿病母亲的巨大胎儿。

胎盘充分发育对胎儿生长发育至关重要。胎盘功能完善对生长发育极其关键，包括滋养层侵入子宫内膜、妊娠期子宫胎盘血流的增加、葡萄糖及氨基酸等营养物质在母胎间的转运，以及调节生长的激素的合成与转运，以上对于人类胎儿的生长发育尤为关键。妊娠期血流量的增加可使母胎间的营养输送增加，母亲患子痫时子宫胎盘血流可减少50%以上（ACOG 2012）。滋养层细胞异常侵入螺旋动脉可导致子宫动脉血管阻力的增加，可用多普勒流速检测仪进行检测。此外，检测胎儿循环功能尤其是脐动脉波形可反映胎盘功能不全（ACOG 2012）。多普勒超声发现宫内发育迟缓胎儿的脐静脉血流减少，反映了胎儿组织存在低灌注。

1.2.3 胎儿发育良好度评价

在妊娠期为评估胎儿健康状况通常需进行无创的筛查如血液检查、超声及胎心监护（胎心监护用于检测胎儿心率及子宫收缩情况，通常在妊娠晚期进行）。部分情况下需行有创检查如绒毛膜绒毛取样（chorionic villous sampling，CVS）或羊膜腔穿刺。

1.2.3.1 超声

产科超声检查通常用于：

- 明确妊娠
- 评估母亲可能存在的风险（流产或葡萄胎）
- 检查胎儿畸形
- 明确是否存在宫内发育迟缓
- 观察胎儿身体各部位的发育
- 检查羊水及脐带的情况

超声检查通常遵循以下时间表或在怀疑异常情况时进行：

- 孕 7 周：确定妊娠
- 孕 11~13 周：确定预产期，评估染色体异常
- 孕 20~22 周：做一次扫描评估胎儿解剖结构的完整性
- 孕 32 周：评估胎儿生长情况、确定胎盘位置及采用多普勒超声评估胎儿健康状况。

三维及四维超声影像可帮助进一步了解胎儿结构。目前三维超声最常用于观察胎儿脸部（图 1.1）。但是，三维超声可能将作为常规检查的一部分。许多医院用三维超声检测胎儿畸形，尤其是心脏及神经系统（图 1.2 和图 1.3）。

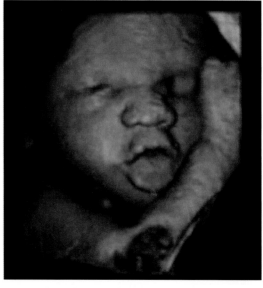

图 1.1 胎儿面部三维重建图像（Image courtesy of G. Rizzo）

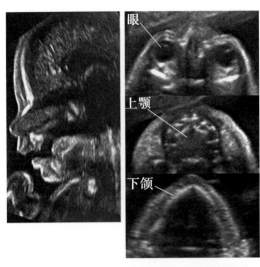

图 1.2　胎儿眼、上颚及下颌轮廓三维重建图像

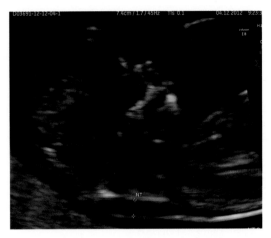

图 1.4　胎龄 12 周胎儿外观轮廓显示颈部半透明层（Image courtesy of G. Rizzo）

胎儿染色体三倍体发病率与母亲年龄直接相关。生育唐氏综合征风险在 30 岁前呈渐进线性增长趋势，此后呈指数上升趋势。

NT 是妊娠早期胎儿颈部皮下积液的超声表现。NT 通常随孕周而增大。妊娠期 NT 厚度超过正常范围与染色体缺陷有关，特别是 21- 三体，但也有心脏、大动脉畸形和许多遗传综合征有关。

正常情况下，孕妇血中游离 β-hCG 水平随妊娠进展而降低。21- 三体时游离 β-hCG 水平升高。母血中 PAPP-A 水平随妊娠进展而升高，然而在 21- 三体时 PAPP-A 水平随妊娠进展而下降。

一些研究表明，通过上述化验及检查结合检测鼻骨（21- 三体及其他染色体畸形中很大一部分胎儿鼻骨缺失或发育不全）、静脉导管血流（非整倍体畸形或心脏缺陷胎儿 a 波消失或逆转）、三尖瓣血流（21- 三体、18- 三体、13- 三体及有严重心脏缺陷胎儿常见三尖瓣反流），可以使检出率增加大约 95%。

自妊娠第 10 周开始，可进行母血中游离 DNA 分析。孕妇血浆中的循环游离 DNA 是来源于母体和胎儿（胎盘）的基因组 DNA 片段混合物，可对其进行提取及分析（Sparks et al. 2012；Zimmermann et al. 2012；Canick et al. 2013；Botto et al. 1996）。在高危人群中利用游离 DNA 对孕妇进行胎儿非整倍体筛查具有较高的敏感度及特异性。近来该方法用于微缺失筛查及全基因组筛查。

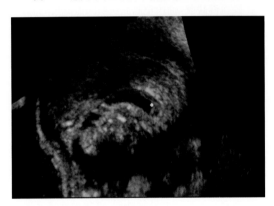

图 1.3　胖胚体三维重建图像（Image courtesy of G. Rizzo）

1.2.3.2　染色体数目异常筛查

无论孕妇的年龄及是否有其他风险因素，都应为其进行产前染色体数目异常的筛查或诊断试验（Practice Bulletin No.162 2016）。

产前基因诊断试验是为了尽可能确定胎儿是否存在某种特定的遗传性疾病。相反，产前遗传疾病筛查的目的是评估患者是否有更高的风险使胎儿受到遗传疾病的影响（Spencer et al. 1999）。

目前用于染色体数目异常疾病筛查的方法有两种：

妊娠 11~13 周，结合母亲年龄，超声测量胎儿颈后透明层（nuchal translucency，NT）厚度（图 1.4）、母亲血清游离 β-hCG 浓度和 PAPP-A 可评估 21- 三体、18- 三体、13- 三体的风险（Nicolaides 2004；Palomaki et al. 2011）。

1.2.3.3　侵入性试验

当孕早期超声及筛查异常时，有必要通过侵入性手术、CVS 或羊膜腔穿刺术来进行确诊。尽管羊膜腔穿刺术也是一种诊断方法,但 CVS 可更早,临床可选择的治疗方法更多(Spencer et al. 1999)。

绒毛膜绒毛取样

CVS 用于产前基因诊断通常在妊娠 10~13 周进行。事实上,四肢短小畸形缺陷的风险是在妊娠 10 周之前(Akolekar et al. 2015)。

与羊膜腔穿刺术相比,CVS 的主要优点是可在妊娠早期进行,而且通过 CVS 获取活细胞进行样本处理时间短(5~7 天,而羊膜腔穿刺术需要 7~14 天),因此可在妊娠早期获得结果。

最新 meta 分析得出与手术相关的失败率为 0.22%(Alfirevic et al. 2003)。

培养失败、羊水渗漏或 CVS 后感染发生率小于 0.5%(Winsor et al. 1999)。

羊膜腔穿刺术

羊膜腔穿刺术用于基因诊断通常在妊娠 15~20 周进行,但是也可在较晚的任何胎龄进行。从避开胎儿身体或脐带的羊膜腔抽取 20~30mL 羊水标本。

最新 meta 分析得出与手术相关的失败率为 0.11%(Alfirevic et al. 2003)。

培养失败发生率约为样本的 0.1%(Winsor et al. 1999)。

1.2.3.4 胎心监护

胎心监护是分娩过程中首选用于监测胎儿状况是否良好的方法,可明确有无胎儿窘迫。当产前胎儿死亡风险增加时(如妊娠糖尿病、高血压、妊娠高血压、子痫前期、系统性红斑狼疮、慢性肾病、抗磷脂综合征、甲状腺功能亢进、血红蛋白病、心脏病、胎动减少、羊水过少、胎儿生长受限、近足月或过期妊娠、同种免疫、既往死胎、单绒毛膜多胎妊娠)可能有必要采用无刺激胎心监护(nonstress test,NST)检测胎儿活动以确定子宫胎盘受损情况(Liston et al. 2007)。NST 是在没有酸中毒及神经抑制时,胎儿活动时胎心率会一过性增快。心率呈反应性增快被认为是胎儿自主神经功能正常的一个很好的指标,反应性消失可能由导致中枢神经系统抑制的任何原因引起,包括胎儿酸血症。事实上,早产儿需要注意,正常早产胎儿 NST 时常是无反应的:妊娠 24~28 周,高达 50%NST 是无反应的(Bishop 1981),妊娠 28~32 周,15%NST 是无反应的(Macones et al. 2008)。因此,在妊娠 32 周后开始胎儿监护对大多数高危患者来说是合适的。然而,在极高危妊娠考

虑分娩更有利时,胎儿监护即可在围产期某个孕周开始进行(ACOG 2014)。

1.2.4 胎儿损伤

胎儿期须保证充足的氧气供应以避免不可逆的胎儿损伤。任何原因引起的胎儿缺氧将使得有氧代谢向无氧代谢转变,导致能量合成减少及乳酸增多。若供氧不能恢复则会引起胎儿死亡。

缺氧的可能原因:

血氧降低导致的缺氧:母体胎盘血流量降低导致胎儿动脉血氧含量随血氧分压的降低而降低。

贫血性缺氧:胎儿血红蛋白浓度降低导致动脉血氧含量降低。

缺血性缺氧:输送至胎儿组织的血流量降低。

明确诊断往往比较困难,产前及产时未被注意的缺氧可能会影响到中枢神经系统并在生后一段时间才显现出来。

1.2.4.1 缺氧的原因

足月新生儿主要的神经系统损伤包括两类:缺氧缺血性脑病及颅内出血。由全身性低氧血症和/或脑血流减少引起的大脑缺氧及缺血是造成缺氧缺血性脑病的主要病理生理学机制。

当存在缺氧缺血性损伤时,低氧血症及高碳酸血症可使脑血流量增加作为首要代偿机制。脑血流量增加也与心输出量重新分布有关,此时心输出量中供应大脑的比例增加。随后,由于肾上腺素释放增加,全身血压轻度升高。若胎儿期发生急性窒息(缺氧缺血)而早期代偿机制未启动,则脑血流量表现为压力被动调节,使得脑灌注依赖于全身循环血压。随着血压下降,脑血流量可降至临界水平以下,大脑血流供应的急剧减少将导致脑组织缺氧及细胞内能量衰竭。

机体缺氧缺血时神经元损伤是一个逐渐发展的过程。在脑损伤的早期阶段,大脑温度降低伴有神经递质如 γ- 氨基丁酸转氨酶等在局部释放。神经元的最终损伤程度与初始损伤的严重度、细胞能量衰竭造成的损伤、再灌注损伤以及凋亡有关。初始损伤的范围、性质、程度以及持续时间是决定神经系统后续损伤程度的重要因素。

足月儿颅内出血的部位可为脑室内、蛛网膜下腔、硬膜下或脑实质内。因存在不同程度的神经功

能受抑制,通常可表现为通气障碍及低氧血症。足月儿中脑室内出血少见,可能与产时窒息有关,因临床上脑室内出血可能无明显症状而导致漏诊,新生儿后期可出现发育异常或脑水肿(Rohan and Golombek 2009)。

新生儿缺氧缺血性脑病中约20%与产前缺氧缺血性事件有关。母亲有低血压、胎盘血管病变以及与胰岛素依赖的糖尿病时,胎儿对产程中的应激因素的代偿能力减少,产时容易出现缺氧缺血性损伤(Volpe 2008)。缺氧缺血性脑病中有35%与产时脐带脱垂、胎盘早剥以及产伤有关。由于在确定损伤发生的具体时间点上存在局限,往往难以区分产前及产时损伤。因发生缺氧缺血性脑病或脑瘫的患儿中不到25%在出生时有缺氧缺血性症状,故除了产时缺氧之外其他因素也可能导致缺氧缺血性脑病或脑瘫(Task Force on Neonatal Encephalopathy and Cerebral Palsy Staff American College of Obstetricians and Gynecologists with American Academy of Pediatrics Staff 2014)。

宫内颅内出血的发生率尚不明确。显著的蛛网膜下腔出血可与产时缺氧同时发生,或由产伤导致。蛛网膜下腔出血可独立存在或伴发硬膜下出血及脑挫裂伤。临床表现多样,但通常包括中枢神经系统抑制、激惹或惊厥。当蛛网膜下腔出血是由难产导致并伴发其他产伤时患儿预后多不良。

1.2.5 胎儿损伤应答

在胎儿生长发育过程中,心血管及循环功能经历了从胎儿期低氧分压(20~24mmHg;2.66~3.19kPa)经出生时的过渡阶段到生后正常血氧分压(70~80mmHg;9.31~10.64kPa)的变化。胎儿及新生儿显然可以在"缺氧"的环境中生长。这是因为心血管、代谢及内分泌系统的适应机制使胎儿可以耐受相当程度的宫内缺氧应激,从而有相对正常的生长和发育。但是,严重的急慢性宫内缺氧可导致循环障碍、器官功能不全、威胁胎儿的生存或健康生存。在宫内向宫外过渡过程中,因生后代谢需求增加及胎盘气体交换功能丧失,由宫内缺氧所导致的循环功能减弱可变得明显(Anderson et al. 2004)。

胎儿心脏无氧代谢的能力也强于成人心脏(Philipps 2004)。

肾功能受损多见于出生时全身性缺氧缺血性损伤。损伤程度轻者可表现为少尿、轻度电解质异常

及肌酐水平轻度升高,重者可有肾功能衰竭甚至需要透析治疗。

围产期急性缺氧后肝细胞功能受损并不少见,通常表现为血清肝酶水平增高,但不可逆的肝功能损害罕见。

急性及慢性缺氧时胎儿心血管及内分泌系统的正常应答会出现改变。妊娠期生理性及外界环境因素可通过影响胎盘及子宫的血流导致反复轻度缺氧。慢性缺氧时胎儿生长受限并不少见,此时生长因子表达下调以满足胎儿的基本能量需求,为机体的保护性措施(Noori et al. 2004;Seri and Evens 2001)。在面临严重缺氧缺血性损伤时足月儿的存活率高于早产儿(分别为约70%和30%),但仍可能出现显著的远期并发症(Cressens and Huppi 2006)。轻度低氧血症时,脐静脉血血气分析并不会出现高碳酸血症或高乳酸血症。严重子宫胎盘功能不全时,血流动力学失代偿,高碳酸血症及高乳酸血症水平呈指数显升高(Bastek et al. 2008)。低氧环境中胎儿生长受限还表现出一系列血液学及代谢异常,包括红细胞增多、血小板减少、低血糖、必需氨基酸缺乏、高甘油三酯血症、低胰岛素血症和甲状腺功能减退。低出生体重提高围产期死亡(出生后不久死亡)、窒息、低体温、红细胞增多症、低钙血症、免疫功能障碍、新生儿畸形和远期疾病等风险(Petrini et al. 2009)。

1.2.5.1 胎儿血流动力学

急性低氧血症时循环系统可通过多种适应机制来增加胎儿的存活机会,包括心率增快,血压上升,血流重新分布流向大脑、心肌组织及肾上腺重新分布,胎儿呼吸抑制及骨骼肌活动减少。

这导致大脑、心肌及肾上腺供血量增加,同时肾脏、胃肠道及下肢供血量减少。此时营养及氧气优先供应重要脏器,以代偿胎盘供血的减少(Sheridan 2005)。

这种代偿机制表现为脑血管扩张及脑血管搏动指数(pulsatility index,PI)降低(图1.5和图1.6)。PI是一种动脉血流速度波形指数,可以量化波形或振荡,通过公式 $PI=(V_{max}-V_{min})/V_{max}\,mean$ 计算,其中 V_{max} 为收缩期血流速度峰值,V_{min} 为单向血流舒张期前向流速的最小值,或舒张期逆向流速负值的最大值,$V_{max}\,mean$ 为一次心动周期中最大流速的平均值。脑血管扩张将导致左心室后负荷减少,而胎盘及体循环阻力增加将导致右心室后负荷增加。

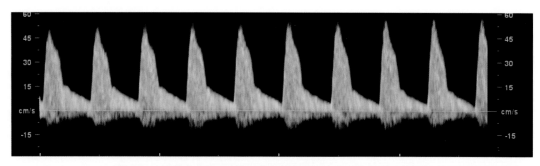

图 1.5　正常胎儿大脑中动脉血流速度波形（Image courtesy of G. Rizzo）

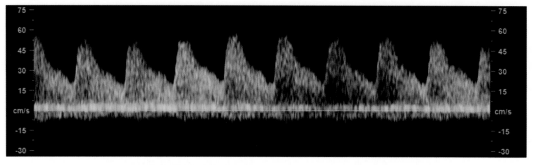

图 1.6　生长受限胎儿大脑中动脉血流速度波形（Image courtesy of G. Rizzo）

　　严重低氧血症时,脐静脉血流将朝向静脉导管重新分布。因此,脐静脉血流量将增加,而脐静脉血流是胎儿心输出量的一部分。相反的,后负荷减少与舒张期正向血流量峰值有关,提示胎儿体循环阻力对静脉回流及右心充盈模式有重要影响。胎盘血管阻力升高及周围血管收缩可导致右心负荷增加,从而增加心室收缩末期压力。由于心房压力波在静脉导管通过,这可能导致高搏动性的静脉血流波形及脐静脉搏动。

　　将静脉血管系统用于评估胎儿心功能的重要性日益凸显,静脉导管在心动周期不同阶段的血流速度可用不同的指标进行评估。静脉导管血流速度的参考值范围由表示心室收缩期的 S 波、心室舒张期的 D 波以及心房收缩时最低正向流速的 A 波代表（图 1.7）。通过计算可得到用于评估的不同指标,如 S/A 比值。用于疾病末期的最重要的指标是静脉导管中血流异常负向流速,因为流速波形中的 A 波减少使得 S/A 比值增加（图 1.8）。S 波、D 波和 A 波处的静脉导管血流速度及 S/A 等指标的计算须参照参考值范围。

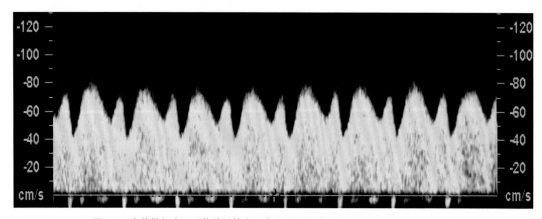

图 1.7　多普勒超声显示静脉导管中正常血流速度波形（Image courtesy of G. Rizzo）

心房收缩时下腔静脉中的负向血流伴随胎儿损伤的进展而增加,提示右心房中存在较高的压力梯度(图1.9和图1.10)。高静脉压力使得脐静脉舒张末期流速减低,导致典型的舒张末期搏动。该搏动

和胎儿异常心率的出现时间接近且往往与酸血症和胎儿内分泌变化有关。此阶段胎儿的冠脉血流速度与晚期正常妊娠时比较可能已有减少,若未分娩可能导致未来几天内出现胎死宫内。

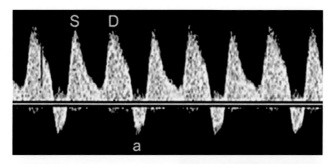

图1.8　异常静脉导管血流波形伴动脉收缩期血液逆流,收缩期(S)、舒张期(D)及心房收缩期搏动指数(a)增加

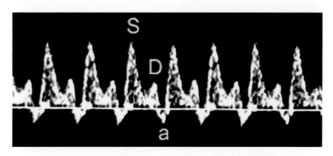

图1.9　多普勒超声显示下腔静脉正常血流速度波形

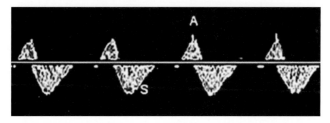

图1.10　生长受限胎儿心房收缩负向血流增多时的异常波形

1.2.5.2　胎儿发育

胎儿发育不良进行准确检测是现代产科的目标。为了实现此目标,超声检查在提供可靠的胎儿生物测量评估方面发挥了关键作用,超声可对临床疑似生长受限的胎儿进行确诊,并对妊娠管理产生重大影响。在产前诊断出真正的小胎儿方面,特定的图表较传统人口学图表更加准确,这些胎儿围产期不良结局风险明显升高(Ghi et al. 2016)。

SGA指胎儿发育较其实际胎龄小(小于第10百分位数),且胎儿生长无法达到遗传背景所设定的大小;当SGA同时存在胎盘功能不全时称为胎儿宫内生长迟缓(intrauterine growth restriction,IUGR)。

IUGR与SGA不是同义词。一部分IUGR胎儿/婴儿属于SGA,然而50%~70% SGA先天发育较小,其胎儿生长与母亲体格大小及种族相符。

采用这一功能性定义是为了识别有不良预后风险的胎儿。临床医师所面临的挑战是对SGA和IUGR进行鉴别,发现因不良宫内环境而导致胎儿发育迟缓,并予以适当监测及干预。

事实上,有数据显示宫内发育迟缓胎儿在成年后仍可出现远期并发症。患儿易患代谢综合征,如肥胖、高血压、高胆固醇血症、心血管疾病及2型糖尿病。一些理论认为宫内营养不良可导致胰岛素抵抗、胰岛β细胞丢失及成人发生2型糖尿病的易感

性增加。虽然具体病理生理学机制尚不明确,出生时存在宫内发育迟缓的新生儿在成人期发生代谢综合征的风险增加(Engle et al. 2007)。除了器质性后遗症的发病风险增加之外,发育迟缓者儿童期更易出现精神性疾病。

1.2.5.3 诊断

胎儿动脉多普勒超声可用于 SGA 胎儿和 IUGR 胎儿的鉴别诊断。正常妊娠时脐动脉阻力随孕周的进展而持续降低(图 1.11),但该现象未见于有子宫胎盘功能不全的胎儿。

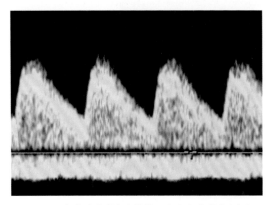

图 1.11 正常脐动脉彩色多普勒血流速度波形(图片由 G. Rizzo 提供)

收缩期与舒张期血流比即 PI 常用于测量特定孕周的脐动脉阻力,PI 可随疾病的进展而升高。当子宫胎盘功能不全进一步加重时,舒张末期流速可测不出甚至表现为负向波形(图 1.12)。测定脐动脉血流的状态可为宫内发育迟缓提供诊断依据,并能早期发现胎儿循环功能异常以帮助临床识别高危胎儿。脐动脉多普勒检查可帮助临床医师判定发育较小的胎儿是否确实存在生长受限,并帮助识别存在慢性缺氧风险的胎儿,但 IUGR 的诊断不能仅仅依据脐动脉多普勒(Cruz-Martinez et al. 2011)。

因胎盘灌注受损导致胎儿缺氧时,脐动脉 PI 增加而大脑中动脉 PI 减少,导致大脑中动脉与脐动脉 PI 比值,即大脑胎盘比值降低。

脑胎盘比值不仅是 IUGR 胎儿不良结局的重要预测指标,也是 SGA 及近足月适于胎龄儿的重要预测指标(De Vore 2015)。

最近有证据表明,这些 SGA 中有一部分有轻度的迟发性宫内生长受限,这与不良围产期结局风险增加有关(McCowan et al. 2000;Doctor et al. 2001;Figueras et al. 2008a),异常神经行为表现(Figueras et al. 2009),以及儿童期不良神经发育(McCowan et al. 2002;Figueras et al. 2008b)。这些发现表明,SGA 诊断包括一部分明确存在生长受限及轻度胎盘功能不全,这些在脐动脉多普勒中没反映出来。最近的研究表明,这些胎儿不良结局的风险最好通过脑多普勒检查进行确定。因此,大脑中动脉多普勒测量的脑保护与围产期结局较差、剖宫产风险较高有关(Severi et al. 2002),出生时及 2 岁时神经发育异常风险增加(Oros et al. 2010;Eixarch et al. 2008)。

1.2.5.4 分娩时机及管理

以往认为预产期前 3 周及后 2 周出生为足月,一致认为此期间分娩新生儿结局良好。然而,越来越多的研究表明新生儿结局,特别是呼吸系统疾病,这 5 周期间因不同分娩时机而不同。为了解决这种定义不一致,美国妇产学会及母胎医学会建议孕周规定如下(ACOG 2013):

- 早期(妊娠 37 0/7~38 6/7 周)
- 足月(妊娠 39 0/7~40 6/7 周)
- 晚期(妊娠 41 0/7~41 6/7 周)
- 过期(妊娠 42 0/7 周及以上)

早产指妊娠不足 37^{+0} 周的新生儿,是影响婴

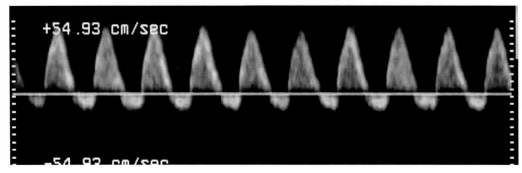

图 1.12 脐动脉逆向血流彩色多普勒(图片由 G. Rizzo 提供)

儿生存和生活质量最重要的一个因素（Saigal and Doyle 2008）。

早产定义为发育程度尚不足以满足宫外生存条件的胎儿则更具实际意义。对正常的胎儿而言，某些器官系统在孕 34~37 周才发育成熟，故胎儿在此期结束时方足够成熟。受早产影响最大的器官为肺。欧洲及其他发达地区的早产儿发生率为 5%~9%，而美国在过去数十年中这数字已上升至 12%~13%。目前早产有 3 种类型：①自发早产，占所有早产的 40%~45%，原因不明；②胎膜早破之后的早产，占 25%~30%；③余下的 30%~35% 为产科因素导致的早产。

37 周前数周出生新生儿通常因早产程度轻微而不会出现临床问题。新生儿孕周越小，并发症也越严重。尽管推荐宫内发育迟缓胎儿作为高危妊娠在分娩期间应进行监护（Royal College of Obstetricians and Gynaecologists 2002），但关于最佳分娩策略尚未达成共识。

2004 年秋柳叶刀杂志发表了一项有关发育迟缓存活新生儿脑发育的国际多中心研究（Thornton et al. 2004）。该研究的目的在于识别 24 至 36 孕周间存在宫内损害的胎儿，并试图回答如何管理该类胎儿的问题，即是否应在发现宫内损害时立即分娩抑或继续保胎直至有明确临床指征为止。孕 24 周时的胎儿与孕 36 周时的胎儿截然不同。在未合并严重先天畸形时，32 孕周的新生儿死亡率较低，死因包括窒息、坏死性小肠结肠炎及感染，呼吸窘迫综合征在该孕周新生儿中少见。相反，早于 32 孕周的新生儿，尤其是极早产儿的死亡率显著增高，且 EPICure 研究显示其相关疾病的发病率也高，小于 26 孕周的存活新生儿中有 49% 在生后 30 个月时被诊断残疾，而 19% 为严重残疾（Wood et al. 2000）。EPICure 研究得出了一些重要的结论，研究显示 25 孕周出生的早产儿中有 44% 可存活出院，而 22 孕周出生的早产儿无存活者。

新生儿医师、产科医师及新生儿的父母须越来越多地认识到小于 25 孕周的存活早产儿在学龄期有发生残疾的风险。EPICure 研究显示该早产人群中仅 20% 在学龄期未发生残疾，因此其预后应受到严密的监测。残疾程度分以下几度：

重度：患儿对看护人员高度依赖，如无运动功能的脑瘫、严重听力缺失或失明。

中度：患儿可能有一定的自理能力，如尚有运动

功能的脑瘫、部分听力缺失和部分视力损害。

轻度：患儿有神经系统异常体征及轻度功能障碍。

EPICure 研究显示，超过半数的存活者在学龄期有中度残疾或无残疾。此外，中度残疾患儿占人群的比例为 24%，其中一部分患儿的功能障碍可通过眼镜及助听器得到改善。

因存在早产相关并发症的风险，对于有生长受限的极早产儿（小于 33 孕周）是否应在严重低氧血症出现前及时以医源性终止妊娠尚无定论。推迟分娩是另一解决方法，但宫内低氧及营养不良对胎儿也有风险（Walter et al. 2009）。随着孕周进展，脑室内出血、早产儿视网膜病及败血症等并发症的风险逐渐降低。然而，延迟分娩也可能使生长受限的胎儿遭受脑缺血性损伤，从而导致窒息、脑室周围白质软化和脑室内出血，并使宫内死亡的风险显著增加。鉴于此，在决定是否进行及早干预时应充分权衡利弊。该权衡过程应做到因时而异，及时追踪胎儿及新生儿医学的最新进展对于妊娠管理及家长咨询尤为重要。

GRIT 研究显示在延迟分娩组和早期分娩组中胎儿死亡率和新生儿死亡率分别有轻度上升。因此当有胎儿发育受限时对胎儿进行监护尤其重要。发育受限胎儿因几乎无代谢储备，可在妊娠期猝死。分娩本身是一个间歇性缺氧的过程，当脂肪及糖原储存不足时无氧代谢也受到限制。

近几年来胎盘及胎儿动脉多普勒流速波形检测可用于指导分娩时机的选择。当胎心监护无明显效果时，多普勒对生长受限胎儿及极早产儿的评估尤为有效。但是，在生长受限且存在缺氧的胎儿中，充分氧合的血液向重器官如大脑、心脏及肾上腺的重新分布是防止胎儿损伤的代偿机制，但当该代偿机制达到其储备能力的限度后胎儿情况可迅速恶化。临床中通过连续多普勒检测可估计胎儿血流重新分布的时间及程度。出现异常静脉多普勒图形时提示胎儿情况恶化，此时应考虑医源性终止妊娠。

IUGR 胎儿，无论早产还是近足月，其分娩对于临床医生仍是一个具有挑战性的问题。临床上足月胎儿多可自行发动分娩，对于 IUGR 的晚期早产儿（34~36^{+6} 周）或早期足月儿（37 周），当存在导致不良结局的高危因素时可考虑终止妊娠，高危因素有母亲疾病 / 产科病理因素、胎儿生长停滞超过 3~4 周时间和 / 或脐动脉多普勒血流消失或倒置等（Spong et al. 2011）。

近期一项多中心临床试验，足月儿非匀称性宫内生长干预试验未能证实，与胎龄大于 36 周胎儿引产相比，孕期管理在围产期结局方面存在差异（Boers et al. 2010；Tajik et al. 2014）。该研究证实，两组研究对象中相对有利的新生儿结局可以反映出参与者及医生对可能出现的并发症更加警惕，并加强监测。

综上所述，早产儿管理的目标在于尽可能减少早产的程度，保证孕周至少在 32~34 周，使得早产儿处于最佳状态的同时母亲的风险也最小化（表 1.1）。

表 1.1 早产胎儿管理建议

如何应对	父母咨询
	与新生儿科医师、麻醉师及父母分享任何类型的决定，将具体情况个体化
	尽可能详细填写知情同意书
考虑	近期结局：呼吸窘迫综合征、坏死性小肠结肠炎、脑室内出血、脑室周围白质软化、肺发育不良、败血症
	远期结局：脑瘫、精神障碍、注意力障碍
	孕龄及预判胎龄
	早产原因（母亲及胎儿因素）
	与分娩方式相关的产妇死亡率
	胎先露
	产科病史
	多因素综合分析
时机	孕周大于 26 周为宜
	产前 48 小时至 7 天给予皮质类固醇
地点	拥有新生儿监护病房的医院
目的	尽量减少低氧的影响
	权衡母亲及胎儿发病概率
	早产不是剖宫产指征，除非存在母亲或胎儿不良结局

1.3 早产儿及足月儿的特点

1.3.1 病史

完整的家族史是必要的。这包括全面的医疗及社会史。应注意饮酒及用药史（处方药或娱乐性药品）。对父母双方而言，应询问与血缘关系的可能性——"你们有亲属关系吗？"——是处理这种经常遇到的敏感问题的方法。应询问父母双方家庭中是否存在传染病和遗传病。身材高大或矮小可发现父母未被诊断的疾病（如马方综合征、麸质不耐受、软骨发育不全）。父母贫血可作为血液学缺陷（如地中海贫血）的标志，以及父母的籍贯和种族（如葡萄糖 6 磷酸脱氢酶缺乏）。

1.3.1.1 妊娠史及分娩史

围产期状况决定婴儿健康状况。母亲病史很重要，包括妊娠糖尿病、其他疾病和母亲免疫状况（乙肝病毒、丙肝病毒、艾滋病、巨细胞病毒、弓形虫、风疹、单纯疱疹病毒-带状疱疹病毒和梅毒）。应考虑孕期血清转化的可能性。应对孕期情况进行询问。应询问预约产前检查的时间（延迟预约可能是生活方式混乱及相关问题的迹象）。

产前检查的结果应包括：胎儿生长和超声结果、羊水量、母亲贫血、尿液结果和母亲糖尿病、妊娠高血压或子痫前期。应注意分娩前一个月内阴道和肛门细菌拭子的结果（B 组链球菌或单核细胞增多性李斯特菌）以及母亲是否进行了适当的产前抗生素预防治疗。

妊娠史应包括妊娠期间用药及其说明。临近分娩时应考虑感染性疾病或发热的征象，并注意破膜的时间、羊水量和颜色（血性或胎粪污染）。

应注意分娩的细节情况，即阴道分娩、手术分娩（胎头吸引或产钳）、剖宫产（择期或急诊分娩，在分娩前或产程期间），以及胎儿窘迫。

应注意胎先露部位，因为臀先露时胎儿肢体位置异常。应考虑可能出现产伤（如头颅血肿、锁骨骨折）。

婴儿生后最初的几个小时处于从宫内到宫外的过渡期，应考虑其对产后宫外环境的适应。

婴儿生后几分钟内的情况由 Apgar 评分来描述，通常在 1 分钟和 5 分钟时记录（表 1.2）。尽管对 Apgar 评分存在争议（它是观察者的主观评价，通常在分娩后的某个时候记录），但它的优势是，在全球范围内被普遍采用。1953 年，北美儿科麻醉师 Virginia Apgar 医生描述了这个评分。她想表明是否需要复苏。尽管不完美，毫无疑问，低评分（0 或 1，表示无心脏搏动或心脏搏动缓慢）表示婴儿在出生时几乎没有生命征象，8 分或以上表示一般情况很好。但是，Apgar 评分无法预示后续进展或结局。

如果婴儿初始评分很高，也有可能在随后几分钟内出现气体交换障碍，即使这些问题是暂时的。

最近的研究表明，绝大多数正常足月儿在出生后 10 分钟达到经皮导管前氧饱和度≥90%，而妊娠 <32 周的早产儿可能需要更长的时间才能达到相同的目标（Wychoff et al. 2015；Parmigiani and Corona 2016）。

表 1.2　Apgar 评分

体征	0	1	2
肤色	青紫或苍白	躯干红润，四肢青紫	全身红润
心率	无或 <60 次 /min	≥60~<100 次 /min	>100 次 /min
对刺激反应	无反应	皱眉	咳嗽或打喷嚏
肌张力	松弛	有些弯曲	自主活动
呼吸	无	缓慢，不规则	良好，哭

另一新方法是复苏开始采用空气对足月儿进行复苏，在 30~60 秒后给予吸氧，最好在脉搏血氧仪监测下进行。事实上，已经证明，用空气复苏的窒息患儿比用 100% 氧气复苏者较早开始规律呼吸（Rabi et al. 2011）。

另一个有争议问题是延迟脐带结扎是否能改善生后心血管循环功能适应性调整过程。一些数据支持足月儿生后 1 分钟或首次呼吸后延迟脐带结扎。然而，这仍然是有争议的，并生理病理机制方面有待进一步阐明（Parmigiani and Corona 2016；Hooper et al. 2016）。

大多数健康婴儿在生后 1 小时内都给予母乳喂养，而且婴儿能识别母亲的气味。这是促进母婴亲密关系和母乳喂养的最佳时机。

婴儿体格是反映宫内发育和营养状况的指标。宫内生长受限可能是胎盘功能不良（如妊娠高血压、系统性红斑狼疮、可卡因摄入或感染等疾病）、先天性疾病、染色体病或胎儿酒精综合征的结果。观察婴儿运动，最好是在父母一方或双方在场的情况下，脱去婴儿衣物，观察动作的质量（无论是否对称、协调及连贯）。

出生时进行眼部检查较困难，因为通常会有眼睑水肿，但随后必须检查，注意是否存在视网膜红光反射。如果提前出院，眼部检查由家庭医生或社区助产小组在家完成。必须检查嘴唇、牙龈和上腭，以排除出现裂隙或其他畸形。

髋部检查以排除先天性髋关节脱位。髋关节过度外展是新生儿期髋关节脱位的一个标志。生后第一周晚些时候，才有可能出现 Ortolani 征阳性，这是髋关节脱位 / 半脱位的一个指标。

四肢、手指和脚趾进行检查明确有无畸形（如蹼、数量、长度）。胸部检查应注意双侧呼吸运动是否对称、肋下或肋间凹陷及副乳。皮肤局部色素脱失或沉着、瘢痕、水疱、脓疱、瘀点或产伤（割伤、瘀伤）的迹象。应该检查会阴部以发现外生殖器畸形，肛门闭锁或肛门会阴瘘，以及骶骨部位毛簇或凹陷。

1.3.1.2　中枢神经系统发育

运动和感觉功能孕期已发育成熟，且孕中期已得到很大程度的发展，生后仍持续发育。超声，特别是四维超声，可对胎儿运动进行识别和分类，对胎儿的自然行为已开展研究。在妊娠 6 周和 7 周时，会出现偶发的、不规则的（"蠕形"）运动，累及全身。妊娠 8 周时，观察到由下肢到颈部、头部短暂运动（如"惊吓"）。在 9 周时，头部和尾部向中心弯曲运动，羊水中可见间接出现痉挛和头部转动。在 10 周时，可以观察到手向头部的运动、张嘴、伸舌、吞咽、沿纵轴旋转以及单独肢体弯曲和伸展运动（Ianniruberto and Tajani 1981；Kurjak et al. 2008）。

中枢神经系统的成熟决定了婴儿对各种感觉输入的反应和耐受。早产儿可有发育不成熟表现（Holditch Davis et al. 2003），如：

泛化或不确定的睡眠或觉醒周期，伴有呜呜声、面部抽动或微笑

状态之间突然转换

激惹或哭闹

警觉性较低，表现为反应迟钝、表情呆滞

高度警觉，特点是眼睛睁大、神情惊慌失措；极度警觉的样子

眼部运动不协调：游移或漂浮不定

肌张力、姿势及协调性发育不成熟

早产儿 5 种感知觉变化：

1. 早在妊娠 19 周时早产儿已对听觉刺激产生反应，而妊娠 25 周时才会产生稳定的反应。耳聋是脑室内出血或脑室周围白质软化症的并发症，影响 5%~10% 的早产儿，也可能是由巨细胞病毒感染引起，这种感染可导致早产。新生儿重症监护病

房的环境噪声很少低于 40 分贝（如子宫中），通常在 70~100 分贝左右（American Academy of Pediatrics Committee on Environmental Health 1997）。

2. 视觉系统的功能成熟在妊娠 5 个月左右开始，到了足月还尚未发育成熟（Graven 2004）。早产儿视网膜病变以前被称为晶状体后纤维组织增生，暴露在过量氧中的早产儿会受影响，现在很大程度上是可以预防的：对用氧进行严密监测，所有胎龄 32 周以下的婴儿都按照普遍接受的国际方案定期检查视网膜。晚期手术采用冷凝或激光治疗，但是，治疗后可能出现视力下降或斜视。如今，完全失明已不常见。

3. 从妊娠 14 周起，味觉就在羊水类黄酮和由母体饮食中传入的气味影响下形成。出生后的味觉可能会受到药物、后期喂养或味觉中枢发育受损的影响。

4. 8 周时感觉系统开始发育，12 周时开始发挥作用。由于足月儿所有受体及传导通路尚未发育，接触刺激可能产生不适，感知也可能受到药物影响，如母亲使用可卡因。对于早产儿来说，触摸可能是一种强烈刺激。触摸应该是温和的，并与其他感官刺激相结合，例如，与婴儿说话。应避免不必要的触摸。父母应该学会温柔地触摸和"袋鼠式护理"。

5. 嗅束是原始脑的一部分，足月婴儿能够闻到母亲的气味。嗅觉系统在妊娠 14 周时已发挥作用。早产儿可以感受强力刺激，但无法向护理者表达。

应该认识到这些不成熟的特征，并创造一个良好的环境，避免过度刺激。Woolf（1959，1966）、Brazelton（1984）和 Prechtl（1974）描述了不同的行为状态。Brazelton 量表评估了新生儿在 6 种状态下的行为：安静睡眠、活动睡眠、瞌睡状态、安静觉醒、活动觉醒和哭泣（表 1.3）。应该在婴儿安静的状态下观察。

表 1.3　新生儿状态分类

状态	特点
安静睡眠	呼吸规律，闭眼。自主活动表现为规律的间歇性惊跳和抽动。对外界刺激被部分抑制，并且会出现反应延迟。与其他状态相比，在受到刺激或惊吓后，没有眼睛运动，状态变化的可能性更小
活动睡眠	不规律呼吸，吸吮，闭眼观察到眼睑下眼球快速运动。婴儿可有小幅度的不规则运动。受外界刺激后可出现惊跳，并且可改变状态

续表

状态	特点
瞌睡状态	新生儿处于半睡半醒状态，可有睁眼及闭眼；眼睑颤动；可有活动变化，可出现轻度惊吓。昏昏欲睡的新生儿对感官刺激有反应，但有一定延迟，刺激后状态变化频繁
安静觉醒	欢快敏锐的表情，注意力集中在听觉或视觉刺激源；关注刺激时运动活动受抑制
活动觉醒	睁眼，有相当大幅度的动作，四肢伸展运动，偶尔有活动引发的惊跳，随惊跳及运动活动增多对外界刺激产生反应。因为高水平活动频繁，不连续的发硬不易鉴别
哭闹	极度易怒，表现为持续哭泣和肢体快速活动。这种状态不易被安抚

1.3.1.3　早产儿

成熟度是由妊娠期长短决定的，与早产有关问题的严重程度直接与孕周有关。

孕周通常被认为是完整周。世界卫生组织将早产儿定义为胎龄小于 37 周的新生儿。最近，术语"晚期早产儿"（而不是"近足月"）指胎龄为 34~36^{+6} 周的新生儿。这些婴儿比足月儿（胎龄 ≥37 周）具有更高的发病率和死亡率，即使他们的大小相似（Woolf 1959，1966；Brazelton 1984；Prechtl 1974）。一些北美的作者也用"premies"和"micro premies"来形容非常不成熟的婴儿。

按出生体重分类如下：

- 低出生体重儿：1 501~2 500g
- 极低出生体重儿：1 001~1 500g
- 超低出生体重：≤1 000g

由于体重极轻早产儿的存活，术语"极极低出生体重"被用来指体重小于 750g 的婴儿。

对于所有早产儿来说，一个根本问题是他们维持体温的能力差，这是因为糖原储存减少（取决于胎龄）和皮肤菲薄，以及早产缺乏寒战反应。因此，首要目标是避免热量丢失（及不显性失水），可用干燥、温暖的毛巾包裹婴儿。这样可同时减少葡萄糖消耗，降低低血糖的风险。出生后立即用塑料包裹身体和头部（除脸外）对孕周小于 32 周的婴儿是可取的，以保持体温在 36.5~37.5℃（Wychoff et al. 2015）。

早产儿常经历呼吸适应延迟。早产程度不同，肺发育不完善，缺乏表面活性物质。这些婴儿可能需要气管内注射外源性肺表面活性物质和机械通气。支气管肺发育不良（氧依赖的慢性肺疾病）是严重早产并发症，这在随后的几年中可能继续引起问题。

早产可降低机体免疫防御功能。此外，感染可能是早产的主要原因，有时在产前即可对婴儿产生影响。这种感染，与肺和脑的不成熟相结合，增加了以后残疾的风险（见第 14 章）。

早产儿胃肠道还不能适应肠内营养，这给治疗带来了相当大的挑战。应考虑早期非营养性喂养。可考虑尽早给予母乳喂养，最好选择患儿母亲或母乳库的母乳，尤其是极早产儿。应注意胃肠道不耐受的早期症状，例如胃液增多或呈胆汁色以及腹胀。极早产儿需要肠外营养（部分或全部）来提供充足营养和热量以促进生长，这可能需要持续数周，这要求留置中心导管，但这会增加感染的风险。

由于在脆弱婴儿治疗护理方面所取得的进展，存活早产儿的最小胎龄的记录正在不断被刷新。

存活的胎龄小的早产儿，以及与其相关神经发育损伤风险详见其他章节（见第 17 章）。

超早产儿和晚期早产儿都面临很多风险。

各种证据表明环境对适当的发育非常重要。尽管新生儿专家努力重建一个与宫内环境相似的宫外环境，但两者仍存在不少差别。

出生后在外界光刺激、不适措施干预成长发育，而不是在宫内羊水中发育，噪声、应激、被护理操作扰乱的睡眠 - 觉醒周期、持续静脉营养（没有正常喂养及母乳喂养的间歇性血糖高峰）、氧气输送的波动、二氧化碳、pH 水平、血压都会影响正常脑发育。有技巧地轻柔抚触可能有益，即使是对较小的婴儿也应鼓励母亲进行抚触及母乳喂养。

在一些新生儿病房，有心理医生对父母进行疏导。尽管工作人员尽了最大努力，婴儿在新生儿病房住院治疗，通常长达数月之久，对父母而言无疑是很有压力的，会使母亲感到不适，父亲焦虑不安。

参考文献

ACOG (2012) Committee Opinion 545 Noninvasive Prenatal Testing for Fetal Aneuploidy

ACOG (2013) Committee Opinion No 579: definition of term pregnancy. Obstet Gynecol 122(5):1139–1140

ACOG (2014) Antepartum fetal surveillance. Obstet Gynecol 124:1

Akolekar R et al (2015) Procedure-related risk of miscarriage following amniocentesis and chorionic villus sampling: a systematic review and meta-analysis. Ultrasound Obstet Gynecol 45:16–26

Albaiges G, Missfelder-Lobos H, Lees C et al (2000) One-stage screening for pregnancy complications by color Doppler assessment of the uterine arteries at 23 weeks' gestation. Obstet Gynecol 96:559–564

Alfirevic Z, Mujezinovic F, Sundberg K (2003) Amniocentesis and chorionic villus sampling for prenatal diagnosis. Cochrane Database Syst Rev Issue 3. Art. No.: CD003252.

Allen LH (2001) Biological mechanisms that might underlie iron's effects on fetal growth and preterm birth. J Nutr 131:S581–S589

American Academy of Pediatrics. Committee on Environmental Health (1997) Noise: a hazard for the fetus and the newborn. Pediatrics 100:724–727

Anderson P, Kleiman C, Lister G, Telner N (2004) Cardiovascular function during development and response to hypoxia. In: Polin R, Fox W, Abman S (eds) Fetal and neonatal physiology. Saunders, Philadelphia, pp 645–669

Bamberg C, Kalache KD (2004) Prenatal diagnosis of fetal growth restriction. Semin Fetal Neonatal Med 9:387–394

Bastek LA, Sammel MD, Paré E et al (2008) Adverse neonatal outcomes: examining the risk between preterm, late preterm, and term infants. Am J Obstet Gynecol 199:367.e1–367.e8

Bishop EH (1981) Fetal acceleration test. Am J Obstet Gynecol 141:905–909

Boers KE et al (2010) Induction versus expectant monitoring for intrauterine growth restriction at term: randomised equivalence trial (DIGITAT). BMJ 341:c7087

Botto LD, Olney RS et al (1996) Chorionic villus sampling and transverse digital deficiencies: evidence for anatomic and gestational-age specificity of the digital deficiencies in two studies. Am J Med Genet 62:173–178

Bowden AP, Barrett JH, Fallow W, Silman AJ (2001) Women with inflammatory polyarthritis have babies of lower birth weight. J Rheumatol 28:355–359

Brazelton TB (1984) Neonatal behavioral assesment scale, 2nd edn. Heinemann, London

Canick JA et al (2013) The impact of maternal plasma DNA fetal fraction on next generation sequencing tests for common fetal aneuploidies. Prenatal Diagnosis 33:667–674

Christian P, Khatry SK, Katz J et al (2003) Effects of alternative maternal micronutrient supplements on low birth weight in rural Nepal: double blind randomised community trial. BMJ 326:571

Clapp JF (2003) The effects of maternal exercise on fetal oxygenation and feto-placental growth. Eur J Obstet Gynecol Reprod Biol 110(Suppl 1):S80–S85

Cressens P, Huppi PS (2006) The CNS: hypoxic ischemic encephalopathy. In: Fanaroff AA, Martin R, Walsh MC (eds) Neonatal-perinatal medicine. Mosby, St Louis

Cruz-Martínez R et al. (2011) Fetal brain doppler to predict cesarean delivery for nonreassuring fetal status in term small-for-gestational-age fetuses. Obstet Gynecol 117(3):618–26

DeVore GR (2015) The importance of the cerebroplacental ratio in the evaluation of fetal well-being in SGA and AGA foetuses. Am J Obstet Gynecol 213(1):5–15

Doctor BA et al (2001) Perinatal correlates and neonatal outcomes of small for gestational age infants born at term gestation. Am J Obstet Gynecol 185:652–659

Eixarch E et al (2008) Neurodevelopmental outcome in 2-year-old infants who were small-for-gestational age term fetuses with cerebral blood flow redistribution. Ultrasound Obstet Gynecol 32:894–899

Engle A, Tomashek KM, Wallman C, Committee on Fetus and Newborn (2007) 'Late preterm' infants: a population at risk. Pediatrics 120:1390–1401

Ferrazzi E, Rigano S, Bozzo M et al (2000) Umbilical vein blood flow in growth-restricted fetuses. Ultrasound Obstet Gynecol 16:432–438

Figueras F, Eixarch E, Gratacos E, Gardosi J (2008a) Predictiveness of antenatal umbilical artery Doppler for adverse pregnancy outcome in small-for-gestational-age babies according to customised birthweight centiles: population-based study. BJOG 115:590–594

Figueras F et al (2008b) Small-for-gestational-age fetuses with normal umbilical artery Doppler have suboptimal perinatal and neurodevelopmental outcome. Eur J Obstet Gynecol Reprod Biol 136:34–38

Figueras F et al (2009) Neurobehavior in term, small-forgestational age infants with normal placental function. Pediatrics 124:e934–e941

Fowden AL, Forhead AJ (2004) Endocrine mechanisms of intrauterine programming. Reproduction 127:515–526

Ghi T et al (2016) Customized fetal growth charts for parents' characteristics, race, and parity by quantile regression analysis. J Ultrasound Med 35:e35–e44

Graven SN (2004) Early neurosensory visual development of the fetus and newborn. Clin Perinatol 31:199–216

Holditch-Davis D, Blackburn ST, Vandenberg K (2003) Newborn and infant neurobehavioural development. In: Kenner C, Wright Lott J (eds) Comprehensive neonatal nursing: a physiological perspective, 3rd edn. WB Saunders, St Louis, pp 236–284

Hooper SB, Binder-Heschl C, Polglase GR et al (2016) The timing of umbilical cord clamping at birth: physiological considerations. Maternal Health Neonatol Perinatol 2:4

Ianniruberto A, Tajani E (1981) Ultrasonographic study of fetal movements. Semin perinatol 5:175–181

Kliman HJ (2000) Uteroplacental blood flow. The story of decidualization, menstruation, and trophoblast invasion. Am J Pathol 157:1759–1768

Kramer MS, Kakuma R (2003) Energy and protein intake in pregnancy. Cochrane Database Syst Rev CD000032

Krampl E, Lees C, Bland JM et al (2000) Fetal biometry at 4300 m compared to sea level in Peru. Ultrasound Obstet Gynecol 16:9–18

Kurjak A, Tikvica A, Stanojevic M et al (2008) The assessment of fetal neurobehavior by three-dimensional and four-dimensional ultrasound. J Matern Fetal Neonatal Med 21:675–684

Leguizamon G, von Stecher F (2003) Third trimester glycemic profiles and fetal growth. Curr Diab Rep 3:323–326

Liston R, Sawchuck D, Young D (2007) Fetal health surveillance: antepartum and intrapartum consensus guideline. J Obstet Gynaecol Can 29:909

Macones GA, Hankins GD, Spong CY, Hauth J, Moore T (2008) The 2008 National Institute of Child Health and Human Development workshop report on electronic fetal monitoring: update on definitions, interpretation, and research guidelines. Obstet Gynecol 112:661–666

McCowan LM, Harding JE, Stewart AW (2000) Umbilical artery Doppler studies in small for gestational age babies reflect disease severity. BJOG 107:916–925

McCowan LM, Pryor J, Harding JE (2002) Perinatal predictors of neurodevelopmental outcome in small-for-gestational-age children at 18 months of age. Am J Obstet Gynecol 186:1069–1075

McGaw T (2002) Periodontal disease and preterm delivery of low-birth-weight infants. J Can Dent Assoc 68:165–169

Nicolaides KH (2004) Nuchal translucency and other first-trimester sonographic markers of chromosomal abnormalities. Am J Obstet Gynecol 191:45–67

Noori S, Friedlich P, Seri I (2004) Pathophysiology of shock in the fetus and newborn. In: Polin R, Fox W, Abman S (eds) Fetal and neonatal physiology. Saunders, Philadelphia, pp 772–781

Oros D et al (2010) Middle versus anterior cerebral artery Doppler for the prediction of perinatal outcome and neonatal neurobehavior in term small-for-gestational-age fetuses with normal umbilical artery Doppler. Ultrasound Obstet Gynecol 35:456–461

Palomaki GE et al (2011) DNA sequencing of maternal plasma to detect down syndrome: an international clinical validation study. Genet Med 13:913–920

Parmigiani S, Corona MF (2016) Capitolo 28. Promozione dell'allattamento al seno. In: Felis S, Parmigiani S (eds) Il parto. Edi-Ermes Publisher, Milan, pp 359–372

Petrini JR, Dias T, Mc Cormick MC et al (2009) Increased risk of adverse neurological development for late preterm infants. J Pediatr 154:169–176

Philipps A (2004) Oxygen consumption and general carbohydrate metabolism of the fetus. In: Polin R, Fox W, Abman S (eds) Fetal and neonatal physiology. Saunders, Philadelphia, pp 465–478

Picciano MF (2003) Pregnancy and lactation: physiological adjustments, nutritional requirements and the role of dietary supplements. J Nutr 133:1997S–2002S

Practice Bulletin No. 162 (2016 May) Prenatal diagnostic testing for genetic disorders. Obstet Gynecol 127(5): e108–e122

Prechtl HFR (1974) The behavioral states of the newborn infant: a review. Brain Res 76:1304–1311

Rabi Y, Singhal N, Nettel-Aguirre A (2011) Room-air versus oxygen administration for resuscitation of preterm infants: the ROAR study. Pediatrics 128: e374–e381

RCOG (2014) The investigation and management of the small-for-gestational-age fetus. Green top guideline 31-Jan 2014

Rich-Edwards JW, Buka SL, Brennan RT, Earls F (2003) Diverging associations of maternal age with low birthweight for black and white mothers. Int J Epidemiol 32:83–90

Rohan AJ, Golombek SG (2009) Hypoxia in the term newborn: part three – sepsis and hypotension, neurologic, metabolic and hematologic disorders. MCN Am J Matern Child Nurs 34:224–233

Royal College of Obstetricians and Gynaecologists (2002) The investigation and management of the small-for-gestational-age fetus. Evidence-based clinical guideline no. 31. RCOG, London, pp 1–16

Saigal S, Doyle LW (2008) An overview of mortality and sequelae of preterm birth from infancy to adulthood. Lancet 371:261–269

Seri I, Evens J (2001) Controversies in the diagnosis and management of hypotension in the newborn infant. Curr Opin Pediatr 13:116–123

Severi FM et al (2002) Uterine and fetal cerebral Doppler predict the outcome of third-trimester small-for-gestational age fetuses with normal umbilical artery Doppler. Ultrasound Obstet Gynecol 19:225–228

Sheridan C (2005) Intrauterine growth restriction. Aust Fam Physic 34:717–723

Skomsvoll JF, Baste V, Irgens LM, Ostensen M (2002) The recurrence risk of adverse outcome in the second pregnancy in women with rheumatic disease. Obstet Gynecol 100:1196–1202

Sparks AB et al (2012) Noninvasive prenatal detection and selective analysis of cell-free DNA obtained from maternal blood: evaluation for trisomy 21 and trisomy 18. Am J Obstet Gynecol 206:319 e311–319 e319

Spencer K, Souter V, Tul N, Snijders R, Nicolaides KH (1999) A screening program for trisomy 21 at 10–14 weeks using fetal nuchal translucency, maternal serum free b-human chorionic gonadotropin and pregnancy-associated plasma protein-A. Ultrasound Obstet Gynecol 13:231–237

Spong CY, Mercer BM, D'alton M, Kilpatrick S, Blackwell S, Saade G (2011) Timing of indicated late-preterm and early-term birth. Obstet Gynecol 118:323–333

Tajik P et al (2014) Which intrauterine growth restricted fetuses at term benefit from early labour induction? A secondary analysis of the DIGITAT randomised trial. Eur J Obstet Gynecol Reprod Biol 172:20–25

Task Force on Neonatal Encephalopathy and Cerebral Palsy Staff American College of Obstetricians and Gynecologists with American Academy of Pediatrics Staff (2014) Neonatal Encephalopathy and Neurologic Outcome, Second Edition. Obstetrics & Gynecology 123(4): 896–901

Thornton JG, Hornbuckle J, Vail A et al (2004) Infant wellbeing at 2 years of age in the Growth Restriction Intervention Trial (GRIT): multicentred randomized controlled trial. Lancet 364:513–520

Volpe JJ (2008) Hypoxic-ischemic encephalopathy: clinical aspects. In: Volpe JJ (ed) Neurology of the newborn. Elsevier Saunders, Philadelphia, pp 400–480

Walter EC, Ehlenbach WJ, Hotchkin DL et al (2009) Low birth weight and respiratory disease in adulthood. A population-based case-control study. Am J Respir Crit Care Med 180:176–180

Way W (2006) Recent observations on the regulation of the fetal metabolism of glucose. J Physiol 572:17–24

Winsor EJ et al (1999) Cytogenetic aspects of the Canadian early and mid-trimester amniotic fluid trial (CEMAT). Prenat Diagn 19:620–627

Wolff PH (1959) Observations on newborn infants. Psychosom Med 21:110–118

Wolff PH (1966) The causes, controls and organization of behaviour in the neonate. Psychol Issues 5:1–105

Wood NS, Marlow N, Costeloe K et al (2000) Neurologic and developmental disability after extremely preterm birth. N Engl J Med 343:378–384. comment 343:429–430

Wychoff MH, Aziz K, Escobedo M et al (2015) Part 13: neonatal resuscitation. 2015 American Heart Association guidelines update for cardiopulmonary resuscitation and emergency cardiovascular care. Circulation 132(Suppl 2):S543–S560

Xiao R, Sorensen TK, Williams MA, Luthy DA (2003) Influence of pre-eclampsia on fetal growth. J Matern Fetal Neonatal Med 13:157–162

Zimmermann B et al (2012) Noninvasive prenatal aneuploidy testing of chromosomes 13, 18, 21, X, and Y, using targeted sequencing of polymorphic loci. Prenat Diagn 32:1233–1241

Zygmunt M, Herr F, Keller-Schoenwetter S et al (2002) Characterization of human chorionic gonadotropin as a novel angiogenic factor. J Clin Endocrinol Metab 87:5290–5296

Zygmunt M, Herr F, Munstedt K et al (2003) Angiogenesis and vasculogenesis in pregnancy. Eur J Obstet Gynecol Reprod Biol 110(Suppl 1):S10–S18

2 妊娠期疾病的高危因素

Silvia Vannuccini,Michela Torricelli,Filiberto Maria
Severi,and Felice Petraglia

刘建萍　翻译,刘曼玲　审校

目录

摘要

　　早产和先兆子痫是较为严重的病理状态,其对整个妊娠过程均可造成损害,导致围产期的发病率和死亡率居高不下,并且在所谓的"产科综合征"中占据主要地位,它可由多种因素引起,发病机制较为复杂。深入理解其发病机制的重要性,在于早期甄别出高危妊娠,尽早采取措施防患于未然,从而大幅度降低与妊娠相关疾病的发病率和死亡率。

2.1　要点

- 早产和先兆子痫是较为严重的病理状态,其对整个妊娠过程均可造成损害,导致围产期的发病率和死亡率居高不下。
- 需要对引起早产和先兆子痫的发病机制进行深入理解,以对高危妊娠进行早期甄别,尽早采取措施防患于未然,从而大幅度降低与妊娠相关疾病的发病率和死亡率。
- 早产是由多种因素所引起的综合征,例如炎症/感染、子宫胎盘缺血或出血、子宫过度扩张、宫颈疾患、应激、内分泌紊乱及免疫介导的疾病。

- 先兆子痫临床表现为妊娠 20 周之后孕妇出现血压持续升高、水肿和蛋白尿。孕妇发生早发性先兆子痫(妊娠 <32 周)的危险因素和晚发性先兆子痫不同,提示这两种情况可能系两种不同的疾病。

2.2　引言

　　早产(preterm birth,PTB)和先兆子痫(preeclampsia,PE)是较为严重的病理状态,其对整个妊娠过程均可造成损害,导致围产期的发病率和死亡率居高不下(Plunkett et al. 2008)。它们是主要的"产科综合征",由多种病因导致,且发病机制极其复杂。然而,最新的研究证据表明发生在胎盘部位的免疫系统紊乱和炎症进程的扩大在 PTB 和 PE 的发生机制中占据主导地位(Torricelli et al. 2012)。

　　需要对引起 PTB 和 PE 的发病机制进行深入理解,以对高危妊娠进行早期甄别,尽早采取措施防患于未然,从而大幅度降低与妊娠相关疾病的发病率和死亡率。干预措施可分为初级干预(对所有妇女进行孕前和预期检查,预防和降低风险)、二级干预

（旨在降低或消除具有已知危险因素妇女的风险）和三级干预（在疾病发展之后采取阻止分娩或改善婴儿结局的措施）。绝大多数的产科干预措施旨在减少与 PTB 相关疾病的不良结局，最可取的是做好初级干预（Iams et al. 2008）。

2.3　早产

PTB 指胎龄不足 37 周，其发生率约为 5%~18%（Beck et al. 2010），是导致新生儿死亡的主要原因及 5 岁以下儿童死亡的第二位原因（Liu et al. 2010）。早产儿由于多种器官系统不成熟以及神经发育障碍（如脑瘫、智力障碍以及视力和听力障碍）而患短期并发症的风险增加（Mwaniki et al. 2012）。2/3 的早产儿是由于产程自然发动而分娩，其余是由于孕母或胎儿有病理合并症，如产前子痫或宫内发育迟缓而需要立即结束妊娠（Goldenberg et al. 2012）。PTB 仅指在预产期之前发生的事件，而非诊断。导致 PTB 的因素很多，对每种因素都需要采取不同的科学检查方法和临床策略（Newnham et al. 2014）。尽管 PTB 对儿童死亡率、发病率和医疗保健支出造成了巨大的全球负担，但甄别出具有危险因素的妇女并防止 PTB 发生的有效措施却很少（Rubens et al. 2014）。

导致早产儿自然分娩的危险因素根据其胎龄、社会环境及环境因素而有所不同。然而，超过一半的 PTB 未发现明显原因（Menon 2008；Lockwood 2002）。PTB 和足月分娩的临床过程基本相似，均有宫缩增强、宫颈扩张和绒毛膜破裂。这一共同临床过程在足月分娩时经生理机制激活，而在 PTB 分娩时由一些疾病过程激活了其中一种或多种因素。实际上，PTB 被认为由多种因素导致的综合征，例如炎症 / 感染、子宫胎盘缺血或出血、子宫过度扩张、宫颈疾病、应激和内分泌紊乱及免疫介导的疾病（Petragliaet al. 2012；Romero et al. 2014a）。

2.3.1　早产的危险因素

多种危险因素可导致妇女 PTB 的危险性增加［Rubens et al. 2014；Institute of Medicine（US）Committee on Understanding Premature Birth and Assuring Healthy Outcomes et al. 2007］，它们可能会在妊娠前或妊娠期间被识别出（Iams 2014）。这些包括母亲遗传学和人口学因素（如年龄、种族、社会经济状况差）、营养不良、妊娠史、外部因素（如吸烟、饮酒、滥用药物）、当前妊娠的特征和一些相关状况（感染、子宫收缩和宫颈管长度缩短）（表 2.1）。然而对许多危险因素的生物学基础及潜在的致病机制仍然知之甚少。尽管有一些危险因素无法改变，但其他危险因素则为治疗和降低风险提供了潜在目标（Goldenberg et al. 2005，2008）。

表 2.1　早产的危险因素

妊娠前
遗传学
种族
年龄
营养状况
社会经济状况
孕产史
妊娠间隔时间
既往早产史
母亲疾病
全身性疾病
高血压
糖尿病
哮喘
甲状腺疾病
局部或全身感染
生殖系统疾患
多囊性卵巢综合征（PCOS）
子宫内膜异位症 / 子宫腺肌病
子宫纤维瘤
既往宫颈手术史
外部因素
应激
吸烟
滥用药物
妊娠相关的危险因素
辅助生殖技术妊娠
多胎妊娠
宫内感染和细菌性阴道炎

续表

阴道出血
宫颈过短及宫颈功能不全
生物化学标志物
胎儿纤维连接蛋白(fFN),磷酸化胰岛素样生长因子结合蛋白 1 (phIGFBP1)
生物物理学标志物
宫颈长度(经阴道超声)

2.3.1.1　妊娠前因素

- 遗传学:遗传因素被认为是比较重要的原因(Plunkett and Muglia 2008),研究认为母体和胎儿的基因组可影响自发性早产(spontaneous preterm births,sPTB)的风险(Haataja et al. 2011)。基于人口学大样本队列研究的流行病学分析表明如果母亲本人 PTB 或其姊妹曾经分娩过早产儿,其 PTB 的风险会增加(Boyd et al. 2009)。对双胞胎后代更正规的遗传研究和家族特征的分离分析一致表明 30% 至 40% 的分娩时机的差异与遗传因素有关(Bezold et al. 2013)。然而,最新的证据表明分娩时的胎龄差异中,母亲方面的因素约占 15.2%,其余 60.3% 与个体所处的环境因素有关(Wu et al. 2015)。

- 种族:黑人、非裔美国人和加勒比黑人妇女发生极早产的概率可能为其他种族妇女的 3 倍。在将社会、教育、经济和医疗危险因素校正后,种族差异仍然存在(Healy et al. 2006;Smith et al. 2007a)。

- 年龄:母亲年龄偏小或偏大与 PTB 有关。母亲年龄≥40 岁与 PTB 率的显著增加有关(8% vs 16%)。同样,青少年妊娠更可能发生 PTB(Auger et al. 2013)。

- 营养状况:低妊娠体质指数与自发性 PTB 的高风险有关。血清中铁、叶酸或锌浓度低的女性会比正常范围内的女性更容易发生 PTB(Bloomfield 2011)。肥胖和超重妇女的 PTB 风险也增加(Cnattingius et al. 2013;Lynch et al. 2014;McDonaldet al. 2010)。

- 社会经济状况:不利的社会经济条件与不健康或危险的行为、处于压力之下以及对妊娠产生负面影响的心理反应有关。的确,有些行为危险因素,例如吸烟、酗酒、滥用药物、性传播疾病、营养摄入不足及肥胖均与 PTB 有关(Kramer et al. 2001)。

- 产科病史:
  - 妊娠间隔时间:两次妊娠间隔不足 6 个月,PTB 的风险增加 2 倍以上(Smith et al. 2003)。实际上,首次分娩为剖宫产且妊娠间隔时间 <18 个月是导致 PTB 的重要危险因素(Wong et al. 2015)。此外,首次 PTB 分娩的妇女比首次足月分娩的妇女的妊娠间隔时间可能更短,因此会增加 PTB 的风险。
  - 既往 PTB 史:有既往 PTB 史的妇女再次发生 PTB 的风险为 15%~50%,风险概率取决于既往分娩的次数和胎龄(Kazemier et al. 2014)。既往孕次、产次和既往妊娠周数都会对再次发生 PTB 的风险造成影响。有过一次 32 周后 PTB 史且二次为足月分娩的妇女,再次发生 PTB 的概率小于 15%;有过两次或以上 PTB 史的妇女,再次 PTB 的概率接近 60%(Goldenberg et al. 2006)。根据先前 sPTB 的临床表现,与先前发生过 PTB 胎膜早破或 PTB 的妇女相比,有孕晚期宫颈扩张史的患者,再次妊娠发生 PTB 及子宫颈缩短的风险更高(Drassinower et al. 2015)。有妊娠 16~20 周 PTB 史或妊娠 24 周以内死产史的妇女,其 sPTB 的发生也更加常见(McManemy et al. 2007;Edlow et al. 2007)。

2.3.1.2　母亲疾患

- 全身性疾病:甲状腺疾病、哮喘、糖尿病和高血压与 PTB 发生率的升高有关(Czeizel and Bánhidy 2011;Bramham et al. 2014;American College of Obstetricians and Gynecologists 2015;Gage et al. 2015)。

- 局部或全身感染:PTB 与感染有关,如肾盂肾炎、无症状菌尿、肺炎和阑尾炎(Wing et al. 2014)。牙周疾病有可能引起炎症反应,较易导致 PTB 风险增加(Horton and Boggess 2012)。

- 生殖系统疾病:患有子宫纤维瘤、子宫内膜异位、子宫腺肌病和多囊卵巢综合征(polycystic ovary syndrome,PCOS)的妇女产后预后不良的风险(包括 PTB)增加(Conti et al. 2013,2015;Naver et al. 2014;Palomba et al. 2015;Juang et al. 2007)。与这些疾病相关的炎症、内分泌和代谢异常与产科并发症的发病机制有关(Vannuccini et al. 2016)。不孕和生育能力低下本身也是 PTB 的危险因素(DoPierala et al. 2015;Stern et al. 2015)。

– 宫颈手术史:宫颈手术与 sPTB 有关,但是尚不清楚这种风险的增加是由于手术本身造成,还是由于导致手术的宫颈上皮内瘤样变造成(Bruinsma and Quinn 2011)。因怀疑宫颈癌前病变而行阴道镜检查,无论是否接受过治疗,都会增加 PTB 风险(Castanon et al. 2012,2015)。在接受切除治疗(活检取样或行环形电切术)的患者中,这种风险更高;当切除的组织深度≤15mm 时,风险尤其高(Castanon et al. 2014)。

2.3.1.3 外部因素

– 应激:承受心理压力的母亲患 PTB 的风险增加(Dole et al. 2003)。尽管心理或社会压力与 PTB 风险增加之间的潜在联系机制尚不清楚,但已提出促肾上腺皮质激素释放激素可能起到了一定的作用(Voltolini and Petraglia 2014;Ruiz et al. 2015)。此外,在童年时期有两种或两种以上的不良经历,与成年期发生 PTB 的风险成倍相关,这表明一生中经历的压力因素可对妊娠结局产生重大影响(Christiaens et al. 2015)。

– 吸烟:吸烟可增加 PTB 的风险。尼古丁和一氧化碳是强大的血管收缩剂,与胎盘损伤和子宫胎盘血流量减少有关,会导致胎儿宫内发育迟缓和 PTB(Shah and Bracken 2000;Ko et al. 2014;Ion et al. 2015)。

– 药物及药物滥用:母亲使用某些药物会影响发育中的胎儿,导致婴儿在出生后可能会出现戒断迹象。与过度摄入酒精,尤其是酗酒一样,母亲吸食可卡因、鸦片和安定与 PTB 尤其相关(Bonello et al. 2014)。

2.3.1.4 妊娠相关危险因素

– 辅助生殖技术:与自然妊娠相比,采用辅助生殖技术妊娠的 sPTB 和有指征 PTB 的风险要高。体外妊娠技术、卵巢刺激、培养基,一些情况下的冷冻或玻璃化程序以及不育本身,看起来在导致辅助生殖技术妊娠不良产科结局的发病机制中起到了一定作用(Pinborg et al. 2013;Messerlian et al. 2013;Dunietz et al. 2015)。

– 多胎妊娠:多胎妊娠有导致 PTB 的危险,占所有 PTB 的 15%~20%。子宫过度扩张可导致宫缩和早产胎膜早破,这被认为是造成 sPTB 发生率升高的诱发机制(Voltolini et al. 2013)。

– 细菌性阴道炎宫内感染:无论是否与感染有关,炎症都是研究人和动物 PTB 模型最好的途径之一。感染通常经由阴道和宫颈上行侵入绒毛蜕膜间隙,侵犯子宫肌层、胎膜和羊水。约 40%~50% 的 PTB 涉及细菌上行感染。感染可能很少经血源性途径侵入子宫,通过输卵管逆行播散(Witkin 2015)。宫内感染是通过激活先天免疫系统导致 PTB 的重要机制。微生物内毒素和促炎细胞因子可刺激机体产生前列腺素和基质降解酶。前列腺素可刺激子宫收缩,而胎膜中细胞外基质的降解导致早产胎膜早破(Kemp 2014)。最新研究探讨了阴道、胃肠道和口腔微生物群的作用以及其与 PTB 之间可能的联系。DNA 测序技术的进步极大地提高了我们对母体微生物群及其对妊娠和 PTB 影响的认识,远超过传统的基于细菌培养技术的作用(Fox and Eichelberger 2015)。宏基因组学研究已经开始描述对非妊娠和妊娠状态的健康阴道和肠道微生物群,以及各种胎盘微生物群。研究认为,妊娠期间阴道微生物群的稳定性提高,占优势地位的乳酸菌可在预防阴道上行性感染中起到保护作用(Romero et al. 2014b)。阴道微生物群中的乳酸菌失调通常会导致机体生态失调及细菌性阴道炎,这是 PTB 的已知危险因素。PTB 相关感染中常见的细菌种类包括解脲支原体、人支原体、拟杆菌属、阴道嗜血杆菌和具核梭杆菌。除非侵入宫内环境,否则这些病原体的毒力通常较低(Mysorekar and Cao 2014;Petricevic et al. 2014)。

– 阴道出血:胎盘床中绒毛膜和蜕膜之间的出血可引起子宫收缩和 PTB,导致胎盘从子宫壁附着部位显性剥离或隐性剥离,临床上称为胎盘早剥(Norman et al. 2010)。血浆蛋白酶凝血酶在绒毛膜下间隙内血液引发的信号级联反应中起着核心作用。胎盘早剥引起的阴道出血与极高的 PTB 风险有关。同样,胎盘前置、胎盘植入和血管前置等胎盘附着异常均与 PTB 风险增加相关(Vahanian et al. 2015)。但是,妊娠早期和妊娠中期的出血与胎盘早剥或胎盘异常无关,是与之后的 PTB 有关(Krupa et al. 2006)。

– 宫颈过短和宫颈功能不全:在妊娠早期,宫颈过短的原因与其发生在妊娠中期或后期的原因不同。发生在妊娠早期的宫颈缩短可能表明宫颈先前受到过损伤(锥形切除术,即 LEEP 环切手术),或由于子宫畸形(Vaisbuch et al. 2010;Poon et al. 2012;

Miller et al. 2015)。而在妊娠中期,峡部宫颈功能不全是引起宫颈缩短的最重要原因,从而引起晚期流产或 sPTB。这可能是先天性(原发性)的或获得性(继发性)的,后天多为宫颈峡部损伤,如过早进行宫颈扩张、使用高位产钳或行切断术。然而,将宫颈功能不全由其他原因导致的宫颈缩短区分开比较困难,而且其导致 PTB 的确切原因尚不清楚。在妊娠 18~24 周采用阴道超声检测宫颈长度时,无论是否存在其他因素,宫颈缩短(即数值低于同胎龄第 10 个百分位)都是 PTB 风险增加公认的预测指标。在妊娠中期,宫颈长度的不断缩短提示 PTB 风险日渐增加。宫颈长度低于第 10 百分位时(25mm),风险约为 25%~30%;宫颈长度等于或低于第 3 百分位时(15mm),风险约为 50%(Hughes et al. 2015)。

2.3.1.5 生物标志物

生物体液(羊水、尿液、宫颈黏液、阴道分泌物、血清或血浆、唾液)已用于评估生物标志物在 PTB 预测方面的价值。这些体液中丰富的蛋白质及代谢物的浓度会受妊娠和不良妊娠状态的影响而变化。随着过去 20 年来基因组学和蛋白质组学技术的发展,从组织或体液的小样本中同时检测数千种基因和基因产物成为可能。激素以及炎症和血管生成介质与 PTB 的发病机制有关。然而,越发明显的是,采用单一生物标志物进行 PTB 风险的早期检测,其诊断效能并不理想(Klein et al. 2014;De Bonis et al. 2012)。

有两种常用的临床生物标志物检测可用于 PTB 预测,即胎儿纤维粘连蛋白(fetal fibronectin,fFN)和磷酸化胰岛素样生长因子结合蛋白 1(phosphorylated insulin-like growth factor binding protein-1,phIGFBP1)。其中最有用的生化 PTB 预测因子是 fFN,这是一种糖蛋白,在宫颈阴道液中被检测出时,标志着绒毛膜蜕膜受损(Goldenberg et al. 1996)。从妊娠 24 周至足月,宫颈阴道分泌物通常检测不到 fFN,但在妊娠 24~26 周接受例行筛查的妇女中,有 3%~4% 呈阳性,提示 PTB 风险增加。fFN 阴性预测更有价值,因此检测结果为阴性时可尽早排除 PTB 风险,继续常规检查,这样可减少不必要的干预措施,调整管理策略,减少医疗花费,同时让有风险的患者得到关注和诊治。事实上,由于 fFN 阳性预测价值不高,因此对于先兆早产风险症状的妇女,fFN

检测看起来在预测 7~14 天之内是否会发生 sPTB 方面可提供更多信息(Foster and Shennan 2014)。

phIGFBP1 由蜕膜细胞分泌,当胎膜从蜕膜脱落时会进入宫颈分泌物中,phIGFBP1 已被用于临床评估宫颈成熟度。临床诊断试验表明,与 fFN 一样,phIGFBP1 是 PTB 的良好阴性预测指标(特异度 92%),但对无症状妇女则缺乏适宜的敏感性和阳性的预测价值(Conde-Agudelo and Romero 2015)。

2.3.1.6 生物物理学标志物

对宫颈长度进行超声检查可用于评估已知 PTB 风险增加的妇女发生 PTB 的可能性(Hughes et al. 2015)。已证实低危无症状单胎妊娠妇女和高危妇女(包括有既往 PTB 史的)在妊娠中期经阴道超声检查的宫颈长度与 PTB 风险之间在统计学上显著负相关。PTB 风险随着诊断宫颈缩短时的胎龄的变化而变化。在妊娠 20 周之前诊断出宫颈缩短的妇女有近三分之二会在胎儿生存能力临界点(妊娠小于 24 周)分娩,不到四分之一会持续妊娠到满 28 周。在 22~30 周,宫颈长度的第 10 百分位数为 25mm,小于此测量的长度与 PTB 显著相关。有 PTB 史和宫颈长度小于 25mm 的妇女 PTB 风险是一般人群的 3.3~4.5 倍。

2.4 先兆子痫

PE 是指妊娠 20 周后首次诊断出持续性血压升高、水肿和蛋白尿。PE 的最低诊断标准是 24 小时尿蛋白含量≥300mg,同时有高血压(≥140/90mmHg)(Sibai et al. 2005)。妊娠中 PE 的发病率 5%~7%,占孕产妇死亡率的 7%~15%。严重和/或早发性 PE 是胎儿和产妇发病和死亡的重要原因。虽然子宫胎盘功能不全也可能与 PE 有关,但新生儿的结局与医源性 PTB 直接相关。尽管通常会采取延缓措施,但唯一已知的治愈方法是终止妊娠。通常,早发性 PE(<32 周)和晚发性 PE 的孕产妇危险因素有所不同。这导致人们认为早发性 PE 和晚发性 PE 可能是不同的疾病。另一种观点认为,PE 是一种谱系疾病,分娩时的胎龄大小可反映其严重程度(Poon and Nicolaides 2014)。

目前尚不清楚 PE 的确切病因,但由于临床症状会随胎盘的娩出而消除,因而普遍认为胎盘在 PE 的发病机制中起着重要作用。由于螺旋动脉转换失败导致胎盘氧合水平发生变化,这被认为是 PE 的潜在病理原因。一般认为,该综合征的发生分为两个阶段,是由胎盘异常导致了母体炎症反应。PE 发生时,细胞滋养层对子宫腔间质的浸润通常较浅,而螺旋动脉浸润在许多位置不完全。血管内滋养细胞减少,一些血管保留了部分内皮和相对完整的肌层,这表明了使滋养细胞浸润子宫壁的分化程序存在缺陷(Fisher 2015)。

关于 PE 胎盘中抗血管生成因子失衡和细胞保护机制丧失的最新发现为 PE 的病理生理学提供了新的见解。全身性母体血管功能障碍似乎是 PE 妊娠的主要表型,导致外周血管阻力增加、母体高血压和蛋白尿。PE 妊娠中系统性血管功能障碍的机制包括血管细胞产生收缩剂和扩张剂失衡、对收缩剂刺激反应过度、内皮依赖性扩张减少和氧化应激(Goulopoulou and Davidge 2015)。

2.4.1 先兆子痫的危险因素

核心管理原则是尽早发现有 PE 风险的妇女(在妊娠 13 周之前)。多项研究确定了高危妇女的早期危险因素(表 2.2)(Dekker and Sibai 2001;Duckitt and Harrington 2005)。

表 2.2 PE 的危险因素

妊娠前
年龄
未经产
PE 病史
家族病史
母体疾患
高血压和肾脏疾病
肥胖症
胰岛素抵抗和糖尿病
多囊性卵巢综合征(PCOS)
血栓形成性疾病
外部因素
应激
妊娠相关危险因素
卵母细胞捐赠
多胎妊娠

续表

先天性异常和染色体异常
生物物理学标志物
子宫动脉多普勒研究
生物化学标志物
hCG,激活素 A,抑制素 A,PlGF,VEGF,可溶性血管内皮生长因子受体 -1,PAPP-A

2.4.1.1 妊娠前因素

- 年龄:34 岁以后年龄每增加 1 岁,PE 的风险会增加 30%。40 岁的女性患 PE 的风险大约是 2 倍(Lamminpää et al. 2012)。
- 未经产:由于胎儿胎盘单位对父系抗原产生异常反应,会导致未经产妇女患 PE 的风险几乎达到 3 倍(Bdolah et al. 2014)。
- PE 家族病史:严重 PE 和子痫存在家族性发生。PE 风险增加 3 倍及严重 PE 风险增加 4 倍与 PE 家族史有关(North et al. 2011)。
- PE 病史:初次妊娠时患 PE 的妇女再次妊娠发生 PE 的风险较高,尤其是当前次 PE 病情严重、发生在妊娠早期或与低出生体重相关时(Duckitt and Harrington 2005)。
- 妊娠间隔时间:PE 的风险与妊娠间隔时间的关联比其与更换伴侣之间的关联更重要。第 2 或第 3 次妊娠时的 PE 风险与前次分娩的间隔时间直接相关。间隔时间为 10 年或更长时,PE 的风险与未经产妇女的风险大致相同(Skjaerven et al. 2002)。

2.4.1.2 母体疾患

- 高血压和肾脏疾病:患有严重高血压和心血管或肾脏疾病的妇女叠加 PE 的风险尤其会增加。慢性肾脏病患者,尤其是合并高血压的,发生叠加 PE 的风险会增加(Bramham et al. 2014)。
- 肥胖、胰岛素抵抗、PCOS 和糖尿病:肥胖、胰岛素抵抗、葡萄糖不耐受与非妊娠期高血压和 PCOS 密切相关。原发性高血压本身就是一种胰岛素抵抗状态。肥胖可能是胰岛素抵抗的最常见原因,并且是发展为妊娠高血压和 PE 的危险因素(Bhattacharya et al. 2007;Spradley et al. 2015)。在患有 PCOS 的妇女中,妊娠高血压和 PE 的患病率分别估计为 10%~30% 和 8%~15%。当 PCOS

患者有肥胖和高胰岛素血症时,患病率可能更高(Petraglia et al. 2015)。PE 妇女在妊娠期间存在一定程度的胰岛素抵抗和高胰岛素血症。PE 妇女的胰岛素抵抗似乎是基于较高的平均体重指数。显性的 1 型糖尿病与 PE 发生率增加有关(Colatrella et al. 2010)。

- 血栓形成性疾病:严重早发性 PE 患者通常有凝血或代谢异常,这与血管血栓形成倾向有关。活化蛋白 C(activated protein C,aPC)抵抗或莱顿第五因子突变在有 PE 病史和 / 或围产期结果不良妇女中的发生率增加。因此,有家族性血栓形成症的妇女患 PE 和胎儿流产的风险增加。蛋白质 S 缺乏和 aPC 抵抗均会导致 aPC 途径受损。这种损害似乎与螺旋动脉病理变化(血栓形成,急性动脉粥样硬化)的侵袭性进程有关。经典型高胱氨酸尿症是常染色体隐性遗传 β 胱硫醚合成酶缺乏的纯合子形式。高同型半胱氨酸血症的发病率使 PE,主要是严重早发性 PE 的风险增加(Berks et al. 2015)。

2.4.1.3　外部因素

- 应激:即使最近的研究报道结果存在争议,但职业女性患 PE 的风险也比非职业女性高 2.3 倍(Vollebregt et al. 2008)。

2.4.1.4　妊娠相关危险因素

- 卵母细胞捐赠:与其他辅助生殖技术或自然妊娠方法相比,卵母细胞捐赠妊娠的妇女患 PE 的风险更高(Masoudian et al. 2016)。
- 多胎妊娠:双胎妊娠妇女的 PE 发生率及严重程度、子痫的发生率以及早发性 PE 的发生率显著增加,其 PE 风险增加了 4 倍(Fox et al. 2014)。
- 先天性异常和染色体异常:男性生殖器畸形应被认为是 PE 的危险因素(Vesce et al. 1997)。在发生胎儿水肿时,PE 的发病率增加。PE 与子女非危重型心脏缺陷显著相关,而严重的心脏缺陷与妊娠 34 周之前发生 PE 相关(Auger et al. 2015)。

2.4.1.5　生物物理学标志物

子宫胎盘血流减少和胎盘缺血导致胎盘因子释放,对母体血管内皮有不利影响,导致血压升高和子宫动脉血流速率改变。在早期,最重要的 PE 预测因子与母体血压升高的早期识别因子有关(Wright et al. 2015)。最近,通过子宫动脉多普勒超声检查(切迹)可检测到子宫动脉血流速率,尤其是波形受损。孕期中期多普勒检查结果异常表明 PE 风险会大大增加。与评估宫内发育迟缓相比,子宫动脉多普勒超声检查可以更加精确地预测 PE 风险。预测 PE 最有力的多普勒指数是妊娠中期搏动增强可见切迹(Akolekar et al. 2013)。

2.4.1.6　生物化学标志物

滋养层细胞异常在 PE 的发展中起着核心作用,并先于临床体征和症状出现。某些胎盘激素在母体循环中发生变化,提示胎盘功能改变。在诊断出 PE 之前,母体血清中几种胎盘激素水平的升高,可被认为是疾病早期的潜伏期证据。因此,已提出将此类激素作为 PE 的早期预测指标(Anderson et al. 2012)。

妊娠末期,PE 妇女的孕妇血清人绒毛膜促性腺激素水平升高。人绒毛膜促性腺激素水平在妊娠中期已经升高,随后发展为 PE(Kalinderis et al. 2011;Bahado-Singh et al. 1998)。患高血压疾病时,孕妇血清激活素 A 和抑制素 A 水平升高。由于激活素 A 参与了妊娠早期滋养细胞的分化,因此类似于 PE 的发病机制,该蛋白表达的改变可能会影响胎盘植入。在 PE 出现临床体征前 1 周,抑制素 A 升高。然而,在妊娠 15~19 周检测这两种蛋白时,抑制素 A 在预测早发性 PE 导致妊娠 34 周前分娩方面比激活素 A 更加敏感(Florio et al. 2001,2002;Muttukrishna et al. 2000)。

磷脂酰肌醇 - 多糖生物合成类 F(phosphatidy-linositol-glycan biosynthesis class F,PlGF)和血管内皮生长因子(vascular endothelial growth factor,VEGF)是有效的血管生成因子,受到可溶形式的血管内皮生长因子受体 1 的抑制,也称为可溶性 fms 样酪氨酸激酶 1,可预防 PE 并作用于胎盘生长因子。PlGF 和 VEGF-A 由滋养细胞表达,其表达方式在 PE 时会发生改变,尤其导致 PlGF 表达下降。发生 PE 时,可溶性 fms 样酪氨酸激酶 1 的血清浓度升高,并与疾病的严重程度相关(Cooper et al. 1996;Andraweera et al. 2012;Smith et al. 2007b)。妊娠相关血浆蛋白 A(pregnancy-associated plasma protein A,PAPP-A)是一种主要由胎盘产生的大型糖蛋白复合物。PAPP-A 可裂解胰岛素样生长因子结合蛋白 -4 和 -5,从而调节胰岛素样生长因子 -1 和 -2 的活性。此外,PAPP-A

在人类胚胎着床过程中起到作用。血液循环中的 PAPP-A 水平在 PE 发病后升高,而后来发展成 PE 的妇女体内则是下降(Spencer et al. 2006,2008)。PE 患者的子宫动脉搏动指数和平均动脉压值增加,血清 PAPP-A 和胎盘生长因子水平下降。所有生物标志物在 PE 早期时与正常水平的偏差大于 PE 晚期时。因此,筛查的效能与根据产妇和 / 或胎儿指征必须分娩时的胎龄成反比。通过母体因素、子宫动脉搏动指数、平均动脉压和胎盘生长因子进行的综合筛查可预测 75% 的 PE(O'Gorman et al. 2016)。

参考文献

Akolekar R, Syngelaki A, Poon L et al (2013) Competing risks model in early screening for preeclampsia by biophysical and biochemical markers. Fetal Diagn Ther 33:8–15

American College of Obstetricians and Gynecologists (2015) Practice bulletin no. 148: thyroid disease in pregnancy. Obstet Gynecol 125:996–1005

Anderson UD, Olsson MG, Kristensen KH et al (2012) Review: biochemical markers to predict preeclampsia. Placenta 33(Suppl):S42–S47

Andraweera PH, Dekker GA, Laurence JA et al (2012) Placental expression of VEGF family mRNA in adverse pregnancy outcomes. Placenta 33:467–472

Auger N, Hansen AV, Mortensen L (2013) Contribution of maternal age to preterm birth rates in Denmark and Quebec, 1981–2008. Am J Public Health 103:e33–e38

Auger N, Fraser WD, Healy-Profitós J et al (2015) Association between preeclampsia and congenital heart defects. JAMA 314:1588–1598

Bahado-Singh RO, Oz U, Isozaki T et al (1998) Midtrimester urine human chorionic gonadotropin beta-subunit core fragment levels and the subsequent development of pre-eclampsia. Am J Obstet Gynecol 179:738–741

Bdolah Y, Elchalal U, Natanson-Yaron S, Yechiam H et al (2014) Relationship between nulliparity and pre-eclampsia may be explained by altered circulating soluble fms-like tyrosine kinase 1. Hypertens Pregnancy 33:250–259

Beck S, Wojdyla D, Say L et al (2010) The worldwide incidence of preterm birth: a systematic review of maternal mortality and morbidity. Bull World Health Organ 88:31–38

Berks D, Duvekot JJ, Basalan H et al (2015) Associations between phenotypes of preeclampsia and thrombophilia. Eur J Obstet Gynecol Reprod Biol 194:199–205

Bezold KY, Karjalainen MK, Hallman M et al (2013) The genomics of preterm birth: from animal models to human studies. Genome Med 5:34

Bhattacharya S, Campbell DM, Liston WA et al (2007) Effect of Body Mass Index on pregnancy outcomes in nulliparous women delivering singleton babies. BMC Public Health 7:168

Bloomfield FH (2011) How is maternal nutrition related to preterm birth? Annu Rev Nutr 31:235–261

Bonello MR, Xu F, Li Z et al (2014) Mental and behavioral disorders due to substance abuse and perinatal outcomes: a study based on linked population data in New South Wales, Australia. Int J Environ Res Public Health 11:4991–5005

Boyd HA, Poulsen G, Wohlfahrt J et al (2009) Maternal contributions to preterm delivery. Am J Epidemiol 170:1358–1364

Bramham K, Parnell B, Nelson-Piercy C, Seed PT et al (2014) Chronic hypertension and pregnancy outcomes: systematic review and meta-analysis. BMJ 348: g2301

Bruinsma FJ, Quinn MA (2011) The risk of preterm birth following treatment for precancerous changes in the cervix: a systematic review and meta-analysis. BJOG 118:1031–1041

Castanon A, Brocklehurst P, Evans H et al (2012) Risk of preterm birth after treatment for cervical intraepithelial neoplasia among women attending colposcopy in England: retrospective-prospective cohort study. BMJ 345:e5174

Castanon A, Landy R, Brocklehurst P et al (2014) Risk of preterm delivery with increasing depth of excision for cervical intraepithelial neoplasia in England: nested case–control study. BMJ 349:g6223

Castañon A, Landy R, Brocklehurst P, PaCT Study Group et al (2015) Is the increased risk of preterm birth following excision for cervical intraepithelial neoplasia restricted to the first birth post treatment? BJOG 122:1191–1199

Christiaens I, Hegadoren K, Olson DM (2015) Adverse childhood experiences are associated with spontaneous preterm birth: a case-control study. BMC Med 13:124

Cnattingius S, Villamor E, Johansson S et al (2013) Maternal obesity and risk of preterm delivery. JAMA 309:2362–2370

Colatrella A, Loguercio V, Mattei L et al (2010) Hypertension in diabetic pregnancy: impact and long-term outlook. Best Pract Res Clin Endocrinol Metab 24:635–651

Conde-Agudelo A, Romero R (2015) Cervical phosphorylated insulin-like growth factor binding protein-1 test for the prediction of preterm birth: a systematic review and metaanalysis. Am J Obstet Gynecol 214:57–73

Conti N, Tosti C, Pinzauti S et al (2013) Uterine fibroids affect pregnancy outcome in women over 30 years old: role of other risk factors. J Matern Fetal Neonatal Med 26:584–587

Conti N, Cevenini G, Vannuccini S et al (2015) Women with endometriosis at first pregnancy have an increased risk of adverse obstetric outcome. J Matern Fetal Neonatal Med 28:1795–1798

Cooper JC, Sharkey AM, Charnock-Jones DS et al (1996) VEGF mRNA levels in placentae from pregnancies complicated by pre-eclampsia. Br J Obstet Gynaecol 103:1191–1196

Czeizel AE, Bánhidy F (2011) Chronic hypertension in pregnancy. Curr Opin Obstet Gynecol 23:76–81

De Bonis M, Vellucci FL, Di Tommaso M et al (2012)

Clinical use of placental hormones in pregnancy management. J Endocrinol Invest 8:776–781

Dekker G, Sibai B (2001) Primary, secondary, and tertiary prevention of pre-eclampsia. Lancet 357:209–215

Dole N, Savitz DA, Hertz-Picciotto I et al (2003) Maternal stress and preterm birth. Am J Epidemiol 157:14–24

DoPierala AL, Bhatta S, Raja EA et al (2015) Obstetric consequences of subfertility: a retrospective cohort study. BJOG 123:1320–8

Drassinower D, Običan SG, Siddiq Z et al (2015) Does the clinical presentation of a prior preterm birth predict risk in a subsequent pregnancy? Am J Obstet Gynecol 213:686.e1–686.e7

Duckitt K, Harrington D (2005) Risk factors for pre-eclampsia at antenatal booking: systematic review of controlled studies. BMJ 330:565

Dunietz GL, Holzman C, McKane P et al (2015) Assisted reproductive technology and the risk of preterm birth among primiparas. Fertil Steril 103:974–979

Edlow AG, Srinivas SK, Elovitz MA (2007) Second trimester loss and subsequent pregnancy outcomes: what is the real risk? Am J Obstet Gynecol 197:581.e1–581.e6

Fisher SJ (2015) Why is placentation abnormal in pre-eclampsia? Am J Obstet Gynecol 213(4 Suppl): S115–S122

Florio P, Cobellis L, Luisi S et al (2001) Changes in inhibins and activin secretion in healthy and pathological pregnancies. Mol Cell Endocrinol 180:123–130

Florio P, Ciarmela P, Luisi S et al (2002) Pre-eclampsia with fetal growth restriction: placental and serum activin A and inhibin A levels. Gynecol Endocrinol 16:365–372

Foster C, Shennan AH (2014) Fetal fibronectin as a biomarker of preterm labor: a review of the literature and advances in its clinical use. Biomark Med 8:471–484

Fox C, Eichelberger K (2015) Maternal microbiome and pregnancy outcomes. Fertil Steril 104:1358–1363

Fox NS, Roman AS, Saltzman DH et al (2014) Risk factors for preeclampsia in twin pregnancies. Am J Perinatol 31:163–166

Gage S, Kan P, Lee HC et al (2015) Maternal asthma, preterm birth, and risk of bronchopulmonary dysplasia. J Pediatr 167:875–880

Goldenberg RL, Mercer BM, Meis PJ et al (1996) The preterm prediction study: fetal fibronectin testing and spontaneous preterm birth. Obstet Gynecol 87:643–648

Goldenberg RL, Goepfert AR, Ramsey PS (2005) Biochemical markers for the prediction of preterm birth. Am J Obstet Gynecol 192:36–46

Goldenberg RL, Andrews WW, Faye O et al (2006) The Alabama preterm birth project: placental histology in recurrent spontaneous and indicated preterm birth. Am J Obstet Gynecol 195:792–796

Goldenberg RL, Culhane JF, Iams JD, Romero R (2008) Epidemiology and causes of preterm birth. Lancet 371:75–84

Goldenberg RL, Gravett MG, Iams J et al (2012) The preterm birth syndrome: issues to consider in creating a classification system. Am J Obstet Gynecol 206:113–118

Goulopoulou S, Davidge ST (2015) Molecular mechanisms of maternal vascular dysfunction in preeclampsia. Trends Mol Med 21:88–97

Haataja R, Karjalainen MK, Luukkonen A et al (2011) Mapping a new spontaneous preterm birth susceptibility gene, IGF1R, using linkage, haplotype sharing, and association analysis. PLoS Genet 7:e1001293

Healy AJ, Malone FD, Sullivan LM et al (2006) Early access to prenatal care: implications for racial disparity in perinatal mortality. Obstet Gynecol 107:625–631

Hibbard JU, Tart M, Moawad AH (2000) Cervical length at 16–22 weeks' gestation and risk for preterm delivery. Obstet Gynecol 96:972–978

Horton AL, Boggess KA (2012) Periodontal disease and preterm birth. Obstet Gynecol Clin N Am 39:17–23

Hughes K, Kane SC, Araujo Júnior E et al (2015) Cervical length as a predictor of spontaneous preterm birth in high-risk singleton pregnancy – current knowledge. Ultrasound Obstet Gynecol 48:7–15

Iams JD (2014) Prevention of preterm parturition. N Engl J Med 370:1861

Iams JD, Goldenberg RL, Meis PJ et al (1996) The length of the cervix and the risk of spontaneous premature delivery. N Engl J Med 334:567–572

Iams JD, Romero R, Culhane JF, Goldenberg RL (2008) Primary, secondary, and tertiary interventions to reduce the morbidity and mortality of preterm birth. Lancet 371:164–175

Institute of Medicine (US) Committee on Understanding Premature Birth and Assuring Healthy Outcomes, Behrman RE, Butler AS (eds) (2007) Preterm birth: causes, consequences, and prevention. National Academies Press, Washington, DC

Ion RC, Wills AK, Bernal AL (2015) Environmental tobacco smoke exposure in pregnancy is associated with earlier delivery and reduced birth weight. Reprod Sci 22:1603–1611

Juang CM, Chou P, Yen MS et al (2007) Adenomyosis and risk of preterm delivery. BJOG 114:165–169

Kalinderis M, Papanikolaou A, Kalinderi K et al (2011) Elevated serum levels of interleukin-6, interleukin-1β and human chorionic gonadotropin in pre-eclampsia. Am J Reprod Immunol 66:468–475

Kazemier BM, Buijs PE, Mignini L et al (2014) Impact of obstetric history on the risk of spontaneous preterm birth in singleton and multiple pregnancies: a systematic review. BJOG 121:1197–1208

Kemp MW (2014) Preterm birth, intrauterine infection, and fetal inflammation. Front Immunol 5:574

Klein J, Buffin-Meyer B, Mullen W et al (2014) Clinical proteomics in obstetrics and neonatology. Expert Rev Proteomics 11:75–89

Klonoff-Cohen HS, Cross JL, Pieper CF (1996) Job stress and preeclampsia. Epidemiology 7:245–249

Ko TJ, Tsai LY, Chu LC et al (2014) Parental smoking during pregnancy and its association with low birth weight, small for gestational age, and preterm birth offspring: a birth cohort study. Pediatr Neonatol 55:20–27

Kramer MS, Goulet L, Lydon J et al (2001) Socio-economic disparities in preterm birth: causal pathways and mechanisms. Paed Perinat Epidemiol 15:104–123

Krupa FG, Faltin D, Cecatti JG et al (2006) Predictors of preterm birth. Int J Gynaecol Obstet 94:5–11

Lamminpää R, Vehviläinen-Julkunen K, Gissler M et al (2012) Preeclampsia complicated by advanced maternal age: a registry-based study on primiparous women in Finland 1997–2008. BMC Pregnancy Childbirth 12:47

Liu L, Johnson HL, Cousens S, Child Health Epidemiology Reference Group of WHO and UNICEF et al (2010) Global, regional, and national causes of child mortality: an updated systematic analysis for 2010 with time trends since 2000. Lancet 380:1308

Lockwood CJ (2002) Predicting premature delivery-no easy task. N Engl J Med 346:282–284

Lynch AM, Hart JE, Agwu OC et al (2014) Association of extremes of prepregnancy BMI with the clinical presentations of preterm birth. Am J Obstet Gynecol 210: e19, 428

Masoudian P, Nasr A, De Nanassy J et al (2016) Oocyte donation pregnancies and the risk of preeclampsia or gestational hypertension: a systematic review and meta-analysis. Am J Obstet Gynecol 214:328–39

McDonald SD, Han Z, Mulla S, Knowledge Synthesis Group et al (2010) Overweight and obesity in mothers and risk of preterm birth and low birth weight infants: systematic review and meta-analyses. BMJ 341:c3428

McManemy J, Cooke E, Amon E et al (2007) Recurrence risk for preterm delivery. Am J Obstet Gynecol 196:576.e1–576.e6

Menon R (2008) Spontaneous preterm birth, a clinical dilemma: aetiological, pathophysiological and genetic heterogeneities and racial disparity. Acta Obstet Gynecol Scand 87:590–600

Messerlian C, Maclagan L, Basso O (2013) Infertility and the risk of adverse pregnancy outcomes: a systematic review and meta-analysis. Hum Reprod 28:125–137

Miller ES, Sakowicz A, Grobman WA (2015) The association between cervical dysplasia, a short cervix, and preterm birth. Am J Obstet Gynecol 213:543. e1–543.e4

Muttukrishna S, North RA, Morris J et al (2000) Serum inhibin A and activin A are elevated prior to the onset of pre-eclampsia. Hum Reprod 15:1640–1645

Mwaniki MK, Atieno M, Lawn JE et al (2012) Long-term neurodevelopmental outcomes after intrauterine and neonatal insults: a systematic review. Lancet 379:445–452

Mysorekar I, Cao B (2014) Microbiome in parturition and preterm birth. Semin Reprod Med 32:50–55

Naver KV, Grinsted J, Larsen SO et al (2014) Increased risk of preterm delivery and pre-eclampsia in women with polycystic ovary syndrome and hyperandrogenaemia. BJOG 121:575–581

Newnham JP, Dickinson JE, Hart RJ et al (2014) Strategies to prevent preterm birth. Front Immunol 5:584

Norman SM, Odibo AO, Macones GA et al (2010) Ultrasound detected subchorionic hemorrhage and the obstetric implications. Obstet Gynecol 116:311–315

North RA, McCowan LM, Dekker GA et al (2011) Clinical risk prediction for pre-eclampsia in nulliparous women: development of model in international prospective cohort. BMJ 342:d1875

O'Gorman N, Wright D, Syngelaki A et al (2016) Competing risks model in screening for preeclampsia by maternal factors and biomarkers at 11–13 weeks gestation. Am J Obstet Gynecol 214:103.e1–103.e12

Palomba S, de Wilde MA, Falbo A et al (2015) Pregnancy complications in women with polycystic ovary syndrome. Hum Reprod Update 21:575–592

Petraglia F, Arcuri F, de Ziegler D et al (2012) Inflammation: a link between endometriosis and preterm birth. Fertil Steril 98:36–40

Petraglia F, Orlandini C, Vannuccini S et al (2015) PCOS and pregnancy: impact of endocrine and metabolic factors. In: Ferrazzi E, Sears B (eds) Metabolic syndrome and complications of pregnancy. Springer International Publishing, Cham, pp 91–102

Petricevic L, Domig K, Nierscher F et al (2014) Characterisation of the vaginal Lactobacillus microbiota associated with preterm delivery. Sci Rep 4:5136

Pinborg A, Wennerholm UB, Romundstad LB et al (2013) Why do singletons conceived after assisted reproduction technology have adverse perinatal outcome? Systematic review and meta-analysis. Hum Reprod Update 19:87–104

Plunkett J, Muglia LJ (2008) Genetic contributions to preterm birth: implications from epidemiological and genetic association studies. Ann Med 40:167–195

Plunkett J, Borecki I, Morgan T et al (2008) Population-based estimate of sibling risk for preterm birth, preterm premature rupture of membranes, placental abruption and pre-eclampsia. BMC Genet 9:44

Poon LC, Nicolaides KH (2014) Early prediction of pre-eclampsia. Obstet Gynecol Int 2014:297397

Poon LC, Savvas M, Zamblera D et al (2012) Large loop excision of transformation zone and cervical length in the prediction of spontaneous preterm delivery. BJOG 119:692–698

Romero R, Dey SK, Fisher SJ (2014a) Preterm labor: one syndrome, many causes. Science 345:760–765

Romero R, Hassan S, Gajer P et al (2014b) The vaginal microbiota of pregnant women who subsequently have spontaneous preterm labor and delivery and those with a normal delivery at term. Microbiome 2:18

Rubens CE, Sadovsky Y, Muglia L et al (2014) Prevention of preterm birth: harnessing science to address the global epidemic. Sci Transl Med 6:262sr5

Ruiz RJ, Dwivedi AK, Mallawaarachichi I et al (2015) Psychological, cultural and neuroendocrine profiles of risk for preterm birth. BMC Pregnancy Childbirth 15:204

Shah NR, Bracken MB (2000) A systematic review and meta-analysis of prospective studies on the association between maternal cigarette smoking and preterm delivery. Am J Obstet Gynecol 182:465–472

Sibai BM (2005) Diagnosis, prevention, and management of eclampsia. Obstet Gynecol 105:402–410

Sibai M, Dekker G, Kupferminc M (2005) Pre-eclampsia. Lancet 365:785–799

Skjaerven R, Wilcox AJ, Lie RT (2002) The interval between pregnancies and the risk of preeclampsia. N Engl J Med 346:33–38

Smith GC, Pell JP, Dobbie R (2003) Interpregnancy interval and risk of preterm birth and neonatal death: retrospective cohort study. BMJ 327:313

Smith LK, Draper ES, Manktelow BN et al (2007a) Socioeconomic inequalities in very preterm birth rates. Arch Dis Child Fetal Neonatal Ed 92:F11–F14

Smith GC, Crossley JA, Aitken DA et al (2007b) Circulating angiogenic factors in early pregnancy and the risk of preeclampsia, intrauterine growth restriction, spontaneous preterm birth, and stillbirth. Obstet Gynecol 109:1316–1324

Spencer K, Yu CK, Savvidou M et al (2006) Prediction of pre-eclampsia by uterine artery Doppler ultrasonography and maternal serum pregnancy-associated plasma protein-A, free beta-human chorionic gonadotropin, activin A and inhibin A at 22 + 0 to 24 + 6 weeks' gestation. Ultrasound Obstet Gynecol 27:658–663

Spencer K, Cowans NJ, Nicolaides KH (2008) Low levels of maternal serum PAPP-A in the first trimester and the risk of pre-eclampsia. Prenat Diagn 28:7–10

Spradley FT, Palei AC, Granger JP (2015) Immune mechanisms linking obesity and preeclampsia. Biomolecules 5:3142–3176

Steegers EA, von Dadelszen P, Duvekot JJ et al (2010) Pre-eclampsia. Lancet 376:631–644

Stern JE, Luke B, Tobias M et al (2015) Adverse pregnancy and birth outcomes associated with underlying diagnosis with and without assisted reproductive technology treatment. Fertil Steril 103:1438–1445

Torricelli M, Voltolini C, De Bonis M et al (2012) The identification of high risk pregnancy: a new challenge in obstetrics. J Matern Fetal Neonatal Med 25(Suppl 1):2–5

Vahanian SA, Lavery JA, Ananth CV et al (2015) Placental implantation abnormalities and risk of preterm delivery: a systematic review and metaanalysis. Am J Obstet Gynecol 213(4 Suppl):S78–S90

Vaisbuch E, Romero R, Erez O et al (2010) Clinical significance of early (<20 weeks) vs. late (20–24 weeks) detection of sonographic short cervix in asymptomatic women in the mid-trimester. Ultrasound Obstet Gynecol 36:471–481

Vannuccini S, Clifton VL, Fraser IS et al (2016) Infertility and reproductive disorders: impact of hormonal and inflammatory mechanisms on pregnancy outcome. Hum Reprod Update 22:104–115

Vesce F, Farina A, Giorgetti M et al (1997) Increased incidence of pre-eclampsia in pregnancies complicated by fetal malformations. Gynecol Obstet Invest 44:107–111

Vollebregt KC, van der Wal MF, Wolf H et al (2008) Is psychosocial stress in first ongoing pregnancies associated with pre-eclampsia and gestational hypertension? BJOG 115:607–615

Voltolini C, Petraglia F (2014) Neuroendocrinology of pregnancy and parturition. Handb Clin Neurol 124:17–36

Voltolini C, Torricelli M, Conti N et al (2013) Understanding spontaneous preterm birth: from underlying mechanisms to predictive and preventive interventions. Reprod Sci 20:1274–1292

Wing DA, Fassett MJ, Getahun D (2014) Acute pyelonephritis in pregnancy: an 18-year retrospective analysis. Am J Obstet Gynecol 210:219.e1–219.e6

Witkin SS (2015) The vaginal microbiome, vaginal antimicrobial defence mechanisms and the clinical challenge of reducing infection-related preterm birth. BJOG 122:213–218

Wong LF, Wilkes J, Korgenski K et al (2015) Risk factors associated with preterm birth after a prior term delivery. BJOG 2015:28

Wright A, Wright D, Ispas CA et al (2015) Mean arterial pressure in the three trimesters of pregnancy: effects of maternal characteristics and medical history. Ultrasound Obstet Gynecol 45:698–706

Wu W, Witherspoon DJ, Fraser A et al (2015) The heritability of gestational age in a two-million member cohort: implications for spontaneous preterm birth. Hum Genet 134:803–808

表观遗传机制

3

Felicia M. Low and Peter D. Gluckman
杨毅 翻译,岳少杰 审校

目录

摘要

流行病学和实验研究的大量证据表明,早期的环境信号可能影响个体在生命后期对疾病的易感性。生物体已经进化出具有发育可塑性的能力,以使其发育的轨迹与环境相匹配,这种适应性反应部分是由表观遗传机制驱动的。但是,诱导的表型与成熟的环境之间的不匹配会导致发展为慢性非传染性疾病的倾向增加。在本章中,我们描述了几种表观遗传机制及由非环境诱导的表观遗传错误引起的某些疾病。我们对证据进行概述,即早期生活环境的变化会改变成熟期对慢性代谢和心血管疾病的易感性,这是由表观遗传过程介导的。讨论发育诱导表观遗传变化逆转的可能性。

3.1 要点

- 早期的环境信号可能会调节成年期疾病的风险。
- 表观遗传机制与心脏代谢疾病和印记疾病的发展

有关。
- 表观遗传机制包括组蛋白修饰、DNA 甲基化和非编码 RNA 活性。
- 新的证据表明发育诱导的表观遗传变化可能被逆转。

3.2 引言

传统观点认为表型的变异,如疾病易感性,是由基因与环境的相互作用所决定的,现在看来这显然过于简单了。发育可塑性描述了一种现象,即从某种给定基因型的表型发育受发育历程的影响,而表型变异又反过来影响个体与其成熟环境的相互作用,从而影响疾病风险。现在人们认识到,发育的可塑性至少部分是基于表观遗传的过程,是环境诱导的没有碱基序列变化的 DNA 和 DNA 相关分子的一系列修饰所导致的基因表达模式和表达调节的变化。表观遗传过程在系统发育上是古老的,涉及的机制既调节基因剂量又调节基因表达的条件。发育的可塑性只是由表观遗传机制介导的若干过程中的一种,在哺乳动物中,其余还包括转座子沉默、细胞分化、雌性中 X 染色体的失活以及基因组印记。

本章描述了迄今为止研究最为广泛的几种表观遗传机制。讨论了它们在源于胎儿适应不良的代谢和心血管疾病的发生,以及在特定表观遗传标志建立或消除缺陷所导致的印记紊乱。

3.3　表观遗传机制

本章中的表观遗传是指能引起稳定的有丝分裂遗传的基因功能改变而 DNA 序列没有相应变化的分子机制。包括通过组蛋白修饰、DNA 甲基化和通过非编码 RNA 的转录后调控所致的染色质重塑。生命早期哺乳动物的表观基因组似乎易受多种对结构和功能产生持续影响的生理和病理生理学信号的影响。

3.3.1　组蛋白修饰

在真核生物中,DNA 缠绕在组蛋白构成的八聚体复合物(组蛋白 H2A、H2B、H3、H4 的两个亚基)上,形成核小体(图 3.1a)。核小体被双链 DNA 紧密捆绑在一起形成染色质(图 3.1b)。因此,对组蛋白上某些特定氨基酸残基的共价修饰,如乙酰化、甲基化、磷酸化、类泛素化、ADP 核糖基化以及糖基化都可导致高阶结构的改变。然而,这种染色质的重构能否影响基因的表达取决于该修饰是否会导致染色质的缩合或解旋,以及随后 DNA 对转录因子(促进 RNA 聚合酶识别 DNA 的特定蛋白质)和其他 DNA 相关复合物的可及性(Beaujean 2014)。

组蛋白修饰通过组蛋白乙酰基转移酶、组蛋白去乙酰化酶(histone deacetylases,HDAC)、甲基转移酶、激酶类和泛素化酶等酶的活化发生在发生组蛋白末端的氨酸残基上。一些最常见的修饰包括乙酰化,这涉及通过组蛋白乙酰基转移酶的催化反应添加 CH_3OH 和在甲基化作用下添加甲基(图 3.1c)。每种修饰类型对染色质构型的影响各不相同,通常以前后连贯的方式进行(Bowman and Poirier 2015)。通常乙酰化水平升高会导致转录活性增强(所谓的活化染色质;见图 3.3),而 HDAC 催化的去乙酰化导致转录抑制(失活染色质)(Galvani and Thiriet 2015)。一些组蛋白标志根据其残基的修饰对基因的表达可能具有相反的作用,例如组蛋白 H3 上第 9 位赖氨酸残基的三甲基化有助于基因沉默,而其第 4 位残基的三甲基化可促进基因的表达。

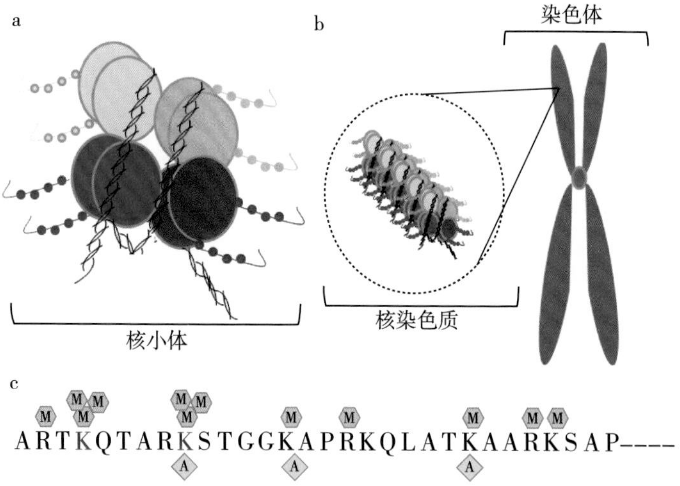

图 3.1　(a) DNA 缠绕在一个组蛋白八聚体复合物上形成核小体。氨基末端的组蛋白尾可进行翻译后修饰。(b) 染色质由多个被双链 DNA 捆扎在一起的核小体单元组成。(c) 图中所示为 H3 氨基末端尾部最初 30 个氨基酸已知的修饰。红色标记为第 4 位和第 9 位赖氨酸残基。M,甲基化;A,乙酰化

ARTKQTARKSTGGKAPRKQLATKAARKSAP----

3.3.2　DNA 甲基化

在哺乳动物中,DNA 甲基化是经 DNA 甲基转移酶介导,在胞嘧啶残基 C5 位加上一个甲基(Schubeler 2015)。这通常发生在 CpG 二核苷酸(胞嘧啶通过磷酸基团与鸟嘌呤相连);在哺乳动物的大脑和骨骼肌中观察到非 CpG 甲基化,但其功能意义尚不清楚。富集 CpG 二核苷酸的基因组区域被称为 CpG 岛,它常被发现位于许多基因的启动子区,并且通常是未甲基化的。

DNA 甲基化可通过多种方式发挥调节作用:改变转录因子与其 DNA 靶位结合的亲和力并抑

制 RNA 聚合酶的活性,招募甲基 -CpG 结合蛋白如 MeCP1 和 MeCP2,这些蛋白又吸引引起核小体浓缩的相关蛋白,从而抑制转录,并调节非编码 RNA 的转录(图 3.2 和图 3.3)。DNA 甲基化通常与基因沉默相关联,尽管有越来越多的证据显示这可能取决于其他因素如修饰的位点和 CpG 的密度。个体的 DNA 甲基化是在胚胎发育过程中建立的,并在整个生命过程中持续存在。然而,在早期生活中,当发育可塑性水平趋于最高时,环境信号可能导致特定表观遗传标记具有长期表型后果的持续改变(low et al. 2014)。后期生活中的急性挑战,例如那些涉及饮食或运动挑战,可能会诱导甲基化状态暂时和可逆的变化。

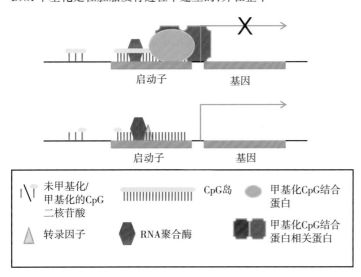

图 3.2 基因表达受附近被称为启动子的 DNA 序列调节,启动子常包含 CpG 岛。甲基化的 DNA(顶端)招募甲基化 CpG 结合蛋白,进而吸引相关蛋白抑制转录。相反,非甲基化的 CpG_ 岛(底部)允许 RNA 聚合酶与转录因子结合引发转录

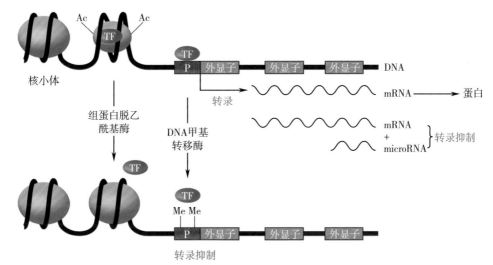

图 3.3 在有转录活性的染色质中(顶端),核小体中核心组蛋白的特定赖氨酸残基上的乙酰基(Ac)降低其与 DNA 的结合。由此产生的"开放"的染色质结构与活化转录基因的启动子区的非甲基化的 CpG_ 序列相偶联,促进转录因子进入 DNA。相反,转录失活的染色质(底部)以组蛋白去乙酰化和启动子区 CpG_ 甲基化(Me)为特征,因而降低了转录因子的结合。微小 RNA 分子是提供转录后表观遗传调控的 ncRNAs 之一,通过与信使 RNA(messenger RNA,mRNA)的 3' 端互补序列的结合来降低蛋白合成速率。(经允许改编自 Gluckman et al. 2008)

3.3.3 非编码 RNAs

在发现未翻译成蛋白质的 RNA 后,RNA 的调节作用开始显现。这些所谓的非编码 RNA(noncoding RNAs,ncRNA)高度参与了通过调节染色质来调控细胞分化和发育的各个方面(Meller et al. 2015),

并根据其长度和作用机制进一步分类。例如微小RNA长度约22个核苷酸，与其靶mRNA形成碱基对，并通过招募效应蛋白促使其不再稳定（Iwakawa and Tomari 2015）。因此，可以在转录后水平调节基因表达（见图3.3）。小核仁RNA，长度约60~140个核苷酸，调节核糖体生成以及mRNA的选择性剪接和转录后修饰。小核仁RNA参与调节摄食和生长等生理功能，也涉及某些病理状况，如Prader-Willi和Angelman综合征（见下文）及癌症（Stepanov et al. 2015）。长的非编码RNA（长度大于200个核苷酸）参与多种生物学功能，如基因组印迹、蛋白质组装和酶活性调节（Quinn and Chang 2016）。

3.4　基因组印记

　　一些哺乳动物仅表达来自父亲或母亲的等位基因，这种现象称为基因组印记。许多印记基因在胎儿生长和对于形成功能胎盘所需的营养中发挥

主要作用。首先被发现的印记基因是胎儿生长因子IGF2及其受体IGF2R。迄今为止，已有超过100种的印记基因在小鼠和人中被证实，它们大多数成簇分布在整个基因组中。这些成簇的基因通常包含少数蛋白编码基因和至少一个ncRNA基因。每个基因簇由一个称为印记控制区（imprinting control region，ICR）的顺式作用元件调控。在它们之间，染色体对的ICR获得不同水平的甲基化。这决定了哪个等位基因是沉默还是活化，从而使印迹能够控制簇中的所有基因。如图3.4所示印迹小鼠基因Igf2r的调节，它编码生长抑制因子。

　　基因组印记的结果是能够存活的胚胎必须从父母双方获得两条互补的单倍体基因组。父母特异的印记标志是在配子形成过程中建立的。唯一有活性的等位基因印记的缺失、重复、突变或改变，或失活等位基因的印记丢失均可导致基因产物量的失衡。印记基因功能的丢失或获得可能产生表型改变的后果。

图3.4　*Igf2r/Air*印记区域。*Igf2r*、*Slc22a2*和*Slc22a3*均为母系来源的蛋白编码基因。*Slc22a1*是双等位表达基因（来自父母都表达的等位基因）。*Air*是父系表达并编码1个ncRNA。ICR包含*Air*启动子并在母系的等位基因是甲基化的。当Air转录本被截断时，可获得*Igf2r*、*Slc22a2*和*Slc22a3*双等位基因表达，提示Air ncRNA在抑制父系等位基因中的作用（Regha et al. 2006）

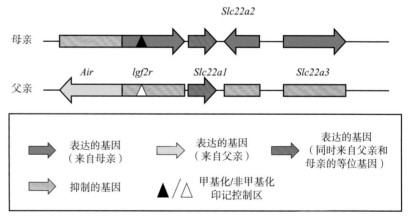

3.5　发育可塑性、表观遗传与疾病风险

　　大量流行病学和实验室研究已证实胎儿环境可影响其生命后期对慢性、非传染性疾病的易感性。在人类，宫内暴露于不良条件，如母亲的营养不良与成年期的高血压、缺血性心脏病、糖耐量异常、胰岛素抵抗、2型糖尿病、肥胖和生殖障碍有关（Hanson and Gluckman 2014）。在模拟人类病理的啮齿类动物模型中，母鼠营养的干预（如食物摄入或蛋白限制）、应激（如糖皮质激素给药）或身体状况（如通过结扎子宫动脉减少子宫胎盘血流而导致宫内生长受限），可导致胎鼠的生长减慢，和子代的心血管以

及代谢功能发生永久性的改变。胎儿对环境挑战做出的反应及调整发育的轨迹以适应环境的能力反映了发育可塑性的过程。虽然这些应答是适应性的，目的在于促进生命后期的适应，但在最终的表型与后期环境之间的不相适合仍可能出现慢性非感染性疾病，这是"健康与疾病的发育起源"模式的基础（Gluckman et al. 2015）。确实，越来越多的证据表明，发育可塑性至少可以部分解释很多疾病。

　　早期环境信号对于后期代谢性疾病易感性影响的机制基础已在动物中进行了广泛研究。例如，孕期大鼠低蛋白饮食可致其子代发生高血压及内皮细胞功能障碍，并伴随可检测的表观遗传和

基因表达水平的改变,包括肝脏糖皮质激素受体(glucocorticoid receptor,GR)和过氧化物酶体增殖物激活受体α基因启动子区的低甲基化和相应蛋白的过表达(Lillycrop et al. 2005)。在绵羊中,围产期母体营养不良通过启动子甲基化、组蛋白乙酰化和组蛋白甲基化的改变对下丘脑GR的表观遗传状态产生影响(Begum et al. 2013)。也有越来越多的证据表明,表观遗传机制在调节人类临床相关特征方面的作用。例如,2011年的一项研究报道了新生儿在 *RXRA* 基因启动子中特定CpG位点的甲基化水平与儿童脂肪量之间的等级关联;具有很大效应,至少有25%的肥胖可归因于甲基化水平(Godfrey et al. 2011)。

表观遗传学机制中的几个印记疾病已得到充分确立。人染色体15q11-q13包含一个印记簇,称为Prader-Willi/Angelman综合征(Prader-Willi/Angelman syndrome,PWS/AS)区。这个区域印记的错误导致两种不同的神经系统疾病:PWS和AS。PWS以多种症状为特征,包括肌张力减退、食欲旺盛、肥胖和身材矮小。精神运动发育受到轻度影响,但行为问题明显。AS患者则显示完全不同的表型,以严重的智力低下、语言能力缺乏、自闭症样行为、严重的癫痫和生后小头畸形为特征。PWS是因来自父系的基因表达缺失,而AS是因来自母系的基因缺失(Kalsner and Chamberlain 2015)。

其他印记异常疾病还包括Silver-Russell综合征和Beckwith-Wiedemann综合征,是人类染色体印记区域11p15的缺陷所引起的。

Rett综合征是主要影响女性的一种毁灭性的X连锁的神经系统疾病。患病的女童最初发育正常,但在6~18个月的某个时候出现运动和认知功能退化的体征,如反复磨牙,搓手,有时可见自闭症样行为,最终导致严重的智力残疾。Rett综合征与 *MeCP2* 基因的突变功能丢失相关(Liyanage and Rastegar 2014)。MeCP2的缺失使沉默染色质丢失而另外的相邻染色质活化,干扰了母系印记 *DLX5* 的转录调节(Horike et al. 2005)。小鼠研究还提示在Rett综合征的病理中存在异常的lncRNA转录模式。因此,这个疾病说明了不同的表观遗传机制(在该疾病中的印迹丢失,染色质重塑和ncRNA转录组失调)可能共同作用,引起基因表达的各种紊乱,最终导致疾病表型。

3.6　发育诱导的表观遗传变化的可逆性

发育中的胎儿应对不利的宫内环境所表现出的"可塑性"反应可能是可逆转的。大量的动物研究表明,母亲或出生后的饮食补充和出生后的药物干预,可逆转早期发育中诱导的表型结局(Vickers and Sloboda 2012)。例如,营养不良大鼠后代成年后,特别是在高脂饮食的情况下发生肥胖、高胰岛素血症及高瘦素血症。当给予新生大鼠瘦素干预,可使其体重增长、胰岛素水平及瘦素浓度都达到正常(Vickers et al. 2005)。与表型纠正效应相伴随的,启动子区甲基化水平及过氧化物酶体增殖物激活受体α基因表达也恢复正常,印证了导致任一表型的生理学机制的表观遗传基础(Gluckman et al. 2007)。据报道,膳食补充剂包括甲基供体、抗氧化剂、牛磺酸和n-3脂肪酸,可改善引起表型改变的有害效应。

在大鼠中,产后母鼠护理稳定的变化改变了仔鼠的行为发育和对应激产生的内分泌反应(Anacker et al. 2014)。在生后第一周母鼠的良好照顾可减少子代的恐惧感和减弱应激状态下下丘脑-垂体-肾上腺轴的反应。有趣的是,成年期药物的干预也可通过相关基因,尤其是海马GR基因表达表观遗传学状态的变化改变这些行为反应。处于应激状态的幼仔给予HDAC抑制剂-曲古抑菌素A后,那些较少受到母鼠照护的仔鼠的行为反应与母鼠照护良好的仔鼠更为相似。而甲基供体 *L-* 甲硫氨酸引起相反的效应,使受到母鼠良好照护的仔鼠成年期对应激产生较强的行为反应。因此,这些干预的效应与海马GR的甲基化和表达水平有关。

目前,对发育诱导的表观遗传改变的预防或可逆性仅在动物中进行了研究。然而,表观遗传学机制对于阐明人类疾病发展途径的贡献现在已有很好的认识。来自临床和流行病学领域的新证据越来越支持特定的表观遗传标志可以作为生命后期疾病风险的生物学标志的观点(García-Giménez 2016)。这些预测的临床意义在于可以确定在以后生活中对于慢性疾病易感性增加的个体,并采用合理营养、药物或教育干预等作为预防措施。在生命过程中尤其是出生前和生后早期要尤为谨慎(low et al. 2016)。

参考文献

Adalsteinsson BT, Ferguson-Smith AC (2014) Epigenetic control of the genome—lessons from genomic imprinting. Genes 5:635–655

Anacker C, O'Donnell KJ, Meaney MJ (2014) Early life adversity and the epigenetic programming of hypothalamic-pituitary-adrenal function. Dialogues Clin Neurosci 16(3):321–333

Beaujean N (2014) Histone post-translational modifications in preimplantation mouse embryos and their role in nuclear architecture. Mol Reprod Dev 81(2):100–112

Begum G, Davies A, Stevens A, Oliver M, Jaquiery A, Challis J et al (2013) Maternal undernutrition programs tissue-specific epigenetic changes in the glucocorticoid receptor in adult offspring. Endocrinology 154(12):4560–4569

Bowman GD, Poirier MG (2015) Post-translational modifications of histones that influence nucleosome dynamics. Chem Rev 115(6):2274–2295

Galvani A, Thiriet C (2015) Nucleosome dancing at the tempo of histone tail acetylation. Genes 6:607–621

García-Giménez JL (ed) (2016) Epigenetic biomarkers and diagnostics. Academic, London

Gluckman PD, Lillycrop KA, Vickers MH, Pleasants AB, Phillips ES, Beedle AS et al (2007) Metabolic plasticity during mammalian development is directionally dependent on early nutritional status. Proc Natl Acad Sci USA 104(31):12796–12800

Gluckman PD, Hanson MA, Cooper C, Thornburg KL (2008) Effect of in utero and early-life conditions on adult health and disease. N Engl J Med 359(1):61–73

Gluckman PD, Buklijas T, Hanson MA (2015) The developmental origins of health and disease (DOHaD) concept: past, present, and future. In: Rosenfeld CS (ed) The epigenome and developmental origins of health and disease. Academic, London, pp 1–13

Godfrey KM, Sheppard A, Gluckman PD, Lillycrop KA, Burdge GC, McLean C et al (2011) Epigenetic gene promoter methylation at birth is associated with child's later adiposity. Diabetes 60:1528–1534

Hanson MA, Gluckman PD (2014) Early developmental conditioning of later health and disease: physiology or pathophysiology? Physiol Rev 94:1027–1076

Horike S-i, Cai S, Miyano M, Cheng J-F, Kohwi-Shigematsu T (2005) Loss of silent-chromatin looping and impaired imprinting of DLX5 in Rett syndrome. Nat Genet 37(1):31–40

Iwakawa H-o, Tomari Y (2015) The functions of MicroRNAs: mRNA decay and translational repression. Trends Cell Biol 25(11):651–665

Kalsner L, Chamberlain SJ (2015) Prader-Willi, Angelman, and 15q11-q13 duplication syndromes. Pediatr Clin North Am 62(3):587–606

Lillycrop KA, Phillips ES, Jackson AA, Hanson MA, Burdge GC (2005) Dietary protein restriction of pregnant rats induces and folic acid supplementation prevents epigenetic modification of hepatic gene expression in the offspring. J Nutr 135:1382–1386

Liyanage VRB, Rastegar M (2014) Rett syndrome and MeCP2. Neuromol Med 16:231–264

Low FM, Gluckman PD, Hanson MA (2011) Developmental plasticity and epigenetic mechanisms underpinning metabolic and cardiovascular diseases. Epigenomics 3(3):279–294

Low FM, Gluckman PD, Hanson MA (2014) Epigenetic and developmental basis of risk of obesity and metabolic disease. In: Ulloa-Aguirre A, Conn PM (eds) Cellular endocrinology in health and disease. Elsevier, London, pp 111–132

Low FM, Gluckman PD, Hanson MA (2016) A life course approach to public health: why early life matters. In: van den Bosch M, Bird W (eds) Oxford textbook of nature and public health. Oxford University Press, Oxford

Meller VH, Joshi SS, Deshpande N (2015) Modulation of chromatin by noncoding RNA. Annu Rev Genet 49:673–695

Quinn JJ, Chang HY (2016) Unique features of long non-coding RNA biogenesis and function. Nat Rev Genet 17(1):47–62

Regha K, Latos PA, Spahn L (2006) The imprinted mouse Igf2r/Air cluster – a model maternal imprinting system. Cytogenet Genome Res 113(1–4):165–177

Schubeler D (2015) Function and information content of DNA methylation. Nature 517(7534):321–326

Stepanov GA, Filippova JA, Komissarov AB, Kuligina EV, Richter VA, Semenov DV (2015) Regulatory role of small nucleolar RNAs in human diseases. BioMed Res Int 2015:10

Vickers MH, Sloboda DM (2012) Strategies for reversing the effects of metabolic disorders induced as a consequence of developmental programming. Front Physiol 3:242

Vickers MH, Gluckman PD, Coveny AH, Hofman PL, Cutfield WS, Gertler A et al (2005) Neonatal leptin treatment reverses developmental programming. Endocrinology 146:4211–4216

Weaver ICG, Cervoni N, Champagne FA, D'Alessio AC, Sharma S, Seckl JR et al (2004) Epigenetic programming by maternal behavior. Nat Neurosci 7(8):847–854

先天性畸形与综合征：
新生儿医学的早期诊断及预后

4

Giovanni Corsello and Mario Giuffrè
黄胜黔　谢偲　翻译, 刘玲　审校

目录

摘要

先天性畸形是指在宫内或出生时发现的器官或身体形态发生的缺陷。它既可单独发生,也可同时出现,其在全世界的发生率约为 2%~3%。先天缺陷的发生可能与基因或环境因素相关,也可能是两种因素的共同作用结果。通过先天性畸形和 / 或畸形特征的分类,以及利用细胞遗传学和 / 或分子生物学手段对患者进行家族史和妊娠史的相关研究,可能有助于专家对新生儿患者进行正确的评估和管理。

4.1　要点

- 先天性畸形是形态上的缺陷,可以根据临床表现,病原学及致病机制进行分类。
- 对于患有先天性疾病及其综合征患儿的父母及亲属而言,整个治疗过程复杂、持久且充满挑战性。
- 先天性畸形的诊断、治疗和随访需要由不同专家组成的多学科团队共同参与。
- 随着诊断和治疗技术的不断进步,许多先天性畸形患者的生存率和生活质量已经得到提高。
- 医疗费用及资源分配情况决定了先天性畸形患儿的生存情况。

4.2　引言

遗传咨询在现代被定义为集先进医学、伦理性思考以及移情过程的一门综合性学科。这种多样化的定义使我们能够更好地认识新生儿先天性畸形疾病,同时也强调了临床医生所面临的一些关键问题,即他们需要在患儿出生后,甚至产前就尽快开始治疗。现代化的诊疗工具和医疗资源可以帮助我们更好地识别先天性畸形,同时降低患者的长期发病率和死亡率。而预期寿命的提高,使得多学科参与的、综合性医疗保健成为先天性畸形患者目前最为关注的一个问题。

4.3　分类

临床上定义有功能障碍的先天性畸形为重型,通常需要药物和手术治疗。没有功能性障碍,同时也不需要药物干预者为轻型,出生时发生率低于 4%,但出生时表型变异的发生率较高。通常情况下,大的发育畸形与微小的异常通常同时存在,一些孤立的缺陷也可能与其他异常有关,只是在患儿出生时临床上尚未表现出来。

根据病因的分类,畸形分为原发性和继发性(发育中断)和形态变异(表 4.1)。原发性畸形指由于胚胎基因变异导致的形态学发育异常;发育中断指由于环境因素的影响改变了正常的胚胎发育进程,而导致的发育异常,包括大的发育缺陷或细微的畸形。继发性畸形可由生物的、化学的、代谢的以及物理的等各种因素引起;胚胎形态变异通常是指胚胎发育过程中胎体受到一个或多个机械的压迫所致,包括羊膜系带、双胎妊娠、子宫畸形及肿瘤。

多发性畸形又分为:综合征、序列征、关联征或发育不良。综合征是指所有的结构缺陷是由一个单一的病因引起,这个病因可以是基因的,也可是环境因素导致的;序列征是由一个启动因素导致的一系列具有因果关系的发育异常,因此,一个主要的缺陷可能导致一些继发的缺陷,且在发生时间和致病原因上有关联。联合畸形常常呈散发,指一些多发的发育异常,但在病因和发生机制上没有相关性。

近些年来一些专家发现,在胚胎细胞形成早期由于基因和环境因素造成的胚芽损害,导致了看似不相关的组织和器官出现明显缺陷。胚芽在妊娠前 4 周主要是确立胚胎的体轴、方位以及形成原始神经管和胚层。一些协会以首字母缩写来命名这些畸形,如 VACTERLS(椎体发育异常、肛门直肠闭锁、心脏畸形、气管食管瘘、食管闭锁、肾脏畸形、肢体畸形、单脐动脉)和 MURCS(缪勒管发育不良、肾脏发育不良、肢体发育异常)。发育异常是指机体特定组织的结构改变,这种改变通常来源于相应的基因位点突变导致的编码蛋白质错误。

表 4.1　先天性畸形的病因分类

原发性（遗传因素）	继发性（环境因素）
染色体畸形	生物制剂
数值	病毒
多倍体	巨细胞病毒
多染色体	风疹
单倍体	疱疹病毒
结构性	细菌
缺失	梅毒螺旋体
复制	寄生虫
插入物	弓形虫
易位	化学药剂
单基因的	毒品
点突变	抑制成长的
无义突变	抗痉挛药
错义突变	抗生素
移码突变	物质滥用
动态突变	酒精
三倍放大	抽烟
表观遗传调控	可卡因
印记缺陷	阿片类药物
单亲二倍体	代谢条件
多基因的	高血糖, 高胰岛素血症
羊水过少	高苯丙氨酸血症
子宫畸形	雄激素过多症
	物理因素
	电离辐射
	电磁辐射
	血管破裂
	锁骨下动脉血管破裂
	双生分裂序列
	机械原因（变形）
	羊膜带
	孪生
	子宫肿瘤

4.4　临床注意事项

先天性畸形患儿在出生后首先需要明确诊断（Wiedemann et al. 1992；Twining et al. 2000），以确保给予其适合的临床治疗方案，并向其父母解释可能存在的预后及面临的问题。鉴于相似的临床表现可由不同的病因导致（Donnai and Winter 1995；Jones 1997），因此疾病的诊断就变得相当困难，从而往往需要提供大量的相关信息作为依据。诊断过程通常包括取得正确的病史，尤其是对疾病情况的描述，并选择恰当的影像学及实验室检查等。信息技术推动了计算机系统的发展，从而提升了诊断的准确性。根据家族史需绘制出针对该疾病的所有家族成员系谱图，并详细询问妊娠的高危因素（血缘关系史、复发性流产史、死胎史、父亲和／或母亲高龄妊娠史），受孕前母亲的身体状况（感染、代谢性疾病、糖尿病、毒品及酒精接触史）及妊娠过程。表型分析的目的是对结构性缺陷（孤立出现还是合并出现，主要缺陷还是次要缺陷）的识别和描述（用文档或者图片的形式），应包括与遗传综合征相关的临床描述，比如发育迟缓、生长受限、性分化以及青春期发育障碍。

4.5　遗传咨询和产前咨询

遗传咨询在现代被定义为集先进医学、伦理性思考以及移情过程的一门综合性学科（Barry 2015），它包括与一个家庭（通常是父母）进行沟通的非定向过程，以提供相关信息并帮助其为患有基因缺陷的患者做出深思熟虑的、负责任的和合理的决定。对于被咨询者而言，确定先证者诊断，掌握最新进展，了解治疗预后，认识疾病遗传方式并知晓其产前诊断的可能性等能力十分重要。决定是否需要遗传咨询的主要因素，是家庭中是否存在先天性畸形或遗传疾病的先证者，以及父母的危险因素（血缘关系史、高龄妊娠史、复发性流产史及突变携带者）。如果该疾病病因是复杂的（如基因和环境因素的共同作用导致），只能基于特定人群的患病情况，或是生育年龄、受累患者数量及家庭亲缘关系等考虑该疾病的复发风险。对于单基因疾病，可以利用孟得尔遗传定律（常染色体显性基因隐性遗传、伴性遗传），估计家族中再次患病的概率以实现早期诊断。如果是孟德尔遗传的单基因疾病（常染色体显性/隐性遗传、伴性遗传),则必须向家庭解释该病的相对复发风险,并告知其需要进行可靠的早期诊断(妊娠前期、妊娠期及新生儿期)。近些年来,对复杂遗传机制(基因组印记、二倍体、三倍体扩增)的鉴定增加了可提供遗传咨询疾病的数量。

4.6 联合畸形

联合畸形通常是偶发的,再发风险低。环境(酒精、药物、母亲糖尿病)、染色体和单个基因的异常都会影响胚胎的发育,而基因背景可能增加个体对环境因素的易感性。

4.6.1 VACTERLS 联合畸形

VACTERLS 联合畸形是以该缩写词所概括的部分或全部缺陷为特征,包括脊柱畸形、肛门直肠闭锁、心脏畸形、气管食管瘘、食管闭锁、肾脏畸形、四肢畸形、单脐动脉等。气管食管瘘和肛门直肠畸形需要在新生儿期行手术治疗。最常见的心脏畸形是室间隔缺损;四肢畸形包括桡侧发育异常(桡骨、拇指发育不全和或重复)、多指/趾及并指畸形。其他畸形包括产前和产后的生长发育受限、听力障碍及外生殖器畸形等。VACTERLS 联合畸形通常是散发的,再发风险低,在糖尿病母亲的后代中更为常见。在一些阻塞性脑积水患者中,常染色体隐性遗传的基因突变已被证实。因为在生产前机体的缺陷很难被明确,因此产前诊断具有挑战性。治疗重点在于出生后立即对特定的先天性畸形(通常是肛门闭锁、食管闭锁和某些类型的心脏畸形)进行手术矫正,并针对其后遗症长期内科治疗。有些患者会终生受到畸形的影响(Solomon 2011;Shaw-Smith 2006),但如果能够获得最佳的手术矫正机会,预后可能相对较好。大多数患者可能表现为发育迟滞和神经运动障碍,但仍保存有正常的认知能力。

4.6.2 糖尿病母亲的患儿

糖尿病母亲的患儿在临床上患先天性畸形的发病率更高,是正常人群的 2~4 倍。其中,对于胰岛素依赖的 1 型糖尿病母亲的患儿,其畸形的发生风险更高,畸形发生同时也与母亲血糖,尤其是围产期血糖的控制情况紧密相关。这些缺陷的发病机制涉及

几个因素:高血糖、参与分化蛋白质的高糖基化、慢性缺氧、红细胞增多症/高黏血症和乳酸性酸中毒(Mitanchez et al. 2015),它们相互作用并阻碍胚胎发育,包括影响中轴及器官的对称。所有类型的畸形(骨骼、心脏、肾脏、胃肠、中枢神经系统)均在糖尿病母亲所生的婴儿中更加常见,同时还可能出现一些特殊类型的畸形,如尾端发育异常。该病特征是来源于尾端的中胚层发育障碍,其以椎体、泌尿生殖系统和肠道结构缺陷为主,临床表现多样,包括存在复杂血管畸形的并腿畸形(美人鱼综合征)。此外,虽然胎盘微血管病变可能导致胎儿宫内生长受限,但也可能由于高胰岛素血症而形成巨大儿。

4.7 序列征

畸形序列征或由遗传因素和环境因素引起。畸形序列征累及这些器官和系统(表 4.2)。

表 4.2 主要畸形序列征

名称	累及发育部位及相关器官
前脑无裂畸形序列征	心前区中胚层,前脑囊泡,嗅脑,眼眶,鼻,前颌骨
视中隔发育不良综合征	视神经交叉,脑下垂体
皮埃尔·罗班序列征	下颌骨,口咽区
先天性胸肌缺失综合征	胸肌,上肢
先天性颈椎融合畸形	颈椎
波特综合征	肾脏,尿道,肺,四肢,面部
梅干腹综合征	尿道,腹壁
膀胱-泄殖腔外翻	脐周中胚层
罗基坦斯基氏病	副中肾管
并腿畸形	骶尾中胚层
尾部退化综合征	骶尾中胚层
胞膜先破	中轴,肢体变形,面裂
胎儿运动功能丧失畸形序列征	多个身体部位
双胞胎错位序列征	多个身体部位

4.7.1 前脑无裂畸形序列征

前脑无裂畸形序列征是指由于前脑囊泡和周围中胚层中间部分的发育缺陷,导致新生儿在出生时

表现为广泛的脑缺损及颅面中位缺失。

该病包括 3 种解剖畸形(无脑叶型、半脑叶型、脑叶型)和 4 种临床变异表型(独眼畸形、猿头畸形、猴头畸形、前颌骨发育不全)。临床上评估该病必须行中枢神经系统成像,以确定患者的完整表型。中枢神经系统缺陷的严重程度是决定该疾病高致死率和早期致死率的主要原因。如果表型表达不完全,则患者生存期可能更长,这通常与相关神经系统障碍有关。为了确定其为染色体显性遗传,必须调查患儿的父母及亲属是否存在该序列征的次要症状(眼距过窄,单中位切牙)(Dubourg et al. 2011;Lami et al. 2013)。

病因各不相同,从染色体异常(如 13- 三体)、已知的综合征(如史 - 莱 - 奥综合征综合征、CHARGE 综合征)到环境因素(妊娠期母体糖尿病或低胆固醇血症)。在非染色体非综合征的全前脑序列中,至少有 14 个基因受牵连:4 个主要的基因:*SHH*、*ZIC2*、*SLX3*、*TGIF* 和 10 个小基因。对 4 个主要基因进行的常规分子分析发现,突变检测率为 25%。阵列 CGH(比较基因组杂交)分析显示在前脑无裂畸形(Winter et al. 2015)中有 22% 的微小重排。然而,潜在的遗传机制相当复杂,有待今后进一步研究明确,但综合征的发生系多种因素导致,散发病例家族的再发生风险在 6% 左右。

4.7.2 皮埃尔·罗班序列征

皮埃尔·罗班序列征(Pierre Robin sequence)是下颌骨及其周围口咽区的发育缺陷。其特征为下颌微微后缩、腭裂和功能性障碍(吞咽障碍、呼吸困难)。中胚层缺陷可导致原发性腭裂(呈 V 形),此外,如果下颌弓发育不全,使舌位固定在腭突之间,从而造成上腭中线融合缺陷,亦可继发性地出现腭裂(呈 U 形)。呼吸道阻塞是由舌后坠和原发性咽部狭窄(继发于神经嵴细胞的迁移失败)引起的。该序列征具有多种表现方式,即可单独存在,亦可作为复杂综合征的一部分出现(del 18q,Stickler syndrome,del 22q11,etc.)。以上的各种情况均可影响预后(Thouvenin et al. 2013)。新生儿可能需要长期的呼吸和 / 或营养支持及住院和随访治疗,严重者需接受颌骨牵引手术以改善预后。

4.7.3 波特序列征

波特序列征(Potter sequence)是由于妊娠早期胎儿排尿不足或严重减少引起,可能继发于双侧肾脏发育不全(后肾胚芽细胞分化缺陷)或其他肾脏和尿道畸形。由于胎儿尿量减少而导致羊水不足(无羊水或羊水量减少),进一步引起胎肺发育不全,患儿出生时即出现呼吸困难,并伴有面部畸形(鼻突出和面部扁平)。与此同时,胎儿在宫内的活动减少,可出现畸形,尤以下肢常见且严重。当该病的基因完全表达时,严重的肾脏及肺损伤是患儿围产期高死亡率的主要原因(Shastry et al. 2012)。产前超声诊断可发现肾脏畸形、羊水过少和其他相关畸形。波特序列征通常是散发性的,其病因异质性和复发风险约为 3%。该序列征可能偶尔与其他更为复杂的综合征缺陷(如美 - 格综合征:枕部脑膨出、肾囊性疾病、多指 / 趾畸形、常染色体隐性遗传疾病)有关。

4.7.4 梅干腹序列征

梅干腹序列征(Prune Belly sequence;又称腹壁肌肉缺如序列征)依据患病新生儿腹部的外观特征(皮肤皱褶,也称为"松弛腹")而被命名。该序列征可能与泌尿生殖道的各种缺陷有关,包括近端尿道(尿道发育不全、泄殖腔存留、尿道狭窄、后尿道瓣膜症)(Smolkin et al. 2008)。尿道梗阻导致了羊水量减少(可能继发 Potter 序列征),尿液积聚在近端肾小管内,从而造成泌尿系统实质性损伤(膀胱扩张、双侧输尿管扩张和肾积水)。膀胱肥大和扩张可能会影响男性腹壁肌肉和横膈膜的发育以及阴囊内睾丸的迁移(隐睾症)。由于腹壁肌肉发育不良,通过薄弱腹壁可见肠襻,从而使腹部在视觉上变成深紫红色(梅干色)。胎儿膈肌缺如和羊水过少可导致肺发育不全和出生时严重的呼吸窘迫。虽然可以通过超声检查进行产前诊断,但孤立性肾囊性疾病和梗阻性尿路疾病的鉴别将会是比较困难的。产前膀胱导尿可辅助尿液流入羊膜腔,但患儿出生后亦必须进行手术以实现解剖上的矫正。

4.8　综合征

4.8.1　染色体畸形

染色体畸形在活产婴儿中的总发生率估计为 1：170 左右，如果包含了因为胚胎发育过程中的损害而导致的自发性流产及胎儿死亡，则该病比例在孕期更高，大约有 50% 的自发性流产存在染色体结构的异常。染色体异常包括常染色体和 / 或性染色体结构及数量上的异常。数量异常发生在合子形成前（减数分裂时染色体不分离，通常与母亲年龄有关），也可在合子形成后，即正常或异常的染色体以不同比例存在于细胞内（嵌合体）。结构异常可能发生在减数分裂染色体重排之前，也可能从携带无症状性染色体平衡易位的其中一位亲体中遗传得到。

4.8.1.1　唐氏综合征（21- 三体综合征）

唐氏综合征（Down syndrome）是出生时最常见的染色体畸形（约 1：700），它是由于 21 号染色体为三倍体所致。在多数情况下（95%），其继发于亲体减数分裂时 21 号同源染色体未分离，少数见于罗伯逊异位，或见于合子形成后在有丝分裂时姐妹染色体单体不分离（嵌合体表现为更加轻型的表型）。该病的发病率与母孕期年龄有关（在 20 岁时发病率为 1/1 500，45 岁时上升到 1/28），尽管当父母双方中的一人携带平衡易位时子代患病风险有增加，但其总体再发风险率不高（大约为 1%）。患该病者在出生时即有典型的表现：主要的面部特征包括布鲁什菲尔德点（虹膜中间区域灰 - 白色斑点）、眼裂上斜、内眦赘皮、小鼻、小嘴胖舌、面部扁平、枕部扁平呈平头畸形、小耳且耳位低、颈短且有颈璞。新生儿通常有关节韧带松弛且肌张力低下，贯通掌及小指内弯也十分多见。常见的脏器组织畸形包括先天性心脏病（房室管畸形、室间隔缺损、法洛四联症）、十二指肠狭窄或闭锁、先天性巨结肠、甲状腺功能减退及泌尿道畸形。因为该病患者常合并发育迟缓、智力低下、生长缓慢、自身免疫性疾病、免疫缺陷及白血病，因此长期跟踪随访十分关键（Karmiloff-Smith et al. 2016）。目前在教育、医疗检查及多学科合作追踪的不断发展下，患者存活率及生活质量都等到了提高。

4.8.1.2　爱德华兹综合征（18- 三体综合征）

爱德华兹综合征（Edwards syndrome）是 18 号染色体为三倍体所致，少数情况下为嵌合型或与其他染色体畸形相关的断裂异位型。因为很多患该病胎儿在妊娠时出现自发性流产，故该病在出生时的发生率约为 1：8 000。新生儿表现为严重的胎儿宫内发育受限，枕骨凸出并长头畸形，低位畸形耳，下颌发育不良，手指屈曲，示指与中指重叠、贯通掌和摇篮底足。联合畸形（心脏、肾脏、肠道及中枢神经系统）多见，且是严重不良预后和新生儿高死亡率的主要原因（Wu et al. 2013）。

4.8.1.3　帕托综合征（13- 三体综合征）

帕托综合征（Patau syndrome）是 13 号染色体为三倍体所致，少数情况下为染色体异位型，嵌合型罕见。它在初生儿中的发病率为 1/10 000。患儿常表现为宫内发育迟缓、头颅小且呈三角形、部分头皮缺失、唇裂或腭裂、眼球小、眼距宽或独眼（其出现与脑畸形有关）、多指 / 并指畸形、手指屈曲、通贯掌、摇篮底足及隐睾，其他脏器畸形也较常见（心脏、肾脏）。完全表型者通常在出生后 1 月内死亡，其余症状者（嵌合型）可存活，但常伴有严重的生长发育缺陷（Wu et al. 2013；Barry et al. 2015）。

4.8.1.4　4 号染色体短臂末端亚端粒缺失综合征（4p- 综合征）

该病罕见，为 4 号染色体短臂末端缺失所致。患有该病的新生儿常有宫内发育迟缓、肌张力减低、严重的小头并短头畸形、突出的低平鼻、向下弯曲的嘴、弓形腭、小下颌、眼距过宽、眼裂下斜、虹膜缺损以及低位的大耳。心脏、肾脏及骨骼畸形常见。染色体缺失的多少决定了表型的严重程度及新生患儿的死亡率。重型表现为严重的宫外发育迟缓和神经系统发育迟滞。

4.8.1.5　猫叫综合征（5p- 综合征）

猫叫综合征是第五号染色体短臂部分缺失所致，因新生儿喉软骨发育不全，故而以呈高调的，像猫一样的哭声为特征而命名，该哭声会在出生第一个月后消失（Rodríguez-Caballero et al. 2012）。其他表现包括小头畸形、圆脸、眼距过宽、小颌畸形、内眦赘皮和低位耳。该病患儿在出生后不久即有肌张力低下，而后转变为肌张力亢进和严重的发育迟缓。

4.8.1.6　嵌合型 8- 三体综合征

第八号染色体为完全的三倍体在人类中罕见，它更多是以嵌合体形式存在。嵌合型 8- 三体综合征表现为舟状头、大关节融合、畸形足、膝盖骨缺失或发育不良、蜘蛛脚样指 / 趾、短指 / 趾。深手 / 脚掌纹（图 4.1）是婴儿期诊断该病的特征性体征，而后随着年龄增长逐渐消退（Biesecker and Spinner 2013）。面部最明显的体征是下唇明显外凸及小下颌。通常情况下该病患者存在轻微的智力低下，部分表型不明显可不被发现。

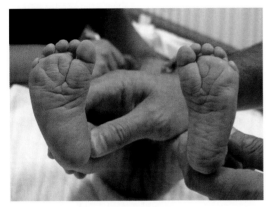

图 4.1　嵌合型 8- 三体综合征的新生儿，手掌 / 脚掌掌纹深

4.8.1.7　先天性卵巢发育不良综合征

先天性卵巢发育不良综合征是指性染色体为单倍体的先天性畸形，在人群中较为常见，出生时的发病率为 1/2 500。X 染色单体决定其核型，其中 50% 为完全缺失，20% 为部分缺失。该病嵌合体常见（30%），临床表现可不典型。在新生儿时期，可根据患儿的手足淋巴性水肿（图 4.2）、指甲发育不良，

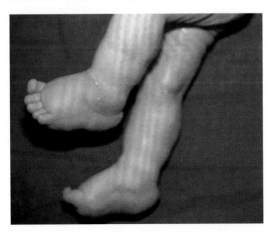

图 4.2　先天性卵巢发育不良综合征患儿脚部淋巴水肿

颈璞，向下的大嘴、外耳道发育畸形及左心室输出性疾病（主动脉缩窄、左心室发育不全）作出疑似诊断，此外，妊娠期可有囊状水瘤病史。患者的临床表现随着年龄增长而改变，出现以下特征性体征：身材矮小、短颈、后发际线低、盾形胸、肘外翻、底 4 掌骨短、原发性闭经、第二性征缺失及内分泌不足导致的性腺发育不良。该病虽不影响预期寿命，但仍需长期行激素治疗并随访（出生前十年使用生长激素，青春期后必须予雌激素治疗以促进身高生长，同时保持月经周期）（Blum et al. 2013）。

4.8.1.8　迪格奥尔格综合征（DiGeorge syndrome）

先天性胸腺发育不全综合征，亦称为 22q11.2 微缺失综合征，是较为常见的染色体疾病，以心脏畸形、腭发育畸形、面部畸形、发育迟缓及免疫力下降（McDonald-McGinn and Sullivan 2011；Botto et al. 2003）为特征。该病既往被缩写为 CATCH22 ［Cardiac abnormality，Abnormal face，Thymic hypoplasia，Cleft palate，Hypoparathyroidism，chromosome 22 microdeletion（心脏畸形、异常面容、胸腺发育不全、腭裂、低钙血症、第 22 号染色体微缺失）］。

心脏畸形主要为圆锥动脉干畸形（主动脉弓中断、共同动脉干及法洛四联症）。当存在染色体臂结构异常时，可出现免疫系统紊乱（T- 细胞缺乏）和甲状旁腺发育异常，导致血清钙水平降低。在新生儿时期该病表现为低血钙、颅面畸形（小下颌、腭裂、前倾的鼻孔、低位耳）及心脏圆锥动脉干畸形。若为完全表型，则患儿在 X 线检查下无胸腺影。多数情况下，该综合征是指常染色体 22q11.2 区域存在 3Mb 的片段缺失，非典型患者多为基因关键区域的异常：TBX1 基因在内的片段缺失可能与心脏、甲状旁腺、胸腺和面部外观的形成有关。22q11.2 区片段缺失者临床表现不同，这被认为是由于 22q11.2 等位基因以外者或其他染色体的基因改变所致。根据临床检验和相关的异常表现可做出该病的初步诊断，但最终确诊还依赖于荧光原位杂交技术（fluorescence in situ hybridization，FISH）、多重连接探针扩增技术、比较基因组杂交技术、全基因组单核苷酸多态性阵列技术（Hacıhamdioğlu et al. 2015）等检测手段。

4.8.2　单基因疾病

单基因疾病是单个基因突变所致，遵循孟德尔

遗传定律。在多数情况下,基因型与表型的关系可不匹配,不同疾病可能是由于同一种基因的不同突变或不同基因的突变所导致(遗传异质性)。在同一家族中,由于其他基因和/或环境的作用,同一种突变可能导致不同的表型(表型变异)。此外,表观遗传因素(如 DNA 甲基化)及基因亲本起源(基因组印记)亦可作用于分化过程而改变基因的表达。

4.8.2.1 德朗热综合征

德朗热综合征(Cornelia de Lange syndrome,CdLS 综合征)在新生儿中的发生率约为 1/10 000,系散在发病,已经发现该综合征与染色体配对过程中诱发的基因突变有关。*NIPBL* 基因(定位于 5p13.1)是该病的主要致病基因,50% 患者都存在该突变。此外,近期研究认为该病为常染色体显性或伴 X 染色体连锁遗传,*SMC3*、*RAD21*、*SMC1A* 和 *HDAC8* 基因突变亦与该病发生有关。该病新生儿具有特殊的面部特征[小短头畸形、前后均低的发际线、一字眉、小且低平的鼻梁、鼻孔前倾、长人中、"鱼嘴样"口、上颌前突、低位耳(图 4.3)],同时存在宫内及宫外的发育迟缓、毛发过多及上肢畸形(肢体短小,包括海豹肢症、肘部伸展受限、通贯掌、并指/趾)(Bhuiyan et al. 2006;Ramos et al. 2015),泌尿生殖器、心脏及肠道畸形同样常见。多数患者合并生长发育迟缓、感染、喂养困难和神经系统紊乱(癫痫、运动及语言发育迟缓),需要长期多学科就诊及家庭的支持。

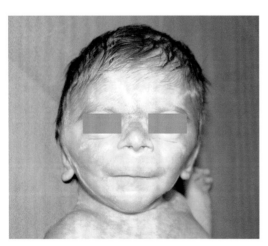

图 4.3 典型的德朗热综合征面容,表现为一字眉、小且低平的鼻梁、鼻孔前倾、长人中、"鱼嘴样"口

4.8.2.2 鲁宾斯坦 - 泰比综合征

鲁宾斯坦 - 泰比综合征(Rubinstein-Taybi syndrome,RSTS)以智力受损、面部畸形和宽大的手/脚指(趾)为主要特征,在临床上极为少见,在常规细胞遗传学检测中偶见染色体异常。*CREBBP* 和 *EP300* 是至今为止已知的与 RSTS 相关的两个基因。约 10% 的 RSTS 患者利用 FISH 技术检测出 *CRRBBP* 基因微缺失,另外 40%~50% 利用序列分析技术检测出 *CRRBBP* 基因致病突变,3%~8% 患者检测出 *EP300* 基因致病突变(Schorry et al. 2008;Pagon et al. 1993)。通过对家庭患病人员的分析,该病已被证实为常染色体显性遗传。RSTS 的诊断主要依赖于临床表现,最主要的颅面部特征(图 4.4)为小头畸形、前额凸起、勾型鼻、内眦赘皮、斜视、上颌骨发育不全、拱状腭以及外耳道畸形。患者可同时有手足畸形(拇指末端膨大,拇趾向内侧偏斜、弯曲或多指)、体毛增多、骨骼畸形(脊柱及骨盆)、心脏疾病(隔膜缺失、动脉导管未闭)以及泌尿生殖系统疾病(尿道下裂、隐睾)。随着年龄的增长,生长迟缓、骨龄落后和严重的智力发育迟滞将会愈加显现出来(Pagon et al. 1993)。

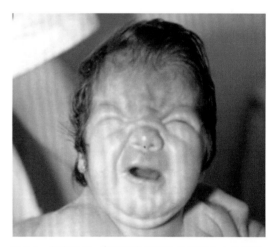

图 4.4 鲁宾斯坦 - 泰比综合征新生儿表现为小头畸形、前额凸起、眼裂下斜、鼻梁低平、勾型鼻、内眦赘皮及上颌骨发育不全

4.8.2.3 马方综合征

马方综合征(Marfan syndrome)是包括骨骼、眼和心血管在内的数个先天性结缔组织系统缺陷为特征的疾病,由编码原纤维蛋白 -1 的 *FBN1* 基因(15q21.1)杂合突变所致,该蛋白是胶原蛋白的组成成分(Tiecke et al. 2001)。基因型分析已经证实,

TGFBR2 基因定位于第 3 号染色体,编码转化生长因子 β(TGF-beta)受体。该病为常染色体显性遗传,常有多种临床表现。大约 25% 的病例为散发性,这与父亲年龄增长而导致的新生突变有关。新生儿表现为蜘蛛脚样指趾、肌肉张力减低、疝气,以及鸡胸或漏斗胸。心脏畸形包括二尖瓣脱垂和主动脉畸形(主动脉根部扩张和主动脉瘤)。在新生儿时期既有很明显表型的患者(新生儿马凡综合征)有极高的早期死亡率。骨骼和心脏疾病通常在成长的过程逐步加重(脊柱后侧凸、进行性大动脉扩张、主动脉夹层),眼睛症状也会进展(晶状体异位,早期青光眼)(Loeys et al. 2010)。

4.8.2.4 努南综合征

努南综合征(Noonan syndrome,NS)发生率相对而言较高(1/2 000),表型特征与 Turner 综合征(男性 Turner,假性 Turner)相似。接近 50% 的患者发病与 *PTPN11* 基因(12q24.1)的错义突变有关,该突变导致非受体蛋白酪氨酸磷酸酶 SHP-2 蛋白活性增加。近期研究已证实,一部分 NS 患者中有来自 RAS-MAPK 途径的基因突变(*KRAS*、*SOS1* 和 *RAF1*)。对于疑似诊断 NS 的病例,推荐采集血样进行基因突变分析。无论如何,该病的诊断要以分子学为基础,包括散发或家族遗传性病例在内,至少 75% 的患者可以通过筛选已知致病基因确诊(Roberts et al. 2013)。该病为常染色体显性遗传,患者的父母通常有较轻微的临床症状。新生儿表现为眼距过宽、眼裂下斜、低位耳伴耳轮增厚、颈璞、胸骨变形而致的盾状胸和水肿(图 4.5)。心脏疾患

主要为包括肺动脉流出道疾病(肺动脉发育不良及狭窄、瓣膜增厚及可动性减少)。其他表现为男性隐睾及凝血功能障碍,这是由于促凝血作用的血小板减少和缺乏所致。婴儿期以后,其他临床特征开始显现:生长发育迟缓(身材矮小和骨龄落后)、三角脸、轻度的精神运动异常及智力低下(Ferrero et al. 2008)。该病的鉴别诊断包括先天性卵巢发育不良综合征、心脸皮肤综合征、水痘综合征、1 型神经纤维瘤病和美洲豹综合征。患者的预期寿命与心脏疾病的严重程度相关。

4.8.2.5 普拉德 - 威利综合征

普拉德 - 威利综合征(Prader-Willi syndrome)是由父源基因在 15q11-q13 区域表达失败所决定的。这些基因因受到母系印记(DNA 甲基化)的影响,从而失去了母源复制转录,仅保留功能性基因单体(仅表达父源拷贝),从而造成父系 15 号染色体的微缺失(70%~75%)、母源单亲二倍体(25%~30%)或印迹中心缺陷(1%)。甲基化检测几乎可以识别所有患者;FISH 和微卫星 DNA 分析技术可揭示微缺失和母体 UPD(单亲二倍体)。普拉德 - 威利综合征新生儿(图 4.6)患者常有先天性肌张力减低、产前胎动减少史、杏仁眼、面部表情减少,双颞缩窄而致的长头畸形、杏仁眼、眼裂上斜、向下弯曲的小嘴、薄上唇、手脚小、生殖期发育不全和男性隐睾症(Gunay-Aygun et al. 2001)。呼吸肌、口面部肌和咽食管肌的肌张力减退可造成不同程度的呼吸和进食困难(吸气和吞咽困难),这些症状在出生时就存在,随着年龄增长逐渐好转。出生一年后,该病临床表现

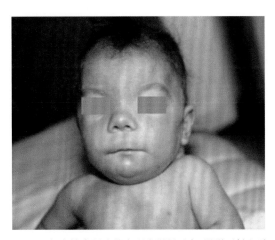

图 4.5　努南综合征患儿表现为眼距过宽、眼裂下斜和盾状胸

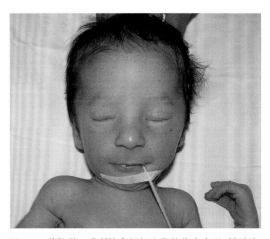

图 4.6　普拉德 - 威利综合征新生儿的临床表现:低平脸、双颞缩窄、杏仁眼、向下弯曲的小嘴及薄嘴唇

发生变化,其特征为食欲过盛、肥胖、睡眠障碍、身材矮小、性腺功能减退、轻度至中度智力障碍和言语迟缓。该病使用生长激素治疗可行,目前已有报道获得了较好的临床疗效(Wolfgram et al. 2013)。

4.8.2.6 贝-维综合征

贝-维综合征(Beckwith-Wiedemann syndrome,BWS)是一种散发性疾病,由11p15区域中协作基因之间的平衡改变导致。该综合征的遗传机制很复杂,涉及一些编码重要生长因子和受体的印迹基因。在BWS患者中已报道了各种基因型异常,例如父本区域11p15的微复制,母本区域的微缺失,11号染色体的突变和父本单亲二倍体。分子亚组与不同的复发风险和临床发现(如肿瘤风险)相关(Weksberg et al. 2010)。

患病新生儿的主要临床特征(图4.7)为脐膨出、巨舌症和巨人症(EMG综合征)。其他临床特征包括内脏肥大,肾上腺皮质细胞肥大,肾髓质增生,耳朵的耳蜗和耳郭的典型线性凹陷,生命初期的低血糖症和肢体肥大。产前诊断通过超声检查可发现脐膨出和过度生长。虽然推荐可对11p15区进行详细

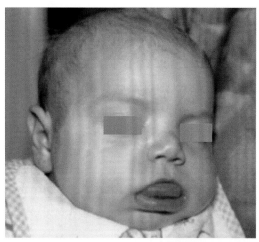

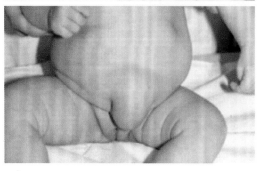

图4.7 脐膨出、巨舌症和巨人症

的分子细胞遗传学分析,但新生儿的诊断仍基于临床表现。随着年龄的增长,过度生长和巨人症趋于消失,但是恶性肿瘤(维尔姆斯瘤,肾上腺癌,肝母细胞瘤)的风险增加。

4.8.2.7 Silver-Russell综合征

Silver-Russell综合征是一种具有遗传异质性的散发性疾病。多数案例是散发的,在10%的患者中观察到了母亲的7号染色体单亲二体性。大约30%的病例显示出位于19p15印迹区域的H19基因的甲基化不足。甲基化不足大多数情况下是由表观遗传机制或基因组微观重排(例如该区域的母体微复制)引起的。因该病没有特异性生物学检查,故主要通过临床表现诊断,但可通过使用甲基化特异性PCR,微卫星分型,甲基化特异性MLPA和/或CGH阵列检测潜在的分子异常来确认该病(Abu-Amero et al. 2008;Eggermann et al. 2011)。患病新生儿的主要特点是:严重的宫内生长受限,颅骨正常发育(假性脑积水外观),宫外发育迟缓,特殊面容(三角形脸和前额宽),身体不对称,以及各种轻度畸形(如小指头畸形和齿状畸形)。表型在儿童期和青春期逐渐发生变化,面部特征和不对称性通常随着年龄的增长而变得更加微妙。为了提高成人最终身高,生长激素的治疗是必不可少的。

4.8.2.8 戈尔登哈尔综合征

戈尔登哈尔综合征(Goldenhar syndrome)涉及眼、耳和椎骨的一系列畸形,椎骨的畸形受病因异质和表型高度可变的影响(Gorlin et al. 1990)。出生时的患病率约为1/5 000。尽管已经报道了一些具有常染色体显性遗传的家族,但大多数病例都是散发的。戈尔登哈尔综合征起源于第一和第二对鳃弓发育时血管破裂导致的相关器官和组织的畸形。缺陷往往是单侧的,糖尿病母亲的后代发病率也有所增加,其他的胚胎发育障碍也是如此。患该病的新生儿表现出多个颅面畸形(图4.8):单侧面部畸形,同侧外耳畸形(耳前标识:外耳道闭锁,外耳郭大小和形状异常),上睑皮层样皮瘤和舌状皮瓣上眼睑。此外,可能会伴有颈椎畸形(半椎、融合、节段性发育不全),腭裂,胆道闭锁,心脏、肾脏和中枢神经系统缺损。因此必须尽早评估听觉功能,以确保言语和认知的发展(Paludetti et al. 2012)。

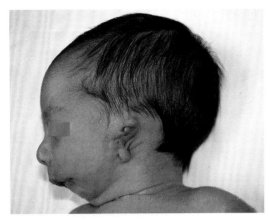

图 4.8 戈尔登哈尔综合征婴儿的半面部纤毛弥散和外耳道闭锁

4.8.2.9 史 - 莱 - 奥综合征

史 - 莱 - 奥综合征（Smith-Lemli-Opitz syndrome）是一种罕见的（1/30 000）常染色体隐性遗传病，由 *DHCR7* 基因（11q13.4）突变导致 3β- 羟基甾醇 -δ7- 还原酶不足，使得胆固醇的前驱物 7- 脱氢胆固醇（7DHC）无法转化为胆固醇而引起（Wassif et al. 1998；Porter 2008）。从孕期开始，酶缺乏导致内源性胆固醇及其衍生化合物（性类固醇，髓鞘的成分和细胞膜）严重缺乏。患该病的新生儿表现为宫内生长受限、严重的低张力、小脑颅、高前额、眼睑下垂、前倾鼻孔和小颌畸形。可能还伴有其他特征，如胼胝体发育不全、腭裂、第二和第三趾并趾畸形、先天性心脏病和肝功能不全。男性患者通常有尿道下裂、小阴茎、隐睾，有时因产前雄激素缺乏而出现不同程度的生殖器的两性不清。该病的诊断主要通过检测血浆或组织中的低胆固醇和高 7DHC 水平，并通过 DHCR7 序列分析进行确认，从而确认高危夫妇的产前诊断。病情会随着年龄的增长而恶化，并且伴有严重的精神运动迟滞。针对有症状的患者进行管理，大多数患者都通过补充饮食中的胆固醇进行治疗。目前治疗试验正在研究补充胆固醇和 HMG-CoA 还原酶抑制剂联合治疗。如果因畸形导致其他继发性问题，建议手术治疗（Porter 2008）。

4.9 突变

一些先天性畸形可能与外源性因素有关，外源性因素在孕期导致分化和发育过程的异常。最易受影响的时期是妊娠的前 3 个月，在这个时期，发育、器官发生和分化都会受影响。生物、化学、代谢、物理和机械制剂（见表4.1）都可能导致形态发生缺陷。病因学诊断对于有效的遗传咨询和减少受影响家庭的复发风险非常重要。

4.9.1 生物因素

由生物因素导致的大多数畸形在病原学和临床上都有特征。尽管只有 30% 的新生儿有临床表现，但出生后不久的高 IgM 水平强烈提示胎儿受到宫内感染。宫内感染的时间越早（尤其是在妊娠期前 3 个月），病毒和细菌引起的畸形的影响就越严重，而且通常伴随着宫内生长受限。由生物因素引起的最常见的胚胎病如表 4.3 所示。

表 4.3　生物因素的影响

生物因素	对应表型
巨细胞病毒	小头畸形，颅内钙化，精神运动迟缓，感觉神经性听力减退，脉络膜视网膜炎，肝脾肿大，血小板减少，分泌物中存在病毒和生物体液（尿液）
风疹病毒	小头畸形，精神运动迟缓，先天性白内障，感觉神经性听力减退，心脏畸形，血液学改变（贫血，血小板减少症）
水痘带状疱疹病毒	智力低下，皮质萎缩，癫痫发作，脉络膜视网膜炎，皮肤瘢痕
梅毒螺旋体	掌跖天疱疮、皮肤瘢痕、贫血、血小板减少、肝脾肿大、心肌炎、脉络膜视网膜炎、黏液性水肿血性鼻炎、骨骼改变（腔隙、方头、干骺端骨化缺陷、骨软骨炎和继发性假性麻痹）
弓形虫	脑积水，颅内钙化，脉络膜视网膜炎，白内障，癫痫，肝脾肿大，皮肤潮热

表 4.4　化学因素的影响

化学因素	对应表型
抗惊厥药	唇腭裂，神经管缺陷，先天性心脏病
	乙内酰脲（小头畸形、智力低下、中枢神经系统异常、小鼻子、面骨发育不全、内眦赘皮、肥大、斜视、唇腭裂、小颌畸形、短颈、心脏缺陷）
	三甲双酮（小头、面骨发育不全、眼睑滑膜、内眦赘皮、外耳发育不全、泌尿生殖系统缺陷、心脏缺陷）
	丙戊酸（三头肌，双颞肌直径缩小，面骨发育不全，小鼻子，唇腭裂，泌尿生殖系统和四肢缺损）

续表

化学因素	对应表型
乙醇	IUGR,特殊面容(小头、眼睑短裂、小鼻、鼻孔前倾、鼻中隔发育不全、小后颌),神经系统异常(张力减退,癫痫发作,运动协调性差,智力低下)
可卡因	早产、宫内生长迟缓、小头畸形、泌尿生殖系统畸形和骨骼畸形
海洛因	IUGR,低出生体重,先天畸形
孕母糖尿病	巨大儿、低血糖、低钙血症、室间隔肥大、尾侧发育不全、各种先天畸形(骨骼、心脏、肾脏、肠道、中枢神经系统等)
母体遗传	细胞增殖和迁移缺陷伴髓鞘形成延迟(IUGR,严重小头畸形,低血压)
高苯丙氨酸血症	鼻子突出,外耳发育不良,智力低下,唇腭裂,圆锥心缺损

4.9.2 化学因素

任何引入人体的物质都可以被认为是化学制剂,它们可能是与不良的生活方式选择(饮酒、吸烟、摄入滥用物质)相关的药物或食物,也可能是在特定情况下由母亲代谢产生。药物或某些物质,对于成年人而言有很好的耐受性,但对于胚胎和胎儿的发育可能有严重的威胁。妊娠期药物试验很困难,因此必须考虑所有药物的潜在危害,需要仔细地评估作用和风险。这些物质可能穿过胎盘到达胎儿,胎盘功能可能降低或增强其作用。个体新陈代谢可能会影响临床效果、剂量和给药时间。表4.4列出了化学因素最常见的干扰。

4.9.3 血管破裂

早期胚胎和胎儿发育过程中的任何血管意外都可能导致相应的器官形态发生缺陷。锁骨下动脉破裂可引发一组临床和病因不同的疾病,其特征是锁骨下动脉供应的不同中胚层结构的改变。因此,波兰序列包括胸肌发育不全和同侧上肢复位缺陷。肾脏和泌尿道的缺陷往往是相关的,可将表型扩展到同一个胸前肾发育区域。

双胎破坏序列(twin-twin disruption sequence, TTDS)可能涉及各种结构,如大脑、臂弓、四肢、肠道和肾脏。它是由宫内发育障碍和随后的单卵双胎死亡引起的。在双胎的动脉供应之间存在血管胎盘吻合和不正常的血流,使血栓栓塞通过到存活的双胎,血流减少或中断导致结构损伤。单卵双胎之间复杂的血管相互作用可能导致其他血管破裂(如由于无心双胎)或双卵双胎输血序列,这是单卵双胎的特殊特征(Giuffrè et al. 2012)。

4.10 骨发育不全

由于骨骼发育相关基因的突变,导致一组具有单一或多个骨骼节段受累(没有系统性软骨组织受累)的异质性出生缺陷。骨发育不全的分类是基于表型标准和身体部位。在某些情况下,基因分类现在是可行的。大多数综合征性颅缝早闭由成纤维细胞生长因子受体(fibroblast growth factor receptor, FGFR)基因突变导致,具有遗传异质性(由同一基因或不同 FGFR 基因的不同突变确定相同条件)和遗传多效性(相同突变导致不同的表型)。基因型/表型相关性在所有病例中不可能都存在,它可能受到其他基因(上位性)以及其他相互作用的细胞质和环境因素的影响。

4.10.1 颅面骨发育不全

通常情况下,人类的所有颅骨骨缝在25岁左右就可以完全融合。颅缝早闭依赖于一条或多条颅缝的早熟闭合,可能会导致颅骨大小受限。颅缝的闭合限制了该部位的颅骨生长,其他颅缝的颅骨生长增加,导致颅骨变形(有时伴有脑容量生长受限、脑积水和颅内高压)。颅骨形态取决于颅缝的累及程度(性质、时间、延伸和对称性)。据估计,颅缝早闭在新生儿的发生率约为1/3 000,它可能单独出现或作为更复杂综合征一部分的形式出现。

4.10.1.1 非综合征性颅缝早闭

舟状头归因于矢状缝的过早融合,颅骨沿横向轴生长受限,沿前后轴代偿性生长。斜头归因于单一的冠状缝的融合,从而产生同侧的生长限制和额骨的扁平化,同时面部结构从鼻中隔的单纯偏离到蝶窦和上颌骨的严重不对称性进一步导致斜头。短头畸形归因于两个冠状缝过早融合而导致沿前后轴的生长受限以及颅骨高度的补偿性增加;通常还伴有额叶发育不全。顶头畸形取决于冠状线和矢状线的过早融合,其结果是沿前后轴和横轴的生长受到严重限制,额叶区域的代偿性增加。常伴有颅内高压,需要尽早进行手术矫正,以避免严重的中枢神经系统并发症。三角头畸形归因于异位骨缝的过早融合,通常由于中额额叶区域中的纵向骨而显而易见,从而使颅骨呈三角形,常伴有视力减退且额叶额部区域变平。三叶形颅骨是由于冠状线、矢状线和人字缝过早融合,颅骨高度和两侧过度生长,形成三叶形外观。常伴有严重的颅内高压,导致中枢神经系统并发症。

4.10.1.2 颅缝早闭综合征

Apert 综合征是一种罕见且严重的表型,表现为新生儿手、脚的末端畸形和并指畸形(图 4.9)。冠状缝的过早融合主要表现为额颞部、额部、枕骨部和面部凹陷特征(眼睑下裂、眼球突出、眶距增宽、腭裂、小鼻上翘、上颌发育不全、低位耳)。手和脚呈现完全的并指(匙形手),骨和指甲融合。在腕骨、跗骨和颈椎中可发现骨性融合。如果早期没有进行神经外科矫正,将伴有精神发育迟滞和颅内高压可能。必须计划一个复杂的手术方案来矫正多发性骨性融合(颅骨重塑,手部的外科手术),Apert 综合征是由于

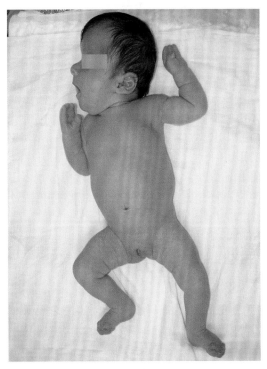

图 4.9 婴儿 Apert 综合征表现为头颅突出、额头凸起、眼球突出、小鼻上翘、上颌发育不全和匙形手

FGFR2 基因外显子 7 的突变(已确定不同的突变)导致,具有常染色体显性遗传,且新突变率高,与父亲的高龄相关(Wilkie et al. 1995)。

Crouzon 综合征是最常报道的颅缝早闭综合征,以无手和脚受累的头端畸形为特征。冠状缝的过早融合导致头颅、额骨隆起和枕骨扁平。从面部看,中线结构发育不全,眼眶体积减小,眼球突出,斜视,鼻尖上翘,上颌骨发育不良。同时可能伴有颈椎融合和轻度智力低下。Crouzon 综合征可能是由于 FGFR2 基因的不同突变引起的,具有广泛的表型表达。它可能是散发性的,因为一个新的突变往往与父亲的高龄相关,或与熟悉的常染色体显性遗传有关。

Muenke 综合征是一种较常见的单侧冠状线融合的颅缝早闭。它是由 FGFR3 基因突变(Pro250Arg)引起的,具有常染色体显性遗传和多变的临床表型(Doherty et al. 2007)。大多数病例是家族性的,除非家族中有一个确诊病例,否则在轻度表型的新生儿中可能会漏诊。

Pfeiffer 综合征是一种罕见的由 FGFR1 和 FGFR2 基因的多个突变引起的头颅-指端畸形,具有常染色体显性遗传和多变的临床表现。冠状缝线过早融合导致头颅、额骨隆起和枕骨扁平。矢状缝和人字缝可引起颅骨三叶状外观。面部特征为眼睑下裂、眼球突出、斜视、眶距增宽、上颌发育不全和低位耳。手和脚通常表现出第一指(趾)发育不全(粗大倾斜的拇指及大脚趾,梯形脚趾)和不同程度的后轴综合征。可能伴有相关的肘关节强直或滑膜炎和椎体融合。最严重的病人需要早期手术矫正,以防止中枢神经系统并发症。预后与表型表达程度有关。

4.10.1.3 Treacher Collins 综合征(Franceschetti 综合征)

该综合征的特征是颌骨和面骨的发育缺陷。差异很大。它是由编码核仁磷酸蛋白的 TCOF1 基因(5q32)中的几个不同突变决定的,该基因在早期颅面发育中起关键作用,或在编码 RNA 聚合酶 I 和 III 亚单位的 POLR1C(6p21.1)或 POLR1D(13q12.2)基因中起关键作用(Dixon 1996;Trainor et al. 2009)。患该病的新生儿的特征是眼睑裂缩小、眼睑缺损、颧骨发育不全、小颌畸形、外耳发育不全伴中耳闭锁、听力下降。也可伴有腭裂和后鼻孔闭锁。在最严重

的患者中,营养和呼吸功能可能受损。生长和精神运动发育通常正常,但受影响的儿童需要长期的多学科随访。听力损失需要早期治疗以保持言语发展。手术治疗可以纠正骨缺损并获得相应的功能和好看的外观。

4.10.1.4　Nager 综合征(Nager 型肢端面发育不全)

Nager 综合征可能是遗传异质性,并已证实为常染色体显性遗传,但常染色体隐性遗传是基于近亲家系中的兄弟姐妹复发而被怀疑的。在 *SF3B4* 基因(1q21.2)中约 50% 的杂合突变,编码了剪切机制的一个组成部分(Petit et al. 2014)。患者有下颌面部骨发育不全伴前肢轴异常(图 4.10)。下颌面骨发育不全主要表现为小头畸形、重度小颌畸形、颧骨发育不全、耳后旋转低、外耳道闭锁。肢体畸形包括桡侧发育不全、桡尺关节狭窄伴肘关节伸展受限、拇指发育不全或缺失。

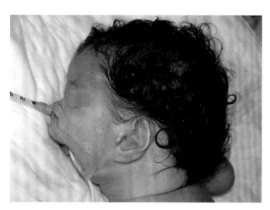

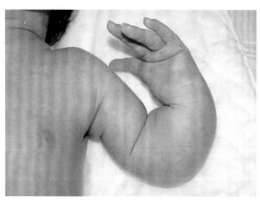

图 4.10　Nager 综合征:小头畸形、小颌畸形、颧骨畸形

4.10.2　胸椎骨发育不全

Klippel-Feil 畸形是一种脊柱发育缺陷,可能在颈椎、胸椎和 / 或腰椎水平发生改变(短颈、翼状胬肉、后凸、脊柱侧凸)。脊柱的 X 线检查显示脊柱的变化(融合、半椎体、半桥)并诊断;有 3 种临床表型。该病在女性中更常见。其病因是异质性的,有遗传和环境(血管破裂)的原因。它也可能是一个更复杂的表型的部分临床表现(颈 - 眼 - 表综合征,MURCS 协会)。

4.10.3　肢体发育不全

指端缺损是由一个或多个相邻骨骼的分化缺陷引起的,是由一个复杂的遗传系统决定的,这是大多数脊椎动物共有的系统发育。该病可能为散发性或符合家族性孟德尔遗传定律,可能与其他缺陷(多指)和其他综合征缺陷有关。

多指可以定义为一个或多个多余手指或脚趾的存在。如果涉及所有指骨,则称其为完整;如果仅涉及远端指骨(重复),则称其为部分。在前轴形式中,多余的手指与拇指有关。在后轴形式中,则与小指有关。

并指是指两个或两个以上手指的融合:可能只涉及皮肤和肌肉,也可能包括骨骼。在最严重的情况下,它可能会影响四肢的所有手指,造成“勺子”的外观。指关节粘连是指一个或多个指骨在同一个手指上融合,伴有严重的指间关节强直。

短趾是指由于一个或多个指骨的发育缺陷而使手指缩短。通常与掌骨或跖骨发育不全有关。

缺指(趾)畸形是一种严重的发育异常的手或脚的中轴引起的“龙虾爪”的外观。它通常是由遗传病因引起的,并可能与其他畸形[如扩张性外胚层发育不良综合征中的外胚层缺损和腭裂(EEC 综合征)]有关。

少指是指一个或多个指轴缺失或严重发育不全。它可以是前轴或后轴,并经常与其他缺陷相关联。

4.11　骨软骨发育不全

骨软骨发育不全是一组广泛且多样化的遗传性疾病,涉及骨和软骨组织的发育和生长。尽管相关临床表现在出生后就很明显,但其实骨骼受累通常在产前即可诊断。出生时的总患病率约为 1/5 000。近年来由于超声产前诊断发现大多数严重病例,因此这种病例大大减少。基于表型的骨软骨发育不良的分类，最近已通过分子遗传学的进展得到了改进，这些分子遗传学应用于涉及胶原蛋白和弹性蛋白、成纤维细胞生长因子受体、软骨蛋白、维生素 D 受体复合物、溶酶体和过氧化物酶体酶的合成的基因。

致死性骨软骨发育不良的特点是在围产期即发生死亡，因为全身受累包括长骨、脊柱和颅骨。死亡率主要与呼吸衰竭（由于骨骼异常和肺发育不全）以及相关的内脏和中枢神经系统畸形有关。较轻的骨软骨发育不良（预期寿命正常，身材矮小，骨发育异常）可能受益于手术骨延长和其他矫正手术和康复锻炼。

4.11.1　软骨发育不全

该病是导致身材矮小、四肢短小最常见的原因，由 4p16.3 处的 *FGFR3* 基因杂合突变（Gly380Arg）导致，该基因编码一种跨膜受体，在调节线性骨生长和其他功能方面具有重要作用。该病是一种常染色体显性遗传病，具有较高的突变率（80%~90%），与父亲年龄有关。如果父母不受影响，复发风险很低。出生时的表型（图 4.11）具有以下特征：巨头畸形、额头隆起、鼻梁凹陷、面骨发育不全、前突畸形、胸腔狭窄、根茎状短肢侏儒症、短足畸形、三叉手和张力减退。精神运动发育正常。患者经常出现严重的骨科

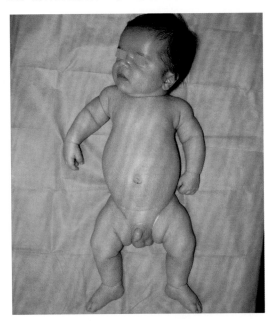

图 4.11　新生儿软骨发育不全伴有根状短肢侏儒症、巨头畸形、额突、面部骨发育不全和胸部狭窄

并发症（腰椎前凸）。在某些情况下，中枢神经系统并发症，如脊髓压迫和脑积水，可能发生在儿童时期。

4.11.2　致死性骨发育不全

致死性骨发育不全（thanatophoric dysplasia，TD）是一种严重的且通常是致命的骨骼发育不良。该表型的特征是严重的微缩侏儒症，伴有长骨弓形弯曲的股骨（类似电话接收器外观）、狭窄的胸部、严重的胸椎（椎体扁平）、面部骨发育不全和颅缝早闭。TD包括两种形式：TD1 和 TD2，可通过 TD1 有似电话接收器外观的股骨、TD2 似三叶草样颅骨畸形的特征来区分两者。所有病例都是散发的。*FGFR3* 基因（4p16.3）呈常染色体显性突变，FGFR3 蛋白过度活化，导致骨生长和其他组织的紊乱，为 TD 的特征。

4.11.3　短指发育不全

短指发育不全是一种严重的常染色体隐性骨异型增生疾病，由 17q24 处 *SOX9* 基因突变导致，具有较高的围产期死亡率和女性患病率。表型包括性别逆转（女性外生殖器男性化）、巨头畸形、大囟门、宽凹陷鼻根、小颌畸形、短颈、漏斗胸、短肢侏儒症、足、胫骨前弓和骨化不良征象（Mansour et al. 2002）。

4.11.4　畸形性骨发育不全

畸形性骨发育不全是一种罕见的常染色体隐性疾病，其原因是 5q31-q34 处 *SLC26A2* 基因突变，该基因编码主要控制软骨中表达的硫酸盐转运体。同一基因突变与中等程度的骨骺发育不良和一些致命性疾病有关，如 1b 型软骨发育不全和 2 型骨不张。生长板明显的形态学异常包括静止软骨中退化软骨细胞的不规则分布和软骨内骨化。患者有根茎状短肢侏儒症、双侧棒状足、伴有软骨钙化的耳郭囊性病变、肋软骨过早钙化、脊柱后凸畸形、髋关节挛缩和腭裂。"搭便车的人"样拇指是特别的特点，是由于第一掌骨畸形，伴智力正常。随着年龄的增长，身材矮小和骨骼异常变得更加明显。

4.11.5　假性骨发育不全

假性骨发育不全是一种常染色体隐性遗传病，

由 Burgio 发现,其表型与畸形性骨发育不全相似,但伴有近端指骨关节脱位、正常第一掌骨、扁平型及舌形腰椎畸形(Fischetto et al. 1997)。组织学表现不同于畸形性骨发育不全,无 *SLC26A2* 突变。大多数病人在生命的头几个月死亡。

4.11.6 成骨不全

成骨不全是一组遗传和表型不均一的疾病,其特征是骨脆性增加、骨量减少、易发生不同严重程度的骨折(Bodian et al. 2009)。最常受影响的基因是编码 1 型胶原的基因(17q21-q22 的 *COL1A1* 和 7q22 的 *COL1A2*),具有常染色体显性遗传(AD)和常染色体隐性遗传(AR)特性。5 种不同的临床表型已被区分出来,但只有 2 型和 3 型在出生时表现出严重的表型和高围产期死亡率:

1 型:AD,三角面,蓝色巩膜,耳硬化症继发听力丧失,二尖瓣脱垂,大头畸形,关节过度松弛,以及可能的牙齿异常。

2 型:AD/AR,骨化缺陷,颅板,假性脑积水,小颌畸形,小鼻子,蓝色巩膜,心脏瓣膜变性,心内膜和主动脉微钙化,多发性牙齿异常。

3 型:AD/AR,蓝色巩膜、脑积水、皮质萎缩、关节过度松弛、四肢短小和弓形,以及可能的牙齿异常。

4 型:AD,大头畸形、额突、听力丧失、关节肿胀、骨质疏松、轻度长骨变形和可能的牙齿异常。

5 型:AR,轻至中度矮小,桡骨头脱位,骨间膜矿化,增生性骨痂,巩膜白色,无牙齿异常。

已经观察到其他基因不同的类型(6~9 型),但它们在临床上与 2~4 型并不存在差异。

4.11.7 骨发育不全原发性侏儒症

骨发育不全原发性侏儒症是一组可能具有遗传异质性和常染色体隐性遗传的肱骨小头畸形性侏儒症。不同的临床表现已经被描述在严重侏儒症患者中(图 4.12):小头畸形、囟门闭合延迟、眼球突出和斜视、小下颌、尖鼻子、高腭弓、少牙、小且低位畸形耳朵、稀疏的头发、龋齿、骨龄延迟、严重骨质疏松和多发性骨异常(髋关节脱位、髋内翻、关节挛缩、短屈长骨、股骨近端小骨骺、长骨薄骨干、短指、足趾)。

出生后发育不良、智力低下、感觉缺陷在生长发育过程中一直存在。预期寿命缩短。

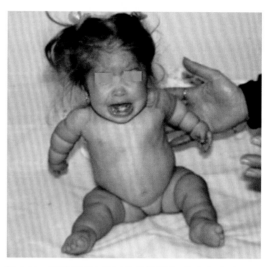

图 4.12 骨发育不良的原发性侏儒症,伴小头畸形,长骨严重短小变形,四肢皮肤皱褶

参考文献

Abu-Amero S, Monk D, Frost J et al (2008) The genetic aetiology of Silver-Russell syndrome. J Med Genet 45:193–199

Barry T (2015) Genetics counseling in the genomic era. https://www.jax.org. Accessed 6 Apr 2016

Barry SC, Walsh CA, Burke AL et al (2015) Natural history of fetal trisomy 13 after prenatal diagnosis. Am J Med Genet A 167(1):147–150

Bhuiyan ZA, Klein M, Hammond P et al (2006) Genotype-phenotype correlations of 39 patients with Cornelia de Lange syndrome: the Dutch experience. J Med Genet 43:568, 43:5

Biesecker LG, Spinner NB (2013) A genomic view of mosaicism and human disease. Nat Rev Genet 14 (5):307–320

Blum WF, Ross JL, Zimmermann AG et al (2013) GH treatment to final height produces similar height gains in patients with SHOX deficiency and Turner syndrome: results of a multicenter trial. J Clin Endocrinol Metab 98(8):E1383–E1392

Bodian DL, Chan T-F, Poon A et al (2009) Mutation and polymorphism spectrum in osteogenesis imperfecta type II: implications for genotype-phenotype relationships. Hum Mol Genet 18:463–471

Botto LD, May K, Fernhoff PM et al (2003) A population-based study of the 22q11.2 deletion: phenotype, incidence, and contribution to major birth defects in the population. Pediatrics 112:101–107

Dixon MJ (1996) Treacher Collins syndrome. Hum Mol Genet 1996:1391–1396

Doherty ES, Lacbawan F, Hadley DW (2007) Muenke syndrome (FGFR3-related craniosynostosis): expansion of the phenotype and review of the literature. Am J Med Genet 143A:3204–3215

Donnai D, Winter RM (1995) Congenital malformation syndromes. Chapman & Hall Medical, London

Dubourg C, David V, Gropman A et al (2011) Clinical utility gene card for: holoprosencephaly. Eur J Hum Genet 19(1):118, preceeding

Eggermann T, Buiting K, Temple IK (2011) Clinical utility gene card for: Silver-Russell syndrome. Eur J Human Genet 19(3):e1–e3

Ferrero GB, Baldassarre G, Delmonaco AG et al (2008) Clinical and molecular characterization of 40 patients with Noonan syndrome. Eur J Med Genet 51:566–572

Fischetto R, Causio F, Corso G et al (1997) Pseudodiastrophic dysplasia type Burgio in a newborn. Am J Med Genet 71(2):222–225

Giuffrè M, Piro E, Corsello G (2012) Prematurity and twinning. J Matern-Fetal Neonatal Med 25(sup3):6–10

Gorlin RJ, Cohen MM Jr, Levin LS (1990) Syndromes of the head and neck. Oxford University Press, New York

Gunay-Aygun M, Schwartz S, Heeger S et al (2001) The changing purpose of Prader-Willi syndrome clinical diagnostic criteria and proposed revised criteria. Pediatrics 108, e92

Hacıhamdioğlu B, Hacıhamdioğlu D, Delil K (2015) 22q11 deletion syndrome: current perspective. Appl Clin Genet 8:123

Jones KL (1997) Smith's recognizable patterns of human malformations. WB Saunders, Philadelphia

Karmiloff-Smith A, Al-Janabi T, D'Souza H, et al (2016) The importance of understanding individual differences in Down syndrome. F1000Research, 5

Lami F, Carli D, Ferrari P et al (2013) Holoprosencephaly: report of four cases and genotype–phenotype correlations. J Genet 92(1):97–101

Loeys BL, Dietz HC, Braverman AC et al (2010) The revised Ghent nosology for the Marfan syndrome. J Med Genet 47(7):476–485

Mansour S, Offiah AC, McDowall S et al (2002) The phenotype of survivors of campomelic dysplasia. J Med Genet 39:597–602

McDonald-McGinn DM, Sullivan KE (2011) Chromosome 22q11.2 deletion syndrome (DiGeorge syndrome/velocardiofacial syndrome). Medicine 90(1):1–18

Mitanchez D, Yzydorczyk C, Siddeek B et al (2015) The offspring of the diabetic mother – short- and long-term implications. Best Pract Res Clin Obstet Gynaecol 29(2):256–269

Paludetti G, Conti G, Di Nardo W et al (2012) Infant hearing loss: from diagnosis to therapy. Acta Otorhinolaryngol Ital 32:347–370

Petit F, Escande F, Jourdain AS et al (2014) Nager syndrome: confirmation of SF3B4 haploinsufficiency as the major cause. Clin Genet 86(3):246–251

Porter FD (2008) Smith–Lemli–Opitz syndrome: pathogenesis, diagnosis and management. Eur J Hum Genet 16(5):535–541

Ramos FJ, Puisac B, Baquero-Montoya C, et al (2015) Clinical utility gene card for: Cornelia de Lange syndrome. Eur J Hum Genet 23(10):e1–e4

Roberts AE, Allanson JE, Tartaglia M et al (2013) Noonan syndrome. Lancet 381(9863):333–342

Rodríguez-Caballero Á, Torres-Lagares D, Yáñez-Vico RM et al (2012) Assessment of orofacial characteristics and oral pathology associated with cri-du-chat syndrome. Oral Dis 18(2):191–197

Rubinstein-Taybi syndrome. In: Pagon RA, Adam MP, Ardinger HH, Wallace SE, Amemiya A, Bean LJH, Bird TD, Fong CT, Mefford HC, Smith RJH, Stephens K (eds). University of Washington, Seattle, GeneReviews®eneReviewsRJ Seattle. 1993–2016

Schorry EK, Keddache M, Lanphear N et al (2008) Genotype-phenotype correlations in Rubinstein-Taybi syndrome. Am J Med Genet 146A:2512–2519

Shastry SM, Kolte SS, Sanagapati PR (2012) Potter's sequence. J Clin Neonatol 1(3):157

Shaw-Smith C (2006) Oesophageal atresia, tracheo-oesophageal fistula, and the VACTERL association: review of genetics and epidemiology. J Med Genet 43(7):545–554

Smolkin T, Soudack M, Goldstein I et al (2008) Prune belly syndrome: expanding the phenotype. Clin Dysmorphol 17:133–135

Solomon BD (2011) Vacterl/Vater association. Orphanet J Rare Dis 6(56):5

Thouvenin B, Djadi-Prat J, Chalouhi C et al (2013) Developmental outcome in Pierre Robin sequence: a longitudinal and prospective study of a consecutive series of severe phenotypes. Am J Med Genet A 161(2):312–319

Tiecke F, Katzke S, Booms P et al (2001) Classic, atypically severe and neonatal Marfan syndrome: twelve mutations and genotype-phenotype correlations in FBN1 exons 24–40. Eur J Hum Genet 9:13, 9:1

Trainor PA, Dixon J, Dixon MJ (2009) Treacher Collins syndrome: etiology, pathogenesis and prevention. Eur J Hum Genet 17(3):275–283

Twining P, McHugo JM, Pilling DW (2000) Textbook of fetal abnormalities. Churchill Livingstone, London

Wassif CA, Maslen C, Kachilele-Linjewile S (1998) Mutations in the human sterol delta-7-reductase gene at 11q12-13 cause Smith-Lemli-Opitz syndrome. Am J Hum Genet 63:5555Ge

Weksberg R, Shuman C, Beckwith JB (2010) Beckwith–Wiedemann syndrome. Eur J Hum Genet 18(1):8–14

Wiedemann HR, Kunze J, Dibbern H (1992) An atlas of clinical syndromes. A visual aid to diagnosis, 2nd edn. Wolfe Publishing, London

Wilkie AOM, Slaney SF, Oldridge M et al (1995) Apert syndrome results from localized mutations of FGFR2 and is allelic with Crouzon syndrome. Nat Genet 9(165t 9):1

Winter TC, Kennedy AM, Woodward PJ (2015) Holoprosencephaly: a survey of the entity, with embryology and fetal imaging. Radiographics 35(1):275–290

Wolfgram PM, Carrel AL, Allen DB (2013) Long-term effects of recombinant human growth hormone therapy in children with Prader-Willi syndrome. Curr Opin Pediatr 25:509–514

Wu J, Springett A, Morris JK (2013) Survival of trisomy 18 (Edwards Syndrome) and trisomy 13 (Patau Syndrome) in England and Wales: 2004–2011. Am J Med Genet A 161(10):2512–2518

5

产前和产后炎症机制

Kirsten Glaser and Christian P. Speer
谢宛玲　翻译，刘曼玲　审校

目录

缩略语

BPD	Bronchopulmonary dysplasia	支气管肺发育不良
CA	Chorioamnionitis	绒毛膜羊膜炎
CSF	Cerebrospinal fluid	脑脊液
EOS	Early-onset sepsis	早发型败血症

FIRS	Fetal inflammatory response syndrome	胎儿炎症反应综合征
ICAM	Intercellular adhesion molecules	细胞间黏附分子
IL	Interleukin	白介素
IL-1ra	IL-1 receptor antagonist	IL-1 受体拮抗剂

IRAK	IL-1 receptor-associated kinase	IL-1 受体相关激酶
LPS	Lipopolysaccharide (endotoxin)	脂多糖（内毒素）
MCP	Monocyte chemoattractant protein	单核细胞趋化蛋白
MIP	Macrophage inflammatory protein	巨噬细胞炎症蛋白
MMP	Matrix metalloproteinase	基质金属蛋白酶
NF-κB	Nuclear transcription factor κB	核转录因子 κB
PCR	Polymerase chain reaction	聚合酶链式反应
PMN	Polymorphonuclear cell	多形核细胞
RDS	Respiratory distress syndrome	呼吸窘迫综合征
ROS	Reactive oxygen species	活性氧自由基
TGF-β	Transforming growth factor-β	转化生长因子 -β
TLR	Toll-like receptor	Toll 样受体
TNF-α	Tumor necrosis factor-α	肿瘤坏死因子 -α
VEGF	Vascular endothelial growth factor	血管内皮生长因子
BBB	Blood-brain barrier	血脑屏障
WMD	White matter disease	早产儿脑白质病
NEC	Necrotizing enterocolitis	新生儿坏死性小肠结肠炎
PVL	Periventricular leukomalacia	脑室周围白质软化
RNS	Nitrogen species	含氮物质
Pre OLs	Pre-myelinating oligodendrocytes	少突胶质细胞的前体细胞

摘要

在过去 20 年,宫内感染和炎症已被确认是增加胎儿和新生儿发病率与死亡率以及极不成熟早产儿长期不良结局的重要危险因素。除严重感染外,早产儿还很可能会出现炎症反应综合征,包括支气管肺发育不良（BPD）、新生儿坏死性小肠结肠炎（NEC）和早产儿脑白质病（WMD）。虽然炎症反应综合征的发病机制涉及多种因素,但炎症是公认的主要机制,由多个围产期因素以多重序列相互作用引起、维持并加重。一般认为炎性状态是由产前绒毛膜羊膜炎（CA）引发所致,或者受到诸如氧中毒、机械通气和新生儿感染之类的产后促炎条件诱导并持续存在。促炎和抗炎性中枢信号转导途径的紊乱以及随后的炎症反应失衡可能导致严重器官损伤,从而影响易受损窗口期的实质发育。成熟依赖因素和遗传易感性可能是造成这种特定易损性的原因。

5.1 要点

- 许多因素可通过炎症这一常见的终极机制影响胎儿的死亡率和发病率。
- 促炎因素在产前或产后都可能出现。
- 产前因素可能会导致易感胎儿出现"胎儿全身炎症反应综合征"（FIRS）。
- 产后因素可能会起到二次打击的作用,加重损害。
- 脑部和肺部损伤是炎症导致损伤的主要表现。
- 许多物质（如细胞因子、趋化因子、氧自由基和生长因子）可能导致促炎因素和抗炎因素之间的失衡。

5.2 引言

产妇直肠 - 阴道中的各种微生物可能侵入绒毛膜羊膜,并可能在羊膜腔、胎儿和母亲体内引发炎症反应（Kim et al. 2015）。上行性微生物感染和母体菌血症都可能在胎盘和羊膜腔内引发类似的炎症序列,这与 FIRS 和新生儿不良结局的风险增加相关（Khwaja and Volpe 2008；Speer 2011；Dammann and Leviton 2014；Garcia-Munoz Rodrigo et al. 2014；Korzeniewski et al. 2014；Thomas and Speer 2014）。胎儿炎症反应的激活可能与胎龄成反比,因而发育极不成熟的早产儿出现长期并发症的风险最高（Garcia-Munoz Rodrigo et al. 2014；Lee et al. 2015）。然而临床观察表明暴露于严重的 CA 并不一定会导致单个胎儿的炎症反应。相反,隐匿型或轻微的羊膜感染 / 炎症可能会引发严重的胎儿反应（Thomas and Speer 2011）。由于对潜在的致病机制知之甚少,我们目前还无法识别出哪些婴儿在暴露于产前炎症后会有发展成严重后遗症的风险。

急性胎儿炎症反应可能会引起二次和三次损伤机制（Dammann and Leviton 2014；Korzeniewski et al. 2014；Thomas and Speer 2014；Viscardi 2012）,并可能导致随后的新生儿炎症性疾病（如 BPD）（Speer

2009)、NEC(Nanthakumar et al. 2011)和WMD(Khwaja and Volpe 2008)(图5.2和图5.3)。此外,由于损伤性炎症序列使表面活性物质系统失活并对未成熟肺的完整性造成影响,因此可能会加重呼吸窘迫综合征(RDS)(Speer 2011)。各种不利的产后条件,如氧中毒、机械通气和新生儿感染,可能导致"二次或三次打击",放大或加重损伤性炎症反应(Korzeniewski et al. 2014;Thomas and Speer 2014;Speer 2009;Reyburn et al. 2012;Bose et al. 2013)。细胞因子、趋化因子、氧自由基、生长因子和其他物质可能联合造成持续性炎症和失调性炎症之间复杂的相互作用,导致新生儿炎症性器官损伤(Khwaja and Volpe 2008;Dammann and Leviton 2014;Viscardi 2012;Speer 2009;Reyburn et al. 2012;Bose et al. 2008)。先天免疫细胞的不完全成熟和功能失调,以及由抑制炎症带来的损伤可能会导致永久性炎症(Dammann and Leviton 2014;Speer et al. 1988;Nguyen et al. 2010;Glaser and Speer 2013),并对正常血管和器官发育造成影响(Thebaud and Abman 2007;Kaindl et al. 2009)。遗传易感性的作用一直是临床研究和体外试验的主题(Lal and Ambalavanan 2015)。本章将总结关于胎儿和早产儿出生前后炎症机制的现有观点,并主要关注炎症事件对早产儿肺部和脑部损伤的致病作用。现在这两方面的研究已经相当充

分,并在不断地进行讨论和修正(Khwaja and Volpe 2008;Dammann and Leviton 2014;Thomas and Speer 2014;Viscardi 2012;Speer 2009)。BPD是早产儿最常见的呼吸系统疾病,以炎症、细胞凋亡和广泛的细胞外基质重构为特征,对新生儿发病率和死亡率造成显著影响(Jobe 2011)。弥漫性或局灶性早产儿WMD,通常被称为脑室周围白质软化(PVL),是胎龄小于32周的早产儿最常见的脑部损伤形式,且与神经发育障碍的高风险相关(Khwaja and Volpe 2008)。虽然早产儿肺部和脑部损伤的发病机制由多种因素导致,但感染性炎症和非特异性炎症被认为是主要的潜在机制。

5.3 产前炎症

5.3.1 绒毛膜羊膜炎

约30%胎膜完整的早产儿和50%~80%的胎膜早破及自发性早产儿中似乎普遍存在羊膜内炎症(Kim et al. 2015)。对CA的定义使用了组织学、微生物学、临床和生化标准(图5.1)(Kim et al. 2015)。组织学CA是胎盘应对微生物入侵或病变的一种炎症状态,涉及羊膜、绒毛蜕膜和/或绒毛膜板(Kim et al. 2015)。但是对CA的定义也可以参考临床数

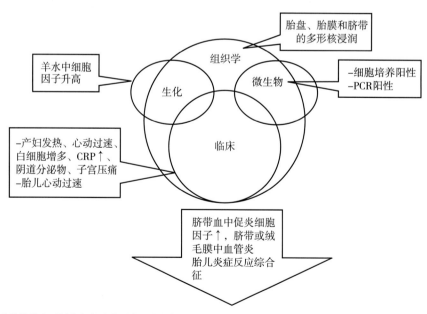

图5.1 绒毛膜羊膜炎不同定义方法的示意图(改编自 Thomas and Speer 2011)。"绒毛膜羊膜炎"这一术语在临床和流行病学研究中的使用方式不一致。CA的定义可以指组织学检查,基于膜炎症的微观证据,以及基于局部或全身炎症的临床表现的临床数据(Kim et al. 2015)。急性绒毛膜羊膜炎表示母体宿主反应,而脐带炎和绒毛膜血管炎则表示胎儿炎症反应

据,例如发热、心动过速、产妇炎症参数升高、子宫压痛、白带恶臭和胎儿心动过速(Kim et al. 2015)。CA 的严重程度差别很大,这取决于宫内感染的持续时间(Lee et al. 2015;Goldenberg et al. 2008)。与 CA 相关的大多数病原体的毒性都很低,这在许多情况下意味着亚临床进程。一般来说,厌氧、需氧和非典型细菌都是此类病原体,如脲原体、人型支原体、梭菌属、链球菌属、类杆菌属和普雷沃特氏菌属(Kim et al. 2015)。脲原体引起的子宫内炎症与 FIRS 以及围产期肺部和脑部损伤风险的增加有关(Viscardi 2012,2014;Goldenberg et al. 2008;Normann et al. 2009)。在患 BPD 的早产儿中,从羊水、脐带血和呼吸道中分离出的最常见的微生物是脲原体(Viscardi 2012,2014)。在脲原体诱导性 CA 小鼠模型中,中枢神经系统炎症发生后会出现严重的脑发育障碍(Normann et al. 2009)。CA 的发病率和患病率似乎与胎龄成反比,从而导致与早产相关的新生儿发病率,其中超不成熟早产儿(<28 周)风险最高(Kim et al. 2015;Garcia-Munoz Rodrigo et al. 2014;Lee et al. 2015;Goldenberg et al. 2008;Hartling et al. 2012;Ericson and Laughon 2015)。评估 CA 对 BPD 和新生儿脑部损伤的非妊娠期影响的尝试并未提出明确的结果(Khwaja and Volpe 2008;Thomas and Speer 2011;Viscardi 2012;Hartling et al. 2012;Ericson and Laughon 2015;Wu 2002)。但是,大量相关研究证实

了 CA 对早产儿肺部和脑部损伤会产生影响,与不良促炎性状态相匹配,例如高氧血症或缺氧,机械通气和产后感染(Reyburn et al. 2012;Bose et al. 2013;Kaindl et al. 2009;Inatomi et al. 2012)。大量产前和产后的混杂因素使得要明确 CA 与新生儿发病率之间的相关性较为困难,这些混杂因素包括 CA 诊断不准确、早产儿疾病、研究人群的异质性、产前类固醇和表面活性物质替代疗法的流行、多微生物免疫调节、病原体协同作用、胎儿个体反应以及产后因素等(Lee et al. 2015;Thomas and Speer 2011;Viscardi 2012;Hartling et al. 2012)。CA 明显增加了极早产发生的可能性,极早产是导致早产儿疾病发展的最重要的危险因素。此外,胎儿暴露于产前炎症可能会引起胎儿的不良炎症序列,这可能直接影响脆弱的未成熟肺和大脑,此外还可能增加对产后不良状况的易感性,就像"二次或三次打击",可能会加剧炎症引起的肺部和白质损伤(图 5.2 和图 5.3)。

5.3.1.1 肺部损伤

临床 CA 已被确定为造成早产儿 RDS 的独立危险因素,而组织学 CA 似乎对降低 RDS 的发病率存在有益影响。这种成熟效应反之似乎增加了肺对产后损伤的易感性(Thomas and Speer 2011;Speer 2009)。动物模型研究发现,组织型 CA 有促肺成熟的作用。然而,在同一动物模型中,肺部成熟之后

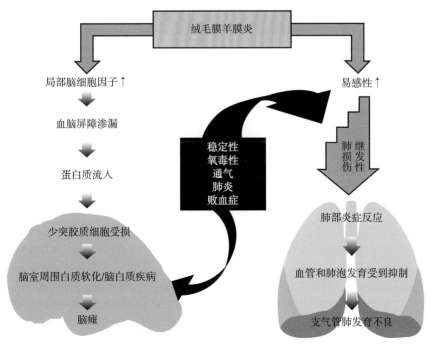

图 5.2 说明了绒毛膜羊膜炎与伴随后续新生儿肺部和脑部损伤的胎儿炎症反应间的潜在致病机制(改编自 Thomas and Speer 2011)。炎症状态被认为是在产前由绒毛膜羊膜炎引起,或由产后促炎条件(如氧中毒、机械通气和新生儿感染)诱发和持续的

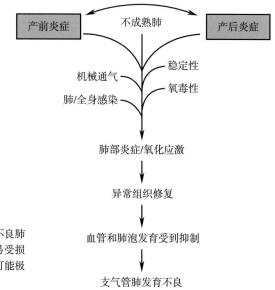

图 5.3　产前和产后促炎条件复杂的相互作用导致永久性不良肺部炎症的示意图。BPD 可能是由炎症引起的肺部损伤和易受损窗口期肺发育受损引起的。由于易感遗传因素,个别婴儿可能极易发生持续性肺部炎症

伴随明显的肺结构发育紊乱(Kramer et al. 2009)。目前尚未明确 CA 与 BPD 的因果关系(Thomas and Speer 2011,2014)。各类研究表明了 CA 与 BPD 之间的关联性增加,而其他研究则报告了 CA 与新生儿呼吸系统疾病之间的关联性降低或没有影响(Thomas and Speer 2011;Viscardi 2012)。

5.3.1.2　脑部损伤

目前尚不明确妊娠期间 CA 与新生儿脑损伤的独立因果关系。在一些研究中,剔除胎龄因素后,CA 和 PVL 之间的关联减少或消除(Thomas and Speer 2011;Wu 2002),而另一些研究则证实了 CA 和 WMD 之间的关联,特别是在极不成熟早产儿中(Khwaja and Volpe 2008;Thomas and Speer 2011;Leviton et al. 2010)。CA 与低血压的风险增加有关,低血压被认为是 WMD 的重要危险因素(Khwaja and Volpe 2008)。

5.3.2　胎儿炎症反应综合征

子宫内炎症可能会诱发胎儿炎症反应,其组织学特征为伴有多形核细胞(PMN)浸润的脐带炎,生化特征为脐血中促炎症细胞因子、趋化因子、基质金属蛋白酶(MMPs)和血管生成因子[如血管内皮生长因子(VEGF)的浓度升高](见图 5.1)(Thomas and Speer 2011)。细胞因子诱导与包括自由基和兴奋性氨基酸释放在内的有害作用的增强和早产性疾病的发展有关(Khwaja and Volpe 2008;Korzeniewski et al. 2014;Viscardi 2012;Viscardi et al. 2004)。胎儿脐血中促炎症细胞因子水平的升高被确定为早产儿 BPD 和不良神经系统结局的独立危险因素(Viscardi 2012;Speer 2009;Viscardi et al. 2004)。值得注意的是,暴露于严重的母体 CA 不一定会导致单个胎儿的炎症反应,而隐匿型或轻微的羊水感染/炎症可能会引起严重的胎儿反应(Thomas and Speer 2011)。

5.3.2.1　肺部损伤

在患有脐带炎的胎儿肺部组织中观察到明显的炎症细胞浸润、细胞因子和内皮细胞活化标志物的表达增加以及大量凋亡的气道细胞(May et al. 2004)。

5.3.2.2　脑部损伤

实验、流行病学和免疫组化数据也证实了 FIRS 与新生儿脑部损伤的关系,记录了脑脊液(CSF)细胞因子的上调和有害效应的增加,如自由基和兴奋性氨基酸的释放(Dammann and Leviton 2014;Viscardi 2014;Viscardi et al. 2004)。影响发育中大脑的下游致病机制可能包括小胶质细胞活化、少突胶质细胞分化抑制、细胞凋亡紊乱、神经形成受损和髓鞘变性(Khwaja and Volpe 2008;Kaindl et al. 2009)。

5.4 产后炎症

5.4.1 感染

菌血症和新生儿败血症与急性和长期疾病(包括死亡、慢性肺部疾病和神经发育障碍)的较高发病率有关,特别是对早产儿(Stoll et al. 2011;Bersani and Speer 2012;Boghossian et al. 2013;Strunk et al. 2014)。与经胎盘或上行感染微生物相关,早发型败血症(EOS)最常见的致病菌是B族链球菌和大肠埃希菌,产前筛查和治疗降低了B族链球菌的发病率(Stoll et al. 2011)。医院内迟发型败血症主要是由凝固酶阴性葡萄球菌、金黄色葡萄球菌或革兰氏阴性细菌的细菌感染引起(Dong and Speer 2015)。由于易感性增加和侵入性操作更加频繁,极不成熟早产儿的发病率最高(Bersani and Speer 2012;Boghossian et al. 2013)。EOS和迟发型败血症被确定为BPD和新生儿脑部损伤的独立危险因素(Speer 2006a,2009;Strunk et al. 2014)。相反,在极不成熟早产儿中,组织学和临床CA均与EOS风险的增加相关(Ericson and Laughon 2015;Strunk et al. 2012),揭示了宫内炎症在BPD和WMD病程发展中的致病作用。

5.4.1.1 肺部损伤

脂多糖(内毒素)(LPS)可能是引发胎肺(炎症)的一个相关调节因子。动物实验表明,LPS刺激可能会引发肺部炎症,表现为促炎细胞因子和趋化因子的表达增加、中性粒细胞和单核细胞的募集以及肺泡和微血管发育受损(Kramer et al. 2009)。

5.4.1.2 脑部损伤

在细菌性脑膜炎的动物模型中,血清促炎介质水平的升高会改变血脑屏障(BBB)的完整性,促进BBB受损,并引起CNS炎症的不良级联反应,其中包括永久性细胞因子和趋化因子合成、白细胞活化、MMP和前列腺素合成以及脂质过氧化(Strunk et al. 2014;Kim 2003)。此外,外周静脉LPS刺激可引起CSF细胞因子反应并加重类似于在脑性瘫痪患儿中发现的脑部损伤(Dommergues et al. 2000)。将LPS直接注射到胎鼠脑内,可导致髓鞘减少、少突胶质细胞丢失、囊性损伤和脑室扩大,这与弥漫性PVL和长期髓鞘形成持续受损相一致(Cai et al. 2003)。值

得注意的是,细菌感染导致早产儿大脑对非炎症性损伤(如缺氧)的敏感性增加(Strunk et al. 2014)。

5.4.2 机械通气

辅助通气可能是造成早产儿全身性炎症最常见的长期刺激因素(Bose et al. 2013)。此外,任何类型的机械通气都可能对气道和肺组织造成伤害,从而引起牵张性损伤级联反应(Reyburn et al. 2012;Bose et al. 2013;Hillman et al. 2011),其特征是支气管上皮破裂和促炎介质释放,随后白细胞大量涌入(Bose et al. 2013;Hillman et al. 2011)。在动物模型中,炎症反应的严重程度与高吸气峰压及低呼气末正压的通气策略有关(Hillman et al. 2011)。目前的新生儿通气策略试图最大限度地减少气管内插管和间歇正压通气的需要,而倾向于持续气道正压通气策略(Morley 2010;Hallman et al. 2013)。恢复肺容量和避免高潮气量是当前肺保护性通气策略的关键要素(Lozano and Newnam 2016)。然而,越来越多的超低出生体重儿在暴露于无气压伤或轻微气压伤以及相对较低水平的氧气补充后,可能会在出生后1~2周出现呼吸系统恶化(Martin and Fanaroff 2013)。

5.4.2.1 肺部损伤

BPD小鼠模型中的肺部损伤、炎症引起的改变和结构性肺损伤与发育阶段密切相关,在肺发育的囊泡期尤其脆弱(Backstrom et al. 2011)。一直以来,临床研究都证明胎龄<28周(囊泡期)的极不成熟早产儿患炎症性BPD的风险最高,而胎龄>32周的早产儿(早期肺泡期)的风险要低得多(Jobe 2011)。在新生大鼠肺内,即使是低潮气量通气也能诱导急性期细胞因子和CXC趋化因子。这种促炎反应在高氧,以及高氧结合LPS预处理的情况下会被放大(Kroon et al. 2010)。在大鼠肺损伤模型中,尽管采用"损伤较小"的通气策略,LPS刺激仍导致支气管肺泡灌洗液中促炎细胞因子水平的显著增加(Ricard et al. 2001)。较新的数据可能强调了促炎效应在BPD恶化过程中的相关致病作用(见图5.3)。

5.4.2.2 脑部损伤

无论采用何种策略,机械通气都会增加患有CA的新生羊羔的血流动力不稳定,而且增加肺和脑内促炎细胞因子的表达,从而导致CA性脑部损伤

（Barton et al. 2014）。

5.4.3　高氧症和低氧症

氧化应激增加和抗氧化酶失衡可能在新生儿肺部和脑部损伤的发病机制中起到重要作用。几种炎症细胞会产生活性氧自由基（ROS）和含氮物质（RNS）。抗氧化酶活性的严重缺乏可能使不成熟早产儿面临高氧造成的有害影响（Khwaja and Volpe 2008；Saugstad 2005）。胎儿从正常氧浓度的宫内环境转为接触产后室内空气，这种变化使其突然暴露于相对"高氧"的环境中。相反，由于呼吸暂停造成低氧发作或氧饱和度的波动而使早产儿直接接受医源性氧疗，会对其肺部和脑部发育产生不利影响（Bhandari 2010）。来自动物模型的数据表明，低氧可加重 LPS 引起的新生儿肺部和脑组织炎症（Khwaja and Volpe 2008；Saugstad 2005）。

5.4.3.1　肺部损伤

在动物模型中，高氧血症已证明会对一系列复杂的基因造成影响，涉及炎症、细胞外基质更新、凝血和其他情况，并诱导肺部组织中炎性细胞的涌入（Bhandari 2010；Wagenaar et al. 2004）。此外，高氧会导致具有 BPD 表型许多特征的进行性肺部疾病（Wagenaar et al. 2004）。大量研究证实围产期氧疗管理对肺部发育有害（Bhandari 2010），随后对超早产儿的最佳目标氧饱和度范围进行了重新评估（Hallman et al. 2013）。

5.4.3.2　脑部损伤

实验和临床数据表明，炎症和 / 或氧气浓度升高可能导致早产儿脑损伤（Schmitz et al. 2011）。在动物模型中，高氧诱导成熟依赖性少突神经胶质细胞死亡（Brehmer et al. 2012）。促炎细胞因子、MMPs 诱导以及 ROS 和 RNS 的产生与高氧引起的细胞凋亡有关（Brehmer et al. 2012）。

然而，除炎症外，缺氧缺血是 WMD 发病机制中的主要启动机制，激活了下游的兴奋性毒性机制（指谷氨酸能过度激活、ROS 和 RNS 自由基攻击），并最终导致少突胶质细胞的前体细胞（pre OLs）损伤（Khwaja and Volpe 2008）。在动物模型中，兴奋性毒性损害或氧化应激之前出现的全身性炎症会显著加重白质损伤，这表明在新生儿脑损伤的发病机制中，全身性炎症与缺氧缺血之间存在相互加强的作用（Khwaja and Volpe 2008；Kaindl et al. 2009）。

5.5　不良炎症反应的分子机制

炎症反应包括启动和消除的各个阶段，目的是清除微生物、组织重塑和组织。理想情况下，急性炎症是自限性的，可完全缓解并恢复体内平衡（Levy and Serhan 2014）。消炎蛋白、促解蛋白以及多种多不饱和脂肪酸衍生的促解介质对炎症的消除有严格的调控作用，从而有效降低细胞因子表达，终止 PMN 侵袭，并增强巨噬细胞摄取（Dammann and Leviton 2014；Levy and Serhan 2014）。未消除的永久性炎症可能导致严重的器官损伤。早产儿中，在炎症消除机制中成熟依赖性损伤可能导致炎症状态（Dammann and Leviton 2014；Speer et al. 1988；Nguyen et al. 2010；Levy and Serhan 2014）。

5.5.1　细胞和体液中的炎症介质

PMN 和单核细胞（外周血单核细胞）的启动与激活是微生物入侵或组织破坏的早期免疫反应的重要阶段（Speer 2009；Nguyen et al. 2010）。循环中的中性粒细胞和单核细胞在 1~3 小时内迅速被激活（Turunen et al. 2006），随后黏附于内皮并引发促炎反应。炎性中性粒细胞凋亡以及定居巨噬细胞及时清除炎性中性粒细胞对于消炎至关重要。然而，大量相关研究表明，新生儿吞噬细胞功能的改变、凋亡组织细胞吞噬作用的降低以及新生儿 PMN 存活时间的延长，这些都有可能导致炎症的长期持续（Speer et al. 1988；Nguyen et al. 2010）。

5.5.1.1　肺部损伤

多项研究显示，与未患慢性肺病的婴儿相比，受 BPD 影响的早产儿的支气管肺泡灌洗液和肺组织中的中性粒细胞及巨噬细胞的数量显著增加且持续存在（Groneck et al. 1994；Murch et al. 1996a）。肺水肿的形成与通气引起中性粒细胞和单核细胞的涌入有关，表明了肺泡 - 毛细血管损伤（Groneck et al. 1994；Jaarsma et al. 2004）。新生儿中性粒细胞自发性凋亡存活表现出增强的炎症作用，这种炎症作用进一步表现为白介素（IL）-8 和巨噬细胞炎症蛋白（MIP）-1β 的分泌增加（Nguyen et al. 2010）。此外，已证明肺泡和肺组织巨噬细胞通过释放细胞因子来协调炎症反应,从而在肺部炎症中起到核心作用(Viscardi 2012;Bose et al. 2008)。

5.5.1.2 脑部损伤

早产儿 WMD 的神经病理特征是小胶质细胞活化和髓鞘前少突胶质细胞耗竭(Kaindl et al. 2009)。小胶质细胞是刺激性细胞因子合成及 ROS、RNS 和谷氨酸生成的主要来源,因此在对新生儿大脑具有不利影响的促炎细胞因子级联反应中起着核心作用。中性粒细胞会促成细胞毒性因子、ROS 和RNS 的释放以及脂质过氧化反应(Khwaja and Volpe 2008)。整个脑白质中成熟依赖性的小胶质细胞密度以及胎龄依赖的 Pre OLs 易受毒性 ROS 和细胞因子攻击,这可能是造成未成熟大脑极易受损的基础(Khwaja and Volpe 2008;Kaindl et al. 2009)。

5.5.2 细胞与内皮的相互作用

一定数量的黏附分子,如细胞间黏附分子(ICAM)和血管细胞黏附分子,促进了炎症细胞与内皮的黏附(Sarelius and Glading 2015)。

5.5.2.1 肺部损伤

BPD 患儿的气道分泌物和气道循环中检测到选择蛋白和 ICAM 的浓度增加,表明了为应对炎症反应而引发的脱落增强(D'Alquen et al. 2005)。此外,在暴露于 CA 的早产儿中,ICAM-1 在内皮细胞上的表达显著上调,血清可溶性 ICAM-1 水平升高(D'Alquen et al. 2005)。这些数据可能表明循环中性粒细胞和单核细胞被有效募集到早产儿的气道和肺组织中。

5.5.2.2 脑部损伤

在人脑微血管内皮细胞中,已发现 ICAM-1 和血管细胞黏附分子 -1 的表达是由促炎性刺激(如肿瘤坏死因子 -α(TNF-α)和 IL-1β)引起,表明了人体BBB 的炎性表型(O'Carroll et al. 2015)。

5.5.3 趋化性和化学趋化因子

炎症细胞的募集主要是由趋化因子促进的(Baier et al. 2004)。趋化因子分为 4 个家族(C、CC、

CXC 和 CX3C),CC 家族有单核细胞和巨噬细胞、淋巴细胞、嗜酸性粒细胞和嗜碱性粒细胞的激活剂(Zlotnik and Yoshie 2012)。

5.5.3.1 肺部损伤

IL-8(CXCL8)可能是将单核细胞和中性粒细胞募集到炎症部位的最重要的化学趋化因子(Garcia-Ramallo et al. 2002)。此外,IL-8 通过上调中性粒细胞黏附分子,促进跨内皮迁移以及刺激氧化性爆发和溶酶体酶释放,在中性粒细胞活化中发挥着关键作用(Garcia-Ramallo et al. 2002)。动物和临床研究表明了 CC 趋化因子在急性和慢性肺部疾病的发病机制中所起的作用(Smith 1996)。选择性趋化因子受体拮抗剂的应用被证明可以抑制中性粒细胞流入大鼠肺,抑制肺部炎症并促进肺生长(Yi et al. 2004)。在通气治疗的急性肺损伤早产儿中,发现CC 家族成员单核细胞趋化蛋白(MCP)-1 和 MIP-1α的浓度增加,且与 BPD 相关(Murch et al. 1996a)。此外,气管吸出物中 MCP-1、MCP-2、MCP-3 和 MIP-1β的浓度升高被认为是 RDS 和 BPD 的独立危险因素(Baier et al. 2004)。与 RDS 康复婴儿相比,BPD 婴儿体内的其他化学引诱物同样出现了增加,例如 C5a、IL-8、IL-16、脂氧合酶产物、白三烯 B4、弹性蛋白片段、金属蛋白酶和纤连蛋白(Speer 2006a,2009)。

5.5.3.2 脑部损伤

在被诊断为炎症相关的 WMD 婴儿中,羊水、脐带血、CSF 和脑组织中促炎症细胞因子和 IL-8 的水平均升高(Strunk et al. 2014)。因此,除了其他体液介质外,IL-8 可能是炎症引发的新生儿脑损伤发病机制中的关键介质(Dammann and Leviton 2014;Strunk et al. 2014)。

5.5.4 促炎和抗炎细胞因子

促炎细胞因子,例如 TNF-α,IL-1β 和 IL-6,在早期炎症以及介导基因和转录因子的上调和 / 或下调中起着至关重要的作用(Bose et al. 2008)。促炎细胞因子由各种炎性细胞合成,包括 PMN,单核细胞和巨噬细胞,受 LPS 刺激后的小胶质细胞和肺细胞,其他细菌细胞壁成分,各类内源性配体、高氧和低氧,以及生物物理因素(如容量伤和气压伤)(Khwaja and Volpe 2008;Speer 2006a)。足月儿特别是早产

儿的先天性及获得性免疫反应表现出定量和定性的发育特异性（Dammann and Leviton 2014；Speer et al. 1988；Nguyen et al. 2010；Glaser and Speer 2013）。因此提出存在促炎状态倾向的假设（Kollmann et al. 2009；Levy and Wynn 2014）。实验和临床数据表明，严重的胎儿促炎反应可能部分归因于抗炎细胞因子反应不足，包括 IL-4、IL-10、IL-11、IL-12、IL-13、IL-18 或 IL-1 受体拮抗剂（IL-1ra）以及促分解蛋白和一些多不饱和脂肪酸衍生的促分解介质（Dammann and Leviton 2014；Viscardi 2012；Speer 2009；Brochu et al. 2011）。早产儿似乎缺乏其中的一些蛋白质和介质（Dammann and Leviton 2014）。

5.5.4.1　肺部损伤

巨噬细胞源性 TNF-α 被认为是促炎症反应的重要原因，因为它是肺泡细胞中各种炎症介质的已知触发因素（Speer 2009）。IL-1β 是在 CA 羊水中发现的一种中枢促炎细胞因子（Yoon et al. 1997），已被证明可显著干扰胎鼠模型的肺形态发生（Hogmalm et al. 2014）。在呼吸液、支气管肺泡和肺细胞中，以及在 RDS 和 BPD 不断发展的早产儿体循环中，检测到促炎性 TNF-α 和 IL-1β 的蛋白质水平升高以及高 mRNA 表达，这表明了促炎因子和抗炎因子之间的失衡（Speer 2006a，2009；Bose et al. 2008）。死于严重 RDS 早产儿的肺组织中大量涌入 TNF-α 阳性巨噬细胞，被发现与肺间质的严重破坏有关（Murch et al. 1996b）。在双转基因小鼠模型中，围产期肺上皮细胞中 IL-1β 的过度表达可诱导 TNF-α 和 IL-6 的表达增加以及类似于 BPD 的严重组织损伤（Hogmalm et al. 2014；Kolb et al. 2001）。肺巨噬细胞中 IL-1β 的产生和核转录因子 kappa（NF-kB）的激活都被发现与肺发育受阻有显著关系（Blackwell et al. 2011）。在大多数 BPD 早产儿的气道样本中未检测到 IL-10，但在呼吸衰竭的足月儿中常发现 IL-10（Jones et al. 1996）。尤其是在暴露于 CA 或受 FIRS 影响的早产儿中，胎儿过度促炎细胞因子反应抑制不足可能会增加 BPD 的风险（Paananen et al. 2009）。在缺乏肺表面活性物质的兔子中，IL-1ra 雾化抗炎预防性治疗可减轻实验性肺损伤中的炎症反应（Narimanbekov and Rozycki 1995）。

5.5.4.2　脑部损伤

实验、流行病学和免疫组化数据支持脑损伤的

细胞因子假说，认为小胶质细胞因子释放了造成白质损伤的主要介质（Dammann and Leviton 2014；Strunk et al. 2014；Girard et al. 2009）。已经在人类 PVL 病变中检测到在小胶质细胞和巨噬细胞中表达的几种细胞因子，如 TNF-α 和 γ 干扰素（Khwaja and Volpe 2008）。促炎细胞因子可能会在感染和缺氧 - 缺血反应中释放，这两种情况都会相互增加有害作用（Khwaja and Volpe 2008）。此外，已经证明 TNF-α 和 IL-6 会增加 BBB 的通透性并破坏 BBB 的完整性（Berger et al. 2012）。在围产期脑损伤的大鼠模型中，LPS 和缺氧缺血神经炎性反应的特征是抗炎性细胞因子的下调和早产样脑中 IL-1β 的显著释放，而足月样脑则表现出更强的促炎和抗炎反应，包括 IL-1β 和 TNF-α 的释放（Brochu et al. 2011）。值得注意的是，产后 IL-1ra 全身给药可减少长期神经胶质增生和髓鞘变性，并能防止与围产期脑损伤相关的功能缺陷（Girard et al. 2012）。在炎症引发脑损伤的新生大鼠和小鼠模型中，给予 IL-10 可以减轻 CA 或新生儿败血症造成的白质损伤（Mesples et al. 2003；Pang et al. 2005）。

5.5.5　模式识别受体

PMN 和外周血单核细胞的激活由模式识别受体介导，该模式可识别结构稳定的微生物膜成分（Takeuchi and Akira 2010）。模式识别受体显示出一个复杂的前哨受体系统，包括与细胞相关的受体（如 TLR，Toll 样受体）（Takeuchi and Akira 2010）。TLR 目前包含 10 种人类受体，它们在质膜（TLR1、2、4、5、6）或细胞内质网和内体膜（TLR3、7、8、9、10）上表达（Glaser and Speer 2013；Takeuchi and Akira 2010；Akira 2006）。配体结合后，IL-1 受体相关激酶（IRAK）或 TNF 受体相关因子 -6 会被募集，随后复杂的信号级联反应被激活，最终导致促炎性细胞因子、共刺激分子和趋化因子的上调（Akira 2006；Yamamoto and Takeda 2010）。TLR2 和 TLR4 可分别识别肽聚糖和 LPS，针对 CA 和新生儿败血症的最常见病原体提供先天免疫应答，并与早产儿炎性疾病有关（Glaser and Speer 2013；O'Hare et al. 2013；Kemp 2014）。在 CA 动物模型中，LPS 诱导的细胞因子合成与 TLR4 的表达和随后 NF-KB 的激活以及 TNF-α、IL-1β、IL-6 和 IL-8 的分泌增加直接相关（Kramer et al. 2002；Harju et al. 2005）。动物

模型和体外数据提供了炎症和非炎症细胞中 TLR 和 TLR 相关分子的胎龄依赖性表达的证据（Glaser and Speer 2013；Harju et al. 2001；Hillman et al. 2008；Kollmann et al. 2012；Zhang et al. 2015）。成熟依赖性 TLR 激活和 TLR 信号转导可能使未成熟的肺和大脑更易受到有害外源性和内源性的促炎刺激（Khwaja and Volpe 2008；Kollmann et al. 2012）。TLR 信号受到许多外源和内源性调节分子的严格控制（Akira 2006），包括 IRAK-M，它抑制 TLR 介导的 NF-kB 活性，导致 LPS 引起的 TNF-α 和 IL-6 合成显著减少（Wesche et al. 1999）。

5.5.5.1　肺部损伤

已经证实了 TLR4 在肺组织和肺成纤维细胞中的成熟依赖性表达（Glaser and Speer 2013；Harju et al. 2001）。在小鼠胎肺发育模型中，TLR2 和 TLR4 的激活抑制了成纤维细胞生长因子（FGF）-10 的表达，导致囊泡期气道形态发生异常，表现出 BPD 表型的多种特征（Benjamin et al. 2007）。TLR4 介导的炎症反应与气道纤维连接蛋白表达的改变有关，潜在地抑制了远端气道分支和肺泡化（Prince et al. 2005）。在成年动物模型中，LPS 引起的 TLR4 活化和过度表达伴随着对 LPS 敏感性的增强和纤维化增强（He et al. 2009）。相反，在实验性肺部炎症中，肺表面活性物质蛋白 A 和 D 被证明可以有效地调节 TLR2 和 TLR4 表达，上调调节蛋白 IRAK-M 并抑制 NF-kB 活化（Nguyen et al. 2012；Bersani et al. 2013）。

5.5.5.2　脑部损伤

TLR2 和 TLR4 的激活已显示可导致缺氧缺血和 LPS 引起的新生儿脑损伤（Eklind et al. 2005；Stridh et al. 2011）。而且 TLR 似乎参与了小胶质细胞的活化以及随后产生的对 Pre OLs 具有毒性的 ROS 和 RNS（Khwaja and Volpe 2008）。在大鼠胚胎和新生模型中，给予 LPS 会诱导大脑 CD14 和 TLR4 表达，使未成熟的大脑对二次打击（例如缺氧缺血性损伤）敏感（Strunk et al. 2014）。在新生小鼠中，TLR1/2 复合物的激活显示可诱导 TNF-α 的脉络丛转录和白细胞进入 CSF，潜在反映了脉络丛神经屏障功能的紊乱（Stridh et al. 2013）。组织释放内源性 TLR 配体在缺血性脑损伤加重中的作用已经过讨论（Volpe 2008）。

5.5.6　氧自由基和蛋白溶解介质

暴露于高浓度氧会导致中性粒细胞、巨噬细胞和小胶质细胞在炎症部位释放更多的 ROS，从而导致直接氧化细胞受损（Khwaja and Volpe 2008；Bhandari 2010）。此外，ROS 产生于游离铁和细胞结合的黄嘌呤 - 氧化酶系统的高氧复氧反应。由于抗氧化酶活性严重不足，极不成熟早产儿极易遭受高氧导致的器官损伤（Saugstad 2005）。动物实验证实氧化应激可能是引发肺部和脑部炎症的关键事件（Khwaja and Volpe 2008；Kramer et al. 2002），其中氧自由基会对支气管肺泡和脑实质结构产生直接毒性作用，如脂质过氧化、保护性蛋白酶失活、MMPs 上调以及对 Pre OLs 的直接毒性（Khwaja and Volpe 2008；Saugstad 2005；Bhandari 2010；Gerber et al. 1999）。

5.5.6.1　肺部损伤

来自体外研究、动物实验和临床观察的数据表明，蛋白酶和蛋白酶抑制剂的失衡导致早产肺损伤（Speer et al. 1993；Altiok et al. 2006）。发生弹性蛋白溶解损伤后，早产儿的气道分泌物和尿液中检测到多种组织损伤标志物的浓度增加（Speer 2006a，2009）。值得注意的是，弹性蛋白酶和中性蛋白酶被证明可促进巨噬细胞释放有毒氧代谢物（Speer et al. 1984）。在炎症部位，中性粒细胞和巨噬细胞释放的蛋白酶，如弹性蛋白酶、β- 葡萄糖醛酸苷酶、髓过氧化物酶、组织蛋白酶、MMPs 等，在破坏肺泡 - 毛细血管单元和细胞外基质重建中具有至关重要的作用（Bhandari 2010）。同样，MMPs 的过度表达可能导致细胞外基质受损。在 BPD 婴儿的气道分泌物中检测到高浓度的 MMPs（Cederqvist et al. 2001）。此外，BPD 婴儿中 MMPs 组织抑制剂的保护水平相当低（Cederqvist et al. 2001），并且已证明阻断 MMP-9 可减少胎鼠的高氧性肺损伤（Chetty et al. 2008）。在双转基因小鼠模型 IL-1β 过度表达的情况下，MMP-9 起到了保护作用，相反，MMP-9 的缺乏会进一步增强对肺形态发生的影响（Lukkarinen et al. 2009）。

5.5.6.2　脑部损伤

氧化应激是新生儿早期脑损伤的重要组成部分。人脑实验研究指出，Pre OLs 对 ROS 攻击具有成熟依赖易损性，这可能是由于超氧化物歧化酶复合体酶的发育延迟所致（Khwaja and Volpe 2008）。

为减少新生儿大脑的氧化损伤，人们针对许多潜在的治疗策略展开了研究，包括 ROS 清除剂、脂质过氧化物和一氧化氮合酶抑制剂（Chew and DeBoy 2015）。

5.5.7 微血管和组织完整性

炎症和炎症介质对未成熟肺的微血管完整性以及早产儿白质和灰质的细胞结构和组织完整性有不利影响（Speer 2009；Kaindl et al. 2009）。

5.5.7.1 肺部损伤

肺泡毛细血管通透性增加是肺部炎症早期的一种病理特征，并与肺功能恶化有关（Speer 2006a，2009）。在 BPD 婴儿的气道中检测到多种脂质介质，如白三烯、前列环素、血小板衍生因子和内皮素 -1，这些似乎直接影响了肺泡 - 毛细血管单元（Speer 2006b）。有记录显示，机械通气后 1 小时内，有蛋白质渗漏到早产儿的肺泡和气道中（Jaarsma et al. 2004）。此外，在后来患 BPD 的早产儿中，在出生 10~14 天时，有报告显示其气道分泌物中的白蛋白浓度急剧增加，在很大程度上导致了肺泡水肿、肺表面活性物质系统失活和肺功能恶化（Groneck et al. 1994）。在磁共振成像研究中，BPD 患儿显示出肺含水量增加，并且易受重力引起的肺塌陷影响（Adams et al. 2004）。在机械通气的 RDS 婴儿中，观察到凝血、纤维蛋白溶解、激肽 - 激肽释放酶系统和补体系统的同时激活（Speer 2006a），这表明肺血管内皮损伤可能会随后促使中性粒细胞和血小板的激活，并可能导致肺以及全身炎症和凝血系统的激活。

5.5.7.2 脑部损伤

脑室周围的白质损伤是目前早产儿脑损伤的最常见原因，其特征是小胶质细胞激活、轴突损伤、发育中的亚板神经元受损和白质纤维束紊乱（Kaindl et al. 2009）。基于磁共振成像的技术提供了端脑灰质和长束在围产期脑损伤中进一步参与的证据，这可能是由于迁移神经元的凋亡所致（Kaindl et al. 2009）。

5.5.8 血管生成调节因子和生长因子

调节血管发育并影响实质脏器发育的几个关键

血管生成调节因子已被证实。VEGF 是血管生成的关键调节因子（Hines and Sun 2014）。它对血管发育至关重要，并以高浓度形式存在于大量血管化的组织中（Thebaud and Abman 2007；Bhandari 2010）。

5.5.8.1 肺部损伤

肺泡发育简单化是动物模型和 BPD 婴儿肺组织中的典型病理发现，是由形成肺泡和血管的关键细胞凋亡引起的（Jobe 2011）。越来越多的证据表明肺血管可积极促进正常的肺泡发育并有助于维持肺泡结构（Thebaud and Abman 2007）。VEGF 信号紊乱与肺实质发育受损和长期肺损伤有关，证明肺内血管结构对肺实质发育具有重要作用（Reyburn et al. 2012；Thebaud and Abman 2007；Kunig et al. 2006）。在长期高氧暴露后，新生兔体内 VEGF 水平显著增加，但有报告称在相同条件下的早产狒狒 BPD 模型中，VEGF 水平和 VEGF 信号转导降低（Bhandari and Elias 2006）。与从呼吸机和高氧血症引起的肺损伤中康复的婴儿相比，在发生 BPD 的早产婴儿中发现的 VEGF 水平明显降低（D'Angio and Maniscalco 2002）。VEGF 信号转导降低被认为是肺毛细血管容积减少和肺泡化受损的潜在发病机制。在发展为 BPD 的极早产动物中，VEGF、血管生成受体和血管生成素的表达受损，导致微脉管系统畸形和肺泡化破坏（Thebaud et al. 2005；Thomas et al. 2008）。在新生大鼠中，重组人 VEGF 治疗以及 VEGF 基因治疗促进了血管生成，是一种潜在的预防策略（Kunig et al. 2006；Thebaud et al. 2005）。抑制肺血管生成的不良刺激可能严重干扰和破坏 BPD 的继发性间隔特征（Thebaud and Abman 2007）。在新生鼠肺损伤模型中，产前 LPS 给药可导致肺泡化停止（Ueda et al. 2006）。在早产羔羊中也观察到了类似的时间和剂量依赖性效应（Kramer et al. 2001）。来自小鼠模型的数据表明，炎症可能会通过上调血管生成 CC 趋化因子（如 MIP-1α 和 MCP-1）而在发育中的早产肺中引发血管生成异常（Miller et al. 2010）。值得注意的是，羊膜内 LPS 可导致早产羔羊肺中血管抑制性趋化因子 γ 干扰素诱导蛋白 -10 和单核因子水平升高（Kallapur et al. 2003）。即使是没有感染的情况下，炎症也被证实会导致肺结构重塑，包括改变细胞外基质形成以及肺泡形成和血管生成受损。来自新生狒狒、小鼠和兔的肺损伤模型的数据证实，在高氧和机械通气的联合作用下，气道炎症和细胞因子的表达增强（Varughese et al. 2003；Wilson et al. 2005；Brew et al. 2011）。

5.5.8.2 脑部损伤

研究表明，缺氧缺血性脑损伤后，VEGF 在中枢神经系统表达。它被认为是通过调节血管生成、神经细胞增殖和迁移实现大脑修复过程的关键调节器（Fan et al. 2009；Guo et al. 2016）。VEGF 基因敲除小鼠在血管形成、神经元迁移和存活方面显示出严重损伤。相反，由于凋亡途径被抑制，VEGF 的过度表达似乎在小鼠模型中产生了有益的神经保护作用（Chew and DeBoy 2015）。动物模型中，在缺氧缺血后 48 小时给予晚期外源性 VEGF 可增强血管生成和功能表现，而在损伤后 1 小时给予外源性 VEGF 可增强 BBB 通透性并增加缺血损伤（Chew and DeBoy 2015）。细胞因子促红细胞生成素在早期大脑发育中的神经分化和神经发生中起着至关重要的作用，并在中枢神经系统中发挥抗凋亡和抗炎作用。它通过神经元、神经胶质细胞和脑内皮细胞进行表达（Chew and DeBoy 2015）。不同新生动物脑损伤模型中，在造成缺氧缺血性损伤之前和之后给予促红细胞生成素治疗可减轻损伤性病变（Chew and DeBoy 2015）。

5.5.9 修复机制

在炎症诱发性组织损伤之后可能会出现组织修复，在新生儿肺和脑损伤中对此仅进行了部分研究。

5.5.9.1 肺部损伤

炎症过程似乎会诱导转化生长因子 -β（TGF-β）生成，从而限制炎症反应，并在调节组织重塑和修复中发挥关键作用（Bartram and Speer2004）。成纤维细胞生长因子 -β 和 IL-1β 可降低人肺成纤维细胞中的弹性蛋白 mRNA，TGF-β 作为这两者的拮抗剂，似乎通过转录和转录后机制使弹性蛋白增加（Kuang et al. 2007）。高氧诱导的 TGF-β 水平升高可能导致 BPD 的肺泡化特征受损和简单化（Zhao et al. 1997）。在早产动物中，TGF-β 的表达增加抑制了正常的肺发育并促进了纤维化（Speer 2006a）。在 BPD 绵羊模型中发现了结缔组织生长因子的表达减少，结缔组织生长因子负责 TGF-β 的各类下游效应，是诱导肺纤维化的第二重要介质（Kunzmann et al. 2008）。此外，在患有 BPD 的婴儿中检测到低浓度的低氧诱导因子、角质形成细胞和肝细胞生长因子，这些都被认为参与了正常的肺发育和肺损伤后的组织再生（Danan et al. 2002；Lassus et al. 2003）。

5.5.9.2 脑部损伤

早产儿 PVL 的特征是 Pre OLs 减少（Khwaja and Volpe 2008）。脑室下区域和白质均被认为是源自内源性胶质祖细胞的少突胶质细胞的主要来源（Curtis et al. 2007）。后者被证明可以分化为成熟的神经胶质细胞，并迁移到受损的白质病灶中进行修复（Curtis et al. 2007）。在 PVL 的新生大鼠模型中，缺血激活了内源性自我修复机制。然而经发现这种修复能力是有限的，并且观察到新生成的神经胶质细胞的存活期缩短（Li et al. 2015）。最近，关于二磷酸尿核苷 - 葡萄糖、G 蛋白偶联受体 17 的内源性激动剂、胶质细胞源性神经营养因子和谷氨酸能受体 N- 甲基 -D- 天门冬氨酸阻断剂的研究表明，通过提高存活率和将新生成的 Pre OLs 分化为成熟的少突胶质细胞，可增强缺血引发的内源性自我修复机制（Li et al. 2015）。

5.5.10 炎症的遗传易感性

个别婴儿可能极易受到持续性炎症的影响。遗传因素可能是造成早产儿疾病风险差异的重要原因。严重病程的遗传背景可能与轻中度疾病不同，并且相关的遗传变异可能因种族而异。孪生一致性研究指出了遗传风险的相关影响，目前的研究重点是确定导致宫内感染、早产和 BPD 等炎症性疾病风险增加的遗传因素（Lal and Ambalavanan 2015）。遗传易感性可能包括细胞因子和趋化因子反应的变异性、过度促炎反应失衡，以及促炎信号转导、抗氧化剂和血管生成调节剂的关键调控因子的多态性（Lal and Ambalavanan 2015；Yu et al. 2016）。基因多态性可能会导致阴道菌群改变、上行感染和早产的风险增大（Genc and Onderdonk 2011）。然而，在 BPD 中，候选基因研究、全基因组关联研究、外显子组测序、整合组学分析和路径分析未发现遗传变异与疾病发生之间有明显且一致的关联（Yu et al. 2016；Huusko et al. 2014）。

5.6 结论

有确凿的证据显示产前和产后促炎条件复杂的相互作用(主要包括氧中毒、机械通气以及产前和产后感染)可在早产儿结构及功能未成熟的器官中诱发并延续不良的炎症反应。初始损伤(也称"初次打击")会激活针对病原体清除和/或组织修复的早期免疫反应。早期和晚期免疫反应功能的不成熟、抗氧化酶和蛋白酶系统功能的不成熟、体内平衡关键调节因子功能的不成熟、血管生成生长因子功能的不成熟以及修复机制功能的不成熟可能都会促使损伤性炎症反应,其特征是中性粒细胞和巨噬细胞快速聚集或弥漫性小胶质细胞活化。随着促炎和抗炎机制失衡引发炎症,一系列的炎性介质可能会随后影响组织的完整性。产后不良状况可能会造成正在发生的炎症进一步加重,造成"二次"或"三次打击"。新生儿肺部和脑部损伤均与具有特定易损性的成熟依赖性因素有关。最严重的后果就是正常的肺部和脑部发育可能会受到终身影响。为了找寻高危婴儿 BPD 和 WMD 的预防或改善策略,我们仍然需要对炎症事件的发病机制进行更深入的了解。由于产前和产后因素混杂且共同作用,导致不同婴儿的遗传易感性和"易损性窗口"可能不同,因此到目前为止我们尚不知道处于高危风险的早产儿是否会面临这一系列不利的炎症反应以及这些炎症反应会达到何种程度。

参考文献

Adams EW, Harrison MC, Counsell SJ, Allsop JM, Kennea NL, Hajnal JV et al (2004) Increased lung water and tissue damage in bronchopulmonary dysplasia. J Pediatr 145:503–507

Akira S (2006) TLR signaling. Curr Top Microbiol Immunol 311:1–16

Altiok O, Yasumatsu R, Bingol-Karakoc G, Riese RJ, Stahlman MT, Dwyer W et al (2006) Imbalance between cysteine proteases and inhibitors in a baboon model of bronchopulmonary dysplasia. Am J Respir Crit Care Med 173:318–326

Backstrom E, Hogmalm A, Lappalainen U, Bry K (2011) Developmental stage is a major determinant of lung injury in a murine model of bronchopulmonary dysplasia. Pediatr Res 69:312–318

Baier RJ, Majid A, Parupia H, Loggins J, Kruger TE (2004) CC chemokine concentrations increase in respiratory distress syndrome and correlate with development of bronchopulmonary dysplasia. Pediatr Pulmonol 37:137–148

Barton SK, Moss TJ, Hooper SB, Crossley KJ, Gill AW, Kluckow M et al (2014) Protective ventilation of preterm lambs exposed to acute chorioamnionitis does not reduce ventilation-induced lung or brain injury. PLoS One 9:e112402

Bartram U, Speer CP (2004) The role of transforming growth factor beta in lung development and disease. Chest 125:754–765

Benjamin JT, Smith RJ, Halloran BA, Day TJ, Kelly DR, Prince LS (2007) FGF-10 is decreased in bronchopulmonary dysplasia and suppressed by Toll-like receptor activation. Am J Physiol Lung Cell Mol Physiol 292:L550–L558

Berger I, Peleg O, Ofek-Shlomai N (2012) Inflammation and early brain injury in term and preterm infants. Isr Med Assoc J 14:318–323

Bersani I, Speer CP (2012) Nosocomial sepsis in neonatal intensive care: inevitable or preventable? Z Geburtshilfe Neonatol 216:186–190

Bersani I, Kunzmann S, Speer CP (2013) Immunomodulatory properties of surfactant preparations. Expert Rev Anti Infect Ther 11:99–110

Bhandari V (2010) Hyperoxia-derived lung damage in preterm infants. Semin Fetal Neonatal Med 15:223–229

Bhandari V, Elias JA (2006) Cytokines in tolerance to hyperoxia-induced injury in the developing and adult lung. Free Radic Biol Med 41:4–18

Blackwell TS, Hipps AN, Yamamoto Y, Han W, Barham WJ, Ostrowski MC et al (2011) NF-kappaB signaling in fetal lung macrophages disrupts airway morphogenesis. J Immunol 187:2740–2747

Boghossian NS, Page GP, Bell EF, Stoll BJ, Murray JC, Cotten CM et al (2013) Late-onset sepsis in very low birth weight infants from singleton and multiple-gestation births. J Pediatr 162:1120–1124, 1124 e1121

Bose CL, Dammann CE, Laughon MM (2008) Bronchopulmonary dysplasia and inflammatory biomarkers in the premature neonate. Arch Dis Child Fetal Neonatal Ed 93:F455–F461

Bose CL, Laughon MM, Allred EN, O'Shea TM, Van Marter LJ, Ehrenkranz RA et al (2013) Systemic inflammation associated with mechanical ventilation among extremely preterm infants. Cytokine 61:315–322

Brehmer F, Bendix I, Prager S, van de Looij Y, Reinboth BS, Zimmermanns J et al (2012) Interaction of inflammation and hyperoxia in a rat model of neonatal white matter damage. PLoS One 7:e49023

Brew N, Hooper SB, Allison BJ, Wallace MJ, Harding R (2011) Injury and repair in the very immature lung following brief mechanical ventilation. Am J Physiol Lung Cell Mol Physiol 301:L917–L926

Brochu ME, Girard S, Lavoie K, Sebire G (2011) Developmental regulation of the neuroinflammatory responses to LPS and/or hypoxia-ischemia between preterm and term neonates: an experimental study. J Neuroinflammation 8:55

Cai Z, Pang Y, Lin S, Rhodes PG (2003) Differential roles of tumor necrosis factor-alpha and interleukin-1 beta in lipopolysaccharide-induced brain injury in the neonatal rat. Brain Res 975:37–47

Cederqvist K, Sorsa T, Tervahartiala T, Maisi P,

Reunanen K, Lassus P et al (2001) Matrix metalloproteinases-2, -8, and -9 and TIMP-2 in tracheal aspirates from preterm infants with respiratory distress. Pediatrics 108:686–692

Chetty A, Cao GJ, Severgnini M, Simon A, Warburton R, Nielsen HC (2008) Role of matrix metalloprotease-9 in hyperoxic injury in developing lung. Am J Physiol Lung Cell Mol Physiol 295:L584–L592

Chew LJ, DeBoy CA (2015) Pharmacological approaches to intervention in hypomyelinating and demyelinating white matter pathology. Neurol. pii: S0028-3908(15)00266-X. https://doi.org/10.1016/j.neuropharm.2015.06.008. [Epub ahead of print]

Curtis MA, Kam M, Nannmark U, Anderson MF, Axell MZ, Wikkelso C et al (2007) Human neuroblasts migrate to the olfactory bulb via a lateral ventricular extension. Science 315:1243–1249

D'Alquen D, Kramer BW, Seidenspinner S, Marx A, Berg D, Groneck P et al (2005) Activation of umbilical cord endothelial cells and fetal inflammatory response in preterm infants with chorioamnionitis and funisitis. Pediatr Res 57:263–269

D'Angio CT, Maniscalco WM (2002) The role of vascular growth factors in hyperoxia-induced injury to the developing lung. Front Biosci 7:d1609–d1623

Dammann O, Leviton A (2014) Intermittent or sustained systemic inflammation and the preterm brain. Pediatr Res 75:376–380

Danan C, Franco ML, Jarreau PH, Dassieu G, Chailley-Heu B, Bourbon J et al (2002) High concentrations of keratinocyte growth factor in airways of premature infants predicted absence of bronchopulmonary dysplasia. Am J Respir Crit Care Med 165:1384–1387

Dommergues MA, Patkai J, Renauld JC, Evrard P, Gressens P (2000) Proinflammatory cytokines and interleukin-9 exacerbate excitotoxic lesions of the newborn murine neopallium. Ann Neurol 47:54–63

Dong Y, Speer CP (2015) Late-onset neonatal sepsis: recent developments. Arch Dis Child Fetal Neonatal Ed 100:F257–F263

Eklind S, Mallard C, Arvidsson P, Hagberg H (2005) Lipopolysaccharide induces both a primary and a secondary phase of sensitization in the developing rat brain. Pediatr Res 58:112–116

Ericson JE, Laughon MM (2015) Chorioamnionitis: implications for the neonate. Clin Perinatol 42:155–165, ix

Fan X, Heijnen CJ, van der Kooij MA, Groenendaal F, van Bel F (2009) The role and regulation of hypoxia-inducible factor-1alpha expression in brain development and neonatal hypoxic-ischemic brain injury. Brain Res Rev 62:99–108

Garcia-Munoz Rodrigo F, Galan Henriquez G, Figueras Aloy J, Garcia-Alix Perez A (2014) Outcomes of very-low-birth-weight infants exposed to maternal clinical chorioamnionitis: a multicentre study. Neonatology 106:229–234

Garcia-Ramallo E, Marques T, Prats N, Beleta J, Kunkel SL, Godessart N (2002) Resident cell chemokine expression serves as the major mechanism for leukocyte recruitment during local inflammation. J Immunol 169:6467–6473

Genc MR, Onderdonk A (2011) Endogenous bacterial flora in pregnant women and the influence of maternal genetic variation. BJOG 118:154–163

Gerber CE, Bruchelt G, Stegmann H, Schweinsberg F, Speer CP (1999) Presence of bleomycin-detectable free iron in the alveolar system of preterm infants. Biochem Biophys Res Commun 257:218–222

Girard S, Kadhim H, Roy M, Lavoie K, Brochu ME, Larouche A et al (2009) Role of perinatal inflammation in cerebral palsy. Pediatr Neurol 40:168–174

Girard S, Sebire H, Brochu ME, Briota S, Sarret P, Sebire G (2012) Postnatal administration of IL-1Ra exerts neuroprotective effects following perinatal inflammation and/or hypoxic-ischemic injuries. Brain Behav Immun 26:1331–1339

Glaser K, Speer CP (2013) Toll-like receptor signaling in neonatal sepsis and inflammation: a matter of orchestration and conditioning. Expert Rev Clin Immunol 9:1239–1252

Goldenberg RL, Andrews WW, Goepfert AR, Faye-Petersen O, Cliver SP, Carlo WA et al (2008) The Alabama Preterm Birth Study: umbilical cord blood *Ureaplasma urealyticum* and *Mycoplasma hominis* cultures in very preterm newborn infants. Am J Obstet Gynecol 198(43):e41–e45

Groneck P, Gotze-Speer B, Oppermann M, Eiffert H, Speer CP (1994) Association of pulmonary inflammation and increased microvascular permeability during the development of bronchopulmonary dysplasia: a sequential analysis of inflammatory mediators in respiratory fluids of high-risk preterm neonates. Pediatrics 93:712–718

Guo H, Zhou H, Lu J, Qu Y, Yu D, Tong Y (2016) Vascular endothelial growth factor: an attractive target in the treatment of hypoxic/ischemic brain injury. Neural Regen Res 11:174–179

Hallman M, Curstedt T, Halliday HL, Saugstad OD, Speer CP (2013) Better neonatal outcomes: oxygen, surfactant and drug delivery. Preface. Neonatology 103:316–319

Harju K, Glumoff V, Hallman M (2001) Ontogeny of toll-like receptors Tlr2 and Tlr4 in mice. Pediatr Res 49:81–83

Harju K, Ojaniemi M, Rounioja S, Glumoff V, Paananen R, Vuolteenaho R et al (2005) Expression of toll-like receptor 4 and endotoxin responsiveness in mice during perinatal period. Pediatr Res 57:644–648

Hartling L, Liang Y, Lacaze-Masmonteil T (2012) Chorioamnionitis as a risk factor for bronchopulmonary dysplasia: a systematic review and meta-analysis. Arch Dis Child Fetal Neonatal Ed 97:F8–F17

He Z, Zhu Y, Jiang H (2009) Inhibiting toll-like receptor 4 signaling ameliorates pulmonary fibrosis during acute lung injury induced by lipopolysaccharide: an experimental study. Respir Res 10:126

Hillman NH, Moss TJ, Nitsos I, Kramer BW, Bachurski CJ, Ikegami M et al (2008) Toll-like receptors and agonist responses in the developing fetal sheep lung. Pediatr Res 63:388–393

Hillman NH, Nitsos I, Berry C, Pillow JJ, Kallapur SG, Jobe AH (2011) Positive end-expiratory pressure and surfactant decrease lung injury during initiation of ventilation in fetal sheep. Am J Physiol Lung Cell Mol

Physiol 301:L712–L720

Hines EA, Sun X (2014) Tissue crosstalk in lung development. J Cell Biochem 115:1469–1477

Hogmalm A, Bry M, Strandvik B, Bry K (2014) IL-1beta expression in the distal lung epithelium disrupts lung morphogenesis and epithelial cell differentiation in fetal mice. Am J Physiol Lung Cell Mol Physiol 306:L23–L34

Huusko JM, Karjalainen MK, Mahlman M, Haataja R, Kari MA, Andersson S et al (2014) A study of genes encoding cytokines (IL6, IL10, TNF), cytokine receptors (IL6R, IL6ST), and glucocorticoid receptor (NR3C1) and susceptibility to bronchopulmonary dysplasia. BMC Med Genet 15:120

Inatomi T, Oue S, Ogihara T, Hira S, Hasegawa M, Yamaoka S et al (2012) Antenatal exposure to *Ureaplasma* species exacerbates bronchopulmonary dysplasia synergistically with subsequent prolonged mechanical ventilation in preterm infants. Pediatr Res 71:267–273

Jaarsma AS, Braaksma MA, Geven WB, van Oeveren W, Bambang Oetomo S (2004) Activation of the inflammatory reaction within minutes after birth in ventilated preterm lambs with neonatal respiratory distress syndrome. Biol Neonate 86:1–5

Jobe AH (2011) The new bronchopulmonary dysplasia. Curr Opin Pediatr 23:167–172

Jones CA, Cayabyab RG, Kwong KY, Stotts C, Wong B, Hamdan H et al (1996) Undetectable interleukin (IL)-10 and persistent IL-8 expression early in hyaline membrane disease: a possible developmental basis for the predisposition to chronic lung inflammation in preterm newborns. Pediatr Res 39:966–975

Kaindl AM, Favrais G, Gressens P (2009) Molecular mechanisms involved in injury to the preterm brain. J Child Neurol 24:1112–1118

Kallapur SG, Jobe AH, Ikegami M, Bachurski CJ (2003) Increased IP-10 and MIG expression after intra-amniotic endotoxin in preterm lamb lung. Am J Respir Crit Care Med 167:779–786

Kemp MW (2014) Preterm birth, intrauterine infection, and fetal inflammation. Front Immunol 5:574

Khwaja O, Volpe JJ (2008) Pathogenesis of cerebral white matter injury of prematurity. Arch Dis Child Fetal Neonatal Ed 93:F153–F161

Kim KS (2003) Pathogenesis of bacterial meningitis: from bacteraemia to neuronal injury. Nat Rev Neurosci 4:376–385

Kim CJ, Romero R, Chaemsaithong P, Chaiyasit N, Yoon BH, Kim YM (2015) Acute chorioamnionitis and funisitis: definition, pathologic features, and clinical significance. Am J Obstet Gynecol 213:S29–S52

Kolb M, Margetts PJ, Anthony DC, Pitossi F, Gauldie J (2001) Transient expression of IL-1beta induces acute lung injury and chronic repair leading to pulmonary fibrosis. J Clin Invest 107:1529–1536

Kollmann TR, Crabtree J, Rein-Weston A, Blimkie D, Thommai F, Wang XY et al (2009) Neonatal innate TLR-mediated responses are distinct from those of adults. J Immunol 183:7150–7160

Kollmann TR, Levy O, Montgomery RR, Goriely S (2012) Innate immune function by Toll-like receptors: distinct responses in newborns and the elderly. Immunity 37:771–783

Korzeniewski SJ, Romero R, Cortez J, Pappas A, Schwartz AG, Kim CJ et al (2014) A "multi-hit" model of neonatal white matter injury: cumulative contributions of chronic placental inflammation, acute fetal inflammation and postnatal inflammatory events. J Perinat Med 42:731–743

Kramer BW, Moss TJ, Willet KE, Newnham JP, Sly PD, Kallapur SG et al (2001) Dose and time response after intraamniotic endotoxin in preterm lambs. Am J Respir Crit Care Med 164:982–988

Kramer BW, Kramer S, Ikegami M, Jobe AH (2002) Injury, inflammation, and remodeling in fetal sheep lung after intra-amniotic endotoxin. Am J Physiol Lung Cell Mol Physiol 283:L452–L459

Kramer BW, Ladenburger A, Kunzmann S, Speer CP, Been JV, van Iwaarden JF et al (2009) Intravenous lipopolysaccharide-induced pulmonary maturation and structural changes in fetal sheep. Am J Obstet Gynecol 200:195 e191–110

Kroon AA, Wang J, Huang Z, Cao L, Kuliszewski M, Post M (2010) Inflammatory response to oxygen and endotoxin in newborn rat lung ventilated with low tidal volume. Pediatr Res 68:63–69

Kuang PP, Zhang XH, Rich CB, Foster JA, Subramanian M, Goldstein RH (2007) Activation of elastin transcription by transforming growth factor-beta in human lung fibroblasts. Am J Physiol Lung Cell Mol Physiol 292:L944–L952

Kunig AM, Balasubramaniam V, Markham NE, Seedorf G, Gien J, Abman SH (2006) Recombinant human VEGF treatment transiently increases lung edema but enhances lung structure after neonatal hyperoxia. Am J Physiol Lung Cell Mol Physiol 291:L1068–L1078

Kunzmann S, Seher A, Kramer BW, Schenk R, Schutze N, Jakob F et al (2008) Connective tissue growth factor does not affect transforming growth factor-beta 1-induced Smad3 phosphorylation and T lymphocyte proliferation inhibition. Int Arch Allergy Immunol 147:152–160

Lal CV, Ambalavanan N (2015) Genetic predisposition to bronchopulmonary dysplasia. Semin Perinatol 39:584–591

Lassus P, Heikkila P, Andersson LC, von Boguslawski K, Andersson S (2003) Lower concentration of pulmonary hepatocyte growth factor is associated with more severe lung disease in preterm infants. J Pediatr 143:199–202

Lee Y, Kim HJ, Choi SJ, Oh SY, Kim JS, Roh CR et al (2015) Is there a stepwise increase in neonatal morbidities according to histological stage (or grade) of acute chorioamnionitis and funisitis?: effect of gestational age at delivery. J Perinat Med 43:259–267

Leviton A, Allred EN, Kuban KC, Hecht JL, Onderdonk AB, O'Shea TM et al (2010) Microbiologic and histologic characteristics of the extremely preterm infant's placenta predict white matter damage and later cerebral palsy. The ELGAN study. Pediatr Res 67:95–101

Levy BD, Serhan CN (2014) Resolution of acute inflammation in the lung. Annu Rev Physiol 76:467–492

Levy O, Wynn JL (2014) A prime time for trained immunity: innate immune memory in newborns and infants. Neonatology 105:136–141

Li WJ, Mao FX, Chen HJ, Qian LH, Buzby JS (2015) Treatment with UDP-glucose, GDNF, and memantine promotes SVZ and white matter self-repair by endogenous glial progenitor cells in neonatal rats with ischemic PVL. Neuroscience 284:444–458

Lozano SM, Newnam KM (2016) Modalities of mechanical ventilation: volume-targeted versus pressure-limited. Adv Neonatal Care 16:99–107

Lukkarinen H, Hogmalm A, Lappalainen U, Bry K (2009) Matrix metalloproteinase-9 deficiency worsens lung injury in a model of bronchopulmonary dysplasia. Am J Respir Cell Mol Biol 41:59–68

Martin RJ, Fanaroff AA (2013) The preterm lung and airway: past, present, and future. Pediatr Neonatol 54:228–234

May M, Marx A, Seidenspinner S, Speer CP (2004) Apoptosis and proliferation in lungs of human fetuses exposed to chorioamnionitis. Histopathology 45:283–290

Mesples B, Plaisant F, Gressens P (2003) Effects of interleukin-10 on neonatal excitotoxic brain lesions in mice. Brain Res Dev Brain Res 141:25–32

Miller JD, Benjamin JT, Kelly DR, Frank DB, Prince LS (2010) Chorioamnionitis stimulates angiogenesis in saccular stage fetal lungs via CC chemokines. Am J Physiol Lung Cell Mol Physiol 298:L637–L645

Morley CJ (2010) CPAP and low oxygen saturation for very preterm babies? N Engl J Med 362:2024–2026

Murch SH, Costeloe K, Klein NJ, MacDonald TT (1996a) Early production of macrophage inflammatory protein-1 alpha occurs in respiratory distress syndrome and is associated with poor outcome. Pediatr Res 40:490–497

Murch SH, Costeloe K, Klein NJ, Rees H, McIntosh N, Keeling JW et al (1996b) Mucosal tumor necrosis factor-alpha production and extensive disruption of sulfated glycosaminoglycans begin within hours of birth in neonatal respiratory distress syndrome. Pediatr Res 40:484–489

Nanthakumar N, Meng D, Goldstein AM, Zhu W, Lu L, Uauy R et al (2011) The mechanism of excessive intestinal inflammation in necrotizing enterocolitis: an immature innate immune response. PLoS One 6: e17776

Narimanbekov IO, Rozycki HJ (1995) Effect of IL-1 blockade on inflammatory manifestations of acute ventilator-induced lung injury in a rabbit model. Exp Lung Res 21:239–254

Nguyen CN, Schnulle PM, Chegini N, Luo X, Koenig JM (2010) Neonatal neutrophils with prolonged survival secrete mediators associated with chronic inflammation. Neonatology 98:341–347

Nguyen HA, Rajaram MV, Meyer DA, Schlesinger LS (2012) Pulmonary surfactant protein A and surfactant lipids upregulate IRAK-M, a negative regulator of TLR-mediated inflammation in human macrophages. Am J Physiol Lung Cell Mol Physiol 303:L608–L616

Normann E, Lacaze-Masmonteil T, Eaton F, Schwendimann L, Gressens P, Thebaud B (2009) A novel mouse model of Ureaplasma-induced perinatal inflammation: effects on lung and brain injury. Pediatr

Res 65:430–436

O'Carroll SJ, Kho DT, Wiltshire R, Nelson V, Rotimi O, Johnson R et al (2015) Pro-inflammatory TNFalpha and IL-1beta differentially regulate the inflammatory phenotype of brain microvascular endothelial cells. J Neuroinflammation 12:131

O'Hare FM, William Watson R, Molloy EJ (2013) Toll-like receptors in neonatal sepsis. Acta Paediatr 102:572–578

Paananen R, Husa AK, Vuolteenaho R, Herva R, Kaukola T, Hallman M (2009) Blood cytokines during the perinatal period in very preterm infants: relationship of inflammatory response and bronchopulmonary dysplasia. J Pediatr 154:39–43 e33

Pang Y, Rodts-Palenik S, Cai Z, Bennett WA, Rhodes PG (2005) Suppression of glial activation is involved in the protection of IL-10 on maternal E. coli induced neonatal white matter injury. Brain Res Dev Brain Res 157:141–149

Prince LS, Dieperink HI, Okoh VO, Fierro-Perez GA, Lallone RL (2005) Toll-like receptor signaling inhibits structural development of the distal fetal mouse lung. Dev Dyn 233:553–561

Reyburn B, Martin RJ, Prakash YS, MacFarlane PM (2012) Mechanisms of injury to the preterm lung and airway: implications for long-term pulmonary outcome. Neonatology 101:345–352

Ricard JD, Dreyfuss D, Saumon G (2001) Production of inflammatory cytokines in ventilator-induced lung injury: a reappraisal. Am J Respir Crit Care Med 163:1176–1180

Sarelius IH, Glading AJ (2015) Control of vascular permeability by adhesion molecules. Tissue Barriers 3: e985954

Saugstad OD (2005) Oxidative stress in the newborn – a 30-year perspective. Biol Neonate 88:228–236

Schmitz T, Ritter J, Mueller S, Felderhoff-Mueser U, Chew LJ, Gallo V (2011) Cellular changes underlying hyperoxia-induced delay of white matter development. J Neurosci 31:4327–4344

Smith RE (1996) Chemotactic cytokines mediate leukocyte recruitment in fibrotic lung disease. Biol Signals 5:223–231

Speer CP (2006a) Inflammation and bronchopulmonary dysplasia: a continuing story. Semin Fetal Neonatal Med 11:354–362

Speer CP (2006b) Pulmonary inflammation and bronchopulmonary dysplasia. J Perinatol 26(Suppl 1): S57–S62; discussion S63–54

Speer CP (2009) Chorioamnionitis, postnatal factors and proinflammatory response in the pathogenetic sequence of bronchopulmonary dysplasia. Neonatology 95:353–361

Speer CP (2011) Neonatal respiratory distress syndrome: an inflammatory disease? Neonatology 99:316–319

Speer CP, Pabst MJ, Hedegaard HB, Rest RF, Johnston RB Jr (1984) Enhanced release of oxygen metabolites by monocyte-derived macrophages exposed to proteolytic enzymes: activity of neutrophil elastase and cathepsin G. J Immunol 133:2151–2156

Speer CP, Gahr M, Wieland M, Eber S (1988) Phagocytosis-associated functions in neonatal monocyte-derived macrophages. Pediatr Res 24:213–216

Speer CP, Ruess D, Harms K, Herting E, Gefeller O (1993) Neutrophil elastase and acute pulmonary damage in neonates with severe respiratory distress syndrome. Pediatrics 91:794–799

Stoll BJ, Hansen NI, Sanchez PJ, Faix RG, Poindexter BB, Van Meurs KP et al (2011) Early onset neonatal sepsis: the burden of group B Streptococcal and E. coli disease continues. Pediatrics 127:817–826

Stridh L, Smith PL, Naylor AS, Wang X, Mallard C (2011) Regulation of toll-like receptor 1 and -2 in neonatal mice brains after hypoxia-ischemia. J Neuroinflammation 8:45

Stridh L, Ek CJ, Wang X, Nilsson H, Mallard C (2013) Regulation of toll-like receptors in the choroid plexus in the immature brain after systemic inflammatory stimuli. Transl Stroke Res 4:220–227

Strunk T, Doherty D, Jacques A, Simmer K, Richmond P, Kohan R et al (2012) Histologic chorioamnionitis is associated with reduced risk of late-onset sepsis in preterm infants. Pediatrics 129:e134–e141

Strunk T, Inder T, Wang X, Burgner D, Mallard C, Levy O (2014) Infection-induced inflammation and cerebral injury in preterm infants. Lancet Infect Dis 14:751–762

Takeuchi O, Akira S (2010) Pattern recognition receptors and inflammation. Cell 140:805–820

Thebaud B, Abman SH (2007) Bronchopulmonary dysplasia: where have all the vessels gone? Roles of angiogenic growth factors in chronic lung disease. Am J Respir Crit Care Med 175:978–985

Thebaud B, Ladha F, Michelakis ED, Sawicka M, Thurston G, Eaton F et al (2005) Vascular endothelial growth factor gene therapy increases survival, promotes lung angiogenesis, and prevents alveolar damage in hyperoxia-induced lung injury: evidence that angiogenesis participates in alveolarization. Circulation 112:2477–2486

Thomas W, Speer CP (2011) Chorioamnionitis: important risk factor or innocent bystander for neonatal outcome? Neonatology 99:177–187

Thomas W, Speer CP (2014) Chorioamnionitis is essential in the evolution of bronchopulmonary dysplasia – the case in favour. Paediatr Respir Rev 15:49–52

Thomas W, Seidenspinner S, Kawczynska-Leda N, Kramer BW, Chmielnicka-Kopaczyk M, Marx A et al (2008) Systemic fetal inflammation and reduced concentrations of macrophage migration inhibitory factor in tracheobronchial aspirate fluid of extremely premature infants. Am J Obstet Gynecol 198(64):e61–e66

Turunen R, Nupponen I, Siitonen S, Repo H, Andersson S (2006) Onset of mechanical ventilation is associated with rapid activation of circulating phagocytes in preterm infants. Pediatrics 117:448–454

Ueda K, Cho K, Matsuda T, Okajima S, Uchida M, Kobayashi Y et al (2006) A rat model for arrest of alveolarization induced by antenatal endotoxin administration. Pediatr Res 59:396–400

Varughese R, Nayak JL, LoMonaco M, O'Reilly MA, Ryan RM, D'Angio CT (2003) Effects of hyperoxia on tumor necrosis factor alpha and Grobeta expression in newborn rabbit lungs. Lung 181:335–346

Viscardi RM (2012) Perinatal inflammation and lung injury. Semin Fetal Neonatal Med 17:30–35

Viscardi RM (2014) *Ureaplasma* species: role in neonatal morbidities and outcomes. Arch Dis Child Fetal Neonatal Ed 99:F87–F92

Viscardi RM, Muhumuza CK, Rodriguez A, Fairchild KD, Sun CC, Gross GW et al (2004) Inflammatory markers in intrauterine and fetal blood and cerebrospinal fluid compartments are associated with adverse pulmonary and neurologic outcomes in preterm infants. Pediatr Res 55:1009–1017

Volpe JJ (2008) Postnatal sepsis, necrotizing enterocolitis, and the critical role of systemic inflammation in white matter injury in premature infants. J Pediatr 153:160–163

Vuichard D, Ganter MT, Schimmer RC, Suter D, Booy C, Reyes L et al (2005) Hypoxia aggravates lipopolysaccharide-induced lung injury. Clin Exp Immunol 141:248–260

Wagenaar GT, ter Horst SA, van Gastelen MA, Leijser LM, Mauad T, van der Velden PA et al (2004) Gene expression profile and histopathology of experimental bronchopulmonary dysplasia induced by prolonged oxidative stress. Free Radic Biol Med 36:782–801

Wesche H, Gao X, Li X, Kirschning CJ, Stark GR, Cao Z (1999) IRAK-M is a novel member of the Pelle/interleukin-1 receptor-associated kinase (IRAK) family. J Biol Chem 274:19403–19410

Wilson MR, Choudhury S, Takata M (2005) Pulmonary inflammation induced by high-stretch ventilation is mediated by tumor necrosis factor signaling in mice. Am J Physiol Lung Cell Mol Physiol 288:L599–L607

Wu YW (2002) Systematic review of chorioamnionitis and cerebral palsy. Ment Retard Dev Disabil Res Rev 8:25–29

Yamamoto M, Takeda K (2010) Current views of toll-like receptor signaling pathways. Gastroenterol Res Pract 2010:240365

Yi M, Jankov RP, Belcastro R, Humes D, Copland I, Shek S et al (2004) Opposing effects of 60% oxygen and neutrophil influx on alveologenesis in the neonatal rat. Am J Respir Crit Care Med 170:1188–1196

Yoon BH, Romero R, Jun JK, Park KH, Park JD, Ghezzi F et al (1997) Amniotic fluid cytokines (interleukin-6, tumor necrosis factor-alpha, interleukin-1 beta, and interleukin-8) and the risk for the development of bronchopulmonary dysplasia. Am J Obstet Gynecol 177:825–830

Yu KH, Li J, Snyder M, Shaw GM, O'Brodovich HM (2016) The genetic predisposition to bronchopulmonary dysplasia. Curr Opin Pediatr 28:318–323

Zhang J, Zhou J, Xu B, Chen C, Shi W (2015) Different expressions of TLRs and related factors in peripheral blood of preterm infants. Int J Clin Exp Med 8:4108–4114

Zhao Y, Gilmore BJ, Young SL (1997) Expression of transforming growth factor-beta receptors during hyperoxia-induced lung injury and repair. Am J Physiol 273:L355–L362

Zlotnik A, Yoshie O (2012) The chemokine superfamily revisited. Immunity 36:705–716

胎儿面临的风险:绒毛膜羊膜炎

6

Mikko Hallman and Tuula Kaukola
郭子凯　翻译,刘曼玲　审校

目录

摘要

　　组织学绒毛膜羊膜炎常见于超早产儿。由于组织学绒毛膜羊膜炎炎性应激促发胎儿发育,极早产儿的组织学绒毛膜羊膜炎与呼吸窘迫综合征的低发生率相关。已有证据表明与对照组相比,并不能确定可使呼吸窘迫、脑室内出血、支气管肺发育不良、坏死性小肠结肠炎、脑瘫和神经发育不良预后等风险增加。产前给予类固醇可降低呼吸窘迫综合征、脑室内出血、坏死性小肠结肠炎和脑瘫的发生,但在早期的研究中,很少给予这个干预。临床绒毛膜羊膜炎的诊断依据包括发热、白细胞增多和局部症状,其占所有组织学绒毛膜羊膜炎病例的 10%~25%。临床绒毛膜羊膜炎与近足月/足月胎儿的脑瘫相关,也与极早产儿的其他不良后果相关。组织学绒毛膜羊膜炎伴有宫内发育迟缓或胎盘血液灌注不良与神经系统问题有较强相关性。组织学绒毛膜羊膜炎的病因与后果尚待进一步研究。

6.1　要点

- 绒毛膜羊膜炎是自发性极早产的一个风险因素。只有 10%~25% 的组织学绒毛膜羊膜炎(组织学绒毛膜羊膜炎)会表现为临床绒毛膜羊膜炎,其诊断依据包括发热、白细胞增多和母体感染的局部症状。

- 微生物和炎症通过宫颈、输卵管、子宫内膜和母体血液或者通过羊膜穿刺术进入绒毛膜羊膜。微生物和炎症之间的因果关系尚未统一明确。

- 组织学绒毛膜羊膜炎可提高宿主防御功能,从而降低呼吸窘迫综合征的风险。这些益处与其潜在的严重不良作用同时存在。近年来,尚未证实相关的支气管肺发育不良和坏死性小肠结肠炎风险是否会增加。

- 组织学绒毛膜羊膜炎可增加极早产儿脑室内出血、脑瘫及不良认知预后的风险。这些不良影响在临床绒毛膜羊膜炎、复合胎盘受损、宫内发育迟缓中显现。
- 给予胎膜早破孕妇抗生素治疗，可降低绒毛膜羊膜炎的风险。先兆极早产产前给予糖皮质激素，会降低组织学绒毛膜羊膜炎不良结果的风险。由特异性微生物引起的胎儿-胎盘感染是可预防的。

6.2 引言

感染和炎症损伤是妊娠期的主要威胁。胚胎外组织在保护胎儿方面起重要作用。受孕后的 10~12 天内，卵黄囊和尿囊血管会为胚胎供给营养。受孕后 20 天，胎儿血管在发育中的胎盘里清晰可见。胎儿血管通过连接蒂（后期发育成脐带）与胚胎相通。受孕后 40 天，胚胎完全被羊膜腔包围，并通过脐带连接到血单绒膜胎盘上（Benirschke et al. 2012）。胎龄约 20 周时，胎膜完全粘连蜕膜，细菌性炎症仍可侵入绒毛膜羊膜，并污染羊水（Goldenberg and Culhane 2003；Gravett et al. 1986）。

在高危妊娠中，保护胎儿的绒毛膜羊膜和胎盘组织面临多方面的挑战。它们的防御机制为促进含多功能介质的炎症反应，这些介质的功能包括抵御微生物，以促进胎儿成熟度和分娩的过程。显然，炎症的氧化和蛋白水解反应对发育中的胎儿有害。通过比较感染胎儿和妊娠期对照组，本章重点阐述了绒毛膜羊膜炎（chorioamnionitis，CA）对胎儿的影响。

6.3 绒毛膜羊膜炎的诊断及发病率

组织学绒毛膜羊膜炎（histological chorioamnionitis，HCA）的主要特征为胎盘、胎膜和／或脐带的多形核中性粒细胞浸润。CA 可通过胎盘、胎膜和脐带的病理检查确诊（Benirschke et al. 2012；Salafia et al. 1989）（图 6.1）。在大多数情况下，HCA 在临床上处于隐匿状态，作为一种生物标志物，表明胎-母界面的炎症反应被激活，可能会产生包括诱发分娩在内的多种后果。CA 是自发性早产（preterm birth，PTB）的一个风险因素。

对羊水中多形核中性粒细胞的生化指标分析可为精确诊断 CA 提供依据。白介素 -6（interleukin-6，

IL-6）、白介素 -8（interleukin-8，IL-8）和其他抗炎细胞因子在羊水中的含量也会升高（Hallman et al. 1989；Bracci and Buonocore 2003）。然而，诊断 CA 无需羊膜穿刺术。出生后，对胎盘、胎盘血管及胎膜的检查有助于理解妊娠结局（图 6.1a）。严重 CA 的胎盘显现边缘出血，羊膜表面覆盖有肉眼不易观察到的、富含白细胞的白色薄膜。诊断样本取自 3 个部位：绒毛膜板、自发性胎膜破裂处卷曲的胎膜和一小段脐带（Benirschke et al. 2012；Salafia et al. 1989）。根据胎膜的显微镜检查，HCA 可分为 3 个等级：①轻度［每个高倍视野（high power field，HPF）下 5~10 个中性粒细胞］；②中度（每个 HPF 下 11~30 个中性粒细胞）；③重度（每个 HPF 下 >30 个中性粒细胞）。上述 3 处部位均需检查，根据 3 处部位的炎症分布，可进一步确定 CA。

CA 的临床症状表现为发热、阴道分泌物恶臭、子宫压痛。实验室检查结果显示白细胞增多或 C 反应蛋白升高等。如果两项均为阳性（一项临床、一项实验室检查结果），则可确诊为本病。在临床 CA 中，应根据胎儿的指征来决定择期分娩。

早产时胎膜早破（prelabor rupture of fetal membranes，PROM）使羊膜腔暴露于上行感染环境，并与 CA 相关。足月时 PROM 持续至临产和分娩是正常分娩的一个表现。在早产 PROM 中，大多数分娩是自发启动的。在其他情况下，妊娠继续数周，而不伴随诱导生产，在分娩后检查胎盘并无 HCA。若为 PROM 时间较长，PROM 发生后妊娠至少 1 周。进展至早产的 PROM 病例可视为临床 CA，尽管此诊断并未得到组织学检查的确认，而且也没有出现典型的母体症状。除非个案研究仔细描述了 PROM 持续时间、症状和组织学，否则比较不同研究之间的结果就会出现问题。

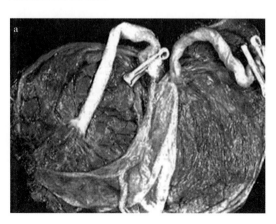

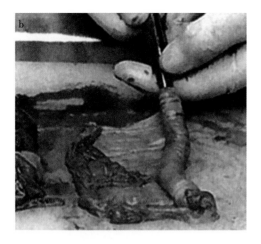

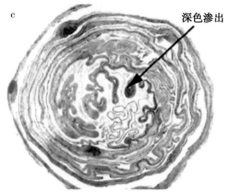

深色渗出

图6.1 用以诊断绒毛膜羊膜炎的胎盘和胎膜研究。(a) 双羊膜、双绒毛膜的双胎胎盘。位于子宫底的早产胎盘（单钳）通过可见胎膜看到血管，提示无 CA。边缘有脐带插入的胎盘（双钳）外观浑浊，提示胎膜有炎症。组织学证实了推测性诊断。(b) 胎膜卷曲最好从破裂处开始，并向边缘延伸，而羊膜在里。卷曲完好部分的一小段可固定一天。(c) CA 胎盘的胎膜卷曲。胎膜破裂处附近中央可见深色渗出。(a 引自 Page 558. Fig. 20.2. From Benirschke C，Burton GJ，Baegren RN. Pathology of human placenta. Springer–Verlag Berlin Heidelberg 2012. B引自 Page 4. Fig.1.3. Left segment. From Benirschke C，Burton GJ，Baegren RN. Pathology of human placenta. Springer–Verlag Berlin Heidelberg 2012. c引自Page 568. Fig 20.22. From Benirschke C，Burton GJ，Baegren RN. Pathology of human placenta. SpringerVerlag Berlin Heidelberg 2012.）

尽管 HCA 与自发性 PTB 之间关系显著，但预测的特异性和敏感性都不高（表6.1）。在自然启动分娩的晚期早产，HCA 的发生率（10%~25%）低于那些自然启动分娩的超早产 HCA 的发生率（40%~60%）。尽管早产、分娩与胎膜和羊水中有细菌定植有关，但正常足月妊娠时子宫内环境无菌的理念已受到挑战。新技术可以对各种微生物的基因组进行识别并分类。即使是在无产程的择期分

娩中，也可在胎儿羊膜腔内检测到共生细菌的基因组。有关正常和异常微生物定植在胎儿发育后期中的潜在作用，还有待进一步研究（Romano-Keeler and Weitkamp 2015）。

胎儿炎症反应综合征（fetal inflammatory response syndrome，FIRS）可表现为 CA 脐带血中 IL-6 的增加（Yoon et al. 2000）。脐带炎是与 FIRS 相关的另一个诊断标准。尽管 FIRS 与产后早期感染的风险增加有关，但近年来的报道显示大多数患有 FIRS 的早产儿血培养为阴性（>90%）。芬兰一项对 163 名胎龄小于 32 周的早产儿的区域队列研究显示，只有约 50% 的 HCA 婴儿依据其脐带血中的 IL-6 水平升高诊断为 FIRS，<10% 的婴儿患有脐带炎，<5% 的婴儿有早期败血症。

表6.1 妊娠状态占比及组织学绒毛膜羊膜炎（HCA）的发病率

妊娠状态	占所有新生儿的比例 /%	特定妊娠状态的 HCA 发病率 /%
足月	85~92	2~10
过期产	1~5	5~15[a]
早产	5~13	15~25
自然启动	3~9	20~35
PROM	1.5~4	50~80
32~36 周	2~7	10~25
28~32 周	0.5~1.2	25~40
不足 28 周	0.3~0.6	40~60
非自然启动	2~4	5~15

[a] 羊水（50%）中的胎粪与含负载胎粪的巨噬细胞的绒膜羊膜的绿素染色有关；相关的绒毛膜羊膜炎提示感染。发病率的数据范围是基于人口研究而得出的（Paananen et al. 2009；Andrews et al. 2008；McElrath et al. 2008）。

PROM，早产时胎膜早破。

6.4 有关绒毛膜羊膜炎的产前发现

在足月妊娠中，宫颈的成熟和缩短以及胎膜的破裂使羊膜空间有感染微生物的风险。在自发性早产中，炎症介质在激发生产过程中发挥的作用似乎比在足月生产中更为突出。然而，在妊娠期，组织学炎症可能会持续较长时间但基本也无大碍。在中期妊娠失败的病例中至少有 50% 存在 HCA 和微生物

（Heller et al. 2003）。据推测，当中期妊娠扩张的胎膜封闭子宫内膜腔时，上行性感染的发生率变得不常见（Goldenberg et al. 2000）。

除了微生物和内毒素外，其他触发因子（即降低免疫耐受性的因素、胎粪诱发的 HCA）可能在病因学中发挥作用。在 HCA 中，羊水或胎膜可见微生物，然而即使在无产程的择期分娩中，也可使用对细菌有特异性的分子探针检测微生物（Bracci and Buonocore 2003；Romano-Keeler and Weitkamp 2015；Goldenberg et al. 2000）。HCA 中最常见的微生物是解脲支原体（20%~40%）。传统病原体（B 组链球菌或 GBS、大肠杆菌、肠球菌、单核细胞增生性李斯特菌）并不常见（2%~10%）。

在 HCA 中，上行性路径最为常见，细菌性阴道病（bacterial vaginosis，BV）是一个风险因素。在 BV 中，乳杆菌作为正常主要定植菌的发生率已经下降，而这是以其他微生物为代价的，具体包括阴道加德纳菌、活动弯曲杆菌属、厌氧革兰氏阴性杆菌、人型支原体和解脲支原体。BV 中的大部分微生物可在胎膜和羊水中检测到。然而，BV 预测早产风险的特异性较低（Goffinet 2005）。牙周炎是自发性 PTB 的另一个风险因素（Sacco et al. 2008）。

6.4.1　与绒毛膜羊膜炎相关的特异性感染

因胎盘绒毛会受感染导致宫内胎儿生长受限（Benirschke et al. 2011）。梅毒螺旋体可引起单核浸润的细胞聚集马蹄绒毛炎，有时也可引起坏死性真菌炎或富含浆细胞的 CA。妊娠期常见念珠菌阴道炎，感染偶尔可引起严重的胎盘和胎儿疾病。宫内念珠菌病与成簇的特征性结构有关，并在脐带、胎盘和胎膜中被炎症细胞所包围（详见第 105 章）。约 1% 的女性在妊娠期间感染巨细胞病毒（cytomegalovirus，CMV），约 50% 的病患会将该病毒传给胎儿。然而，很少表现为先天性 CMV 的病例与特征性慢性马蹄绒毛组织炎和严重胎儿疾病相关。严重 CMV 感染的典型胎盘表现为浆细胞性马蹄绒毛炎、绒毛毛细血管血栓形成、绒毛组织坏死、有包涵体的巨细胞。鼠弓形虫与淋巴浆细胞性马蹄绒毛炎和硬化有关，同时与羊膜 / 绒毛膜上的弓形虫囊肿有关。这些发现和严重胎儿病的风险在妊娠早期尤为明显（详见第 106 章）。肠道病毒、腮腺炎和风疹可引起明显的胎盘炎性病变。

源自被污染的食物或土壤的单核细胞增多性李斯特菌，表现为伴有脓肿的严重坏死性马蹄绒毛组织炎。该疾病与绒毛羊膜炎和全身性胎儿感染有关，常导致胎儿死亡或严重的新生儿肺炎或脑膜炎。早发型 B 族链球菌（group B streptococcus，GBS）感染导致 CA，羊水是 GBS 的生长培养基。据报道，CA 发生率为 64%，真菌炎发生率为 27%。高危母亲通常会有 GBS 严重定植（阴道菌群、尿道、母乳）。在这些病例中，产时施以抗生素可降低早期新生儿患 GBS 的风险。而携带状态的复发率很高（详见第十篇）。许多其他病原体与 CA 有关，包括淋病奈瑟球菌、A 组 β- 溶血性链球菌、肺炎链球菌和流感嗜血杆菌。革兰氏阴性杆菌，特别是大肠杆菌与 CA 和新生儿脑膜炎有关。沙门氏菌、志贺氏菌、梭菌、梭杆菌、脆弱类杆菌和阴道加德纳菌有时与 CA 和胎儿疾病有关。衣原体是宫颈炎的常见病因。由淋球菌和沙眼衣原体引起的结膜炎大多需要局部治疗。已证实肺炎衣原体可感染绒毛外细胞滋养层。

解脲支原体是 CA 中最常分离的微生物。在其他支原体中，人型支原体与盆腔炎性疾病有关。在易感的新生儿中，解脲支原体属可引起肺炎，偶尔可引起菌血症和脑膜炎。据报道，被感染的婴儿患支气管肺发育不良（bronchopulmonary dysplasia，BPD）的风险会增加。

在某些妊娠中，对 CA 和引起特征性胎儿胎盘疾病的特定感染易感性增加的原因仍有待研究。遗传因素可能影响个体的易感性，例如，某些等位基因导致先天性免疫缺陷，还有一些会导致获得性免疫的特定缺陷。环境风险因素值得进一步研究。

6.4.2　无微生物的炎症

5%~15% 的足月胎盘会出现不明病因的马蹄绒毛组织炎（villitis of unknown etiology，VUE），这与宫内生长受限、胎儿死亡和围产期窒息有关。在 VUE 中，CD3- 阳性母体 T 淋巴细胞可进入绒毛基质。胎儿抗原呈递细胞（霍夫鲍尔细胞）增大并表达 Ⅱ 类主要组织相容性复合物。绒毛周间隙内的母体单核巨噬细胞可能会增强免疫反应。VUE 可能代表了母体同种异体移植排斥反应和移植物抗宿主疾病机制相结合的状态（Kim et al. 2009；Redline 2007）。

羊水胎粪污染常见于过期妊娠（20%~70%）和足月妊娠（5%~15%），这与绒毛膜羊膜染成绿色（其内可见含有胎粪的巨噬细胞）有关，也经常与 CA 有关。长时间的羊水污染可能与脐带血管平滑肌层坏死有关；典型的合并症包括胎儿窘迫和宫内生长受限（Cimic and Baergen 2015）。

6.5 绒毛膜羊膜炎：急性和慢性疾病的危险因素

CA 经被吞咽到消化道以及部分经胎儿呼吸运动进入呼吸道的羊水播散。脐带与羊水和胎盘中的绒毛膜板直接接触。另一方面，绒毛膜富含血管，在发生全身性感染时，产妇的血液直接造成胎盘结构（尤其是绒毛）的感染/炎症。在临床 CA 中，经胎盘传播到胎儿的病例占多数。根据实验研究和临床观察，胎盘循环会受到经胎盘炎症刺激的严重影响（Rounioja et al. 2005），而炎症的跨细胞传递可大大增强宿主的防御能力（Bry et al. 1997；Jobe et al. 2000）。CA 造成的胎儿后果还取决于炎症的严重程度和病因，以及缺乏了解的多种遗传基因和环境危险因素。CA 传统上经由组织学检查诊断。在新生儿出生后不久可获得的生物化学（炎性细胞因子）、微生物学和身体检查结果的特征描述可为临床诊断提供额外的有用信息（Thomas and Speer 2011）。

6.5.1 实验室数据

脂多糖（内毒素）[lipopolysaccharide(endotoxin), LPS]和促炎细胞因子（IL-1）进入羊水后，引起肺表面活性物质系统急速成熟（Bry et al. 1997；Jobe et al. 2000）。这种细胞因子诱导的肺上皮细胞分化增强了早产儿的呼吸适应能力。细胞因子与糖皮质激素联合对肺成熟产生影响。同时，LPS 或由炎症因子诱导的细胞因子级联（如 IL-8）引起急性气道炎症，其很可能传至肺实质及其他身体部位（Thomas and Speer 2011）。产前糖皮质激素可以保护受 FIRS 影响的早产儿免于血管损伤，从而稳定血压，并增强早产后的内皮和上皮屏障。

在妊娠的啮齿动物中，将高剂量 LPS 注入母体体腔内会导致急性胎儿灌注受损，其表现为胎盘绒毛灌注阻力增强，并导致动物胎体低输出量心力衰竭（Rounioja et al. 2005）。根据动物实验数据，急性的经胎盘炎症刺激可能导致脑损伤，影响模式识别受体的激活和之后的先天免疫应答（Speer

1999）。此外，缺氧缺血可引起炎症反应（Hagberg et al. 2015）。炎性介质可能会进入未成熟的大脑，如同特定的趋化因子一样成为靶组织中受体的配体或促进中性粒细胞介导的血脑屏障受损（Anthony et al. 1998）。脑内细胞因子风暴促发自由基攻击，导致无法氧化磷酸化，并引起坏死、凋亡和脑损伤。未成熟的少突胶质细胞尤其脆弱（详见第 118 章）。

6.5.2 绒毛膜羊膜炎的肺部预后

从 20 世纪 90 年代早期开始，早产儿 CA 的报道均与不良预后有关。在这些研究中，临床 CA 人数居多，产前很少施以糖皮质激素，且尚无先进的新生儿呼吸治疗技术。Watterberg 报道称，一项涉及 53 名早产儿的研究表明 CA 与呼吸窘迫综合征（respiratory distress syndrome，RDS）低发生率和 BPD 高发生率有关联（Watterberg et al. 1996）。BPD 的发生与气管中 IL-1β 水平升高有关。后续报道显示，在产前施以糖皮质激素和肺表面活性物质治疗后，HCA 引起 RDS 发生率显著下降，而 BPD 发生率未见上升（Kaukola et al. 2009；Paananen et al. 2009；Been and Zimmermann 2009）（表 6.2）。

表 6.2 伴有并发症的绒毛膜羊膜炎（CA）胎儿所面临的后果；与相似胎龄、无 CA 证据早产儿的风险比较

产后病变	组织学 CA	+胎儿炎症	+临床 CA	+PROM
感染	↑	↑	↑	↑
RDS	↓	—[a] 或 ↓	—[a] 或 ↓	—[a] ↓
BPD	—[a]	—或 ↑[a]	—或 ↑[a]	—或 ↑[a]
严重 RDS	—[a] 或 ↓	—[a]	—[a]	
IVH	—或 ↑[a]	—或 ↑[a]	↑	↑
CP	—或 ↑[a]	—或 ↑[a]	↑	↑
认知发展不良	—[a]	—或 ↑		—或 ↑

[a] 由于产前和新生儿治疗实践（产前糖皮质激素与温和的新生儿心肺治疗实践）取得进步，严重病变发生已有所减少。说明：—，未报道有影响。PROM，早产时胎膜早破。

近年来，更大规模的队列研究还发现，在 HCA 极早产儿脐带血中检测出的高水平炎症细胞因子通常在出生后不久便会减少，并且与肺部不良预后无

关(Paananen et al. 2009)。可通过应用无创的、温和的通气技术实现炎症细胞因子的减少。相反,在极早产儿出生后的 24 小时内,无 CA 的 RDS 胎儿显著存在高水平的特异性炎性细胞因子。出生后极高水平的细胞因子,特别是 IL-8,与 BPD 的风险相关(Kaukola et al. 2009;Paananen et al. 2009)。CA 的轻度炎症反应还可能与产前糖皮质激素治疗有关(Been and Zimmermann 2009;Kramer et al. 2009)。极低的细胞因子和短暂性免疫麻痹有时会使以下情形复杂化:较长时间 PROM 的极早产儿患有严重的呼吸窘迫(有时为败血症)和肺动脉高压(Aikio et al. 2012)。结构不成熟易造成"新的"BPD(Thébaud and Abman 2007),表明了超早产儿出生后的呼吸适应会对其造成伤害。环境因素(如出生后氧张力不可避免地增加)仍在发病机制中可能起到重要的互动作用。胎龄 30 周后出生的婴儿尽管患有新生儿呼吸窘迫,但肺部结构发育更为成熟,BPD 的发生率也非常低。

6.5.3　神经系统结局

在所有脑瘫(cerebral palsy,CP)儿童中,至少有一半是足月出生的(足月儿 CP 发病率为 1/1 000~1.5/1 000)。足月出生的病例中,大多为偏瘫和四肢瘫痪,而在极早产儿中,双侧瘫痪占多数,而且 CP 病例在此类人群中相当常见(极早产儿发病率为 4/100~8/100)(Sellier et al. 2015;Himmelmann and Uvebrant 2014)。关于脐带血免疫蛋白预测 CP 的模式,极早产儿和足月儿是不同的(Kaukola et al. 2004)。

基于大型人群的队列研究,足月儿和早产儿的 CP 发生率自 20 世纪 70 年代以来已保持稳定或下降,这表明治疗方法的进步影响长期结局。

6.5.3.1　极早产儿

在很多(并非所有)研究中,CA 是极早产儿脑室内出血(intraventricular hemorrhage,IVH)的危险因素(Kaukola et al. 2006;Andrews et al. 2006;Soraisham et al. 2009)。尽管为降低 IVH 的风险,通常采用产前糖皮质激素和更温和的新生儿治疗方法,但是 CA 与早期 IVH 有关,强调了胎儿免疫激活作为出生前脑损伤途径的作用。在大多数呈现临床 CA 的人群中,早产儿发生严重 IVH 的风

险增加(Soraisham et al. 2009)。也有证据表明在临床 CA 中,早产儿童发生 CP 和认知问题的风险会增加(Neufeld et al. 2005)。除临床 CA 外,伴有其他胎盘灌注不良的静息型 CA 和异常神经结局有关(Kaukola et al. 2006)。根据其他报道,总体来讲,HCA 婴儿发生神经发育问题的概率并没有对照组高。

6.5.3.2　晚期早产儿和足月儿

1991 年至 1998 年开展了一项病例对照队列研究,包括了 20 万名胎龄满 36 周及以上的婴儿,结果显示:在 14% 的 CP 病例和 4% 的随机对照病例的母亲中发现有 CA 或子宫内膜炎,CA 可视为 CP 的一项独立危险因素(OR 3.8,CI 1.4~9.3)(Wu et al. 2003),这与其他研究结果一致。临床 CA 和严重感染症状与风险增加有关。

亚临床型 HCA 的诊断只占 CA 人群的不到 25%,且并未发现亚临床型 HCA 与 CP 之间的关联。一项 Meta 分析发现,临床 CA 和 CP(RR 1.9,95% CI 1.5~2.5)之间有显著关联,临床 CA 与囊性脑室周围白质软化病之间同样有显著关联(RR 2.6,95% CI 1.7~3.9)(Wu 2002)。

作为足月儿或接近足月儿的一种独立特征,四肢瘫痪与严重的缺氧缺血性脑损伤有关。相反,偏瘫与脑梗有关,并且脑梗的一项危险因素是早产 PROM(Lee et al. 2005;McElrath et al. 2008)。

6.6　预防绒毛膜羊膜炎相关的发病率

HCA 可在出生时即被诊断。然而,临床 CA 的症状可强烈提示 HCA(敏感性 >80%),而早产 PROM 也提示 HCA(敏感性约 50%)。有经验的医护人员通过检查胎膜可合理准确地诊断出 HCA(图 6.1)。死产和自发性超早产(<28 周)与 HCA 相关(敏感性 40%~80%)。HCA 和 FIRS 在超早产(<26 周)和过产产(>40 周)的死产中较为普遍(Gordon et al. 2011)。

对病因的预防是最有效的方法。麻疹疫苗接种计划实际上已经根除了该疾病。针对其他病原体(如 CMV)疫苗的开发会辅助预防工作,如今在李斯特菌、B 组链球菌、弓形虫和艾滋病的预防方面至少已取得了一定的成功。

对早产 PROM,尤其是长时间的 PROM(>7 天)

的预防性抗生素随机对照试验的 meta 分析显示 HCA 减少、48~168 小时内的早产减少，而且早产儿的侵入性治疗（氧气和肺表面活性物质治疗）也减少（Kenyon et al. 2013；Saccone and Berghella 2015）。另外，该治疗降低了出院前头部超声异常的风险。试验采用的抗生素通常为大环内酯类抗生素；抗生素的选择取决于个体中心的耐药谱。复合阿莫西林-克拉维酸与 NEC 有关。对足月 PROM 的抗生素预防并无明显作用。当即将早产时，对有阴道 GBS 定植的孕妇进行抗生素治疗可显著减少新生儿患严重肺炎的风险。在没有明显细菌感染征象的早产分娩中，抗生素治疗无明显作用（Hutzal et al. 2008）。

已建议对有解脲支原体定植的高危婴儿进行治疗。为证明抗菌治疗可根除解脲支原体属并降低 BPD 的风险，需要对阿奇霉素和其他大环内酯类抗生素的潜在危害开展进一步随机试验和研究（Nair et al. 2014）。

多项有关极早产儿的观察性研究显示，HCA 孕妇产前使用糖皮质激素可减少新生儿死亡率，降低 RDS、PDA、IVH（所有级别）、脑室周围白质软化和新生儿惊厥的发生率。对于胎龄相同且无 HCA 的婴儿，糖皮质激素的相关益处并不明显。在临床 CA 中，产前糖皮质激素与大脑内并发症（所有级别的 IVH 和脑室周围白质软化）风险减少有关（Hallman 2015）。

一项随机试验的 meta 分析显示硫酸镁可降低早产儿的 CP 风险（Doyle et al. 2009）。然而，一项对患有临床 CA 的早产儿（胎龄为 24 周及以上）事后分析显示，在 396 名儿童中，硫酸镁不能预防 CP、神经发育迟缓或死亡及患 CP 的风险（Kamyar et al. 2015）。

参考文献

Aikio O, Metsola J, Vuolteenaho R et al (2012) Transient defect in nitric oxide generation after rupture of fetal membranes and responsiveness to inhaled nitric oxide in very preterm infants with hypoxic respiratory failure. J Pediatr 161:397–403

Andrews WW, Goldenberg RL, Faye-Petersen O et al (2006) The Alabama Preterm Birth study: polymorphonuclear and mononuclear cell placental infiltrations, other markers of inflammation, and outcomes in 23-to 32-week preterm newborn infants. J Obstet Gynecol 195:803–808

Andrews WW, Cliver SP, Biasini F et al (2008) Early preterm birth: association between in utero exposure to acute inflammation and severe neurodevelopmental disability at 6 years of age. Am J Obstet Gynecol 198:466.e1–466.e11

Anthony D, Dempster R, Fearn S et al (1998) CXC chemokines generate age-related increases in neutrophil-mediated brain inflammation and blood–brain barrier breakdown. Curr Biol 8:923–926

Been JV, Zimmermann LJ (2009) Histological chorioamnionitis and respiratory outcome in preterm infants. Arch Dis Child Fetal Neonatal Ed 94:F218–F225

Benirschke K, Burton GJ, Baergen RN (2011) Infectious diseases: specific microorganisms. In: Benirschke K, Burton GJ, Baergen RN (eds) Pathology of the human placenta. Springer, Berlin/Heidelberg, pp 575–655

Benirschke K, Burton GJ, Baergen RN (2012) Pathology of the human placenta, 6th edn. Springer, Berlin/Heidelberg, pp 27–39, 41–53, 180–190, 355–366

Bracci R, Buonocore G (2003) Chorioamnionitis: a risk factor for fetal and neonatal morbidity. Biol Neonate 83:85–96

Bry K, Lappalainen U, Hallman M (1997) Intraamniotic interleukin-1 accelerates surfactant protein synthesis in fetal rabbits and improves lung stability after premature birth. J Clin Invest 99:2992–2999

Cimic A, Baergen R (2015) Meconium-associated umbilical vascular myonecrosis: correlations with adverse outcome. Pediatr Dev Pathol. 2015 Oct 22. [Epub ahead of print]. https://doi.org/10.2350/15-06-1660-OA

Doyle LW1, Crowther CA, Middleton P et al (2009) Magnesium sulphate for women at risk of preterm birth for neuroprotection of the fetus. Cochrane Database Syst Rev CD004661. https://doi.org/10.1002/14651858. CD004661.pub3

Goffinet F (2005) Primary predictors of preterm labour. BJOG 112(Suppl 1):38–47

Goldenberg RL, Culhane JF (2003) Infection as a cause of preterm birth. Clin Perinatol 30:677–700

Goldenberg RL, Hauth JC, Andrews WW (2000) Intrauterine infection and preterm delivery. N Engl J Med 342:1500–1507

Gordon A, Lahra M, Raynes-Greenow C, Jeffery H (2011) Histological chorioamnionitis is increased at extremes of gestation in stillbirth: a population-based study. Infect Dis Obstet Gynecol 456728. https://doi.org/10.1155/2011/456728

Gravett MG, Hummel D, Eschenbach DA, Holmes KK (1986) Preterm labor associated with subclinical amniotic fluid infection and with bacterial vaginosis. Obstet Gynecol 67:229–237

Hagberg H, Mallard C, Ferriero DM et al (2015) The role of inflammation in perinatal brain injury. Nat Rev Neurol 11:192–208

Hallman M (2015) The story of antenatal steroid therapy before preterm birth. Neonatology 107:352–357

Hallman M, Bry K, PitkPitk O (1989) Ceramide lactoside in amniotic fluid: high concentration in chorioamnionitis and in preterm labor. Am J Obstet Gynecol 161:313–318

Heller DS, Moorehouse-Moore C, Skurnick J, Baergen RN (2003) Second-trimester pregnancy loss at an urban hospital. Infect Dis Obstet Gynecol 11:117–122

Himmelmann K, Uvebrant P (2014) The panorama of cerebral palsy in Sweden. XI. Changing patterns in the birth-year period 2003–2006. Acta Paediatr

103(6):618–624

Hutzal CE, Boyle EM, Kenyon SL et al (2008) Use of antibiotics for the treatment of preterm parturition and prevention of neonatal morbidity: a metaanalysis. Am J Obstet Gynecol 199:620.e1–620.e8

Jobe AH, Newnham JP, Willet KE et al (2000) Effects of antenatal endotoxin and glucocorticoids on the lungs of preterm lambs. Am J Obstet Gynecol 182:401–408

Kamyar M, Manuck TA, Stoddard GJ et al (2015) Magnesium sulfate, chorioamnionitis, and neurodevelopment after preterm birth. BJOG https://doi.org/10.1111/1471-0528.13460. [Epub ahead of print]

Kaukola T, Satyaraj E, Patel DD et al (2004) Cerebral palsy is characterized by protein mediators in cord serum. Ann Neurol 55:186–194

Kaukola T, Herva R, Perhomaa M et al (2006) Population cohort associating chorioamnionitis, cord inflammatory cytokines and neurologic outcome in very preterm, extremely low birth weight infants. Pediatr Res 59:478–483

Kaukola T, Tuimala J, Herva R et al (2009) Cord immunoproteins as predictors of respiratory outcome in preterm infants. Am J Obstet Gynecol 200:100.e1–100.e8

Kenyon S, Boulvain M, Neilson JP (2013) Antibiotics for preterm rupture of membranes. Cochrane Database Syst Rev 12, CD001058. https://doi.org/10.1002/14651858.CD001058.pub3

Kim MJ, Romero R, Kim CJ et al (2009) Villitis of unknown etiology is associated with a distinct pattern of chemokine up-regulation in the feto-maternal and placental compartments: implications for conjoint maternal allograft rejection and maternal antifetal graft-versus-host disease. J Immunol 182:3919–3927

Kramer BW, Kallapur S, Newnham J, Jobe AH (2009) Prenatal inflammation and lung development. Semin Fetal Neonatal Med 14:2–7

Lee J, Croen LA, Backstrand KH et al (2005) Maternal and infant characteristics associated with perinatal arterial stroke in the infant. JAMA 293:723–729

McElrath TF, Hecht JL, Dammann O et al (2008) Pregnancy disorders that lead to delivery before the 28th week of gestation: an epidemiologic approach to classification. Am J Epidemiol 168:980–989

Nair V, Loganathan P, Soraisham AS (2014) Azithromycin and other macrolides for prevention of bronchopulmonary dysplasia: a systematic review and meta-analysis. Neonatology 106:337–347

Neufeld MD, Frigon C, Graham AS, Mueller BA (2005) Maternal infection and risk of cerebral palsy in term and preterm infants. J Perinatol 25:108–113

Paananen R, Husa AK, Vuolteenaho R et al (2009) Blood cytokines during the perinatal period in very preterm infants: relationship of inflammatory response and bronchopulmonary dysplasia. J Pediatr 154:39–43.e3

Redline RW (2007) Villitis of unknown etiology: noninfectious chronic villitis in the placenta. Hum Pathol 38:1439–1446

Romano-Keeler J, Weitkamp JH (2015) Maternal influences on fetal microbial colonization and immune development. Pediatr Res 77:189–195

Rounioja S, Räsänen J, Ojaniemi M et al (2005) Mechanism of acute fetal cardiovascular depression after maternal inflammatory challenge in mouse. Am J Pathol 166:1585–1592

Sacco G, Carmagnola D, Abati S et al (2008) Periodontal disease and preterm birth relationship: a review of the literature. Minerva Stomatol 57:233–246, 246–250

Saccone G, Berghella V (2015) Antibiotic prophylaxis for term or near-term premature rupture of membranes: metaanalysis of randomized trials. Am J Obstet Gynecol 212:627.e1–627.e9

Salafia CM, Weigl C, Silberman L (1989) The prevalence and distribution of acute placental inflammation in uncomplicated term pregnancies. Obstet Gynecol 73:383–389

Sellier E, Platt MJ, Andersen GL et al (2015) Surveillance of Cerebral Palsy Network. Decreasing prevalence in cerebral palsy: a multi-site European population-based study, 1980 to 2003. Dev Med Child Neurol. https://doi.org/10.1111/dmcn.12865. [Epub ahead of print]

Soraisham AS, Singhal N, McMillan DD, Sauve RS, Lee SK (2009) Canadian Neonatal Network. A multicenter study on the clinical outcome of chorioamnionitis in preterm infants. Am J Obstet Gynecol 200:372.e1–372.e6

Speer CP (1999) Inflammatory mechanisms in neonatal chronic lung disease. Eur J Pediatr 158(Suppl 1):S18–S22

Thébaud B, Abman SH (2007) Bronchopulmonary dysplasia: where have all the vessels gone? Roles of angiogenic growth factors in chronic lung disease. Am J Respir Crit Care Med 175:978–985

Thomas W, Speer CP (2011) Chorioamnionitis: important risk factor or innocent bystander for neonatal outcome? Neonatology 99:177–187

Watterberg KL, Demers LM, Scott SM, Murphy S (1996) Chorioamnionitis and early lung inflammation in infants in whom bronchopulmonary dysplasia develops. Pediatrics 97:210–215

Wu YW (2002) Systematic review of chorioamnionitis and cerebral palsy. Ment Retard Dev Disabil Res Rev 8:25–29

Wu YW, Escobar GJ, Grether JK et al (2003) Chorioamnionitis and cerebral palsy in term and near-term infants. JAMA 290:2677–2684

Yoon BH, Romero R, Park JS et al (2000) The relationship among inflammatory lesions of the umbilical cord (funisitis), umbilical cord plasma interleukin 6 concentration, amniotic fluid infection, and neonatal sepsis. Am J Obstet Gynecol 183:1124–1129

胎儿窘迫的诊断

Silvia Vannuccini, Caterina Bocchi, Filiberto Maria Severi, and Felice Petraglia

王玉梅　时灿灿　翻译,刘玲　审校

目录

摘要

　　胎儿宫内窘迫是一个非常宽泛的术语,可以应用于多种临床情况。尽管很难给出确切的定义,但产科医师通常使用该术语来表明胎儿正处于缺氧状态。由于胎儿缺氧时可能导致神经系统损害,必须考虑终止妊娠。产前胎儿检测可用于评估高危妊娠胎儿的缺氧情况,产程中胎心监护可提供更多的关于胎儿宫内状况的信息。结合胎儿窘迫后胎心模式的演变,了解胎儿对窒息的反应,可以更准确地定义其发生,以便临床采取更合理的管理和确定干预时机。

7.1　要点

• 胎儿宫内窘迫是临床广泛应用的术语,临床准确

定义很难,通常表明胎儿正处于缺氧状态。

• 缺氧可能与下列情况有关:母体血液中的氧分压含量低引起的胎盘灌注减少(低氧性缺氧);胎儿血红蛋白浓度降低引起的动脉血氧含量下降(贫血性缺氧)或胎儿组织的血流灌注降低所致的缺氧(缺血性缺氧)。

• 在产科实践中,高危妊娠的识别和监测是高度优先事项。胎儿监护旨在早期发现胎儿缺氧的迹象,从而可以大大地减少胎儿宫内窘迫和产前死亡。

• 产前监测包括胎心监护、胎儿和胎盘循环的多普勒检查、生物物理检查和羊水评估,通过上述检查可让临床医生评估胎儿的氧合情况和了解胎儿宫内的健康状况。

7.2 胎儿窘迫

胎儿宫内窘迫是一个非常宽泛的术语，可以用于许多临床情况。尽管很难给出确切的临床定义，但产科医生通常使用该术语来表明胎儿正处于缺氧状态（Cunningham et al. 2001）。胎儿缺氧可导致新生儿患病和死亡，必须考虑立即终止妊娠，因为当胎儿大脑缺氧时可能会发生神经损伤（Weiner et al. 2015）。

基于心率变化诊断胎儿宫内窘迫是不准确的，因为心率的改变仅反映了依赖于血流和氧合的生理机制的调节。此外，该调节机制受胎儿宫内窘迫发生前氧合状态如慢性胎盘功能不全的影响。实际上，胎儿缺氧可以是急性的，例如胎盘早剥，但更常见的是慢性胎盘功能不全（Everett and Peebles 2015）。分娩过程中，胎儿供氧可能会因各种调节机制而发生改变，从而导致缺氧和酸中毒，如子宫胎盘血管的灌注异常或产程中子宫收缩时螺旋动脉或脐带受压（Leung and Lao 2012）。此外，妊娠并发症如高血压、糖尿病、感染、绒毛膜羊膜炎、早产和胎儿生长受限（fetal growth restriction，FGR）等，都可进一步加重分娩过程中胎儿的血液供应受损。为预防新生儿缺氧缺血性疾病，产程中如果胎心监护显示胎心异常，是实施紧急剖宫产迅速结束分娩的指征。

但通过对高危因素的识别、胎儿窒息反应的了解，再结合已知的胎儿缺氧后的胎心变化模式，临床医师应该可以更准确地判断胎儿宫内窘迫的发作时间，从而采取更合理的管理策略和确定最佳的干预时机。产前对胎儿进行的一系列监测可用于了解高危孕妇胎儿宫内的缺氧情况，分娩过程中的胎心监护又再进一步评估胎儿宫内的状况（Everett and Peebles 2015）。

7.2.1 胎儿氧合

7.2.1.1 生理学

氧合可以定义为血液将氧分子从空气传输到人体组织的过程。氧气首先通过胎盘转移到胎儿体内，然后氧分子与胎儿血红蛋白形成可逆的结合，随血流运输到全身供组织生长和机体代谢所需。在葡萄糖转化成能量的过程中，需要消耗氧气，最后产生二氧化碳（carbon dioxide，CO_2）和水。当氧供应不足时，三羧酸循环将无法进行，丙酮酸转化为乳酸，

酸性代谢产物进入血液导致机体酸中毒，酸中毒主要是由于酸性代谢产物产生增加或排泄减少。由于 CO_2 具有弥散快、溶解度高和挥发性强的特点，改善通气排除 CO_2 和纠正酸中毒可以改善氧的输送。成人体内 CO_2 通过肺排出，碳酸氢根和氢离子则通过肾脏排泄。而对于胎儿，这两项功能都由胎盘完成（Cunningham et al. 2001）。

正常情况下，胎儿代谢会产生酸（碳酸和有机酸），但由于血液系统的有效缓冲机制，细胞外 pH 仍保持在临界范围内，这是由于 pH 的细微变化都可能会严重影响胎儿器官系统，尤其是中枢神经系统和心血管系统的功能。胎儿用来中和酸性产物的主要缓冲系统是血浆碳酸氢盐和血红蛋白。无机磷酸盐和红细胞碳酸氢根也是潜在的缓冲剂，尽管它们在胎儿酸碱平衡稳态中的作用较小。氧分子与血红蛋白结合的量与血张力（分压）（oxygen tension）呈非线性关系。每一种血红蛋白都有其特有的氧解离曲线，该曲线受各种因素的影响，如 pH 和 2,3- 二磷酸甘油酸（2,3-diphosphoglycerate，2,3-DPG）的浓度。如在贫血或缺氧情况下，2,3-DPG 升高，与脱氧血红蛋白结合，从而导致氧解离曲线右移，氧被释放至组织。尽管在体外成人型和胎儿血红蛋白（fetal hemoglobins，HbF）具有相同的氧解离曲线形态，但成年人成人型血红蛋白对氧的亲和力比胎儿 HbF 低，因为它与 2,3-DPG 的结合力更大。胎儿 HbF 对氧分子亲和力高有助于氧经胎盘的转运。此外，与脐动脉 pO_2 相似，由于胎儿血液的 P50（血红蛋白 50% 氧饱和度时的氧分压 - 译者注）处于胎儿血红蛋白氧解离曲线的最陡峭部分，因此任何程度 pO_2 的下降都会导致与血红蛋白结合的氧被大量地释放（Cunningham et al. 2001）。

7.2.1.2 缺氧

胎儿缺氧是以组织中缺氧为特征的疾病，碳水化合物完全氧化代谢成 CO_2 和水的过程受损，有氧代谢转变成厌氧代谢，产生不易排泄或代谢的有机酸，如乳酸。乳酸的堆积会消耗机体缓冲系统的碱性物质，导致代谢性酸中毒（Martin 2008）。

缺氧可由于：

1. 孕妇血液对胎盘的灌注减少，并且由于低氧分压（低氧血症）导致胎儿动脉血氧含量降低

2. 胎儿血红蛋白浓度低（贫血）导致动脉血氧含量降低

3. 流向胎儿组织的血流减少(缺血缺氧)(Cunningham et al. 2001)

胎儿氧合减少可能源于多种因素(表7.1)(Regnault et al. 2007)。根据胎盘的作用,低氧妊娠状况可分为3种类型:①胎盘前缺氧,母亲和胎儿都有缺氧(即高海拔和产妇青紫型心脏病);②子宫胎盘低氧,孕产妇氧合正常,但子宫胎盘循环受损(即先兆子痫、胎盘功能不全等);③胎盘后缺氧,只有胎儿缺氧(Kingdom and Kaufmann 1997)。可能导致胎儿酸碱状态紊乱的易感疾病可分为母亲、胎盘和/或胎儿的急性或慢性临床症状(Omo-Aghoja 2014)。

急性母体疾病包括任何可能引起低血压或血容量不足的临床情况,例出出血,血管迷走神经发作或硬膜外麻醉,带来母体血液供应减少,进而导致子宫供氧减少。子宫收缩也会因压力升高而使子宫血流中断,如果持续时间过长(如高血压),可能会导致缺氧和酸中毒。另一方面,急性胎盘因素,包括诸如胎盘早剥之类,这种情况通常会导致子宫螺旋动脉与胎盘分离并撕裂,从而导致子宫胎盘循环中断。同样,从胎盘到胎儿的血流在分娩和分娩过程中经常受到脐带压迫的影响。在分娩前有时可能会发生血流减少或脐带真结。然而,由于胎儿可以通过增加氧摄取进行补偿,因此,这意味着流向胎儿的血液减少量必须超过50%才会引起缺氧(Omo-Aghoja 2014)。

与胎儿酸碱紊乱有关的慢性临床疾病可能由孕妇、胎盘或胎儿因素造成。导致慢性胎儿酸中毒的母体因素包括:严重的呼吸道疾病,心脏病,结缔组织疾病(如系统性红斑狼疮),以及先兆子痫导致母体血氧减少,进而导致胎盘的血流量减少。慢性胎盘因素通常是由胎盘氧传递障碍引起的。这被认为是由于妊娠早期子宫肌层滋养细胞的浸润不足,导致间质间隙灌注减少所致。最后,即使具有正常的胎盘功能,胎儿的慢性病也会引起酸中毒。由溶血性疾病、细小病毒感染、地中海贫血或胎儿-母体出血引起的贫血,如果严重到足以使胎儿血红蛋白浓度降至40g/L以下(相当于氧含量低于2mmol/L),可能会导致pH下降。胎儿肿瘤的动静脉分流、严重的心脏结构异常或心律失常是由于胎儿-胎盘血流减少导致氧合减少而引起胎儿慢性酸中毒的其他情况(Omo-Aghoja 2014)(表7.1)。

表7.1 胎儿氧合减少的原因

孕产妇	呼吸功能不全
	低血压
	高血压
	休克
	支气管哮喘/痉挛
	糖尿病
	结缔组织/血管性疾病
	血液系统疾病
	溶血危象
	先天性心脏病
胎盘	胎盘早剥
	胎盘梗死
	帆状胎盘
	前置胎盘
子宫	破裂
	子宫应激
	子宫乏力
胎儿	心律失常
	胎儿水肿
	心肌炎
	先天性畸形
脐带	脐带缠绕
	压缩
	脱垂
	胎儿贫血

胎儿缺氧时的酸碱平衡

胎儿缺氧对新生儿有潜在的非常危险的后果,因为胎儿通常有非常低的动脉血氧分压(arterial partial pressure of oxygen,PaO_2)(脐静脉约35mmHg)和高动脉血二氧化碳分压(脐静脉约42mmHg)(Pipkin 1999)。因此,固有的反应是血液优先重新分配到重要器官,因此,在急性严重的胎儿低氧血症的情况下,大脑、肾上腺和心脏的血液会持续维持,而其他组织则会受到损害。这导致外周化学感受器激活,交感神经张力增加,并且在妊娠后期,循环皮质醇,儿茶酚胺,血管紧张素Ⅱ和血管升压素的浓度增加,从而导致外周抵抗力增加。严重缺氧后,由于

"被剥夺的"组织可能无法维持氧化磷酸化,因此代谢向厌氧代谢途径转移。由于胎儿应对酸碱紊乱的能力较弱,因此乳酸性酸中毒可以迅速进展。血红蛋白氧解离曲线向右移动,血液氧气含量进一步降低。因此,由此产生的恶性循环可以迅速导致胎儿死亡。与母亲相比,由于胎儿血红蛋白对2,3-二磷酸甘油酸酯的结合亲和力较低,胎儿血红蛋白的解离曲线左移。胎儿的血红蛋白浓度很高(16g/dl),这也导致了相对较高的氧含量。脐带PaO_2和胎儿血管系统pO_2较低意味着,尽管脐带静脉血的饱和度约为85%(成人约为95%),并且具有相对较高的氧含量,但陡峭的解离曲线允许将充足的氧卸载到组织中。与成人相比,胎儿的高血流量可以使大部分组织血床的供氧量相当或更高。但是,因为缺乏从肺部增加吸收氧气的能力,似乎胎儿的PaO_2与氧气消耗成反比。

胎儿的动脉血二氧化碳分压含量很高,大约60%以碳酸氢盐的形式携带。胎儿含氧血液释放氢离子与碳酸氢根结合,通过胎盘向CO_2和水扩散,从而降低CO_2的浓度梯度。

缺氧时,胎儿体内二氧化碳分压升高,从而增加了胎儿血液中的碳酸水平,并导致了呼吸性酸中毒和血液pH下降。缺氧、高碳酸血症和代谢性酸中毒共同作用导致胎儿窒息。在任何特定的缺氧水平下,缺氧胎儿的存活时间将主要取决于其糖原储备。因此,可以预期营养良好的胎儿比发育迟缓的胎儿更能承受标准的低氧损伤。

缺氧对血流动力学的影响

初始阶段,人类胎儿可能能够通过增加大脑,心肌和上身的血液供应并减少肾脏,胃肠道和下肢的灌注来适应缺氧。血液的这种重新分配可以将营养和氧气优先输送到最重要的器官。脑血管舒张使大脑免受缺氧性损伤,导致左心室后负荷减少,而下体血管的系统性动脉收缩则增加了右心室后负荷。事实上,大脑中动脉(middle cerebral arteries,MCA)血流量的增加,使心输出量向左心室转移。随着胎儿氧合的进一步恶化,这种保护机制被心输出量下降和胎儿窒息的出现所抵消。最后阶段的特征是继发于心肌缺血的胎儿心脏收缩和舒张功能下降。此外心房收缩升高导致心房压力波传输到静脉导管(ductus venosus,DV)和脐静脉,引起舒张末期脐静脉搏动。在这一阶段,舒张末期血流速度也可能降低或逆转,并且随着舒张期血流速度的增加,冠状动脉血流也可能变得可见("节约心脏")。如果不终止妊娠,通常在几天之内发生宫内死亡(Hutter et al. 2010)。

7.3　婴儿窒息的临床诊断

7.3.1　产前监测

7.3.1.1　高危胎儿的鉴定

目前,在产科实践中,高风险妊娠的识别和监视是当前的重中之重。如果胎儿监测旨在尽早发现胎儿缺氧的迹象,则可以大大减少胎儿窒息和产前死亡。全面评估胎儿的健康状况需要监测胎儿的生长,胎盘功能,中心静脉压和心脏功能。使用2D,彩色多普勒和脉搏波多普勒技术对胎儿进行超声评估,为产前诊断结构异常,节律异常和胎儿循环改变提供了基础。准确及时地对有风险的胎儿进行产前鉴定对于适当的父母咨询,产前诊断检查,考虑胎儿干预,围产期计划以及协调产后护理至关重要(Pruetz et al. 2015)。

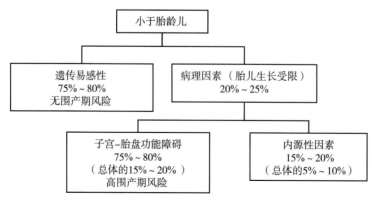

图7.1　胎儿生长迟缓:发病机制

超声成像有助于检测脆弱的胎儿。超声检查的目的是:(i)判定准确的妊娠日期,诊断多胎妊娠,检测胎儿异常;(ii)监测胎儿的生长并识别胎龄[小于胎龄儿(small for gestational age,SGA)]和生长的小胎儿。FGR 胎儿,是更可能容易受到缺氧损害的胎儿。由于遗传原因或是否患有胎盘功能不全和营养不良(胎儿生长受限 FGR)而决定胎儿是否为 SGA(图7.1)并不总是那么容易,但重要的是要检测出胎儿是否患有 SGA。由于这些胎儿处于缺氧,酸中毒和死亡的风险很高,因此无法发挥其生长潜力。这种情况也是早产的常见原因,与围产期死亡率和发病率增加有关,被认为是"慢性胎儿窒息"的同义词。如果怀疑有 FGR,则应尽早对胎儿进行超声生物特征评估,然后通过连续和重复(每2周)的超声检查追踪胎儿的生长,这一点很重要。在评估胎儿大小之前,有必要对胎龄进行准确评估。

妊娠日龄的确定和胎儿大小的评估

在日常临床实践中,准确评估胎龄非常重要。胎儿的身体测量反映了胎儿的胎龄。在妊娠早期(孕早期和孕中期)尤其如此。在末次月经不确定的患者中,必须尽早进行生物测定以准确确定妊娠日期。超声测得的胎儿冠臀长已显示为至3个月大时的最佳参数(误差范围:±5~7天)。该测量可以在6~13周之间进行,并且可以非常准确地估算出胎龄。通常建议使用多个参数(双顶径,头围,小脑横径)来确定由孕中期推测的胎龄预产期(表7.2)。

评估胎儿是否正常生长,使用了以下胎儿生物测定法:

1. 双顶径和头围

2. 腹围,这是妊娠后期最重要的测量;它反映的是胎儿的大小和体重,而不是胎龄。

3. 股骨长度,反映胎儿的纵向生长。

重复测量腹围被认为是继胎儿生长之后最敏感的参数(表7.3)。

当确认怀疑是 FGR 时,应开始胎儿监护,胎盘功能和胎儿行为测量,并应采用其他诊断方法纵向监测胎儿的生长(参见"产前检查"一节)。

表7.2 妊娠中期:准确确定胎龄的多个参数(单位:周*)

周	双顶径	头围	股骨长度
12~18	±1.19	±1.19	±1.38
19~24	±1.73	±1.48	±1.80

续表

周	双顶径	头围	股骨长度
25~30	±2.18	±2.06	±2.08

*译者注:参考旧版在此处的参考文献 Campbell S, Wilkin D(1975)Ultrasonic measurement of the fetal abdomen circumference in the estimation of fetal weight. Br J Obstet Gynaecol 82:689-697,译者推测本表中各数值的单位为周数,表示各孕周、各参数估计胎儿发育情况的误差范围。

表7.3 SGA:超声诊断准确性

超声参数	敏感度(范围)/%	特异度(范围)/%
腹围	67~86	80~92
生物特征参数比	62~82	80~93
胎儿体重估算	64~83	79~96

7.3.1.2 胎儿窒息的鉴定

可以使用不同的方法在妊娠("产前检查")或分娩,分娩("产后检查")中发现胎儿窒息。

7.4 产前检查

有多种测试可让临床医生评估胎儿的氧合作用和胎儿的健康状况。这些在下面描述。

7.4.1 生物物理特征

生物物理特征(biophysical Profile,BPP)将 CTG 的使用与胎儿运动,胎儿语气,胎儿呼吸运动和羊水量的超声评估结合在一起。每个参数的得分为0(异常)或2(正常),最大总分为10(表7.4)。正常评分(大于等于8)令人放心,阴性预测值高,且出生率低(0.8%)。低于6的分数不能令人放心,被认为是临界点。测试可能每天重复一次直到分娩,尽管通常是一次事件或每周一次,具体取决于 BPP 的原因。该测试耗时且劳动强度大,但已显示改良的 BPP(最深的羊水和 CTG 评估)与完整的 BPP 具有相似的阴性预测值(Lalor et al. 2012)。

BPP 由 Manning 首次描述,被广泛用于产前胎儿监测(Manning 1999;Thompson et al. 2012)。从妊娠晚期开始,可以在妊娠后期进行。为了确保胎儿健康,妊娠期超过40周的情况更常使用该测试。在某些情况下，由于存在高风险因素而执行该操作。但是，最近的 Cochrane 综述得出的结论是，没有足够的证据支持在高风险妊娠中使用 BPP。该综述还强调了干预措施增加（引产和剖宫产）潜在风险，可能缺乏针对胎儿或新生儿结局的有益证据（Lalor et al. 2008）。

表 7.4 胎儿的生物物理特征

生物物理变量	正常（分值 =2）	不正常（分值 =0）
胎儿肌张力	胎儿肢体或躯干一次或多次主动伸展并恢复屈曲状态（手的开合视为正常张力）	缓慢伸展并恢复部分屈曲，四肢完全运动伸展，无胎儿运动或胎儿手掌部分张开
全身运动	30 分钟内两次或多次离散的身体 / 肢体运动（一连串主动连续运动的发生视为一次运动）	在 30 分钟内 <2 次身体 / 肢体运动
胎儿呼吸动作	30 分钟内≥20s 的一个动作或多个动作	在 30 分钟内无运动或无 >20s 的动作
定性的羊水体积	垂直轴上≥2cm 长的一个或多个流体袋	垂直方向上无流体腔或最大的流体腔的尺寸小于 <2cm
胎儿心率	在 20 分钟内发生与胎儿运动相关的两次或多次心率加速≥15 次 /min 且 >15s	发生一或多次胎儿心率加速或在 20 分钟内加速 <15 次 /min

7.4.1.1 羊水评估

羊水量是评估胎儿健康状况的重要参数。这反映了胎盘的灌注和胎盘的正常胎儿血流量，并且在存在导致生长受限的因素时可能会减少（Chauhan et al. 2007）。

尽管经验丰富的检查人员可以评估羊水量是否适当，现更可应用羊水指数（amniotic fluid index，AFI）来标准化该评估应用。该指数是通过计算子宫四个象限中每个象限中羊水最深囊袋的总和而获得的。另一种技术是垂直测量大袋（Manning 技术：截断值 10mm）（Manning 2009）。

在妊娠中期，正常羊水与 AFI 值为 10~20cm 相关。对于减少的流体，边界线值为 5~10cm，对于增加的液体深度，边界线值为 20~24cm（Hebbar et al. 2015）。羊水量减少的妊娠是进一步监测和评估的

指标。对于一些作者而言，仅对低风险妊娠中的 AFI 进行前瞻性评估似乎不能很好地预测妊娠或围产期并发症的发生，但是其他人认为，羊水量减少表明慢性缺氧：羊水过少孕妇子代的围产期死亡率是 AFI 正常孕妇子代的围产期死亡率的 50 倍（Ott 2005；Morris et al. 2014）。

7.4.1.2 羊膜镜

可以使用羊膜镜观察足月胎儿羊水颜色。羊水清为正常；如果是有色的，则有胎儿窒息的可能性，因为在胎儿缺氧期间，胎儿的肠蠕动增加，胎粪从直肠排出。这项检查不再像过去那样频繁使用。

7.4.2 胎心监护

胎心监护（cardiotocography，CTG）是胎儿心跳（cardio-）和子宫收缩（-toco-）的记录（-graphy）。使用两个单独的换能器进行记录，一个换能器测量胎儿心率，另一个换能器测量子宫收缩。

CTG 轨迹显示两行：上方显示胎儿心率，单位为每分钟的心跳次数。下方显示的是子宫收缩的记录。监测结果的解释很复杂，在 CTG 上可以看到不同的模式（American College of Obstetricians and Gynecologists 2009）。

1. 基线心率。基线心率应在 110~150 次 /min，并且在胎儿心率稳定（即无加速和减速现象）时进行测量。应在 5~10 分钟内完成测量。该速率可能会在一段时间内发生变化，但通常保持相当恒定。

2. 心动过缓。基线心率小于 110 次 /min 即为心动过缓。可疑的心动过缓性心脏病定义为基线心率介于 110~100 次 /min，而病理性心动过缓则低于 100 次 /min。胎儿心率的急剧持续下降表示胎儿窘迫。

3. 心动过速。当胎心率（fetal heart rate，FHR）在 150~170 次 /min 之间时定义为可疑心动过速，而病理性心动过速则在 170 次 /min 以上。心动过速可能是由发热，胎儿感染，胎儿运动，保胎药以及饮用茶或咖啡引起，偶尔也可能是胎儿窒息的迹象（与其他异常有关）。无痛分娩也可能诱发胎儿心动过速。

4. 基线变化。基线的短期变化应在 10~15 次 /min 之间（胎儿睡眠期间除外，睡眠时间不应超过 60 分钟）。变异性持续减小伴其他异常现象可能表

明胎儿窘迫。

5. 加速度。FHR 增加大于 15 次 /min 持续至少 15 秒，为 FHR 一过性加速。在 20 分钟内需要出现两次加速才能将描记线视为"反应性"，即正常。加速是一个好兆头，因为它们显示出胎儿的反应能力和控制心率的机制的完整性。

6. 减速。这可能是正常的，也可能是病理性的。早期的减速与子宫收缩同时发生，通常是由于胎头受压所致，因此在第一和第二产程随着头的下降而发生。这通常是良性的。晚期减速在宫缩开始后发生，并在宫缩结束后持续，并提示胎儿窘迫。变异减速在时间和形状上各不相同，并且可能表示缺氧或脐带受压。

美国妇产科医师学院开发了一种新的三层胎儿心律异常分类法和一个解释 CTG 异常的系统（American College of Obstetricians and Gynecologists 2010）。

1. Ⅰ类 FHR 描记线是正常的，与胎儿窘息无关。它们包括基线心率在 110~160 次 /min 之间，中度变异（定义为"基线心率的振幅不规则，波动频率在 6~25 次 /min 之间"），无晚期减速或变异减速，可能的早期减速度和可能的加速。

2. Ⅱ类 FHR 描记线是不确定的，并且包括各种不符合Ⅰ类或Ⅲ类的可能的描记线。Ⅱ类描记线的分类包括以下内容：具有变异性的心动过缓，心动过速，变异性极小，无变异且无频发减速，明显变异性，即使在胎儿刺激后也未诱导加速，频发变异减速伴低或中度基线变异，减速持续超过 2 分钟但不到 10 分钟，频发晚期减速伴中度变异以及具有其他特征的变异减速，例如缓慢返回基线，超出基线或"肩线"。FHR 变异性降低是胎儿损害的最可靠指标。无变异性的平坦 FHR 描记可能反映了已经发生的胎儿神经系统损害。

3. Ⅲ类 FHR 描记线为异常，提示胎儿缺氧风险和可能的酸血症。它们包括无基线变异，频发晚期减速，变异减速，心动过缓或正弦波模式。根据 Jackson 等人的研究，Ⅰ类和Ⅱ类在分娩中很常见，而Ⅲ类则不常见。围产期发病率与分娩的最后 2 小时内Ⅱ类时间的增加有关。

7.4.2.1 非压力测试

自 20 世纪 70 年代问世以来，无刺激胎心监护（nonstress test，NST）一直是胎儿监护的基础之一。

它基于 CTG，可反映胎儿心脏的心肺调节：监护仪记录胎儿心率和子宫活动。

NST 的目的是试图发现胎盘功能不全和缺氧导致的胎儿潜在损害，并采取纠正措施（American College of Obstetricians and Gynecologists 2010）。在妊娠并发症可能对胎儿造成伤害的所有情况下，它用于识别胎儿窒息的迹象。当存在不良妊娠史或存在危险因素（例如糖尿病，子宫内生长受限）时，也可以作为预防措施。

常在妊娠 38 至 42 周之间进行该测试；但是，它最早可以在妊娠末三个月开始使用。

正常测试定义为"反应性"模式，即在 20 分钟测试中至少出现两次加速（在 15 秒内从基线增加 15 次 /min）。通常认为在 10~20 分钟后有反应性描记即可。"非反应性"模式提示胎儿窒息的可能性，需要进一步评估（BPP，压力测试）。

当使用诸如产程中的胎儿死亡和胎儿窘迫等结果参数时，非反应性 NST 的预测价值很差。与非反应性测试的孕妇相比，预期反应性测试在分娩过程中对胎儿窘迫的干预风险要低 10 倍。关于产前 CTG 监测的高质量证据很少。Cochrane 荟萃分析（包括高危妊娠）没有发现明确的证据表明产前 CTG 可改善围产期结局（Grivell et al. 2015）。

确实，在 FHR 描记的定性解释中，观察者之间存在很大差异，并且观察者之间的一致性很低，尤其是对于减速而言，这是最难解释的模式。因此，为消除观察者的变异性并提高 CTG 的准确性，Dawes 及其同事开发了一种计算机化的分析方法（Dawes et al. 1995，1996）。如今，与传统的 CTG 相比，计算机 CTG 的使用已提高了 NST 在产前诊断胎儿缺氧的预测能力——与计算机分析相比，观察者无法识别出 36% 的至少出现过一次减速的 FHR 描记。

计算机 CTG 监控可以提供对短期变异性（short-term variability，STV）的评估，这不能仅凭视觉评估来执行。STV 已被证明与胎儿的代谢状态相关，而 STV 的显著降低与胎儿的酸血症密切相关（Turan et al. 2007）。此外，与传统的 CTG 相比，计算机化 CTG 在高危人群中可降低围产期死亡率（Grivell et al. 2015）。

已开发了使用分娩监护仪进行连续的产前电子胎儿心率监测的方法，以使产科医生和助产士能够分析分娩时胎儿心率的变化，从而及时采取干预措施，避免产程内缺氧缺血性损伤。尽管 CTG 最初是作为一种预测胎儿缺氧的筛查工具而开发的，但它对分娩期胎儿缺氧的阳性预测值仅为30%左右。尽管已经开发了不同的国际分类，其目的是定义有助于预测产时胎儿缺氧的特征组合，但CTG的假阳性率很高（60%）。此外，自从大约45年前将CTG引入临床实践以来，脑瘫或围产期死亡的发生率并没有明显改善。但是，产妇剖宫产和手术阴道分娩率已显著增加。不幸的是，现有的指南采用基于"模式识别"的CTG视觉解释，这存在着观察者之间和观察者内部的差异。因此，临床医生需要了解胎儿心率变化背后的生理机制并做出相应的反应，而不是仅仅依靠管理指南。这种"基于生理学"的方法很可能会减少不必要的手术干预并改善围产期预后，同时减少对胎儿健康的"附加测试"的需求（Pinas and Chandraharan. 2016）。

7.4.2.2 收缩压力测试

收缩压力测试（contraction stress test, CST）可在非反应性NST后使用。该测试监测FHR对子宫收缩的反应。这些收缩可单独发生或在催产素给药后发生。正常的胎盘具有额外的运输氧气的能力，使大量的氧气容易从母体输送到胎儿循环。如果胎盘受损，则可能会输送较少的氧气。出现收缩时，会挤压营养胎盘的血管，从而限制血液流动和氧气输送。如果穿过胎盘的氧气下降到某个点以下，则胎儿会以一种特定类型的心率减速做出反应，这种心率减速发生在收缩高峰之后，被称为"晚期减速"。

若有规律的晚期减速，则CST为阳性。如果没有晚期减速发生，则CST为阴性，这样的结果可以让人放心。CST阳性表示胎盘可能未向胎儿输送足够量的氧气。如果CST呈阳性，足月妊娠时应该分娩，但这不一定适用于极早产妊娠。因为CST比生物物理测试花费更多的时间，所以如今很少这样做。

7.4.3 胎儿和胎盘循环的多普勒检查

多普勒超声为研究胎儿血流动力学状态提供了一种非侵入性方法（Everett and Peebles 2015）。多普勒超声在产科检查中的应用，为健康以及因胎盘功能不全而导致的慢性缺氧的胎儿循环生理学提供了新的认知。通过观察胎儿的胎动、呼吸、肌张力和心率来评估胎儿的健康状况，另外，羊水量也可以间接的评估孕期情况。

多普勒超声通过监测子宫动脉和脐动脉的血流模式了解子宫胎盘和胎儿胎盘循环的情况。胎儿器官的多普勒检查用于研究因低氧血症引起的胎儿血流动力学重新排布，特别是MCA和DV的血流动力学改变。多普勒指数（表7.5）间接反映了胎儿血液流向胎盘的阻抗情况，其异常与胎儿缺氧、酸中毒和不良围产儿结局之间存在显著相关性。

多普勒超声检查在低风险妊娠产妇中并不作为常规检查（Alfirevic et al. 2015），但在高危妊娠产妇的胎儿评估中广泛应用，有助于降低围产期死亡率（Alfirevic et al. 2013a），尤其是在宫内生长迟缓（intrauterine growth retardation, IUGR）的治疗中。当多普勒超声检测到胎儿主要血管的血流动力学发生异常时，特别是DV和脐静脉，胎儿可能即将面临死亡风险。生长受限胎儿的外周和中央循环系统多普勒异常改变的顺序：早期脐动脉和MCA出现多普勒异常表现，随后出现DV血流逆转或脐静脉搏动性血流。因此，在高危妊娠和检测结果不可靠的情况下，多普勒超声技术的应用是非常重要的。

表 7.5　用于研究子宫胎盘、胎盘和胎儿动脉的常用指标

多普勒指数	
收缩压/舒张压比（S/D）	收缩压/舒张末期流速
阻力指数（RI）	(S-D)/S
搏动指数（PI）	(S-D)/平均速度

7.4.3.1 子宫胎盘血管

应用多普勒超声对子宫动脉及其他子宫胎盘血管进行了研究。子宫动脉是两条对称的血管，将母亲的含氧血液输送到胎盘。

对大量正常妊娠早期子宫动脉和螺旋动脉血流多普勒检查进行了研究，结果表明，由于下游阻力降低，血管阻力在妊娠中期逐渐消失。随着妊娠期孕周增加，血管阻抗逐渐降低（图7.2），这可能是由于滋养层浸润引起的螺旋动脉扩张、激素介导的血管扩张和母体血流黏度降低的结果。因此，子宫血流的变化与妊娠晚期并发症的发生有关：如果滋养细胞侵入螺旋动脉肌壁不完全，动脉血管仍然能够对血管活性刺激作出反应，从而导致血管收缩。这种妊娠的子宫胎盘循环仍然处于高阻力状态，导致广泛的内皮细胞损伤，损害血管完整性和引起小动脉粥样硬化改变，进而导致血管阻塞、局部缺血和坏

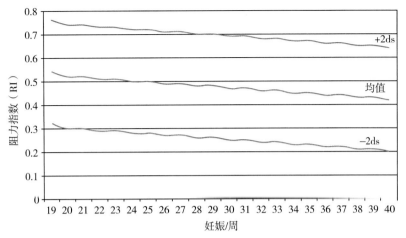

图 7.2 子宫动脉阻抗指数

死。由于血管收缩,胎盘长期供血不足导致不良妊娠结局(自然流产、IUGR、死产或子痫前期)。

当妊娠发生异常改变时,血流阻抗增加,多普勒检查常显示存在高阻力指数和/或出现单侧或双侧舒张早期切迹(Becker and Vonk 2010)。与子宫动脉血流速度异常相关的不良结局包括:子痫前期和 FGR 及其后遗症,特别是胎儿窘迫(O'Gorman et al. 2016;Valiño et al. 2016;Savasan et al. 2014)。

因此,对高危妊娠妇女早期和中期子宫胎盘进行准确的检查可以使临床医生识别并监测处于高危状态的胎儿。通过对高危妊娠子宫动脉血流的检查结果表明,如果胎儿脐血流正常,则对胎儿生长发育影响较小,胎儿窘迫的风险略高于正常,最常见的干预指征是母体,而非胎儿。目前的证据不支持对低风险或未经筛选的孕妇进行常规多普勒超声检查,因为这对母亲或胎儿并没有好处(Alfirevic et al. 2015)。

最近的研究表明,在妊娠晚期对子宫动脉的多普勒研究也是有用的:当 MCA 和子宫动脉的多普勒指数均异常时,即使脐带指数正常,胎儿不良结局发生率也明显较高(Severi et al. 2002)。

7.4.3.2 胎儿 - 胎盘血管

脐动脉是多普勒血流频谱测定的第一个胎儿血管,脐动脉的多普勒血流速度测定为监测胎儿 - 胎盘血流动力学状态提供了一种无创技术。在健康胎儿的多普勒检查中,脐动脉是最容易测量的参数,也是评估 SGA 或胎儿有其他危险的主要依据(Everett and Peebles 2015;Berkley et al. 2012)。

早在妊娠 6~8 周,多普勒血流速度曲线显示只

有收缩期血流时,便可以通过多普勒超声识别出脐动脉。到妊娠 20 周时,所有胎儿的脐血管内都应该有舒张末期血流。随孕周增加,胎盘阻力进行性下降(图 7.3),舒张期血流速度增加。脐动脉血流速度波形一般在妊娠 28~30 周时达到成熟,但有些胎儿,比如双胞胎,可能会延迟成熟。一些研究表明,在妊娠 26~28 周时脐动脉 S/D 比值的标准差最高,反映了胎盘的发育情况。80% 的脐动脉血流速度波形反映了测量点以外的血管阻力,只有 20% 引起正向流动效应,导致心输出量减少、心律失常和心动过缓。

搏动指数(pulsatility index,PI)(最重要的定量参数)异常与胎儿 - 胎盘血管发育不良相关。脐动脉血流速度波形的变化反映了胎盘床血管阻力的变化。简单地说,胎盘阻力增加会导致舒张期血流速度降低。最初,监测到 PI 值增加。随着阻力的进一步增加,波形发生显著的改变,引起舒张末期血流间歇性缺失,进展为舒张末期血流持续性缺失,最终导致舒张期血流倒置,这意味着超过 70% 的胎盘三级绒毛消失。实际上,脐循环的一级和二级分支在妊娠早期就已经形成,而在接下来的 3 个月中,第三级分支快速增殖。胎盘组织学显示:生长受限、血流异常的胎儿,其三级细小动脉数量是正常胎儿的一半(Kingdom et al. 2000)。病理学研究表明,当超过 60% 的胎盘血管床闭塞时,脐动脉阻抗才会明显增加。

尽管它可能不是一个独立的实体,但脐动脉舒张期血流缺失或倒置(absent or reversed diastolic,ARED)一直是许多相关研究的文献主题。对宫内发育迟缓胎儿脐动脉血流速度波形的临床研究表明,血流阻抗逐渐增加,直至舒张末期血流缺失,其

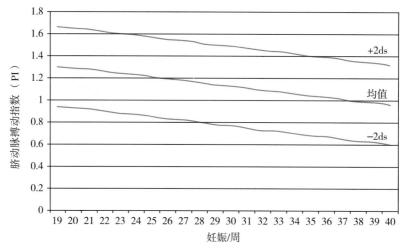

图 7.3　脐动脉搏动指数

至出现血流倒置的极端情况。这与围产期高发病率和高死亡率有关。与正常妊娠相比，脐动脉 ARED 的末端绒毛毛细血管祥的数量、长度、分支均减少因此，脐动脉 ARED 与缺氧 / 酸中毒之间存在显著相关性（Gerber et al. 2006）。

当血流倒置时，可能是临床急症，因为这种胎儿大多数会在 2 周内死亡。脐动脉 ARED，作为一种缺氧试验，具有高灵敏度、特异度、阳性和阴性预测值（Soregaroli et al. 2002）。然而，当舒张期血流连续时，只有非常高的 S/D 比值（>4.5）才与缺氧有关。此外，多普勒监测有胎儿窘迫，特别是宫内生长迟缓的胎儿脐动脉血流时发现脐动脉 ARED，具有重要的临床意义（Seyam et al. 2002）。脐带血流多普勒仪在高危妊娠中的应用，可显著降低围产儿死亡率、引产和急诊剖宫产率（Morris et al. 2011）。相反，脐带血流多普勒仪在低风险或未经筛选的人群中的应用，一再被证明是无用的（Alfirevic et al. 2015）。

7.4.3.3　胎儿血管

胎儿血管血流的改变反映了 IUGR 和胎儿低氧血症相关的重要血流动力学改变。多普勒检测到这类胎儿的循环改变：脐带动脉（如前所述）和胎儿外周血管阻力增加，这与胎儿脑血管阻力降低相关。通过对胎儿其他血管床、脑循环、中央动脉和静脉系统的研究，增加了对胎儿在缺氧和严重宫内生长受限时的代偿和适应机制的了解，以及循环改变的时间顺序。

动脉分区

Willis 环是一个很容易用超声波识别的标志。彩色血流使我们很容易看到颈总动脉和大脑前、中、后动脉。对妊娠合并红细胞同种免疫或病毒感染（如细小病毒 B19）的孕妇，可通过多普勒监测胎儿 MCA 的收缩期峰值血流速度（peak systolic flow velocity，PSV）预测胎儿中、重度贫血（Mari 2005）。然而，如果在没有抗体或近期无病毒感染的孕妇中监测到 PSV 升高，则应考虑急性或慢性胎母出血引起的继发性胎儿贫血（Cosmi et al. 2012）。

事实上，对该血管的研究也为发现胎儿窘迫提供了重要信息。在一些生长受限的胎儿中，脑血管扩张。通常这些胎儿的脐动脉血流速度降低。这意味着轻度缺氧的胎儿会出现脑血管扩张作为代偿性反应：这就是在 FGR 胎儿中所谓的"脑保护效应"。这些变化发生得较早，可能在出生前几周甚至几个月就出现了。在 FGR 胎儿中，联合检测 MCA-PI 和 MCA-PSV 的变化趋势对临床更具有辅助诊断价值，优于检测单一指标。高 MCA-PSV 比低 MCA-PI 更能预测胎儿窘迫和围产儿死亡率。因此，MCA-PSV 对脐动脉多普勒异常的 IUGR 胎儿的临床评估具有一定的价值（Mari et al. 2007）（图 7.4）。

MCA 的多普勒检查在预测胎儿不良结局和评估高危胎儿方面的价值一直存在争议。一些研究表明，多普勒超声检测 MCA 对预测胎儿不良结局和评估高危胎儿方面有价值，而另一些研究发现其预测价值很低。然而，在最近的 meta 分析中，低 MCA-PI 可能可以预测胎儿健康状况受损的情况，这可以通过新生儿出生时酸中毒（pH<7.20），5 分钟 Apgar 评分 <7 或新生儿重症监护室的入院率来评估。MCA 异常也可作为预测围产期不良结局和死亡率的综合

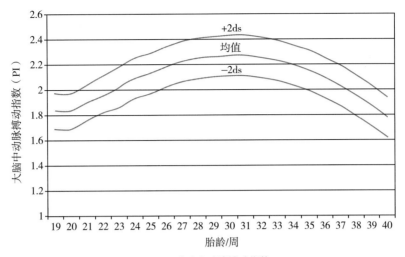

图 7.4 大脑中动脉搏动指数

指标（Morris et al. 2012）。虽然这些发现提示 MCA 异常与不良结局之间存在相关性，但相关性较弱。在临床实践中，单用 MCA 对胎儿或新生儿健康受损情况的预测价值有限。

脑胎盘比率

脑胎盘比率（cerebroplacental ratio, CPR）正逐渐成为不良妊娠结局的一个重要预测指标，这对评估 SGA 和接近足月的适于胎龄儿的健康状况具有重要意义（DeVore 2015）。由于最近有研究将 CPR 异常与围产期不良事件和出生后相关的神经系统结局联系在一起，人们重新燃起了对这一评估指标的兴趣。CPR 异常的适于胎龄或晚发型 SGA（>34 周），比 CPR 正常的胎儿在分娩中出现胎儿窘迫，需要紧急剖宫产的发生率更高，脐带血 pH 更低，新生儿重症监护室的入院率更高（Prior et al. 2013, 2015 Khalil et al. 2014；Morales-Rosello et al. 2015）。与 CPR 正常的胎儿相比，CPR 异常的早发型 SGA（<34 周），比 CPR 正常的胎儿发生下列情况的概率更高：①出生时胎龄降低；②平均出生体重较低；③出生体重百分位数降低；④出生体重小于第十百分位值；⑤发生胎儿窘迫需剖宫产分娩率升高；⑥ 5 分钟 Apgar 评分 <7 分的比率增高；⑦新生儿酸中毒的比率增加；⑧新生儿重症监护病房入院率增加；⑨新生儿不良结局的比率升高；⑩围产期死亡率升高（Figueras et al. 2015）。因此，无论脐动脉和 MCA 的检测结果如何，CPR 都应被认为是妊娠晚期超声检查的评估指标。

胎儿动脉血流重新分布

脑保护效应是指胎儿缺氧时优先灌注大脑、心脏和肾上腺，而皮肤、内脏、肠道和肾脏血流量减少。

有关血流重新分配的因素及其作用机制的认识还不完全，可能是 PO_2 和二氧化碳分压通过化学感受器起作用的。这种机制优先向重器官输送营养物质和氧气，从而代偿胎盘供应的减少。然而，通过脑血管扩张进行的补偿是有限的，并且至少在 FHR 晚期减速开始前 2 周（Ferrazzi et al. 2002），脑血管中 PI 达到最低点的相对平稳期（Ferrazzi et al. 2002），这不利于胎儿的发育。这表明在胎儿氧合障碍临界值前血管对低氧血症做出最大限度的适应性改变，之后脑水肿进展可能会抑制血管扩张。另一种解释可能是，在严重低氧血症时，PI 升高是由于心肌收缩力降低和心输出量绝对下降引起的血流改变的结果。因此，动脉血管不适合监测生长受限的胎儿，而心脏和静脉血流速度波形可提供更多有关胎儿健康或损害的信息。

心脏和静脉分区

心脏血流受动脉阻抗变化的影响。只要胎儿能够通过动脉血流再分配（一种脑保护效应）来补偿胎盘供应的减少，就有优先的心肌氧合，尽管后负荷增加，但这延缓了右心衰竭的进展。脑血管扩张使左心室后负荷降低，而胎盘和全身阻力增加则导致右心室后负荷增加。在此阶段，胎儿多普勒测量结果显示，在存在正常静脉波形的情况下，胎盘阻力较高，动脉血流重新分布，大多数胎儿具有正常的、反应性心率描记线和生物物理特性。静脉循环的进行性改变可能提示代偿机制失效，预示着由于心肌缺氧引起右心衰竭进展（Baschat and Harman 2006）。

对生长受限胎儿的纵向研究表明，PSV 和心输出量逐渐下降，提示心功能进行性恶化。同样，尽管两个心室下游的血流动力学条件显著不同,但两个心室水平的心室射血力均呈对称性下降(左心室的脑血管阻力降低,右心室的内脏和胎盘血管阻力增加)。这对建立脑保护效应补偿机制后的生长受限胎儿固有的心肌功能起关键作用。心室射血力在短时间内(约1周)显著降低,表明胎儿心室力受损,即将出现胎儿窘迫。因此,心脏充盈也受到损害(Severi et al. 2000;Baschat 2011)。

多普勒晚期改变通常伴随着代谢恶化,是心功能下降和器官自动调节异常的结果。静脉多普勒指数的增加是循环系统恶化的标志,因为它们表示心脏容纳静脉回心血的能力下降。DV波形是心功能的敏感指标,反过来又受到底物基质/氧利用率慢性严重下降的不利影响。在缺氧状态下,DV扩张,心室舒张期血流减少,导致DV静脉搏动指数增加,随后心房收缩期血流逆行,视为a波缺失或逆转(Baschat et al. 2006)。

胎儿低氧血症与脐静脉血流量减少有关,但尽管如此,DV内的PSV仍保持正常。在生长受限的胎儿中,脐静脉血通过DV的百分比从大约40%(正常胎儿)增加到60%左右。因此,在生长受限的胎儿中,静脉血流的再分配有利于DV,而不利于肝血流的再分配。与心室收缩期的峰值速度不同,心房收缩期的流速降低甚至逆转。可以推测,舒张末期右心室压力增加不会影响心房收缩期DV的血流速度,因为血流优先通过卵圆孔流向左心房。但心房收缩期若卵圆孔关闭,则通过卵圆孔的血流速度降至零。

相对于动脉血流的改变,静脉血流速度波形的改变与胎儿宫内窘迫的关系更为密切,静脉血流的改变可能在胎盘功能受损的早期就发生了。可以通过多普勒测量动脉和DV的PI来估计胎儿酸血症的程度。发生中度酸血症(pH与胎龄正常平均值之间的标准偏差为2~4个标准差)时,几乎所有胎儿的MCA-PI均低于2个标准差,而DV的个别结果分散较大,大多数测量值仍在参考范围内。随着低氧血症和酸血症严重程度的增加,DV PI增加,在最严重的情况下,心房收缩速度降低到零甚至变为负值。然而,在胎儿生长严重受限的情况下,DV多普勒血流速度异常是与围产期死亡和5分钟Apgar低评分相关的唯一重要参数(Baschat 2010;Baschat et al. 2003)。

7.4.3.4 多普勒检查结果和围产期风险预测

胎盘血流阻力和静脉多普勒指数的升高常同时存在。对静脉多普勒改变的认识使我们重新审视了生长受限胎儿的产前多普勒检查与围产儿结局之间的关系。

以前,当脐动脉多普勒舒张末速度缺失或逆转时,建议分娩。然而,生长限制干预试验(Thornton et al. 2004)研究表明,如果有早发性IUGR,早产是2岁时神经发育不良的独立危险因素。因此,安全延长这些胎儿的妊娠期至关重要。在严格的分娩标准下,如果脐动脉舒张末速度缺失或逆转的胎儿生物物理学评分与良好的结局相关,这表明确实可能安全延长妊娠期。显然,仅根据脐动脉而不考虑静脉循环的变化对预测围产期风险是不够的。无论脐动脉舒张末期速度如何,增加静脉多普勒检查可显著提高对死产和酸血症的预测。当动脉舒张末速度缺失或逆转,静脉多普勒指数仍然正常时,死亡率和酸血症比例增加;当静脉多普勒指数异常时(主要是由于死胎率增加),这一比率进一步增加。如果死胎发生率为25%,静脉多普勒异常对死胎预测的敏感性为65%,特异性为95%。根据截断值(2 SD lvs 3 SD)和所检查的静脉组合,对酸血症的敏感性为70%至90%,特异性为70%至80%。

TRUFFLE研究为妊娠32周之前发生IUGR胎儿的结局提供了明确的结果。在由DV静脉搏动指数升高或无DV-a波决定分娩的病例中,围产儿死亡率分别为6%和10%。而2岁时的神经系统损害分别为9%和5%。以CTG STV降低决定分娩时机的患者,围产期死亡率和2年异常结局率分别为7%和15%。尽管两组间的结局没有显著差异,但研究表明,基于晚期多普勒变化而不是CTG STV降低的分娩可能提供更好的长期结果,但可能以略微增加围产期死亡率为代价(Lees et al. 2013,2015)。

7.5 分娩期监测

7.5.1 胎儿窘迫的鉴别

子宫收缩可能会使母体流向胎盘的血液严重减少,因此在分娩过程中胎儿缺氧的可能性增加。在20世纪,发现一些窒息的胎儿心率有异常增快或减慢,因此心脏听诊逐渐成为产时护理的一个组成部分。然而,人类的耳朵对速率的细微变化不敏感,因此研制出了电子记录的方法。这些方法产生的纸质描记显示出听诊不明显的特征,包括心率的变化程度以及心率加速和减速的形状（CTG）。

根据胎儿心率模式识别胎儿窘迫的方法是不准确的。有研究显示，产前多普勒测速仪作为常规产前胎儿监测的附加辅助手段并不能很好地预测围产期不良围产期结局（Cunningham et al. 2001）。

7.5.2 胎儿心率监测

临产时胎儿的心跳模式通常是胎儿健康状况的良好指标。正常 FHR 为 120~160 次 /min。正常的心率表明胎儿从母亲的血液中获得了足够的氧气。典型的胎儿心率模式是在宫缩时有所减慢，在宫缩结束后再次增加。胎儿心率的异常变化可能表明胎儿血液和组织中的氧气减少，这可能会对胎儿造成潜在的损害。胎心既可以通过听诊间歇监测，也可以通过 CTG 连续监测。

7.5.2.1 胎儿听诊器或多普勒超声听诊器听诊

可以使用 Pinard 胎儿听诊器或多普勒超声听诊器（一种使用声波来监测心跳的小型手持设备）来检查胎儿在宫缩前、宫缩中和宫缩后的心跳和变异性。在低危分娩中，美国妇产科医师学院（American College of Obstetricians and Gynecologists 2009）建议在分娩活跃期至少每 30 分钟监测一次，在第二产程至少每 15 分钟监测一次。当存在危险因素时，应每15 分钟评估一次胎心，第二产程每 5 分钟评估一次。也可以通过触诊母亲的腹部检查宫缩的强度。

7.5.2.2 电子外监护与内监护

在过去十几年，分娩中大约 85% 的妊娠通过连续心动描记术（也称为电子胎儿监护仪）进行监测，这使其成为最常用的产科检查。手持式多普勒超声探头可用于计算和显示 FHR，但不能永久记录。电子胎儿监护仪可用于测定并以图形形式连续记录FHR。外监护是指将电极粘贴或捆扎到母体腹壁上，小的多普勒超声电极覆盖在胎儿心脏上，结合电极测量腹壁的张力，间接测量宫内压。两个电极连接至视频屏幕和打印机，该打印机可打印出胎儿心率和宫缩强度的图形。

内监护需要宫口至少扩张 2cm，因为它涉及将压力导管插入宫腔，以及将头皮电极连接到胎儿头部以充分测量心率。放置电极必须破膜。电极可测量 FHR。内监护用于外监护仪显示可疑结果或无

法生成足够的描记线的高危产儿。内监护仪比外监护仪读数更精确，但是应用电极，会增加感染的风险。内部监护的优点是，如果胎儿心率减慢、停止或宫缩后恢复缓慢，则可以立即被监测到。它可以监测到由于脐带受压（在破膜后更常见），催产素增强的宫缩或麻醉性和硬膜外相关的母体血压变化而导致的氧流量减少。

在第一产程中，轻度胎儿心动过速被认为可能是一种适应轻度胎儿缺氧的循环机制。相比之下，严重的心动过速是胎儿缺氧的明显征兆：它可能与母亲体温升高、胎儿心脏畸形或母亲服用的药物有关。心动过缓也是如此：轻度的心动过缓被认为没有临床意义，但明显的心动过缓是胎儿严重缺氧的迹象。与使用 CTG 有关的类似注意事项也适用于产前阶段的基线变异。分娩前，加速是正常的表现。早期减速通常不是胎儿窘迫的迹象。它们很可能是由于头部受压引起的迷走神经刺激而产生的，并且在破膜后更为常见。

变异减速通常是由于脐带受压所致。它们可能与血流动力学改变引起的胎儿窘迫有关。然而，晚期减速是胎儿缺氧的典型表现。它们的时序和形状与胎儿缺氧的严重程度直接相关：收缩和减速之间的时间间隔与胎儿的局部 pO$_2$ 成正比。显然，在同时存在晚期减速和基线异常的情况下，预后更差。在第二产程中，胎心宫缩图的解读更加困难。在此期，仅严重和持续性心动过缓才被认为具有预后极差的意义，尤其是与变异性异常相关时。如果分娩期间 CTG 正常，可以间歇听诊。如果 FHR 在120~160 次 /min 之间，则认为是正常的。建议在分娩期间每 2 小时监测 20~30 分钟。分娩期间连续胎儿监测可减少新生儿抽搐，但与脑瘫、婴儿死亡率或其他新生儿健康标准指标方面无显著差异。然而，连续胎儿监测与剖宫产和阴道助产的增加有关（Alfirevic et al. 2013b；Larma et al. 2007）。因此，对于高危妊娠应进行连续的电子胎儿监护（表 7.6）。

表 7.6　高危妊娠

分娩初期间歇听诊或 CTG 监测异常
羊水污染
输注催产素
分娩时发热
病理性分娩的其他情况

7.5.3 胎儿氧合监测

7.5.3.1 脉搏血氧饱和度

胎儿脉搏血氧饱和度测定法被认为是提高产时胎儿监护中 CTG 特异性的一种方法。胎儿脉搏血氧饱和度测定法大约在 30 年前被引入临床实践,但是直到最近才将其用作评估胎儿健康状况的附加指标。与胎儿头皮取样相比,它是一种创伤性和侵入性均较小的胎儿氧合评估方法。它可以实时、连续地评估胎儿(Klauser et al. 2005;East et al. 2006;Bloom et al. 2006;Kühnert and Schmidt 2004)。它使用一个探针,在分娩过程中放置于阴道内。由于必须将探针放置在胎儿皮肤上,因此只有在破膜的情况下才可进行。

胎儿血氧饱和度在第一产程和第二产程之间下降(从 60% 降至 53%);30% 被认为是病理性的。胎儿血氧饱和度 30% 持续 10 分钟与酸中毒和胎儿不良结局有关。胎儿血氧饱和度低与 CTG 描记线异常有关(变异性低)。关于胎儿脉搏血氧饱和度测定的益处仍存在争议。一些研究得出结论认为,对分娩活跃期的胎儿进行脉搏血氧饱和度监测可以更准确地评估胎儿的健康状况,并可以减少干预措施的需要。相反,最近的一项 Cochrane 综述显示,增加胎儿脉搏血氧饱和度并不能降低总剖宫产率,当 CTG 不稳定时,使用胎儿脉冲血氧饱和度作用不大。需要一种更好的方法来评估胎儿在分娩过程中的健康状况(East et al. 2014)。

7.5.3.2 胎儿头皮血取样检查

在分娩过程中,可以对胎儿头皮的血液样本进行检测,以确定血液的酸度。此检验称为胎儿头皮血采样。如果胎儿没有得到足够的氧气,血液就会变成高酸性。通常使用成套设备进行胎儿血液取样。使用带有光源的羊膜镜暴露胎儿头皮。将血液采集到长的肝素化毛细采血管中。该检查要求子宫颈至少扩张 2~3cm,并且很难操作。

从胎儿头皮采集到毛细血管的血 pH 通常低于脐静脉血,并且与胎儿动脉血的 pH 有很好的相关性。但头皮水肿会导致错误的结果。头皮血 pH 小于 7.20 通常被作为胎儿酸中毒的临界值(表 7.7)。然而,头皮血 pH 低于第 10 百分位数 7.15,更接近目前用于脐带血分析的阈值,该阈值用于定义与神经功能缺陷相关的胎儿酸血症(Jørgensen and Weber

表 7.7　根据胎儿头皮血 pH 推荐胎儿管理

pH	措施
pH>7.25	若果 CTG 继续恶化,动态复查
pH 7.21~7.24	30 分钟复查一次
pH<7.20	争取在 30 分钟内分娩

2014)。此外,当进一步检查以评估胎儿在分娩时的健康状况时,胎儿头皮血乳酸值比 pH 更有意义。与传统的 pH 相比,该检查所需的血容量少,可能会提高采样率(East et al. 2015)。

间歇性胎儿头皮血 pH 用于评估新生儿酸中毒及预测其神经系统后遗症的准确性受到质疑。尽管使用这种方法可以减少因胎儿状况不稳定而进行的剖宫产,但许多医疗机构已不再使用该方法。胎儿头皮血采样被提倡作为胎儿健康的附加检查,以降低 CTG 的假阳性率。目的是鉴别 CTG 被分类为"病理性"时酸中毒的存在,以区分至少 60% 的无缺氧胎儿与 40% 的产时缺氧胎儿,以避免不必要的手术干预。

但该检查对预测脐动脉 pH<7.0 的灵敏度和阳性预测值较低(灵敏度 35%,阳性预测值 9%)。该检查对识别新生儿缺氧缺血性脑病的灵敏度和阳性预测值也较低(灵敏度 50%,阳性预测值 3%)(Allen et al. 2004)。

事实上,由于所需的技术水平、成本,需要不断提供标准化设备和专业培训人员,以及孕妇的身体不适感,使许多分娩单位无法采用这种方式。因此,胎儿头皮采血具有重要的历史意义,但目前支持其在现代产科实践中应用的科学证据非常有限(Chandraharan 2014)。

7.5.3.3 胎儿心电图

胎儿心脏监护仪是分娩过程中监测胎儿心电图的一套技术系统,反映了胎儿的心肌代谢和酸碱平衡。可作为分娩期间连续电子 FHR 监测的辅助手段。其基本原理是胎儿酸血症与胎儿心电图 ST 段抬高和 T 波振幅增加有关。该监护仪通过连接到胎儿头皮的螺旋电极获得胎儿心电图,且会自动识别并分析 T 波和 ST 段的变化。

胎儿心脏监护仪已获得美国食品药品管理局的批准,可作为评估妊娠 36 周以上、分娩时出现顶先露和已破膜的 FHR 不稳定时的辅助手段。最初美国食品药品管理局批准主要基于欧洲的研究，这些研究表明，胎儿 ST 段分析技术可降低胎儿头皮采血程序和剖宫产率，并显著减少新生儿疾病及脑病的发生（Ojala et al. 2006；Amer-Wåhlin et al. 2001）。因此，该项技术似乎提高了临床医生区分需要干预和可以进行保守治疗的胎儿的能力。

然而，最近的一项 Cochrane 综述表明，在分娩过程中产妇已破膜后，针对需要使用内部头皮电极的缺点，适度头皮取样的好处应该被考虑到（Neilson 2015）。实际上，最近的一项大型随机对照试验表明，在接受常规分娩期连续电子胎儿心率监测的人群中，辅助使用 ST 段分析技术在减少新生儿结局或减少剖宫产或手术阴道分娩方面无显著意义（Belfort et al. 2015）。

参考文献

Alfirevic Z, Stampalija T, Gyte GM (2013a) Fetal and umbilical Doppler ultrasound in high-risk pregnancies. Cochrane Database Syst Rev 11, CD007529

Alfirevic Z, Devane D, Gyte GM (2013b) Continuous cardiotocography (CTG) as a form of electronic fetal monitoring (EFM) for fetal assessment during labour. Cochrane Database Syst Rev 31(5), CD006066

Alfirevic Z, Stampalija T, Medley N (2015) Fetal and umbilical Doppler ultrasound in normal pregnancy. Cochrane Database Syst Rev 4, CD001450

Allen RM, Bowling FG, Oats JJ (2004) Determining the fetal scalp lactate level that indicates the need for intervention in labour. Aust N Z J Obstet Gynaecol 44:549–552

American College of Obstetricians and Gynecologists (2009) ACOG Practice Bulletin No. 106. Intrapartum fetal heart rate monitoring: nomenclature, interpretation, and general management principles. Obstet Gynecol 114:192–202

American College of Obstetricians and Gynecologists (2010) ACOG Practice Bulletin No. 116. Management of intrapartum fetal heart rate tracings. Reaffirmed 2015 Obstet Gynecol 116:1232–1240

Amer-Wåhlin I, Hellsten C, Norén H et al (2001) Cardiotocography only versus cardiotocography plus ST analysis of fetal electrocardiogram for intrapartum fetal monitoring: a Swedish randomised controlled trial. Lancet 358:534–538

Baschat AA (2010) Ductus venosus Doppler for fetal surveillance in high-risk pregnancies. Clin Obstet Gynecol 53:858e68

Baschat AA (2011) Examination of the fetal cardiovascular system. Semin Fetal Neonatal Med 16:2–12

Baschat AA, Harman CR (2006) Venous Doppler in the assessment of fetal cardiovascular status. Curr Opin Obstet Gynecol 18:156–163

Baschat AA, Gembruch U, Weiner CP et al (2003) Qualitative venous Doppler waveform analysis improves prediction of critical perinatal outcomes in premature growth-restricted fetuses. Ultrasound Obstet Gynecol 22:240e5

Baschat AA, Galan HL, Bhide A et al (2006) Doppler and biophysical assessment in growth restricted fetuses: distribution of test results. Ultrasound Obstet Gynecol 27:41e7

Becker R, Vonk R (2010) Doppler sonography of uterine arteries at 20–23 weeks: depth of notch gives information on probability of adverse pregnancy outcome and degree of fetal growth restriction in a low-risk population. Fetal Diagn Ther 27:78–86

Belfort MA, Saade GR, Thom E et al (2015) A randomized trial of intrapartum fetal ECG ST-segment analysis. N Engl J Med 373:632–641

Berkley E, Chauhan SP, Abuhamad A (2012) Doppler assessment of the fetus with intrauterine growth restriction. Am J Obstet Gynecol 206:300e8

Bloom SL, Spong CY, Thom E et al (2006) Fetal pulse oximetry and cesarean delivery. N Engl J Med 355:2195–2202

Chandraharan E (2014) Fetal scalp blood sampling during labour: is it a useful diagnostic test or a historical test that no longer has a place in modern clinical obstetrics? BJOG 121:1056–1062

Chauhan SP, Taylor M, Shields D et al (2007) Intrauterine growth restriction and oligohydramnios among high-risk patients. Am J Perinatol 24:215–221

Cosmi E, Rampon M, Saccardi C et al (2012) Middle cerebral artery peak systolic velocity in the diagnosis of fetomaternal hemorrhage. Int J Gynaecol Obstet 117:128e30

Cunningham FG, Gant NF, Leveno KJ et al (2001) Williams obstetrics, 21st edn. McGraw-Hill, New York

Dawes GS, Moulden M, Redman CW (1995) Computerized analysis of antepartum fetal heart rate. Am J Obstet Gynecol 173:1353–1354

Dawes GS, Moulden M, Redman CW (1996) Improvements in computerized fetal heart rate analysis antepartum. J Perinat Med 24:25–36

DeVore GR (2015) The importance of the cerebroplacental ratio in the evaluation of fetal well-being in SGA and AGA fetuses. Am J Obstet Gynecol 213:5–15

East CE, Brennecke SP, King JF et al (2006) The effect of intrapartum fetal pulse oximetry in the presence of a nonreassuring fetal heart pattern on operative delivery rates: a multicenter randomized controlled trial (the FOREMOST trial). Am J Obstet Gynecol 194:606.e1–606.e16

East CE, Begg L, Colditz PB et al (2014) Fetal pulse oximetry for fetal assessment in labour. Cochrane Database Syst Rev 10, CD004075

East CE, Leader LR, Sheehan P et al (2015) Intrapartum fetal scalp lactate sampling for fetal assessment in the presence of a non-reassuring fetal heart rate trace. Cochrane Database Syst Rev 5, CD006174

Everett TR, Peebles DM (2015) Antenatal tests of fetal wellbeing. Semin Fetal Neonatal Med 20:138–143

Ferrazzi E, Bozzo M, Rigano S et al (2002) Temporal sequence of abnormal Doppler changes in the peripheral and central circulatory systems of the severely growth-restricted fetus. Ultrasound Obstet Gynecol 19:140–146

Figueras F, Savchev S, Triunfo S et al (2015) An integrated model with classification criteria to predict small-for-gestational-age fetuses at risk of adverse perinatal outcome. Ultrasound Obstet Gynecol 45: 279–285

Gerber S, Hohlfeld P, Viquerat F et al (2006) Intrauterine growth restriction and absent or reverse end-diastolic blood flow in umbilical artery (Doppler class II or III): a retrospective study of short-and long-term fetal morbidity and mortality. Eur J Obstet Gynecol Reprod Biol 126:20–26

Grivell RM, Alfirevic Z, Gyte GM et al (2015) Antenatal cardiotocography for fetal assessment. Cochrane Database Syst Rev 9, CD007863

Hebbar S, Rai L, Adiga P et al (2015) Reference ranges of amniotic fluid index in late third trimester of pregnancy: what should the optimal interval between two ultrasound examinations be? J Pregnancy 2015:319204

Hutter D, Kingdom J, Jaeggi E (2010) Causes and mechanisms of intrauterine hypoxia and its impact on the fetal cardiovascular system: a review. Int J Pediatr 2010:401323

Jørgensen JS, Weber T (2014) Fetal scalp blood sampling in labor – a review. Acta Obstet Gynecol Scand 93:548–555

Khalil AA, Morales Rosello J, Morlando M et al (2014) Is fetal cerebroplacental ratio an independent predictor of intrapartum fetal compromise and neonatal unit admission? Am J Obstet Gynecol 213(54):e1–e10

Kingdom JCP, Kaufmann P (1997) Oxygen and placental villous development: origins of fetal hypoxia. Placenta 18:613–621

Kingdom J, Huppertz B, Seaward G, Kaufmann P (2000) Development of the placental villous tree and its consequences for fetal growth. Eur J Obstet Gynecol Reprod Biol 92:35–43

Klauser CK, Christensen EE, Chauhan SP et al (2005) Use of fetal pulse oximetry among high-risk women in labor: a randomized control trial. Am J Obstet Gynecol 192:1810–1817

Kühnert M, Schmidt S (2004) Intrapartum management of nonreassuring fetal heart rate patterns: a randomized controlled trial of fetal pulse oximetry. Am J Obstet Gynecol 191:1989–1995

Lalor JG, Fawole B, Alfirevic Z et al (2008) Biophysical profile for fetal assessment in high risk pregnancies. Cochrane Database Syst Rev 23, CD000038

Lalor JG, Fawole B, Alfirevic Z et al (2012) Biophysical profile for fetal assessment in high risk pregnancies. Wiley, Chichester

Larma JD, Silva AM, Holcroft CJ et al (2007) Intrapartum electronic fetal heart rate monitoring and the identification of metabolic acidosis and hypoxic-ischemic encephalopathy. Am J Obstet Gynecol 197:301. e1–301.e8

Lees C, Marlow N, Arabin B, TRUFFLE Group et al (2013) Perinatal morbidity and mortality in early-onset fetal growth restriction: cohort outcomes of the trial of randomized umbilical and fetal flow in Europe (TRUFFLE). Ultrasound Obstet Gynecol 42:400–408

Lees CC, Marlow N, van Wassenaer-Leemhuis A, TRUFFLE Study Group et al (2015) Two year neurodevelopmental and intermediate perinatal outcomes in infants with very preterm fetal growth restriction (TRUFFLE): a randomised trial. Lancet 385:2162–2172

Leung TY, Lao TT (2012) Timing of caesarean section according to urgency. Best Pract Res Clin Obstet Gynaecol 27:251–267

Manning FA (1999) Fetal biophysical profile. Obstet Gynecol Clin North Am 26:557–577

Manning FA (2009) Antepartum fetal testing: a critical appraisal. Curr Opin Obstet Gynecol 21:348–352

Mari G (2005) Middle cerebral artery peak systolic velocity: is it the standard of care for the diagnosis of fetal anemia? J Ultrasound Med 24:697–702

Mari G, Hanif F, Kruger M et al (2007) Middle cerebral artery peak systolic velocity: a new Doppler parameter in the assessment of growth-restricted fetuses. Ultrasound Obstet Gynecol 29:310–316

Martin CB Jr (2008) Normal fetal physiology and behavior, and adaptive responses in the fetus with hypoxemia. Semin Perinatol 32:239e42

Morales-Rosello J, Khalil A, Morlando M et al (2015) Poor neonatal acid-base status in term fetuses with low cerebroplacental ratio. Ultrasound Obstet Gynecol 45:156e61

Morris RK, Malin G, Robson SC, Kleijnen J et al (2011) Fetal umbilical artery Doppler to predict compromise of fetal/neonatal wellbeing in a high risk population: systematic review and bivariate meta-analysis. Ultrasound Obstet Gynecol 37:135e42

Morris RK, Say R, Robson SC et al (2012) Systematic review and meta-analysis of middle cerebral artery Doppler to predict perinatal wellbeing. Eur J Obstet Gynecol Reprod Biol 165:141e55

Morris RK, Meller CH, Tamblyn J et al (2014) Association and prediction of amniotic fluid measurements for adverse pregnancy outcome: systematic review and meta-analysis. BJOG 121:686–699

Neilson JP (2015) Fetal electrocardiogram (ECG) for fetal monitoring during labour. Cochrane Database Syst Rev 21(12), CD000116

O'Gorman N, Tampakoudis G, Wright A et al (2016) Uterine artery pulsutility index at 12, 22, 32 and 36 weeks' gestation in screening for preeclampsia. Ultrasound Obstet Gynecol 47:565–572

Ojala K, Vääräsmäki M, Mäkikallio K et al (2006) A comparison of intrapartum automated fetal electrocardiography and conventional cardiotocography: a randomised controlled study. BJOG 113:419–423

Omo-Aghoja L (2014) Maternal and fetal acid–base chemistry: a major determinant of perinatal outcome. Ann Med Health Sci Res 4:8–17

Ott WJ (2005) Reevaluation of the relationship between amniotic fluid volume and perinatal outcome. Am J Obstet Gynecol 192:1803–1809

Pinas A, Chandraharan E (2016) Continuous cardiotocography during labour: analysis, classification and management. Best Pract Res Clin Obstet Gynaecol 30:33–47

Pipkin FB (1999) Fetal growth and physiology. In: Edmonds KD (ed) Dewhurst's textbook of obstetrics and gynecology for postgraduates, 6th edn. Blackwell Science, Oxford, pp 104–112

Prior T, Mullins E, Bennett P et al (2013) Prediction of intrapartum fetal compromise using the cerebroumbilical ratio: a prospective observational study. Am J Obstet Gynecol 208:124.e1–124.e6

Prior T, Paramasivam G, Bennett P et al (2015) Are fetuses that fail to achieve their growth potential at increased risk of intrapartum compromise? Ultrasound Obstet Gynecol 46:460–464

Pruetz JD, Votava-Smith J, Miller DA (2015) Clinical relevance of fetal hemodynamic monitoring: perinatal implications. Semin Fetal Neonatal Med 20:217–224

Regnault TR, de Vrijer B, Galan HL et al (2007) Development and mechanisms of fetal hypoxia in severe fetal growth restriction. Placenta 28:714–723

Savasan ZA, Goncalves LF, Bahado-Singh RO (2014) Second- and third-trimester biochemical and ultrasound markers predictive of ischemic placental disease. Semin Perinatol 38:167–176

Severi FM, Rizzo G, Bocchi C et al (2000) Intrauterine growth retardation and fetal cardiac function. Fetal Diagn Ther 15:8–19

Severi FM, Bocchi C, Visentin A et al (2002) Uterine and fetal cerebral Doppler predict the outcome of third-trimester small-for-gestational age fetuses with normal umbilical artery Doppler. Ultrasound Obstet Gynecol 19:225–228

Seyam YS, Al-Mahmeid MS, Al-Tamimi HK (2002) Umbilical artery Doppler flow velocimetry in intrauterine growth restriction and its relation to perinatal outcome. Int J Gynecol Obstet 77:131–137

Soregaroli M, Bonera R, Danti L et al (2002) Prognostic role of umbilical artery Doppler velocimetry in growth-restricted fetuses. J Matern Fetal Neonatal Med 11:199–203

Thompson JL, Kuller JA, Rhee EH (2012) Antenatal surveillance of fetal growth restriction. Obstet Gynecol Surv 67:554e65

Thornton JG, Hornbuckle J, Vail A, GRIT Study Group et al (2004) Infant wellbeing at 2 years of age in the Growth Restriction Intervention Trial (GRIT): multicentred randomised controlled trial. Lancet 364:513–520

Turan S, Turan OM, Berg C et al (2007) Computerized fetal heart rate analysis, Doppler ultrasound and biophysical profile score in the prediction of acid-base status of growth-restricted fetuses. Ultrasound Obstet Gynecol 30:750e6

Valiño N, Giunta G, Gallo DM et al (2016) Uterine artery pulsatility index at 30–34 weeks' gestation in the prediction of adverse perinatal outcome. Ultrasound Obstet Gynecol 47:308–315

Weiner E, Bar J, Fainstein N et al (2015) Intraoperative findings, placental assessment and neonatal outcome in emergent cesarean deliveries for non-reassuring fetal heart rate. Eur J Obstet Gynecol Reprod Biol 185:103–107

8

体外受精和多胎妊娠

Maria Angela Rustico, Mariano Lanna, and Enrico Ferrazzi
张芸　翻译, 刘玲　审校

目录

摘要

由于生殖策略的改变（如晚育）和辅助生殖技术的发展，导致多胎妊娠呈上升趋势。异卵双胎受孕率受不同因素的影响（种族、遗传因素、季节性、产妇年龄和胎次、内源性促性腺激素、生育性药物和胚胎的性别）的影响，而同卵双胎的受孕率很大程度上取决于遗传机制。超声技术在确定绒毛膜性和评估产科风险方面非常准确（100%的敏感度和99%的特异度），这在双绒毛膜双胎和单绒毛膜双胎中有显著差异。双胎妊娠与胎儿并发症的发生率增加有关，如流产、胎死宫内、胎儿宫内生长迟缓和早产。与单胎相比，双胎存在过多的结构异常。所有双绒毛膜双胎妊娠都有并发症的风险，例如双胎输血综合征，选择性宫内发育迟缓和双胎性贫血 - 红细胞增多症，因为两者循环之间存在两者共享胎盘以及胎盘表层或深层的血管吻合。双胎中的一胎死亡率占双羊膜囊单绒毛膜双胎妊娠的 6%，使同卵双胎的死亡率和发病率更高。

8.1 要点

- 由于改良的生殖策略和辅助生殖的发展，使得多胎妊娠的发生率逐渐升高。
- 异卵双胎受孕率受不同因素的影响（种族、遗传因素、季节性、产妇年龄和胎次、内源性促性腺激素、生育性药物和胚胎的性别）的影响，而同卵双胎的受孕率很大程度上取决于遗传机制。
- 超声技术在确定绒毛膜性和评估产科风险方面非常准确，这在双绒毛膜双胎和单绒毛膜双胎中有显著差异。
- 与单胎妊娠相比，双绒毛膜双胎妊娠胎儿并发症和结构异常的风险增高，单绒毛膜双胎妊娠可并发双胎输血综合征，选择性宫内发育迟缓和双胎性贫血 - 红细胞增多症。
- 双胎中的一胎死亡率占双羊膜囊单绒毛膜双胎妊娠的 6%，使同卵双胎的死亡率和发病率更高。

8.2 自然双胎妊娠的流行病学

8.2.1 目前发展趋势

在过去的 50 年中，妇女生育策略的文化变迁极大地影响了人口状况。较高的教育水平和对经济和社会成功的渴望，以及找到一份固定的工作，在改变生育策略方面发挥了重要作用，这一点可以从晚育和缩小的家庭规模中得到证明（Astolfi et al. 2003）。除了由于产妇年龄的增长而导致的双胎妊娠率增加，还有证据表明通过辅助生殖技术的女性中妊娠双胎的概率也在增加（Bortolus et al. 1999）

8.2.2 异卵双胎

在人类中，两个不同的卵母细胞受精更容易导致多胎妊娠（占妊娠的 1.2%）。异卵（dizygotic，DZ）双生儿的母亲卵泡过度分裂的发生率约为 31%。DZ 双胎的孕生率受种族、遗传因素、季节性、孕产妇年龄和胎次、内源性促性腺激素、生育性药物和胚胎性别的影响（ESHRE Capri Workshop Group 2000）。双胎妊娠的发生率也因国家而异，最高的是尼日利亚（5%），最低的是日本。在意大利，对 DZ 双生双胎的估计是 1%。有人认为，遗传因素和营养不良可能是导致发生率不同的因素。有人指出，遗传易感性和营养不良可能是导致不同发生率的原因。孕妇年龄在 35~39 岁与双胎妊娠率的增加有关，主要是归因于促性腺激素水平随着年龄的增长而增加（Bortolu et al. 1999）。与单胎妊娠者相比，夏季双胎的受孕概率不高。这可能是由于夏季光照增加对松果体产生影响，导致褪黑激素产生，从而降低了对卵泡刺激素释放的抑制作用（ESHRE Capri Workshop Group 2000）。

8.2.3 同卵双胎

随着时间的推移和在不同的地区，单卵妊娠的频率是恒定的，而母亲的年龄和单卵妊娠双胎的频率之间缺乏联系，这表明单卵妊娠双胎很大程度上是由遗传机制决定的。事实上，过多的单卵双胎发生在本身就是单卵双胎之一的母亲身上，而没有证据表明父亲对单卵双胎妊娠有影响（Bortolus et al. 1999）。

8.3 试管双胎妊娠的流行病学

有一些自然受孕的多胎妊娠（双胎比三胎更常见，四胎甚至更高的多胎妊娠更罕见）。但是，由于辅助生殖技术的出现，多胎妊娠的发生率大大增加。由于双胎,尤其是三胎的发病率和死亡率较高,因此应尽一切努力减少发病率(ESHRE Capri Workshop Group 2000)。在欧洲,2002 年的多胎妊娠率为23%,而2000 年为26%。减少的原因是胚胎移植减少了,但是意大利除外,其存在争议的移植3 个胚胎的法律直到最近才被修改。据报道,2006 年美国在辅助生殖技术妊娠中也出现了类似的多胎妊娠率(26%),但这一政策并没有得到普遍采用。在美国,可归因于排卵诱导或辅助生殖技术的多胎比例为33%。在三胎和更多的多胎妊娠中,这一比例甚至更高。

8.4 胎盘化

8.4.1 绒毛膜和受精卵

三分之二的自然双胎妊娠是 DZ 妊娠,由不同的精子受精两个卵子产生,因此是双绒毛膜,DZ 双胎的胎盘可能由分开的胎盘组成,也可能由两个胎盘部分融合而成,两个胎盘间是没有血管相连接的,另外三分之一的自然双胎妊娠是单卵妊娠,即一个受精卵产生两个独立的胚胎。在这些单卵妊娠中,三分之一是双绒毛膜双羊膜囊。另外三分之二是单绒毛膜(monochorionic,MC)双羊膜囊,这意味着一个胎盘为两个胚胎共用,并且双胎之间存在胎盘间血液循环相通。MC 双胎中有 2%~5% 是单羊膜囊双胞胎。

当双胎在妊娠后大约 12 天后发生时,连体双胎就产生了。由于其胎盘血管的结构(图 8.1),MC 双胎比双绒毛膜双胎更容易出现其他并发症。事实上,血管通路的存在,介导了两种循环之间的单向或双向流动,极大地影响了宫内发育,并在 MC 双胎中特有的并发症中起着至关重要的作用,导致

MC 双胎比双绒毛膜双胎有更高的发病率和死亡率(Benirschke and Kaufmann 2000)。

8.4.2 单绒毛膜胎盘

在多胎妊娠中,超声在测定绒毛膜方面具有非常高的准确性(100% 敏感度和99% 特异度,图 8.2)。在双胞胎妊娠中,在妊娠的头 3 个月或妊娠中期,必须进行超声检查以确定绒毛膜性以评估产科风险,在双绒毛膜和 MC 双胎的产科风险存在显著差异(图 8.3)。

8.5 双胎妊娠的胎儿并发症

8.5.1 流产和胎死宫内

8.5.1.1 定义

世界卫生组织在 2008 年报告了关于流产和病态妊娠定义的共识。临床前自发性流产:仅在血清或尿液中检测到人绒毛膜促性腺激素而确诊的妊娠,未发展为临床妊娠。自然流产:超声诊断的临床妊娠的自然流产,发生在妊娠期 20 周之前(受精后 18 周),或者,不清楚具体的妊娠时期,定义为胚胎/胎儿重量少于 400g。胚囊或胚胎消失:超声记录显示持续妊娠中有更多的妊娠囊或一个或多个的胚胎自发消失。

8.5.1.2 流行病学

"双胎消失"现象被认为是人类生殖过程中普遍存在的胎儿损耗现象的一部分,这表明,虽然多胎妊娠并不罕见,但多胎妊娠是被自然界选择淘汰的,尤其是在胚胎发育的早期阶段。妊娠早期流产的发生率估计在 10% 到 20% 之间。双胎消失的真实

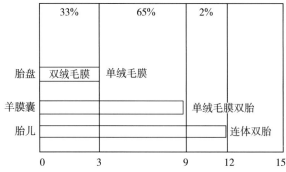

图 8.1　胎盘与绒毛膜、羊膜囊的分区,以及在单卵双胎受精时胎儿的功能

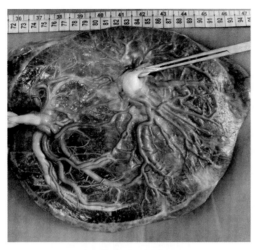

图 8.2 单绒毛膜胎盘

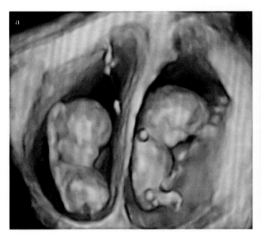
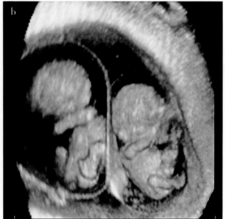

图 8.3 （a）双绒毛膜双胎（lambda 符号）:两个囊之间的绒毛膜和蜕膜。（b）单绒毛膜双胎（T 征）,仅胚胎外腔位于两层羊膜之间

发生率很难评估。Landy 和 Keith（Landy and Neith 1998）回顾了大多数相关研究,其中大多描述了多胎妊娠是由于辅助生殖技术而妊娠。使用这些数据,据估计,这些双胎中有 30% 最终会变成单胎妊娠,而 <10% 会导致完全流产。

8.5.1.3 病因

认为胚胎内在的异常是导致流产或胎儿早期死亡的主要原因。造成胚胎损失的最重要内在因素是第一次减数分裂中的畸变导致非分离和非整倍性。13、15、16、18、21- 三体是自然流产中最常见的常染色体异常。一些作者观察到,随着产妇年龄的增加,胎儿死亡的风险增加,特别是自然流产的风险增加。来自卵细胞捐赠项目的明确证据表明,这种风险与卵母细胞的衰老有关（Andersen et al. 2005）。

8.5.1.4 诊断

流产的诊断是通过超声检查。如果在第 16 天通过血液测试证实妊娠,但在第 23 天的超声扫描结果为阴性,则认为是生化妊娠（Simon et al. 1999）。

8.5.2 胎儿宫内生长迟缓

8.5.2.1 定义

宫内生长迟缓（intrauterine growth restriction, IUGR）是通过超声诊断的,包括超声估计胎儿体重,体重低于同胎龄的子宫内生长曲线图的第 5 个百分位,或使胎儿生长速度下降到第 5 个百分点以下,或从妊娠中期到妊娠晚期下降 40 个百分点以上,子宫和 / 或脐带多普勒测速异常被认为是严重程度的附加标准（意大利妇产科超声学会）。在双胎妊娠中,超声估计胎儿体重差异超过 20% 是选择性生长受限的一个指标。

8.5.2.2 流行病学

多胎妊娠的新生儿在早产儿和低出生体重儿中占较高的比例。多胎妊娠的体重低于同胎龄单胎妊娠的体重。在多胎妊娠中小于胎龄儿的发生率高于单胎妊娠，虽然受许多因素的影响，但小于胎龄儿的患病率仍然高达 12%~47%。

8.5.2.3 病因

在整个妊娠的大部分时间里，无论绒毛膜发育如何，双胎都以与单胎相同的速度生长，直到妊娠 32 周。此后，双胎显示出较慢的生长速度（Kingdom et al. 2005）。生长速度的降低可能与子宫胎盘功能不全有关。一般认为，在妊娠晚期的某个时候，胎盘不能够维持两个胎儿的营养需求。在三胎或三胎以上的多胎妊娠中，这一过程发生得更早。

在双胎妊娠中诊断出生长受限的胎儿时，应牢记 IUGR 的多种病因（例如遗传 / 染色体问题，胎儿解剖学异常，胎盘和脐带异常，产妇并发症），而不要假设原因是子宫胎盘功能不全。虽然 IUGR 可能会有生长不匀称的并发症，但是生长发育不匀称并不一定意味着 IUGR，除非增长不一致小于 20%。值得注意的是，IUGR 会影响双胎，导致双胎都很小，但并不一定导致生长发育不匀称。

8.5.2.4 诊断

在妊娠的前 3 个月或者通过妊娠胎儿的不同性别来评估绒毛膜的情况尤其是对于处理生长异常的胎儿是至关重要的。由于胎儿生长是一个动态的过程，动态的超声检查有助于评估多胎患者的胎儿生长情况。子宫内发育不协调通常是通过超声评估的，是通过估计双胎中体重较大的胎儿体重的百分比来评估。体重增长差异可能是轻度（<15%）、中度（15%~30%）或重度（>30%）。体重差异范围之广（从 15% 到 30%）是新生儿临床检查的结果。值得注意的是 Naeye 的一项研究（Naeye and Letts 1964）表明，直到生长差异超过 25% 时，器官和细胞的总数才会减少。然而，在不太严重的情况下，体重差异是由较小体积的细胞质决定的。通过向生长曲线中添加有关胎盘疾病的信息，可以更好地实现生长不一致的临床诊断：例如，羊水指数，脐动脉和胎儿血管的多

普勒检查，胎心监护，经常出现的产妇并发症，如妊娠高血压和先兆子痫。

8.5.2.5 结论

IUGR 长久以来被认为与围产期发病率和死亡率有关。50% 以上的 IUGR 新生儿可出现并发症，如胎粪吸入综合征、低血糖、红细胞增多和肺出血。双胎妊娠的高 IUGR 发生率提示，应对这类患者进行高危妊娠管理。

8.6 早产

8.6.1 定义

早产被定义为妊娠少于 37 周的分娩。这种情况可进一步分为晚期早产（33~37 周）、中期早产（28~32 周）和超早期早产（20~27 周）。

8.6.2 流行病学

各国之间的早产率差异很大，主要是由于不同的医疗措施。在欧盟的许多国家，多胎妊娠出生的孩子中约有一半是早产儿，占每个国家早产儿的 18%~25%。双胎在 37 周之前出生的比例从奥地利的 68.4% 到爱尔兰共和国的 42.2% 不等。这反映了不同的临床治疗方案和对高危双胎妊娠的考虑，并对父母提供休假政策和产妇其他社会的福利。

8.6.3 病因

早产的病因取决于多种因素。研究显示单胎和双胎中早产最多的病因是感染和母体的压力。双胎妊娠对宫颈完整性的影响本身就是上行感染的危险因素。双胎妊娠也是产妇心理和生理压力的一个危险因素。早产的其他次要危险因素有：宫颈松弛、子宫畸形，不孕症，先前早产或宫内分娩、胎儿死亡，社会地位低下，男性胎儿。

8.6.4 诊断

早产的高风险应促使临床医生仔细评估危险因素，并使用适当的诊断测试。在这些方法中，经阴道超声检查评估宫颈的长度是对早产的最佳预测指

标。应排除感染和其他直接可能的早产原因。阴道分泌物中的胎儿纤维连接蛋白可能有助于测量宫颈长度。宫颈长度在18周时≤25mm和24周时≤22mm是预测早产的最佳指标。

8.6.5　早产的预防

子宫颈长度测量、纤维连接蛋白检测和子宫收缩评估可以诊断即将发生早产,但不应与早产的原因混淆。应努力排除宫内感染和亚临床绒毛膜羊膜炎。检查血液和羊膜是否存在感染和胎儿心律异常应考虑在内。阿托西班和卧床休息可能会使分娩延迟至少48小时,建议使用糖皮质激素来促进胎儿肺成熟。在存在严重感染的情况下,分娩时使用抗生素治疗是最佳选择。关于宫颈环扎的观点不一致。

8.6.6　胎儿并发症

早产是导致低出生体重,围产期死亡率的主要原因,也是决定新生儿和婴儿死亡率和发病率的最常见因素。早产儿出生后常常出现:新生儿短暂性呼吸急促,呼吸窘迫综合征,持续性肺动脉高压,呼吸衰竭,温度不稳定,黄疸,进食困难,脑室内出血,以及坏死性小肠结肠炎和脑损伤。

8.7　单绒毛膜相关并发症

所有MC双胎妊娠的一个特点是双胎血液循环之间存在血管吻合、共享胎盘(Benirschke 1995)。

3种类型的血管吻合表现为两种浅表的血管吻合:动脉-动脉吻合和静脉-静脉吻合。它们介导了双向血液流动,深层的吻合是深入胎盘小叶中的动-静脉吻合,血液呈单向流动(见图8.2)。

这些血管吻合的类型、位置和大小的差异以及血管扩张的比例,导致了MC双胎妊娠的某些典型并发症,包括双胎输血综合征、选择性宫内生长受限和双胎贫血-红细胞增多序列征(Lanna et al. 2015)。

8.7.1　双胎输血综合征

双胎输血综合征(twin-twin transfusion syndrome,TTTS)是MC妊娠最常见的并发症,约占10%(Lewi et al. 2008)。尽管可能涉及激素和血流动力学机制,但目前对双胎输血综合征的解释是,它是由一个双胞胎(供体)和另一个双胞胎(受体)之间通过胎盘吻合的血液交换不平衡引起,由于单向动静脉连接相对过多,无法通过其他吻合口逆流补偿。当血流量出现明显的不平衡时,供体会出现低血容量和少尿,超声表现为严重的羊水过少和胎盘功能不全。受体表现为高血容量、多尿和羊水过多,并伴有心脏负荷过重,严重时可导致胎儿水肿(Galea et al. 2008)。如果不进行干预治疗,预后较差,围产期死亡率高达90%。在存活儿中,死亡和发生并发症的主要原因羊水过多而导致早产。在4年的随访研究中显示,TTTS存活的双胞胎的脑瘫和神经系统发育异常的发生率为21%(Lopriore et al. 2003)。

传统的诊断TTTS的标准,是基于双胎间血红蛋白的差异(>5g/100mL)和体重差异(>20%),但这一诊断标准仅限于双胎出生后,因为在双绒毛膜双胎和MC双胎中患有宫内发育迟缓和双胎贫血-红细胞增多症的绒毛膜双胞胎中也发现了类似的血红蛋白和出生体重的差异,但没有发生TTTS(Denbow et al. 1998)。

双胎输血综合征仅通过超声进行诊断(图8.4)。在同卵双胎妊娠中,胎盘有一个单一的胎盘,双胎性别相同,并且有一个分开双胎的薄膜,诊断TTTS的关键超声征象是一个羊膜囊中存在多尿性羊水过少(妊娠20周前羊水最大垂直前后径>8cm,妊娠20周后>10cm),而另一个羊膜囊存在少尿性羊水过少。(最深的羊水垂直前后径<2cm)(见图8.2)(Senat et al. 2004)。根据基于超声标准的Quintero分期系统,TTTS可分为5期:Ⅰ期或Ⅱ期供体膀胱可见或排空,与羊水过多-羊水过少依次发生有关。Ⅲ期为多普勒超声在双胞胎中有任一异常发现,而Ⅳ期和Ⅴ期为受体出现充血性心力衰竭和胎儿水肿,或一个或两个双胞胎死亡(Quintero et al. 1999)。

考虑到存活率较低,同时存在产前或产后损伤而引起神经系统并发症的风险,一旦发现TTTS,所有病例均应进行干预治疗。

过去,TTTS最常见的治疗方法是多次羊水减量术,旨在通过降低羊膜腔压力避免子宫扩张降低早产的风险,还可由重新开放的代偿性胎盘血管吻合术而起作用。在MC双胎妊娠合并TTTS前28周,国际羊水减量术登记组织(International Amnioreduction Registry)报道的总生存率为78%。在存活病例中,25%的病例在1个月大时中枢神

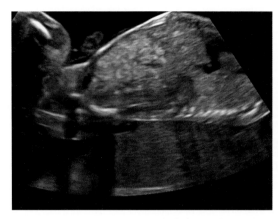
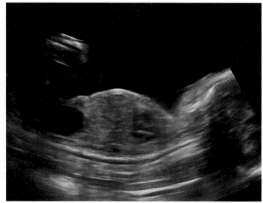

图 8.4 TTTS 超声表现：左侧为羊水过少供体双胎；右侧是羊水过多的受体双胎

系统扫描可见异常（Mari et al. 2001）。

既往由 De Lia 于 1995 年首次描述了一种胎儿内窥镜激光凝结胎盘吻合术，现被采用作为 TTTS 的有效治疗方法，因为它切断了引起 TTTS 的血管通路。

Senat 等（2004）在欧洲胎儿随机试验中比较了多次羊水减量术和激光术，证明 26 周之前激光术是治疗 TTTS 的最佳治疗方法，其神经系统结局优于多次羊水减量术。激光组脑室周围白质软化的发生率为 6%，而羊水减量术组为 14%（P= 0.002）。

8.7.1.1 激光治疗双胎输血综合征

手术是在局部麻醉下用胎儿镜进行的。在超声引导下，经腹在双胎受体（羊水过多的胎儿）的羊膜囊中插入一根 3mm 口径的套管。然后将 2mm 激光导丝通过胎儿镜子鞘进入羊膜腔，找到胎盘血管交通支，使用 400μm 激光纤维凝固吻合血管。手术治疗包括选择性和非选择性。非选择性手术是指将使用激光凝固全部通过两胎儿之间隔膜的血管。选择性手术是指只阻断参与双胞胎之间血液交换的血管。已证实该技术对至少一名幸存者有更好的结局（Quintero et al. 2000）。

越来越多的证据表明，选择性或非选择性激光治疗后出现的并发症（TTTS 的复发和 TAPS）与胎盘中残留了近 20% 的微小吻合有关（Lewi et al. 2006），随之出现了一种叫 Solomon 的新技术。该技术从所罗门王的故事中汲取灵感，凝固所有选择性手术确定的吻合口之间的区域（图 8.5）。Solomon 技术随机试验（Slaghekke et al. 2014a）比较了两种手术方法——选择性和 Solomon 技术，并证明了后者

有较好的结局（表 8.1）。

随着技能和技术的提高，围产期结局也随之变好。根据经验，在接受治疗的 205 例妊娠中，存活率从 52%［前 150 例（Rustico et al. 2012）提高到 65.1%，采用 Solomon 技术后的存活率更高（77%）］。在接受激光治疗后出生的双胎受体者和供体都出现了并发症。高血容量的受体双胎可能会发生右心肥大，伴三尖瓣关闭不全，从而导致肺动脉瓣狭窄，激光治疗成功后这种心脏疾病可能仍然存在，由于持续的超负荷导致了心肌组织损伤。在某些情况下，肺动脉狭窄可能非常严重，以至于出生后需要进行球囊瓣膜成形术（Stagnati et al. 2015）。同样，严重的血容量不足可能会导致肾功能不全。在这种情况下，激光治疗可以通过建立正常的循环血量来维持幸存的双胎的肾功能。

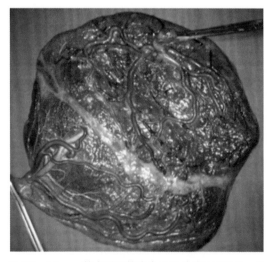

图 8.5 Solomon 技术对血管吻合后的单绒毛膜胎盘。血管区域的染色显示了完全的双绒毛膜化

表 8.1 使用不同技术对胎盘血管进行胎儿镜激光凝结的 100 多种不同系列的比较

第一作者	例数	GA 中位数	分娩时 GA 中位数	总体生存率 /%	存活 /%			
					2	1	≥1	0
Hecher et al.（2000）	127	20	34	68	54	27	81	19
Robyr et al.（2006）	101	21	32.1	76	66	22	88	12
Huber et al.（2006）	200	20	34.2	71	59	24	83	17
Quintero et al.（2000）	193	20	33.7	77	65	23	88	12
Middeldorp et al（2007）	100	21	33	69	58	23	81	19
Stirnemann et al.（2008）	287	20	32.4	38	42	33	75	25
Cincotta et al.（2009）	100	21	31	75	66	19	85	15
Morris et al.（2010）	164	20.4	33.2	62	38	43	85	15
Rustico et al.（2012）	150	20.6	32.1	52	33	39	72	28
Valsky et al.（2012）	334	16~26 vs >26	33	79	68	22	90	10
Baud et al.（2013）	325	>16 vs >26	31	72	63	24	87	13
Baschat et al.（2013）	147	20	31.3	74	60	28	88	12
Ruano et al.（2013）	102	20	32	63	65	15	80	20
Slaghekke et al.（2014a）	272	20	32	73	62	23	85	15

对于这两个双胎，新生儿发病率主要与神经系统结局有关。大多数脑损伤是由出血或缺血性损伤引起的。激光治疗后仍然有 10% 的患儿发生脑损伤，这与 TTTS 治疗之前的血流不平衡有关。激光治疗后，仍然有 6% 的双胎患脑瘫；神经发育受损的风险随着早产而显著增加（van Klink et al. 2013）。在双胎输血综合征 Quintero 的 Ⅲ/ Ⅳ 阶段，在妊娠晚期进行激光治疗时，神经系统的结局会更糟。

8.7.2 双胎贫血 - 红细胞增多序列征

有一些在产前没有表现出任何 TTTS 的双胎在出生后存在明显的血红蛋白差异，这表明这些妊娠存在另一种典型的并发症——双胎贫血 - 红细胞增多序列征（twin anemia-polycythemia sequence, TAPS）。近年来对于该疾病，有了精确的诊断标准，包括了产前和产后（Slaghekke et al. 2010）。胎儿大脑中动脉收缩期峰值流速检测是 TAPS 的产前诊断

方法，在宫内，胎儿大脑中动脉收缩期峰值流速与胎儿血细胞比容相关，产前 TAPS 的定义：当一个双胎的大脑中动脉收缩期峰值流速值 >1.55MoM（供血儿）而另一双胎的值 <0.8MoM（受血儿）。

产后 TAPS 诊断：出生后双胎血红蛋白差异 >8.0g/dL 以及至少符合以下一项：网织红细胞计数比（供血胎 / 受血胎）>1.7 或有证据表明胎盘表面有 <1mm 的动静脉吻合（图 8.6）。由于这种动静脉的吻合口非常小，双胎之间的血流量不像 TTTS 中那么大，因此只有血细胞才能通过从而导致了 TAPS。根据这些标准，3%~13% 的 MC 双胎会发生 TAPS，并且在激光治疗 TTTS 后只要小的动静脉吻合口不凝结可能会发展成为 TAPS。在某些情况下，可观察到自发性 TAPS，一旦发生 TAPS，双胎都有神经系统后遗症或胎死宫内的风险（Slaghekke et al. 2014b）。因此，一旦诊断为 TAPS 必须进行个体化的管理。积极的治疗方案包括对受损的双胎选择性流产，激光凝固残余吻合口，或对贫血的双胎进行宫内胎儿输血。

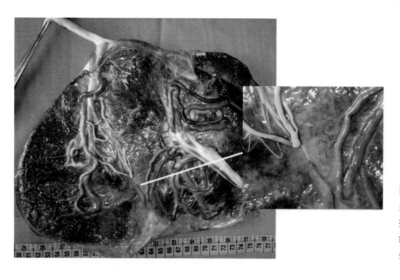

图 8.6 双胎妊娠的单绒毛膜胎盘并发双胎性贫血 - 红细胞增多症（TAPS）：蓝色和绿色是动脉，红色和黄色是静脉。白色指示线处为小动静脉吻合

8.7.3 双胎的选择性宫内生长受限

MC 双胎妊娠的典型并发症是选择性宫内生长受限（selective intrauterine growth restriction，sIUGR），占 10%（Lewi et al. 2008）。MC 双胎在排除 TTTS 的情况下，其中一个胎儿的超声估测体重小于相应孕周的第十百分位或伴有明显的双胎体重不一致（≥25%）。sIUGR 增加了双胎中的一胎或两胎的宫内死亡和产后并发症的风险，使胎儿和新生儿结局更差。这些妊娠的产前监测包括脐带血流多普勒测速，以判断病情的严重程度，并在恶化的情况下，根

据胎龄和父母的选择确定最佳的治疗选择：IUGR 双胎选择性减胎术或分娩双胎。

表 8.2 显示了位于米兰的 V. Buzzi 医院的 "U. Nicolini" 胎儿治疗中心治疗的一系列 140 例胎儿 IUGR 病例的产后结局（Rustico et al. 2016）。随访时，有 13 例 IUGR 和 8 例体重较大的新生儿 / 婴儿（存活者的 9.7%）表现出神经系统疾病。尽管 IUGR 和体重较大的双胎的严重神经系统疾病发病率相似，但 IUGR 婴儿轻 - 中度神经系统后遗症的发生率较高（P=0.05）。

表 8.2 单绒毛膜双胎妊娠并发 sIUGR 的新生儿 / 婴儿结局

	sIUGR 双胎 N（%）	大双胎 N（%）	总 N（%）	P 值
新生儿死亡	17/140（12.1）[a]	9/140（6.4）	26/280（9.3）	n.s.
新生儿 / 婴儿结局（N/217）[b]	97（44.7）	120（55.3）	217	
健康的婴儿	75（77.3）	107（89.2）	107（89.2）	0.03
新生儿 / 婴儿并发症	22（22.7）	13（10.8）	35（16.1）	
严重的神经系统疾病	5（5.2）	6（5.0）	11（5.1）	n.s.
双侧痉挛性脑瘫	2	2	4	
截瘫	2	3	5	
四肢瘫痪				
双侧耳聋	1	1	2	
中度神经系统疾病	2（2.1）	1（0.8）	3（1.4）	n.s.
单侧耳聋	1	0	1	
注意缺陷多动障碍	1	1	2	
轻度神经系统疾病	6（6.2）	1（0.8）	7（3.2）	0.05
先天性心脏病	3（3.1）[c]	2（1.7）[d]	5（2.3）	n.s.

	sIUGR 双胎 N(%)	大双胎 N(%)	总 N(%)	P 值
坏死性小肠结肠炎	1(1.0)	1(0.8)	2(0.9)	n.s.
慢性肺疾病	2(2.1)	1(0.8)	3(1.3)	n.s.
ROP Ⅲ期	1(1.0)	0(0)	1(0.5)	n.s.
综合征[e]	1(1.0)	1(0.8)	2(0.9)	n.s.
其他(肝内胆管发育不全)	1(1.0)	0	1(0.5)	n.s.

[a] sIUGR 双胎新生儿因心脏畸形死亡 3 例：2 例主动脉缩窄（手术后），1 例完全性房室传导阻滞。

[b] 43 名 IUGR 双胎和 20 名大双胎胎死宫内。

[c] 室间隔缺损 1 例，房间隔缺损 1 例，主动脉缩窄 1 例。

[d] 一例室间隔缺损，一例肺动脉瓣狭窄。均在 1 岁之前都接受过手术。

[e] 神经纤维瘤，影响两个双胎。

8.7.4 一胎宫内死亡

在 MC 双胎妊娠中，约 6% 的双胎妊娠中就有一胎死亡，这使同卵双胎发生的死亡风险和发病的风险更大。造成这种不良结果的原因是在行胎盘血管吻合术手术治疗时双胞胎中的一胎发生失血，导致低血容量，从而可能导致低血容量性休克或低灌注引起的损伤（Fusi et al. 1991）。后遗症包括缺血性脑损伤、脑室周损伤白质软化，肾皮质坏死，小肠闭锁。对所有已发表的有关单个胎儿宫内死亡的系列强调了绒毛膜性的不同：MC 幸存者双胎的死亡风险（15%）比双绒毛膜双胎高 5 倍，神经系统后遗症的风险（26%）比双绒毛膜高 4 倍（Shek et al. 2014）。尚存双胎的不良后果的风险取决于一胎宫内死亡时的胎龄以及死亡与分娩之间的间隔。在妊娠早期，双胞胎中的一个死亡常常会导致另一个胎儿死亡，但与晚期妊娠相比，存活下来的患儿发生严重后遗症的概率较小。发现双胎中的一个死亡后立即分娩只会增加另一胎早产的风险。并发症可能在一胎死亡时就已经发生，因此可能无法预防。宫内输血可能是一种治疗方案，但如果错过了胎儿死亡前的最佳治疗时刻，就不需要治疗，建议保守治疗（Nicolini and Poblete 1999）。宫内胎儿死亡 2~3 周后，胎儿大脑的超声检查和磁共振成像（MRI）可以为还存活的胎儿神经发育结果提供有用的信息。

MC 双胎存活者在激光凝固治疗 TTTS 的胎盘吻合术或选择性减胎后，较少发生神经系统后遗症（O'Donoghue et al. 2009）。在米兰的 V. Buzzi 医院的胎儿医学治疗中心"U Nicolini"，单发的胎儿宫内死亡后 MC 双胎存活儿的神经后遗症发生率是 16%（79 例中有 13 例）比 TTTS 激光治疗得高，TTTS 分别为在 109 名接受治疗的妊娠中有 9 名双胎之一存活（8%），或选择性减胎术后经双极脐带凝结治疗 128 例妊娠中有 7 名双胎存活（5%）。在所有病例中，77% 的产前超声和 MRI 检查出脑损伤；在剩下的病例中，患儿在可行 MRI 检查之前就已经分娩了。

8.7.5 双胎胎儿畸形

与单胎相比，在双胎中可观察到大量的发育异常。虽然 DZ 妊娠的畸形发生率与单卵妊娠相似（2%~3%），但比单卵双胎妊娠的畸形发生率高 2~3 倍（Hall 2003）。原因尚不清楚，但可能被认为是孪生过程中致畸过程的一部分。

单卵双胎被认为畸形发生风险可能是一致的，但是最近的研究报道这并非总是遵循此规律，并且在染色体异常（如 21- 三体性和特纳综合征），单基因疾病，X 连锁疾病（如脆性 X、Aicardi 综合征）和结构缺陷。这些结构缺陷包括脑腹壁畸形异常和心脏疾病。据报道，心脏缺陷的患病率在未发生 TTTS 的双胎中为 2.3%，有 TTTS 的双胎中为 7%，而在普通人群中为 1%（Karatza et al. 2002）。

非遗传决定的结构畸形可能只影响两个同卵双胎中的一个。据估计，在不到 20% 的病例中，两个双胎都受到影响，而在大多数病例中，只有一个双胎受到影响。当胎儿异常只影响一个胎儿时，临床医生面临着两难的选择，是保守治疗还是选择性终止异常胎儿。主要目的是防止另一个正常胎儿的死亡。在 MC 双胎妊娠中，选择性终止需要通过确保异常双胎的脐带完全永久性闭塞进行，以避免从正常的双胎发生胎儿急性出血,一旦发生可能导致死亡或器官损伤(Rustico et al. 2005)。超声引导下双极电凝脐带闭塞术仍被认为是这些病例中选择性减胎的最佳方法(Lanna et al. 2012)。

在2004年至2015年之间,观察到174例胎儿异常的单卵妊娠(在1 750例单卵双胎妊娠中)。在该队列中,在159例(91.4%)病例中发现了异常。图8.7总结了观察到的异常类型。

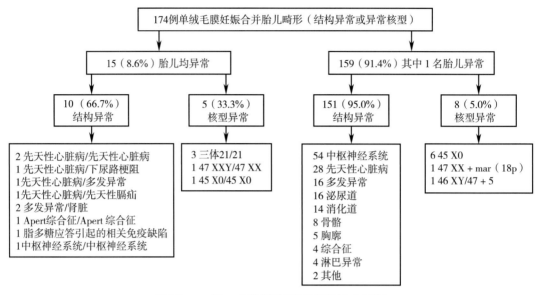

图8.7 174例MC双胎妊娠的异常类型(个人经验)

8.7.6 双胎动脉反向灌注综合征

双胎反向动脉灌注(twin reversed arterial perfusion,TRAP)序列,也称为无心畸胎序列征,是单卵妊娠的罕见并发症,可能导致正常双胎的不良预后。最新的统计资料显示TRAP发生率为妊娠总例数的1/35 000,在单卵双胎中的发生率为1/100。TRAP特征是双胎之一发育正常,而另一胎为无心脏结构或仅有心脏痕迹(无功能的心脏)的胎儿,发育正常的胎儿为泵血儿,通过胎盘内动脉-动脉的血管交通向无心畸胎儿逆向泵血,这种含氧量相对较低的静脉血绕过胎盘,进入无心畸形胎儿,因压力较低,优先灌注其下部身体。血液通过单向的静脉-静脉的血管交通返回至泵血儿(Benirschke and Kaufmann 2000)。无心畸胎儿充当寄生物并占据空间,在血流动力学上依赖于另一个正常胎儿。据文献报道泵血儿的产前死亡率高达35%~55%。

导致围产期预后不良的主要原因是早产(无心畸胎儿持续生长)和充血性心力衰竭(无心畸形胎儿所需的灌流量需由正常的心脏提供),缺氧的血液回流至泵血儿也可导致其慢性缺氧、生长受限和缺氧缺血性损伤。

如果无心胎迅速增大或双胞胎中有心脏超负荷的迹象,建议阻断无心畸胎儿脐血管脐动脉或体内消融脐部大血管。可能的治疗方法包括胎儿内消融手术,如射频消融技术、激光凝固或血管栓塞技术。尽管没有任何一种技术可以最终证明是最好的,但是某种形式的产前治疗似乎是有益的,因为据报道,TRAP胎儿进行治疗,泵血儿的生存率达76%。

在2004—2013年的46例TRAP序列中,有18例是预期管理的。在4例中,2例双胎的宫内死亡发生在18周之前。有3例是流产。其中11例为近足月分娩,1例新生儿死亡,1例婴儿(心包增大,重达1.5kg)神经功能不良,脑室周围白质软化。

在28例中,进行了无心胎激光凝固或血管栓塞技术。除了与侵入性手术相关的并发症(28例中发生8例)外,在子宫内治疗的28例病例中,有18例(64%)在出生后的随访中仍然健康并且没有神经系统并发症。

8.8 单绒毛膜单羊膜囊双胎

单绒毛膜单羊膜囊双胎是一种罕见病,约占 MC 双胎的 2%。与 MC 双羊膜囊双胎相比,MA 双胞胎共享相同的胎盘和羊膜囊,结构异常,意外胎儿死亡和围产期死亡的风险更高(范围为 30%~70%)。脐带缠绕曾一度被认为是引起单绒毛膜单羊膜囊围产儿死亡的主要原因(图 8.8),一个关键的辅助因素可能是胎盘处大吻合口的急性失血。最近报告指出多年来围产期的管理,结局得到改善:胎死宫内发生率为 11.4%,但据报道,在胎龄 24 周后妊娠中,死亡率为 2%,与胎儿期脐带缠绕无关(Ishii2015;Rossi and Prefumo 2013)。根据观察,在 32 周的时候,与早产相关的新生儿死亡风险是 1/100,在这个孕周,MA 双胎的死亡风险低 4 倍。

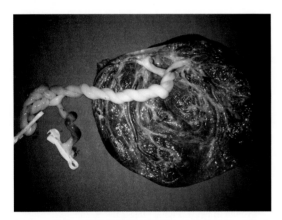

图 8.8 单绒毛膜单羊膜囊双胎胎盘被脐带缠绕:双胎出生于妊娠 32 周

8.9 单绒毛膜双胎中的脐带闭塞

在一些患有 TTTS、sIUGR、TRAP 序列或 TAPS 的 MC 双胎妊娠中,一对双胎的宫内死亡的风险可能很高,以至于选择性终止妊娠可能是拯救另一名胎儿的最终选择。在其他一些情况下,父母需要面临选择性减胎。由于连接两个胎儿循环的胎盘血管吻合的存在,不能注射选择性减胎的药物,药物因为可能通过循环到正常的另一胎中,导致立即死亡。

MC 双胎减胎术的药物必须保证至少完全和永久性阻塞受影响双胎的脐带中的动脉和静脉血流。文献中已经描述了实现这一目的的许多方法。由于手术的复杂性和漫长的操作时间,目前已不使用胎儿镜结扎脐带。胎儿镜激光凝固手术早在 16 周就可以进行,但在妊娠晚期或有胎儿水肿的脐带时效果较差。射频消融术最初用于 TRAP 序列的治疗,最近已扩展到非 TRAP 胎儿。超声引导双极电凝可以在妊娠晚期时使用,并且近年来可能已成为在复杂的 MC 妊娠中用于选择性减胎的最常用技术。

在局部麻醉下,在超声引导下将 3.3mm 的套管插入子宫腔。打开电凝以 50W 的功率持续 30~40 秒,该手术目的是减少所选胎儿胎盘中的血流。无论采用哪种技术,流产的风险都与手术时的胎龄密切相关:胎龄 19 周后,双胎的流产风险和胎死宫内的风险显著降低(Lanna et al. 2012)。幸存的双胎的围产期结果取决于出生时的胎龄:由于选择性减胎后出现胎膜早破,因此 32 周之前早产的风险增加。在 149 例使用双极电凝进行脐带阻断的孕妇中,33% 发生了早产,从手术到分娩的时间间隔从 1 周到 22 周不等(中位数为 11 周)(表 8.3)。一项综述报告了幸存的 MC 双胎中有 4%~7% 的严重神经损伤(Rossi and Prefumo 2013)。与双胎自发宫内死亡后存活的双胎的神经系统疾病发病率相比,该百分比低于预期,占病例的 22%。

表 8.3 复杂性单绒毛膜双胎妊娠进行脐带闭塞的妊娠结局

疾病	病例数(n)	手术胎龄的中位数	IUD	TOP	Ab	pPROM	PD	分娩时的胎龄中位数(范围)	PND	总体存活
						<24 周	<32 周			
			n(%)	n(%)	n(%)	n(%)	n(%)		n(%)	n(%)
TTTS	50	22.3	5(10)	1(2)	5(10)	5(10)	15(30)	33(25~40)	5(10)	34(68)
sIUGR	34	21.6	3(9)	0	0	2(6)	9(26)	33.5(23.5~40)	2(6)	29(85)
Anomaly	59	22.1	7(12)	0	5(8)	5(8)	9(15)	37(25~41)	4(7)	43(73)

续表

疾病	病例数 (n)	手术胎龄的中位数	IUD n(%)	TOP n(%)	Ab n(%)	pPROM <24 周 n(%)	PD <32 周 n(%)	分娩时的胎龄中位数（范围）	PND n(%)	总体存活 n(%)
TRAPs	6	22	2(33)	0	1(16)	0	3(50)	33(30~37)	0	3(50)
总例数	149	22.1	17(11)	1(1)	11(7)	12(7)	36(24)	34(23.5~41)	11(7)	109(73)

　　TTTS，双胎输血综合征；sIUGR，选择性宫内生长受限；GA，胎龄；IUD，宫内死亡；TPO，终止妊娠；Ab，流产；PD，早产；pPROM，膜早破；PND，围产期死亡。

　　[a]Fetal Medicine Unit，Buzzi Children's Hospital，Milan（1999—2014）. First 118 cases are reported in reference Lanna et al.（2012）

参考文献

Andersen AN, Gianaroli L, Felberbaum R et al (2005) Assisted reproductive technology in Europe, 2001. Results generated from European registers by ESHRE. Hum Reprod 20:1158–1176

Astolfi P, Ulizzi L, Zonta LA (2003) Changes in twinning rate: Italy 1950–1996. Hum Reprod 18:207–211

Baschat AA, Barber J, Pedersen N et al (2013) Outcome after fetoscopic selective laser ablation of placental anastomoses vs equatorial laser dichorionization for the treatment of twin-to-twin transfusion syndrome. Am J Obstet Gynecol 209:234e.1–234e.8

Baud D, Windrim R, Keunen J et al (2013) Fetoscopic laser therapy for twin-twin transfusion syndrome before 17 and after 26 weeks' gestation. Am J Obstet Gynecol 208:197.e1–197.e7

Benirschke K (1995) The biology of the twinning process: how placentation influences outcome. Semin Perinatol 19:342–350

Benirschke K, Kaufmann P (eds) (2000) Pathology of the human placenta. Springer, New York

Bortolus R, Parazzini F, Chatenoud L et al (1999) The epidemiology of multiple births. Hum Reprod Update 5:179–187

Cincotta RB, Gray PH, Gardener G et al (2009) Selective fetoscopic laser ablation in 100 consecutive pregnancies with severe twin-twin transfusion syndrome. Aust N Z J Obstet Gynaecol 49:22–27

Denbow M, Fogliani R, Kyle P et al (1998) Haematological indices at fetal blood sampling in monochorionic pregnancies complicated by feto-fetal transfusion syndrome. Prenat Diagn 18:941–946

ESHRE Capri Workshop Group (2000) Multiple gestation pregnancy. Hum Reprod 15:1856–1864

Fusi L, McParland P, Fisk N et al (1991) Acute twin-to-twin transfusion: a possible mechanism for brain damaged survivors after intrauterine death of a monochorionic twin. Obstet Gynecol 78:517–520

Galea P, Barigye O, Wee L et al (2008) The placenta contributes to activation of the renin angiotensin system in twin-to-twin transfusion syndrome. Placenta 29:734–742

Hall JG (2003) Twinning. Lancet 362:735–743

Hecher K, Diehl W, Zikulnig L et al (2000) Endoscopic laser coagulation of placental anastomoses in 200 pregnancies with severe mid-trimester twin-to-twin transfusion syndrome. Eur J Obstet Gynecol Reprod Biol 92:135–139

Huber A, Diehl W, Bregenzer T (2006) Stage-related outcome in twin-twin transfusion syndrome treated by fetoscopic laser coagulation. Obstet Gynecol 108:333–337

Ishii K (2015) Prenatal diagnosis and management of monoamniotic twins. Curr Opin Obstet Gynecol 27:159–164

Karatza AA, Wolfenden JL, Taylor MJO et al (2002) Influence of twin-to-twin transfusion syndrome on fetal cardiovascular structure and function: prospective case–control study of 136 monochorionic twin pregnancies. Heart 88:271–277

Kingdom CP, Nevi O, Murphy KE (2005) Discordant growth in twins. Prenat Diag 25:759–765

Landy HJ, Neith LG (1998) The vanishing twin: a review. Hum Reprod Update 4:177–183

Lanna MM, Rustico MA, Dell'Avanzo M et al (2012) Bipolar cord coagulation for selective feticide in complicated monochorionic twin pregnancies: 118 consecutive cases at a single center. Ultrasound Obstet Gynecol 39:407–413

Lanna MM, Consonni D, Faiola S et al (2015) Color-dye injection of monochorionic placentas and correlation with pregnancy complications. Placenta 36:1095–1099

Lewi L, Jani J, Cannie M et al (2006) Intertwin anastomoses in monochorionic placentas after fetoscopic laser coagulation for twin-to-twin transfusion syndrome: is there more than meets the eye? Am J Obstet Gynecol 194:790–795

Lewi L, Jani J, Blickstein I et al (2008) The outcome of monochorionic diamniotic twin gestations in the era of invasive fetal therapy: a prospective cohort study. Am J Obstet Gynecol 199:514e1–514e8

Lopriore E, Nagel HT, Vandenbussche FP et al (2003) Long term neurodevelopmental outcome in twin-to-twin transfusion syndrome. Am J Obstet Gynecol 189:1314–1319

Mari G, Roberts A, Detti L et al (2001) Perinatal morbidity and mortality rates in severe twin-twin transfusion syndrome: results of the International Amnioreduction Registry. Am J Obstet Gynecol 185:708–715

Middeldorp JM, Sueters M, Lopriore E et al (2007) Fetoscopic laser surgery in 100 pregnancies with severe twin-to-twin transfusion syndrome in the Netherlands. Fetal Diagn Ther 22:190–194

Morris RK, Selman TJ, Harbidge A et al (2010) Fetoscopic laser coagulation for severe twin-to-twin transfusion syndrome: factors influencing perinatal outcome, learning curve of the procedure and lessons for new centres. BJOG 117:1350–1357

Naeye RL, Letts HW (1964) Body measurements of fetal and neonatal twins. Arch Pathol 77:393–396

Nicolini U, Poblete A (1999) Single intrauterine death in monochorionic twin pregnancies. Ultrasound Obstet Gynecol 14:297–301

O'Donoghue K, Rutherford MA, Engineer N et al (2009) Transfusional fetal complications after single intrauterine death in monochorionic multiple pregnancy are reduced but not prevented by vascular occlusion. BJOG 116:804–812

Quintero RA, Moeales WJ, Allen MH et al (1999) Staging of twin-to-twin transfusion syndrome. J Perinatol 19:550–555

Quintero RA, Comas C, Bornick PW et al (2000) Selective versus non-selective laser photocoagulation of placental vessels in twin-to-twin transfusion syndrome. Ultrasound Obstet Gynecol 16:230–236

Robyr R, Lewi L, Salomon LJ et al (2006) Prevalence and management of late fetal complications following successful selective laser coagulation of chorionic plate anastomoses in twin-to-twin transfusion syndrome. Am J Obstet Gynecol 194:796–803

Rossi AC, Prefumo F (2013) Impact of cord entanglement on perinatal outcome of monoamniotic twins: a systematic review of the literature. Ultrasound Obstet Gynecol 41:131–135

Ruano R, Rodo C, Peiro JL et al (2013) Fetoscopic laser ablation of placental anastomoses in twin-to-twin transfusion syndrome using 'Solomon technique'. Ultrasound Obstet Gynecol 42:434–439

Rustico MA, Baietti MG, Coviello D et al (2005) Managing twins discordant for fetal anomalies. Prenat Diagn 25:766–771

Rustico MA, Lanna MM, Faiola S et al (2012) Fetal and maternal complications after selective fetoscopic laser surgery for twin-to-twin transfusion syndrome: a single-center experience. Fetal Diagn Ther 31:170–178

Rustico MA, Consonni D, Lanna MM et al. (2016) Selective intrauterinbe growth restriction in monochorionic twins: changing pattern in umbilical artery Doppler flow and outcomes. Ultrasound Obstet Gynecol 8:45–56. https://doi.org/10.1002/uog.15933

Senat M, Deprest J, Bulvain M et al (2004) Endoscopic laser surgery versus serial amnioreduction for severe twin-to-twin transfusion syndrome. N Engl J Med 351:136–144

Shek NW, Hillman SC, Kilby MD (2014) Single-twin demise: pregnancy outcome. Best Pract Res Clin Obstet Gynaecol 28:249–263

Simón C, Landeras J, Zuzuarregui JL et al (1999) Early pregnancy losses in in vitro fertilization and oocyte donation. Fertil Steril 72:1061–1065

Slaghekke F, Kist WJ, Oepkes D et al (2010) Twin anemia-polycythemia sequence: diagnostic criteria, classification, perinatal management and outcome. Fetal Diagn Ther 27:181–190

Slaghekke F, Lopriore E, Lewi L et al (2014a) Fetoscopic laser coagulation of the vascular equator versus selective coagulation for twin-to-twin transfusion syndrome: an open-label randomised controlled trial. Lancet 383 (9935):2144–2151. https://doi.org/10.1016/S0140-6736 (13)62419-8

Slaghekke F, van Klink JM, Koopman HM et al (2014b) Neurodevelopmental outcome in twin anemia-polycythemia sequence after laser surgery for twin-twin transfusion syndrome. Ultrasound Obstet Gynecol 44:316–321

Stagnati V, Chalouhi GE, Essaoui M et al (2015) Pulmonary stenosis in complicated monochorionic twin pregnancies: prevalence, management and outcome. Prenat Diagn 35:1085–1092

Stirnemann JJ, Nasr B, Quarello E et al (2008) A definition of selectivity in laser coagulation of chorionic plate anastomoses in twin-to-twin transfusion syndrome and its relationship to perinatal outcome. Am J Obstet Gynecol 198:62.e1–62.e6

Valsky DV, Eixarch E, Martinez-Crespo JM et al (2012) Fetoscopic laser surgery for twin-to-twin transfusion syndrome after 26 weeks of gestation. Fetal Diagn Ther 31:30–34

van Klink JM, Koopman HM, van Zwet EW et al (2013) Cerebral injury and neurodevelopmental impairment after amnioreduction versus laser surgery in twin-twin transfusion syndrome: a systematic review and meta-analysis. Fetal Diagn Ther 33:81–89

9 宫内生长发育迟缓：产科和新生儿方面的干预策略

Enrico Bertino, Giovanna Oggè, Paola Di Nicola, Francesca Giuliani, Alessandra Coscia, and Tullia Todros

罗红梅　袁晓庆　翻译，刘玲　审校

目录

缩略词表

AGA	Appropriate for gestational age	适于胎龄儿
BMI	Body mass index	身高体重指数
BPD	Broncopulmonary dysplasia	支气管肺发育不良
EUGR	Extra uterine growth restriction	宫外发育迟缓

GA	Gestational age	胎龄
IUGR	Intrauterine growth restriction	宫内生长迟缓
LGA	Large for gestational age	大于胎龄儿
NEC	Necrotizing enterocolitis	新生儿坏死性小肠结肠炎
PI	Ponderal index	体重指数
RDS	Respiratory distress syndrome	呼吸窘迫综合征
ROP	Retinopathy of prematurity	早产儿视网膜病变
SGA	Small for gestational age	小于胎龄儿
LMP	Last menstrual period	末次月经
CRL	Crown-rump length	头臀长

摘要

胎儿的正常生长可由于多种病理过程而发生改变，包括遗传病、感染、先天畸形、孕母缺氧及胎盘交换功能不足等。因胎盘功能障碍而无法达到胎儿遗传生长潜能的情形被定义为宫内生长迟缓（IUGR）。IUGR 会导致胎儿生长减慢，因此，其胎儿生物学特征在妊娠期间会从较高的百分位数转变为明显较低的百分位数，并逐渐导致胎儿缺氧、多器官损伤，甚至死亡。事实上，IUGR 与围产期死亡率，短期、长期疾病的发生及成年后发生代谢性疾病相关。产妇的产前诊断和恰当的分娩时机可改善新生儿情况。

当产前超声发现小于胎龄儿（SGA），医生必须竭尽全力将 IUGR 与其他会导致胎儿生长受限的原因区分开。对于 IUGR，临床治疗主要依赖于发病时胎儿的胎龄。在早发性 IUGR 中，分娩的时机必须考虑到宫内缺氧时间延长的风险，以及与早产相关的并发症。在晚发型 IUGR 中，早期引产可能是预防新生儿死亡和发病率最有效的方法。在中期型 IUGR 中，缺乏明确的证据来确定助于及时分娩时机的最佳工具。

出生时，新生儿的体重、身长和头围是宫内发育质量和数量的指标。早产的新生儿和足月的 SGA 发生新生儿死亡，增加短期并发症的风险，如出生窒息、感染、低体温、低血糖、喂养困难、呼吸窘迫综合征（RDS）、支气管肺发育不良（BPD）、早产儿视网膜病变（ROP）和新生儿坏死性小肠结肠炎（NEC）等。

即使大多数 SGA 经历了追赶性的生长并且达到了正常的成人身高，但大约 10% 的孩子仍然比出

生时正常的同龄人矮。早产的 SGA 可能需要 4 年以上的时间才能达到正常的身高，而且他们中大多数在出院时表现出宫外发育迟缓（EUGR）。

一些长期不利的结果，如学习困难，行为问题和代谢综合征的发展与出生时是 SGA 相关。

意识到宫内营养不良和监测出生后早期生长对于 SGA 婴儿的最佳存活和长期结果至关重要。

9.1 要点

- 正常胎儿生长受几个病理过程影响，包括胎盘交换功能不足导致 IUGR。
- IUGR 会导致胎儿缺氧、酸中毒、多器官功能损害及死亡，这些可以通过选择性剖宫产来预防。
- 新生儿出生时的体重、身长和头围是衡量宫内生长质量的重要指标。
- 无论是早产儿还是足月的 SGA，新生儿都有更高的新生儿死亡风险，并且有一些不良的短期和长期结果。
- 任何生长异常的识别和出生后早期生长的监测，对于 SGA 婴儿的最佳生存和长期结果都至关重要。

9.2 正常和异常胎儿生长

正常的胎儿生长是一个十分复杂的过程，其生长取决于胚胎细胞的增生（在妊娠的前几个月明显）和细胞的肥大（在妊娠的后几个月明显）。因此，胎儿生长中的缺陷可认为是抑制细胞有丝分裂的因素导致（如染色体或遗传性疾病、感染或缺血）；也可认为是限制了细胞新陈代谢的因素（如胎盘交换功能不足、母亲呼吸系统疾病导致缺氧、心血管疾病、母亲营养不良）。由于病理因素导致胎儿生长不能达到其遗传的生长潜能定义为 IUGR。当发生 IUGR 时母体、胎儿的气体交换以及代谢交换受到限制，可导致胎儿缺氧，当缺氧不能代偿时，胎儿将会酸中毒、多器官功能损害及死亡。然而，可以通过选择性剖宫产来避免这些情况的发生。

根据对每个胎龄的胎儿及新生儿的人体测量参数的分布情况，当胎儿或新生儿的测定值低于预先设定的阈值时定义为 SGA；如果测量值的结果高于阈值定义为大于胎龄儿（LGA）；如果测量值的结果在正常值阈值之间定义为适于胎龄儿（AGA）。然而，SGA 不一定是 IUGR 所致，他可能是健康的，只是基

因决定了他比一般人小体质型(SGA)。相反,如果AGA生长速度减慢,使其在妊娠期间的测量值出现明显下降,但不低于正常阈值,这种情况的胎儿可能存在IUGR(Bardien et al. 2016)(图9.1)。

IUGR与围产期死亡率及新生儿发病率有重要关系(Garite et al. 2004;Aucott et al. 2004;Morsing et al. 2011),与神经发育异常相关(Guellec et al. 2011),和成年高血压、心血管疾病及2型糖尿病的发生率升高有关(Barker and Osmond 1986;Barker 2006;Kanaka

Gantenbein 2010),是由于表观遗传的机制促进其对宫内环境的适应(Hanson and Gluckman 2014)。已有研究表明,产前识别SGA胎儿(作为IUGR的代表)可改善新生儿的预后(Lindqvist and Molin 2005),因此,准确诊断宫内发育受限是围产期医学的主要目标。

通过胎儿的生物测定值与正常值来比较,以评估胎儿在子宫内的生长,在此需要4个条件:

1. 有关胎龄(GA)的确切认识,即准确的妊娠日期。由于产妇通常不知妊娠的日期,临床上通常

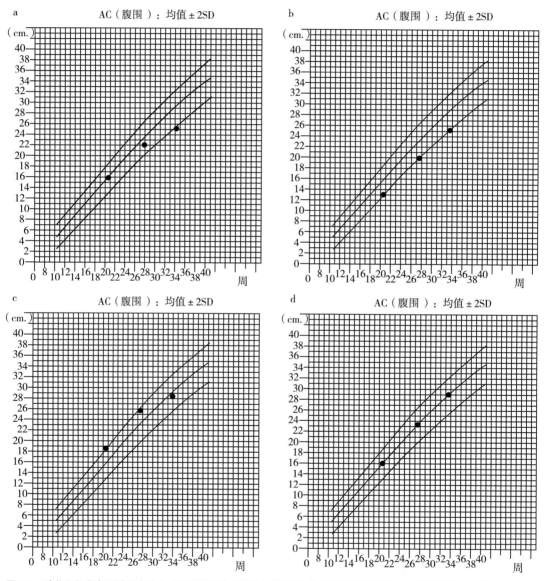

图9.1　胎儿生长发育不同形式:(a)小于胎龄儿合并宫内生长受限:胎儿腹围逐渐下降至相同胎龄儿的平均值的2个标准差以下;(b)小于胎龄儿无宫内生长受限:胎儿腹围在同胎龄儿的平均值的2个标准差以下,但在妊娠期内,其生长速度是匀速增长;(c)适于胎龄儿合并宫内生长受限:胎儿腹围从高于同胎龄平均值2个标准差逐渐下降至较低的百分位点,但不低于正常值的最低阈值;(d)适于胎龄儿无宫内生长受限:胎儿腹围在同胎龄的正常范围内,并在整个妊娠期间继续以相同的速度生长

采用末次月经(LMP)作为开始妊娠时间;假设排卵及妊娠发生在 LMP 后 2 周,那妊娠从 LMP 开始,平均妊娠达 280 天(40 周)(Baskett and Nagele 2000)。然而,许多女性的 LMP 不可靠。此外,从 LMP 开始到妊娠的时间间隔受有很大的生物变异影响(Nakling et al. 2005)。超声波的引入使 GA 的估计更加准确,可基于以下证据:胚胎的生长速度在妊娠初期(尤其是在孕早期)表现出高度的一致性(Blaas et al. 1998)。实际上,在妊娠第 9~13 周,可以通过测量头臀长(CRL)来准确地评估 GA,CRL 的生长速度其个体间差异小。后来通过使用双顶径来确定,因为胎儿生长过程中出现蜷缩从而无法测量 CRL;但是由于差异较大,这会降低评估 GA 的准确性。因此,妊娠早期推荐使用超声来评估 GA(Kalish et al. 2004)。但是,必须指出的是,病理过程可以在子宫内早期就开始影响子宫内的生长,包括早期的 IUGR(Morin et al. 2005;Thorsell et al. 2008)。

2. 制定合适的胎儿生长图表:人体生物学的分类,将单个胎儿的正常或不正常生物学测量值进行分类,并与同 GA 儿的生物学测量值进行比较。已经公布了部分图表,这些图表包括不同人群及其使用不同的统计学方法;对于图表的选择会影响 IUGR 诊断的准确性及灵敏性。生长图表可以回顾性及前瞻性构建(后者可以通过严格的预测改善数据质量);它们可以是横向研究(被研究人群中的每个胎儿仅贡献一个观察结果;这些研究可以为胎儿的大小提供参考,但不能为胎儿的生长速度提供参考)和纵向速度研究(每个胎儿随时间连续测量,并评估其生长速度,使每个胎儿随时间及其成长顺序进行测量);它们可以只包括健康的个体(提供胎儿应如何生长的标准),也可以包括一般人群(描述了在特定环境下胎儿实际生长的标准)。最近,根据一项前瞻性、多中心的样本研究,公布了国际胎儿生长标准,包括来自 8 个国家的 4 321 名健康、营养状况好、单胎妊娠及无严重并发症的孕妇(Papageorghiou et al. 2014);这种方法是基于这样的假设,即当满足适当的健康和营养条件时,其他遗传和环境因素对子宫内生长没有显著影响。相反,制定生长曲线图是基于这样的假设:几乎没有遗传和环境变量(即种族、母亲身高及体重指数、胎儿性别及胎次)可以生理地调节胎儿的生长。因此,在胎儿体重相同时,如果胎儿是高加索人或非洲人,女性或男性等,相同的 GA 将代表不同的百分位数(De Jong et al. 2000;

Kase et al. 2012;Rizzo et al. 2016)。而哪种方法诊断 IUGR 更有效仍存在争议。

3. 准确的测量胎儿相关生物学特征参数。超声测量胎儿生物学参数被认为是诊断 IUGR 的金标准。然而,超声的准确性受操作者技能、超声设备的技术特点、母体的体质及病理学的不稳定性等因素的限制。如果在妊娠晚期进行超声检查,可能会发现很多异常生长情况。然而,这些在妊娠早期进行超声检查时会未被发现,因为那时可能只是稍偏离正常生长或还没有发生。在最近的一项多中心队列研究中,通过超声筛查孕周为 28 周和 36 周的胎儿,有 57% SGA 出生体重低于第 10 百分位点(相比之下,有临床表现时,再选择超声筛查的仅有 20%);即使是这样一种密集的监测方案(由于资源有限,即使在高收入国家,目前对于一般人群也不可行),因此也注定会漏掉几乎一半的 SGA(Sovio et al. 2015)。因此,来自单个中心的一项前瞻性筛查研究的一系列研究发现,用超声生物测量值结合母亲的特征和病史,可以识别出生体重低于足月儿出生体重的第 5 百分位点的 SGA 有多少比例。如果在 GA 的 19~24 周进行筛查,识别率为 44%;如果在 GA 的 30~34 周进行筛查,为 58%;如果在 GA 的 35~37 周进行,为 70%(Lesmes et al. 2015;Bakalis et al. 2015;Fadigas et al. 2015)。当然,妊娠后期再进行超声筛查将会错过早期及严重的病例。

9.3 宫内发育受限(IUGR)诊断

如上所述,如果每个胎儿的生物学测量值(通常是腹围或胎儿估计体重)低于预期所规定的最低阈值(如低于同 GA 的第 10、第 5 或第 3 百分位点及低于平均值的 2 个标准差),则可定义为 SGA;当大于胎龄其结果大于最高阈值(如高于同 GA 的第 90、第 95 或第 97 百分点及高于同 GA 平均值的 2 个标准差);AGA 定义为正态分布阈值之间。然而,这样只能提供胎儿横断面的测量值,并不是所有低于最低阈值的生长迟缓的胎儿是异常的,他们中一部分代表着胎儿生长中的正常范围。

因为生长是一个动态过程,因此只能通过在一段时间内进行生物特征测量的纵向序列来获得胎儿生长的评估。因此,当胎儿生物学测量值明显低于较低的百分位点时,可以诊断 IUGR,而相反的高于较高的百分位点时,则诊断胎儿生长过速。

然而，即使无法进行纵向评估，超声和多普勒测速仪也可以提供其他线索，以帮助将健康的体质SGA胎儿与因IUGR的SGA胎儿区分开来：

（a）解剖上异常的研究：仔细评估胎儿的解剖结构可以发现先天性畸形，染色体或遗传性疾病以及宫内感染的体征。当在妊娠早期检查出生物学测量值为SGA，这点非常重要，这时不可能是胎盘提供胎儿需求不足，因此需要寻找其他原因导致生长缺陷。当怀疑存在解剖学异常时可以通过羊水穿刺，进行核型分析研究特定基因突变及传染病分析。

（b）子宫动脉多普勒测速：从子宫动脉多普勒测速的描述可以反映出螺旋状动脉对血流的阻力。在妊娠早期这些血管被滋养层细胞浸润，使血管扩张。子宫动脉显示低血流阻力和高舒张速度表明滋养层细胞浸润正常，而当显示高血流阻力和低舒张速度表明由于胎盘侵入受损导致螺旋动脉轻微的扩张（图9.2）。因此发现子宫动脉异常高阻力高度提示胎盘病变（Olofsson et al. 1993；Lyall et al. 2013；Figueras and Gratacos 2014）；这与胎儿宫内窘迫剖宫产、新生儿酸中毒及新生儿住院率有关（Cruz-Martinez et al. 2015）。

（c）脐动脉多普勒测速：脐动脉多普勒能反映胎盘-胎儿循环（即绒毛状树）的血流阻力。在脐动脉血流速度异常高阻力提示胎盘实质性病变（McCowan et al. 1987；Todros et al. 1999）。事实上，在这些血管中舒张末期无血流或反向血流阻力指数升高，与胎儿缺氧程度加重、酸中毒及围产期死亡率增高有关（Karsdorp et al. 1994；Nicolaides et al. 1988；

Tyrrell et al. 1989）（图9.3）。因此，在SGA脐动脉血流中发现阻力升高，是因胎盘原因所致IUGR的诊断及预后相关；其进展预示着胎儿缺氧严重、胎儿损害风险、胎死宫内及需选择性分娩。

（d）大脑中动脉多普勒测速：脑循环中的血管扩张（大脑中动脉最容易测定评估，图9.4）是慢性缺氧的血流动力学标志，被认为是牺牲其他器官的氧来保护大脑供氧（脑保护）。大脑中动脉阻力降低对于鉴别晚发性IUGR极其有用，脐动脉血流的一个分支轻微改变甚至正常，在分娩过程中仍有胎儿窘迫的风险及神经行为结局欠佳可能（Oros et al. 2011；Eixarch et al. 2008）。

（e）胎儿体重评估：即使脐动脉及大脑中动脉多普勒评估正常的情况下，评估胎儿体重极低（根据不同的超声生物学测量方法计算）是在SGA围产期结局不好的重要指标，及提示胎儿IUGR（Savchev et al. 2012）。

（f）生长模式：自从胎儿超声生物学测量的引入，产科医生将SGA分为对称型（头围、腹围及股骨长度成比例）和不对称型（腹围明显减小，头围及股骨长度比例相对正常）；认为IUGR胎儿为了保护大脑而采取不对称生长模式；而小于胎龄儿和异倍体胎儿、先天性感染及畸形胎儿优先选择对称性生长模式（Campbell and Thoms 1977）。与这个假设相反，目前已经证明所有SGA都表现出不同程度的不对称生长，尽管这种生长模式在IUGR中最为常见（Todros et al. 1996；David et al. 1995）。然而新生儿体重低，但保证一定身长（也称为消瘦型），相当于不对

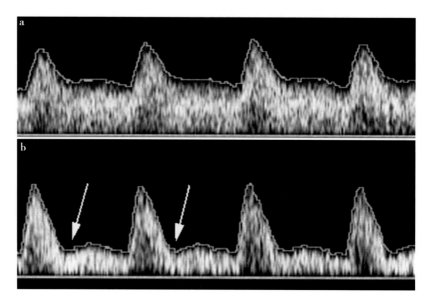

图9.2　妊娠晚期子宫动脉多普勒血流速度显示：（a）阻力正常，高舒张速度；（b）阻力增强，早期的低舒张速度（箭头处）

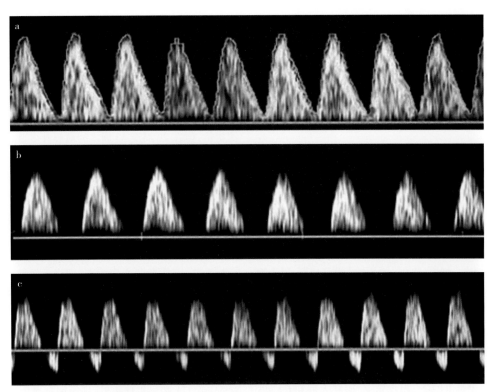

图 9.3 妊娠晚期的脐动脉多普勒测速显示:(a) 阻力增加,但存在舒张末期速度;(b) 抵抗力增强和舒张末期速度缺乏;(c) 阻力增加和舒张末期速度逆转

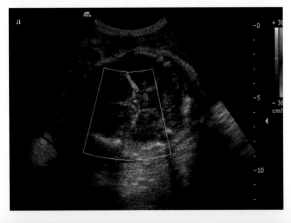

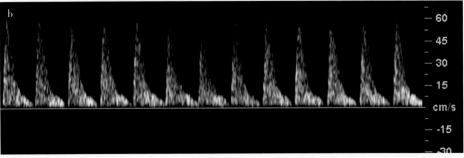

图 9.4 大脑中动脉多普勒测速:(a) 彩色多普勒显示脑 Willisa 环;(b) 大脑中动脉多普勒血流速度描记

称型 SGA 与体重低和身长也短的新生儿（也称发育迟缓型），相当于对称性 SGA 显示出新生儿预后差的相关性更大，包括进入新生儿重症监护室、RDS、短暂性呼吸急促及口饲喂养困难（Victora 2015）。因此，不对称生长的 SGA 应被考虑为宫内损害的高危因素。

9.4　监测时间及分娩方式

IUGR 的临床实践管理在开始时完全取决于胎儿的 GA。IUGR 较易诊断，因为它倾向于迅速触及胎儿生物特征和氧合方面的极端程度的改变，且 IUGR 常与母亲高血压疾病相关联。然而，唯一有用的干预方法，即终止妊娠，这是一个严峻的临床难题，因为胎儿将面临早产的风险。另一方面，晚发性 IUGR 更容易被产前检查忽略，因为其血流动力学与正常胎儿相差不大，而在这种情况下，择期分娩是更为安全的选择；然而越来越多证据表明择期分娩的时间对发生晚期早产儿围产期相关风险缺乏可靠依据。

早发性 IUGR。根据定义，研究人群和 GA，早发型 IUGR（发生在妊娠 34 周之前）与围产期死亡的风险高达 41% 有关（Mari et al. 2007）。新生儿的短期及长期预后情况主要取决于 3 个方面：胎儿心血管情况、出生时体重及出生时 GA（Baschat et al. 2007，2009；Torrance et al. 2010）。

胎儿的心血管情况，如动静脉多普勒血流速度测定及胎儿心率监测与胎儿酸碱情况密切相关；因此，利用多普勒超声和胎儿心率监测进行动态检查，可以监测胎儿从正常氧到低氧状态及缺氧到酸中毒的过程，这是导致围产期死亡率及婴儿神经发育迟缓的前兆（Soothill et al. 1992）。

出生体重能反映出生时 GA、胎儿营养不良的严重程度及新生儿发病率情况（Baschat et al. 2007），与婴儿期及儿童期的神经异常发育相关（Baschat et al. 2009；Torrance et al. 2010）。

早产（由于认为是宫内酸中毒和死亡的高风险医院性早产的结果）也是 IUGR 胎儿异常死亡和与神经发育异常相关的严重新生儿并发症的独立预测因子（Baschat et al. 2007，2009；Torrance et al. 2010；Soothill et al. 1992；Lees et al. 2013）。2000—2006 年在美国和欧洲的 12 个围产期医学中心进行的多中心队列研究，报告了 604 例单胎活产 IUGR 在 24 至 32^{+6} 周内分娩的新生儿结局。出生后 28 天内

死亡率为 20%，严重并发症发生率为 36%，但在妊娠 24~27 周期间，每延长一天，新生儿死亡率下降 2%。相反，在达到阈值后，静脉循环和动脉 pH 的多普勒测速是预测新生儿死亡率的唯一独立变量，而分娩时的 GA 并不是新生儿存活率的决定因素。同样，直到 29 周，GA 仍是严重新生儿发病的主要预测指标，但在 29 周至 33 周之间被静脉多普勒代替（Baschat et al. 2007）。

欧洲脐带和胎儿血流试验（TRUFFLE）报告了有关新生儿死亡率和发病率的更有利数据。这是 2005 年至 2010 年之间在 20 个欧洲中心进行的随机临床试验，其中随机分配 503 例具有早期 IUGR 的胎儿（诊断为 GA 的 26 周至 31^{+6} 周）根据以下 3 个标准之一：①胎儿心率标准（即降低短期变化）；②静脉导管多普勒测速仪的早期异常（心房收缩过程中速度降低）；③导管静脉的晚期异常（心房收缩期间无或反向速度）（图 9.5）。在分析整个队列的短期结果时，无论是否进行随机分组，出院前的新生儿死亡为所有活产婴儿的 5.5%，严重发病率为 24%。除 GA 和出生体重外，妊娠期高血压的发生是预后不良的主要决定因素，其缩短了 IUGR 的诊断与分娩的时间间隔（Lees et al. 2013）。

总之，临床上对早发 IUGR 胎儿的管理主要集中在优化分娩的时机，来平衡长时间宫内缺氧的风险和早产相关并发症。不幸的是，尽管在过去的几十年中开展了许多能反映胎儿状况及其恶化的检测方法：胎儿动静脉多普勒血流速度测定法，胎心短变异描记电脑分析，使用超声评估胎儿生长发育和羊水，但目前还没有一项单独的检测方法作为突破点。TRUFFLE（Trial of Umbilical and Fetal Flow in Europ，欧洲脐带和胎儿血流的随机试验）研究的结果表明，基于静脉导管多普勒和胎儿心率的综合结果来判断分娩时机时，存活胎儿在 2 年时的神经发育结果最好（Lees et al. 2015）。

晚发性 IUGR。晚发性 IUGR 临床上也不是一个小问题，因为大多数 IUGR 的婴儿都是足月出生的（Clausson et al. 1998）。即便在妊娠晚期才被诊断，IUGR 仍有增加围产期死亡率和发病率的风险，如胎儿窘迫、低血糖、癫痫、行为能力异常、脑瘫和心血管疾病（Jarvis et al. 2003；Pulver et al. 2009；Boulet et al. 2006；Dijxhoorn et al. 1987）。此外，越来越多的证据表明，足月前后发生的生长受限与较差的智力和精神运动发育相关（Skuse et al. 1994）。通过引产将分

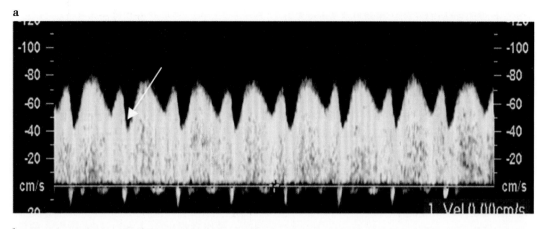

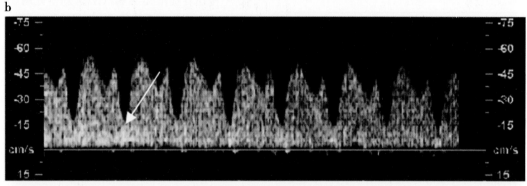

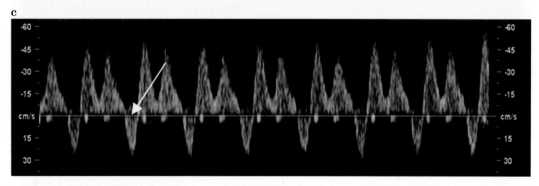

图9.5 妊娠晚期静脉导管的多普勒测速:(a) 心房收缩期血流速度正常;(b) 心房收缩时速度降低;(c) 心房收缩时的反向速度。箭头表示心房收缩时的速度

娩时间提前可以防止营养和氧合不足造成的不良影响,这确实是临床上常用的干预方法;然而,也越来越认识到这会增加与晚期早产(34~36 周)和早期足月(37~38 周)分娩相关的死亡率和发病率(Shapiro-Mendoza et al. 2008;Hansen et al. 2008;Engle 2011)。

一项多中心随机临床试验[足月部分宫内生长干预试验(Disproportionate Intrauterine Growth Inter-vention Trial At Term,DIGITAT)]对 650 名在妊娠 36 周后产前诊断为 IUGR 的孕妇,给予引产和期待疗法的效果进行了比较,在新生儿不良结局(Boers et al. 2010,2012),剖宫产(Boers et al. 2010),以及 2 岁时的发育和行为结果方面没有显著性差异(van Wyk et al. 2012)。然而,期待疗法与出生时患严重 IUGR 的概率较高相关,是神经发育紊乱的重要预测指标。另一方面,早期引产与新生儿需接受中级护理的比例增高相关,但这种过多需住院的新生儿似乎和晚期早产的临床治疗方案相关,而与特殊的新生儿并发症无关(Boers et al. 2012)。目前仍缺乏有力的监测指标来证明那些因早期引产而得到了好处的胎儿(Tajik et al. 2014)。因此,在妊娠 36 周后发生 IUGR

的情况下,为了预防胎儿死亡和新生儿发病,为了节省强化胎儿监护所需的资源,选择引产显得更为合理。

中期发生的 IUGR。妊娠 34 周至 36 周之间是宫内妊娠合并 IUGR 的临床治疗中最不确定的因素,因为缺乏关于慢性宫内缺氧和早产风险的证据,也缺乏最有效的工具来鉴别胎儿宫内缺氧和子宫内膜损伤。由于脐动脉多普勒在这一人群中常常表现为正常,大脑中动脉血流速度测定可作为胎儿缺氧的最佳标志,并可用于拟定分娩时机。因此,有必要对这一课题进行临床研究。

9.5 对新生儿生长发育的评价

出生时的体重,身长和头围是生长质量和数量的指标。这些变量必须使用标准化仪器进行评估,并应遵循 Cameron(2004)描述的精确测量所需的技术。

为了鉴别出宫内营养不良,现已经提出了一些人体测量指标。他们比较出了一些变量,发现身长和头围在营养不良时受到的影响较小,而体重受到的影响较大。

最著名的是 Rörher 体重指数[PI= 体重(g) × 100/ 身长(cm)^3],其足月新生儿的正常值介于 2.2 到 3 之间(位于第 3 和第 97 百分位)(Miller 1985)。新生儿体重比例指数与儿童和成人的体重指数(BMI)相对应[BMI= 体重(kg)/ 身高(m)^2],它间接测量软组织含量,从而推断脂肪的积聚。

出生时,识别出任何的生长异常或宫内营养不良,对预后和临床实践都至关重要。使用所谓的新生儿人体测量图表或曲线,通过此图表来表示不同 GA,根据参考人群计算出来的人体测量的变量其百分位数值或平均值和标准偏差。最近的一篇评论真实地阐述了人体测量图应具备的流行病学和临床应用特征。(表 9.1)(Bertino et al. 2007)。

表 9.1 新生儿体格测量图的建议特征推荐
(Bertino et al. 2007)

预先计划的多中心的特定研究
客观描述性的参考资料
单一的民族数量
规范性别的图表
规范单胎或多胎妊娠图表

续表

真实的胎龄评估
可靠的测量技术和仪器,适用于 42 周至 24 周或更小的胎龄

新生儿人体测量学图表可以根据体重对不同 GA 的新生儿进行分类,如下所示:

– SGA(小于胎龄):体重低于 GA 的 10 百分位数

– AGA(适合胎龄):体重位于 GA 的第 10 至 90 百分位数之间

– LGA(大于胎龄):体重高于 GA 的 90 百分位数

一些作者提出 AGA,SGA,LGA 新生儿的第 3 和第 97 百分位数的分界值或相同平均值 2 个标准差作为界限(Clayton et al. 2007)。

美国儿科学会和美国妇产科学会(The American Academy of Pediatrics and the American College of Obstetricians and Gynecologist 2007)确认 3 组 GA 和新生儿的定义,如下:

– 早产:37 周前出生(少于 259 天)

– 足月:37 周到 41+6 周之间出生(从 259 天到 293 天)

– 过期产:42 周出生(294 天及以上的)

因此,可以确定九种不同类别的新生儿。

基于体重来定义小于、适于、大于 GA 的新生儿。然而,就身长和头围而言,类似的,便于在每个 GA 中,新生儿可以被定义为具有小于、适于和大于身长或头围来定义其类别。

根据体重、体长和头围的因素,传统上可以鉴别不同类别的小于 GA 的新生儿,即对称(或成比例)或不对称(或不成比例)的婴儿(Brar and Rutherford 1988)。

匀称型 SGA:新生儿体重、体长和头围生长均都受限制。妊娠早期受影响而导致生长受限,该时期的生长主要以细胞增生为特征,细胞数量的减少(发育不全),会限制后期器官和组织的加速生长(Vrachnis et al. 2006;Singer et al. 1991)。

非匀称型 SGA:新生儿体重减轻,身长和头围正常或略有减少。妊娠后期受影响而导致的生长受限,在细胞广泛肥大时期妨碍其氧和营养的输送,导致细胞体积缩小(营养不足),随后可能出现加速生长(Vrachnis et al. 2006;Singer et al. 1991)。体重减轻主要源于脂肪沉积减少,尤其在妊娠晚期。这种不匀称是由于血流在胎儿体内重新分布,优先灌注大脑、心脏和肾上腺,从而损伤了其他器官,如肝脏、脾脏、肾脏、胸腺和脂肪组织,所以这样的生长受限不仅仅是大脑,而在身体其他器官上会受到更大程度的限制(Barker and Hanson 2004)。对于在妊娠晚期的因素,与身长相比,胎儿体重减低显著,也可用其宫内生长的不同动力学来进行解释:大约在第20周,身长增长的峰值出现在体重增长的峰值之前(Tanner 1989;Bertino et al. 1996)。在妊娠6个月时,胎儿的身长能达足月时的70%,而体重只有足月时的25%。

这类新生儿,一旦被定义为"发育迟缓",往往有宫内营养不良的临床表现,"小老头"的外观,皱纹和皮肤弹性差,皮肤松弛,皮下脂肪缺乏,肌肉萎缩,和细小脐带。子宫胎粪污染时,指甲、皮肤和脐带呈黄绿色(图9.6)。由于越来越完善的产前诊断和对胎儿生长受限的管理,目前具有所有这些特征的新生儿已不常见。对称性和非对称性SGA新生儿之间的主要区别见表9.2。

一些研究重新评估了匀称和非匀称SGA新生儿之间的区别。有人提出,这两种类别相当于一个连续体,而不是不同的类别(Todros et al. 1996;Kramer et al. 1989),而且非匀称和匀称的胎儿生长受限都可能起源于妊娠早期(妊娠17~19周)(Rasmussen et al. 2006)。这些评论导致,对于匀称和非匀称IUGR的

表 9.2 对称和不对称 SGA 新生儿

[Vrachnis et al.(2006),Rosenberg(2008),Halliday(2009)]

	匀称型 (20%~30%)	非匀称型(70%~80%)
胎儿生长受限	妊娠早期	妊娠后期(妊娠中期或晚期)
病理生理学	细胞增生受损 细胞数量减少	细胞肥大受损 细胞体积缩小
人体测量	出生体重低、身长和头围小;正常体重指数	出生体重低,身长和头围相对较小;低体重指数
主要临床问题	畸形、先天性感染、产后神经和生长障碍风险增加	窒息,胎粪吸入综合征,低血糖,红细胞增多症。2型糖尿病风险增加
原因	· 遗传病和综合征 · 先天性感染 · 接触致畸剂 · 药物滥用,胎儿酒精综合征 · 无IUGR的体质健康SGA	· 子宫胎盘功能受损(即先兆子痫、慢性高血压、长期存在的母亲糖尿病) · 母体疾病(即肾脏或心脏病、胶原血管病、贫血) · 母亲营养不良 · 环境因素(即高海拔) · 多胎妊娠 · 药物滥用

原因、时期和风险需重新再思考。当然,在预测SGA的儿童短期和长期结局时,辨别胎儿发育减低的具体潜在原因比评估出生时的身体比例更重要。

与基于体重来进行评估相反,最近的一篇论文建议,将新生儿分为匀称和非匀称的发育,将婴儿分为发育迟缓(年龄小,反映线性生长受限)或消瘦(低体重,或体重指数较低,反映近期体重下降)。尽管新生儿发育迟缓和消瘦有一些共同的决定因素,但它们是不同的类型,有其各自的危险因素和新生儿预后。这种区别有助于确定预防性干预的优先次序,并将重点放在产后管理上(Victora 2015)。

与胎儿相比较而言,其胎盘的生长似乎也很重要。出生时小但胎盘相对较大的婴儿在出生后18个月内不太可能出现追赶生长,而会增加其成年后患高血压的风险(Casey 2008)。

9.6 新生儿结局

9.6.1 死亡率

小于GA的新生儿,无论是早产儿还是足月

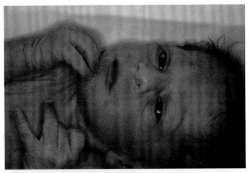
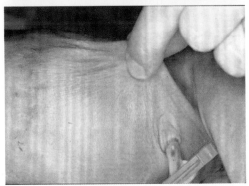

图 9.6 IUGR 新生儿的皮肤皱纹和皮肤弹性差,皮肤容易起皱褶

新生儿,其围产期死亡率都会增加(Pallotto and Kilbride 2006;Vashevnik et al. 2007)。最近的一篇研究表明,即使排除了先天性异常死亡的婴儿,在晚期早产儿(34~36周)和早期足月儿(37~38周)中观察到的新生儿和婴儿,其死亡率增加的风险仍然存在。除先天性疾病外,新生儿窒息和感染在新生儿死亡率中也有一定作用,婴儿猝死综合征也导致婴儿死亡(Pulver et al. 2009)。其他一些数据表明,出生体重是影响新生儿死亡率的主要独立因素,也是低 Apgar 评分和新生儿重症监护病房住院期间发生新生儿败血症的风险因素(Mamopoulos et al. 2015)。

据报道,SGA 早产儿脐动脉多普勒测速异常(无舒张末期血流或舒张末期血流逆转)的胎儿死亡率较高(Shand et al. 2009)。

9.6.2　窒息

生长受限的胎儿在分娩过程中对胎盘血流短暂减少的耐受性很差。胎儿宫内慢性缺氧和由于胎盘功能不全而导致的碳水化合物储备有限,更易发生围产期窒息,SGA 新生儿比 AGA 新生儿更易发生围产期窒息。因此,围产期窒息的所有临床后遗症的风险也会相应增加(Rosenberg 2008)。

9.6.3　感　染

最近的研究表明免疫功能和营养状况之间可能存在相互作用。在 SGA 婴儿和 IUGR 的动物模型中发现胸腺萎缩和细胞免疫在持续受损。与 AGA 婴儿相比,这些受试者也有更明显的低丙种球蛋白血症(Bartels et al. 2007)。子痫前期母亲所生婴儿常出现中性粒细胞减少(Snijders et al. 1993)。在最近的一篇论文中,在与母体先兆子痫无关的 SGA 婴儿中检测到白细胞、中性粒细胞总数、未成熟中性粒细胞、淋巴细胞和单核细胞计数较低(出生体重中位数为 583g),提示 IUGR 可能是极不成熟早产儿中不同白细胞计数减低的独立因素(Wirbelauer et al. 2010)。所有这些都会增加新生儿感染的风险。

9.6.4　凝血障碍

慢性宫内缺氧引起的肝功能异常可导致维生素

K 依赖性因子的减少和血小板减少。只有偶尔的严重出血,如肺出血的报告(Halliday 2009)。在最近的一项研究中,观察到足月健康 SGA 新生儿的凝血酶原时间和国际标准化比值延长,表明容易发生出血倾向。然而,纳入研究中的新生儿似乎没有任何止血改变的临床症状(Mitsiakos et al. 2009)。

9.6.5　体温调节

SGA 婴儿低体温的风险增加,因为相对于体重而言,他们脑重量和体表面积较高,同时皮下脂肪组织储备较低,包括棕色脂肪储备的大量消耗(Yu and Upadhyay 2004)。

9.6.6　低血糖

肝脏和骨骼肌肉糖原储备减少(是出生后最初几小时内葡萄糖的主要来源)以及糖原分解和糖异生受损是 IUGR 的婴儿低血糖的主要原因。此外,生长受限的婴儿脂肪储存有限,不能有效地氧化游离脂肪酸和甘油三酯(Sabel et al. 1982)。在生后的最初几天,当新生儿必须适应没有胎盘营养来源的宫外生活时,发生低血糖的风险更大,但在某些情况下,这种情况可能持续数周(Halliday 2009;Pallotto et al. 2004;Rozance 2014)。

9.6.7　红细胞增多症

胎儿慢性缺氧可导致胎儿肾脏促红细胞生成素的产生和释放增加,从而导致血液中红细胞产生过多。此外,在分娩或胎儿窒息期间,血液从胎盘向胎儿转移也是 IUGR 胎儿红细胞增多症的重要原因(Sarkar and Rosenkrantz 2008)。红细胞增多症与低血糖,高胆红素血症和 NEC 等病理风险增加有关。

9.7　呼吸窘迫综合征(RDS)和支气管肺发育不良(BPD)

一些论文对与 IUGR 相关的宫内应激促进肺成熟的普遍观点提出了质疑,这些论文报告称,RDS 的发病率与出生体重和 GA 成反比(McIntire et al. 1999),生长受限婴儿与同 GA 的 AGA 新生儿相比,

RDS 的发病率可能相同(Piper et al. 1996)或更高(McIntire et al. 1999；Bernstein et al. 2000；Peacock et al. 2013)。

IUGR 早产儿 BPD 发生率也较高(Aucott et al. 2004；Gortner et al. 1999；Lal et al. 2003；Regev et al. 2003；Sharma et al. 2004；Soudée et al. 2014)。BPD 的病因是多因素的，关于其在 SGA 中的生理病理学存在多种假说，包括宫内肺发育异常(Lal et al. 2003)、宫内氧化损伤、严重的早期肺疾病、后期呼吸机引起的肺损伤、由于慢性缺氧所致的胎儿或新生儿全身性反应(Soudée et al. 2014；Kinsella et al. 2006)。

9.7.1 早产儿视网膜病变(ROP)

据报道,SGA 婴儿会增加发生 ROP 的风险(Dhaliwal et al. 2009；Lundgren et al. 2014)。

胎儿低氧血症、营养不足和内分泌环境的改变所引起的器官发育上的变化都可能是其发病机制之一(McMillen et al. 2001)。SGA 婴儿通常比 AGA 婴儿病情严重,需要更深入,更长时间的住院治疗(Yu and Upadhyay 2004)。因此,他们更有可能需要补充氧气,而这已是有很多文献报道过的患 ROP 的危险因素。SGA 婴儿血清中较低的胰岛素样生长因子 1 浓度也有一定作用(Smith 2005)。

9.7.2 新生儿坏死性小肠结肠炎(NEC)

IUGR 的婴儿被认为有更高的发展为 NEC 的风险,尤其是当胎儿主动脉或脐动脉的多普勒研究中,在出生前已检测到舒张末期血流消失或反流(Dorling et al. 2005；Ree et al. 2014)。其潜在的机制尚不清楚,但是胸主动脉和脐动脉血流阻力的增加可能与内脏特别是肠和肝内血流的改变有关。肠道血流异常在出生后持续存在,在生命的第一周内会有所恢复,为延迟和谨慎地提供肠内营养提供了依据(Dorling et al. 2005)。出生后肠系膜上动脉血流的早期评估也可用于识别患 NEC 风险增加的婴儿(Murdoch et al. 2006；Bora et al. 2009；Bozzetti et al. 2013)。

在新生儿重症监护病房通常会延迟对这些婴儿进行肠内喂养。然而,最近的研究表明,IUGR 婴儿早期给予肠内喂养是安全的,而母乳对新生儿肠内营养有保护作用。

9.8 远期结局

9.8.1 出生后的生长障碍

大多数出生时 SGA 的足月儿童经历了追赶性生长,并达到正常成人身高,高于 2 个标准差。他们中大约有 10% 的人比出生时 AGA 的同龄人矮(Clayton et al. 2007；Simon et al. 2008)。追赶性生长通常发生在出生后早期。足月 SGA 婴儿通常在出生后的前 12 个月内经历一段加速的线性生长期(Saenger et al. 2007)。在大多数情况下,在 2 岁之前完成追赶性生长(Clayton et al. 2007；Saenger et al. 2007)。有人建议,2~4 岁 SGA 儿童无追赶性生长,身高低于 2.5 个标准差,应进行内分泌学评估,可接受生长激素治疗(Clayton et al. 2007)。SGA 的早产儿可能需要 4 年或更长时间才能达到正常范围的身高(Gibson et al. 2000)。

大多数早产儿在出院时表现为出生后生长受限,即所谓的 EUGR。对于如何最好地定义 EUGR,新生儿学家们还没有达成共识。目前,以出生到足月纠正日龄的标准差反向变化为基础来定义可能最合适,因为出院时的年龄可能会随着时间的推移和不同研究中心之间出院的政策不同而产生偏差。EUGR 主要是由于出生后营养摄入不足和出生后疾病所致,并且随着出生时 GA 的降低而增加(Wit et al. 2006；Bertino et al. 2009)。研究表明,EUGR 的早产儿的代谢异常与足月 SGA 儿童相似,并且无论出生时是 SGA 还是 AGA 均会发生(Hofman et al. 2006)。大约 10% 的早产儿在 4~5 岁时身高低于 2 个标准差。这一比例与足月 SGA 婴儿相似,他们都没有表现出生后的追赶生长(Wit et al. 2006)(图 9.7)。足月儿 SGA 在妊娠的最后 3 个月遭受不利的胎儿环境,而早产儿在产后头 3 个月(这一时期生物学上相当于胎儿生命的最后 3 个月)遭受不利的环境。考虑到这些相似性,一个专家组最近建议,生长激素治疗的适应证应该扩大到患有 EUGR,随着时间推移未能正常化的早产儿(Wit et al. 2006)。一些常见的早产合并症与出生后生长受限密切相关,包括内科或外科 NEC、胃肠道穿孔和严重的 ROP。这些结果将有助于临床医生识别出那些具有不良生长结果高风险的婴儿,并努力进一步改善这样的结果(Griffin et al. 2015)。

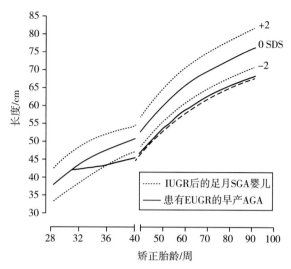

图 9.7 IUGR 后的足月 SGA 婴儿和患有 EUGR 的早产 AGA 婴儿的生长情况。(Reproduced with permission from "Pediatrics", Vol. 117, Pages e793-5, Copyright # 2006 by the AAP)

9.8.2 神经学结果

越来越多的证据表明,出生时的 SGA 与同 GA 的 AGA 婴儿相比,这类患儿与儿童和青春期的轻至中度的学习困难、成年后心理和智力的表现低下、社交能力和行为能力低下有相关性(Lundgren and Tuvemo 2008; Walker and Marlow 2008; Levine et al. 2015)。

最近的一项综述表明,越来越多的证据证实,基于大脑中动脉多普勒指数的大脑再分布与较差的神经发育结局之间存在关联,因此有必要重新评估大脑再分布是否应作为分娩晚期早产和足月 SGA 或生长受限婴儿的标准,即使这种情况下没有出现异常的脐动脉多普勒结果(Meher et al. 2015)。低于正常表现的最重要预测因素是身高和 / 或头围没有追赶性增长(Clayton et al. 2007; Rosenberg 2008)。与没有实现追赶性生长的儿童相比,那些稳定增长的儿童或早期追赶性生长的儿童,表现出追赶性的 SGA 儿童能成功完成较高的学业成绩,且平均智力智商分数较高(Varella and Moss 2015)。

长期纯母乳喂养有助于预防出生后 SGA 的一些神经后遗症。过量喂养营养丰富的配方奶粉可以加速生长,但似乎对智力的发育没有好处,并且可能会在代谢和心血管疾病方面存在风险(Morley et al. 2004; Agostoni 2005)。有人建议,使用生长激素可以提高矮身材 SGA 儿童的智商,但是这还需要更多的数据来证实(Clayton et al. 2007; Lundgren and Tuvemo 2008)。

在足月儿和早产儿中都观察到,脑瘫和 IUGR 之间存在关联,可能是因为胎盘功能不全:向胎儿输送的氧气或营养物质减少可能对大脑发育和分化产生不利影响(Halliday 2009; Lundgren and Tuvemo 2008)。

9.8.3 代谢风险

自 20 世纪 80 年代末以来,流行病学研究表明,宫内发育受损与代谢综合征或其组成部分之一(胰岛素抵抗,高胰岛素血症,糖耐量受损或 2 型糖尿病,血脂异常,高血压和肥胖)的发展有关。此外,一些其他疾病也与该综合征有关,如高凝状态、非酒精性脂肪肝、肾功能障碍(微量或大量蛋白尿)、多囊卵巢综合征、内皮功能障碍和动脉粥样硬化导致的心血管发病率和死亡率增加(Varda and Gregoric 2009)。

已经提出代谢综合征发展的许多机制。一种假说是,胎儿适应了不利的宫内环境,"重编"了内分泌代谢状态,并具有短期存活的优势。这一过程主要包括胰岛素抵抗和由于 β 细胞发育受损导致的胰岛素分泌减少。因此,以减少输送到周围组织(如肌肉和脂肪)的葡萄糖为代价,来维持血糖浓度在有益于大脑发育的水平上(Barker et al. 2005)。当宫内营养供应不足时,这种"重新编程"足以在短期内维持葡萄糖稳定,但当营养供应充足时,它会使儿童在以后生活中易患代谢综合征(Halliday 2009; Saenger et al. 2007)。此外,SGA 新生儿出生后生长加速,体重迅速增加,这与后期的肥胖相关,而肥胖本身也与代谢综合征有关(Maiorana et al. 2007; Nobili et al. 2008)。之前超重的 SGA 儿童与之前超重的 AGA 儿童相比,患代谢综合征的风险增加(Reinehr et al. 2009)。另一方面,众所周知,出生后发育不良与后期神经认知功能低下有关（Yeung 2006）。

　　新生儿营养的挑战是实现 IUGR 受试者的"健康追赶性生长"，其营养策略是改善神经发育结果，同时尽量将减少长期代谢和心血管的不良影响降至最低（Nobili et al. 2008）。

9.8.4　慢性肾病

　　如前所述，当宫内资源受限制时，它们对肾脏发育的分配就受到限制，以保证大脑和心脏的适当发育（Barker and Hanson 2004）。结果是肾单位数量减少，使这些受试者容易患白蛋白尿、慢性肾病和高血压。同时，代谢综合征和 2 型糖尿病可能导致肾脏的并发症（Koleganova et al. 2009）。

9.8.5　青春期和生殖功能

　　大多数研究表明，在出生 SGA 的女孩中，青春期早期发育或正常发育的风险增加，但在短时间内发展（Hernández and Mericq 2008）。这些异常可能导致成年时身高降低。目前还没有足够的数据来表明，出生 SGA 的女性有卵巢功能障碍、生育能力下降或早期绝经的风险。相反，大多数出生 SGA 的男孩在青春期阶段正常，但身高通常低于目标年龄（Hernández and Mericq 2008）。关于胎儿生长对性腺功能影响的研究信息很少，但大多数研究表明，出生时低体重是睾丸癌、尿道下裂和隐睾的危险因素（Main et al. 2006）。

参考文献

Agostoni C (2005) Small-for-gestational-age infants need dietary quality more than quantity for their development: the role of human milk. Acta Paediatr 94:827–829

Aucott SW, Donohue PK, Northington FJ (2004) Increased morbidity in severe early intrauterine growth restriction. J Perinatol 24:435–440

Bakalis S, Silva M, Akolekar R, Poon LC, Nicolaides KH (2015) Prediction of small-for-gestational-age neonates: screening by fetal biometry at 30–34 weeks. Ultrasound Obstet Gynecol 45:551–558

Bardien N, Whitehead CL, Tong S, Ugoni A, McDonald S, Walker SP (2016) Placental insufficiency in fetuses that slow in growth but are born appropriate for gestational age: a prospective longitudinal study. PLoS One 11:e0142788

Barker DJP (2006) Adult consequences of fetal growth restriction. Clin Obstet Gynecol 49:270–283

Barker DJ, Hanson MA (2004) Altered regional blood flow in the fetus: the origins of cardiovascular disease? Acta Paediatr 93:1559–1560

Barker DJ, Osmond C (1986) Infant mortality, childhood nutrition, and ischaemic heart disease in England and Wales. Lancet 1:1077–1081

Barker DJ, Osmond C, Forsén TJ, Kajantie E, Eriksson JG (2005) Trajectories of growth among children who have coronary events as adults. N Engl J Med 353:1802–1809

Bartels DB, Schwab F, Geffers C, Poets CF, Gastmeier P (2007) Nosocomial infection in small for gestational age newborns with birth weight <1500 g: a multicentre analysis. Arch Dis Child Fetal Neonatal Ed 92: F449–F453

Baschat AA, Cosmi E, Bilardo CM, Wolf H, Berg C, Rigano S, Germer U, Moyano D, Turan S, Hartung J, Bhide A, Müller T, Bower S, Nicolaides KH, Thilaganathan B, Gembruch U, Ferrazzi E, Hecher K, Galan HL, Harman CR (2007) Predictors of neonatal outcome in early-onset placental dysfunction. Obstet Gynecol 109:253–261

Baschat AA, Viscardi RM, Hussey-Gardner B, Hashmi N, Harman C (2009) Infant neurodevelopment following fetal growth restriction: relationship with antepartum surveillance parameters. Ultrasound Obstet Gynecol 33:44–50

Baskett TF, Nagele F (2000) Naegele's rule: a reappraisal. BJOG 107:1433–1435

Bernstein IM, Horbar JD, Badger GJ, Ohlsson A, Golan A (2000) Morbidity and mortality among very-low-birth-weight neonates with intrauterine growth restriction. The Vermont Oxford Network. Am J Obstet Gynecol 182:198e206

Bertino E, Di Battista E, Bossi A, Pagliano M, Fabris C, Aicardi G, Milani S (1996) Fetal growth velocity: kinetic, clinical, and biological aspects. Arch Dis Child 74:F10–F15

Bertino E, Milani S, Fabris C, De Curtis M (2007) Neonatal anthropometric charts: what they are, what they are not. Arch Dis Child Fetal Neonatal Ed 92:7–10

Bertino E, Coscia A, Boni L, Rossi C, Martano C, Giuliani F, Fabris C, Spada E, Zolin A, Milani S (2009) Weight growth velocity of very low birth weight infants: role of gender, gestational age and major morbidities. Early Hum Dev 85:339–347

Blaas HG, Eik-Nes SH, Bremnes JB (1998) The growth of the human embryo. A longitudinal biometric assessment from 7 to 12 weeks of gestation. Ultrasound Obstet Gynecol 12:346–354

Boers KE, Vijgen SM, Bijlenga D, van der Post JA, Bekedam DJ, Kwee A, van der Salm PC, van Pampus MG, Spaanderman ME, de Boer K, Duvekot JJ, Bremer HA, Hasaart TH, Delemarre FM, Bloemenkamp KW, van Meir CA, Willekes C, Wijnen EJ, Rijken M, le Cessie S, Roumen FJ, Thornton JG, van Lith JM, Mol BW, Scherjon SA, DIGITAT study group (2010) Induction versus expectant monitoring for intrauterine growth restriction at term: randomized equivalence trial (DIGITAT). BMJ 341:c7087

Boers KE, van Wyk L, van der Post JA, Kwee A, van

Pampus MG, Spaanderdam ME, Duvekot JJ, Bremer HA, Delemarre FM, Bloemenkamp KW, de Groot CJ, Willekes C, Rijken M, Roumen FJ, Thornton JG, van Lith JM, Mol BW, le Cessie S, Scherjon SA, DIGITAT Study Group (2012) Neonatal morbidity after induction vs expectant monitoring in intrauterine growth restriction at term: a subanalysis of the DIGITAT RCT. Am J Obstet Gynecol 206:344 e1–344 e7

Bora R, Mukhopadhyay K, Saxena AK, Jain V, Narang A (2009) Prediction of feed intolerance and necrotizing enterocolitis in neonates with absent end diastolic flow in umbilical artery and the correlation of feed intolerance with postnatal superior mesenteric artery flow. J Matern Fetal Neonatal Med 22:1092–1096

Boulet SL, Alexander GR, Salihu HM, Kirby RS, Carlo WA (2006) Fetal growth risk curves: defining levels of fetal growth restriction by neonatal death risk. Am J Obstet Gynecol 195:1571–1577

Bozzetti V, Tagliabue PE, Visser GH, van Bel F, Gazzolo D (2013) Feeding issues in IUGR preterm infants. Early Hum Dev 89(S2):S21–S23

Brar HS, Rutherford SE (1988) Classification of intrauterine growth retardation. Semin Perinatol 12:2–10

Cameron N (2004) Measuring techniques and instruments. In: Nicoletti I, Benso L, Gilli G (eds) Physiological and pathological auxology. Edizioni Centro Studi Auxologici, Firenze, pp 117–159

Campbell S, Thoms A (1977) Ultrasound measurement of the fetal head to abdomen circumference ratio in the assessment of growth retardation. Br J Obstet Gynaecol 84:165–174

Casey PH (2008) Growth of low birth weight preterm children. Semin Perinatol 32:20–27

Clausson B, Cnattingius S, Axelsson O (1998) Preterm and term births of small for gestational age infants: a population-based study of risk factors among nulliparous women. Br J Obstet Gynaecol 105(9):1011–1017

Clayton PE, Cianfarani S, Czernichow P, Johannsson G, Rapaport R, Rogol A (2007) Management of the child born small for gestational age through to adulthood: a consensus statement of the International Societies of Pediatric ndocrinology and the Growth Hormone Research Society. J Clin Endocrinol Metab 92:804–810

Cruz-Martinez R, Savchev S, Cruz-Lemini M, Mendez A, Gratacos E, Figueras F (2015) Clinical utility of third-trimester uterine artery Doppler in the prediction of brain hemodynamic deterioration and adverse perinatal outcome in small-for-gestational-age fetuses. Ultrasound Obstet Gynecol 45:273–278

David C, Gabrielli S, Pilu G, Bovicelli L (1995) The head-to-abdomen circumference ratio: a reappraisal. Ultrasound Obstet Gynecol 5:256–259

De Jong CL, Francis A, Van Geijn HP, Gardosi J (2000) Customized fetal weight limits for antenatal detection of fetal growth restriction. Ultrasound Obstet Gynecol 15:36–40

Dhaliwal CA, Fleck BW, Wright E, Graham C, McIntosh N (2009) Retinopathy of premature in small- for gestational age infants compared with those of appropriate size for gestational age. Arch Dis Child Fetal Neonatal Ed 94:F193–F195

Dijxhoorn MJ, Visser GH, Touwen BC, Huisjes HJ (1987) Apgar score, meconium and acidaemia at birth in small-for-gestational age infants born at term, and their relation to neonatal neurological morbidity. Br J Obstet Gynaecol 94:873–879

Dorling J, Kempley S, Leaf A (2005) Feeding growth restricted preterm infants with abnormal antenatal Doppler results. Arch Dis Child Fetal Neonatal Ed 90: F359–F363

Eixarch E, Meler E, Iraola A, Illa M, Crispi F, Hernandez-Andrade E, Gratacos E, Figueras F (2008) Neurodevelopmental outcome in 2-year-old infants who were small-for-gestational-age term fetuses with cerebral blood flow redistribution. Ultrasound Obstet Gynecol 32:894–899

Engle WA (2011) Morbidity and mortality in late preterm and early term newborns: a continuum. Clin Perinatol 38:493–516

Fadigas C, Saiid Y, Gonzalez R, Poon LC, Nicolaides KH (2015) Prediction of small-for-gestational-age neonates: screening by fetal biometry at 35–37 weeks. Ultrasound Obstet Gynecol 45:559–565

Figueras F, Gratacos E (2014) Stage-based approach to the management of fetal growth restriction. Prenat Diagn 34:655–659

Garite TJ, Clark R, Thorp JA (2004) Intrauterine growth restriction increases morbidity and mortality among premature neonates. Am J Obstet Gynecol 191:481–487

Gibson AT, Carney S, Cavazzoni E, Wales JK (2000) Neonatal and postnatal growth. Horm Res 53:42–49

Gortner L, Wauer RR, Stock GJ, Reiter HL, Reiss I, Jorch G, Hentschel R, Hieronimi G (1999) Neonatal outcome in small for gestational age infants: do they really better? J Perinat Med 27:484e9

Griffin IJ, Tancredi DJ, Bertino E, Lee HC, Profit J (2015) Postnatal growth failure in very low birthweight infants born between 2005 and 2012. Arch Dis Child Fetal Neonatal Ed 101:F1–F6

Guellec I, Lapillonne A, Renolleau S, Charlaluk ML, Roze JC, Marret S, Vieux R, Monique K, Ancel PY, EPIPAGE Study Group (2011) Neurologic outcomes at school age in very preterm infants born with severe or mild growth restriction. Pediatrics 127:e883–e891

Halliday HL (2009) Neonatal management and long-term sequelae. Best Pract Res Clin Obstet Gynaecol 23:871–880

Hansen AK, Wisborg K, Uldbjerg N, Henriksen TB (2008) Risk of respiratory morbidity in term infants delivered by elective caesarean section: cohort study. BMJ 336:85–87

Hanson MA, Gluckman PD (2014) Early developmental conditioning of later health and disease: physiology or pathophysiology? Physiol Rev 94:1027–1076

Hernández MI, Mericq V (2008) Impact of being born small for gestational age on onset and progression of puberty. Best Pract Res Clin Endocrinol Metab 22:463–476

Hofman PL, Regan F, Cutfield WS (2006) Prematurity-another example of perinatal metabolic programming? Horm Res 66:33–39

Jarvis S, Glinianaia SV, Torrioli MG, Platt MJ, Miceli M,

Jouk PS, Johnson A, Hutton J, Hemming K, Hagberg G, Dolk H, Chalmers J, Surveillance of Cerebral Palsy in Europe (SCPE) collaboration of European Cerebral Palsy Registers (2003) Cerebral palsy and intrauterine growth in single births: European collaborative study. Lancet 362:1106–1111

Kalish RB, Thaler HT, Chasen ST, Gupta M, Berman SJ, Rosenwaks Z, Chervenak FA (2004) First- and second-trimester ultrasound assessment of gestational age. Am J Obstet Gynecol 191:975–978

Kanaka-Gantenbein C (2010) Fetal origins of adult diabetes. Ann N Y Acad Sci 1205:99–105

Karsdorp VH, van Vugt JM, van Geijn HP, Kostense PJ, Arduini D, Montenegro N, Todros T (1994) Clinical significance of absent or reversed end-diastolic velocity waveforms in umbilical artery. Lancet 344:1664–1668

Kase BA, Carreno CA, Blackwell SC (2012) Customized estimated fetal weight: a novel antenatal tool to diagnose abnormal fetal growth. Am J Obstet Gynecol 207:218.e1–218.e5

Kinsella JP, Greenough A, Abman SH (2006) Bronchopulmonary dysplasia. Lancet 367:1421–1431

Koleganova N, Piecha G, Ritz E (2009) Prenatal causes of kidney disease. Blood Purif 27:48–52

Kramer MS, Mc Lean FH, Olivier M, Willis DM, Usher RH (1989) Body proportionality and head and length "sparing" in growth-retarded neonates: a critical reappraisal. Pediatrics 84:717–723

Lal MK, Manktelow BN, Draper ES, Field DJ (2003) Chronic lung disease of prematurity and intrauterine growth retardation: a population-based study. Pediatrics 111:483–487

Lees C, Marlow N, Arabin B, Bilardo CM, Brezinka C, Derks JB, Duvekot J, Frusca T, Diemert A, Ferrazzi E, Ganzevoort W, Hecher K, Martinelli P, Ostermayer E, Papageorghiou AT, Schlembach D, Schneider KT, Thilaganathan B, Todros T, van Wassenaer-Leemhuis-A, Valcamonico A, Visser GH, Wolf H, TRUFFLE Group (2013) Perinatal morbidity and mortality in early-onset fetal growth restriction: cohort outcomes of the trial of randomized umbilical and fetal flow in Europe (TRUFFLE). Ultrasound Obstet Gynecol 42:400–408

Lees C, Marlow N, van Wassenaer-Leemhuis A, Arabin B, Bilardo CM, Brezinka C, Calvert S, Derks JB, Diemert A, Duvekot JJ, Ferrazzi E, Frusca T, Ganzevoort W, Hecher K, Martinelli P, Ostermayer E, Papageorghiou AT, Schlembach D, Schneider KTM, Thilaganathan B, Todros T, Valcamonico A, Visser GHA, Wolf H, on behalf of the TRUFFLE Group (2015) The Trial of Randomized Umbilical and Fetal Flow in Europe (TRUFFLE) study: two year neurodevelopmental and intermediate perinatal outcomes. Lancet 385:2162–2172

Lesmes C, Gallo DM, Panaiotova J, Poon LC, Nicolaides KH (2015) Prediction of small-for-gestational-age neonates: screening by fetal biometry at 19–24 weeks. Ultrasound Obstet Gynecol 46:198–207

Levine TA, Grunau RE, McAuliffe FM, Pinnamaneni R, Foran A, Alderdice FA (2015) Early childhood neurodevelopment after intrauterine growth restriction: a systematic review. Pediatrics 135:126–141

Lindqvist PG, Molin J (2005) Does antenatal identification of small-for-gestational age fetuses significantly improve their outcome? Ultrasound Obstet Gynecol 25:258–264

Lundgren EM, Tuvemo T (2008) Effects of being born small for gestational age on long-term intellectual performance. Best Pract Res Clin Endocrinol Metab 22:477–488

Lundgren P, Kistner A, Andersson EM, Hansen Pupp I, Holmström G, Ley D, Niklasson A, Smith LE, Wu C, Hellström A, Löfqvist C (2014) Low birth weight is a risk factor for severe retinopathy of prematurity depending on gestational age. PLoS One 9:e109460

Lyall F, Robson SC, Bulmer JN (2013) Spiral artery remodeling and trophoblast invasion in preeclampsia and fetal growth restriction: relationship to clinical outcome. Hypertension 62:1046–1054

Main KM, Jensen RB, Asklund C, Høi-Hansen CE, Skakkebaek NE (2006) Low birth weight and male reproductive function. Horm Res 65:116–122

Maiorana A, Del Bianco C, Cianfarani S (2007) Adipose tissue: a metabolic regulator. Potential implications for the metabolic outcome of subjects born Small for Gestational Age (SGA). Rev Diabet Stud 4:134–146

Mamopoulos A, Petousis S, Tsimpanakos J, Masouridou S, Kountourelli K, Margioula-Siarkou C, Papouli M, Rousso D (2015) Birth weight independently affects morbidity and mortality of extremely preterm neonates. J Clin Med Res 7:511–516

Mari G, Hanif F, Treadwell MC, Kruger M (2007) Gestational age at delivery and Doppler waveforms in very preterm intrauterine growth-restricted fetuses as predictors of perinatal mortality. J Ultrasound Med 26:555–559

McCowan LM, Mullen BM, Ritchie K (1987) Umbilical artery flow velocity waveforms and the placental vascular bed. Am J Obstet Gynecol 157:900–902

McIntire DD, Bloom SL, Casey BM, Leveno KJ (1999) Birth weight in relation to morbidity and mortality among newborn infants. N Engl J Med 340:1234–1238

McMillen I, Adams M, Ross J, Coulter CL, Simonetta G, Owens JA, Robinson JS, Edwards LJ (2001) Fetal growth restriction: adaptation and consequences. Reproduction 122:195–204

Meher S, Hernandez-Andrade E, Basheer SN, Lees C (2015) Impact of cerebral redistribution on neurodevelopmental outcome in small for gestational age or growth restricted babies: a systematic review. Ultrasound Obstet Gynecol 46:398–404

Miller HC (1985) Prenatal factors affecting intrauterine growth retardation. Clin Perinatol 12:307 318

Mitsiakos G, Papaioannou G, Papadakis E, Chatziioannidis E, Giougi E, Karagianni P, Evdoridou J, Malindretos P, Athanasiou M, Athanassiadou F, Nikolaidis N (2009) Haemostatic profile of full-term, healthy, small for gestational age neonates. Thromb Res 124:288–291

Morin I, Morin L, Zhang X, Platt RW, Blondel B, Bréart G, Usher R, Kramer MS (2005) Determinants and consequences of discrepancies in menstrual and ultrasonographic gestational age estimates. BJOG 112:145–152

Morley R, Fewtrell MS, Abbott RA, Stephenson T,

MacFadyen U, Lucas A (2004) Neurodevelopment in children born small for gestational age: a randomized trial of nutrient-enriched versus standard formula and comparison with a reference breastfed group. Pediatrics 113:515–521

Morsing E, Asard M, Ley D, Stjernqvist K, Marsál K (2011) Cognitive function after intrauterine growth restriction and very preterm birth. Pediatrics 127: e874–e882

Murdoch EM, Sinha AK, Shanmugalingam ST, Smith GC, Kempley ST (2006) Doppler flow velocimetry in the superior mesenteric artery on the first day of life in preterm infants and the risk of neonatal necrotizing enterocolitis. Pediatrics 118:1999–2003

Nakling J, Buhaug H, Backe B (2005) The biologic error in gestational length related to the use of the first day of last menstrual period as a proxy for the start of pregnancy. Early Hum Dev 81:833–839

Nicolaides KH, Bilardo CM, Soothill PW, Campbell S (1988) Absence of end diastolic frequencies in umbilical artery: a sign of fetal hypoxia and acidosis. BMJ 297:1026

Nobili V, Alisi A, Panera N, Agostoni C (2008) Low birth weight and catch-up-growth associated with metabolic syndrome: a ten year systematic review. Pediatr Endocrinol Rev 6:241–247

Olofsson P, Laurini RN, Marsál K (1993) A high uterine artery pulsatility index reflects a defective development of placental bed spiral arteries in pregnancies complicated by hypertension and fetal growth retardation. Eur J Obstet Gynecol Reprod Biol 49:161–168

Oros D, Figueras F, Cruz-Martinez R, Meler E, Munmany M, Gratacos E (2011) Longitudinal changes in uterine, umbilical and fetal cerebral Doppler indices in late-onset small-for-gestational age fetuses. Ultrasound Obstet Gynecol 37:191–195

Pallotto EK, Kilbride HW (2006) Perinatal outcome and later implications of intrauterine growth restriction. Clin Obstet Gynecol 49:257–269

Pallotto EK, Woelnerhanssen B, Putt M (2004) Incidence and risk factors for prolonged hypoglycemia in small for gestational age infants. Abstract, Society for Pediatric and Perinatal Epidemiology

Papageorghiou AT, Ohuma EO, Altman DG, Todros T, Cheikh Ismail L, Lambert A, Jaffer YA, Bertino E, Gravett MG, Purwar M, Noble JA, Pang R, Victora CG, Barros FC, Carvalho M, Salomon LJ, Bhutta ZA, Kennedy SH, Villar J, International Fetal and Newborn Growth Consortium for the 21st Century (INTERGROWTH-21st) (2014) International standards for fetal growth based on serial ultrasound measurements: the Fetal Growth Longitudinal Study of the INTERGROWTH-21st Project. Lancet 384:869–879

Peacock JL, Lo JW, D'Costa W, Calvert S, Marlow N, Greenough A (2013) Respiratory morbidity at follow-up of small-for-gestational age infants born very prematurely. Pediatr Res 73:457–463

Piper JM, Xenakis EM, McFarland M, Elliott BD, Berkus MD, Langer O (1996) Do growth-retarded premature infants have different rates of perinatal morbidity and mortality than appropriately grown premature infants? Obstet Gynecol 87:169–174

Pulver LS, Guest-Warnick G, Stoddard GJ, Byington CL, Young PC (2009) Weight for gestational age affects the mortality of late preterm infants. Pediatrics 123: e1072–e1077

Rasmussen S, Kiserud T, Albrechtsen S (2006) Foetal size and body proportion at 17–19 weeks of gestation and neonatal size, proportion, and outcome. Early Hum Dev 82:683–690

Ree IM, Smits-Wintjens VE, Rijntjes-Jacobs EG, Pelsma IC, Steggerda SJ, Walther FJ, Lopriore E (2014) Necrotizing enterocolitis in small-for-gestational-age neonates: a matched case–control study. Neonatology 105:74–78

Regev RH, Lusky A, Dolfin T, Litmanovitz I, Arnon S, Reichman B, Network IN (2003) Excess mortality and morbidity among small-for-gestational-age premature infants: a population-based study. J Pediatr 143:186–191

Reinehr T, Kleber M, Toschke AM (2009) Small for gestational age status is associated with metabolic syndrome in overweight children. Eur J Endocrinol 160:579–584

Rizzo G, Prefumo F, Ferrazzi E, Zanardini C, Di Martino D, Boito S, Aiello E, Ghi T, SIEOG working group on fetal biometric charts (2016) The effect of fetal sex on customized fetal growth charts. J Matern Fetal Neonatal Med 3:1–8

Rosenberg A (2008) The IUGR newborn. Semin Perinatol 32:219–224

Rozance PJ (2014) Update on neonatal hypoglycemia. Curr Opin Endocrinol Diabetes Obes 21:45–50

Sabel KG, Olegard R, Mellander M, Hildingsson K (1982) Interrelation between fatty acid oxidation and control of gluconeogenic substrates in small for gestational age (SGA) infants with hypoglycemia and with normoglycemia. Acta Paediatr Scand 71:53–61

Saenger P, Czernichow P, Hughes I, Reiter EO (2007) Small for gestational age: short stature and beyond. Endocr Rev 28:219–251

Sarkar S, Rosenkrantz TS (2008) Neonatal polycythemia and hyperviscosity. Semin Fetal Neonatal Med 13:248–255

Savchev S, Figueras F, Cruz-Martinez R, Illa M, Botet F, Gratacos E (2012) Estimated weight centile as a predictor of perinatal outcome in small-for-gestational-age pregnancies with normal fetal and maternal Doppler indices. Ultrasound Obstet Gynecol 39:299–303

Shand AW, Hornbuckle J, Nathan E, Dickinson JE, French NP (2009) Small for gestational age preterm infants and relationship of abnormal umbilical artery Doppler blood flow to perinatal mortality and neurodevelopmental outcomes. Aust N Z J Obstet Gynaecol 49:52–58

Shapiro-Mendoza CK, Tomashek KM, Kotelchuck M, Barfield W, Nannini A, Weiss J, Declercq E (2008) Effect of late-preterm birth and maternal medical conditions on newborn morbidity risk. Pediatrics 121: e223–e232

Sharma P, McKay K, Rosenkrantz TS, Hussain N (2004) Comparisons of mortality and pre-discharge respiratory outcomes in small-for-gestational-age and appropriate-for-gestational-age premature infants. BMC Pediatr 4:9

Simon D, Léger J, Carel JC (2008) Optimal use of growth hormone therapy for maximizing adult height in children born small for gestational age. Best Pract Res Clin Endocrinol Metab 22:525–537

Singer DB, Sung CJ, Wigglesworth JS (1991) Fetal growth and maturation with standards for body and organ development. In: Wigglesworth JS, Singer DB (eds) Textbook of fetal and perinatal pathology. Blackwell, London, pp 11–47

Skuse D, Pickles A, Wolke D, Reilly S (1994) Postnatal growth and mental development: evidence for a "sensitive period". J Child Psychol Psychiatry 35:521–545

Smith LE (2005) IGF-1 and retinopathy of prematurity in the preterm infant. Biol Neonate 88:237–244

Snijders RJ, Abbas A, Melby O, Ireland RM, Nicolaides KH (1993) Fetal plasma erythropoietin concentration in severe growth retardation. Am J Obstet Gynecol 168:615–619

Soothill PW, Ajayi RA, Campbell S, Ross EM, Candy DC, Snijders RM, Nicolaides KH (1992) Relationship between fetal acidemia at cordocentesis and subsequent neurodevelopment. Ultrasound Obstet Gynecol 2:80–83

Soudée S, Vuillemin L, Alberti C, Mohamed D, Becquet O, Farnoux C, Biran V, Baud O (2014) Fetal growth restriction is worse than extreme prematurity for the developing lung. Neonatology 106:304–310

Sovio U, White IR, Dacey A, Pasupathy D, Smith GC (2015) Screening for fetal growth restriction with universal third trimester ultrasonography in nulliparous women in the Pregnancy Outcome Prediction (POP) study: a prospective cohort study. Lancet 386:2089–2097

Tajik P, van Wyk L, Boers KE, le Cessie S, Zafarmand MH, Roumen F, van der Post JA, Porath M, van Pampus MG, Spaanderdam ME, Kwee A, Duvekot JJ, Bremer HA, Delemarre FM, Bloemenkamp KW, de Groot CJ, Willekes C, van Lith JM, Bossuyt PM, Mol BW, Scherjon SA, DIGITAT Study Group (2014) Which intrauterine growth restricted fetuses at term benefit from early labour induction? A secondary analysis of the DIGITAT randomised trial. Eur J Obstet Gynecol Reprod Biol 172:20–25

Tanner JM (1989) Foetus into man, 2nd edn. Castlemead Publication, Welwyn Garden City

The American Academy of Pediatrics and the American College of Obstetricians and Gynecologist (2007) Standard terminology for reporting of reproductive health statistics in the United States. In: Guideline for prenatal care. American Academy of Pediatrics, Elk Grove Village

Thorsell M, Kaijser M, Almström H, Andolf E (2008) Expected day of delivery from ultrasound dating versus last menstrual period–obstetric outcome when dates mismatch. BJOG 115:585–589

Todros T, Plazzotta C, Pastorin L (1996) Body proportionality of the small-for-date fetus: is it related to aetiological factors? Early Hum Dev 45:1–9

Todros T, Sciarrone A, Piccoli E, Guiot C, Kaufmann P, Kingdom J (1999) Umbilical Doppler waveforms and placental villous angiogenesis in pregnancies complicated by fetal growth restriction. Obstet Gynecol 93:499–503

Torrance HL, Bloemen MC, Mulder EJ, Nikkels PG, Derks JB, de Vries LS, Visser GH (2010) Predictors of outcome at 2 years of age after early intrauterine growth restriction. Ultrasound Obstet Gynecol 36:171–177

Tyrrell S, Obaid AH, Lilford RJ (1989) Umbilical artery Doppler velocimetry as a predictor of fetal hypoxia and acidosis at birth. Obstet Gynecol 74:332–337

van Wyk L, Boers KE, van der Post JA, van Pampus MG, van Wassenaer AG, van Baar AL, Spaanderdam ME, Becker JH, Kwee A, Duvekot JJ, Bremer HA, Delemarre FM, Bloemenkamp KW, de Groot CJ, Willekes C, Roumen FJ, van Lith JM, Mol BW, le Cessie S, Scherjon SA, DIGITAT Study Group (2012) Effects on (neuro developmental and behavioral outcome at 2 years of age of induced labor compared with expectant management in intrauterine growth-restricted infants: long-term outcomes of the DIGITAT trial. Am J Obstet Gynecol 206:406 e1–406 e7

Varda NM, Gregoric A (2009) Metabolic syndrome in the pediatric population: a short overview. Pediatric Rev 1:e1

Varella MH, Moss WJ (2015) Early growth patterns are associated with intelligence quotient scores in children born small-for-gestational age. Early Hum Dev 91:491–497

Vashevnik S, Walker S, Permezel M (2007) Stillbirths and neonatal deaths in appropriate, small and large birthweight for gestational age fetuses. Aust N Z J Obstet Gynaecol 47:302–306

Victora CG (2015) Anthropometric characterization of impaired fetal growth. Risk factors for and prognosis of newborns with stunting or wasting. JAMA Pediatr 169(7):e151431

Vrachnis N, Botsis D, Iliodromiti Z (2006) The fetus that is small for gestationel age. N Y Acad Sci 1092:304–309

Walker DM, Marlow N (2008) Neurocognitive outcome following fetal growth restriction. Arch Dis Child Fetal Neonatal Ed 93:F322–F325

Wirbelauer J, Thomas W, Rieger L, Speer CP (2010) Intrauterine growth retardation in preterm infants ≤32 weeks of gestation is associated with low white blood cell counts. Am J Perinatol 27(10):819–824

Wit JM, Finken MJ, Rijken M, de Zegher F (2006) Preterm growth restraint: a paradigm that unifies intrauterine growth retardation and preterm extrauterine growth retardation and has implications for the small-for-gestational-age indication in growth hormone therapy. Pediatrics 117:e793–e795

Yeung MY (2006) Postnatal growth, neurodevelopment and altered adiposity after preterm birth–from a clinical nutrition perspective. Acta Paediatr 95:909–917

Yu V, Upadhyay A (2004) Neonatal management of the growth-restricted infant. Semin Fetal Neonatal Med 9:403–409

10 晚期早产儿的近期和远期患病率和死亡率风险

Avroy A. Fanaroff

王欢欢　翻译,岳少杰　审校

目录

摘要

晚期早产儿在早产儿中的比例最大,其近期及远期并发症和病死率显著高于足月儿。晚期早产儿生后住院期间的主要并发症包括湿肺、呼吸窘迫综合征、新生儿持续肺动脉高压、呼吸衰竭、呼吸暂停、体温不稳定、黄疸、低血糖和喂养困难,这些导致其住院时间更长及住院费用更高。此外,晚期早产儿合并先天畸形的发生率更高,这可能与其死亡率高于足月儿有关。与足月儿相比,晚期早产儿再入院的风险增加 2 倍。在生后第 1 周,高胆红素血症、喂养困难、体重增长不良、脱水和呼吸暂停是晚期早产儿需再入院的主要原因。而在生后第 1 年内,呼吸道及胃肠道疾病是晚期早产儿需再入院的主要原因。研究提示:与足月儿相比,7 岁之前,晚期早产儿神经发育不良结局和学习困难的风险增加。

10.1　要点

- 晚期早产儿是早产最常见的原因,在早产儿中占比最大。
- 预防晚期早产儿的出生为降低早产率提供了最佳机会。

- 与足月儿相比,晚期早产儿住院并发症显著增多及死亡率显著升高。晚期早产儿的婴儿期死亡率至少比足月儿高3倍。
- 晚期早产儿后期具有明显的认知及行为问题。这些问题与母亲的智商、居住环境及社会人口学特征无关。
- 除了预防晚期早产外,降低与晚期早产儿相关的患病率及死亡率的措施还包括:预防和治疗晚期早产儿生后住院期间及出院后的相关并发症。

10.2 引言

晚期早产儿是新生儿医师成功救治的第一类早产儿。随着极低出生体重儿存活的上升且对救治资源的需求增加,从而导致近足月儿相对被忽略,且不再被许多医护人员认为是高危的人群。对此类患儿的重新关注,并将其重命名为晚期早产儿,是由于意识到:他们是早产儿中占比最大的人群,与足月儿相比,病死率增高,包括湿肺(transient tachypnea of newborn,TTNB)、呼吸窘迫综合征、持续肺动脉高压、呼吸衰竭、呼吸暂停、体温不稳定、黄疸、低血糖、喂养困难等发生率增高,及新生儿重症监护室(neonatal intensive care unit,NICU)住院时间更长(Raju et al. 2006;Engle et al. 2007;Jain 2007,2008a;Ramachandrappa and Jain 2009;American College of Obstetricians and Gynecologists 2013)。与足月儿相比,晚期早产儿出现认知及神经发育问题的发生率增加,出院后前几周内再次入院率更高。Escobar指出多数晚期早产儿从未入住NICU(Escobar et al. 2005),对此一种可能的原因是临床医师可能仅基于新生儿的出生体重而不是结合胎龄及出生体重来进行临床判断。

早产给家庭同时带来精神和经济负担,由于住院时间较长及再次住院而花费高额的医疗费用。降低早产率及早产儿相关负担是一个国家及全世界都优先考虑的问题。胎龄34~37周的晚期早产儿占早产儿总数的70%,是预防早产合理的首要目标。

10.3 晚期早产儿

一直以来晚期早产儿(胎龄 34^{+0}~36^{+6} 周)被当作近足月儿且按照近足月儿进行对待,因此,这组人群相当高的患病率和病死率在很大程度上没有被注意而被忽视。意识到他们确实是早产儿中占比最大的一群,且存在显著的近期和远期并发症甚至高的死亡率,因此专业命名上为了强调早产将其命名改为晚期早产儿,对他们的关注也越来越密切。晚期早产儿占早产儿的70%以上,使用资源过多,并且他们多数早产原因不明确,因此,为大幅度降低早产率提供了最好的机会(Raju et al. 2006;Engle et al. 2007;Seikku et al. 2016;Spong et al. 2011;Hamilton et al. 2016)。

10.3.1 发生率和预防

在美国,活产中早产率从1990年的10.6%上升至2006年的12.8%,2007年下降至12.7%,2008年下降至12.3%(Escobar et al. 2005)。2013年美国早产率连续7年下降至11.39%;低出生体重率基本保持在8.02%。2013年婴儿期死亡率为5.96/1 000活产婴,比2005年(6.86/1 000活产婴)下降13%。2013年年龄矫正后的死亡率为7.3/1 000人口,与2012年相比没有变化(Osterman et al. 2015)。2015年美国出生人口为397.8万,比2014年下降不到1%。2015年剖宫产率下降至32%,早产儿发生率较2014年略有上升,达9.63%(Martin et al. 2016)。

过去30年间,早产率的上升主要是晚期早产增多,在2006年美国晚期早产387 791例,晚期早产占所有活产的比例从7.3%上升至9.1%。1996—2006年,美国晚期早产儿的发生率上升超过18%。然而其发生率在2007年略有下降,降至9%,这可能反映了预防晚期早产的进步。晚期早产儿,胎龄>34周而<37周,约占早产儿的四分之三(图10.1)。出于合理的医疗原因和为了母亲及胎儿的最大利

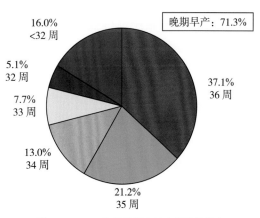

图10.1 2003年美国所有早产儿胎龄分布

益,几乎半数晚期早产儿是选择性剖宫产娩出。

美国妇产学会建议不要在胎龄 39 周前进行选择性分娩(American College of Obstetricians and Gynecologists 1999)。Davidoff 调查了 1992—2002 年间美国单胎新生儿胎龄的流行变化情况(Davidoff et al. 2006)。通过分析不同胎龄儿的分娩方式,发现顺产娩出者的最常见胎龄从 1992 年的 40 周向左移至 2002 年的 39 周($P<0.001$)。胎龄≥40 周分娩显著减少,而胎龄 34~39 周分娩有所增加。因胎膜早破/破膜时间延长或临床干预娩出的单胎新生儿有类似的趋势。所有单胎新生儿的胎龄分布因种族不同而不同,非西班牙裔白人晚期早产儿的比例增幅最大。

为了明确在 39 周前进行足月选择性分娩对新生儿及母亲预后的不良影响,Clark 等回顾分析了 17 794 例新生儿,其中 14 955 例(84%)胎龄大于等于 37 周。研究发现:这些足月分娩中,6 562 例(44%)为计划分娩,而不是自然分娩(Clark et al. 2009)。在计划分娩中,4 645 例(71%)为单纯选择性分娩,在无医学指征选择性分娩中,37~38 周娩出者有 17.8%,38~39 周娩出者有 8%,需入住新生儿专科病房,而≥39 周娩出者仅 4.6% 需入住新生儿专科病房。接受引产妇女的剖宫产率不受胎龄的影响,但明显受到最初宫颈扩张程度和胎次的影响,影响程度从对经产妇宫颈扩张≥5cm 的影响为 0%,到对初产妇宫颈扩张 0cm 的影响是 50%。他们因此得出结论:孕 39 周前进行选择性分娩与新生儿的患病率明显相关,是不恰当的。

Oshiro 等(2009)报道,在实施协作系统和多学科团队共同管理(包括信息技术管理者及提供临床治疗和护理的医生和护士)以降低胎龄 39 周前选择性分娩出的项目之前,28% 的选择性分娩胎龄小于 39 周。该项目引入 6 个月内,39 周前选择性分娩率下降至 10%,该项目通过 6 年的继续教育及其对治疗文化的影响,使 39 周前选择性分娩率下降至可接受的 3%。

美国早产率持续增长至 2007 年,尤其是胎龄 34 周的晚期早产。这种趋势的原因仍然不明确,但晚期早产增加的主要原因是胎龄 37 周前选择性引产和剖宫产。尽管有证据和指南建议无临床指征时不要在 39 周前进行选择性分娩(Seikku et al. 2016)。

Reddy 等(2009)对晚期早产儿的分娩指征及其对新生儿和婴儿死亡率的潜在影响进行了分类。采用 2001 年美国出生队列相关的出生/死亡文件,这些文件包含超过 3 百万的单胎娩出者,他们将其分娩指征分类如下:①母亲疾病因素;②产科并发症;③重大的先天畸形;④单纯自然分娩,无需引产且无相关医学/产科因素的阴道分娩;⑤未记录分娩指征。他们发现:292 627 例晚期早产儿中,前 4 种分类(那些有指征和单纯自然分娩者)占 77%。剩下的 23%(67 909 例)被分类为未记录分娩指征。对未记录分娩指征有显著影响的因素包括:母亲年龄较大、种族、经产、巨大儿(出生体重超过 4 000g)分娩史。无记录分娩指征者中,新生儿和婴儿死亡率明显高于单纯自然分娩者,但未明显低于那些有产科指征或先天畸形的分娩者。出生证中未记录分娩指征的这 23% 晚期早产儿为降低晚期早产儿的娩出提供了一个绝佳的机会。俄亥俄州围产质量协作写作委员会对此进行了记录(Donovan et al. 2010)。他们尝试降低孕 36(0/7)~38(6/7)周无合理医学指征的计划分娩。他们收集了俄亥俄州 20 家妇产医院 60 天的基础数据,并要求记录孕 36(0/7)~38(6/7)周计划分娩的医学指征。他们对出生资料集中进行了鉴定分析。在各医院之间定期共享无医学指征的计划分娩率、出生证资料和实施问题。参加的医院中,孕 36(0/7)~38(6/7)周无医学指征的计划分娩率从 25% 显著下降至低于 5%。出生证资料显示无指征的试产率平均下降 13%~8%。99% 的病例记录了胎龄计算的标准。仅通过建立和应用标准来确定胎龄并记录计划分娩的原因,即可显著降低晚期早产数。如果我们能在孕 36 周后的人群完成这一目标,那么相信将此规范扩大至≥34 周对降低晚期早产将具有重大影响。然而,为了维持这种效果,有必要将计划分娩纳入诊疗安全的一部分,让孕妇更好地了解晚期早产分娩的相关风险。

Bailit 等(2010)利用电子健康档案,尝试通过分娩类型和胎龄去判断母亲和新生儿的预后。他们按照分娩类型(自然顺产、选择性引产、有指征的引产、产程未发动的剖宫产)回顾了 2002—2008 年 115 528 例分娩。通过分娩类型和胎龄推断新生儿和母亲的预后。

至 39 周前,NICU 入住率、需要机械通气率及败血症的发生率随着胎龄的增加而改善。选择性引产的新生儿结局较好,但这组新生儿的母亲发生子宫切除的风险增加(Bailit et al. 2010)。

10.4 死亡率

2002 年,晚期早产儿的新生儿期死亡率(生后 0~27 天死亡)比足月儿高 4.6 倍(4.1/1 000 活产新生儿 vs 0.9/1 000 活产新生儿)。这个差异比 1995 年增大,1995 年前者比后者高 4 倍(4.8/1 000 活产新生儿 vs 1.2/1 000 活产新生儿)。婴儿期死亡率两者延续这种关系。2002 年,晚期早产儿的婴儿期死亡率(生后 1 年内死亡)也高于足月儿(7.7/1 000 活产新生儿 vs 2.5/1 000 活产新生儿)(Hamilton et al. 2016;Clark et al. 2009)。

这在晚期早产儿中的小于胎龄儿(small for gestational age,SGA)尤为明显,与足月儿中适于胎龄儿相比,其生后 1 个月内的死亡率高 44 倍,在生后 1 年内的死亡率高 22 倍。即使排除先天畸形,包括出生缺陷的死亡数,SGA 与适于胎龄儿死亡率的比率差异仍存在,尤其是晚期早产儿中的 SGA。

Thomasek 等(2007)发现晚期早产儿与足月儿相比,更可能在新生儿早期死亡,死亡原因包括呼吸系统疾病、母亲妊娠期并发症和先天畸形。他们指出晚期早产儿的婴儿期病死率比足月儿的高 3 倍(7.9/1 000 活产新生儿 vs 2.4/1 000 活产新生儿)(表 10.1)。多数死亡是由于可导致早产的危及生命的先天畸形所致,因此要求及时记录晚期早产的指征是及时且合理的。

Kitsommart 等(2009)比较了 1 193 例晚期早产儿和 8 666 例足月儿资料,晚期早产儿中绝大多数是胎龄 36 周(44%),其次为 35 周(29%)和 34 周(27%)。晚期早产儿重症监护病房入住率、呼吸支持率、气胸发生率和死亡率明显高于足月儿。晚期早产儿中,尽管只有 1% 阳性培养结果,但接近 30% 的患儿接受了抗生素治疗。尽管这些患儿的总体死亡率仅 0.8%,但晚期早产儿组的死亡风险高 12 倍。死亡率和患病率的升高证实晚期早产儿属于高危人群。

表 10.1 晚期早产儿和足月儿并发症对比

并发症	晚期早产儿发生率	足月儿发生率
黄疸	54%	38%
败血症评估	37%	13%
喂养困难	32%	7%
接受静脉输液	27%	5%
低血糖	16%	5

续表

并发症	晚期早产儿发生率	足月儿发生率
体温不稳定	10%	<0.1%
呼吸暂停	6%	<0.1%
机械通气	3.4%	0.9
病死率 (2002 年)	7.9/1 000 活产新生儿	2.4/1 000 活产新生儿

10.5 患病率

据估计约 50% 的胎龄 34 周娩出者需要接受重症监护,而 35 周娩出者降至 15%,36 周娩出者降至 8%。为了明确哪些高危新生儿最可能存在危及生命的并发症,及哪些最可能需要接受专科治疗,Shapiro-Mendoza 等(2008)将具备以下 3 个标准任 1 项初次住院的新生儿分类为存在合并症:①住院 5 天且存在任一危及生命疾病的诊断;②住院 5 天且转至上一级医院;③住院期间死亡。他们发现:从胎龄 38 周至 34 周,胎龄每减小 1 周,新生儿发病风险增加 2 倍(图 10.2)。晚期早产儿发病的风险高于足月儿,尤其当母亲也存在疾病时。当新生儿的母亲产前合并妊娠高血压疾病和产前出血时,这种风险尤为明显。晚期早产儿新生儿期发病率是足月儿的 7 倍(22% vs 3%)(见图 10.2)。当母亲合并妊娠高血压疾病和产前出血的晚期早产儿尤其容易受到损伤。此外,母亲合并妊娠高血压疾病、糖尿病和哮喘,导致引产或自发早产风险增加(表 10.2)。

表 10.2 晚期早产儿与足月儿发病率的风险因素
(Clark et al. 2009)

母亲情况	RR 值 晚期早产 / 足月
高血压疾病	6.1
糖尿病	5.4
产前出血	5.1
急性或慢性肺疾病	6.1
感染	4.4
心脏疾病	5.7
肾脏疾病	4.6
生殖器疱疹	10.0

对于晚期早产儿分娩的决定,应同时考虑延长

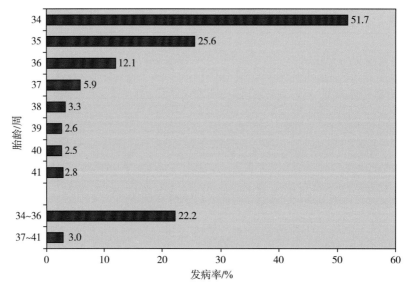

图 10.2 不同胎龄新生儿出生住院期间的发病率,摘自 Shapiro-Mendoza et al. 2008

孕期对母亲和胎儿的益处和风险。应制定晚期早产儿专门的标准化治疗和方案,而不是直接应用那些为足月儿制定的标准和方案。而且,更好的预判、认知和治疗母亲合并的慢性和妊娠相关的疾病可能降低所有新生儿的患病率,尤其是降低晚期早产儿的患病率。

晚期早产儿最主要的疾病包括 TTNB、呼吸窘迫综合征、持续肺动脉高压、呼吸衰竭、呼吸暂停、体温不稳定、黄疸、低血糖、喂养困难及 NICU 住院时间更长。而且,他们先天畸形的发生率更高,如前所述,这也可能导致其死亡率相对高于足月儿。他们还更容易发生血行感染(Cohen-Wolkowiez et al. 2009)(见表 10.1)。

10.6 再入院

Escobar 分析了 Kaiser Permanente 数据库,该数据库包括 NICU 中的 33 276 例存活者,其中胎龄小于 34 周为 862 例(2.6%),胎龄 34~36 周为 2 153 例(6.5%),胎龄大于 37 周为 30 261 例(90.9%)(American College of Obstetricians and Gynecologists 2013)。出院后 2 周的再入院率不同胎龄间存在差异:胎龄小于 34 周为 26/862(3.0%),胎龄 34~36 周为 94/2 153(4.4%),胎龄大于 37 周为 618/30 261(2.0%)。晚期早产儿再入院的风险为足月儿的 2 倍,黄疸是其再入院的主要原因。McLaurin 的研究也证实了这些数据,他报道晚期早产儿生后第 1 年的再入院率是

15%,而足月儿是 8%(McLaurin et al. 2009)。更显著的是,晚期早产儿在出院后前 15 天内再入院的风险比足月儿高 3 倍(3.8 vs 1.3%)。早期再入院的最常见原因是黄疸、喂养困难、体重增长不佳、脱水和呼吸暂停。生后第 1 年内,呼吸道(包括毛细支气管炎)和消化道疾病是晚期(出院超过 15 天)再入院的最常见诊断。Underwood 等发现生后 1 个月内至少再入院 1 次最多的人群是胎龄 35 周的新生儿,最常见的再入院原因是呼吸道疾病(Underwood et al. 2007),这组患儿再入院的花费近 1 亿美元。

10.7 体温不稳定

尽管晚期早产儿比超低出生体重儿和极早早产儿发育更加完善,但他们生后仍然很容易受到寒冷损伤。脂肪的大量储存发生在妊娠最后几周,特别是足月时控制激素激增,因此晚期早产儿的白色脂肪和棕色脂肪组织的积聚和成熟减少。晚期早产儿通常存在体温不稳定,这会导致怀疑其合并败血症,并进行败血症的相关检查及应用抗生素(Wang et al. 2004)。

10.8 湿肺

TTNB 是晚期早产儿主要的呼吸系统问题。TTNB 的原因通常被描述为肺液清除的延迟和不充分。这是一种自限性疾病,特点是呼吸增快,最常见于择期剖宫产的新生儿,发病原因被认为是新生儿

未经过分娩应激而肺液清除激活延迟。Gowen 等发现：与正常新生儿相比，TTNB 患儿鼻黏膜上皮对阿米洛利敏感的钠离子转运暂时性减少，这支持肺液清除不充分是导致 TTNB 的一个原因。TTNB 患儿去甲肾上腺素水平下降，而肾上腺素水平正常。肺部超声是诊断 TTNB 的一种非常有效的方法。

10.9 呼吸窘迫综合征

随着 1994 年起更为广泛的产前类固醇皮质激素的应用和 20 世纪 90 年代早期表面活性物质的引入，美国呼吸窘迫综合征导致的婴儿死亡，1995—1997 年间比 1989—1991 年间下降了 48%，2002—2004 年间再次下降 18%。2002—2004 年死亡率的下降显著发生在胎龄 28~32 周的新生儿，而不是胎龄 33~36 周的新生儿，因为 33~36 周新生儿不是产前预防性应用糖皮质激素的最佳目标人群，尽管一些随机对照研究提示这种治疗在这一胎龄是安全和有效的。由于大于 33 周产前很少应用类固醇皮质激素（15%），"临床实践中对孕 33~34 周产前应用类固醇皮质激素，将降低新生儿的死亡率和患病率"（Gowen et al. 1988）。

通过对胎龄 24~32 周新生儿数据的推断，Joseph 等（Joseph et al. 2009）发现估计胎龄 35 周（$n=21$）和 36 周（$n=64$）需要治疗的人数足以证明在未来进行一些研究来证实这些较大胎龄产前应用类固醇皮质激素的有效性是非常值得的。但 meta 分析提示胎龄大于 36 周应用没有明显的保护作用。

对于存在发生晚期早产风险的孕妇，应用倍他米松显著降低新生儿呼吸系统并发症。主要结局（持续气道正压通气或高流量鼻导管吸氧至少 2 小时，吸氧浓度超过 0.3 至少 4 小时，体外膜肺或机械通气），或死胎或新生儿生后 72 小时内死亡的发生率，倍他米松组为 11.6%，安慰剂组为 14.4%（Gyamfi-Bannerman et al. 2016）。倍他米松组严重呼吸系统并发症、短暂性呼吸急促、表面活性物质使用、支气管肺发育不良的发生率均显著低于安慰剂组。绒毛膜羊膜炎及新生儿败血症的发生率两组无显著差异。倍他米松组低血糖的发生率高于安慰剂组（24% vs. 15%）。

Dudell 和 Jain 等（2006）回顾了 ELSO 新生儿登记系统中有关体外膜氧合（extracorporeal membrane oxygenation，ECMO）在晚期早产儿的应用指征及预后。这组数据包含 2 258 例晚期早产儿，占 15 590

例登记新生儿的 14.5%。晚期早产儿应用 ECMO 治疗缺氧性呼吸衰竭的主要病因是呼吸窘迫综合征和败血症，而足月儿更可能是由于吸入综合征。ECMO 治疗晚期早产儿总体存活率（74%）随着时间推移无改善，低于足月儿（87%）。

10.10 呼吸暂停

晚期早产儿呼吸暂停发生率（4%~7%）高于足月儿（1%~2%）（Hunt 2006）。在协作性的家庭婴儿监护研究中，晚期早产儿呼吸暂停（阻塞性和中枢性呼吸暂停）和心动过缓事件的记录率高于足月儿（Hunt 2006；Ramanathan et al. 2001）。晚期早产儿也比足月儿发生婴儿猝死综合征的风险更高。

10.11 喂养困难

晚期早产儿可能喂养机制不成熟，存在吸吮吞咽功能不协调，导致摄入不足和脱水，常需要静脉输液治疗。晚期早产儿也更难建立母乳喂养，更容易发生胃食管反流。美国儿科学会（The American Academy of Pediatrics，AAP）建议晚期早产儿出院前应建立成功的喂养，即喂养时吸吮、吞咽和呼吸功能协调（Engle et al. 2007）。住院期间体重下降不应该超过 7%。如果婴儿接受母乳喂养，受过训练的护理者必须每天记录 2 次正确的母乳喂养姿势、正确的新生儿乳头衔接、正确的新生儿吞咽母乳情况。

10.12 黄疸

高胆红素血症是晚期早产儿生后 1 周内再入院的最常见病因。晚期早产儿发生严重高胆红素血症的风险显著高于足月儿。与胎龄 41 周或 42 周的足月儿相比，胎龄 36 周者发生血清总胆红素超过 20mg/100mL 的风险增加 8 倍，分别为 0.7%，0.6% 和 5.2%（Newman et al. 1999）。胎龄大于 35 周的新生儿，血清总胆红素 >25mg/100mL 为 1/650~1 000，>30mg/100mL 为 1/10 000。

表 10.3 显示晚期早产儿再次入院的高危因素，胎龄和母乳喂养是主要原因（Maisels and Kring 1998）。黄疸也可能与早出院、随访和监测不当、喂养差所致的液体摄入不足有关。Bhutani 和 Johnson（2006）在一个大的数据系列中曾报道核黄疸患儿中 40% 为晚

期早产儿,所有病人均是早出院及母乳喂养。

大部分阴道分娩的新生儿,包括晚期早产儿,在生后48小时出院,在血清胆红素达到峰值前,血清胆红素达高峰时间,足月儿在生后3~5天,早产儿更晚一些。结果血清胆红素高峰在家中出现。因此有必要在出院前筛查新生儿胆红素水平,并安排家中或是诊所进行早期随访,以避免发生未监测的严重的血清胆红素升高。应根据时间 - 胆红素水平及和Bhutani曲线图中的划分区域做决定(Maisels and Kring 1998;Bhutani and Johnson 2006)。

表 10.3 再入院光疗的风险

高危因素	比值比(vs 40周)
35~36周	13.2
37~38周	7.0
母乳喂养	4.2
婴儿室内黄疸	7.0
住院时间小于72小时	3.0

*摘自1988—1994年从健康婴儿室出院的30 000例新生儿,再入院光疗的比例是4.2/1 000(Maisels and Kring 1998)。

人们早已认识到随着血清总胆红素的升高,黄疸以头到脚方式逐渐进展。Kramer对此进行了首次系统研究,该研究将身体分为5个区域,从1区(黄疸局限于头颈部)到5区(手脚均见黄疸)。随着黄疸从头部进展至肢端,血清总胆红素逐渐增加,尽管在每个区域中胆红素值波动范围很大(Bhutani et al. 2008)。为了评估通过肉眼观察对黄疸的判断情况,Keren等(Kramer 1969)让具有丰富经验的新生儿护理人员对平均生后47小时的新生儿进行肉眼观察其黄疸情况。该研究目的是明确是否在出院前通过肉眼观察黄疸情况,可以预测其之后发生严重的高胆红素血症的风险,严重高胆红素血症指达到或超过AAP光疗治疗阈值范围的1mg/dl(Keren et al. 2009)。那些出院前黄疸程度达4区和5区的新生儿发生严重高胆红素血症的风险是无黄疸或黄疸程度局限在1区者的5倍。但是,黄疸从头到脚进展的过程与其预测高胆红素血症风险的相关性极不稳定。有一个例外,完全无黄疸的新生儿(黄疸程度0区)占研究人群的17%,其阴性预测值达99%。这个研究的结论是如果新生儿有黄疸的临床表现,应通过化学检测或经皮检测来明确胆红素水平,依

靠肉眼评估黄疸是非常危险的。AAP指南的目的是降低新生儿严重的高胆红素血症(血胆红素水平>17mg/dL)和胆红素脑病的发生率,同时最大限度地减轻患儿父母的焦虑感和保持母乳喂养,减少医疗费用(American Academy of Pediatrics,Subcommittee on Hyperbilirubinemia 2004)。该指南的关键点见表10.4。

表 10.4 美国儿科学会黄疸指南10个要点

1. 促进和支持成功的母乳喂养
2. 制定护理方案——包括护士可以进行胆红素的测定
3. 生后24小时内出现黄疸者检测血清总胆红素或TcB
4. 肉眼观察黄疸情况可能引起错误,尤其是对于肤色深的新生儿
5. 按照新生儿的年龄(以小时计)确定胆红素水平
6. 胎龄小于38周尤其是接受母乳喂养是高危因素
7. 出院前进行风险评估
8. 给父母书面或口头上的建议
9. 根据出院时间和风险评估进行合理的随访
10. 对需要光疗或换血的新生儿进行治疗

10.13 远期预后

过去一直都认为晚期早产儿发生远期并发症的风险是最低的。Morse等(2009)在比较健康足月儿和健康晚期早产儿入幼儿园前和幼儿园时期的结局后,反对这一观点。预后根据15个可能存在的母亲和婴儿的混杂因素进行了调整。研究发现:晚期早产儿出现发育迟缓或残疾的风险比足月儿高36%。而且晚期早产儿幼儿园期间因发育迟缓和残疾而需要接受特殊教育的风险也更高。对于是否"适合上学"的判断临界点是非常关键的。直到5岁,健康晚期早产儿比健康足月儿出现发育迟缓与上学相关问题的风险更高(Jain 2008b)。

另一方面,Gurka等(2010)采用Woodcock-Johnson心理教育修订量表系列和儿童行为量表中的11个有关认知、成绩、社交能力和行为/情感问题的检测标准,在15岁前对患儿进行反复测试。他们发现在4~15岁期间晚期早产儿和足月儿在这些指标不存在一致的显著差异。他们的结论是健康的晚期早产儿儿童期在认知、成绩、行为和社交情感发育上无真正的负担。

Shah等(2016)发现:与足月儿相比(早期足

月和足月),晚期早产儿在 24 月龄时发育方面无差异,但在学前班和幼儿园阶段的阅读水平稍差。Woyhuler 等(2015)证实在幼儿园阶段晚期早产儿仍然落后于足月儿,但是 24 月龄时测试在正常范围(>85)的孩子在幼儿园阶段测试很可能在正常范围。Taige(Talge et al. 2010)发现晚期早产儿发育及表现差(IQ<85)的风险均显著上升。此外,晚期早产儿发生内在及注意力问题的风险更高。晚期早产儿 6 岁时出现行为问题及低 IQ 的风险增加,这些与母亲 IQ,居住环境及社会人口学特征无关。需要进一步研究证实晚期早产儿远期预后是否与其胎龄低、生后因素(如新生儿期并发症)或两者均有关系。

McGowan 等(2011)通过对 9 个有关晚期早产儿儿童早期结局的电子数据库的系统评价分析,提出:有证据表明,晚期早产儿至 7 岁的不良发育结局及学习困难的风险均高于足月儿。但需注意的是,未设立与胎龄匹配的婴儿对照组。因此,新生儿期住院对于晚期早产儿远期预后的影响并未完全阐明。缺乏对于儿童早期结局的系统评估,需要有针对性地对晚期早产儿进行长期随访,以调查晚期早产儿儿童早期的发育。认识上的差距亟待解决。

10.14 出院计划

负责治疗晚期早产儿的医师必须首先意识到且确定该患儿是一个晚期早产儿。他们必须意识到晚期早产儿的发病率、死亡率和潜在神经发育问题的风险增加。他们应对晚期早产儿出现的常见问题进行预测、筛查、适当和及时的干预。在出院前,应对患儿父母进行培训,让其明白晚期早产儿发生黄疸、喂养困难、低血糖和脱水的风险是增加的。必须培训患儿父母对这些问题的认识,且能在患儿出院后及时寻找适当的治疗。

AAP 制定的晚期早产儿的出院标准指南如下(Engle et al. 2007):

确定准确的胎龄,明确不存在需要继续住院的异常或疾病状况(如高胆红素血症)。

患儿有保持以下生理状况稳定的能力:

在开放的小床中,腋下温度 35.5~37.4℃。

心肺功能稳定:呼吸频率小于 60 次/min,心率 100~160 次/min,且不合并疾病。

自行排大便至少 1 次。

已完成其他常规诊疗,包括筛查(如听力和其

他危及生命或远期健康的异常情况)、疫苗接种(如乙肝疫苗)和预防性治疗(如预防性应用维生素 K)。

对患儿家庭成员和家庭环境进行评估,确定无严重影响患儿健康的危险因素。

对患儿父母进行培训,让其胜任对患儿的照顾并具有发现患儿存在高胆红素血症、喂养困难和脱水的能力。

由专业的基础护理人员在出院后 24~48 小时对患儿进行随访。

10.15 总结和建议

美国晚期早产儿的定义为胎龄 34 周至 36 周加 6 天的早产儿,占所有新生儿的 9%。

据报道,晚期早产儿生后住院期间发病的风险比足月儿高 7 倍,导致其住院时间延长和住院费用增加。最常见的疾病包括:低体温、低血糖、呼吸窘迫、呼吸暂停、高胆红素血症和喂养困难。晚期早产儿的死亡率高于足月儿,再入院率比足月儿高 2~3 倍。早期再入院(出生出院后 15 天内)的原因包括高胆红素血症、喂养困难、体重增长不佳、脱水和呼吸暂停。在生后 1 岁内,最常见的再入院原因是呼吸系统和胃肠系统疾病。晚期早产儿也比足月儿有更多的神经发育异常和上学问题。

参考文献

American Academy of Pediatrics, Subcommittee on Hyperbilirubinemia (2004) Management of hyper-bilirubinemia in the newborn infant 35 or more weeks of gestation. Pediatrics 114:297–316

American College of Obstetricians and Gynecologists (1999) Induction of labor. Practice bulletin, vol 10. ACOG, Washington, DC

American College of Obstetricians and Gynecologists (2013) ACOG committee opinion no. 560: medically indicated late-preterm and early-term deliveries. Obstet Gynecol 121:908

Bailit JL, Gregory KD, Reddy UM et al (2010) Maternal and neonatal outcomes by labor onset type and gesta-tional age. Am J Obstet Gynecol 202:245.e1–245e12

Bhutani VK, Johnson L (2006) Kernicterus in late preterm infants cared for as term healthy infants. Semin Peri-natol 30:89–97

Bhutani VK, Maisels MJ, Stark AR, Buonocore G (2008) Management of jaundice and prevention of severe neo-natal hyperbilirubinemia in infants > or =35 weeks gestation. Neonatology 94:63–67

Clark SL, Miller DD, Belfort MA et al (2009) Neonatal and maternal outcomes associated with elective term deliv-ery. Am J Obstet Gynecol 200:156.e1–156.e4

Cohen-Wolkowiez M, Moran C, Benjamin DK et al (2009) Early and late onset sepsis in late preterm infants. Pediatr Infect Dis J 28:1052–1056

Davidoff MJ, Dias T, Damus K et al (2006) Changes in the gestational age distribution among U.S. singleton births: impact on rates of late preterm birth, 1992 to 2002. Semin Perinatol 30:8–15

Donovan EF, Lannon C, Bailit J et al (2010) A statewide initiative to reduce inappropriate scheduled births at 36 (0/7)–38(6/7) weeks' gestation. Am J Obstet Gynecol 202:243.e1–243.e8

Dudell GG, Jain L (2006) Hypoxic respiratory failure in the late preterm infant. Clin Perinatol 33:803–830

Engle WA, Tomashek KM, Wallman C et al (2007) "late-preterm" infants: a population at risk. Pediatrics 120:1390–1401

Escobar GJ, Greene JD, Hulac P et al (2005) Rehospitalisation after birth hospitalisation: patterns among infants of all gestations. Arch Dis Child 90:125–131

Gowen CW Jr, Lawson EE, Gingras J et al (1988) Electrical potential difference and ion transport across nasal epithelium of term neonates: correlation with mode of delivery, transient tachypnea of the newborn, and respiratory rate. J Pediatr 113:121–127

Gurka MJ, LoCasale-Crouch J, Blackman JA (2010) Long-term cognition, achievement, socio-emotional, and behavioral development of healthy late-preterm infants. Arch Pediatr Adolesc Med 164:525–532

Gyamfi-Bannerman C, Thom EA, Blackwell SC et al (2016) NICHD maternal–fetal medicine units network. Antenatal betamethasone for women at risk for late preterm delivery. N Engl J Med 374(14):1311–1320

Hamilton BE, Martin JA, Osterman MJ (2016) Births: preliminary data for 2015. Natl Vital Stat Rep 65:1

Hunt CE (2006) Ontogeny of autonomic regulation in late preterm infants born at 34–37 weeks postmenstrual age. Semin Perinatol 30:73–76

Jain L (2007) Morbidity and mortality in late-preterm infants: more than just transient tachypnea! J Pediatr 151:445–446

Jain L (2008a) Respiratory morbidity in late-preterm infants: prevention is better than cure! Am J Perinatol 25:75–78

Jain L (2008b) School outcome in late preterm infants: a cause for concern. J Pediatr 153:5–6

Joseph KS, Nette F, Scott H, Vincer MJ (2009) Prenatal corticosteroid prophylaxis for women delivering at late preterm gestation. Pediatrics 124:e835–e843

Keren R, Teremont K, Luan X, Cnaan A (2009) Visual assessment of jaundice in term and late preterm infants. Arch Dis Child Fetal Neonatal Ed 94:F317–F322

Kitsommart R, Janes M, Mahajan L et al (2009) Outcomes of latepreterm infants: a retrospective, single-center, Canadian study. Clin Pediatr (Phila) 48:844–850

Kramer LI (1969) Advancement of dermal icterus in the jaundiced newborn. Am J Dis Child 118:454–458

Maisels MJ, Kring E (1998) Length of stay, jaundice and hospital readmission. Pediatrics 101:995–998

Martin JA, Hamilton BE, Osterman MJ (2016) Births in the United States, 2015. NCHS Data Brief 258:1–8

McGowan JE, Alderdice FA, Holmes VA, Johnston L (2011) Early childhood development of late-preterm infants: a systematic review. Pediatrics 127:1111

McLaurin KK, Hall CB, Jackson EA et al (2009) Persistence of morbidity and cost differences between late-preterm and term infants during the first year of life. Pediatrics 123:653–659

Morse SB, Zheng H, Tang Y, Roth J (2009) Early school-age outcomes of late preterm infants. Pediatrics 123: e622–e629

Newman TB, Escobar GJ, Gonzales VM et al (1999) Frequency of neonatal bilirubin testing and hyperbilirubinemia in a large health maintenance organization. Pediatrics 104:1198–1203

Oshiro BT, Henry E, Wilson J et al (2009) Decreasing elective deliveries before 39 weeks of gestation in an integrated health care system. Obstet Gynecol 113:804–811

Osterman MJ, Kochanek KD, MF MD, Strobino DM, Guyer B (2015) Annual summary of vital statistics: 2012–2013. Pediatrics 135(6):1115–1125

Raju TN, Higgins RD, Stark AR, Leveno KJ (2006) Optimizing care and outcome for late-preterm (near-term) infants: a summary of the workshop sponsored by the National Institute of Child Health and Human Development. Pediatrics 118:1207–1214

Ramachandrappa A, Jain L (2009) Health issues of the late preterm infant. Pediatr Clin N Am 56:565–577

Ramanathan R, Corwin MJ, Hunt CE et al (2001) Cardiorespiratory events recorded on home monitors: comparison of healthy infants with those at increased risk for SIDS. JAMA 285:2199–2207

Reddy UM, Ko CW, Raju TNK, Willinger M (2009) Delivery indications at late-preterm gestations and infant mortality rates in the United States. Pediatrics 124:234–240

Seikku L, Gissler M, Andersson S et al (2016) Asphyxia, neurologic morbidity, and perinatal mortality in early-term and postterm birth. Pediatrics 137(6): e20153334

Shah P, Kaciroti N, Richards B et al (2016) Developmental outcomes of late preterm infants from infancy to kindergarten. Pediatrics 138

Shapiro-Mendoza CK, Tomashek KM, Kotelchuck M et al (2008) Effect of late-preterm birth and maternal medical conditions on newborn morbidity risk. Pediatrics 121:e223–e232

Spong CY, Mercer BM, D'alton M et al (2011) Timing of indicated late-preterm and early-term birth. Obstet Gynecol 118:323

Talge NM, Holzman C, Wang J et al (2010) Late-preterm birth and its association with cognitive and socio-emotional outcomes at 6 years of age. Pediatrics 126:1124

Tomashek KM, Shapiro-Mendoza CK, Davidoff MJ, Petrini JR (2007) Differences in mortality between late-preterm and term singleton infants in the United States 1995–2002. J Pediatr 151:450–456

Underwood MA, Danielsen B, Gilbert WM (2007) Cost, causes and rates of rehospitalization of preterm infants. J Perinatol 27:614–619

Wang ML, Dorer DJ, Fleming MP, Catlin EA (2004) Clinical outcomes of near-term infants. Pediatrics 114:372–376

Woyhaler MCMC, Mao WY, Smith VC (2015) Late preterm infants and neurodevelopmental outcomes at kindergarten. Pediatrics 136:424

新生儿医学伦理问题

11

Otwin Linderkamp

陈晨　翻译，刘曼玲　审校

目录

摘要

　　在围产期医学和新生儿医学中，希波克拉底誓言可以被理解成医师的责任就是要从胎儿和新生儿的最大利益出发以及避免伤害到其母婴。这就意味着对产妇和新生儿所实施的治疗方案，其益处应大于伤害和风险。对于一部分预后不确定的婴儿，如一些超早产儿（extremely preterm infant，EPI），其决策过程通常极其困难。对远期结局的了解，非常有助于给早产儿父母在产前产后提供正确和完整的咨询，也非常有助于对高危新生儿的医疗问题做出决策。相关法律和指南对处于生存能力极限新生儿的医疗是必要且有效的，然而，面对病危的新生儿，不同的国家、不同的医疗中心，甚至每个中心不同的医生的态度都不尽相同。决策过程至少应在以下3个时间点加以明确：产前孕妇及胎儿照护；婴儿出生后是否启动或停止心肺复苏；新生儿是否继续或停止重症监护。了解新生儿以及父母的权利是医生从产前到产后决策的出发点。

11.1 要点

- 了解远期结局对于父母的产前、产后咨询以及高危新生儿医疗的决策过程具有重要意义。已经建立了几种模型来分析影响高危新生儿和超早产儿短期和远期预后的因素。
- 相关法律和指南对处于生存能力极限新生儿的照护是有效的。然而不同医护人员、不同国家、不同医疗中心，甚至同一中心不同的医疗工作者所展现的态度都各不相同。
- 医生必须知晓新生儿及其父母的权利从而进行决策和是否不给或撤除重症监护。

11.2 引言

"我会根据能力和判断为我的病人开药方，从不伤害任何人。"早在2 000多年前的希波克拉底誓言中，就将行善和不伤害作为医学伦理的基本准则。围产期和新生儿医学中的"善"就指胎儿及新生儿的"最大利益"，而"不伤害"强调避免对胎儿和新生儿及其母亲带来损伤，这就意味着对产妇及婴儿治疗的益处超过伤害和风险。

在新生儿这一群体中，所谓受益就是拥有生存和自理的能力。对于不具备存活能力的婴儿，过于积极的重症监护都是无益而徒劳的，也因此会被指控为违背伦理。然而，对于预后不确定的婴儿（如存在生命质量差的高风险），决策就会极其困难而且需要明确的伦理指南。

最近一项关于新生儿最大利益决策过程中的meta分析表明，医务人员态度（及决策）方面的成见起着重要作用（Bellieni and Buonocore 2009）。Janvier等（2008a）批评道，新生儿的重症监护通常比任何更大年龄段患者组的重症监护要仔细得多，预后差的儿童和成人比预后相同或更好的新生儿更有可能被复苏。作者认为，医护人员的不同态度，是因为他们缺乏对实际结局的了解，抑或是对低胎龄产生了非理性的负面联想。为了避免"成见"和"确认偏差"指导下的决策，循证医学伦理学除了用道德和法律原则，还将研究结果（特别是流行病学方面的研究结果）用来解决医学中的伦理困惑。

临终决定见于以下3种新生儿：①胎龄处于或者低于生存能力界限的婴儿；②患有不适宜生存的先天性异常的婴儿；③危重早产儿或经过长时间重症监护仍患有严重脑部或其他重要器官受损生存的足月儿。本章重点讨论了超早产儿并且回顾部分重要问题，例如结局数据、撤除和/或不给予生命支持、父母及医务人员的作用、经济学，和新生儿伦理问题的架构。

11.3 超早产儿的存活率和预后

11.3.1 超早产儿的存活率

了解已发表的超早产儿存活率和远期预后数据，对于父母产前、产后咨询及超早产儿照护的决策过程都有重要意义。预后取决于多种因素，如胎龄、出生体重、性别、单胎或多胎、产前和产后医疗、新生儿并发症和疾病、医护人员和父母的态度，以及胎儿和婴儿的个体成熟度和康复能力（表11.1）。

由于产前照护（转到围产中心，皮质类固醇）和对父母产前咨询主要基于胎龄做出，因此胎龄作为超早产儿预后的主要产前预测指标被人们接受（Levene 2004）。大多数关于超早产儿生存能力极限的法律和指南都使用定义的胎龄作为限制。然而，由于不确定的末次月经和产前超声检查的误差，估算的胎龄可能与实际胎龄偏差7天左右，除非（体外）受精的时间是精确知道的（Skupsi et al. 2010）。

表11.1 超早产儿预后的决定因素

胎儿因素
胎龄
体重
性别
单胎或多胎
母亲的社会地位和生活方式
胎儿的个体成熟度和适应能力
胎儿产前和产时关照
将产妇转移到三级医疗中心
产前类固醇、宫缩抑制剂和抗生素等
胎儿剖宫产术指征
对母亲和超早产儿进行"积极主动照护"的经验

续表

新生儿因素
新生儿个体成熟度、活力和适应能力
重要器官充分发育成熟以维持存活(肺)和健康存活(大脑、眼睛)
超早产儿出生时的状态和在 3-5-10 分钟内对复苏的反应
生后最初的 12~24 小时内病情稳定/不稳定
需要重症监护的程度和时间长短
是否出现新生儿并发症和其他严重疾病(脑室内出血/脑室周围白质软化、早产儿视网膜病变、NEC、败血病)
超早产儿的新生儿期和之后的长期照护
超早产儿新生儿是否有复苏和新生儿重症监护室的经历
拥有充足的设备、医疗资源和 24 小时随叫随到经验丰富的医护人员
新生儿发育照护
专业的长期照护
社会认知和学习支持
政策、态度和个人决策
有关超早产儿照护的政策和指南
产科和新生儿团队对超早产儿照护的态度
父母和监护人的产前决策(开始和停止重症监护是基于死亡风险因素和远期后遗症而定)
父母和监护人的产后决策(若患儿病情恶化预后不良则取消重症监护)

近期的一份整合了 20 篇关于从 1985 年至 2008 年间超早产儿新生儿存活率(Linkerkamp 2012)论文的综述表示,22 周胎龄的活产早产儿的总体存活率是 8%(145/1 791),这一数据并没有随时代变迁有所改善。日本和一些单中心研究相同,存活率≥20%(Nishida and Sakuma 2009;Kusuda et al. 2006;Itabashi et al. 2009)。因为在日本,原则上认为在 22 周龄时出生的婴儿可以存活,且可复苏。从 2004 到 2007 年,在瑞典,胎龄 22~26 周活产的婴儿 1 岁时存活率为 70%,其中 22 周活产婴儿存活率为 9.8%,26 周活产婴儿存活率为 85%(Marsal and EXPRESS Group 2009)。胎龄 23 周出生的婴儿的总体存活率为 25%(1 361/5 383)。8 项研究显示存活率随时间推移有所提高,而 6 项显示存活率下降。

据报道瑞典(Marsal and EXPRESS Group 2009)和日本(Nishida and Sakuma 2009;Kusuda et al. 2006;Itabashi et al. 2009)的存活率超过 50%。

胎龄 24 周出生的早产儿总体存活率为 50%(3 796/7 555)。一项日本对 2005 年出生婴儿的研究显示,相比其他国家,日本存活率最高(77%)(Itabashi et al. 2009),2004—2007 年的瑞典次之(67%)(Marsal and Express Group 2009),然后是 2005 年的英格兰和威尔士(56%)(Moser et al. 2007),以及 1999 到 2000 年的挪威(55%)(Markestad et al. 2005)。在 11 项时间趋势研究中发现,随着时间的推移,存活率会显著上升。胎龄 25 周的婴儿的总体存活率为 68%。日本、瑞典、挪威和英格兰与威尔士的存活率再创新高,分别为 85%、81%、77% 和 76%。大多数出生婴儿的总体存活率提高,从 20 世纪 90 年代的 61% 上升到 21 世纪初的 74%。胎龄 26 周出生的婴儿总体存活率为 80%(Linderkamp 2012)。

11.3.2　超早产儿的新生儿发病率和远期预后

最近有 7 项研究根据回顾已发表文献,按孕周依次统计了胎龄 <27 周且存活下来的超早产儿严重新生儿疾病发病率(Linderkamp 2012)。胎龄 23 周时,脑室内出血和/或脑室周围白质软化的患病率为 9%~29%;24 周时为 14%~28%,而胎龄 25 周时则为 7%~15%。胎龄 23 周的婴儿罹患需要手术的严重视网膜病变的风险较高(17%~62%)。但是,随着现代激光凝结技术的开展,由早产儿视网膜病变引起的失明已寥寥无几。

超早产儿神经发育障碍的高风险,例如脑瘫和认知或感觉障碍,引起了父母、医护人员以及社会的高度关注。只有少数的国家和地区研究按周统计超早产儿的预后(Linderkamp 2012)。胎龄 23、24 和 25 周出生的早产儿中,严重伤残率分别为 20%~22%、8%~39% 及 1%~27%;而无伤残的比例分别为 13%~33%、16%~56% 及 17%~52%。有两项日本的研究表明,胎龄 23 周出生的婴儿的神经发育伤残率相对较低(32%~35%)(Ikeda et al. 2006;Iijima et al. 2009)。超早产儿即便在早年没有明显伤残,但是在学龄期患上行为和教育障碍的风险相当大。

令人担忧的是,虽然治疗手段的进展和对超早产儿态度的改变提高了他们的存活率,但是由此幸存的很多婴儿患有严重残疾。通过对比一些在 20

世纪 70 到 80 年代、90 年代中期和 21 世纪初的研究，确实发现超早产儿脑瘫和认知能力不足等长期缺陷发病率呈上升趋势（Linderkamp 2012；Wilson-Costello et al. 2007）。近期有研究指出，超早产儿的存活率有所提高，近期和远期神经发育障碍的患病率有所降低（Wilson-Costello et al. 2007）。最近，近期和长期预后的改善可能是全面的产前和产后照护理念的结果，包括积极的产前护理、最佳的分娩程序、能胜任产房和重症监护室新生儿照护能力、优化长期医疗质量以及更多医护人员对超早产儿采取了积极的态度（Hakansson et al. 2004）。

11.3.3 超早产儿个体结局预测

除胎龄外，超早产儿的预后取决于几个因素。虽然产科医生和新生儿专家在为其父母提出建议和解决方案时很难面面俱到，但他们还应该考虑婴儿复杂的个体化风险。已经建立的一些模型，已考虑影响超早产儿近期和远期预后的多种因素。一些指南包含了如果新生儿出生后立即出现不良状况，可选择不给予治疗。这与许多新生儿专家的态度是一致的，他们想看看在生存能力极限下出生的婴儿"情况会发展成什么样"（Singh et al. 2007）。但是，多项研究表明，婴儿的出生状况（Apgar 评分低，出生后 1 分钟和 5 分钟时心率慢，需要心肺复苏）并不能用来预测超早产儿的不良预后（Finer et al. 1999；Jankov et al. 2000）。因此，除非复苏时间超过 3~5 分钟才能稳定的新生儿，否则刚出生时的情况不能作为超早产儿预后的可靠依据。

对超早产儿生存能力极限和"灰色区域"的定义（Walter 2005；Seri and Evans 2008；Lagercrantz and Changeux 2009；Comitato Nazionale per la Bioetica 2008）：

（a）生存能力被定义为婴儿能够在宫外不受严重神经发育障碍影响存活的可能性。

（b）生存能力被定义为婴儿在没有"严重及不可接受的"疾病（通常是指严重的神经发育障碍）的情况下生存的概率。

（c）生存能力被定义为婴儿在宫外正常生长发育的能力、与人交流的能力、与他人建立良好关系的能力，能够健康长大，并在以后能够拥有独立的精神状态和人格的能力。

胎龄 22 周出生的婴儿其预后是非常差的；胎龄 23~24 周出生的婴儿其预后具有不确定性；胎龄 25 周出生的婴儿存在没有严重残疾存活的可能性。早产儿生存能力的下限目前定为胎龄 22~23 周，"灰色区域"为胎龄 $23^{+0/7}$~$24^{+6/7}$ 周。在"灰色区域"出生的婴儿预后很难确定，存在很大的死亡风险或者存活但合并严重的远期伤残，但个体预后取决于生物学和个体差异（成熟度、活力和适应能力）、技术和综合照护因素 [包括产前积极照护、医护人员的态度和新生儿重症监护室（neonatal intensive care unit，NICU）的发育照护]。"灰色区域"还考虑了胎龄评估不确定性，会存在 7 天左右的误差（Skupsi et al. 2010）。

11.4 生存能力极限医疗的法律及指南

世界卫生组织将活产定义为"无论胎儿胎龄为多少，只要脱离母体后仍有生命迹象，如自主活动、心跳、脐带搏动，无论这种生命迹象有多短暂"（World Health Organization 1993）。"活产"一词是由世界卫生组织定义的，主要用于公共卫生、法律和统计的目的，不应与"生存能力"同义。在胎龄 20 周时出生，且没有存活机会的完全不成熟婴儿身上，已经可能看到生命迹象。

美国政府于 2002 年颁布的《活产婴儿出生保护法案》要求医生"保护在任何发育阶段出生的活产婴儿"。2005 年颁布的法律执行指南要求医院及其医务人员"对活产儿进行体格检查"，并在发现生命迹象时对其进行治疗（Partridge and Dickey 2009）。美国的法律条款可以解释美国儿科学会的指南（MacDonald and American Academy of Pediatrics Committee on Fetus and Newborn 2002；American Academy of Pediatrics 2007）：建议对胎龄 22 周的婴儿不给予生命支持，但对于更成熟的婴儿不给出详细的建议。西班牙也发布了类似的指南（Pignottiand Donzelli 2008）。在意大利，国家生命伦理委员会建议对所有具有存活可能性的婴儿进行新生儿复苏（Turillazzi and Fineschi 2009）。

一些国家明确婴儿生存能力的极限主要是为了对合法流产的范围进行限制（例如，日本和意大利以胎龄 22 周为标准；荷兰、新加坡和英国以胎龄 24 周为标准）。在日本，根据对早产儿存活率的调查，在 1991 年时已将 24 周妊娠标准（Motherhood Protection Act，母亲保护法）降低到了以 22 周为标准（Nishida and Sakuma 2009）。日本此法案成立后，要求对所有妊娠期大于或等于 22 周出生的早产儿提供重症监护（Iijima et al. 2009）。

在大多数西方国家以及日本和澳大利亚，医疗组织根据国家法律和法院裁决制定了关于生存能力限度的指南（Nishida and Sakuma 2009；Comitato Nazionale per la Bioetica 2008；MacDonald and American Academy of Pediatrics Committee on Fetus and Newborn 2002；Pignotti and Donzelli 2008；Luietal. 2006；NuffieldCouncil on Bioethics 2006；Wilkinson et al. 2009；Peerzada et al. 2006；Miljeteig et al. 2007；Rijken et al. 2007；Pohlandt 2008；Österreichische Gesellschaft für Kinder-und Jugendheilkunde 2005；Dehan et al. 2001；Fischer et al. 2009）。这些指南对照护预后不良的、预后具有不确定性的以及预后良好的婴儿提出了建议。目前没有国家建议对胎龄 22 周以下的婴儿进行新生儿复苏。对于胎龄 22 周的婴儿，5 个国家的指南建议"仅安抚照护"（MacDonald and American Academy of Pediatrics Committee on Fetus and Newborn 2002；Pignotti and Donzelli 2008；Lui et al. 2006；Peerzada et al. 2006；Rijken et al. 2007）。其他指南则是根据婴儿父母的要求或婴儿出生时的情况提出个别建议。对于胎龄 23 周的婴儿，3 个国家提出"仅安抚照护"（Lui et al. 2006；Rijken et al. 2007；Dehan et al. 2001），而其他国家的指南则建议根据婴儿父母的要求来决定对婴儿进行个体决策和照护。4 个国家的指南建议，在胎龄 24 周时，重症监护应根据个体情况决定（Wilkinson et al. 2009；Peerzada et al. 2006；Miljeteig et al. 2007；Fischer et al. 2009），4 个国家的指南认为照护都是有指征的（Nishida and Sakuma 2009；Comitato Nazionale per la Bioetica 2008；Pohlandt 2008；Österreichische Gesellschaft für Kinder-und Jugendheilkunde 2005）。在胎龄 25 周时，大多数指南认为重症监护通常是"有必要的"。基于胎龄的新生儿复苏也受到了批评（Fanaroff 2008）；除了考虑胎龄外，还可以通过对性别、产前是否使用糖皮质激素、单胎或多胎和出生体重这 4 个因素来考虑，从而更好地判断重症监护是否对新生儿预后有利（Tyson et al. 2008）。

11.5 婴儿的生命质量及最大利益

对婴儿的生命质量、伤害 / 受益比和最大利益的判断常常用来决定是否开始或继续重症监护。在决策过程中，生命质量的判断与医疗保健可能带来的益处相对应，最大利益则是从伤害 / 受益比中来考量的。婴儿的父母和专业医护人员都非常担心"脑损伤"给孩子带来风险以及这对孩子意味着什么。对于新生儿而言，生命质量与未来的健康及发展状况息息相关。早产儿和重症新生儿未来生命质量的定义存在以下几个问题：

- 未来生命质量通常是由一些风险因素来决定的，如胎龄、出生体重、性别、超声扫描的脑损伤迹象，以及重症监护期间的其他并发症。因此，生命质量可以通过将个体因素与具有类似危险因素的婴儿队列研究的统计数据进行比较来判断。流行病学方法是客观的，但对个体儿童而言也具有不确定性。

- 对婴儿未来生命质量意义的判断不是由婴儿自身做出的，而是家庭、医护人员以及社会做出的。其中包括儿童健康状况对他们生活方式及其家庭的影响，儿童可能会经历的生命质量的影响，公众及家庭对其重视程度的影响，儿童健康状况不佳时的影响。

- 对于许多父母和照护人员来说，对未来生活质量判断的不确定性是很难承受的，因为其结果可能会是婴儿死亡。许多国家已经承认了这一点，但不可避免地存在利益冲突：一些父母可能会把婴儿未来的残疾程度想得非常严重，或者有些父母甚至连孩子低等级的残疾都无法接受。然而，孩子自己或许能承受。

- 基于生命质量的判断来决定孩子的生死，这被视为是对残疾人的歧视。许多残疾人可能认为他们的生命质量算是良好或者是可以接受的。有些人可能会争辩说，只有在预期的残疾程度可能会导致婴儿有无法忍受的痛苦、负担以及不具有与他人互动的能力，才会选择继续或终止重症监护的决定，而很多论文作者不这样认为。

一些国家的法律、法令、法院裁决及指南要求，代表缺乏决策能力的人做出任何决定时，都必须符合这个人的"最大利益"。现已确立了以下 3 种有关早产或患病新生儿的主要利益（Hester 2007；Kopelman 2007；Chiswick 2008）：

- 新生儿健康利益：必须提供合理的照护，使用公认的诊疗标准和适当的个性化照顾措施。

- 婴儿当前（近期）利益：通过选择适当的治疗措施

（如发育照护、疼痛治疗、安抚照护）避免疼痛和痛苦、伤害和侮辱。

- 婴儿的远期或未来的潜在利益：常被定义为良好或远期可接受的预后。

除了婴儿的利益之外，家庭、社会和公众（道德和法律）利益也发挥了作用（Hester 2007；Kopelman 2007）。家庭成员也有自己的切身利益，以及宗教和文化价值观。公众或社会的利益则需考虑关于残疾价值的文化理念，对残疾人尊严的关注以及尊重他们。公众利益包括保护公民免受虐待或忽视的伤害。新生儿的医疗保健则需与对待无行为能力个体的道德和法律责任一致。

重症监护中的疼痛和痛苦（目前生命质量）与远期痛苦和负担风险（未来生命质量）有关。如果婴儿没有存活的机会，重症监护只会延长痛苦和折磨，自然死亡可能对婴儿是最有利的。如果婴儿的预后具有不确定性，但更多的可能性是不健康或者是发育不良，此时的最大利益需要从目前的疼痛和痛苦（重症监护）及未来所承担的痛苦和负担两方面来判断。

照护人员和社会不应该以经济因素作为判断依据，来决定预后具有不确定性婴儿的最佳利益。最佳利益的概念主要适用于不确定的情况，但它本身也具有不确定性。个体婴儿的存活率是多少？什么是合理的、可接受的以及不可接受的长远结局？Kipnis（2007）对预后不确定性的3种类型进行了定义：对"无法容忍的缺陷"定义模糊，很难确定一项重症监护措施对婴儿是有益还是有害，也很难确定（有时是激进的和痛苦的）重症监护措施的伤害／获益比。此外，最佳利益标准的应用可能存在缺陷，原因包括对治疗选择方面的有限知识或无法达成共识、利益冲突、个人信仰、偏见与歧视、缺乏同情心、无知和对个人利益及义务的无视（Bellieni and Buonocore 2009；Kopelman 2007）。

批判"最大利益"概念的人认为，该概念含糊不清，容易被滥用，并且会让做决策的人只做自己认为最好的事情。他们做出的决定可能是为了婴儿父母和照护人员的最大利益，而不是为了婴儿的最大利益。为了克服婴儿最大利益的不确定性，有人建议，最大利益的标准是将在类似情况下通情达理人的期望或可接受的考虑因素相结合"通情达理人标准"（Hester 2007；Kopelman 2007）。医生和其他卫生专业人员应该意识到，在临床实践中，不可能知道婴儿的真正最大利益或为婴儿定义理想的最大利益。在一项研究中发现，基于循证的考虑，即预测婴儿结局的临床直觉，是有用的（Meadow et al. 2002）。在某些国家，对婴儿不给予或撤除重症监护取决于其父母。婴儿的最大利益应该由父母和医生共同判断。医生不会做出最终决定，而是向父母提供做出明确决定所需的所有信息。这些信息包括可能出现的结局、实现这一结局所需的重症监护措施以及预期所要承受的负担（包括社会和经济负担）。

Saigal和他的同事在一项队列研究中报道，超低出生体重儿至成年时与正常出生体重的对照组进行比较，健康相关生活质量的自我评分方面与对照组没有差异（Saigal et al. 2006；Wyatt 2007）。

11.6　对超早产儿和重症新生儿的态度

不同卫生专业角度、不同国家和地区、同一国家或地区的不同医疗中心以及同一医疗中心的不同医护人员当中，他们对预后具有不确定性的超早产儿和重症新生儿，不给予和撤除重症监护的态度都不尽相同（Hakansson et al. 2004；Bilgen et al. 2007；Cuttini et al. 2009）。除此之外，医护人员和婴儿父母的态度可能会存在相当大的偏差。在许多研究中发现，产科医生和儿科医生的态度基本一致，但与此同时，在某些国家，护士比医生更倾向于在分娩室中选择不给新生儿复苏，并比医生更愿意考虑父母对后续治疗选择的意见（Miljeteig et al. 2007；De Leeuw et al. 2000；Lavin et al. 2006）。护士往往强调新生儿的痛苦，而医生常常强调治疗预后的不确定性（van Zuuren and van Manen 2006）。

EURONIC研究小组透露，在7个欧洲国家中，大多数医护人员会限制患有绝症／终末超早产儿的重症监护，但来自德国、意大利和西班牙的45%~60%医护人员回应称，不会对神经预后不良新生儿的重症监护进行限制（Cuttini et al. 2009）。此外，让父母"明确参与"决策的态度在10%（法国）和大于90%（英国）之间变化。如果医生希望终止对预后不良婴儿的重症监护，则大约有50%的医生会在父母的要求下继续重症监护。

Bellieni和Buonocore（2009）关于医护人员对新生儿最大利益的态度进行了回顾。他们得出的结论是个人因素（年龄、性别、是否有孩子、害怕诉讼）、社会、宗教、专业背景（职位、经验、知识、新生儿床位数）等几个方面会影响医护人员的态度。宗教信仰在对待超早产儿或重症新生儿的态度上起着重要作用，且与宗教派别无关（Bilgen et al. 2007；Lam et al. 2009）。

Janvier 及其同事证明，对超早产儿或危重新生儿的态度，明显不同于有相似或较差预后年长儿和成年人（Janvier et al. 2008a，b）。当被问及是否可以挽救具有相同结局的患者（幸存者有 50% 的死亡风险和 50% 的严重神经发育障碍风险）时，69% 的受访者会对超早产儿进行新生儿复苏，87% 的受访者会复苏足月新生儿，97% 的受访者会复苏两个月大的婴儿。作者得出的结论是，许多人认为超早产儿"与年长儿在伦理上有所不同"（Janvier et al. 2007），并推测，大多数受访者对低胎龄儿存在非理性的消极联想，或没有意识到实际预后（Janvier et al. 2008c）。

表 11.2 总结了新生儿特别是超早产儿的指标，与年长儿和成年人受到的重视程度不同。所有产前和产后医护人员对高危婴儿的照护都持积极态度，这是决定预后的重要因素。如果某些医生或者护士认为一个超早产儿或危重新生儿无法存活，他们可能会以这样的态度对待婴儿，以此应验自己的预判。使用有效的流行病学数据，对所有参与高危儿产前和产后照护的工作人员进行实际预后的教育，并消除对低胎龄或其他危险因素不合理的消极联想，是高危儿取得良好预后的重要前提。

表 11.2　早产儿和足月儿生命价值被忽视的事实和原因

－ 胎儿在子宫内几乎没有任何权利，但在出生后就突然成为公民
－ 在许多国家终止妊娠是合法的，即使早产儿能生存
－ 超早产儿常常被称作是"活着的胎儿"或"胎儿"，因此暗示这些新生儿和胎儿一样缺乏各种权利
－ 高龄母亲或体外受精母亲所生的婴儿通常被称为"珍贵的"或"不可替代的"孩子，而其他婴儿（例如非常年轻的母亲所生的）则明显不那么宝贵。同为危重早产儿因生命价值的差别对待，其结局令人难以想象
－ 一些伦理学家认为，新生儿缺乏"品格"（人格）和意识，因此可以与动物相提并论，而不是与人类儿童或成人相提并论
－ 人们普遍认为，新生儿与母亲之间的联系比稍大婴儿和儿童的要少，早产儿的甚至更少一些
－ 许多医护人员不知道超早产儿的实际预后，并高估了死亡率和残疾率以及医疗费用

续表

－ 在医护人员和公众之中，经常会出现对低胎龄新生儿的非理性消极联想。 持有此偏见会导致所选择的论点（和研究结果），用来证实超早产儿预后不良的假设
－ 预后的不确定性（例如，极度早产、颅内出血、严重窒息或畸形）可能会证明对新生儿不给予或撤除治疗的合理性，但年龄较大的婴儿或儿童则不会
－ 在婴儿父母决策过程中，需要得到可靠信息，而此时医护人员对婴儿的利益、风险、负担的评价往往来自主观解释

11.7　新生儿和父母的权利

Mercurio 区分了新生儿的 3 种权利：生存权、免受痛苦权和公平或公正治疗权（Mercurio 2009）。生存权包括得到适当医疗的权利，许多国家将这项权利纳入宪法。Mercurio 将免受痛苦权定义为"一种不必去遭受百害而无一益的痛楚与不适的权利"。公平或公正治疗权包括获得平等的医学治疗、不受年龄、种族和收入等的限制。如果医护人员对早产儿、足月儿和大婴儿的不同态度（Janvier et al. 2008C）影响到了照护，那么就侵犯了这项权利。公平和平等的治疗权也包括在做是否治疗超早产儿的决定时，使用适当的流行病学数据。

大多数国家赋予父母代表未成年子女做出决定的法律权利，包括一般抚养教育、宗教和医疗方面的决定。父母有权获得他们孩子的病况，以及孩子治疗方案的全部可用信息。他们在获得所有治疗方案之后便有权从中选择，也有权拒绝治疗或将婴儿转到另一家医院。不顾父母意愿的做法是不对的，因为父母所做的决定往往是为了孩子好，他们对孩子有与生俱来的支配权，站在自己的角度表达宗教观，也承担着作出治疗决定的责任（Dare 2009）。

但另一方面，父母无权拒绝对于孩子而言必要合理的治疗。因此，当父母的决定对于婴儿的生命或健康构成重大风险时，他们的权利是可以驳回的。"父母可以让自己备受苦难，但无权将苦难强加在他们的孩子身上"（Mercurio 2009）。此外，父母无权要求对孩子无益的治疗。在对于孩子没有明显好处的情况下，父母的决定权则应优先考量孩子的免受痛苦权（Mercurio 2009）。父母在对患病婴儿或早产儿决策方面的这些权利限制不应对父母获得关于远期预后、复苏和治疗选择的准确信息加以限制。但在很多医院，即使婴儿出生在生存的"灰色地带"，父母仍会受限于知情参与权。

11.8 告知和咨询父母

许多国家的指南给予灰色地带超早产儿的父母在决策制订时负主要责任。该责任需要出生前后全面的、准确的婴儿预后和治疗方案的信息。

产前产后咨询的主要目的是（Belieni and Buonocore 2009）准确地告知父母胎儿或新生儿的病情、合理的治疗方案和预后（Janvier et al. 2008a），以便于帮助父母做出决定（Walter 2005；Halamek 2003；Batton 2009）。对父母的咨询必须坦诚、公平、富有同情心，并敏锐感知其文化、宗教、理解水平以及身体和心理状态。对于不精通国语的父母而言，翻译服务很有必要。高级医师和其他富有经验的员工在提供咨询服务时，应本着公平公正、富有同情的态度。如果咨询医师确信父母已掌握信息，那么医疗选择权（包括重症监护的停止和撤除）应该交给父母。在进行咨询时，要求父母双方在场。除非父亲因法律或其他原因无法参与。在这种情况下，母亲可以找她的好友一起，如果母亲未成年或者丧失劳动能力，那么母亲的父母可以与他们的女儿共同做出决策（Ladd and Mercuio 2003）。

对于在几天或几周内有分娩超早产儿或危重婴儿高风险的妇女，以及即将分娩高危产儿的妇女来说，产前咨询是很有必要的。产前咨询应该是一个共同合作的过程，产科医师、助产士、新生儿专家、新生儿护士、（如果有必要）儿科专家、小儿外科医师以及遗传咨询师都应参与其中（Griswold and Fanaroff 2010）。为了规避前后矛盾的信息和咨询，不同领域专家间的交流就显得尤为重要（Halamek 2003）。父母和医护之间相互信任的关系是父母和医师共同制订决策的基础。我们鼓励父母去咨询他们的家庭医生或医院以外的其他医疗专业人士；鼓励他们和亲朋好友讨论他们所处的情况；鼓励他们在牧师、心理学家或社会工作者那里寻求帮助。

第一次产前咨询通常是由产科医生和/或助产士完成，侧重于产前治疗（选择医院、安胎、皮质类固醇、剖宫产）。应准确地告知父母他们的婴儿存活的概率和存活且不患严重残疾的概率。许多医师认为具体医疗信息量过大对于父母而言难于承受。然

而，父母还是有权获得与医师一样的信息，为孩子做长远打算。信息的构成可能会影响父母的决定：被告知妊娠23周出生且有健康存活概率预后的超早产儿，与被告知有死亡或残疾预后风险的超早产儿相比，前者父母更倾向于选择复苏（Hayward et al. 2008）。

新生儿专家应尽早地告知生后即刻或未来会发生的问题、近期和远期预后、预期复苏程度和随后的重症监护。超早产儿结局资料的最新信息应包括胎龄、出生体重、性别、多胎出生以及产前照护之间的预后相关性信息（Tyson et al. 2008；Leversen et al. 2011）。此外，应告知父母当地医疗的可能性和结局资料，并与转诊中心做比较。在咨询时所呈现出来的结局资料应包括死亡风险以及存活并带有重度/中度/轻度损伤（包括其含义）的风险。值得一提的是能正常存活的婴儿也可能有各种行为和教育缺陷的风险。在许多国家，医疗付费在咨询和复苏中的重要性不大（Martinez et al. 2006），但当婴儿的预后结局不容乐观，并且经济开销对于这个家庭来说不低时，医疗费用也应考虑在内。

应该告知父母来自重症监护治疗婴儿的预期生活质量、痛苦和磨难以及家庭的负担。此外，如果治疗无效，应告知其父母可以选择撤除重症监护。咨询时应评估父母的态度及倾向，以站在父母的角度做出对孩子最有利的选择。一名经验丰富的新生儿护士应对NICU的护理程序（包括母乳喂养/袋鼠式护理/发育照护）做出解释。（如有可能）带父母参观一次NICU。可以的话，咨询服务的新生儿专家以及新生儿护士应该加入此婴儿产房复苏和最初的重症监护团队。如果不行，咨询顾问应确保复苏团队得知分娩前就已做出的决定，并对此决定无异议，如果情况有重大变化，可另当别论。

在那些决定权在父母手上的国家里，对于父母咨询应该是指示性的还是非指示性的这个问题存在争议（Batton 2009）。在非指示性咨询中，在对最终决定没有任何建议的情况下给出结局资料信息（包括数据的不确定性），要求父母做出他们的婴儿出生后是否复苏的决定。这意味着父母有全部的决定权，但同时也承担着孩子的生死重任。他们在做决定时可能会感到无助、焦虑、情绪化，之后可能会后悔他们做出的决定并有种负罪感。Kaempf等（2009）指出家长很乐于接受工作人员和父母在明确的咨询指南指导下共同做出决策。

对于很多家长而言,宗教、精神以及意愿主导的决策制订比详细的预后信息和讨论治疗方案的选择更加重要(Boss et al. 2008)。这些父母往往不愿意自己做出决定,但可能更愿意把"事情交给上帝",希望别人替自己把一切都做好。医生和家长之间的矛盾很可能源于不同的道德观和宗教观。Dunn(1990)建议提出五个问题,尤其当父母的观点和决定与医务人员未达成一致时:

他们是否了解自己孩子的临床状况和预后?

他们最终做出决策前是否希望得到或应该得到他人建议?

他们是否需要更多的时间?

这个决定是否基于孩子的利益做出的充满爱与关怀的决定?

他们只是为了孩子的利益才要求进行抢救治疗吗?

他们的决定是否符合他们孩子的利益?如果有质疑,这个决定是否不合理到需要要求家长寻求其他医疗建议或采取法律手段,让孩子在法院的保护下治疗?

突发的坏消息往往极具挑战,需要医生的体恤和沟通技巧。如果父母得知坏消息时,感受到温暖关怀并且被尊重和体恤,大多数父母留存的将是积极的回忆,并且对所有参与的医护人员怀有感激之情(Henley and Judith Schot 2008)。

11.9 对超早产儿的决策制订

超早产儿照护方面可能需要做出 3 次决定:

1. 产前对孕妇和胎儿的照护。父母和医师需要决定是否提供产前积极照护(将孕妇转至围产中心、安胎、产前皮质类固醇、胎儿剖宫产指征)。

2. 婴儿出生后启动复苏或不给予复苏。在婴儿出生前就做好是否对其进行复苏的决定,但这一决定也可能会根据婴儿症状及其对复苏治疗的反应有所改变。提供产前积极照护的决定往往与婴儿复苏的决定相结合,反之亦然。

3. 继续或撤除新生儿重症监护。预后预测不乐观的婴儿临时医疗如果不成功,或者预后情况不断恶化(如伴有脑电活动抑制的大量颅内出血),可能会考虑重新定位对婴儿的照护方式。在一些国家,撤除重症监护往往由父母和医护人员共同决定。

结束婴儿生命的决定理由必须符合国家或医院规定。姑息治疗(如止痛药)必须与国家法律和法院判决一致。在多数指南中公认的情况是,因重症(治疗"无效")没有或有很小的生存概率,以及存活并无严重残疾的概率没有或很小。整个团队(包括小儿神经学科专家等)和(按照规定)理论委员会都应参与到结束生命的决策中。

如果预后悬而未决,制订决策时应权衡利弊(例如:痛苦和重症监护带来的磨难、可能因持续长期损害的远期预后带来的痛苦和负担)。大多数指南仅考虑以严重残疾带来无法忍受的痛苦负担和/或当事人无法与别人沟通作为不给予和撤除维持生命治疗的评判标准。父母必须考虑重症监护和严重残疾带来的痛苦和压力是否可以忍受。然而,医生对于不给予和撤除重症监护这一决定负最终道德和法律责任。

影响结束生命的决定的主要因素是根据统计数据估算出个体婴儿的结局,而这些统计数据是根据前些年所研究的一组有代表性婴儿(或多或少)得出的。因为预后的不确定性,一些作者强烈反对出生前就做出结束婴儿生命的决定,他们更倾向于选择根据婴儿临床状况和出生时对干预的最初反应得出个体化的决定(Turillazzi and Fineschi 2009)。然而更多作者认为给所有极不成熟婴儿重症监护,将使其承受更大的痛苦、调动更多的资源、需要更多的花费,这样做对孩子的好处却微乎其微(Leversen et al. 2011)。人们可能认为这是一种功利主义观点,但这是处理不确定情况合乎逻辑的结果,判断和决策必须出于对婴儿最大利益的考虑。

在出生前预后不确定的婴儿出生之后,父母做结束生命的决策时可能会出现如下情况:

1. 若在婴儿出生前父母和医师就已共同做出对婴儿进行复苏治疗的决定,那么即使婴儿一出生情况非常不好,也会尝试复苏。

2. 若父母和医师在婴儿出生前就已做出结束生命的决定,那么往往会不尝试复苏。若婴儿显示出活力(自发呼吸),那么应在一到两分钟内开始复苏,以避免严重缺氧。

3. 若因为孕妇在入院时就已处于活跃期或因为其他原因(如语言表达),父母和医师在婴儿出生前没有协同做出决定,那么新生儿专家必须代表婴儿做出决定,毫不迟疑进行复苏直到父母参与到决策中。

医护人员应支持有不同需求的父母做出的决定。一些父母希望医护人员给出他们具体做法的建议，然而还有一些父母希望得到必要的信息，但最后的决定由自己做，或者在家人朋友、家庭医生或宗教顾问的帮助下做出决定（Henley and Judith Schot 2008）。尽管大多数父母希望得到帮助，但是医护人员应避免父母自主权和自身权益被削弱。"大多数父母希望得到指导、帮助和倾听，但不希望被指挥或控制，更不希望被置之不理"（Henley and Judith Schot 2008）。父母往往会根据孩子的实际利益做出关心和关爱的决定。

在一些国家，不给予或撤除重症监护的决定以父母对情况的关键陈述为考量，父母和医生之间出现争执主要由于对于当下情况以及婴儿最大利益持有不同的观点、医疗团队行为和沟通迟钝以及父母抵制取消延续生命治疗的宗教信仰（Tripp and McGregor 2006；Verhagen et al. 2009a）。父母通常出于孩子的利益做出关怀与爱的决定。荷兰的一项针对结束生命决定分歧分析的调查研究显示，所有案例中，医疗团队内部的矛盾发生率达 4%，医疗团队与父母之间发生矛盾的概率达 12%。所有矛盾的解决方式都是做结束婴儿生命决定前双方先达成共识（Verhagen et al. 2009a）。当治疗明显无效，一些国家的医生会直接决定暂停重症监护，即使还没得到伦理委员会或法庭的判决（Isaacs et al. 2006）。如果父母和新生儿专家之间出现矛盾，那一定是父母要求结束治疗，然而医疗团队却看到了一个治愈严重残疾切实的存活机会，并且他们希望继续重症监护，当然，通常重症监护也应该继续。

11.10　不给和撤除重症监护

11.10.1　不给重症监护与撤除重症监护

在不同的研究中，70%~80% 新生儿死亡前，父母都已做出结束其生命的决定（Hentschel et al. 2006；Verhagen et al. 2009b）。为了缩短病人生命，结束或限制重症监护的方法主要有 3 种：出生后不给复苏和重症监护（Bellieni and Buonocore 2009）、撤除生命支持（Janvier et al. 2008a）和停止其他的治疗（如抗生素、血管活性药物）（Levene 2004）。许多专业人员和父母首选第三种方式，但可能导致带有损伤的存活（如：由败血症、低氧引起的损伤）。尽管这可能并不罕见，但是在结束生命决定的报告中却很少提及停止其他治疗（Hentschel et al. 2006）。

一些指南认为，不给和撤除重症监护没有道德或伦理上的差别（Walter 2005；American Academy of Pediatrics 2007；Nuffield Council on Bioethics 2006；Wilkinson et al. 2009；Fischer et al. 2009；Verhagen et al. 2009b）。一些作者明确选择撤除而不是不给生命支持，因为"暂时的"治疗允许评估婴儿的临床状况，包括实际胎龄、体重以及婴儿对复苏和重症监护的反应（Fischer et al. 2009；Verhagen et al. 2009b）。Boyle（2004）描述了美国人普遍的态度："如果有疑问的治疗从来开始，没有人会受益。如果启动治疗，一些人可能受益，并且可以从那些不能从中受益的人那里撤除。"在"暂时的"重症监护期间，可以反复评估权衡利与弊，以确定是否适合继续下去。一些国家指南（如：瑞士）推荐对于在"灰色地带"胎龄出生的超早产儿进行"暂时性治疗"（Fischer et al. 2009）。

然而，一些宗教信仰允许不给但不是撤除生命支持（Tripp and McGregor 2006）。此外，对于很多的照顾者和父母来说，心理上更难接受撤除而非不给重症监护措施。EURONIC 研究表明，意大利、西班牙、法国和德国的新生儿专家认为，不给比撤除机械通气更容易被接受；然而，在荷兰、英国和瑞典，超过 93% 的新生儿专家会在特定情况下撤除重症监护（Cuttini et al. 2009）。不愿撤除重症监护的原因包括害怕承担法律后果；随着时间的推移，父母和婴儿的情感依恋态度增加；以及通过拔管和使用止痛和缓解压力的药物而结束甚至杀害一条活生生性命的感觉。

另一方面，对于一些父母来说，如果新生儿团队已经"尝试了所有方法"并且"给过他 / 她每一个生存的机会"，那么他们可能会更容易接受孩子的死亡（Mercurio 2009）。此外，一段时间的重症监护可以让父母和兄弟姐妹有时间去见患儿，进行洗礼或其他宗教仪式，并触摸和拥抱患儿。患儿可能会在父母的怀抱中死去，家人有时间表达对患儿离去的悲痛，有尊严地哀悼。亲子关系可能会减轻悲痛。这些可能的情感益处必须与重症监护措施所致的痛苦及重症监护资源的使用进行权衡比较（Wyatt 1999）。

11.10.2　不给予积极的产前照护和产后的复苏

积极的产前照护(转移到中心、皮质类固醇、胎儿剖产指征)改善超早产儿的预后水平,胎龄延长1~2周使胎儿更成熟(Itabashi et al. 2009;Hakansson et al. 2011)。因此,除非根据婴儿出生后的情况需要重新引导调整出生前做出的决定,无论是积极地同时采用产前照护和产后复苏或放弃两种积极的方法都可以认为是合理的。有些父母可能喜欢在分娩前采取被动的方法,但婴儿出生后有存活可能的情况下,会采取主动的生命支持治疗。即使对于胎龄低于生存能力极限的早产儿,经验丰富的新生儿专家也应该出生时在场或立即提供帮助,以确认或重新调整在出生前做出的医疗决定。但是,如果预期的临床状况没有发生显著变化,在分娩前医生和父母共同做出的决定不应在分娩后被改变。

当复苏无效时,必须对中断重症监护的婴儿给予体恤照顾。可以把婴儿放在母亲的胸前,让其平静地离去。如果孩子遭受痛苦,应给予止痛剂和/或镇静剂。需要时应该提供和组织适当的宗教仪式。

由于需要3~5分钟以上复苏的婴儿预后情况不佳(Singh et al. 007;Finer et al. 1999;Jankov et al. 2000;Janvier and Barrington 2005),ILCOR 指南[The International Liaison Committee on Resuscitation (ILCOR)2006]建议停止复苏,"如果在持续足够的复苏努力10分钟后仍无生命迹象"。然而,在临床实践中,10分钟可能是一个相当短暂的复苏时间,因为通气和其他复苏措施并不总是足够的[The International Liaison Committee on Resuscitation (ILCOR)2006]。根据各种指南和作者个人经验得出的超早产儿照护框架如表11.3所示。

表11.3　超早产儿照护框架(胎龄<26周)

一般考虑
超早产儿应得到最好的、最先进的照护,以获得最佳结局。因为医院不能提供适当的照护而不给治疗的做法是不可接受的。如果医院没有经验丰富的产科医生和新生儿专家,那么母亲必须转移到专科中心。如果不可能转院,最有经验的当地工作人员应该参与进来,并从专科中心得到建议
准确预估胎龄(作为预后的主要决定因素)是非常重要的。此外,体重、性别和多胎胎影响预后,应在父母产前咨询时考虑进来

续表

对出生早于或处于"灰色地带"(23~24胎龄)的早产儿,父母知晓产前照护(转到Ⅲ级中心、安胎、皮质类固醇、剖宫产)以及产后照护的全面信息和明确参与决策的权利必须得到尊重
由于产前对胎龄、成熟度的个体差异和生存能力不准确的评估,产前作出的是否复苏的决定可能必须在产后重新考虑。婴儿在3~5(或3~10)分钟内对通气的心率反应比出生时的临床状况能更好地反映预后

11.10.3　撤除重症监护

撤除重症监护的决定通常分以下几个步骤作出:

1. 治疗无效或无法忍受长期痛苦的医疗决定由NICU团队和亚专科人员(如:小儿神经专家、心脏病专家或外科医生)共同做出。

2. 父母被告知他们婴儿的预后,并明确参与他们婴儿最佳利益的判断。此外,当孩子即将离开时,告知父母预防疼痛和痛苦的选择方法,并参与决定适当的止痛和减压治疗。我们支持父母向医院外的医学专家、朋友和宗教顾问寻求意见。在一些国家,父母被要求在这项决定中发挥积极作用。

3. 如果父母和看护者同意撤除重症监护的决定,那么就到了结束重症监护(通常为辅助通气)的时候。父母决定是否愿意为婴儿洗礼或进行与他们信仰相符的其他宗教仪式。

4. 重症监护转为体恤或姑息治疗。如果可能的话,将孩子安置在一个私密的家庭病房中照护。应避免或尽量减少侵入性操作、抽血和任何其他痛苦或有刺激的干预措施。维护尊严、保持温暖和皮肤接触(袋鼠式护理),以及缓解疼痛和刺激是姑息治疗的基本要素(Walter 2005;Carter 2004)。以家庭为中心的护理理念是新生儿重症监护和频死婴儿照护的最佳基础。应给家庭成员和朋友们时间、机会与婴儿待在一起,触摸和拥抱婴儿。

5. 撤除维持生命的治疗应以从容不迫、私下和体面的方式进行。父母在场时移除管子和电极,让婴儿逝于父母怀中。应给婴儿提供止痛和减压的药物,拔出支气管和胃管,以避免呕吐和窒息(如果可能的话,在父母进入房间之前进行)。(与父母和孩子关系良好的)一名护士和一名医生应在婴儿死亡前在场,并应在婴儿死亡后时不时看望家人。

6. 工作人员在家属悲痛时表示同情和支持。

婴儿的纪念品如照片、录像、腕条、衣服、脚印和一缕头发可能会给父母。丧葬安排和死亡证明等手续应帮助父母办理。一些国家允许在葬礼前一段时间把死去的婴儿带回家。应提供（除 NICU 之外）进一步咨询。还应提供丧亲和父母群体的信息。

11.10.4 止痛和减压（或缓解应激）药物

对于预后良好的重症新生儿,谨慎调整止痛药物的适应证和剂量,以避免严重的副作用。终结生命决定做出后,副作用就已不再重要,药量可增加至完全消除疼痛和压力的程度。此外,建议使用止痛和解压的药物,尽量减少由拔出管线、电极和死亡本身带来的痛苦与折磨。作为人道照护的一部分,一些医生推荐足量的鸦片镇痛（吗啡或类似物）与镇静剂联合使用的给药方法。尽管需要高剂量的止痛剂和镇静剂可能会导致婴儿呼吸抑制,从而缩短婴儿生命,但是其用法在大多数国家公认是合法的,只要医生的主要目的是减轻疼痛与折磨,而不是缩短婴儿生命（Provost et al. 2004）。

在大多数国家,意图加速死亡而开致死药物剂量的处方是非法的。荷兰人认为"非自愿安乐死"对于一些特定的婴儿来说是可以接受的,对于这些婴儿而言,死亡符合他们的最大利益,但是目前这些婴儿还离不开生命支持。《格罗宁根协议》对于新生儿安乐死给出了详细的指南,要远比大多数指南更为严格,还给出了不给或撤除重症监护的建议（Verhagen and Sauer 2005）。实际上,在所有已被决定终结生命的婴儿中（2005 到 2006 年在荷兰出生）,只有 4% 的婴儿死于意图加速死亡的药物（Verhagen and Sauer 2005）。

11.11 重度窒息

死婴不能呼吸,没有任何生命迹象（如心跳、脐带搏动、随意肌的明确运动）。如果婴儿有浸泡的迹象,则该婴儿至少在出生前 12 小时死亡。新鲜的死胎可能在出生前几小时或几分钟死亡。如果在出生前不久听到胎儿的心跳或者没有检测到胎儿心跳,生后应该开始复苏。

对生后 10 分钟 Apgar 评分为 0 的重度窒息婴儿的 4 项研究表明,69%~98% 死亡和所有幸存婴儿均发展为重度（89%~100%）或中度神经发育障碍

（Byrne et al. 2008）。这就是有些人在 10 分钟后停止复苏的原因[The International Liaison Committee on Resuscitation (ILCOR) 2006],除非复苏不充分。如果婴儿出现严重缺氧缺血性脑病,且远期预后较差,一些作者认为（由父母和医生共同做出的）撤除重症监护的决定是合理的（Boyle 2004）。

11.12 畸形

如果畸形对生命构成影响,或会有很高的死亡风险,又或者治疗负担无法承受,畸形可能是不给予产后复苏的正当理由。在评估孩子最佳利益时应权衡利弊（即早期干预带来的疼痛和痛苦与可能的结局相关）。表 11.4 列举了致命畸形。

表 11.4　致命畸形（根据美国出生缺陷中心的数据）

13- 三体综合征
18- 三体综合征
无脑畸形
颅裂畸形
双侧肾发育不全（波特综合征）
巴氏胎儿水肿综合征

胎儿畸形终止妊娠在很多国家都很普遍。在出生后,畸形活婴的最佳利益必须先分别判断每一个婴儿、每一种畸形,以及由畸形带来的可能的远期后遗症。出生后,治疗决定主要基于婴儿的最大利益（而不是主要基于母亲的授权）。对于很多家长来说,这种权力的突然转变是难以理解的。婴儿患唐氏综合征会将父母和医生置于特定的困境中。一方面,产前筛查的主要目标是检测出 21- 三体综合征,为了在胎儿患唐氏综合征时终止妊娠。另一方面,一般认为即使婴儿患有严重的心脏畸形或其他畸形,诊断出唐氏综合征并不意味着不给予复苏（Rennie and Leigh 2008）。

参考文献

American Academy of Pediatrics (2007) Noninitiation or withdrawal of intensive care for high-risk newborns. Pediatrics 119:401–403

Batton DG, Committee on Fetus and Newborn (2009) Clinical report—Antenatal counseling regarding resuscitation at an extremely low gestational age. Pediatrics

124:422–427

Bellieni CV, Buonocore G (2009) Flaws in the assessment of the best interests of the newborn. Acta Paediatr 98:613–617

Bilgen H, Topuzoglu A, Kuscu K et al (2007) End-of-life decisions in the newborn period: attitudes and practices of doctors and nurses. Turk J Pediatr 51:248–256

Boss RD, Hutton N, Sulpar LJ et al (2008) Values parents apply to decision-making regarding delivery room resuscitation for high-risk newborns. Pediatrics 122:583–589

Boyle RJ (2004) Ethical issues in the care of the neonate. NeoReviews 5:e471–e476

Byrne S, Szyld E, Kattwinkel J (2008) The ethics of delivery-room resuscitation. Semin Fetal Neonatal Med 13:440–447

Carter BS (2004) Comfort care principles for the high-risk newborn. NeoReviews 5:e484–e490

Chiswick M (2008) Infants at borderline viability: ethical and clinical consideration. Semin Fetal Neonatal Med 13:8–15

Comitato Nazionale per la Bioetica (2008) I grandi prematuri. Note bioetiche. [EP babies. Bioethical notes]. www.governo.it/bioetica

Cuttini M, Casotto V, Vonderweid U et al (2009) Neonatal end-of-life decisions and bioethical perspectives. Early Hum Dev 85:S21–S25

Dare T (2009) Parental rights and medical decisions. Pediatr Anesth 19:947–952

De Leeuw R, Cuttini M, Nadai M et al (2000) Treatment choices for extremely preterm infants: an international perspective. J Pediatr 137:608–616

Dehan M, Gold F, Grassin M et al (2001) Dilemmes éthiques de la période périnatale: recommandations pour les decisions de fin de vie. Arch Pediatr 8:407–419

Dunn PM (1990) Life saving intervention in the neonatal period: dilemmas and decisions. Arch Dis Child 65:557–558

Fanaroff AA (2008) Extremely low birthweight infants-the interplay between outcomes and ethics. Acta Paediatr 97:144–145

Finer NN, Tarin T, Vaucher YE et al (1999) Intact survival in extremely low birth weight infants after delivery room resuscitation. Pediatrics 104:e40

Fischer N, Steurer MA, Adams M et al (2009) Survival rates of extremely preterm infants (gestational age <26 weeks) in Switzerland: impact of the Swiss guidelines for the care of infants born at the limit of viability. Arch Dis Child Fetal Neonatal Ed 94:F407–F413

Griswold KJ, Fanaroff JM (2010) An evidence-based overview of prenatal consultation with a focus on infants born at the limits of viability. Pediatrics 125:e931–e937

Hakansson S, Farooqi A, Holmgren PA et al (2004) Proactive management promotes outcome in extremely preterm infants: a population-based comparison of two perinatal management strategies. Pediatrics 114:58–64

Halamek LP (2003) Prenatal consultation at the limits of viability. NeoReviews 4:e153–e156

Harrison HT (2008) The offer they can't refuse: parents and perinatal treatment decisions. Semin Fetal Neonatal Med 13:329–334

Hayward MF, Murphy RO, Lorenz JM (2008) Message framing and perinatal decisions. Pediatrics 122:109–118

Henley A, Judith Schot J (2008) The death of a baby before, during or shortly after birth: good practice from the parents' perspective. Semin Fetal Neonatal Med 13:325–328

Hentschel R, Lindner K, Krueger M, Reiter-Theil S (2006) Restriction of ongoing intensive care in neonates: a prospective study. Pediatrics 118:563–569

Hester DM (2007) Interests and neonates: there is more to the story than we explicitly acknowledge. Theor Med Bioeth 28:357–372

Iijima S, Arai H, Ozawa Y et al (2009) Clinical patterns in extremely preterm (22 to 24 weeks of gestation) infants in relation to survival time and prognosis. Am J Perinatol 26:399–406

Ikeda K, Hayashida S, Hokuto I (2006) International perspectives: recent outcomes of ultrapreterm and extremely low-birth weight infants. Neo Reviews 7: e511–e516

Isaacs D, Kilham H, Gordon A et al (2006) Withdrawal of neonatal mechanical ventilation against the parents' wishes. J Paediatr Child Health 42:311–315

Itabashi K, Horiuchi T, Kusuda S et al (2009) Mortality rates for extremely low birth weight infants born in Japan in 2005. Pediatrics 123:445–450

Jankov RP, Asztalos EV, Scidmore MB (2000) Favourable neurological outcomes following delivery room cardio-pulmonary resuscitation of infants ≤750 g at birth. J Paediatr Child Health 36:19–22

Janvier A, Barrington KJ (2005) The ethics of neonatal resuscitation at the margins of viability: informed consent and outcomes. J Pediatr 147:579–585

Janvier A, Bauer KL, Lantos JD (2007) Are newborns morally different from older children? Theor Med Bioeth 28:413–425

Janvier A, Lantos J, Deschènes M et al (2008a) Caregivers attitudes for very premature infants: what if they knew? Acta Paediatr 97:276–279

Janvier A, Leblanc I, Barrington KJ (2008b) The best-interest standard is not applied for neonatal resuscitation decisions. Pediatrics 121:963–969

Janvier A, Leblanc I, Barrington KJ (2008c) Nobody likes premies: the relative value of patients' life. J Perinatol 28:821–826

Kaempf JW, Tomlinson MW, Campbell B et al (2009) Counseling pregnant women who may deliver extremely premature infants: medical care guidelines, family choices, and neonatal outcomes. Pediatrics 123:1509–1515

Kipnis K (2007) Harm and uncertainty in newborn intensive care. Theor Med Bioeth 28:393–412

Kopelman LM (2007) The best interests standard for incompetent or incapacitated persons of all ages. J Law Med Ethics 35:187–196

Kusuda S, Fujimura M, Sakuma I et al (2006) Morbidity and mortality of infants with very low birth weight in Japan. center variation. Pediatrics 118:e1131–e1139

Ladd RE, Mercurio MR (2003) Deciding for neonates: whose authority, whose interests? Semin Perinatol 27:488–494

Lagercrantz H, Changeux JP (2009) The emergence of

human consciousness: from fetal to neonatal life. Pediatr Res 65:255–260

Lam HS, Wong SPS, Liu FYB et al (2009) Attitudes toward neonatal intensive care treatment of preterm infants with a high risk of developing long-term disabilities. Pediatrics 123:1501–1508

Lavin JP, Kantak A, Ohlinger J et al (2006) Attitudes of obstetric and pediatric health care providers toward resuscitation of infants who are born at the margins of viability. Pediatrics 118:S169–S176

Levene M (2004) Is intensive care for very immature babies justified? Acta Paediatr 93:149–152

Leversen KT, Sommerfelt K, Rønnestad A et al (2011) Prediction of neurodevelopmental and sensory outcome at 5 years in Norwegian children born extremely preterm. Pediatrics 127:e630–e638

Linderkamp O (2012) Survival and outcome of extremely preterm infants in the 90s and early 2000s. Acta Paediatr (in press)

Lui K, Bajuk B, Foster K et al (2006) Perinatal care at the borderlines of viability: a consensus statement based on a NSW and ACT consensus workshop. Med J Aust 185:495–500

MacDonald H, American Academy of Pediatrics Committee on Fetus and Newborn (2002) Perinatal care at the threshold of viability. Pediatrics 110:1024–1027

Markestad T, Kaaresen PI, Ronnestad A et al (2005) Early death, morbidity, and need of treatment among extremely premature infants. Pediatrics 15:1289–1298

Marsal K, Express Group (2009) Survival of extremely preterm infants after active perinatal care in Sweden. JAMA 301:2225–2233

Martinez AM, Partridge JC, Yu V et al (2006) Physician counselling practices and decision-making for extremely preterm infants in the Pacific Rim. J Paediatr Child Health 41:209–214

Meadow W, Frain L, Ren Y et al (2002) Serial assessment of mortality in the neonatal intensive care unit by algorithm and intuition: certainty, uncertainty, and informed consent. Pediatrics 109:878–886

Mercurio MR (2009) The ethics of newborn resuscitation. Semin Perinatol 33:354–363

Miljeteig I, Markestad T, Norheim OF (2007) Physicians' use of guidelines and attitudes to withholding and withdrawing treatment for extremely premature neonates in Norway. Acta Paediatr 96:825–829

Moser K, Macfarlane A, Chow YH et al (2007) Introducing new data on gestation-specific infant mortality among babies born in 2005 in England and Wales. Health Stat Q 35:13–27

Nishida H, Sakuma I (2009) Limit of viability in Japan: ethical consideration. J Perinat Med 37:457–460

Nuffield Council on Bioethics (2006) Critical care decisions in fetal and neonatal medicine: ethical issues, London. www.nuffieldbioethics.org/neonatal-medicine

Österreichische Gesellschaft für Kinder-und Jugendheilkunde (2005) Erstversorgung von Frühgeborenen an der Grenze der Lebensfähigkeit. Monatsschr Kinderheilkd 7:711–715

Partridge JC, Dickey BJ (2009) Decision-making in neonatal intensive care: interventions on behalf of preterm infants. NeoReviews 10:e270–e278

Peerzada JM, Schollin J, Håkansson S (2006) Delivery room decision-making for extremely preterm infants in Sweden. Pediatrics 117:1988–1995

Pignotti MS, Donzelli G (2008a) Perinatal care at the threshold of viability: an international comparison of practical guidelines for the treatment of extremely preterm births. Pediatrics 121:e193–e198

Pohlandt F (2008) Leitlinie zur Frühgeburt an der Grenze der Lebensfähigkeit des Kindes. Monatsschr Kinderheilkd 156:798–802

Provost V, Deliens L, Cools F et al (2004) A classification of end-of-life decisions in neonates and infants. Acta Paediatr 93:301–305

Rennie JM, Leigh B (2008) The legal framework for end-of-life decisions in the UK. Semin Fetal Neonatal Med 13:296–300

Rijken M, Veen S, Walther FJ (2007) Ethics of maintaining preterm infants. Pediatr Child Health 17:58–63

Saigal S, Stoskopf B, Pinelli J et al (2006) Transition of extremely low birthweight infants from adolescence to young adulthood. Pediatrics 118:1140–1148

Seri I, Evans J (2008) Limits of viability: definition of the gray zone. J Perinatol Suppl 1:S4–S8

Singh J, Fanaroff J, Andrews B et al (2007) Resuscitation in the "gray zone" of viability: determining physician preferences and predicting infant outcomes. Pediatrics 120:519–526

Skupsi DW, McCullough B, Levene M, Chervenak FA (2010) Improving obstetric estimation of outcomes of extremely premature infants: an evolving challenge. J Perinat Med 38:19–22

The International Liaison Committee on Resuscitation (ILCOR) (2006) Consensus on science with treatment recommendations for pediatric and neonatal patients: neonatal resuscitation. Pediatrics 117:e978–e988

Tripp J, McGregor D (2006) Withholding and withdrawing of life sustaining treatment in the newborn. Arch Dis Child Fetal Neonatal Ed 91:F67–F71

Turillazzi E, Fineschi V (2009) How old are you? Newborn gestational age discriminates neonatal resuscitation practices in the Italian debate. BMC Med Ethics 10:19

Tyson JE, Parikh NA, Langer J et al (2008) Intensive care for extreme prematurity-moving beyond gestational age. N Engl J Med 358:1672–1681

Verhagen E, Sauer PJJ (2005) The Groningen protocol-euthanasia in severely ill newborns. NEJM 352:959–992

Verhagen AAE, de Vos M, Dorscheidt JHHM et al (2009a) Conflicts about end-of-life decisions in NICUs in the Netherlands. Pediatrics 124:e112–e119

Verhagen AAE, Dorscheidt JHHM, Engels B et al (2009b) End-of-life decisions in Dutch neonatal intensive care units. Arch Pediatr Adolesc Med 163:895–901

Walter FJ (2005) Withholding treatment, withdrawing treatment, and palliative care in the neonatal intensive care unit. Early Hum Dev 81:865–872

Wilkinson AR, Ahluwalia J, Cole A et al (2009) Management of babies born extremely preterm at less than 25 weeks of gestation: a framework for clinical practices at the time of birth. Arch Dis Child Fetal Neonatal Ed 94:F2–F5

Wilson-Costello D, Friedman H, Minich N et al (2007) Improved neurodevelopmental outcomes for extremely low birth weight infants in 2000–2002. Pediatrics 119:37–45

World Health Organization (1993) International classification of diseases (ICD), vol 2, 10th rev edn. World Health Organization, Geneva, Switzerland

Wyatt JS (1999) Neonatal care: withholding or withdrawal of treatment in the newborn infant. Baillieres Best Pract Res Clin Obstet Gynaecol 13:503–511

Wyatt J (2007) End-of-life decisions, quality of life and the newborn. Acta Pædiatr 96:790–791

van Zuuren FJ, van Manen E (2006) Moral dilemmas in neonatology as experienced by health care practitioners: A qualitative approach. Med Health Care Philos 9:339–347

12 超低出生体重儿护理、出院时间、告知及心理干预

Fabio A.Mosca，Monica Fumagalli，Maria Elena Bolis，
Massimo Agosti
罗睿　翻译，刘玲　审校

目录

摘要

过去几十年接生和助产服务取得长足进展。在西方国家，在医院分娩从医疗卫生援助变得更具人道主义，目的在于利用越来越先进和细致的措施及方案保证最大安全。

从产房出生直到出院采取的干预措施都是为了促进母婴的依恋关系：尊重和促进出生生理、通过生后立即进行"皮肤接触"技术建立与新生儿早期和长期的关系、实践中推广母婴同室，这对开始母乳喂养及关系确立很有必要。

对母亲情感及心理支持的作用变得更加显著，同时需要在产科病房、托儿所及一切具有"高风险"环境提供心理服务，例如在重症监护病室对超低出生体重儿提供相关服务等。

事实上，超低出生体重儿在死亡率、发病率及远期并发症方面均处于高风险。优化围产期及生后护理对改善结局很有必要的。同时对所涉及的呼吸、心血管和肾脏损伤的病理生理更全面的了解对补充新的干预措施也很重要。

然而父母在新生儿护理上积极和早期的参与也是相当明智。需要制订规范以利于在重要环境下对父母进行特定指导，以限制与早产及因病理性出生相关的创伤所带来的影响。新生儿重症监护病室已经不断地在推进亲子早接触和父母参与护理，这些可以让亲子关系不会被长期分离、医疗过程及父母的经验而弱化。

因为超低出生体重儿出院时常常还会存在有待解决的医学问题，出院时机则需要和父母一起协商决定，并给这些宝贝制定个性化、全面细致的家庭护理计划。

远期后遗症主要表现为神经系统发育障碍、感觉神经缺失、生长受限及支气管肺发育不良。推荐长期随访计划里筛选出那些将得益于干预项目的婴儿。

出院后，专门设计一些支持亲子关系、提高父母照顾自己和他们小孩健康能力的干预模式。

除了心理治疗，创建一些像父母相互自助组织和家访的新型服务类型。

这些干预模式的推广使得亲子关系的保护和超低出生体重儿发育得到明显的改进。

12.1　要点

- 超低出生体重儿属于急性并发症及远期精神障碍的高发人群。
- 优化围产期及生后 1 分钟护理对改善超低出生体重儿结局是必要的。
- 出院时间需要根据生理状态来确定，同时安全的出院计划必须和家庭成员协商制定。
- 为了改进远期结局应该补充随访计划和早期干预策略。
- 预防流程的制定应该尽可能促进依恋关系及亲子感情。
- 因为新生儿重症监护病室已经不断推进早接触和母亲参与到治疗中，所以亲子关系不会被长期分离、医学化及父母的经验影响。
- 我们已经清楚地看到亲子关系情感和心理支持的重要性，需要提供心理上的服务。

12.2　超低出生体重儿护理的基本方法：概述

在过去十几年围产期及新生儿医疗质量改进已经提高了超低出生体重儿（extremely low birth weight infant, ELBWI）的生存率（McCarthy 2015），但是他们仍然属于并发症及远期后遗症高发人群。优化围产期及生后护理对改善这些结局非常有必要。

超低出生体重儿涵盖了由不同发病机制引起两种早产儿组成的异质人群：超早产儿和大胎龄的宫内发育迟缓小于胎龄儿。

12.2.1　产房和生后 1 小时

超低出生体重儿的生后 1 小时非常关键，许多问题在这个时间段内出现并在新生儿重症监护病室（neonatal intensive care unit, NICU）入院、新生儿期及儿童后期形成。

出生时关注保暖很重要。最有效的干预措施是保持适度干燥及连头一起的密闭性包裹（聚乙烯薄膜或者聚氨酯包）。尽管采用这些方法，入院时常常发生低体温。在产房及转运过程中体温监测应该被作为质量改进的第一步（Laptook et al. 2009）。

大部分超低出生体重儿在产房则需要某种呼吸支持增强肺液清除、建立功能残气量及维持肺扩张（Hooper et al. 2016）。

既要防止肺过度膨胀（避免过高压力）也要维持有效肺复张（提供呼吸末正压），对呼吸支持进行适度调整很重要。对超低出生体重儿最好的呼吸机支持策略仍存在争议（Wiswell 2011）。

在有自主呼吸的新生儿中应用持续正压通气似乎减少机械通气的使用（Nowadzky et al. 2009）；不过与气管插管下机械通气相比，在降低死亡或支气管肺发育不良（bronchopulmonary dysplasia, BPD）综合结局方面仅有微小益处（Wyllie et al. 2015）。

推荐生后尽可能快地对心率和氧饱和度进行准确监测（Wyllie et al. 2015）

延迟脐带结扎在超低出生体重儿出生时管理方面受到越来越多关注，这源于它似乎是有益且安全的，与改善血流动力学稳定、减少输注红细胞需求及减低颅内出血发生率有关（Oh et al. 2011）。

12.2.2　入住 NICU

新生儿进入 NICU 应该测量体温及体重，这些指标可用于纠正低体温或维持正常体温及优化液体管理。

对这些娇嫩的超低出生体重儿需要密切监测动脉血压、血气、血糖和电解质。脐动脉导管可用于避免疼痛和不适。动脉导管在不需要时应尽早拔除。双腔脐静脉导管可用于输液、输药及血液制品。生后 1 周以后，经皮中心静脉导管可用来输注肠外营养（parenteral nutrition, PN）。

早产超低出生体重儿皮肤的表皮屏障功能不佳。正如表皮屏障功能不佳及过度使用黏合剂会导致感染一样，也会引起体温调节和水平衡紊乱。不推荐预防性应用润肤剂（Edwards et al. 2004）。

尽管呼吸支持方面因出现有效的新治疗方案及

技术发展而取得进步,呼吸窘迫综合征对于超低出生体重儿仍然是严重的问题,与大量并发症相关,尤其是 BPD(Stoll et al. 2015)。

早产儿的肺生物结构上不成熟,容易受损。正因为如此,优化通气策略应达到温和开放肺及通气,防止气压伤或肺不张(Dargaville and Tingay 2012)。

不同肺保护通气策略建议将肺损伤最小化,包括病人触发或同步通气、容量保证通气、INSURE 技术(INtubation、SURfatant Extubation to NCPAP)、高频通气(包括高频振荡通气和高频喷射通气及可允许性高碳酸血症)(Reiterer et al. 2016)。

目前也有很多无创呼吸支持方式被作为有良好自主呼吸新生儿的起始治疗或拔管后首选的模式(DeMauro et al. 2014)。

肺表面活性物质应用的最佳时间仍存在争议。早期救治性肺表面活性物质应该在确诊呼吸窘迫综合征以后应用;但是在一些病例中,当新生儿需要紧急气管插管改善通气时在产房就应用了(Stebens et al. 2007)。

经鼻持续气道正压通气应用失败的新生儿可考虑 INSURE 技术。在具有专业技术的病房里,肺表面活性物质微创给药治疗可作为 INSURE 的替代方案(Dargaville et al. 2013;Kribs et al. 2015)。

超低出生体重儿最常发生的心血管问题是动脉导管未闭(patent ductus arteriosus,PDA)。PDA 与肺功能损害、长期呼吸机依赖及 BPD 的发生有关。然而,对具有血流动力学意义的 PDA 的定义(临床和/或超声)、治疗时间及方式仍存在争议(Hamrick and Hansmann 2010)。

超低出生体重儿在发生脑损伤和晚期神经系统功能障碍方面具有较高风险。对超低出生体重儿进行早产儿脑成像是临床常规诊疗的一部分。从出生直到足月纠正胎龄(term corrected age,TCA)应该进行连续头颅超声扫描,以便于检测出早产儿中发生的与运动不良预后相关的典型脑损伤(生发基质 - 脑室内出血、脑室周围白质软化症)(de Vries et al. v 2013)。

由于头颅超声无法识别出轻度生发基质 - 脑室内出血,磁共振成像(magnetic resonance imaging,MRI)相较超声已被证实在识别白质和小脑发生的微小异常方面更具优势(Plaisier et al. 2015;Roelantvan Rijin et al. 2001)。

TCA 时的脑 MRI 虽然和神经发育有关,但没有证据证明会改善远期结局,因此 TCA 的 MRI 成像结果应该与父母进行讨论(Ho et al. 2015)。

超低出生体重儿出生后应该提供水和电解质防止脱水和高渗,密切监测体重变化(每 12~24 小时)、尿量和渗透压(每 12~24 小时)及血清电解质(主要是钠和钾)。超低出生体重儿有较高营养需求,但又表现为营养储备不足和吸收障碍。正因如此,尽管提高全肠外营养(TPN)和早期肠内喂养,超低出生体重儿仍会面临宫外发育迟缓。营养支持的主要目标是保持身体储备及确保充足生长,避免代谢并发症和副作用。生后应该尽早给予葡萄糖和氨基酸维持血糖和充足蛋白水平。生后第二天,应该给予脂肪和电解质。TPN 应该联合早期肠内喂养限制发生 PN 相关的并发症,主要有胆固醇血症和败血症。代谢性酸中毒是 PN 应用过程中可能出现的一个问题,这之间的关系仍然有争议。

胃肠道结构和功能的不成熟可能会限制早期肠内喂养。当临床趋于稳定时应该尽早开展微量肠内喂养(营养性喂养指 10~20ml/kg/d),这可刺激胃肠道正常功能发育。喂养速度需根据耐受情况决定,通常超低出生体重儿要减慢。喂养策略依赖于护理人员的经验,应以肠内喂养建立为目的,避免发生喂养不耐受和坏死性小肠结肠炎。密切观察若出现腹胀、呕吐或者胃回抽物容量增多则提示肠容量在增加,特别是回抽出胆汁或血时。确诊喂养不耐受后应该减少奶量或禁奶。虽然对于营养性及肠内喂养而言,母乳喂养均优于早产儿配方奶,但当母乳量不足以达到正常生长发育时则需添加母乳强化剂。母乳多成分强化与短期体重增长、身长及头围的改善有关,但无证据支持对远期结果有益(Duuta et al. 2015;Koletzko et al. 2014)。

感染引起超低出生体重儿死亡和致残的主要原因之一。早发型败血症(early-onset sepsis,EOS)(<72 小时)发生率低于 5%,而死亡率高达 50%,主要发生在有胎膜早破和/或绒毛膜羊膜炎的超低出生体重儿。随着革兰氏阴性菌败血症发生率不断提高,围产期应用糖皮质激素和 B 族溶血性链球菌的预防治疗已经改变了 EOS 病原体分布情况(Stoll et al. 2011)。

仔细采集围产期病史、及时诊断(基于临床表现、微生物和生化检测结果)和治疗(抗生素的经验性)对于 EOS 及其并发症的预防和治疗至关重要。

20%~50% 超低出生体重儿可能会发生晚发

型败血症(late-onset sepsis，LOS)。死亡率波动在20%~80% 之间，取决于致病病原体类型(Stoll et al. 2010)。

LOS 主要高危因素包括中心导管、机械通气和PN 的应用。因为非特异性临床表现、缺乏敏感诊断检测方法在超低出生体重儿临床诊断较困难。因此这些新生儿住院期间可能会接受几个疗程的抗生素和抗真菌治疗。密切监测新生儿病房有助于指导经验性抗生素治疗和抗生素耐药情况。

预防晚发型感染的策略包括卫生措施、谨慎体内置管、早期母乳喂养、应用中心组合治疗及抗生素管理。在 NICU 住院伴有真菌感染高风险的超低出生体重儿可给予氟康唑预防治疗。有证据支持对早产儿用益生菌和益生元可预防 LOS 且无不良反应。然而，将益生菌 / 益生元推荐在临床应用之前仍需要对其类型、针对不同体重范围的用量及远期结局进行具体说明(Santos and Tristram 2015)。

12.2.3 远期发病率

超低出生体重儿是获得性重度脑损伤相关的神经发育障碍的高发人群。然而，新生儿期未见明显脑损伤常见的神经影像学表现的儿童，临床也观察到存在轻度认知、行为及智力发育障碍。早产儿在NICU 住院期间也处于一种应激性环境(暴露于疼痛、光和声音、被迫与父母分离)，这些对脑部早期发育及后续神经行为结局产生负面影响。本文也提到过基于"个性化护理"的早期干预措施被证实有益于促进大脑成熟和神经发育结局(Spittle et al. 2015)。

开展神经发育随访旨在识别出那些能从长期干预策略中受益的婴儿。

超低出生体重儿也可能出现神经知觉缺失：与疾病和耳毒性药物应用有关的听力障碍，对这部分婴儿必须开展听力筛查项目。早产儿视网膜病是早产儿中常见的并发症，在超低出生体重儿中更为严重，还可能会导致失明(Wallin and Eriksson 2009)。

目前虽然对 BPD 的发病机制和预防有了深入了解，但它仍是超低出生体重儿最常见并发症之一。

12.3 超低出生体重儿的出院时间和家庭护理问题

超低出生体重儿被认为是高危新生儿，因其出院时常常会有尚未解决的临床问题，如出院后仍需要特殊护理、呼吸和 / 或营养支持。

早产儿从 NICU 出院时，他们的父母常常会怀疑自己在没有 NICU 工作人员帮助下照顾宝宝的能力。这些宝宝出院前则需要建立个性化家庭护理计划和密切的随访，同时增加能提供家庭护理持续性的项目来确保宝贝们安全地从医院回归家庭。

12.3.1 出院时间

根据美国儿科学会的指南(Committee on Fetus and Newborn 2008)，出院时间取决于生理标准而不是体重。

生理稳定性和获得以下能力被认为是允许出院回家的前提：①自我呼吸控制；②家庭环境温度稳定；③有效经口喂养(经乳房或奶瓶)获得适当生长。

12.3.1.1 呼吸控制

早产儿发生明显呼吸暂停可持续达纠正胎龄43 周。停用黄嘌呤类药物后，既往有病理性呼吸暂停的婴儿在出院前 5~7 天应该无发作。众所周知，俯卧位改善缺氧状态，但非俯卧位减少新生儿猝死综合征(Task Force on Sudden Infant Death Syndrome 2005；Blair et al. 2006)。在超低出生体重儿中，俯卧睡眠和新生儿猝死综合征关系等同于或强于足月儿中。因此婴儿出院前几周应该采用仰卧位来观察缺氧事件发生情况，同时护理人员应该强烈建议母亲回家后维持仰卧睡眠姿势。

12.3.1.2 免疫

早产儿应该在与足月儿相应的年龄接种常规推荐的疫苗(Saari and Committee on Infectious Diseases 2003)。

根据国家建议(American Academy of Pediatrics Subcommittee on Diagnosis and Management of Bronchiolitis 2006)，在呼吸道合胞病毒流行季节应该在出院前给高风险新生儿注射帕利珠单抗。

12.3.1.3 新生儿筛查项目

新生儿代谢性疾病筛查应该在出院前完成及审核。

研究数据显示 NICU 的新生儿患神经听力障碍

风险较高。因此,高风险婴儿在出院前应开展听力监测,出院后对听力障碍进行长期密切监测,随后给予适当听力治疗。

12.3.1.4 父母教育

住院期间应尽可能早建立父母参与式护理,便于指导父母如何照顾婴儿并使他们回家后有能力照顾自己的婴儿。

对超低出生体重儿也应大力提倡母乳喂养,并生后尽早鼓励母亲泌乳。出院后应该帮助母亲继续亲自喂养或用挤出的母乳喂养,给他们解释亲自喂养的巨大心理益处。

出院前为父母提供有计划随访项目,出院后由注册初级护理师对婴儿护理负责。个性化出院及随访计划对确保家庭护理安全性、有效性及减少不必要再入院至关重要。为了帮助父母满足婴儿家庭需求,由家庭护理提供额外的帮助。

12.3.2 特殊护理需求

12.3.2.1 通气支持

存活超低出生体重儿纠正胎龄 36 周以上时大约 30% 仍需要氧疗(Jensen et al. 2015)。合并 BPD 的婴儿可能需要长期依赖或呼吸支持维持氧饱和度在可接受的水平(建议波动在 93%~95% 之间)(Trzaski et al. 2012;Thoracic Society of Australia and New Zealand et al. 2008)。

为了缩短住院时间,对这些婴儿应该考虑家庭呼吸支持。虽然相较低流量氧支持缺少有益证据,湿化高流量鼻塞式吸氧被推荐用于出院后通气支持方式。

部分新生儿对氧依赖可能会持续几个月甚至几年,当新生儿在空气下可维持目标氧饱和度则应该考虑间断性吸氧。然而需要逐渐停氧来防止肺动脉高压恶化。

无法脱离辅助通气的新生儿有必要开展家庭式通气。在一些病例中患儿出院前必须开展气管切开,对其父母进行特殊教育并需要合格家庭护理支持。呼吸支持模式可以从持续正压通气到完全通气性呼吸。短期和长期呼吸支持需求变化取决于基础疾病及气管切开指征。

高风险新生儿出院后需要血氧脉搏仪或监测呼吸暂停发生情况。虽然各家 NICU 对家中呼吸暂停监测标准差异较大,家庭监护标准建议包括婴儿表现轻度呼吸暂停发作不需要刺激、留置胃管和需要氧疗或辅助通气。

开展家庭监护并不意味着让呼吸控制不成熟的婴儿提前出院。

12.3.2.2 营养支持

出院前提倡亲喂或奶瓶喂养。然而,当喂养成为最后影响出院的问题时考虑家中使用胃管。训练有素的父母在有限时间内可对胃管家庭管理安全性进行评价。当婴儿口腔喂养能力没有改善时可开展胃造瘘来确保肠道营养安全及有效。在胃造瘘期间应该开展口腔营养性刺激,因为拔掉鼻胃管可减少吸吮过程中产生的不适感(Mills and Davies 2012;Abrams and American Academy of Pediatrics,Committee on Nutrition 2013)。

对于由产前或生后肠道损伤所致短肠综合征的新生儿而言,当只有肠内喂养肠管长度不足提供足量肠内营养时则需要 TPN,两者之间如何平衡还将取决于肠管切除的位置和是否存在回盲瓣。如果长期需要 TPN,建立家庭式管理计划给儿童提供更好生存质量。家庭式 TPN 需要医疗设备和家庭护理来监测中心静脉导管相关问题直到父母能够独立胜任(Batra et al. 2013)。

12.3.3 再入院

超低出生体重儿生后第一年有较高再入院率(约 50%),主要因为呼吸疾病、第一次出院是在呼吸道合胞病毒流行季节或属于社会弱势群体的,其中胎龄小于 25 周合并 BPD 婴儿发生率最高。相关风险因子的识别有益于定义出院时需要密切随访和监测的高风险婴儿(Morris et al. 2005)。

12.3.4 安全转移

早产儿和超低出生体重儿若固定在安全座椅上会增加气道阻塞的风险(Bull and Engle 2009)。

呼吸功能损害的潜在风险实际上与人体测量参数(体重和身长)及神经成熟度有关,也与当时医疗条件有关,特别是 BPD。对于有发生阻塞性呼吸暂停风险的新生儿,包括婴儿肌张力减低(和基因或神经肌肉功能障碍有关)、小颌畸形或做过心脏手术,出院前应该对汽车座椅安全性进行评估。有必要就关于新生儿在汽车座椅合适位置对父母进行宣教来减低呼吸障碍的风险。除非证据不明确,否则当新生儿处于半躺状态时出现呼吸暂停或氧饱和度下降的可采用汽车床。

12.4 告知和心理干预

过去十几年已开展了接生和助产服务。在西方国家,在医院分娩从医疗卫生援助变得更具人道主义,目的在于利用越来越先进和细致的措施及手册保证最大安全(National Health Service,UK 2007)。这一演变伴随着一种不一样的文化观念的传播,是一种被产科、新生儿科及儿科医师采用以对父母支持性为特征的方法(World Health Organization 2011)。

为了支持父母及新生儿,在产房生后第一时间保证亲子间进行亲密和长期接触。鉴于出生系一种多因素事件,则需将注意力前移至围产期,即从怀孕到生后第一个月(Chalmers et al. 2001)。有必要解决这些夫妻们因扮演父母角色带来的变化所面临的困难:从经济、工作、生活环境相关的心理问题产生的家庭矛盾、孤独感倍增,调查显示这些变化来源于小孩和作为父母承担责任相关的社会压力。每个宝贝的到来必定会给父母带来幸福感和满足感以外,常常也会伴随有不便,尤其是母亲,表现为抑郁、焦虑、缺乏安全感、脆弱,可能还会有严重的精神疾病(Song et al. 2015)。

近几年,人们越来越意识到对分娩相关情绪和情感支持的重要性,并且有必要产科病房、托儿所及所有那些存在"风险"环境,如特别是 NICU(见下文)中开展心理辅导(Lassi et al. 2014)。为了限制早产及病理因素出生相关的创伤性影响,在这些重要领域里制定了辅助父母的特殊指南。NICU 病房致力于将父母联系和参与进来,因此亲子关系不能因长期分离、医疗过程及父母的经验而受负面影响(Shaw et al. 2013a)。多个领域最近科学研究,如神经病学、心理学、教育学,数据显示围产期阶段和生后第一年的重要性。在神经病学领域,已明确证实第一个小孩亲属经历,且结合由基因遗传的潜力,对大脑结构和发育至关重要(Newman et al. 2015)。在心理学领域,依恋理论研究强调接生的质量和婴儿与她或他的父母的关系对成长的重要性,对情感生活、认同感的构建及互动、认知能力的形成产生深远的影响(Bowlby 1969)。

许多作者(Stern and Bruschweiler Stern 1998;Winnicott 1987)关于母亲而非母性研究中强调父母身份假设和婴儿出生不一致时则需要很长时间成熟,对于女性而言,这意味着转变"危机",以自己心里和情感重新定位为特征。最后,社会经济学领域研究也强调:在婴儿初期干预措施所花费用比随后在社会、教育和治疗方面的管理更便宜。正因如此,从长远来看投资幼儿期优质服务使社会节省大量资金(Weissbourd 1991)。

这一观点使得人们对将出生保护措施作为"共同利益"更有兴趣,并对他们自己在稳定这一重要且脆弱的过程中扮演的角色和承担的责任有了全新的认识。事实上,大量证据证明每位女性周围环境-从分娩最早期和分娩-影响亲子关系和亲密关系的发展。意识到女性需要与助产和接生人员进行沟通来进行援助的调整;援助就是帮助,照顾这个"需要学会如何照顾自己的新生儿"产妇。新生儿需要这种接触面对自己入世;母亲也需要。因此,干预手段应该尽可能确保亲子和亲密关系:尊重和促进分娩生理,让他们来到这个世界而不是使他们来到这个世界,从产房开始到住院期间通过"皮肤接触"技术促进与婴儿早期亲密接触,这是开始母乳喂养和亲密关系建立的必备条件,甚至出院后为亲子关系提供支持。这种干预不能忽视每个家庭单元的独特性,考虑一对一帮扶并根据他们特殊需求建立个性化项目以此提高母亲照顾她自己及小孩健康的能力。与传统的分娩援助标准化程序相反,鉴于他们因个人的背景、性格特征、社会阅历和文化归属感不同而有不一样的需求,灵活性及针对每个产妇、每个婴儿及家庭特殊需求提供个性化反应极其重要(Word Health Organization 2013)。然而,因为家里存在巨大社会文化冲突,西方国家中父亲在小儿护理上扮演的角色变得更加重要,从新的三元角度为父母提供服务,接生不仅考虑母亲的情感,男性也需要寻找父子关系模式,以往的模式已不适用(Fivaz-Depeursinge and Corboz-Warnery 1999)。新的亲子关系支持方法论放弃旧的模式(基于指示和教导父母的职责):更多体现父亲的角色,关键词是*赋权*,服务术语中广泛应用的一种理念,指的是帮助父母增强自我。这种干预类型是在向父母身份过渡的理念中形成,从母亲到亲子关系的转变是自我成熟的过程,既不能教导也不能规定：只能促进和保护这一过程免受负面影响。出院回家后从当今家庭需求出发，父母间形成一种新的服务方式即相互帮助。这一机会促进和方便同行之间交流、分享经验和常见问题、交换从直接经验中得出的解决方案。事实上没有任何类型的判断可以使自己正常化，给自己的行为赋予意义，因此每个人都能从其他人的经验中丰富自己的内心世界。这种方法已被证明能显著提高父母的自尊、自主性、专业知识以及他们对自己生活中积极的主要角色的看法。

分娩后则对新母亲提供家庭式护理是另一种被推荐的支持性方案（Ammerman et al. 2012；Sweet and Appelbaum 2004）。在过去几年里，家庭顾问和当地机构已经开始试行这种方法。新手母亲之间共性是产后面临的困难，因为缺乏曾由家庭及邻居提供的保护、支持和帮助的功能，心理和身体上负担很重（比如分娩后体能恢复、重拾经验、身材重塑、开始母乳喂养、了解婴儿、夫妻间找到新的平衡、重新组织家庭生活及规律）。

家庭式护理支持已被证实在问题家庭中是一种切实有效的方法，如婴儿出生不是有意识地选择，要么存在社会和心理上尴尬（吸毒成瘾的父母、父母患有精神病、贫困、单身、未成年、移民等），要么病理性出生。正如大量科学文献显示那样，对于这些母亲、这些父母这种条件下养育小孩的前景变得十分艰难，可能会导致精神病高风险，影响亲子关系的形成及孩子的成长。家庭护理在单亲家庭应用广泛，常常与其他类型干预手段相结合，可能会有社会、临床、教育，因为人们知道那些多方面问题的家庭需求不能用单一行为来解决。主要焦点之一涉及到婴儿生后第一年向父母提供咨询和心理治疗，帮助他们渡过困难时期或改善他们的健康状况，这就是所谓的父母培训，以治疗方式对亲子关系干预策略，虽然不同于真正的心理治疗，因为时效更短（8~10次预约）；目的在于增强和丰富父母的能力，提出观察事物的不同方式，让他们更了解自己的角色，学习与自己孩子相处的新方式（Lundahl et al. 2006）。干预第二组则是在最早期对亲子关系的临床治疗，因为母亲形象对婴儿身心健康至关重要。基于国际指南中对症状进行分类并对预防和药物心理治疗提出推荐，第三组包括孕期及分娩后抑郁症的预防和支持治疗。

最近几年，对母亲预防和支持性干预模型发展，尤其补充在脆弱和高"风险"状况之下的对策，已经显示出在预防严重心理事件、保护及促进新生儿生长发育方面具有显著影响。

12.4.1　早产及家庭式护理

早产儿在NICU住院被看作是"心理危机"，会让人感到无能、焦虑感，特别是母亲（Woodward et al. 2004；Shaw et al. 2013b）。小早产存活率已有提高，尤其是那些极低出生体重儿（very low birth weight infant，VLBWI）。虽然VLBWI出生对父母而言是巨大的挑战，但如何使家庭产生压力无从得知。对于早产这样的事件，父母压力的来源各不相同。最重要的一个是母亲及新生儿早期的分离，对母子二人之间的关系产生负面影响。最终早产儿母亲常常出现焦虑、抑郁，在NICU住院的感受更强烈。母亲抑郁与小孩认知、情感及行为发育障碍有关。母亲早期抑郁或其他心理症状也会对早产儿产生变化效应。母亲心理健康与养育方式关系对早产儿很重要，因为母亲心理状态和其他社会因素（如社会经济地位、滥用药物、多胎生产或其他生活压力等）与低出生体重儿在学龄期的情感和心理健康有关。父母在住院期间就会出现压力，这就是医务人员必须采用整体方法了解每个家庭的独特性并提供合适的支持的原因。

如果在孕期确诊某个问题应该预先告知父母。如果没有被告知，大部分妇女及其配偶不会对早产可能或新生儿疾病及入住新生儿病房给予认真的考虑。父母们不了解他们的新生儿面临的潜在复杂的问题，对未来也不确定。缺乏了解及不确定性是压力的主要来源。此外，母亲的健康在这个时候会被忽略。当新生儿住院时会被迫和妈妈分开，这会持续几个月。虽然在一些医院将参观新生儿病房作为产前保健常规的一部分，但总的来说新生儿病房对父母而言还是陌生的环境。病房常常是喧闹、明亮和闷热的。他们过度拥挤且一部分设施会被认为是"高技术"。新生儿住院之前他们的父母几乎不认识新生儿病房的工作人员，接受到的语言和行为会让父母们产生不可抗拒的孤立感。最娇嫩的早产儿可能会住院几个月，对于父母而言探视很艰难、令人崩溃且消耗巨大经费，特别是当新生儿服务变得更加集中。所有这些因素会给父母的关系带来压力：早产儿生后几个月内关系更可能会破裂。然而有些夫妻们觉得这个经历会让他们更加亲密。总的来说，母亲的压力和焦虑感比父亲更强，随着时间推移会有所缓和。一些父母觉得这个压力经历和成人确诊创伤后应激障碍相似。巨大压力和焦虑可能会持续超过新生儿生后第一年，压力水平和持续时间可能不会直接与婴儿早产或疾病程度有关。除了巨大的压力和焦虑，这些父母也易于产生临床抑郁而不容易被发现。

对经典悲伤反应的感受相似：震惊、否认、愤怒、内疚、容忍和调节。许多模型在探究父母该如何面对他的小孩在新生儿病房。发现了各种机制，但是没有一种适用于所有的父母。一些应对策略包括试图加深对问题的理解、建立对局势一定程度的控制、寻求他人的社会支持、逃避或尽量减少局势的严重性。这些机制在不同程度上被个别父母所应用。母亲和父亲有着系统性差异。母亲倾向于寻求他人帮助并对所发生的事情寻求解释，然而父亲更多去尝试控制局势，常常集中精力去支持他们的配偶。

对压力来源及父母如何处理更好地理解让家庭获得合理的干预。一个由结构、实践、社会及心理干预组成的复杂网络可以促进父母亲们对挑战性事件的接受度（Morey and Gregory 2012；Kraljevic and Warnock 2013）。

设计新生儿病房时非常重视有效的布局、采光及噪声控制（Brumberg and Shan 2015）。通常为家庭提供靠近婴儿的设备，父母们放松休息和接待其他亲戚的房间。兄弟姐妹的游戏区域也被整合进一些病房。这种"家庭主导"的护理方式开展得益于很少受到新生儿病房探视政策的限制（Welch et al. 2016；Cano Giménez E and Sánchez-Luna 2015）；如果父母及兄弟姐妹遵守当地感染控制措施则被允许进入病房。因此一种更敏感的方法会更快影响母亲和她患病新生儿之间的关系（即24/24开放NICU、袋鼠式护理、推广母乳）。

产前咨询是目前许多病房参与的一个方向，尤其是在已有产前诊断的情况下。新生儿团队成员会诊分娩前与父母见面讨论住院的可能性及处理新生儿的问题采取的方法。鼓励父母们在婴儿出生前参观病房熟悉环境和工作人员。分娩后，情况允许下就医疗和护理方面的细节与父母进行讨论，让他们早期就参与到决策中来。尽早告知父母调查结果和临床中任何变化。在克服最初的困惑和恐惧后，父母也可以帮助照顾他们的早产儿。这会超越简单而

重要的措施，包括"皮肤接触"（Mörelius et al. 2015），提供熟练的护理，如管饲、如厕练习，并加入强化的"发育护理"项目。其他早产儿宝宝的父母可以通过"伙伴"项目或非正式的方式给予支持。授权组织或正式支持提供的咨询对那些非危重症患儿家庭有效。这可能会涉及各种专业人员或机构，如心理学家、社会服务机构、家庭宗教顾问和伦理委员会。描述关于新生儿病房特定的条件或程序的书面告知可能有用。新生儿病房与社会服务部门的日常联系可以为父母提供经济支持。

新生儿病房的患者尽管接受了强化治疗和全面的医疗救助也有可能死亡。虽然国家和文化之间存在实质性差异，但由于不可避免的死亡或较差生活质量的预后也会考虑决定放弃积极治疗。死亡的到来对于家庭而言是绝望的。在一些案例中这种情况下父母希望参与做决定。他们需要了解这个家庭及小孩的有经验的人员以富有同情心的方式给出全面和真实的信息。在大部分案例中，停止或限制治疗是由高级医疗和护理工作人员来决定。家庭、朋友和外部团体（如支持团体）在决定是否停止治疗方面通常不会发挥实质性作用，但在治疗后可提供家庭支持。母亲和父亲在悲伤和应对损失的方式上不同。纪念品、死亡后几周与高级工作人员、丧葬支持工作者或团队的正式接触都可能会促进这个过程。大多数家庭在第一年开始接受死亡——不是遗忘孩子而是适应没有孩子的生活。丧子的父母常常需要事实信息帮助他们解释小孩为什么会死亡。如果没有尸检，重要的信息可能会丢失，且在很多新生儿病房会考虑尸检，在适宜的情况下告知父母。分布较高的案例里存在程序的缺陷和保留器官的焦虑导致尸检数量减少。此外，父母自然不情愿让他们的孩子遭受更多"痛苦"并对无法回答的问题缺乏认知。

出院回家虽然对家庭来说是激动人心的时刻，但也是让人极度焦虑的，因此建议采用一种正式的"出院计划"。母婴"共室"可促进亲子关系、建立喂养和学习操作技能。新生儿出院后就需要社区对家庭提供支持，包括新生儿专科护士、初级护理保健工作人员（如健康随访员、全科医生）、社会志愿者及国家或当地家庭支持组织。尽管出院回家后立即展开压力管理很重要，但我们应该清楚即便随着时间的推移实际问题会变得更容易，对于某些家庭来说高压和严重焦虑在出院后会持续很长时间。心理支持

应该是新生儿随访项目中的一部分。

　　进入新生儿病房的父母和家庭会承受各种压力并在特定与陌生环境中面对艰难的抉择。许多研究表明目前 VLBWI 随访项目得益于在传统神经发育评估项目中增加了心理和家庭服务，尤其从新生儿期到生后 2 岁。10% VLBWI 母亲在新生儿期就出现严重心理压力症状，这比例是足月儿母亲的 5 倍，大约 1/3 的 VLBWI 母亲有临床意义的抑郁和焦虑。对于高风险 VLBWI 母亲而言，当小孩 2 岁时，会复发严重的症状。新生儿期通过标准化、简单筛查技术识别出具有高风险的母亲。这种识别和转诊治疗可以防止更加严重症状的形成，这些症状会影响有效的养育，同时提供社会支持也会有效缓解痛苦。将这种适宜的支持作为目标，新生儿病房工作人员可以提供更完整的一系列护理。

参考文献

Abrams SA, American Academy of Pediatrics, Committee on Nutrition (2013) Calcium and vitamin D requirements of enterally fed preterm infants. Pediatrics 131 (5):e1676–e1683

American Academy of Pediatrics Subcommittee on Diagnosis and Management of Bronchiolitis (2006) Diagnosis and management of bronchiolitis. Pediatrics 118:1774–1793

Ammerman RT, Putnam FW, Chard KM, Stevens J, Van Ginkel JB (2012) PTSD in depressed mothers in home visitation. Psychol Trauma

Batra A, Beattie RM (2013) Management of short bowel syndrome in infancy. Early Human Development 89:899–904

Blair PS, Ward Platt M, Smith IJ, Fleming PJ, CESDI SUDI Research Group (2006) Sudden infant death syndrome and sleeping position in pre-term and low birth weight infants: an opportunity for targeted intervention. Arch Dis Child 91:101–106

Bowlby J (1969) Attachment and loss, vol. I, attachment. Hogarth Press, London

Brumberg HL, Shah SI (2015) Born early and born poor: an eco-bio-developmental model for poverty and pretermbirth. J Neonatal Perinatal Med 8(3):179–187

Bull MJ, Engle WA (2009) Safe transportation of preterm and low birth weight infants at hospital discharge. Pediatrics 123:1424–1429

Cano Giménez E, Sánchez-Luna M (2015) Providing parents with individualised support in a neonatal intensive care unit reduced stress, anxiety and depression. Acta Paediatr 104(7):e300–e305

Chalmers B, Mangiaterra V, Porter R (2001) WHO principles of perinatal care: the essential antenatal, perinatal, and postpartum care course. Birth 28:202–207

Committee on Fetus and Newborn (2008) Hospital discharge of the high-risk neonate. Pediatrics 122:1119–1126

Dargaville PA, Tingay DG (2012) Lung protective ventilation in extremely preterm infants. J Paediatr Child Health 48(9):740–746

Dargaville PA, Aiyappan A, de Paoli AG, Kuschel CA, Kamlin CO, Carlin JB, Davis PG (2013) Minimally invasive surfactant therapy in preterm infants on continuous positive airway pressure. Arch Dis Child Fetal Neonatal Ed 98:F122–F126

DeMauro SB, Millar D, Kirpalani H (2014) Noninvasive respiratory support for neonates. Curr Opin Pediatr 26 (2):157–162

Dutta S, Singh B, Chessell L, Wilson J, Janes M, McDonald K, Shahid S, Gardner VA, Hjartarson A, Purcha M, Watson J, de Boer C, Gaal B, Fusch C (2015) Guidelines for feeding very low birth weight infants. Forum Nutr 7(1):423–442

Edwards WH, Conner JM, Soll RF (2004) The Effect of Prophylactic Ointment Therapy on Nosocomial Sepsis Rates and Skin Integrity in Infants With Birth Weights of 501 to 1000 g. Pediatrics 113(5):1195–1203

Fivaz-Depeursinge E, Corboz-Warnery A (1999) The primary triangle: a developmental systems view of mothers, fathers, and infants. Basic Books, New York

Hamrick SEG, Hansmann G (2010) Patent ductus arteriosus of the preterm infant. Pediatrics 125:1020–1030

Ho T, Dukhovny D, Zupancic JA, Goldmann DA, Horbar JD, Pursley DM (2015) Choosing wisely in newborn medicine: five opportunities to increase value. Pediatrics 136(2):e482–e489

Hooper SB, Te Pas AB, Kitchen MJ (2016) Respiratory transition in the newborn: a three-phase process. Arch Dis Child Fetal Neonatal Ed 101(3):266–271

Jensen EA, DeMauro SB, Kornhauser M, Aghai ZH, Greenspan JS, Dysart KC (2015) Effects of multiple ventilation courses and duration of mechanical ventilation on respiratory outcomes in extremely low-birth-weight infants. JAMA Pediatr 169(11):1011–1017

Koletzko B, Poindexter B, Uauy R (eds) (2014) Nutritional care of preterm infants: scientific basis and practical guidelines. Karger, Basel

Kraljevic M, Warnock FF (2013) Early educational and behavioral RCT interventions to reduce maternal symptoms of psychological trauma following preterm birth: a systematic review. J Perinat Neonatal Nurs 27 (4):311–327

Kribs A, Roll C, Göpel W, Wieg C, Groneck P, Laux R, Teig N, Hoehn T, Böhm W, Welzing L, Vochem M, Hoppenz M, Bührer C, Mehler K, Stützer H, Franklin J, Stöhr A, Herting E, Roth B, NINSAPP Trial Investigators (2015) NonintubateLung-protective ventilatorytional therapy in extremely preterm infants: a randomized clinical trial. JAMA Pediatr 169:723–730

Laptook AR, Salhab W, Bhaskar B, Neonatal Research Network (2009) Admission temperature of low birth weight infants: predictors and associated morbidities. Pediatrics 119:e643–e649

Lassi ZS, Salam RA, Das JK, Bhutta ZA (2014) Essential interventions for maternal, newborn and child health: background and methodology. Reprod Health 11(Suppl 1):S1

Lundahl BW, Risser HJ, Lovejoy MC (2006) A meta-analysis of parent training: moderators and follow-up effects. Clin Psychol Rev 26:86–104

McCarthy M (2015) Outcomes in extremely preterm US infants improve, study finds. BMJ 351:h4851

Mills RJ, Davies MW (2012) Enteral iron supplementation in preterm and low birth weight infants. Cochrane Database Syst Rev 3:CD005095

Mörelius E, Örtenstrand A, Theodorsson E, Frostell A (2015) A randomised trial of continuous skin-to-skin contact after preterm birth and the effects on salivary cortisol, parental stress, depression, and breastfeeding. Early Hum Dev 91(1):63–70

Morey JA, Gregory K (2012) Nurse-led education mitigates maternal stress and enhances knowledge in the NICU. MCN Am J Matern Child Nurs 37(3):182–191

Morris BH, Gard CC, Kennedy K, For the NICHD Neonatal Research Network (2005) Rehospitalization of extremely low birth weight (ELBW)infants: are there racial/ethnic disparities? J Perinatol 25:656–663

National Health Service, UK (2007) Antenatal and postnatal mental health. Clinical management and service guidance, Nice Clinical Guideline 45, developed by The National Collaborating Centre for Mental Health

Newman L, Sivaratnam C, Komiti A (2015) Attachment and early brain development – neuroprotective interventions in infant–caregiver therapy. Transl Dev Psychiatry 3:28647

Nowadzky T, Pantoja A, Britton JR (2009) Bubble continuous positive airway pressure, a potentially better practice, reduces the use of mechanical ventilation among very low birth weight infants with respiratory distress syndrome. Pediatrics 123:1534–1540

Oh W, Fanaroff AA, Carlo WA, Donovan EF, McDonald SA, Poole WK, Eunice Kennedy Shriver National Institute of Child Health and Human Development Neonatal Research Network (2011) Effects of delayed cord clamping. J Perinatol 31(Suppl 1):S68–S71

Plaisier A, Raets MM, Ecury-Goossen GM, Govaert P, Feijen-Roon M, Reiss IK, Smit LS, Lequin MH, Dudink J (2015) Serial cranial ultrasonography or early MRI for detecting preterm brain injury? Arch Dis Child Fetal Neonatal Ed 100(4):F293–F300

Reiterer F, Schwaberger B, Freidl T, Schmölzer G, Pichler G, Urlesberger B (2016) Lung-protective ventilatory strategies in intubated preterm neonates with RDS. Paediatr Respir Rev S1526–0542(16)30121

Roelants-van Rijn AM, Groenendaal F, Beek FJ, Eken P, van Haastert IC, de Vries LS (2001) Parenchymal brain injury in the preterm infant: comparison of cranial ultrasound, MRI and neurodevelopmental outcome. Neuropediatrics 32(2):80–89

Saari TN and the Committee on Infectious Diseases (2003) Immunization of preterm and low birth weight infants. Pediatrics 112:193–198

Santos RP, Tristram D (2015) A practical guide to the diagnosis, treatment, and prevention of neonatal infections. Pediatr Clin N Am 62:491–508

Schmölzer GM, Kumar M, Pichler G, Aziz K, O'Reilly M, Cheung PY (2013) Non-invasive versus invasive respiratory support in preterm infants at birth: systematic review and meta-analysis. BMJ 347:f5980

Shaw RJ, Sweester CJ, St John N, Lilo E, Corcoran JB, Jo B, Howell SH, Benitz WE, Feinstein N, Melnyk B, Horwitz SM (2013a) Prevention of postpartum traumatic stress in mothers with preterm infants: manual development and evaluation. Issues Ment Health Nurs 34(8):578–586

Shaw RJ, St John N, Lilo EA, Jo B, Benitz W, Stevenson DK, Horwitz SM (2013b) Prevention of traumatic stress in mothers with preterm infants: a randomized controlled trial. Pediatrics 132(4):e886–e894

Song JE, Kim T, Ahn JA (2015) A systematic review of psychosocial interventions for women with postpartum stress. Joggn 44(2):183–192

Spittle A, Orton J, Anderson PJ, Boyd R, Doyle LW (2015) Early developmental intervention programmes provided post hospital discharge to prevent motor and cognitive impairment in preterm infants. Cochrane Database Syst Rev (11):CD005495

Stern, DN, Bruschweiler-Stern N (1998) The birth of a mother: how the motherhood experience changes you forever. Basic Books

Stevens TP, Harrington EW, Blennow M, Soll RF (2007) Early surfactant administration with brief ventilation vs selective surfactant and continued mechanical ventilation for preterm infants with or at risk for respiratory distress syndrome. Cochrane Database Syst Rev 4: CD003063

Stoll BJ, Hansen NI, Bell EF, Shankaran S, Laptook AR, Walsh MC, Hale EC, Newman NS, Schibler K, Carlo WA, Kennedy KA, Poindexter BB, Finer NN, Ehrenkranz RA, Duara S, Sánchez PJ, O'Shea TM, Goldberg RN, Van Meurs KP, Faix RG, Phelps DL, Frantz ID 3rd, Watterberg KL, Saha S, Das A, Higgins RD, Eunice Kennedy Shriver National Institute of Child Health and Human Development Neonatal Research Network (2010) Neonatal outcomes of extremely preterm infants from the NICHD neonatal Research network. Pediatrics 126:443–456

Stoll BJ, Hansen NI, Sánchez PJ, Faix RG, Poindexter BB, Van Meurs KP, Bizzarro MJ, Goldberg RN, Frantz ID 3rd, Hale EC, Shankaran S, Kennedy K, Carlo WA, Watterberg KL, Bell EF, Walsh MC, Schibler K, Laptook AR, Shane AL, Schrag SJ, Das A, Higgins RD, Eunice Kennedy Shriver National Institute of Child Health and Human Development Neonatal Research Network (2011) Early onset neonatal sepsis: the burden of group B streptococcal and E. coli disease continues. Pediatrics 127:817–826

Stoll BJ, Hansen NI, Bell EF, Walsh MC, Carlo WA, Shankaran S, Laptook AR, Sánchez PJ, Van Meurs KP, Wyckoff M, Das A, Hale EC, Ball MB, Newman NS, Schibler K, Poindexter BB, Kennedy KA, Cotten CM, Watterberg KL, D'Angio CT, DeMauro SB, Truog WE, Devaskar U, Higgins RD, Eunice Kennedy Shriver National Institute of Child Health and Human Development Neonatal Research Network (2015) Trends in care practices, morbidity, and mortality of extremely preterm neonates, 1993–2012. JAMA 314:1039–1051

Sweet MA, Appelbaum MI (2004) Is home visiting an effective strategy? A meta-analytic review of home visiting programs for families with young children. Child Dev 75(5):1435–1456

Task Force on Sudden Infant Death Syndrome (2005) The

changing concept of sudden infant death syndrome: diagnostic coding shifts, controversies regarding the sleeping environment, and new variables to consider in reducing risk. Pediatrics 116:1245–1255

Thoracic Society of Australia and New Zealand, Fitzgerald DA, Massie RJH, Nixon GM, Jaffe A, Wilson A, Landau LI, Twiss J, Smith G, Wainwright C, Harris M (2008) Infants with chronic neonatal lung disease: recommendations for the use of home oxygen therapy. Med J Aust 189(10):578–582

Trzaski JM, Hagadorn JI, Hussain N, Schwenn J, Wittenzellner C (2012) Predictors of successful discontinuation of supplemental oxygen in very low-birth-weight infants with bronchopulmonary dyplasia approaching neonatal intensive care unit discharge. Am J Perinatol 29(2):79–86

de Vries LS, Benders MJ, Groenendaal F (2013) Imaging the premature brain: ultrasound or MRI? Neuroradiology 55(Suppl 2):13–22

Wallin L, Eriksson M (2009) Newborn individual development care and assessment program (NIDCAP): a systematic review of the literature. Worldviews Evid-Based Nurs 6:54–69

Weissbourd B (1991) Family resource and support programs: changes and challenges in human services. Prev Hum Serv 69–85

Welch MG, Halperin MS, Austin J, Stark RI, Hofer MA, Hane AA, Myers MM (2016) Depression and anxiety symptoms of mothers of preterm infants are decreased at 4 months corrected age with family nurture intervention in the NICU. Arch Womens Ment Health 19 (1):51–61

Winnicott DW (1987) Babies and their mothers. Free Association Books/Addison-Wesley, London/Reading

Wiswell TE (2011) Resuscitation in the delivery room: lung protection from the first breath. Respir Care 56 (9):1360–1367

Woodward LJ, Bora S, Clark CA, Montgomery-Hönger A, Pritchard VE, Spencer C, Austin NC (2014) Very preterm birth: maternal experiences of the neonatal intensive care environment. J Perinatol 34(7): 555–561

World Health Organization (2011) A global review of the key interventions related to reproductive, maternal, newborn and child health. WHO-Partnership for Maternal, Newborn & Child Health, Geneve

World Health Organization (2013) WHO recommendations on postnatal care of the mother and newborn. WHO, Geneve

Wyllie J, Perlman JM, Kattwinkel J, Wyckoff MH, Aziz K, Guinsburg R, Kim HS, Liley HG, Mildenhall L, Simon WM, Szyld E, Tamura M, Velaphi S, Neonatal Resuscitation Chapter Collaborators (2015) Neonatal resuscitation: 2015 international consensus on cardiopulmonary resuscitation and emergency cardiovascular care science with treatment recommendations. Resuscitation 95:e169–e201

新生儿学的决策过程

13

Endla K. Anday,Maria Delivoria-Papadopoulos

王来栓　翻译,岳少杰　审校

目录

摘要

在过去的 40 年中,新生儿 - 围产医学取得了长足的发展,大大提高了早产儿和危重新生儿的生存率和预后。虽然患儿的整体发病率和死亡率在下降,但是针对超低胎龄的早产儿以及需要复杂的医疗救治、外科干预及有潜在的致命性先天异常的患儿,家长和医疗人员在做决策时仍然面临巨大的挑战。决策过程的复杂性和困境主要取决于孩子的自主决定权、家庭和医护人员的价值观、当地文化、道德,以及伦理对医疗和临终关怀的影响。为了更好地促进决策的过程,姑息治疗近年来得到越来越多的重视。事实上,儿科和新生儿医疗中姑息治疗相对才刚刚起步,将来一定能够在医护人员和家长做决策的过程中发挥重要作用,减轻他们的痛苦和困难。

13.1　要点

- 父母通常应该被视为决定孩子最大利益的代言人。
- 确定孩子生后存在不良后果极高风险时,在分娩前和分娩后,医疗小组都应征求父母的意见。
- 出生后,应提供一段从宫内到宫外过渡的时期,以使婴儿能够稳定,并评估是否需要强化干预。
- 对丁潜在致死性异常患儿的父母,在其出生前后提供姑息治疗是有效的。姑息治疗团队还应向在围产期紧张的临床情况下的新生儿专家提供支持。
- 新生儿姑息治疗团队可以协助解决医疗专业人员和家庭之间的冲突,或在高度紧张的环境下医疗团队成员之间的冲突。

13.2 决策过程

理智战胜情感是为理性,情感战胜理智是为慈悲,两者兼顾即是智慧。

——中国古谚语

13.3 引言

在过去的 40 年间,新生儿的救治取得了巨大进步。对胎儿和新生儿生理、病理过程分子基础的深入了解,以及生物医学技术的快速发展,都对新生儿的存活率做出了积极的贡献。但是对于生存极限的超不成熟早产儿、有潜在致命性先天性畸形的患儿(包括染色体异常)以及在产时及生后受到巨大不良影响的新生儿,是否继续积极治疗对于家庭及医护人员来说,都会是一个艰难的、涉及道德、伦理、文化及社会因素的挑战。决定暂停或终止对婴儿治疗的决定应该建立在围绕此举的关键事项之上,包括婴儿作为独立生命体的价值与权利,家庭及医护人员的价值观,文化影响力,以及形成影响人决断的道德观念的社会价值观。即便在某些情况下结束生命对于婴儿来说意味着痛苦的终结,但这类决定从根本上讲还是与人性相悖的,因此确定谁来或应该是谁负责做出这一会导致新生儿死亡的艰难决定,也是挑战的一部分。

本章的目的是讨论临床医生在对临床情况不确定时,进行医学治疗过程中可能遇到的一些问题,以及做出医学决策后可能带来的后果。新生儿姑息治疗作为辅助治疗对于存在潜在致命畸形婴儿的准父母和父母提供咨询和帮助或 / 和在其余治疗确实无效的情况下使用这种疗法。对极低出生体重儿治疗的伦理问题及诊疗指南会在本书的其他章节将进行深入讨论。

13.4 决策的神经科学

Viner 曾经说过:一般来说人类的行为,并不是在进行仔细精确计算的细致指导下发生的,而是集合了反射、冲动、本能、习惯、风俗、风尚以及兴奋等等的一种不稳定不理性的综合产物(Viner 1925)。很显然我们在决定继续或停止婴儿的治疗时,不希望我们的决策过程与 Viner 有关人类行为的观点相符合。认知神经科学支持:在情况不明确时(比如与生命支持医学治疗相关的情况),一些步骤对于整

合新传入刺激后做出决定是很有必要的。当面对新的信息需要做出选择时,主要的参与人员必须能够灵活地处理不同的结局,由于新的资料信息与最终的目标状态或决策相关,他们需要经常查看新信息,并评估不同决定的风险效益比率(Gazzaniga et al. 2002)。但是医学的决定并不只是理性的利弊计算。参与人员会经常考量到过去的经验、价值以及他们的决定会给未来带来什么样的结果,这些都是他们做出选择的基础。正因为如此,一个人的个性程度也会成为决策的影响因素,特别是考虑到在此过程中情感所造成的影响。

人类的感情会影响其决策,内部的诱因和外部环境信息会对做决定时的情绪状态造成正面或负面的影响。某种行为的情感评估,可以指导做选择的人(Bechara et al. 2000)。社会神经科学支持:与人类复杂决策相关的神经解剖基础,涉及 3 种结构的整合:即前额叶皮层呈现的事件相关社会知识;前、后颞叶皮层储存的社会语义知识;和依赖于皮质边缘回路的激发 / 基础情感状态(Casebeer 2003a; Miller and Cohen 2001)。虽然一些特定的感知觉、情感能力被证实是人类与其他动物所共有的,但是道德感及道德选择则是人类进化的产物,它使得社会认知及情感机制成为了人类独一无二的经验行为方式(Casebeer 2003b)。应用功能磁共振已证实,人类需要智力及复杂的分辨力进行决策时,会激活前额叶皮质的腹侧及内侧(Greene et al. 2001)。该区的激活似乎意味着:做决定时需要的智慧来自对曾经经验的分类及整理,并做出行为选择,决定采取什么样的行动及真实的情感结局(Damasio 2007)。

因此,人类前额叶皮质的进化与人类道德的出现紧密相关,使得情感机制和力量能够整合在一起,并通过以往丰富的经验知识,来预测结局。文化及环境因素与语义知识一起与神经基础相整合,可以衡量在各种社会情境下,不同的行为选择的情感相关性。显然的,通过生物及文化因素的复杂相互作用,形成了人类的道德感,并且将认知能力整合到情感和动机当中,便构成了决策的框架。

13.5 决策步骤

13.5.1 道德层面认识

从哲学的角度看,新生儿医学提供专业的重症

监护诊疗以提高早产儿、危重新生儿的健康和存活。但是，当治疗模式不充分时，这些医疗目标会受到怎样的影响呢？如当遇到先天性无脑畸形儿或22周出生的早产儿时，我们的目标又是什么？为什么在这些情况下做出抉择如此的困难？想象假设一位母亲在产前即被确诊所怀有的胎儿有严重的潜在致死性的先天性畸形，那么医生就陷入了一个十分特殊的医学情景，因为在他/她甚至还没有见过这个生命的情况下，就需要考虑对其终止生命支持治疗。或者假设遇到一例胎龄23周早产新生儿，其患有双侧Ⅲ级颅内出血和气腹，在新生儿重症监护室（NICU）进行生物医学手段的治疗，生命危在旦夕，若避免不必要的痛苦就看不到好转希望。治疗到什么时候才是真正足够？家属及医生对拯救生命的医疗技术和死亡的态度使这一困境更加复杂，在很多研究中都可以看到它会随着种族和民族的不同而发生变化，并也认为是医疗水平、交流方式、决策时的家庭参与度、对医生的信任和宗教背景等的综合产物（Boss et al. 2008）。

每一次的医疗困境都在提醒医护工作者他们的局限性，包括不确定性、人类困境、知识的缺乏以及决策的能力。所有这些都受到我们要遵守的道德约束的限制。社会个人、文化、伦理和道德差异是形成这些困境的基础，也使得大家很难达成共识态度。但是无论如何，在对高危儿进行诊疗时，看护人及专业人员都应将患儿的利益摆在心中重要的位置，这也是在做诊疗相关决定时的基础。

13.5.2 认识参与各方的角色

13.5.2.1 婴儿作为独立个体的自身权利

出生时即处在生存极限，或有潜在致命性先天性畸形的婴儿，他们无法表达自己的权利，而是依赖于他们的监护人替他们做出决定，监护人通常是他们的母亲或家庭其他成员。在理想的条件下，产前的诊断及咨询为父母与医生之间的有效沟通创造了条件，根据患儿的预后、风险与治疗受益间的权衡，可以对启动或停止复苏做出合理的选择。在做出决定的过程中，会评估婴儿的生命价值。但是在医护人员与监护人之间可能存在分歧，比如医护人员认为对于婴儿来说最好的决定是不再进行治疗时，应该拒绝监护人的决策（American Academy of Pediatrics, Committee on Bioethics 1994）。2001年

美国国会众议院、参议院通过了《活产婴儿保护法案》。法案特别提出"任何从母体中分离出的、处于任一发育阶段的人类个体，只要存在呼吸或心跳或者肌肉自主运动，都应当被视为'人'，并受到美国宪法完全的保护"（Born-Alive Infants Protection Act 2001）。法案还提出：即使是受精卵、胚胎，或处在任何胎龄的胎儿，在保护免受伤害方面也都是平等的。虽然此法案被大众认为是一项反对流产的立法，它还是改变了对"人""人类""儿童""个人"的定义。该法案并没有对医生强加新的医护标准，或者改变已有的法律，但是它改变了医生在选择启动或终止超早产儿的医学治疗时，以往对父母选择的顺从程度。但是美国儿科学会和新生儿复苏计划指导委员会发表观点说明这并不会影响新生儿的日常医疗规范与常规。事实上，委员会还明确地指出：若要停止无用的医学治疗，应由医护人员和父母共同做出决定，即使认为不应该进行复苏或应该停止医学治疗的新生儿，也应该受到尊重，并尽可能给他们提供"舒适的护理"措施（Am Acad of Ped Neonatal Resuscitation Prog Steering Comm 2003）。

1984年美国通过了Baby Doe法案，它对患有严重疾病或残障的新生儿，提出了一些明确的治疗指南，并规定无论父母的意愿如何，对患儿都必须提供一些治疗（Baby Doe Law 1984）。除非婴儿处于不可逆的昏迷状态，或者治疗已无法挽救新生儿的生命，否则任何时候都不应该决定停止治疗，"生存质量"也不能成为停止医学治疗的理由。在该法案颁布后，专门设立了一条热线电话来匿名举报这些涉嫌虐待的行为，例如对患有严重疾病的新生儿停止医学治疗，该举措导致了医院受到侵犯，且最终发现有些举报是毫无根据的。1987年联邦法院取消这一法案。

上述两项法案均显示：在两种或多种的价值观念中，以及作为独立个体的婴儿的权利和作为监护人的父母的选择权，这之间都存在有潜在的冲突。更有趣的是，观察发现即使认为从法律和道德层面上来说，对婴儿进行复苏是最符合婴儿权利的行为，但是与存活率和发病率相当的年长患者相比，新生儿尤其是早产儿的救治价值被低估（Janvier et al. 2008）。在一项描述了8例需要进行复苏的神经系统不全且有相同的潜在的不良神经系统结局患者的问卷（24周早产儿，足月儿，2月龄生儿，7岁儿童，14岁、35岁、50岁患者，80岁老年人）。提问被调查者是否同意这些家庭拒绝进行复苏的决定。结果显

示，最普遍接受家庭拒绝 80 岁老年人以及 24 周早产儿的复苏，即使大部分被调查者认为对 24 周早产儿应该进行复苏，而非 80 岁老年人。由于做出这个决定并不是根据结局不同，或者是考虑到婴儿的最大利益，因此可以看到人们似乎对于处在极端情况下的生命，有着不同的价值观念。目前尚不清楚不被重视的根源，但是它可能归因于人类学、文化、社会及进化因素。

13.5.3　父母的决策

无论提供医疗护理的概念如何，对于父母来说他们非常有必要理解，在他们希望对婴儿尽最大的努力时，积极治疗意味着什么，而医生也必须愿意并时刻准备着，在没有希望的情形下向家属建议放弃治疗。在整个过程中，必须对婴儿怀有同情心并进行安慰。对于危重新生儿来说什么才是好的选择？谁应对此做出决定？有关新生儿医疗护理的讨论中出现了多种声音，迫使我们提出这一问题。作为医护人员，我们的想法可能会与家庭或孩子的选择相差甚远。

如果遇到不能确定或无法预测婴儿的结局时，对于结局、生存力、治疗的无效性常常会存有不同的观点。当结局非常不确定时，承担最终抉择的人应该在整个决策过程中起主导作用。简言之，一旦医生在已有证据确定患儿的生存没有希望时，就应该告知父母相关信息，并告知父母可以选择停止治疗（例如产前诊断为 18- 三体综合征、复杂的先天性心脏病），或者选择停止生命支持治疗（例如 23 周极低出生体重儿并发双侧Ⅳ级脑室内出血和全肠道坏死性小肠结肠炎）。当父母遇到这些艰难的、涉及道德方面的决定时，他们往往会向医生寻求建议及咨询。美国儿科学会生物伦理委员会提倡"共同决定模式"，医生应将寻找并尊重父母的选择倾向及价值观念作为道德职责，同时为父母提供专业的医学信息（Leuthner 2001）。提倡以非引导性的方法向父母提出建议，允许他们根据自己的价值观念选择具体的做法。当医生向父母传达信息时，应当做到不带偏见，交流信息的方式可能会对父母的决定产生框架效应。Haward 等最近的研究展示了，父母收到的信息框架和他们的围产期决定之间的关系，结果显示父母接收预后信息的方式（例如以死亡率与存活率的对比数据为框架）会影响他们对于治疗的选择，

而选择不受宗教信仰、父母的身份和对生命神圣性的信念的影响（Haward et al. 2008）。当父母的决定需要依靠他们的道德价值观念来衡量生与死的结局时，信息框架的偏倚会以微妙的方式，无形中影响父母的决定，他们的选择会与医生的建议非常接近。

然而不启动或者停止生命支持治疗，对某一些父母而言，在心理层面和道德层面上都是不可能的选择；他们可能也希望不启动或停止治疗来减少患儿的痛苦，但是又不想承担做出这个决定的责任，因为他们并不想放弃希望。在这种情况下，"不询问但不要避而不谈"的方法可能可以使激进而无用的治疗向基于医学指征的治疗进行转变（Paris et al. 2006）。例如当婴儿有双侧脑室Ⅳ级颅内出血及难治性低血压时，不要再询问父母是否想要开始注射多巴胺，因为这样会给他们不正确的希望，在这种情况下应该说明，目前能够为婴儿做的所有合理的手段都已尝试过了，此时此刻最合适的做法就是抱着婴儿使他感觉舒适。用这样的方式，父母便不会被做决定时的痛苦、不明确、疑虑及内疚所折磨。总是会存在这样的时刻：没有必要继续治疗来延长患儿的痛苦，父母也没有必要坚持认为他们必须做出决定，因为命运已经做出了它的判决（Paris et al. 2006）。

13.5.4　医生的角色

当一个极不成熟儿或潜在有致死性先天性畸形的新生儿出生时，医生很难预测该新生儿的未来，他可能在出生后不久即死亡，可能存活下来但患有严重的残疾，也可能完好地继续生存。同样，新生儿在生后最初的表现显示可能会有好的结局，但当在 NICU 中遭受灾难性事件后则显示出不良结局。若医学无法确定新生儿预后的情况下，就需要医生衡量继续进行救治的利与弊；与家属进行有效的沟通，并时刻牢记这些决策应该与法律和指南相符合。在做决定的过程中，权威的声明、专业的政策以及建议指南都会对医生有很大帮助，但是大多数时候不能只根据实用主义做出决定。

在世界范围内（不仅仅只是在美国）我们在不断改善新生儿诊疗常规的过程中，积累了很多关于危重症新生儿诊疗的经验财富。为了帮助医生对日常的复杂情形（包括终止生命支持治疗）进行管理治疗，一些 NICU 的指南和声明已发展成为标准和

参考,但是在与父母及家属讨论风险、益处和其他选择的某些时候,这些标准的应用可能会受到限制(American Academy of Pediatrics(AAP)and American College of Obstetricians and Gynecologists(ACOG)2012;Bell 2007)。在临床工作中虽然对于多种人群(比如一个特定的婴儿或很多情况)都有适用的客观数据,但是对某一婴儿和在许多情况下而言,特定结局的概率可能是 0 或 100%(Watchko 1986;Pignotti and Donzelli 2008)。国际复苏联合委员会关于新生儿复苏指南建议:对于证据明确的胎龄 <23 周、体重 <400g 的极低出生体重儿以及明确的 13、16 和 18- 三体,支持"不复苏"决定(International Liaison Committee on Resuscitation 2006)。但是对于特定情况下不正确信息、诊断及预后的回顾,指南为治疗性的临床试验提供了选择终止治疗的机会。格罗宁根议定书认为,若存在严重而持久的痛苦,并毫无缓解的迹象,可以在严格遵守议定书的规章下执行安乐死(Verhagen and Sauer 2005)。根据新生儿情况的严重程度,可以将他们分为 3 类:第一组是即使进行创伤性治疗也会难免死亡的新生儿,他们的父母会积极地终止治疗;第二组是出生时能存活下来但日后的生活质量极差,且必须借助创伤性治疗手段才能存活的新生儿;第三组是最终可以不借助辅助技术而生存下来的新生儿,但是会遭受严重的、持续的痛苦,且看不到好转的希望。在这 3 组中第一组的情况最容易做出选择。对于第二组,生存的质量问题是做出选择的根据,在选择的过程中必须充分考虑到婴儿自身的利益,并兼顾父母的决定,这些都是非常重要的。但终止治疗的决定不应该由家属单独决定,必须由医生及家属共同决定。不论在何时,婴儿都应该处于舒适、没有痛苦的状态。第三组是最难以抉择的情况,因为这是一种判断,认为死亡会比继续生命更为人道。被动让其自然死亡的方法,停止物质供给(如营养),会使患儿遭受巨大的痛苦,且痛苦将一直持续到死亡。另一种选择即人为终结患儿的生命,或者使用药物执行安乐死,但这些结束痛苦的方法都是非法的。Verhagen 和 Sauer 最近的文章(2005)讨论了格罗宁根议定书,对每一个建议积极行使安乐死来结束生命的案例进行了严格的报道回顾,其目的在于确保接受该做法不会引起道德规范的异化,例如新生儿的其他异常表现会被用作结束他们生命的理由。

在产前咨询时、产房中及新生儿出生后,医生和父母对于讨论的事情和做出的决定可能会有不同的解释。研究发现医生不会总是重视父母的观点,而父母的价值观在双方的讨论过程中又是非常重要的(Rebagliato et al. 2000;Lorenz 2005;Ishii et al. 2013;Stoll et al. 2010)。父母一些特殊的观点,如希望、灵魂、宗教信仰一般不在讨论范围之内,但是它们可能会对父母理解谈话内容及做出决定造成困扰(Paris 2005;Curlin et al. 2007;Williams et al. 2009)。忽略了这些问题就意味着忽略了这些价值观与文化背景对形成个人职业生活和人际互动所造成的巨大影响。

13.5.4.1 NICU 中的新生儿姑息治疗:一个新角色

在过去几年中,新生儿姑息治疗的作用变大。在儿科姑息治疗领域,新生儿姑息治疗相对较新。然而,在医学和护理领域有一些临床医生,他们已经在这一领域沉浸数十年。在姑息治疗领域其他病人组中看到的阻碍同样在新生儿组中看到。和其他医生专家一样,新生儿专家觉得他们治疗时一直没有得到姑息治疗团队的服务,他们对这种治疗的额外益处存疑。他们觉得将这些棘手的会谈处理得很好,而那些仍然不开明的人则有些抵触。

然而,当新生儿姑息治疗被仔细审视时,它们像儿科和成人领域一样,对决策制定提供了同样帮助。Mancini 等定义新生儿姑息治疗为"积极、全面、整体的治疗方法,当意识到潜在或不可避免的死亡时,聚焦于提高患儿和其家庭的生活质量"(Mancini 2013)。团队可以提供一个多学科的决策方法。不同的观点可以极大地帮助决策过程。护理和社会工作在这个过程中是非常有价值的,因为这些学科发现了医生可能没有意识到的问题。团队拥有的另一个关键价值是时间。当决策制定需要得到大力帮助的时候,咨询可以聚焦于那一两个家庭。一些关键问题是评估目前家长对他们孩子疾病的理解,期望,以及他们愿意做怎样的努力来达到期望。然后他们帮助家庭确定什么是最重要的;是不惜任何代价延长生命,还是以一种支持性但非激进干预策略来提供最好的生活质量?

新生儿姑息治疗的另一个关键组成是围产期姑息治疗。若决策过程早于患儿(诊断为潜在慢性或危及生命疾病)出生前,那么父母更有可能获悉必要的了解以便提前做出艰难的决策。如果婴儿能活下来的话,她们有权参与到一个不那么紧急的情况中,为产房制定"分娩计划"。特别是在产房,一项研究发现初级姑息治疗会自相矛盾,在这种压力情况下,护理人员往往需要高度支持。由直接护理者提供的初级姑息治疗包括护理目标、症状管理和表亡。在这种情况下,很多员工都觉得没有准备好如何处理这种情绪变化(Carter 2015)。鉴于这项研究,远于分娩前,围产期一开始就采取姑息治疗,能够帮助工作人员和患者家属做好充分准备。

姑息治疗团队的另一个角色被称为"指导性咨询"(Garten 2015)。有时,护理人员有必要更直接地指导家庭度过生命末期的困难决定。通常,父母可能喜欢更明确的指导,如不再进行无效的技术支持。对于父母来说,做出这样的决定可能会非常困难,有文献表明,一些家庭可能更希望摆脱这种选择的负担。

Laing 已经讨论了在 NICU 中解决困难决策的重要性(Garten 2015)。他正确地指出,冲突可能会在这种高度紧张的环境中产生。这种冲突可能发生在医疗保健专业人员和家庭之间或医疗保健团队成员之间。新生儿姑息治疗团队的另一个任务就是帮助解决这种冲突。作为冲突之外的人,团队可以帮助理解每个人的观点,从而观察和理清关键问题,以便解决冲突。

实际上,为了有效地利用团队,协商模式是最有效的。他们可以通过介绍的方式与出席者的家人见面,也可以单独见面。团队首先要问的关键问题是:

1. 关于我们的角色,您的医疗团队告诉过您什么?

2. 您对您孩子的病情有何了解?

3. 你最担心什么?

4. 你最希望的是什么?

5. 为了实现这些目标,你愿意做什么?

这些问题将使团队与家庭愿望,想法保持一致,并达成成功的合作关系。团队继续定期(可以是每天,每周几次,或根据家庭或医疗小组的要求)与家长见面。有效咨询的关键是要明白:咨询是一个过程,而不是一次访问。在团队和家庭之间建立一个成功的联盟是需要时间的,因为风险往往很高,而信任并不瞬间产生的。

总的来说,新生儿姑息治疗可以为家庭成员和医护人员提供额外的支持,以帮助他们在围产期,甚至是新生儿重症监护室的住院期间和以后的时间中做出艰难的决定。

13.6 总结

我们现处在一个全球化的社会中,我们必须认识到在这个多元化的社会中,不同的民族之间存在着不同的价值体系。目前对指导人类行为的大脑认知机制的深入了解,已引起了大家广泛的兴趣,停止新生儿医学治疗这一涉及道德伦理的决定,不仅担负着这个艰难决定带来的责任,同时也激起了随之而来的焦虑感和负罪感。当有循证依据的指南作为参考标准时,我们就可以在一系列的指南指导下进行工作,但同时也必须注意不同患者的情况需要个体化看待。婴儿从出生的那一刻到产房复苏之间,其预后可以发生巨大的变化,在每一个联结点都应该重新评估各项结局的可能性。而做决定的前提是已与患儿父母进行讨论。有关患儿的治疗干预应该进行到何种程度,医生应始终尊重父母的想法,直到医疗团队在进一步评估后认为继续治疗是徒劳的。若缺乏稳步提高的合理预期,而又伴有显著的痛苦时,选择停止患儿的生命支持手段及手术治疗,是对患儿最好的决定。最后,照顾新生儿的目标必须以孩子的最大利益为中心。

希波克拉底文集中定义医学应有 3 个角色:消除人类之病痛,减轻疾病之痛苦,以及拒绝对被严重疾病压迫的患者进行治疗,并知晓在这些情况下医学的无力(Hippocrates 1977)。最后,也许做决定的过程可以用基督徒 John Paris 神父的话进行最好的概括:"一个人能做到的最佳,就是依据可能性做出人性的判断。"

参考文献

Am Acad of Ped Neonatal Resuscitation Prog Steering Comm (2003) Born-alive infant protection act of 2001 public law no 107-207. Pediatric 111:680

American Academy of Pediatrics (AAP) and American College of Obstetricians and Gynecologists (ACOG) (2012) Guidelines for perinatal care, 7th edn. Elk Grove Village (IL)

American Academy of Pediatrics, Committee on Bioethics (1994) Guidelines on forgoing life-sustaining medical treatment. Pediatrica 93(3):532–536

Baby Doe Law (1984) USCA Title 42 Chapter 67 Sec 510a (http://frwebgate6.access.gpo.gov/cgi-bin/waisgate.cgi?)

Bechara A, Damasio H, Damasio AR (2000) Emotion, decision making and the orbitofrontal cortex. Cereb Cortex 10(3):295–307

Bell EF (2007) Noninitiation or withdrawal of intensive care for high-risk newborns. Pediatrica 119(2):401–403

Born-Alive Infants Protection Act (2001) 107th congress 1st session HR 2175. 1–38 http://thomas.loc.gov/

Boss RD, Hutton N, Sulpar LJ, West AM et al (2008) Values parents apply to decision-making regarding delivery room resuscitation for high-risk newborn. Pediatrica 122(3):583–589

Carter B (2015) End of life decision for newborns: an ethical and compassionate process? Arch Dis Child Fetal Neonatal Ed 101(2):F92–93. doi10.1136/archdischild - 2015.309380

Casebeer WD (2003a) Moral cognition and its neural constituents. Nat Rev Neurosci 4:840–846

Casebeer WD (2003b) Natural ethical facts: evolution, connectionism, and moral cognition. MIT Press, Cambridge, MA

Curlin FA, Lawrence RE, Chin MH, Lantos JD (2007) Religion, conscience, and controversial clinical practices. N Engl J Med 356(6):593–600

Damasio A (2007) Neuroscience and ethics: intersections. AJOB 7(1):3–10

Garten L (2015) Primary palliative care in the delivery room: patients' and medical personnel's perspectives. J Perinatol 35:1000–1005. IA L (2013) Conflict resolution in end-of-life decisions in the neonatal unit. Semin Fetal Neonatal Med 83–87

Gazzaniga RB, Ivry RB, Mangun GR (2002) Cognitive neuroscience: the biology of the mind, 2nd edn. Norton & Company, New York

Greene JD, Sommerville RB, Nystrom LE, Darley JM et al (2001) An fMRI investigation of emotional engagement in moral judgment. Science 293: 2105–2108

Haward MF, Murphy RO, Lorenz JM (2008) Message framing and perinatal decisions. Pediatrica 122:109–118

Hippocrates (1977) The art. In: Reiser SJ, Dyck AJ, Curran WJ (eds) Ethics in medicine: historical perspectives and contemporary concerns. MIT Press, Cambridge, MA, pp 6–7

International Liaison Committee on Resuscitation (2006) The International Liaison Committee on Resuscitation (ILCOR) consensus on science with treatment recommendations for pediatric and neonatal patients: neonatal resuscitation. Pediatrica 117(5):978

Ishii N, Kono Y, Yonemoto N et al (2013) Outcomes of infants born at 22 and 23 weeks' gestation. Pediatrica 132(1):62–71

Janvier A, Leblanc MD, Barrington KJ (2008) The best-interest standard is not applied for neonatal resuscitation decisions. Pediatrica 121(5):963–969

Leuthner S (2001) Decisions regarding resuscitation of the extremely premature infant and models of best interest. J Perinatol 21(3):193–198

Lorenz JM (2005) Prenatal counseling and resuscitation decisions at extremely premature gestation. J Pediatr 147(5):567–568

Mancini A (2013) Training neonatal staff for the future in neonatal palliative care. Semin Fetal Neonatal Med 18:111–115

Miller EK, Cohen JD (2001) An integrative theory of prefrontal cortex function. Annu Rev Neurosci 24:167–202

Paris JJ (2005) Resuscitation decisions for "fetal infants". Pediatrica 115(5):1415

Paris JJ, Graham N, Schreiber MD, Goodwin M (2006) Approaches to end-of-life decision-making in the NICU: insights from Dostoevsky's The Grand Inquisitor. J Perinatol 26:389–391

Pignotti MS, Donzelli G (2008) Perinatal care at the threshold of viability: an international comparison of practical guidelines for the treatment of extremely preterm births 121(1);e193–198.

Rebagliato M, Cuttini M, Broggin L et al (2000) Neonatal end-of-life decision making: physicians' attitudes and relationship with self-reported practices in 10 European countries. JAMA 284(19):2451–2459

Stoll BJ, Hansen NI, Bell EF, Eunice Kennedy Shriver National Institute of Child Health and Human Development Neonatal Research Network et al (2010) Neonatal outcomes of extremely preterm infants from the NICHD Neonatal Research Network. Pediatrica 126(3):443–456

Verhagen AA, Sauer PJ (2005) End-of-life decisions in newborns: an approach from the Netherlands. Pediatrica 116:736–739

Viner J (1925) The utility concept in value theory and its critics. J Pol Econ 33:369–387

Watchko JF (1986) The tragic vision: acknowledging limits and uncertainty. J Perinatol 6(1):39–43

Williams C, Cairnie J, Fines V, Patey C et al (2009) Construction of a parent-derived questionnaire to measure end-of-life care after withdrawal of life-sustaining treatment in the neonatal intensive care unit. Pediatrica 123(1):e87–e95

14 高危儿预后随访

Neil Marlow

刘建萍,陈晨　翻译,刘曼玲　审校

目录

摘要

极早产儿和超早产儿存活至成年后,尽管存在严重致残的风险,但绝大多数仅仅遗留轻度的残疾甚至无任何后遗症。这些重要方面将会在第 133 章进行详细的讨论,目前已经充分认识到,高危儿涉及一系列认知、行为及运动障碍的风险可以延续到成人阶段。同时也认识到一些与肺功能和心血管健康相关的需要重视的罕见问题,本章将在这些方面做简要的阐述并指出未来研究的方向。

14.1　要点

- 早产儿的出生胎龄越低,其不良结局越大,呈指数增长。对于胎龄小于 32 周以下的早产儿,其患病的风险将会明显增加。
- 认知功能障碍可以表现为在校学习成绩不佳。出生为早产儿的学生在阅读和数学方面成绩较差。儿童中期阶段(6~12 岁),他们在执行能力方面总体处于稳定水平,并或许随着年龄的增长能"追赶上"正常同龄儿。

- 研究发现,早产儿在学龄期,记忆和大脑信息处理能力的缺陷逐渐显露,在此基础上可导致执行能力缺陷、学习成绩不佳和行为障碍。我们的教育策略重点应该放在这些特殊领域,并进行个性化管理,而不是一味采取普遍性的干预措施。
- 早产儿因具有体格弱小、肺功能不良的特点及内向性格等等一系列行为问题而遭受校园暴力。遭受欺凌又往往会导致他们在青春期时出现情感应激,应该及时进行疏导。
- 很多研究证实,极早产儿除了被诊断为脑性瘫痪,会表现出较多的行为问题。
- 研究报道其心血管疾病伴随高血压的风险将会大大增加。
- 儿童时期的生长发育也有可能受影响。青春期生长高峰期的影响有待进一步研究。

14.2　引言

20 世纪上半叶的初步研究指出,极早产儿似乎不会发生功能缺陷;但随着临床大样本研究的开展,伴随着胎龄小于 34 周的早产儿成活率不断增加，发现胎龄与并发症之间存在明显的相关性，胎龄越小其并发症发生率越高。Wolke 等研究者（详见第 133 章）发现出生胎龄 32 周为决定并发症发生的关键因素，其理论已经得到大量最新数据的证实。胎龄越小，其不良预后的发生风险呈几何数增长，这一点是否需要特殊教育上得到很好的证明（MacKay et al. 2010）（图 14.1）。胎龄大一些的早产儿即使因各种原因遗留一些问题，但与极早产儿相比，其程度往往较轻，并且在胎龄小于 32 周的早产儿中，差异更加明显。极早产儿易于发生脑损伤及一系列发育问题，其机制非常复杂（Volpe 2009）。随着人们对神经心理学障碍及其异常发育进程的逐步深入了解，在给高危儿制定相关的干预决策措施时，将起到很好的指导作用。

早产儿除了常见的神经系统异常外，其他的器官系统损害同样存在。例如与胎龄成熟度关系较密切的肺功能也会受到显著的影响，尤其在接受治疗的过程中，各种不利因素常常会导致肺部损害进行性加重。目前，临床治疗措施的选择与预后的关系研究，肺功能异常的监测与成年期不良结局的关系越来越引起人们的高度重视。凡此种种，有关血管功能、心血管功能系统风险、生长发育及最终身高的关系等等将在后面章节进行阐述。

14.3　认知与极早产儿

如上所述，智力测评是衡量儿童及成年期发育水平的重要手段，并与其是否为早产儿关系密切。智商是对一般认知能力的总和评估，很多研究证实了胎龄越小，其不良预后风险越大（图 14.2）。掌握不良预后的起因意义重大。认知能力是由一系列的执行能力所组成，其综合结果就是我们所熟知的智商。不同于应用智商测定这种单一评估工具，很多研究者通过评估其执行能力和记忆水平，发现了更具体的损害（Mulder et al. 2009；Aarnoudse-Moens et al. 2009），研究者借助于头颅影像和脑功能检查的辅助手段，结合执行能力和记忆水平的评估可以更加准确地阐明发生的原因及在造成神经心理学不良结局中所起的作用。

早期的研究已经证明，相比较执行同步任务来说，极早产儿更容易完成前后有序的任务。这表明，极早产儿处理复杂的任务会有困难，最好将复杂的

任务分解成多个连续性任务。该原则同样适用于极早产儿的课堂教学。

当高危儿成长至儿童中期（6~12 岁时），在某些执行能力方面总体处于稳定水平，并或许在他们年龄更大一些的时候能"追赶上"正常同龄儿。比较来说，在儿童后期／青春期阶段，早产儿在执行能力的其他方面发生明显的偏离。因此，所呈现的差别形式一方面与儿童的年龄有关，另一方面与所研究对象的出生胎龄有关，这也给针对该方面的比较研究带来一定程度的挑战（Mulder et al. 2009）。由于在学龄前期多种执行能力几乎同时发育，使得比较研究更加复杂，因此无法详尽阐述（Scherif 2010）。最近，研究发现了有关学龄期其工作记忆能力的关键缺陷及大脑对信息的处理速度，有力地解释了我们所观察到的一系列执行能力的缺陷问题（Mulder et al. 2011a），导致学习成绩不佳（Mulder et al. 2010）和行为障碍（Mulder et al. 2011b）。显而易见，当我们采取教育干预措施时，应该着重在这些主要方面，而不是一味采纳一般性的干预方法。

认知障碍可表现为学习成绩较差。举例来说，有关阅读、数学的考试成绩较差，数学尤其如此。究其原因，主要是因为执行能力缺陷、工作记忆／信息处理能力障碍所导致，而非概念化的"计算困难"（Simms et al. 2015）。毫无疑问，多数小早产儿因为认知能力损害和合并各种残疾（见第 133 章），故在校期间常常需要为其提供特殊教育手段（见图 14.1）。为此，与足月儿相比，高危儿最终的学习成绩较低。在丹麦教育体系内，高危儿不能完成"基础教育"的比例与图一所示的上升幅度相同（Mathiasen et al. 2010）。

必须强调的是并非所有存活下来的超早产儿或极早产儿都存在这些问题。对那些发育趋势正常的高危儿来说，异常情况仅占很少一部分，而大多数的早产儿可在功能发育上表现得完全正常。我们面临的困难是识别有持续功能损害风险的高危儿，及早采取相应的干预措施，以改善其预后。但是与婴儿有关的多数研究结果收到的效果不太一样，且很少会持续随访至儿童早期（Spittle et al. 2015；Spittle 2015）。截至目前，有很多问题仍有待解决。例如有关干预措施的目标、干预的敏感阶段及有效的干预措施等等。其中一部分的因素是因为试验的纳入人群往往是社会弱势群体，可造成样本的选择偏倚。造成认知能力不佳的危险因素包括：男性、胎龄成

熟度较低及满足较多的弱势群体指标（Linsell et al. 2015），其中任何一种因素与干预措施的敏感度无明显关系。然而，随着新生儿诊疗水平的不断提高，超

早产儿认知评分已经大大提高（Moore et al. 2012），说明至少对高危儿的预后得到了最佳的结局。

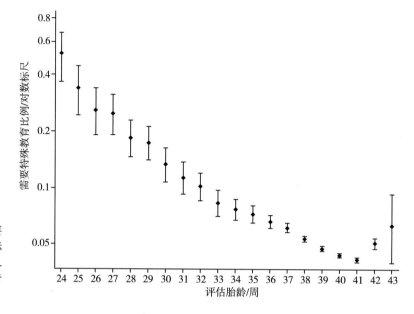

图 14.1　出生时胎龄与需要特殊教育的关系（注：y 坐标轴为对数单位）（MacKay et al. 2010）。该数据已得到原作者许可（PLoS Medicine）

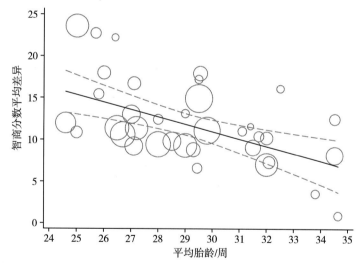

图 14.2　出生时胎龄与智商的关系气泡图。气泡的大小表示各个研究的样本量；其所处位置表示平均胎龄（如图中回归线和 95% 的置信区间所示）（Kerr-Wilson et al. 2012）。该数据已得到原作者许可（J Public Health）

14.4　行为结局

　　极早产儿有着一系列行为问题的风险，这些问题被称为早产儿行为表型，具体表现为内表型行为问题的儿童比例增加。内表型行为问题包括注意障碍型儿童多动症、自闭症状以及焦虑等情感困难问题（Johnson and Marlow 2011；Johnson and Walker 2013）。这与普通儿童多动症的外在表现不同，普通儿童多为混合型和多动型多动症。诸多研究都使用

了儿童行为量表，而其结果在各国都惊人地相同，特别是在社交、心智和注意力方面（Hille et al. 2001；Farooqi et al. 2013）。这些研究的一致性似乎也证实了早产儿行为表型。很多早产儿都在社交、心智和注意力方面表现出大量异常症状，其与异常儿童数量的增加密不可分，而且出生时胎龄越小发病率越高。与出现障碍的孩子相比，越来越多无临床症状的孩子表现出症状评分增加。10~11 岁早产儿过多的行为问题可以解释为：与普通同龄儿童相比，他们

的工作记忆和信息处理速度存在缺陷（Mulder et al. 2011b），这更使人们推测，早产儿中出现行为障碍的原因各不相同。

至少，早产儿的这些行为特征可能会使他们在学校时饱受欺凌，这是由生理差异（体格弱小和肺功能不良等）以及内向性格造成的。遭受欺凌又往往会导致他们在青春期时出现情感应激（Wolke et al. 2015），应该及时进行疏导。

但关键问题仍然是这些儿童时期的症状在他们成年后如何体现。几乎没有研究会随访足够多的早产儿并至其成年，进一步了解这一症状是如何影响他们的。有大量的数据表明，早产儿成年后确实会有一系列行为问题和使用精神类药物的情况，但却难以解释清楚。

14.5 运动能力

多项研究表明，除了被诊断出脑性瘫痪，极早产儿会表现出许多的运动行为问题。例如，一系列运动能力和障碍评分的分数异常。在最近一项针对极早产儿以及极低出生体重儿的儿童期研究的系统综述中，儿童动作评估测试的数值小于第 5 百分位的概率为 6.3（95% 可信区间 4.4~9.1），在第 5 百分位到第 15 百分位的概率为 8.7（3.4~22）（Edwards et al. 2011）。发育协调障碍应越早确诊越好，并给予儿童适当帮助。最近一项研究表明，神经功能障碍（使用 Touwen 的神经系统检查）、智商、注意力和处理信息速度削弱了早产和运动障碍之间的直接关系（Van Hus et al. 2014），突出了早产儿中所有神经认知和行为影响之间的关联。因此，全面的心理测评应当和运动评估同时进行。

14.6 体格发育结局

除了大脑方面的不良影响之外，早产儿中最常见的不良预后则主要为肺功能损伤。在超早产儿中，支气管肺发育不良（bronchopulmonary dysplasia, BPD）是最常见的，但是那些没有患上中度或重度 BPD 的也会出现肺损伤。他们 11 岁的时候，无 BPD 的婴儿第一秒用力呼气峰流速（forced expiratory volume, FEV_1）平均低于 0.5 个标准差，而患病婴儿平均低于 1.5 个标准差，并且在使用支气管扩张剂后也不能完全矫正。这种呼吸障碍表现为婴儿刚出生的几年里频繁的住院治疗而且很有可能诊断为哮喘并接受治疗（Lum et al. 2011）。这些发现至关重要，因为它们表明早产儿成人后肺功能不良，基于此，我们才详细描述出肺功能下降与年龄之间的关系图。所以对于早产儿而言，从小保持良好的呼吸道健康、加强运动以及避免吸烟都是尤为重要的（图 14.3）。

除了肺功能的损伤外，极早产儿也有很高的心血管疾病风险，表现在儿童期晚期和青春期早期的研究中，这些早产儿存在较高的收缩压和舒张压组平均值。我们还证实了中心动脉压力的增强，特别是与肺功能相关的动脉（Bolton et al. 2012），这表明早期出现心血管疾病的风险可能与早产导致的心肺综合因素有关。作为代谢综合征的一部分，其在成人生活中表现程度仍不清楚，需要进一步研究。

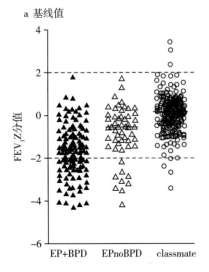

a 基线值

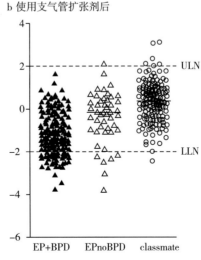

b 使用支气管扩张剂后

图 14.3　26 周胎龄以下的 11 岁儿童使用和不使用支气管扩张剂的用力呼气量（FEV_1），与之相对应的是同样标准下的对照组（Fawke et al. 2010）。EP+BPD，支气管肺发育不良的极早产儿；EPnoBPD，无支气管肺发育不良的极早产儿；Classmate，同班对照组同学

儿童时期的生长发育也有可能受影响。青春期生长高峰期的影响有待进一步研究。Hack 和同事证实,在 8~20 岁的极低出生的女性会突然显著地发育成长。在同龄男性中未发现这种现象,部分原因是在男性这方面的数据量不足(Hack et al. 2003)。

14.7 成人期结局

随着极早产儿进入成年早期,人们开始对早产儿在上述所有功能的进一步进展产生了兴趣。在学校表现较差可能会导致其就业机会较少、收入较低,但是必须确定是否因为试验的纳入人群往往是社会弱势群体,由此导致上述数据较低。Hack 的经典研究中(Hack et al. 2002)提到,极低出生体重的青年人在 20 岁时虽然能力不佳,但鲜有如抽烟、吸毒、酗酒等不良习性。这可能也是这群人缺乏社交的一种表现。其他研究已经证实了上述许多结局确实存在。Cooke 对来自英国利物浦的从童年时代就有种种问题的人群进行了队列研究,其队列研究结果基本支持本文的论断(Cooke 2004);Saigal 在安大略省汉密尔顿的队列研究也得出了基本相同结果(Saigal et al. 2006)。最近,Saigal 公布了她所研究群体在第四个 10 年的结果,与对照组相比,该群体就业机会较少、收入较低、特别需要社会的援助。他们不愿意冒险、存在种种健康问题且非常不自信(Saigal et al. 2016)。

早产儿是易受伤害的脆弱群体,对他们实施的新生儿监护自然存在种种挑战,因此,要想做好监护,各种数据必不可少。当前的医疗水平与 30 年前截然不同,我们尤其需要掌握接受了现代化新生儿重症监护人群的数据,他们的结果或许不会像先前的群体那样糟糕了。

参考文献

Aarnoudse-Moens CS, Weisglas-Kuperus N, van Goudoever JB et al (2009) Meta-analysis of neurobehavioral outcomes in very preterm and/or very low birth weight children. Pediatrics 124 (2):717–728

Bolton CE, Stocks J, Hennessy E et al (2012) The EPICure study: association between hemodynamics and lung function at 11 years after extremely preterm birth. J Pediatr 161(4):595–601 e2

Cooke RW (2004) Health, lifestyle, and quality of life for young adults born very preterm. Arch Dis Child 89 (3):201–206

Edwards J, Berube M, Erlandson K et al (2011) Developmental coordination disorder in school-aged children born very preterm and/or at very low birth weight: a systematic review. J Dev Behav Pediatr 32(9): 678–687

Farooqi A, Hagglof B, Serenius F (2013) Behaviours related to executive functions and learning skills at 11 years of age after extremely preterm birth: a Swedish national prospective follow-up study. Acta Paediatr 102 (6):625–634

Fawke J, Lum S, Kirkby J et al (2010) Lung function and respiratory symptoms at 11 years in children born extremely preterm: the EPICure study. Am J Respir Crit Care Med 182(2):237–245

Hack M, Flannery DJ, Schluchter M et al (2002) Outcomes in young adulthood for very-low-birth-weight infants. N Engl J Med 346(3):149–157

Hack M, Schluchter M, Cartar L et al (2003) Growth of very low birth weight infants to age 20 years. Pediatrics 112(1 Pt 1):e30–e38

Hille ET, den Ouden AL, Saigal S et al (2001) Behavioural problems in children who weigh 1000 g or less at birth in four countries. Lancet 357(9269):1641–1643

Johnson S, Marlow N (2011) Preterm birth and childhood psychiatric disorders. Pediatr Res 69(5 Pt 2):11R–18R

Johnson S, Wolke D (2013) Behavioural outcomes and psychopathology during adolescence. Early Hum Dev 89(4):199–207

Kerr-Wilson CO, Mackay DF, Smith GC et al (2012) Meta-analysis of the association between preterm delivery and intelligence. J Public Health 34(2):209–216

Linsell L, Malouf R, Morris J et al (2015) Prognostic factors for poor cognitive development in children born very preterm or with very low birth weight: A systematic review. JAMA Pediatr 169(12): 1162–1172

Lum S, Kirkby J, Welsh L et al (2011) Nature and severity of lung function abnormalities in extremely pre-term children at 11 years of age. Eur Respir J 37(5):1199–1207

MacKay DF, Smith GC, Dobbie R et al (2010) Gestational age at delivery and special educational need: retrospective cohort study of 407,503 schoolchildren. PLoS Med 7(6), e1000289

Mathiasen R, Hansen BM, Andersen AM et al (2010) Gestational age and basic school achievements: a national follow-up study in Denmark. Pediatrics 126 (6):e1553–e1561

Moore T, Hennessy EM, Myles J et al (2012) Neurological and developmental outcome in extremely preterm children born in England in 1995 and 2006: the EPICure studies. BMJ 345, e7961

Mulder H, Pitchford N, Hagger M et al (2009) Development of executive function and attention in preterm children: a systematic review. Develop Neuropsychol 34(4):393–421

Mulder H, Pitchford N, Marlow N (2010) Processing speed and working memory underlie academic attainment in very preterm children. Arch Dis Child Fetal Neonatal Ed 95:F267–F272

Mulder H, Pitchford NJ, Marlow N (2011a) Processing speed mediates executive function difficulties in very preterm children in middle childhood. J Int Neuropsychol Soc 17:1–10

Mulder H, Pitchford NJ, Marlow N (2011b) Inattentive behaviour is associated with poor working memory and slow processing speed in very pre-term children in middle childhood. Br J Educ Psychol 81 (Pt 1):147–160

Saigal S, Stoskopf B, Streiner D et al (2006) Transition of extremely low-birth-weight infants from adolescence to young adulthood: comparison with normal birth-weight controls. JAMA 295(6):667–675

Saigal S, Day KL, Van Lieshout RJ et al (2016) Health, wealth, social integration, and sexuality of extremely low-birth-weight prematurely born adults in the fourth decade of life. JAMA Pediatr 170(7):678 686

Scherif G (2010) Attention trajectories, mechanisms and outcomes: at the interface between developing cognition and environment. Dev Sci 13:805–812

Simms V, Gilmore C, Cragg L et al (2015) Nature and origins of mathematics difficulties in very preterm chil-dren: a different etiology than developmental dyscalculia. Pediatr Res 77(2):389–395

Spittle A (2015) Early intervention cognitive effects not sustained past preschool. J Pediatr 166(3):779

Spittle A, Orton J, Anderson PJ et al (2015) Early developmental intervention programmes provided post hospital discharge to prevent motor and cognitive impairment in preterm infants. Cochrane Database Syst Rev 11, CD005495

Van Hus JW, Potharst ES, Jeukens-Visser M et al (2014) Motor impairment in very preterm-born children: links with other developmental deficits at 5 years of age. Dev Med Child Neurol 56(6):587–594

Volpe JJ (2009) Brain injury in premature infants: a complex amalgam of destructive and developmental disturbances. Lancet Neurol 8(1):110–124

Wolke D, Baumann N, Strauss V et al (2015) Bullying of preterm children and emotional problems at school age: cross-culturally invariant effects. J Pediatr 166(6):1417–1422

15 新生儿医学不良结局的早期标志

Fabrizio Ferrari, Licia Lugli, Elisabetta Garetti,
Isotta Guidotti, Marisa Pugliese, and Laura Lucaccioni
郭子凯　翻译, 刘曼玲　审校

目录

缩略词表

ABR	auditory brainstem response	听觉脑干反应
AIMS	Alberta Infant Motor Scale	Alberta 婴儿运动量表
BG	basal ganglia	基底神经节
BGT	basal ganglia and thalami	基底节及丘脑
BPW	biparietal width	双顶径
BSID	Bayley Scales of Infant and Toddler Development	贝利(Bayley)婴儿发育量表
CP	cerebral palsy	脑瘫
CS	cramped-synchronized	痉挛同步性
CSGMs	cramped-synchronized general movements	痉挛同步性全身运动
DCD	developmental coordination disorder	发育协调障碍
DQ	developmental quotients	发育商
EP	extremely preterm	超早产
FMs	fidgety movements	不安运动
GM	gray matter	灰质

GMFCS	Gross Motor Function Classification System	粗大运动功能分类系统
GMs	general movements	全身运动
HE	Hemiplegia	偏瘫
HIE	hypoxic ischemic encephalopathy	新生儿缺氧缺血性脑病
HINE	Hammersmith Infant Neurological Examination Hammersmith	婴儿神经系统检查
HL	hearing loss	听力损失
ICF	International Classification of Functioning	国际功能分类
ID	intellectual disability	智力障碍
ID	interhemispheric distance	大脑半球间距
IQ	intelligence quotient	智商
IVH	intraventricular hemorrhages	脑室内出血
LD	learning disabilities	学习障碍
MND	minor neurological dysfunction	轻度神经功能障碍
MR	Mental Retardation	精神发育迟缓
MRI	magnetic resonance imaging	磁共振成像
NICHD	National Institute of Child Health and Human Development	国家儿童健康与人类发育研究所
NRN	Neonatal Research Network	新生儿研究网络
OAE	Otoacoustic emissions	耳声发射
OR-VERP	orientation reversal visual event-related potentials	逆向视觉事件相关电位
PLIC	posterior limb of the internal capsule	内囊后肢
PR	poor repertoire	单调性
PVL	periventricular leukomalacia	囊性脑室周围白质软化
ROP	Retinopathy of prematurity	早产儿视网膜病变
SD	standard deviations	标准差
SEN	special educational needs	特殊教育需求
TINE	Touwen infant neurological examination	Touwen 婴儿神经系统检查
US	Ultrasound	超声
VLBW	very low birth weight	极低出生体重

VP	very preterm	极早产
WM	white matter	脑白质
WS	watershed	分水岭

摘要

新生儿学家和神经发育学家面对的一个主要问题是识别后续可能有潜在神经发育障碍、并可能从神经学随访和早期干预策略中受益的患儿。

尽管有近一半极早产(VP)儿和超早产(EP)儿(尤其是在学龄期)在学习障碍、认知缺陷、注意力缺陷/多动症和行为问题方面有轻度障碍,但他们重大残疾的发生率已有所下降。神经影像学分析需配合对婴儿不同发育阶段不同功能范围的精确临床评估。

15.1 要点

- 不良结局包括轻度、中度以及重度缺陷。
- 已开发出各种标准化检查工具,用以检出神经系统异常,并确定其在新生儿期和 2 周岁以内时期的病程。
- 在新生儿期和婴儿早期,全身运动作为一种可靠而灵敏的方法,可预测正常或异常的运动结果,尤其是脑瘫。
- 对早产儿和足月儿而言,磁共振成像(MRI)是一种强有力的工具,具有很高的预后判断价值。
- MRI 和神经发育评估相结合的预后判断价值优于单独使用,有助于确定后期有神经功能障碍风险的婴儿。

15.2 不良结局

结局可分为轻度、中度至重度缺陷。重度缺陷包括脑瘫、精神发育迟缓(发育商数小于 70)以及严重的视觉或听觉障碍,可于生命的前两年内发现。然而,中至轻度缺陷至学龄期方可发现(Marlow et al. 2005)。

15.2.1 脑瘫

作为一种重大残疾,脑瘫(CP)是由大脑发育过程中的非进行性缺陷或病变所引起的一系列运动及姿势控制障碍。CP 在产前和围产期的主要危险因素为出生体重和胎龄,其他危险因素包括新生儿脑病、多胎妊娠、感染与炎症以及各种遗传因素。

CP 从某种程度上讲是一种发育诊断,诊断依据为对运动体征障碍的描述;此临床诊断尤其在发育早期不易做出。CP 分 3 种主要类型,用以描述不同的运动障碍;此分类还反映了大脑的受损区域(Bax et al. 2005)。这 3 种主要类型分别是:

痉挛性 CP:此种 CP 的儿童肌张力过高,并患有由皮质脊髓束或运动皮质损伤引起的神经肌肉疾病。根据反映身体受累部位的断层扫描,痉挛性 CP 进一步分类为:一侧受累的痉挛性偏瘫、下肢受累和上身痉挛较少的痉挛性双瘫以及四肢全部受累的痉挛性四肢瘫,可用单瘫、截瘫和三肢瘫来分别指其具体表现。

共济失调 CP:症状原因可能是小脑损伤;一些患者肌张力低下并伴有震颤,运动技能也可能会受到影响。平衡力同样如此,尤其是在走路时(Rosenbaum et al. 2005;Palisano et al. 1997)。

手足徐动型 CP/ 运动障碍:其特征是混合型,有时表现为肌张力低下(肌张力低下通常发生在 1 岁之前;肌张力会随着年龄的增长而增加,并发展为肌张力过高)。手足徐动型 CP 患者在就坐或行走时难以保持直立、稳定的姿态,并经常表现出不自主运动。损伤常发生在锥体束外运动系和 / 或锥体束,以及基底神经节(BG)(Rosenbaum et al. 2005;Palisano et al. 1997)。

2004 年,贝塞斯达举办了一次有关 CP 定义和分类的国际会议,对 Bax 和 Mutch 等(Rosenbaum et al. 2005)的经典定义进行了补充,主要涉及伴随神经发育障碍的伴发发育异常:从功能上讲,它们通常比发育性运动障碍更为重要,后者根据定义是 CP 的标志(Rosenbaum et al. 2005)。如今,CP 的严重程度是根据 CP 的粗大运动功能分类系统(GMFCS)而分类的:该系统为国际上所普遍接受,是对 CP 儿童粗大运动功能进行评分的可靠预测性方法(Palisano et al. 1997)。

GMFCS 的修订扩展版描述了横跨 5 个年龄段 CP 儿童的 5 种运动能力顺序级别,强调了儿童在不同环境下的典型表现。I 级儿童与同龄人有着相同的活动能力,但在速度、平衡性和协调性等方面存在一些困难,而 V 级儿童则难以在大多数体位上控制头部和躯干的姿态,并难以自主控制运动。GMFCS

最近刚刚被纳入大多数 CP 登记数据库,因此很少有研究比较 GMFCS 各级别在 CP 人群中的分布或评估各级别的历时变化(Palisano et al. 2008)。

15.2.2 精神发育迟缓

根据定义,精神发育迟缓(MR)或智力障碍是指在智力功能和适应行为方面明显受限,其中适应行为涉及许多日常社交和实践技能。此障碍源于18 岁之前,包含多种条件、类型和水平。

15.2.2.1 视觉障碍或听力受损

视觉障碍属于视觉功能损伤,即便在治疗和 /或标准屈光矫正后亦是如此:相对较好眼睛的低视力小于 6/18,盲视力小于 3/60;或者始于注视点的视野角度小于 10°(根据世界卫生组织的定义)。

听力受损或耳聋是检测或理解声音能力的全部或部分丧失,可分为传导性或感音神经性听力损失(Dubowitz et al. 1998;Romeo et al. 2009)。

15.2.2.2 极微神经功能障碍

近一半的极早产和超早产儿患有轻度障碍。"轻度运动问题"涵盖除 CP 以外的各种运动障碍。"轻度"并不意味着"极微",因为相当比例的早产儿在学龄期会出现学习和行为方面的问题。早发疾病包括全身运动(GMs)异常,暂时性肌张力障碍和姿态不稳,这些通常在头几个月消失。过去,人们对上述疾病有所低估,直到最近才对 GMs 的使用进行了定性评估,Prechtl 评估法已成为神经系统检查的主要项目。迟发疾病包括发育协调障碍(DCD)和 / 或轻度神经功能障碍(MND):两条术语对应的问题有交集。简单 MND(MND-1)和复杂 MND(MND-2)可被识别,而 MND-2 更易造成学习和行为障碍。新近研究描述了儿童时期 GMs 和 MND 之间的质量关系。即使在婴儿期,Touwen 婴儿神经系统检查(TINE)也能可靠地检测 MND 的神经系统体征。然而,这些疾病的预后价值需进一步研究。无论如何,MND的高发生率及其与学习困难风险增加的关联性证明了在(即使是中期)早产情况下进行筛查的必要性。此外,超早产儿的智力障碍(ID)、学习障碍(LD)、执行功能障碍和特殊教育需求(SEN)的风险较高,但尚不了解该群体智力障碍和学习障碍的共患情况。新近研究表明,相比患有单一障碍或无障碍的超早产儿,患有 ID/LD 合并症的超早产儿在神经心理能力和基于课程的学习能力方面显著匮乏。如果 LD 出现,SEN 风险会增加 3 倍。故鉴于超早产儿有共患智力和学习障碍的高风险,教育业者应意识到超早产儿所面临困难的复杂性和多领域评估的必要性,以进行指导干预(Arnaud et al. 2007;Ferrari et al. 2012;Johnson et al. 2016)。

15.3 传统的神经系统检查

为估算胎龄、检测神经系统异常并确定这些异常在新生儿期及 2 周岁内的病程,现已开发了多种标准化检查工具(Dubowitz et al. 1998)。具有脑损伤高风险的婴儿后续可能要进行一系列神经系统检查,以识别神经系统发育异常的早期指标。伦敦 Hammersmith 医院儿科开发的神经系统检查简单、可计分,检查对象为 2~24 个月大的婴儿[Hammersmith 婴儿神经系统检查(HINE)](Rosenbaum et al. 2005),检查包括脑神经功能、姿势、运动、肌张力、反射、运动功能发育和行为状态等不同项目(Dubowitz et al. 1998),详见第 120 章。

有研究探索了 9~18 个月的极早产儿中 HINE 最佳评分在预后方面的作用:48% 的评分欠佳;此评分与早产程度无关,能非常准确地预测 2 岁时的行走能力。评分与超声(US)检查结果类型的相关性也并非一成不变:脑室周围白质软化(PVL)与低评分有关,而其他超声检查异常与最佳/欠佳得分有关。这并不出乎意料,因为出血和脑室周密度与正常和异常的神经发育均有相关性。研究发现,3 个月的 HINE 和 24 个月的发育商高度相关。1 岁内,HINE 具有很高的预测价值,原因可能在于每个年龄段不同组项目的有效组合。实际上,尽管研究发现许多项目始终极具预测价值(运动质量、数量和侧身倾斜),但其他项目因时而变。肌张力项目(俯卧位悬垂反应、臂内旋/外旋和围巾征)在足月后的 3 个月和 6 个月时更具预测性,而成熟性项目(如支撑反应、立位悬垂反应和降落伞反应)只有在 9 个月后才具有较高的预测性。因此,这些研究表明 3 个月到 12 个月大期间对早产儿进行的标准化神经系统检查具有可靠性,可预测运动预后(Romeo et al. 2009)。

有研究评价了 HINE 检查对患有其他神经发育风险的婴儿[如新生儿缺氧缺血性脑病(HIE)的婴儿]的预测价值(详见第 126 章“缺氧缺血性综合征的临床分析和治疗”)。

后续研究表明,HIE 的严重程度无法总能预测结果。尽管 HIE 1 期通常预后正常,HIE 3 期通常会出现严重的神经发育异常,但 HIE 2 期婴儿出现多种情形:从正常到 CP 和精神发育严重迟缓。一些研究称,新生儿 MRI 观察到的损伤类型最能预测神经发育结果(详见第 122 章)。曾有研究用 HINE 检查一组 9~14 个月大的 HIE 婴儿,以评估评分与 MRI 早期结果之间的相关性,并评估该评分是否可用于预测 2 岁和 4 岁婴儿的运动功能。大约 40% 的婴儿在神经系统检查中评分欠佳,欠佳评分的高低与 MRI 观察到的损伤类型有关。严重 BG 损伤、弥散性脑损伤或两者共患都与最严重的后果相关(Romeo et al. 2009)。

最佳评分的使用提供了有关功能性运动结果严重程度的预后信息。尽管新生儿的 MRI 可识别出有 CP 风险的早期婴儿,但神经系统检查可提供有关功能性运动障碍严重程度的信息,并可将有行走能力的婴儿与只会坐下或甚至不会坐下的婴儿区分开来。然而,有趣的是,如果儿童 4 岁时能无限制行走,那么他们的步态很少出现异常,但伴有轻度偏瘫或轻度运动障碍,这表明在没有广泛损伤或严重异常的情况下,也可能发生轻度神经系统异常。现需要进一步研究,以评估学龄期随访,从而评估这些轻微的神经系统异常是否与日常生活中的任何困难有关(Ricci et al. 2006)。

15.4 CP 的早期标志:全身运动发挥的作用

足月儿中最常见的脑损伤类型是 BGT 缺氧缺血性损伤和旁矢状区损伤;早产儿中最常见的是 PVL、脑室内出血(IVH)和持续性电生理异常表现如持续性放电或亮斑。

CP 在极早产儿中的发生率为 8%~10%,大约 40% 的 CP 儿童为早产。在早产儿中,痉挛型双瘫最为常见,其次是偏瘫。在足月儿中,四肢瘫痪和偏瘫迄今为止最为常见,运动障碍性 CP 在足月儿中更为常见(Marlow et al. 2005)。

有了对 CP 的早期预测,就会对儿童进行神经系统学上的随访,并较早对其进行康复计划。据普遍报道,在出生后数月甚至 2 岁之前是无法诊断出 CP 的。所谓的静息期长达几个月。

在最终发展为 CP 的早产儿出生后的头几个月里，观察到的神经系统体征不是判断预后的可靠指标，因为敏感性和特异性都不强。在这些高危早产儿中，观察到了一些神经系统体征，包括烦躁不安、手指姿势异常、自发的巴宾斯基反射、下肢无力、短暂的肌张力异常以及运动发育指标延迟。所有这些可能出现在 CP 发作之前，也可能出现在暂时性肌张力障碍、不同步运动发育异常或其他暂时性神经系统障碍期间，这些障碍或异常在 1 岁或 2 岁时消失。

过去的二十几年中已引入并评价了一种用于评估自发运动活动的方法，即 Prechtl 全身运动（GMs）评估法。这种方法无需直接体检，只需观察婴儿，已被证明是一种可靠而灵敏的方法，可预测在新生儿期和婴儿早期正常和异常的运动结果，尤其是 CP（Prechtl et al. 1997）。此方法需对自发运动进行几分钟的录像，并离线观察 GMs 的质量。从出生到 3~5 个月大，对早产儿 GMs 的一系列评估可确定发育轨迹，而比起其他神经系统评估，基于发育轨迹的评估能更早预测 CP。

多种方法可预测高危患者的 CP 诊断。最近，有关上述方法准确性的评估数据表明了 GMs 具有最准确的预测性。此外，有证据支持在足月校正年龄使用 MRI，对较大婴儿进行神经系统检查，并在较小程度上对早产婴儿进行超声检查（Bosanquet et al. 2013；Xie et al. 2015）。

15.4.1　双侧瘫痪和四肢瘫痪

痉挛同步性（CS）GMs（CSGMs）和异常的不安 GMs 是早期痉挛性 CP 的特异性标志。CSGMs 的表现有：四肢和躯干运动显得僵硬，缺乏正常平滑流畅的特征，肢体和躯干肌肉几乎同时收缩和放松。一旦婴儿表现出长时间持续性 CSGMs，之后都会发展为 CP。持续性 CSGMs 出现得越早，早产儿的后期运动障碍就越严重。如果 CP 特征是暂时性的，且随后是正常的不安 GMs，那么婴儿的预后可能正常（Ferrari et al. 2002）；如果 CP 特征在 3~4 个月大时仍然存在，则婴儿不会出现不安运动（FMs）（Einspieler et al. 2015）。CP 的第二个特异性标志是 FMs 缺乏。几乎所有缺乏 FMs 的婴儿都会出现 CP。FMs 未出现之前，可能是 CSGMs 或单调性（PR）GMs。GMs 的异常质量（即 CSGMs 和 FMs 缺乏）均在足

月后 3~5 个月内出现，比其他神经系统评估要早得多（Ferrari et al. 2002）。Einspieler 等新近证明了：在 3~5 年后，有不定时发作 FMs 的婴儿和缺乏 FMs 的婴儿（后发展为 CP）在 GMFCS 水平方面没有差异。但是，不定时发作的 FMs 与所有稍好的（尽管并非正常）CSGMs 并存有关（Einspieler et al. 2015）。

15.4.2　偏瘫

偏瘫（HE）通常是由局灶性单侧损伤（缺血性或出血性梗死）所致，罕见于局灶性或单侧 PVL 引起的囊性病变。脑部 US 和 MRI 可检测出局灶性损伤的部位和严重程度；对这些婴儿的神经系统随访旨在发现（或排除）HE 的早期体征。传统的新生儿神经系统检查对此类患者来说预测价值不高。

利用 GMs 方法开展的研究表明，所有有局灶性损伤的婴儿从足月开始都有异常的 GMs（PR 或 CS），并无静息期。从患新生儿脑梗的早产儿足月后 3 个月和足月儿 3~6 周起，可识别出不对称的部分运动。部分运动是独特的腕部运动，既可以单独发生，也可以作为 GMs 的一部分。

如果足月儿后期腕部运动出现 HE 不对称的情形，独立的手指运动频率会较低，12 周时就能观察到，并可预测后期的 HE。值得注意的是，只有 MRI 脑部扫描显示伴有同侧累及大脑半球、BG 和内囊的婴儿，其后期才发展为 HE。肉眼很难及早识别轻微的运动不对称；通过视频录制自发运动则会容易一些（Guzzetta et al. 2003）。

不久之后，同一研究团队对后期出现偏瘫的婴儿进行了一项更精确的多中心研究，研究对象为一组新患者，证实了中枢局灶性损伤侧对侧肢体的腕部部分运动的不对称性和缺乏，但该研究也有新发现：如果上肢手指独立运动频率减少，可以预测偏瘫。需要指出的是：在预后异常的婴儿中，除一例之外，其余 1 分钟内未出现手指运动；而在 13 名具有对称腕部运动的婴儿中，10 名运动发育正常。值得注意的是，缺乏程度或不对称程度与后期运动障碍的严重程度无关。腕部运动对称和神经系统预后异常的 3 名婴儿均出现了轻度偏瘫（Guzzetta et al. 2010）。

15.4.3　运动障碍性 CP

运动障碍性 CP 的发生率仅占所有 CP 形式的

10%~15%。CP 的运动障碍形式包括两类：舞蹈手足徐动综合征（婴儿主要表现出大量无目的的不自主运动）和肌张力障碍（特征为肌肉收缩和婴儿反射活动突然改变），其中第二种更为常见。在头两个月中，后期出现运动障碍的婴儿表现出单调型 GMs、手臂环绕动作和手指伸展。手臂和手指的异常运动持续到至少 5 个月大，并与手臂和腿部向中线（尤其是脚 - 脚）运动不足有关，也与 FMs 缺乏有关。单侧或双侧划臂异常运动呈单调性，从肩膀向前缓慢旋转，速度和幅度的单调性是划臂运动最典型的特征。

早期鉴别诊断运动障碍性 CP 与痉挛性 CP 并不容易：后期有运动障碍性和痉挛性 CP 的婴儿都缺乏 FMs 和抬腿等反重力运动。此外，手臂环绕动作可能被误认为是 1 岁内所见的手臂挥动运动，并可与 HIE 婴儿的骑车运动混为一谈。舞蹈手足徐动症样运动较易识别，但肌肉收缩的突然变化很难与痉挛性 CP 的肌张力异常区分开来。肌张力障碍和痉挛性特征在同一婴儿中很常见（Einspieler et al. 2002）。

15.5　神经影像学预测指标

除了对有新生儿脑损伤或有神经发育异常风险的婴儿进行神经学评估外，神经影像还可提供神经发育结果的预测指标。为预测新生儿期的神经发育结果，两种主要成像技术——超声（US）和 MRI——已被应用（详见第 122 章）。

15.5.1　头颅超声

US 是一种简单的床旁工具，反复使用时有极高的敏感性和特异性，尤其针对早产儿。如果胎龄低于 32 周的婴儿出现 CP，US 大多会检查出损伤。US 检查出的早产儿主要的脑损伤包括 IVH Ⅲ 级和 Ⅳ 级、PVL 和局灶性梗死。与无任何出血的婴儿相比，IVH Ⅰ 和 Ⅱ 级的婴儿在 20 个月时出现神经发育障碍的风险几乎高出两倍。对无 CP 的学龄儿童而言，较为轻微的 US 结果（PLV Ⅰ 或 Ⅱ 级）和胼胝体的大小也与神经运动功能有关。极低出生体重（VLBW）儿的小脑可能受到损伤，经乳突探测等新技术已改进了小脑成像。小脑损伤可能会导致长期性神经认知障碍，与伴发的幕上实质损伤无关（Marlow et al.

2005）。

由于无法利用 MRI 研究危重症新生儿，头颅超声检查可以发挥作用。在窒息后的最初几小时内，US 可能无法提供有关损伤严重程度和预后的信息。动脉多普勒研究（脉冲指数的测量）可能会更好地预测结果，但在大多数情况下，损伤发生 6~12 小时后结果仍显示正常。US 在窒息时最常观察到的损伤是 BGT 强回声值，而矢状旁缺血则较难检测，因为脑损伤和声窗之间有较大的距离。

15.5.2　MRI 异常与结果

当将内囊后肢（PLIC）的髓鞘形成作为运动结果的预测指标时，早产儿 MRI 效果的最佳时机为校正胎龄足月之时。足月儿 MRI 损伤在第一周后观察效果最佳。

对早产儿而言，MRI 已用于检测弥漫性白质（WM）异常和灰质（GM）变化。GM 异常与 WM 异常的危险因素相同，但前者的危险程度较低。WM 异常在极低出生体重儿中的检测率为 50% 以上，用于预测幼儿期 CP 和精神运动延迟，也用于预测感觉神经障碍。在孕周小于 30 周的婴儿中，MRI 显示的 WM 异常与无 FMs 之间关系显著，支持了以下观点：GM 异常反映存在 WM 损伤（Spittle et al. 2008）。

新近研究显示 HIE（常见于足月儿）在早产儿中也能观察到。这些婴儿发生严重 BGT 和脑干受累的概率很高，而这些损伤又与死亡率和神经性疾病显著相关。容量和形态测定、弥散张量成像和纤维跟踪成像等先进的 MRI 技术已被用于更好地确定全部的脑损伤。

在早产儿足月时的检查中，皮质和深部核结构的异常与出生时尚欠成熟和伴随性 WM 损伤的程度有关。感觉运动区、运动前区、中颞区和顶枕区的体积变化可能与学龄时的智力表现有关。脑容量可能是中晚期早产儿神经发育缺陷的重要标志。事实上一般认为：校正胎龄足月时总的脑组织、WM 和小脑体积越大，中晚期早产儿神经发育越好（Cheong et al. 2016）。

新近研究表明，早产儿的海马体积可能会减小，2 岁时的工作记忆能力以及认知和运动能力下降与此有关。另外，如果校正胎龄足月时脑 MRI 显示小脑直径小、胼胝体长度短，那么校正年龄 2 岁时的神经发育预后不良，显示结果也能有效帮助前来咨询的父母理解婴儿的发育预后。新近研究认为,双顶径(BPW)和大脑半球间距(ID)是校正胎龄足月早产儿大脑发育在 MRI 上的重大依据。研究发现,若 BPW 减小或 ID 增大,会出现认知发育延迟(Kidokoro et al. 2014)。胎儿大脑的皮质折叠在妊娠晚期变得格外复杂;胎儿早产后也遵循上述规律。为量化这一形态发育,须提取 GM 和 WM 间的界面,但由于大脑成熟过程中组织对比发生变化,提取极具挑战性。前额叶和颞叶在早产期发育最为显著,左半球尤为明显。新近研究表明,相对于晚期早产儿,超早产儿的皮质折叠有所受损,这可成为与早产相关发育结果的生物标志物(Kim et al. 2016; Orasanu et al. 2016)。然而,足月时 MRI 本身不能绝对准确地预测功能结果:神经发育评估,尤其是 GMs,起着重要作用,因为它们可以识别有后期神经功能障碍风险的婴儿,如果与 MRI 联合应用,可以增强 MRI 的预测预后效力(Olsen et al. 2016)。

　　引入低温神经保护 HIE 引起的新生儿脑损伤,MRI 研究将其描述为扩展至皮质区域的 WM 损伤;或 BGT 中的深部 GM 核团损伤;又或累及两个区域的损伤。儿童时期,这些脑损伤区域与认知迟缓和运动障碍有关(Rutherford et al. 2006)。HIE 和 BGT 通常与 PLIC、脑干、海马区和皮质(特别是大脑中央沟和脑岛周围)的信号强度异常有关。PLIC 的正常信号强度丧失与毗邻的 BGT 损伤有关。与运动相关的是痉挛性或运动障碍性 CP。BGT 损伤是急性和严重缺氧缺血事件的影像学标志。相反,与 WM 严重损伤有关的 BGT 损伤表明提示存在更长时间的缺氧缺血性损伤。GM 和 WM 界限消失提示 WM 损伤,这与明显的梗死一致:这些婴儿可能会出现极坏结果。当主要损伤累及 WM 和皮质而非 BG 和 PLIC 时,可能是由长时间局部缺氧缺血导致的:运动结果通常良好,但可能存在与 WM 和皮质损伤程度相一致的认知和行为障碍。如果出现 BGT 严重损伤,则大概率会有 CP 和认知严重障碍,哪怕出现其他相关 WM 损伤(Rutherford et al. 1998)。如果出生 6 小时内开始维持低体温(33~34℃),并持续 72 小时,那么 18~24 个月大的婴儿死亡或残疾率将会降低,或正常幸存者的数量将会增加。Rutherford 等报道称,"新生儿脑病全身性亚低温试验"的 MRI 结果显示,若婴儿体温降低,BGT、WM 和 PLIC 异常损伤则减少。MRI 预测体温降低组 18 个月大婴儿死亡或残疾的准确性为 84%,体温未干预组为 81%。

MRI 上显示的脑损伤部位和严重程度也与患 HIE 足月儿的 GMs 质量和 MRI 预后价值相关,也比较了 GMs 对运动结果的评价。基底节和丘脑、内囊后肢、WM 以及皮层和损伤类型的 MRI 评分类型与 1 个月和 3 个月的 GMs 和 GMs 轨迹相关;中央灰质评分与痉挛同步性 GMs 和异常运动结果的相关性最强。MRI 评分针对运动结果的敏感性为 100%,特异性为 72.2%;而痉挛同步性 GMs 对运动结果特异性为 100%,敏感性为 68.7%。因此,就 HIE 患儿而言,早期 MRI 显示的脑损伤部位和严重程度与 GMs 相关性较强。中央灰质损伤导致痉挛同步性 GMs 和不良运动结局。早期 MRI 扫描和 GMs 对预测运动结果起补充作用(Ferrari et al. 2011)。美国国家儿童健康与人类发育研究所(NICHD)新生儿协作网络(NRN)研究人员表示:低体温组婴儿分水岭(WS)区的梗死区有所减少,他们还描述了 18 个月大时与死亡或残疾相关的脑损伤 MRI 类型。"婴儿亚低温评估试验组"显示,与非亚低温组相比,亚低温婴儿的 WM 损伤有所缓解,PLIC 和 BGT 损伤与 24 个月大时的死亡或残疾有关。因此,在患 HIE 的新生儿进行亚低温治疗后,MRI 对新生儿脑损伤的评估似乎是 18~24 个月预后的生物学指标。NICHD 试验和"新生儿脑病全身亚低温试验"参与者 6~7 年后的结果显示,亚低温组儿童期死亡率较低,神经发育结果更好。Shankaran 等最近还评估了 NICHD 定义的新生儿脑损伤 MRI 类型在预测 6~7 岁时死亡率或 IQ 的能力,这些儿童都在新生儿期接受过亚低温治疗。新生儿脑损伤 MRI 类型是 HIE 新生儿的预后标志,可预测接受或未接受过全身亚低温治疗后 6~7 岁时的情况。研究表明,如果新生儿脑损伤累及 BGT、PLIC 或梗死区域,并伴有额外的脑损伤或脑半球破坏,其 MRI 表现很有可能对应 6~7 岁时死亡或 IQ<70,而 MRI 正常也对应预后正常。因此,新生儿 MRI 损伤类型可能是脑损伤的生物标志,并且与随访检查一起可能有助于评估对未来神经保护策略的反应(Shankaran et al. 2012;Azzopardi et al. 2014;Shankaran et al. 2015)。

15.5.3　认知评估

　　贝利(Bayley)婴儿发育量表(BSID)和格里菲思(Griffiths)智力发育量表是最广泛使用的标准化发育量表,用于评估出生后前两年的智力发育情况。

新的贝利婴幼儿发育量表(第 3 版)包括更新的项目、现代化的刺激工具和操作方法，并能产生智力评估结果，其可作为独立的认知和语言得分，而不是作为独立的认知、语言和运动得分或独立的表达性和接受性沟通及精细和粗大运动技能评分。相关的适应性行为父母问卷是对新贝利量表的有力补充，提供了功能信息，可用于支持严重智力落后的测试。另外，回顾 1996 年针对新生儿至 24 个月大儿童的格里菲思智力发育量表，其包括的各类项目用于评估运动、个人 - 社交、听觉和语言，眼手协调，以及能力范围。在获得有关范围的原始分数后，需将其转换为标准化子商、百分位数和发育年龄，三者总和即为总商，即总体发育水平的得分。

发育标准化量表的目的在于评估观察期间儿童的发育，确认发育是否延迟或受损，以早日介入小儿康复措施。尽管已广泛使用标准化量表来确定发育延迟或受损的程度，但量表在区分认知功能的准确性方面仍为一大难题。为评估特定的认知缺陷，须利用神经心理学测试，并至少在学龄前继续开展认知随访。发育量表不是智力测验，两岁内计算的发育商(DQ)不如出生后 3 年计算的智力商(IQ)数据可靠，DQ 也不能较好预测之后的 IQ。然而在早产群体中，低于标准均值的两个标准差(SD)得分已用作确定异常的临界值。目前，许多作者达成了共识意见，认为 3 个 SD 的临界值更合适，可能更能预测后期不良表现(Marlow et al. 2005)。

有关早产儿的新近研究表明，GM 异常也反映了与认知发育有关的大脑区域受损。Einspieler 等的系统综述强调：如果足月后前几个月内与全部正常运动功能相关的 GM 是正常的，那么至少 10 岁之前认知发育是正常的(Einspieler et al. 2016)。

15.6 视觉评估

皮层下视通路在新生儿视觉中起主要作用，而皮层视觉区在出生后的头几个月逐步显现。即使没有眼部异常(皮质盲)，有脑部损伤的婴儿也会发生视觉功能异常。失明会影响早期运动发育，尤其是自发的姿势和运动。

患 HIE 的足月儿在出生后头几年会出现视觉异常(视力下降、视觉追踪或视野变窄)。在视力障碍的婴儿中发现有枕叶皮质和视辐射损伤，但是皮质和 WM 病变(不涉及 BG)并不总与视觉异常相关。出生后第一年皮质和 BG 损伤总与视觉功能严重异常有关，这证实了 BG 在人类视觉发育中的作用。有局灶性 BG 损伤的儿童可能会出现视力较差，立体视觉较弱和视觉发育成熟延迟(Mercuri et al. 1997)。

极低体重儿有视觉、视觉认知和视觉运动异常的风险。早产儿视力下降是指视力障碍或法定盲，前者矫正后最佳视力 <20/60，后者最佳矫正视力 <20/200(<6/60)。1%~3% 的超低体重儿和 2%~6% 胎龄 27 周以下的儿童会出现严重视觉障碍。

早产儿视网膜病变(ROP)是视觉功能较差和失明的主要原因之一；预防性眼科筛查可用来确定需要治疗的病例。视觉障碍较轻的情况包括屈光不正、视力下降、斜视和眼球震颤。IVH 和 PVL 是视觉障碍的其他原因(Ricci et al. 2006b)。视觉障碍的严重程度还与 BG、外侧膝状体核和视辐射线受累有关。视辐射线的分数各向异性与视觉评估分数相关，与 WM 成熟无关。

矫正胎龄足月儿的视觉功能评估包括注视和跟随目标物的能力、优先注视法、距离注意力以及对颜色和条纹的区分。早期视觉皮层功能的衡量指标是逆向视觉事件相关电位(OR-VERP)和竞争下的注意力转移。两个指标都与脑部异常的严重程度相关，并且是 2 岁时神经发育结局的敏感预测指标。

出院后直到学龄前的眼科检查有利于监测屈光不正和预防弱视。

15.7 听力评估

听力损失(HL)是最常见的出生缺陷(3/1 000)之一，与语言和感知障碍有关。遗传因素、早产、低出生体重、高胆红血症、药理性耳毒和噪声环境是 HL 的主要原因。普遍筛查的引入使得 HL 显著减少。

新生儿听力筛查程序包括耳声发射(OAE)和听觉脑干反应(ABR)。OAE 通过将麦克风放入耳道来测量内耳对声音的反应。ABR 通过在头部放置电极来记录大脑对声音的反应。

据报道，听觉稳态反应能可靠客观地评估听力阈值。围产期脑损伤婴儿 ABR 和听觉稳态反应中的听觉稳态反应显示高度敏感，可用于检测听力障碍。

在足月儿中，听力受损大多是因为连接蛋白突变等特定基因异常。一些作者指出缺氧缺血会损伤耳蜗毛细胞,从而导致听力受损。携带听力受损突变基因的婴儿可能受到围产期应激的影响,但 HIE 患儿的听力障碍患病率并未显著增加。

在早产儿中,感觉神经性 HL 与机械通气延长、动脉导管结扎、低血压和耳毒性、感染、颅面畸形和家族史有关。研究认为,所有超低出生体重儿患听力损伤的风险较高,且在大多数医疗中心,听觉试验(OAE 或 ABR 全面诊断检测)于离开重症监护病房之前进行。该试验偶尔能明确测出听觉神经病,其伴有听觉脑干功能异常和 OAE 正常时的耳蜗微音较强。

尽管多达 6% 胎龄在 26~27 周以下的儿童患有严重或重度听力受损,但很多孩子在早期植入人工耳蜗后听力良好。

尚未诊断为 HL 的儿童可能会在语言、社交和学习技能发育方面有所落后。除了听力丧失的程度和耳聋发作时的年纪外,环境因素(父母支持和教育方法)似乎在认知发育和学业成功方面也起着重要作用。由于语言发育在出生后头几个月便开始,父母须认识到正常的语言和交流发育标志始于婴儿早期,从而可以与医疗保健提供方讨论孩子的发育情况(Santiago-Rodriguez et al. 2005)。

15.8　国际功能分类

国际功能分类将"功能"描述为 3 个维度之间的动态互动:身体功能 / 结构;活动和参与;环境因素。一些作者提出了"神经运动"或"神经行为"评估,用于评估动态和发育中的系统,以识别"新出现的功能"和对不同刺激的适应能力。他们假设此针对神经发育评估的功能性方法可能与后期结果的相关性更强,更关注后果而非疾病本身。康复领域的作者强调了神经功能评估的作用,出版文献包括英国的《神经发育治疗和波巴斯实践》(*Neurodevelopmental Treatment and Bobathian Practice*)、法 国 Tardieu 的《治疗训练和评估因素》(*Education Therapeutique and Evaluation Factorielle*),以 及 意 大 利 Milani 的《模式分析和神经康复症状学》(*Pattern Analysis and Neurorehabilitative Semeiotics*)。

临床医生依旧面临的一项挑战是确定后期具有不良发育结果高风险的婴儿(尤其是早产儿)。这一问题的主要解决办法是使用标准神经系统评估,以评价脑损伤性质和定位与相关功能障碍之间的关系。

然而,考虑到该问题的多维性,一些新方法更适合治疗残疾。与标准神经系统检查相比,早产儿的神经功能评估和新出现功能研究与预后联系更为紧密。

在过去十几年中,产科和新生儿医学的进步极大地提高了极低出生体重儿(出生体重 <1 500g)的存活率,因此出现了有关他们长期神经发育结果的问题。极低出生体重儿人群的 CP 发生率为 10%~15%,出生体重越低,胎龄越小,婴儿患病率就越高。据报道,如果学龄儿童出生体重超低或胎龄较小,神经系统轻微功能障碍发生率增加明显,包括学习障碍、认知缺陷、注意力缺陷 / 多动症和行为问题。

神经功能评估是评价高危婴儿神经发育障碍的另一种方法;世界卫生组织还建议在儿科和新生儿学领域采用功能性方法,因为此方法不仅可以让父母对功能的完整性感到放心,还可以及早进行干预和有针对性的随访。针对儿童和青年的国际功能分类(ICF)用于对儿童进行全面评估;Alberta 婴儿运动量表(AIMS)用于评估出生后前 18 个月的运动功能;粗大运动功能分类系统(GMFCS)专门用于评估智力严重迟缓和 CP;VINELAND 用于评估适应性功能(World Health Organization 2001;Picciolini et al. 2006;Arpi and Ferrari 2013)。

参考文献

Arnaud C, Daubisse-Marliac L, White-Koning M, Pierrat V, Larroque B, Grandjean H, Alberge C, Marret S, Burguet A, Ancel PY, Supernant K, Kaminski M (2007) Prevalence and associated factors of minor neuromotor dysfunctions at age 5 years in prematurely born children: the EPIPAGE study. Arch Pediatr Adolesc Med 161:1053–1061

Arpi E, Ferrari F (2013) Preterm birth and behaviour problems in infants and preschool-age children: a review of the recent literature. Dev Med Child Neurol 55:788–796

Azzopardi D, Strohm B, Marlow N, Brocklehurst P, Deierl A, Eddama O et al (2014) Effects of hypothermia for perinatal asphyxia on childhood outcomes. N Engl J Med 371:140–149

Bax M, Goldstein M, Rosenbaum P et al (2005) Proposed definition and classification of cerebral palsy. Dev Med Child Neurol 47:571–576

Bosanquet M, Copeland L, Ware R, Boyd R (2013) A systematic review of tests to predict cerebral palsy in young children. Dev Med Child Neurol 55:418–426

Cheong JL, Thompson DK, Spittle AJ, Potter CR, Walsh JM, Burnett AC, Lee KJ, Chen J, Beare R, Matthews

LG, Hunt RW, Anderson PJ, Doyle LW (2016) Brain Volumes at Term-Equivalent Age Are Associated with 2-Year Neurodevelopment in Moderate and Late Preterm Children. J Pediatr 174:91–97.e1

Dubowitz L, Mercuri E, Dubowitz V (1998) An optimality score for the neurologic examination of the term newborn. J Pediatr 133:406–416

Einspieler C, Cioni G, Paolicelli PB et al (2002) The early markers for later dyskinetic cerebral palsy are different from those for spastic cerebral palsy. Neuropediatrics 33:73–78

Einspieler C, Yang H, Bartl-Pokorny KD, Chi X, Zang FF, Marschik PB, Guzzetta A, Ferrari F, Bos AF, Cioni G (2015) Are sporadic fidgety movements as clinically relevant as is their absence? Early Hum Dev 91:247–252

Einspieler C, Bos AF, Libertus ME, Marschil PB (2016) The general movement assessment helps us to identify preterm infants at risk for cognitive dysfunction. Front Psychol 7:406

Ferrari F, Cioni G, Einspieler C et al (2002) Cramped synchronized general movements in preterm infants as an early marker for cerebral palsy. Arch Pediatr Adolesc Med 156:460–467

Ferrari F, Todeschini A, Guidotti I, Martinez-Biarge M, Roversi MF, Berardi A, Ranzi A, Cowan FM, Rutherford MA (2011) General movements in full-term infants with perinatal asphyxia are related to basal ganglia and thalamic lesions. J Pediatr 158:904–911

Ferrari F, Gallo C, Pugliese M, Guidotti I, Gavioli S, Coccolini E, Zagni P, Della Casa E, Rossi C, Lugli L, Todeschini A, Ori L, Bertoncelli N (2012) Preterm birth and developmental problems in the preschool age. Part I: minor motor problems. J Matern Fetal Neonatal Med 25:2154–2159. https://doi.org/10.3109/14767058.2012.696164

Guzzetta A, Mercuri E, Rapisardi G et al (2003) General movements detect early signs of hemiplegia in term infants with neonatal cerebral infarction. Neuropediatrics 34:61–66

Guzzetta A, Pizzardi A, Belmonti V, Boldrini A, Carotenuto M, D'Acunto G, Ferrari F, Fiori S, Gallo C, Ghirri P, Mercuri E, Romeo D, Roversi MF, Cioni G (2010) Hand movements at 3 month predict later hemiplegia in term infants with neonatal cerebral infarction. Dev Med Child Neurol 52:767–772

Johnson S, Strauss V, Gilmore C, Jaekel J, Marlow N, Wolke D (2016) Learning disabilities among extremely preterm children without neurosensory impairment: comorbidity, neuropsychological profiles and scholastic outcomes. Early Hum Dev 103:69–75

Kidokoro H, Anderson PJ, Doyle LW, Woodward LJ, Neil JJ, Inder TE (2014) Brain injury and altered brain growth in preterm infants: predictors and prognosis. Pediatrics 134:e444–e453

Kim H, Lepage C, Maheshwary R, Jeon S, Evans AC, Hess CP, Barkovich AJ, Xu D (2016) NEOCIVET: towards accurate morphometry of neonatal gyrification and clinical applications in preterm newborns. NeuroImage 138:28–42

Marlow N, Wolke D, Bracewell MA et al (2005) Neurologic and developmental disability at six years of age after extremely preterm birth. N Engl J Med 352:9–19

Mercuri E, Atkinson J, Braddick O et al (1997) Basal ganglia damage and impaired visual function in the newborn infant. Arch Dis Child Fetal Neonatal Ed 77:F111–F114

Olsen JE, Brown NC, Eeles AL, Einspieler C, Lee KJ, Thompson DK, Anderson PJ, Cheong JL, Doyle LW, Spittle AJ (2016) Early general movements and brain magnetic resonance imaging at term-equivalent age in infants born <30 weeks' gestation. Early Hum Dev 101:63–68

Orasanu E, Melbourne A, Cardoso MJ, Lomabert H, Kendall GS, Robertson NJ, Marlow N, Ourselin S (2016) Cortical folding of the preterm brain: a longitudinal analysis of extremely preterm born neonates using spectral matching. Brain Behav 6:e00488

Palisano R, Rosenbaum P, Walter S et al (1997) Development and validation of a gross motor function classification system for children with cerebral palsy. Dev Med Child Neurol 39:214–223

Palisano RJ, Rosenbaum P, Bartlett D, Livingston MH (2008) Content validity of the expanded and revised gross motor function classification system. Dev Med Child Neurol 50:744–750

Picciolini O, Gianni ML, Vegni C, Fumagalli M, Mosca F (2006) Usefulness of an early neurofunctional assessment in predicting neurodevelopmental outcome in very low birthweight infants. Arch Dis Child Fetal Neonatal 91:F111–F117

Prechtl HF, Einspieler C, Cioni G et al (1997) An early marker for neurological deficits after perinatal brain lesions. Lancet 349:1361–1363

Ricci D, Guzzetta A, Cowan F et al (2006a) Sequential neurological examinations in infants with neonatal encephalopathy and low apgar scores: relationship with brain MRI. Neuropediatrics 37:148–153

Ricci D, Anker S, Cowan F et al (2006b) Thalamic atrophy in infants with PVL and cerebral visual impairment. Early Hum Dev 82:591–595

Romeo DM, Cioni M, Scoto M et al (2009) Prognostic value of a scorable neurological examination from 3 to 12 months post-term age in very preterm infants: a longitudinal study. Early Hum Dev 85:405–408

Rutherford MA, Pennock JM, Counsell SJ et al (1998) Abnormal magnetic resonance signal in the internal capsule predicts poor neurodevelopmental outcome in infants with hypoxic-ischemic encephalopathy. Pediatrics 102:323–328

Rutherford M, Srinivasan L, Dyet L, Ward P, Allsop J, Counsell S et al (2006) Magnetic resonance imaging in perinatal brain injury: clinical presentation, lesions and outcome. Pediatr Radiol 36:582–592

Santiago-Rodriguez E, Harmony T, Bernardino M et al (2005) Auditory steady-state responses in infants with perinatal brain injury. Pediatr Neurol 32:236–240

Shankaran S, Pappas A, McDonald SA, Vohr BR, Hintz SR, Yolton K et al (2012) Childhood outcomes after hypothermia for neonatal encephalopathy. N Engl J Med 366:2085–2092

Shankaran S, McDonald SA, Laptook AR, Hintz SR, Barnes PD, Das A, Pappas A, Higgins RD, on behalf of the Eunice Kennedy Shriver National Institute of Child Health and Human Development Neonatal

Research Network (2015) Neonatal Magnetic Resonance Imaging Pattern of Brain Injury as a Biomarker of Childhood Outcomes following a Trial of Hypothermia for Neonatal Hypoxic-Ischemic Encephalopathy. J Pediatr 167:987–993

Spittle AJ, Brown NC, Doyle LW, Boyd RN, Hunt RW, Bear M, Inder TE (2008) Quality of general movements is related to white matter pathology in very preterm infants. Pediatrics 121:e1184–e1189

World Health Organization (2001) International classification of functioning, disability and health. WHO, Geneva

Xie K, Zheng H, Li H, Zhang C, Li H, Jin H, Ma B (2015) The study of effect for general movements assessment in the diagnosis of neurological development disorders: a meta-analysis. Clin Pediatr (Phila) 55:36–43

高危新生儿护理质量与结局

16

Liz McKechnie and Kathryn Johnson

史勇军　袁晓庆　翻译,刘玲　审校

目录

摘要

　　人们普遍认为新生儿结局与其接受的护理质量有关,因此,应密切关注新生儿护理质量以改善新生儿结局。新生儿护理的质量是一个综合性的问题,如何提高新生儿护理质量是所有新生儿学家们追求的目标。需要进行持续不断的质量评估来改善护理质量(例如核查、基准测试和保密查询等,这些方法将在下文中讨论)。在本章后面的内容中,我们还将详细讨论对于传统结局的评估措施,如死亡、神经发育状况和慢性肺疾病等结局。另外,还可以通过运用现代、有效、有证可依的知识转化为方法进一步提高医疗质量。

16.1　要点

- 新生儿结局与护理质量密切相关。
- 护理质量的定义可以辅助制定护理标准或质量指标。
- 评估护理质量好坏的因素取决于它针对的受众。
- 核查广泛用于衡量与质量指标的契合度。
- 基准测试受到各个组织的欢迎,如佛蒙特 - 牛津协作网。

- 提高质量改进可以通过协同工作实现。
- 改善护理质量应是每位医疗保健专业人员的愿望。

16.2 新生儿护理的质量是什么?

在过去十几年的时间里,我们为所有新生儿提供的护理质量日益提高。

很多学者以不同的方式对"护理质量"进行了定义。美国医学研究所对提高护理质量时应进行评估的 6 个领域进行了定义[Institute of Medicine (IOM) 2001]:

- 安全性:提供护理时避免对患者造成伤害。
- 有效性:仅向将会从中受益的患者提供循证护理。
- 以患者为中心:确保护理是尊重患者(或家庭)的信仰和文化的,并与他们共同确定临床护理方案。
- 及时性:确保在患者需要时提供护理。
- 效率性:确保护理不浪费,如设备、时间等。
- 公平性:所提供护理的质量不因宗教和种族等差异而不同。

许多其他机构也使用类似的方面对护理质量进行定义。

对于新生儿护理,其质量定义为:为刚出生的婴儿提供适当水平的护理,同时,这些需要护理的婴儿中,有部分还需提供高质量的更为专业的护理,以达到最佳效果,使其父母、家人以及提供者都满意。这些都应该在健全管理的大背景下进行,同时开展围产期服务,来进一步提高护理水平(Acolet 2008)。

该定义明确阐了新生儿护理质量评估的复杂性。我们应该考虑支持新生儿接受护理的结构,以及该护理的过程和结果。我们还应考虑该护理对新生儿的家庭、父母和医疗保健专业人员的影响。将复杂的医疗保健管理和经济问题相结合后,再来评估护理质量就变得非常困难。

在特定范围内,定义护理质量可以制定标准,即质量指标。然后可以设计用于评估护理质量的系统,如果护理未达到标准,则可以通过评估来做改进。

16.2.1 评估新生儿护理质量

新生儿护理质量的评估正在不断发展,衡量护理质量的框架体系是临床管理。其中包括许多不同的流程,可以通过这些来衡量护理的质量。

如何评估新生儿护理的重要因素是选择受众群体,他们可能是临床医生、政策制定者、家庭等,因此工具的选择很重要。所使用的衡量方法(也称为质量指标)应明确进行界定,有效、可靠、灵敏,并且具体、相关、可操作,以证据为基础(Mainz 2003)。

在衡量护理质量时,重要的是要认识和区分护理的各个方面——包括提供的护理结构或组织、提供护理的过程以及所提供护理的结果。这些不同的方面可以分开评估,以衡量护理质量。

过去,用新生儿结局来反映护理质量,但最近,其他方法变得更为常见,如核查、基准测试和保密查询。这些工作可以在当地进行;在全国进行,例如英国的国家新生儿核查项目;或国际性的,例如佛蒙特 - 牛津协作网。

16.2.2 结局研究

过去,许多新生儿文献都集中研究于护理的不同方面及其对新生儿结局的影响。结局可能意味着许多不同的事情,例如,远期的神经发育以及是否存在慢性肺疾病(chronic lung disease,CLD)。这些结局指标可以作为衡量护理质量的指标。

使用研究结果报告作为评价护理质量指标存在的一个问题是,在相似的研究中,结果经常会存在差异。这些差异可以部分归因于临床实践或所研究统计的人群存在差异。但是,也有研究表明,临床实践和人口统计上的这些差异并不足以解释结果的差异。有人认为,这种差异可能是由于护理质量的不同造成的(Horbar 1999)。

16.2.3 核查

临床核查是根据预定标准衡量护理质量的过程。它旨在通过对护理进行逻辑审查和随后实施的改变以提高护理质量来改善对患者的护理。此时,可以重复进行审核以衡量所做改变的影响。这是一个连续的循环过程。因此,核查并未定义最佳护理是什么,而是定义为是否感知到提供了最佳护理。

在英国,国家新生儿审核计划使用核查方法来获取衡量先前定义标准的当前实践信息。第一份年度报告强调了诸如在核查医疗保健之类的复杂流程时遇到的许多问题(McIntosh and Youle 2008)。根据第一阶段的结果,对调查表和数据进行了修改。

每年对核查问题进行调整或更改，以确保收集准确的数据来回答某一具体问题。

第一份报告重点突出了由于问题不精确而造成数据分析困难的例子。国家新生儿审核计划理事会一致制定的一个标准是"在需要接受肺表面活性物质的新生儿中，90% 应该在出生后 1 小时内接受"，在回答有关是否达到该标准的核查问题时，有 173/647 婴儿的数据缺失。在所有符合条件的婴儿中，有 64% 的婴儿在出生第一小时内未能接受肺表面活性物质（87% 的婴儿有完整的数据）。然而，这个问题无法区分那些由于未插管而未在第一个小时内接受肺表面活性物质的婴儿，因为早产儿出生后直接使用经鼻持续气道内正压通气的情况越来越普遍。其他文章也强调了类似的问题。但是，尽管遇到了这些问题，早期使用肺表面活性物质的质量显然达不到预期的标准化，因此可以进行相应的质量改进措施。

欧洲新生儿学会（Richardus et al. 2003）通过考察 10 个国家内某一地理区域的护理质量，调查了围产儿死亡率的差异。不同的医疗保健系统之间存在差异。芬兰和瑞典地区的次优护理的发生率明显低于其余参与地区（西班牙、荷兰、苏格兰、比利时、丹麦、挪威、希腊和英格兰）。专家小组估计：在大于等于 34 周的新生儿死亡中，有 67% 的人曾接受过可能导致死亡结局的次优护理。显然，这项研究表明改善护理质量是可能的，但是迄今为止尚未进行过重新核查。

如果在核查时未达到预期的标准，则应进行改变以实现该标准并提高质量。因此，必须进行重新核查，以证明改变是有益的，且护理质量得以改善。

16.2.4 基准测试

基准测试是根据已知的最佳实践对医疗实践的各个方面进行评估的过程。它有助于将不同领域的活动和绩效与其他组织进行比较，并为进一步审查和行动规划提供证据基础。基准测试是一种广泛应用于不同领域和行业的技术，用于评估和提高绩效。它是应用最广泛的管理技术之一，用于提高组织绩效。

英国国家医疗服务系统基准俱乐部（Productive Time Delivery and Benchmarking 2006）提供了一个有用的标准定义，该组织将这一过程定义为"对实践进行循证比较、得出结论和实施改进"。

基准测试有很多好处。它是一个基于证据的质量改进（quality improvement，QI）工具。它可以提供将实践与类似组织进行比较的方法，从而从护理标准中识别出异常值，即表现良好和表现不佳的因素。它可以评估当前的绩效是否达到实践标准，并为组织变革提供催化剂，以提高护理质量。共享基准数据可以共享良好实践并激发变革的需求。新生儿医学领域的第一个大型基准测试案例是在佛蒙特州牛津协作网内进行的，现在为国际参与单位提供基准数据。英国管理临床网络（见下文）可以提供一组类似的单元，其在内部和外部进行基准测试均可。

16.2.5 保密查询

标准的衡量方法（例如核查）可能不足以有力地捕捉新生儿护理的复杂性。有时可能需要采取一种更有针对性的办法，例如 1998 年 9 月至 2000 年 8 月期间在英格兰、威尔士和北爱尔兰实施的项目 27/28［Confidential Enquiry into Stillbirths and Deaths in Infancy（CESDI）2003］所采用的办法。目的是确定可能导致妊娠 27 和 28 周出生新生儿死亡的护理标准差异。一个专家小组为确定死亡婴儿的护理标准是否存在缺陷，对匿名医疗记录进行了审查。工作组强调了护理标准中始终存在的缺陷，发表了关于改变操作习惯以提高护理质量的建议，其主要结论和建议基于早期的保暖护理、通气护理和心血管护理。

自 1952 年发表第一份关于孕产妇死亡的报告以来，保密调查（confidential enquiries，CE）一直是英国提高新生儿护理质量的一种坚持在用方法。随着时间的推移，负责这项工作的机构已经发生了变化，目前由 Mothers and Babies 机构负责：通过英国各地的核查和 CE 降低风险（MBRRACE-UK）。他们报告了孕产妇和围产期的死亡率，以及在特定条件下进行 CE 的情况。2014 年 12 月，他们发表了一篇关于先天性膈疝的 CE 报告（Field et al. 2014），提出了几项改善质量的建议。

16.3 如何改善新生儿护理质量？

16.3.1 国内和国际团体

旨在提高新生儿护理质量的不同团体已经成

立。最大的组织是佛蒙特州牛津网络。这是一个国际合作的新生儿单位，目的是将研究和临床实践相结合，以提高新生儿护理质量（Horbar 1995）。其他组织，如新生儿调查（英国）[Neonatal Survey（UK）]、澳大利亚和新西兰协作网[Australian and New Zealand Neonatal Network（ANZNN）]收集数据，并利用这些数据提供有关结局的信息。这些数据库的贡献者可以利用提供的信息来发展和提高他们的护理质量。

16.3.2 临床管理网络

临床管理网络是一种为大范围区域的人群提供高质量护理的方法。临床管理网络被定义为：

由初级、二级和三级专业护理人员组成的互联团体，以协同的方式工作，不受现有专业人员和信托/卫生局的限制，以确保公平地提供高质量和有效的临床服务（Baker and Lorimer 2000）。

英国的管理临床网络是在一项名为"英国国家医疗服务系统计划"的政府倡议之后建立的，其目的是创造一种更有效和高效的服务。该网络应确保患者能够在最关联的环境中获得适当的护理。应简化获得专业知识和护理的途径，护理质量应保持一致（Cropper et al. 2002）。

该网络不仅可以在维护国家新生儿护理标准方面发挥着核心作用，也可以制定和实施当地 QI 措施，例如在制定教育、核查和指导方针的制定中发挥主导作用（Marlow and Gill 2007）。该网络还可以为各个部门提供有关临床和非临床问题的支持和建议。所有这样类似的网络可以明显地提高质量。

16.3.3 教育与知识转化

众所周知，常规实践与最佳实践之间存在重大差距（Institute of Medicine 2001）。20 世纪 70 年代早期，Liggins 所做的工作很好地证明了这一点。该工作表明，在产前给予母体类固醇（antenatal steroids，ANS）后，新生早产羊羔和后来的人类早产婴儿的呼吸功能有所改善。尽管可以明确其好处，但直到 20 世纪 90 年代后期才列入常规的产前护理。

许多障碍阻碍了将核查和研究结果转化为最佳实践，在所有级别的护理方面都存在障碍。一些研究表明，使用积极的信息传播方法（如核查、反馈、

多层面研讨会、持续支持）知识转化比传统的学习方法（如讲座和研讨会）要有效得多（Horbar et al. 2004；Acolet et al. 2008）。

16.3.4 质量改进

QI 的定义针对所有人，医疗保健专业人员、患者及其家属、研究人员、付款人、规划师和教育工作者，共同不懈的努力，并做出改变，使患者有更好的结局（健康）、更好的系统性能（护理）和专业更好的发展（Batalden and Davidoff 2007）。更简洁地说，它是一种形式化的性能分析方法，是一种系统化的改进方法。

该方法可产生良好的效果，是一种改善护理的主流方法。目前为止，有诸如 QI，PDSA 和 Six Sigma 等不同模型。QI 模型的基础是在组织内部注入提高质量的文化理念，这需要强大的领导力以及赋予员工一定的权利。组织内部的所有人都应明确 QI 项目的目标，并有足够的资源来开展工作。其所做的改进应该是可衡量的，更为重要的是，需及时反馈关于团队的激励事项。

佛蒙特牛津网络是使用 QI 的最大组织。他们在全球拥有 1 000 多个新生儿科，为其参与提高质量的合作做出贡献。他们刊登过多次证据，证明了使用该方法对结果有积极的影响。

虽然没有针对新生儿患者群体的项目，但是 Pronovost 在 2006 年用一个很好的例子证明了 QI 项目的有效性（Pronovost et al. 2016）。他汇报了一项协作队列研究，该研究使用了五种基于证据的干预措施，以此来减少成人重症监护中与导管相关的血流感染。他们将与导管相关的血液感染降低了 66%，并在项目进行的 18 个月里保持了这一水平。这显然在发病率，死亡率和成本方面具有重大意义。QI 项目对护理质量的改善效果显著，现已被多地效仿使用。

16.4 高危婴儿短期和长期的发病率及死亡率

早产儿在发病和死亡方面均比足月儿发生的风险高，这也是发达国家和发展中国家围产期发病率和死亡率上升的主要原因之一（Ananth and Vintzileos 2008；Slattery and Morrison 2002；Hoyert et al. 2001）。在全世界所有新生儿的早期死亡（7天以内）中，除去与先天性畸形相关的，有28%因出生为早产（Beck et al. 2010）。

据估计，全世界报告的早产率（<37周）不到10%，而其中85%发生在发展中国家；在2010年，估计有1 490万婴儿早产（Beck et al. 2010）。最小，最早产的婴儿中发生最高的发病率和死亡率也就不足为奇（Slattery and Morrison 2002；El-Metwally et al. 2000；Fanaroff et al. 2007；Hack and Fanaroff 2005；Alexander et al. 2003；Markestad et al. 2005）。在发展中国家，体重不足2 000g（通常对应于小于32周妊娠）的婴儿几乎没有存活的机会。相比之下，发达国家32周出生婴儿的存活率与足月出生婴儿的存活率几乎相同（Beck et al. 2010）。

世界范围内的早产率似乎没有下降的趋势；依然有很多早产率上升的报告（Ananth and Vintzileos 2008；Slattery and Mor-rison 2002；Stoelhurst et al. 2005；Smith et al. 2007；Craig et al. 2002；Blencowe et al. 2012）。多种因素导致早产率上升，其中包括辅助生殖技术的增加，以及随之而来的多胎妊娠（Ananth and Vintzileos 2008；Slattery and Morrison 2002）。单胎早产的比率也有所增加，尤其是发生在医学引起的早产中，而非自然分娩中（Ananth and Vintzileos 2008）。另外，辅助生殖技术出生的单胎婴儿比自然受孕的同龄单胎婴儿更易早产。社会经济状况对早产率也有重大影响；经证明，这种影响不随时间而改变（Smith et al. 2007）。出身种族也会影响早产率；因此，随着时间的推移，种族人口结构的变化可能会对早产率产生影响（Alexander et al. 2003；Branum and Schoendorf 2002；Demissie et al. 2001）。分娩单位积极性的转变，为更多的婴儿提供复苏，这也会对早产率产生影响（Peerzada et al. 2006；Hakansson et al. 2004），在一项大型研究中，分娩单位对高达22%的22周出生的早产儿进行了复苏（Rysavy et al. 2015）。

对减少早产采取的干预措施的效果可能因地区而异，简单的干预措施在低收入人群中可能比发达国家更有效（Chang et al. 2013）。

16.4.1　死亡率

与20世纪80年代或更早期相比，早产儿在产前，分娩期间和新生儿管理方面有重大进步，导致20世纪90年代中后期早产儿的存活率有较大的提升（Fanaroff et al. 2007；Stoelhurst et al. 2005；The Victorian Infant Collaborative Study Group 1997；de Kleine et al. 2007；Horbar et al. 2002）。提高存活率的因素包括增加和广泛使用产前激素ANS（Fanaroff et al. 2007；Markestad et al. 2005；Stoelhurst et al. 2005；Horbar et al. 2002），分娩单位对超早产儿管理态度的改变，以及产后广泛使用肺表面活性物质制剂（Horbar et al. 2002；Costeloe et al. 2000）。现有从90年代中期到后期的各种各样的国际数据，显示了随着产前ANS和产后表面活性物质制剂的广泛应用，基于地理位置不同作出的研究报告的早产儿死亡率。

表16.1列出了在生存极限范围内的早产儿存活数据；不足为奇的是，在22周至24周的孕周之间，早产儿的存活率有了很大提高；在1周的胎龄范围内，可以看出在1周结束时存活率有所提高，而非开始时（Nguyen et al. 2012）。在表中，存活率的主要差异可以部分反映分娩单位对待处于存活能力阈值，以及平均水平的不同婴儿的不同态度。

表 16.1　在生存极限范围内存活

	在22+0~22+6周存活	在23+0~23+6周存活	在24+0~24+6周存活
美国（Rysavy et al. 2015）	（出院）接受积极治疗的婴儿占23.1%	（出院）接受积极治疗的婴儿占33.3%	（出院）接受积极治疗的婴儿占56.6%
英国（Costeloe et al. 2012）	（出院）占接受婴儿的16%	（出院）占接受婴儿的30%	（出院）占接受婴儿的47%
法国（Ancel et al. 2015）	（出院）0%活产婴儿	（出院）1%活产婴儿	（出院）58%活产婴儿

进入21世纪之前，欧洲，尤其是英国和北美的大型研究描述了早产儿存活情况随时间而产生的变化（Costeloe et al. 2012；Ancel et al. 2015；Stoll et al. 2010）。英国的数据显示，与9年前出生的同龄婴儿相比，24周和25周的婴儿存活率明显增多，而23周婴儿存活率有所下降（Costeloe et al. 2012），这一点也得到了欧洲数据的支持（Berger et al. 2012）。

16.4.1.1 多胞胎

由于近几十年来多胞胎出生率的增加,人们开始关注他们,这类婴儿与单胎婴儿相比死亡率和发病率可能会增加。在一项涵盖 1995 年至 2009 年期间的大型回顾性研究中,出生在 27 周以内的双胞胎尽管与单胎的发病率相当,但多胎死亡率比单胎死亡率高得多(Yeo et al. 2015),这些发现也得到其他研究的支持,这些研究关注极早产双胞胎的死亡率(Garg et al. 2010)。从长期来看,随着脑瘫发病率和慢性病的增加,多胎妊娠仍处于高危状态;发病率较高的主要原因是早产风险的增加(Topp et al. 2004)。一项基于人群的大型研究表明,双胞胎中的一个在出生前或出生后不久死亡,其患脑瘫的风险最高。

16.4.1.2　性别影响

极早出生的男婴的死亡率一直高于同龄的女婴(Fanaroff et al. 2007;Costeloe et al. 2012)。一些作者报告称,通常女婴比男婴多成熟一周,出生体重比同时期的男婴多 100g(Taylor et al. 2000)。与同龄女性相比,男性的这种负面影响普遍存在于儿童早期,神经和发育障碍的发生率更高(Moore et al. 2012;Wood et al. 2005)。

16.4.1.3　地理差异

超早产儿的总体死亡率在国家和地区间存在显著差异。经常会有不同地区 / 国家之间早产儿死亡率的比较,但是这种比较可能会产生误导。仅使用简单的围产期死亡率就会受到早产率的显著影响,欧洲和世界各地的早产率差异很大(Draper et al. 2007;Zeitlin et al. 2008)。分娩复苏后,计算所有婴儿(包括已终止的婴儿)死亡率时的分母都有所不同,而同样进入新生儿科接受持续护理的婴儿的分母也有所不同。

16.4.2　发病率

与死亡率相同,最小的、最不成熟的婴儿出现不良结局的风险最高(Hack and Fanaroff 2005;Stoll et al. 2010)。随着 20 世纪 90 年代极早产儿存活率的提高,预计幸存者患病率将显著增加。许多研究者已经表明,幸存者发病率没有随着时间的推移而改变,未见增加,但是随着幸存者总数的增加,毫无疑问,患病者的绝对数量也无疑会增加(Fanaroff et al. 2007;Stoelhurst et al. 2005;Costeloe et al. 2012)。EPIPAGE 研究显示,虽然在 25 周内存活率没有显著上升,但随着存活率的升高,发病率也不会明显升高(Ancel et al. 2015)。

在解释各种检查早产儿发病率的研究时,必须谨慎地解释结果,因为不同分母的使用会影响结果:具有特定临床条件的婴儿的比例可能占的是出生婴儿总数的一个百分比,而接受重症监护和长期疾病治疗的婴儿总数可能占的是幸存者总数的一个百分比。

中期早产儿(30~36 周)的发病率低于大多数早产儿,但是由于这类婴儿分娩的数量要比超早产儿分娩的数量高得多,绝对数量要高得多,因此,这些婴儿确实会对新生儿监护病房产生重大影响。随着婴儿逐渐向足月的成熟趋近,发病率也逐渐降低(Boyle et al. 2015)。

16.4.2.1　肺部疾病

呼吸窘迫综合征(respiratory distress syndrome, RDS)是早产儿患呼吸系统疾病的常见早期表现。然后可能演变成慢性呼吸道症状,称为支气管肺发育不良(bronchopulmonary dysplasia,BPD)或 CLD。BPD/CLD 通常定义为纠正胎龄 36 周或出生后 28 天对氧气的依赖性。为了提供更多有用的信息,最近对 BPD 的定义进行了改进,将其细分为轻度、中度和重度 BPD(Jobe and Bancalari 2001)。明确的、可重复的 BPD/CLD 定义非常重要;旨在改善高危婴儿结局的干预研究中,经常将 36 周时的 BPD/CLD 结局作为衡量指标;因此,每项研究必须具有可比性。

与死亡率和其他发病率相同,在最小的、最不成熟婴儿中,呼吸道疾病的发生率最高。早产儿 ANS 的广泛和常规使用已明显降低了早产儿需要呼吸支持和 RDS 的风险(Roberts and Dalziel 2006)。产后表面活性物质制剂治疗还可以提高存活率并降低气胸风险(Horbar et al. 2002)。尽管 ANS 和表面活性物质使用量增加,但报告指出,随时间推移,RDS 发生率是不变的。然而,RDS 具有多种临床表现,近年来,随着 ANS 和表面活性物质的广泛使用,这种情况可能不太严重。采用欧洲范围内关于 RDS 管理的共识性指南,可在广泛的地理区域内形成一致的、最佳的管理操作(Sweet et al. 2013),并可能改善结局。

欧洲和全世界 BPD/CLD 的发生率有所不同，在美国，小于 28 周的婴儿中有 40% 患有 BPD，而在欧洲，这一比例为 26%（Ancel et al. 2015；Stoll et al. 2010）。在英国 EPICure Ⅱ 队列中，超过三分之二的小于 27 周的婴儿患有 BPD。

最近降低 BPD 风险的方法集中在避免使用插管上，通过在产房使用持续气道正压通气（continuous postive airway pressure，CPAP）、插管、表面活性物质、拔管（INSURE）技术以及侵入性较小的表面活性物质来实现。

在对小于 29 周的婴儿进行 CPAP 和插管的多中心试验中，两组的 BPD 和死亡均无差异（Morley et al. 2008）。在另一项研究中，使用早期 CPAP 而非插管和肺表面活性物质制剂，可降低幼童的呼吸系统发病（Stevens et al. 2014）。Cochrane 对 INSURE 技术的系统综述显示 BPD 明显降低（Stevens et al. 2007）。肺表面活性物质制剂的给药技术也显示了良好的前景（Dargaville et al. 2011），这可以使长期呼吸的效果变好，并减少 BPD 发生率（Kribs et al. 2015）。然而，还需对该技术进行大规模的多中心试验才能证实这些。

众所周知，BPD 对神经发育不良也具预测作用（Jobe 2011）。在两岁半时，那些患有 CLD 的婴儿患脑瘫的风险比值大于 2（Wood et al. 2005）。其他研究也支持了这些观点，如果在校正胎龄为 36 周时出现 BPD，则 18 个月时死亡或神经感觉障碍的比值比为 2.5（Schmidt et al. 2003）。

16.4.2.2　脑病理学

早期的神经发育疾病可以通过颅脑超声（cranial ultrasound scan，CUSS）检测到的脑室内出血（intraventricular hemorrhage，IVH）和 / 或脑室周围白质软化（periventricular leukomalacia，PVL）的发生率进行监测。在不同的国家和欧洲内部，CUSS 异常的发生率差异明显（Zeitlin et al. 2008）。在那些 IVH 较严重的婴儿中，与轻微异常者相比，观察者内部的变异性较小（Hintz et al. 2007）。观察者内部的这种较轻微异常的变异性，可能会解释一些研究者最近描述的现象，即轻度 IVH 升高的部分原因（Stoelhurst et al. 2005）。具有更高分辨率的现代设备也可能会影响轻微 IVH 的检测率。

据报道，近几十年来，围产期护理的改善，尤其是广泛引入了产前 ANS，IVH 发生率随之降低

（Genzel-Boroviczeny et al. 2006；Linder et al. 2003）。由于不同的定义和纳入标准的不同，对单个数据集进行比较可能较为困难。英国的数据显示，在 26 周或以下出生的幸存者中，尽管分流性脑积水和癫痫发作的比率降低了，但最后一次 CUSS 的严重异常率高达 13%，与 1995 年持平（Costeloe et al. 2000；Costeloe et al. 2012）。2011 年的法国多中心研究数据显示，在 22~26 周的组中，重度 IVH（3 或 4 级）的比例接近 13%，同一胎龄组中的囊性 PVL 比例为 2.4%（Ancel et al. 2015）。

与超早产相关的所有疾病相同，IVH/PVL 的发生率随着胎龄的降低而增加。尽管绝对数量很小，但那些处于生存极限，出生体重最低的人群受到的影响最大（Costeloe et al. 2012；Ancel et al. 2015；Stoll et al. 2010）。

颅骨超声扫描所见的早期异常对长期神经发育结果的影响是可变的。颅骨超声检查最后发现明显异常的，脑瘫的风险有所增加（Wood et al. 2005）。法国大型多中心队列的随访显示，CUSS 显示脑白质损伤患者中，有 25% 在 2 年后患有脑瘫，而 CUSS 正常的人中只占 4%。相反，据报道，三分之一的脑瘫儿童有正常的 CUSS（Genzel-Boroviczeny et al. 2006）。

16.4.3　远期结局

大型多中心研究现提供的数据看出，从婴儿出院到儿童期和成年期，神经和发育方面的发病数据不断增加。胎龄越小的高危儿发生远期不良结局的可能性越大。在一些队列的短期随访中，严重神经残疾的比例高达 59%（Jarjour 2015），其中 22~23 周出生的患者比例最高。

随着超早产的高危幸存者成长到学龄期和成人期，复杂认知和学习方面的挑战正日益被认识到。数学学习上的困难似乎是一个特殊的挑战（Wolke et al. 2015）。2006 年，英国队列的随访显示，与 1995 年相比，尽管无残疾存活率有所提高，但脑瘫和严重残疾的发生率保持不变（Berger et al. 2012）。1995 年最初的 EPICure 研究组对进入成年早期一直进行的队列随访中，研究了在接受随访到 11 岁时的孩子；在该队列中，与同班 5% 的同学相比，50% 的学生的学习成绩低于平均水平（Johnson et al. 2009）。

早产的高风险婴儿也可能会增加患精神疾病的

风险（Johnson and Marlow 2011）。

任何由于高危早产，而导致儿童期和成人期存在的任何残疾，都将造成巨大的经济损失（Petrou et al. 2013）。

学校和教育者需要意识到这些挑战，以充分帮助那些越来越多的，在新生儿时期幸存的高危早产儿。

16.4.3.1　视觉障碍

早产儿视网膜病变（retinopathy of prematurity，ROP）经常被当作高危早产儿发病的标志。报告中数据的比较有些许争议，由于研究报告了不同的结果，包括所有 ROP、仅严重的 ROP 或 ROP 的治疗。随着婴儿的成熟，ROP 的发生率逐渐降低，而妊娠期晚期的婴儿则不太可能发展为严重的 ROP 并接受治疗（Ancel et al. 2015）。在不到 26 周就出生的婴儿中，大约有五分之一患有严重的 ROP（3 级或以上），其中四分之三以上需要进行激光治疗（Costeloe et al. 2012）。其他报告研究了相似的胎龄，严重 ROP 的发生率较低（Ancel et al. 2015）。

在两个 EPICure 队列（1995 年与 2006 年）中，ROP 的治疗从 13% 显著提升到 21%，但这种提升可能代表着较低的治疗阈值，而不是发病率的真正增加（Costeloe et al. 2000；Costeloe et al. 2012）。当 ROP 与 BPD、脑损伤这两种疾病同时出现时，这 3 种疾病一起可以充分预测 18 个月后的死亡或神经感觉障碍（Schmidt et al. 2003）。

16.4.3.2　其他结果监测

早产儿并发症的发病率显著增加，影响其短期和长期临床病程和预后。新生儿坏死性小肠结肠炎（necrotizing enterocolitis，NEC）仍然是高危早产儿的重要危险因素；通常很难比较各组之间的发病率，因为所有 NEC，严重 NEC 或需要手术的 NEC 的都需监测各种结果。通常情况下，越早产的婴儿发病率越高，23 周的早产儿中有 12% 受到感染，而在一个大型美国队列中，28 周出生的早产儿中只有 8% 受到感染（Stoll et al. 2010）。最新数据显示，死于呼吸道疾病的高危早产儿变少，而死于 NEC（和败血症）的高危早产儿的比例正在增加（Costeloe et al. 2012；Berrington et al. 2012）。

早产儿中的败血症也仍然是发病率和死亡率的重要来源。英国大型队列中，在 27 周以下 60%

的婴儿在住院期间血液培养呈阳性（Costeloe et al. 2012）。相关数据显示，美国的高危婴儿（出生于 28 周或以下）早发性败血症的发生率为 2%，同一组中约有三分之一的婴儿患有晚发性败血症（Stoll et al. 2010）。同样，与高危婴儿的其他所有疾病的发病率相同，其在超早产儿中发生率最高。同一队列中脑膜炎的发生率为 3%。已经证明，败血症，脑膜炎和 NEC 会增加神经感觉障碍患者的死亡风险和生存风险（Bassler et al. 2009）。

鉴于新生儿死于 NEC 和败血症的比例越来越高，近年来的许多研究重点都放在了它们的预防上。最近英国范围内的一项多中心试验表明，益生菌用来预防 NEC 没有益处，使得益生菌的效果发生争议（Costeloe et al. 2016）。增加母乳和捐赠母乳的使用量，可能有助于降低 NEC 发病率，同时也有助于减少晚发性败血症的发生率，这可能会对未来几年发病率的降低产生帮助，并改善高危早产儿长期预后。

参考文献

Acolet D (2008) Quality of neonatal care and outcome. Arch Dis Child Fetal Neonatal Ed 93:F69–F73

Acolet D, Allen E, Houston R, Elbourne D (2008) The Bliss Cluster randomised controlled trial of the effect of "active dissemination of information" on the standards of care for premature babies in England (BEADI). Perinatal Medicine Meeting, Harrogate, UK, June 2008

Alexander GR, Kogan M, Bader D et al (2003) US birth weight/gestational age-specific neonatal mortality: 1995–1997 rates for whites, hispanics and blacks. Pediatrics 111:e61–e66

Ananth C, Vintzileos A (2008) Epidemiology of preterm birth and its clinical subtypes. J Matern Fetal Neonatal Med 21:289–295

Ancel PY, Goffinet F, Kuhn P et al (2015) Survival and morbidity of preterm children born at 22 weeks through 34 weeks' gestation in France in 2011: results of the EPIPAGE-2 cohort study. JAMA Pediatr Mar 169(3):230–238

Baker CD, Lorimer AR (2000) Cardiology: the development of a managed clinical network. BMJ 321:1152–1153

Bassler D, Stoll BJ, Schmidt B et al (2009) Using a count of neonatal morbidities to predict poor outcome in extremely low birth weight infants: added role of neonatal infection. Pediatrics 123(1):313–318. https://doi.org/10.1542/peds.2008-0377

Batalden PB, Davidoff F (2007) What is "quality improvement" and how can it transform healthcare? Qual Saf Health Care 16:2–3

Beck S, Wojdyla D, Say L et al (2010) The worldwide incidence of preterm birth: a systematic review of maternal mortality and morbidity. Bulletin of the World Health Organization 88:31–38

Berger TM, Steurer MA, Woerner A et al (2012) Trends and centre-to-centre variability in survival rates of very preterm infants (<32 weeks) over a 10-year-period in Switzerland. Arch Dis Child Fetal Neonatal Ed 97(5): F323–F328

Berrington JE, Hearn RI, Bythell M et al (2012) Deaths in preterm infants: changing pathology over 2 decades. J Pediatr 160(1):49–53

Blencowe H, Cousens S, Oestergaard MZ et al (2012) National, regional, and worldwide estimates of preterm birth rates in the year 2010 with time trends since 1990 for selected countries: a systematic analysis and implications. Lancet 379(9832):2162–2172

Boyle EM, Johnson S, Manketlow B et al (2015) Neonatal outcomes and delivery of care for infants born late preterm or moderately preterm: a prospective population-based study. Arch Dis Child Fetal Neonatal Ed 100(6):F479–F485

Branum AM, Schoendorf KC (2002) Changing patterns of low birthweight and preterm birth in the United States, 1981–98. Paediatr Perinat Epidemiol 16:8–15

Chang HH, Larson J, Blencowe H et al (2013) Preventing preterm births: analysis of trends and potential reductions with interventions in 39 countries with very high human development index. Lancet 381(9862):223–234

Confidential Enquiry into Stillbirths and Deaths in Infancy (CESDI) (2003) Project 27/28. An enquiry into quality of care and its effect on the survival of babies born at 27–28 weeks. The Stationary Office, London

Costeloe K, Hennessy E, Gibson A et al (2000) The EPICure study: outcomes to discharge from hospital for infants born at the threshold of viability. Pediatrics 106:659–671

Costeloe LK, Hennessy EM, Haider S et al (2012) Short term outcomes after extreme preterm birth in England: comparison of two birth cohorts in 1995 and 2006 (the EPICure studies). BMJ 345, e7976

Costeloe K, Hardy P, Juszczak E et al (2016) Bifidobacterium breve BBG-001 in very preterm infants: a randomised controlled phase 3 trial. Lancet 387(10019):649–660

Craig ED, Thompson JMD, Mitchell EA et al (2002) Socioeconomic status and preterm birth: New Zealand trends, 1980 to 1999. Arch Dis Child Fetal Neonatal Ed 86:F142–F146

Cropper S, Hopper A, Spencer SA, Dodd K (2002) Managed clinical networks. Arch Dis Child 87:1–4

Dargaville PA, Aiyappan A, Cornelius A (2011) Preliminary evaluation of a new technique of minimally invasive surfactant therapy. Arch Dis Child Fetal Neonatal Ed 96:F243–F248

de Kleine MJ, Lya den Ouden AL, Kollée LA et al (2007) Lower mortality but higher neonatal morbidity over a decade in very preterm infants. Paediatr Perinat Epidemiol 21:15–25

Demissie K, Rhoads GG, Ananth CV et al (2001) Trends in preterm birth and neonatal mortality among blacks and whites in the United States from 1989 to 1997. Am J Epidemiol 154:307–315

Draper ES, Zeitlin J, Field DJ et al (2007) Mortality patterns among very preterm babies: a comparative analysis of two European regions in France and England. Arch Dis Child Fetal Neonatal Ed 92: 356–360

El-Metwally D, Vohr B, Tucker R (2000) Survival and neonatal morbidity at the limits of viability in the mid 1990s: 22 to 25 weeks. J Pediatr 137:616–622

Fanaroff AA, Stoll BJ, Wright LL et al (2007) Trends in neonatal morbidity and mortality for very low birthweight infants. Am J Obstet Gynecol 196:147. e1–e8

Field D, Hyman-Taylor P, Bacon C, Draper ES on behalf of MBRRACE-UK (2014) Perinatal confidential enquiry – congenital diaphragmatic hernia. The Infant Mortality and Morbidity Group, Department of Health Sciences, University of Leicester, Leicester

Garg P, Abdel-Latif ME, Bolisetty S et al (2010) Perinatal characteristics and outcome of preterm singleton, twin and triplet infants in NSW and the ACT, Australia (1994–2005). Arch Dis Child Fetal Neonatal Ed 95(1):F20–F24

Genzel-Boroviczeny O, Macwilliams S, Von Poblotzki M et al (2006) Mortality and major morbidity in premature infants less than 31 weeks gestational age in the decade after introduction of surfactant. Acta Obstet Gynecol Scand 85:68–73

Hack M, Fanaroff AA (2005) Outcomes of children of extremely low birthweight and gestational age in the 1990s. Semin Neonatol 5:89–106

Hakansson S, Farooqi A, Holmgren PA et al (2004) Proactive management promotes outcome in extremely preterm infants: a population based comparison of two perinatal management strategies. Pediatrics 114:58–64

Hintz SR, Slovis T, Bulas D et al (2007) Interobserver reliability and accuracy of cranial ultrasound scanning interpretation in premature infants. J Pediatr 150:592–596

Horbar JD (1995) The Vermont-Oxford Neonatal Network: integrating research and clinical practice to improve the quality of medical care. Semin Perinatol 19:124–131

Horbar JD (1999) The Vermont Oxford Network: evidence-based quality improvement for neonatology. Pediatrics 103:350–359

Horbar JD, Badger GJ, Carpenter JH (2002) Trends in mortality and morbidity for very low birth weight infants, 1991–1999. Pediatrics 110:143–150

Horbar JD, Carpenter JH, Buzas J et al (2004) Collaborative quality improvement to promote evidence based-surfactant for preterm infants: a cluster randomised trial. BMJ 329:1004

Hoyert DL, Freedman MA, Strobino DM et al (2001) Annual summary of vital statistics: 2000. Pediatrics 108:1241–1255

Institute of Medicine (2001) Crossing the quality chasm: a new health system for the 21st century. National Academy Press, Washington DC

Institute of Medicine (IOM) (2001) Crossing the quality chasm: a new health system for the 21st century. National Academy Press, Washington, DC

Jarjour IT (2015) Neurodevelopmental outcome after extreme prematurity: a review of the literature. Pediatr Neurol 52(2):143–152

Jobe AH (2011) The new bronchopulmonary dysplasia.

Curr Opin Pediatr 23(2):167–172

Jobe AH, Bancalari E (2001) Bronchopulmonary dysplasia. Am J Respir Crit Care Med 163:1723–1729

Johnson S, Marlow N (2011) Preterm birth and childhood psychiatric disorders. Pediatr Res 69:11R–18R

Johnson S, Hennessy E, Smith R et al (2009) Academic attainment and special educational needs in extremely preterm children at 11 years of age: the EPICure study. Arch Dis Child Fetal Neonatal Ed 94(4):F283–F289

Kribs A, Roll C, Göpel W (2015) Nonintubated surfactant application vs conventional therapy in extremely preterm infants: a randomized clinical trial. JAMA Pediatr 169(8):723–730

Linder N, Haskin O, Levit O et al (2003) Risk factors for intraventricular haemorrhage in very low birth weight premature infants: a retrospective case control study. Pediatrics 111:e590–e595

Mainz J (2003) Developing evidence-based clinical indicators: a state of the art methods primer. Int J Qual Health Care 15(1):i5–i11

Markestad T, Kaaresen PI, Ronnestad A et al (2005) Early death, morbidity and need of treatment among extremely premature infants. Pediatrics 115:1289–1298

Marlow N, Gill AB (2007) Establishing neonatal networks: the reality. Arch Dis Child Fetal Neonatal Ed 92:F137–F142

McIntosh N, Youle L (2008) National Neonatal Audit Project annual report. Royal College of Paediatrics and Child Health

Moore T, Hennessy EM, Myles J (2012) Neurological and developmental outcome in extremely preterm children born in England in 1995 and 2006: the EPICure studies. BMJ 345, e7961

Morley CJ, Davis PG, Doyle L et al (2008) Nasal CPAP or intubation at birth for very preterm infants. NEJM 358:700–708

Nguyen TP, Amon E, Al-Hosni M et al (2012) "Early" versus "late" 23-week infant outcomes. Am J Obstet Gynecol 207(3):226.e1–6

Peerzada JM, Schollin J, Hakansson S (2006) Delivery room decision making for extremely preterm infants in Sweden. Pediatrics 117:1988–1995

Petrou S, Johnson S, Wolke D et al (2013) The association between neurodevelopmental disability and economic outcomes during mid-childhood. Child Care Health Dev 39(3):345–347

Productive Time Delivery Board and NHS Benchmarking Club (2006) Delivering quality and value: focus on benchmarking. http://www.dh.gov.uk/en/Publicationsand statistics/Publications/PublicationsPolicyAndGuidance/ DH_4139062

Provonost P, Needham D et al (2006) An intervention to decrease catheter-related bloodstream infections in the ICU. N Engl J Med 355:2725–2732

Richardus JH, Graafmans WC, Verloove-Vanhorick SP, Mackenbach JP (2003) Differences in perinatal mortality and suboptimal care between 10 European regions: results of an international audit. BJOG 110:97–105

Roberts D, Dalziel SR (2006) Antenatal corticosteroids for accelerating fetal lung maturation for women at risk of preterm birth. Cochrane Database Syst Rev 3, CD004454

Rysavy MA, Li L, Bell EF et al (2015) Between-hospital variation in treatment and outcomes in extremely preterm infants. N Engl J Med 372(19):1801–1811

Schmidt B, Asztalos EV, Roberts RS et al (2003) Impact of bronchopulmonary dysplasia, brain injury, and severe retinopathy on the outcome of extremely low-birth-weight infants at 18 months. JAMA 289:1124–1129

Slattery M, Morrison J (2002) Preterm delivery. Lancet 360:1489–1497

Smith LK, Draper ES, Manktelow BN et al (2007) Socio-economic inequalities in very preterm birth rates. Arch Dis Child Fetal Neonatal Ed 92:F11–F14

Stevens TP, Harrington EW, Blennow M et al (2007) Early surfactant administration with brief ventilation vs. selective surfactant and continued mechanical ventilation for preterm infants with or at risk for respiratory distress syndrome. Cochrane Database Syst Rev 4, CD003063

Stevens TP, Finer NN, Carlo WA et al (2014) Respiratory outcomes of the surfactant positive pressure and oximetry randomized trial (SUPPORT). J Pediatr 165(2):240–249

Stoelhurst GM, Rijken M, Martens SE et al (2005) Changes in neonatology: Comparison of two cohorts of very preterm infants (gestational age <32 weeks): the project on preterm and small for gestational age infants 1983 and the Leiden follow up project on prematurity 1996–1997. Pediatrics 115:396–404

Stoll BJ, Hansen NI, Bell EF et al (2010) Neonatal outcomes of extremely preterm infants from the NICHD neonatal research network. Pediatrics 126(3):443–456

Sweet DG, Carnielli V, Greisen G et al (2013) European consensus guidelines on the management of neonatal respiratory distress syndrome in preterm infants – 2013 update. Neonatology 103:353–368

Taylor HG, Klein N, Minich NM et al (2000) Middle-school-age outcomes in children with very low birthweight. Child Dev 71:1495–1511

The Victorian Infant Collaborative Study Group (1997) Outcome at 2 years of children 23–27 weeks' gestation born in Victoria in 1991–2. J Pediatr Child Health 33:161–165

Topp M, Huusom LD, Langhoff-Roos J et al (2004) Multiple birth and cerebral palsy in Europe: a multicenter study. Acta Obstet Gynecol Scand 83(6):548–553

Wolke D, Strauss VY, Johnson S et al (2015) Universal gestational age effects on cognitive and basic mathematic processing: 2 cohorts in 2 countries. Pediatrics 166(6):1410–1416

Wood NS, Costeloe K, Gibson AT et al (2005) The EPICure study: associations and antecedents of neurological and developmental disability at 30 months of age following extremely preterm birth. Arch Dis Child Fetal Neonatal Ed 90:F134–F140

Yeo KT, Lee QY, Quek WS et al (2015) Trends in morbidity and mortality of extremely preterm multiple gestation newborns. Pediatrics 136(2):263–271

Zeitlin J, Draper ES, Kollee L et al (2008) Differences in rates and short-term outcome of live births before 32 weeks of gestation in Europe in 2003: results from the MOSAIC cohort. Pediatrics 121: e936–e944

先天性脑损伤儿童的大脑可塑性和功能重组

17

Viviana Marchi, Andrea Guzzetta, and Giovanni Cioni

王来栓　郭子凯　翻译, 刘曼玲　张勤　审校

目录

摘要

大脑在发育过程中的可塑性机制更为强大。然而,这不一定意味着早期脑损伤的预后比后期脑损伤的预后会更好,原因在于大脑可塑性、易损性和成熟度有着复杂的相互关系。对早期损伤后脑功能重组潜在机制的深入了解,将使我们有机会从时机、质量和持续时间方面进行针对性干预,以最大限度地发挥适应性可塑性的过程,并限制不良的适应过程。新的先进脑成像技术为我们探索人类这一问题提供了独特的机会,探索的时期既包括早期发育阶段的急性期或亚急性期,还包括慢性阶段(可塑重组很大程度上已发生)。我们在此将回顾当前的有关知识,包括先天性损伤患儿可塑重组的主要机制,特别讨论了相关的语言、感觉运动和视觉系统,并强调早期损伤与晚期损伤在影响上的主要区别。

17.1　要点

- 由于大脑可塑性、易损性和成熟度有着复杂的互

动关系,大脑发育过程中的损伤对功能结局的影响不同于大脑成熟后的损伤。

- 如果了解早期脑损伤后可塑重组的神经生物学和神经生理学原理,则可实现适当时机、性质和持续时间条件下的治疗策略,从而最大程度发挥适应性可塑性过程,并限制不良适应过程。

- 尽管还没有对青少年大脑影响的全面了解,最近先进大脑成像技术的应用已为早期脑损伤后可塑性机制的相关问题提供了答案。

17.2　引言

发育的神经可塑性基础包括分子改变、细胞适应、皮质的电生理变化和神经网络组合,在大脑发育的敏感时期有效地发挥着作用(Johnston et al. 2009)。一般认为,大脑的可塑性机制在发育过程中作用更大。例如,儿童在学习一门新语言(Klein et al. 2014; Li et al. 2014)或学习演奏乐器(Barrett et al. 2013)等复杂技能时比成年人更快。一项针对弦乐

演奏者的经典试验表明,开始学习演奏的年纪越早,左手指的皮质代表区越大,即受试者越早接受训练,大脑可塑性就越强(Elbert et al. 1995;Vaquero et al. 2016)。与之类似,儿童若早期缺少适当的环境刺激,则更有可能会出现与这些刺激相关的功能发育异常("关键时期"的概念)(Lewis and Maurer 2005;Mowery et al. 2016)。

由于发育早期的神经可塑性机制作用更大,早期脑损伤后的恢复会优于类似的晚期损伤。这一原则首先由 Paul Broca 于 1865 年提出(Berker 1986);20 世纪 30 年代末,Margaret Kennard 对此进行了系统的研究(Finger 1988)。此后,在不同物种中开展的大部分研究也未否认这一总原则,尽管研究变得更加复杂:除了考虑损伤发生时间之外,还考虑了受试对象的损伤位置及范围(如局灶性或弥散性)、相关的临床表现(如出现惊厥)或遗传易感性(Anderson et al. 2009;Dennis et al. 2013)等其他因素。

功能重组有效性最重要的预测因素之一似乎是弥散性或局灶性的损伤分布(Lidzba et al. 2009;Kolb and Gibb 2014;Sweatt 2016)。引人注目的是,左侧大脑半球发生早期损伤的儿童语言能力可以恢复正常,但如果成年人的大脑在相似位置发生了相似程度的损伤,则会导致很明显的失语症(Bates et al. 2001)。即使在发育早期将整个大脑半球切除(如因严重癫痫的治疗需要),儿童仍然可以有正常的语言及认知功能(Liégeois et al. 2008;de Bode et al. 2015)。另外,单侧缺血性脑卒中的儿童可以有正常的认知功能,这些功能随着年龄的增长仍可保持(Ballantyne et al. 2008)。相比之下,儿童如果早期持续遭受广泛性脑损伤(如脑缺氧或创伤性脑损伤),则通常会比发生类似损伤的成年人恢复得更慢、预后更差(Anderson 2005;Anderson et al. 2011)。关于这种预后更差的早期损伤,最常引用的机制如下:认知发育在早期阶段高度依赖完整的弥散性神经网络,因此,若发育中的注意力、记忆及学习功能瞬时受到破坏,则会削弱新技能的有效习得(Kolb and Gibb 2014)。与之相反,年龄越大,已习得的一般性认知功能可免于受损,损伤的功能也仅与最终受损区域直接相关。

本章针对儿童大脑在不同系统里的典型功能重组机制,概述了过去数年的相关主要发现,旨在为未来可能的非药物治疗新手段提供借鉴。

17.3 早期的界定

有关早期脑损伤的时间界定尚无明确的定义。这可能并非由于缺少研究投入,而是因为相关研究非常复杂。大脑可塑性的变化会影响脑损伤的结局,在发育过程中是渐进的;目前已知不同功能子系统的敏感期是不相同的(Lewis and Maurer 2005)。另外,在发育中,脑损伤的类型极易变化,影响神经系统的方式直接取决于发生损伤时的成熟程度。鉴于以上和其他原因,损伤早期与晚期之间的界限并不明确。本章关注儿童大脑对于损伤的不同反应,主要探讨发生在出生前或出生时的脑损伤(又称先天性脑损伤),该时期的损伤相比于更晚的损伤而言发生率更高,得到了更广泛的研究。

先天性脑损伤病理生理学的一个重要方面是损伤发生时大脑所处的发育阶段,可以是产前,也可以是围产期。考虑到孕期胎儿成熟的复杂性和快慢,胎儿对于有害事件的反应随着胎龄的不同而显著不同,会产生不同的神经病理和临床表象。无创性神经影像技术增强了我们对这些机制的理解,首先出现的是超声,最近的是 CT 和 MRI。这些新的技术越来越多地应用于儿童,使得体内研究脑损伤成为现实,它们可以展示损伤的进展,并能更进一步显示脑损伤与功能之间的关系和不同类型的重组。

从广义上讲,先天性脑损伤可以根据发生的时期进行分类(图 17.1)。第一种损伤发生在孕期前半段(尤其是妊娠前 3 个月),其会导致皮质发育畸形。这些损伤的大小、位置及分布各有不同,会引起完全不同的临床结局,大脑可塑性的基本机制同样复杂而多变。第二种损伤发生在孕晚期之初(约 25~34 孕周),最典型的此类损伤为脑室周围白质软化和脑室内出血:前者是缺血性双侧弥散损伤,而后者则是出血性损伤,常常限于脑室内,但也可发展成脑室周围实质性梗死(通常是单侧的)。第三种损伤是足月前后的损伤(较为典型的是出生前后足月儿的脑损伤)。最为相关的是缺氧缺血性脑病和动脉源性局灶性脑卒中。前者是缺血性双侧弥散损伤,而后者是局灶性损伤,其与成人中观察到的脑卒中神经病理相似。

如前文所述,损伤的分布(单侧局灶或双侧弥散)似乎是影响大脑功能重组效力的最重要单一因素。因此,先天性脑损伤为研究大脑重组提供了一个有趣的模型,因为它天然地将不同分布(局灶或

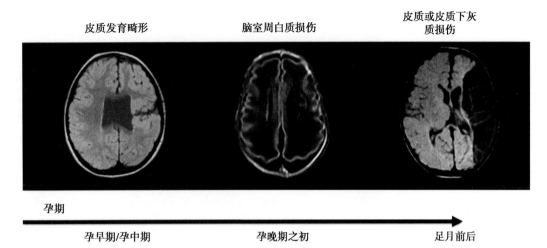

图 17.1　损伤发生时间与脑损伤类型之间的关系。图中显示了 3 种典型先天性脑损伤的 MRI 表现,并显示了脑损伤发生时间与特点之间的明确关系。左图显示了脑裂的病例,其为继发于脑损伤的皮质发育畸形,发生于脑发育早期;中图显示了脑室周白质损伤的病例,继发于孕晚期之初的脑室内出血;右图显示了一个足月新生儿出生前后发生的大脑中动脉区域缺血性梗死

弥散)和不同脑损伤时期(孕早期、孕晚期及足月)结合了起来。

17.4　大脑可塑性和不同的系统

　　脑损伤造成的影响显然与损伤的区域相关,这意味着不同个体各种系统的受累是不同的,相关的功能受损也会呈现出复杂性与异质性。虽然观察到的临床表现常常是受损的复合互联系统(先天性脑损伤个体尤其如此),但为清晰起见,我们仍会独立看待主要系统,尤其关注大脑的可塑性,并区分早期和晚期损伤的不同影响。

17.4.1　语言

　　通常情况下,左脑半球负责语言处理。据估计,95%~98% 的成人属上述情况。语言能力是如何发展的? 语言的本质是什么? 发育早期左脑半球受损时又发生了什么? 这些问题至今仍存有争议。诚然,30 多年前,韦达试验等侵入性技术已表明:若患者左脑半球早期受损,右脑半球将发展出语言能力,重大的语言障碍并不会出现(Rasmussen and Milner 1977)。由于正电子发射断层扫描和功能磁共振成像(functional magnetic resonance imaging,fMRI)等先进功能神经影像技术得到了应用,上述发生机制和对大脑功能的影响已逐渐清晰。

　　2002 年,Martin Staudt 等进行了一项重要的语言 fMRI 研究,探讨了早期左脑半球发生损伤(即单侧脑室周围损伤)后语言组织的形态,以探究右脑半球语言功能组织的位置和方式。研究发现,正常对照组左脑半球的激活区域与脑损伤患者右脑半球的激活区域显著相似,与已知的语言回路皮质区域呈完美镜像分布(Staudt 2002)。

　　上述发现表明:右脑半球语言重组的区域与正常条件下的正常区域完全等位,清晰地表明了出生时大脑两侧半球在语言控制发展能力方面近乎等位。

　　在皮质发育畸形的患者中也有相似的发现(Hertz-Pannier et al. 1997;Müller et al. 1998)。然而,这些患者几乎都有癫痫发作,而癫痫发作会改变大脑重组,因此很难探究语言移位是否也会在无癫痫发作和 / 或后期损伤(孕晚期之初)的条件下发生。研究进一步显示,发生动脉性卒中的足月儿也会出现对侧等位重组(图 17.2)(Guzzetta et al. 2008)。该研究还显示,相对更为早期的损伤,足月时脑卒中导致的语言功能移位更加常见:当解释癫痫发作这一变量时,这提示了时间点对重组模式的直接影响;相比于其他系统(见下文)而言,语言的半球优势可能是两侧半球的竞争结果。当左脑半球在大脑高度可塑的孕晚期之初发生非癫痫性损伤时,那么受累的大脑半球很有可能会继续它相对于对侧大脑的基因优势,并最终发展出对语言的控制能力。当左脑半球损伤发生在大脑可塑性潜力减弱的足月或发育早期时,那么无受累的对侧大脑可能会开始发展语

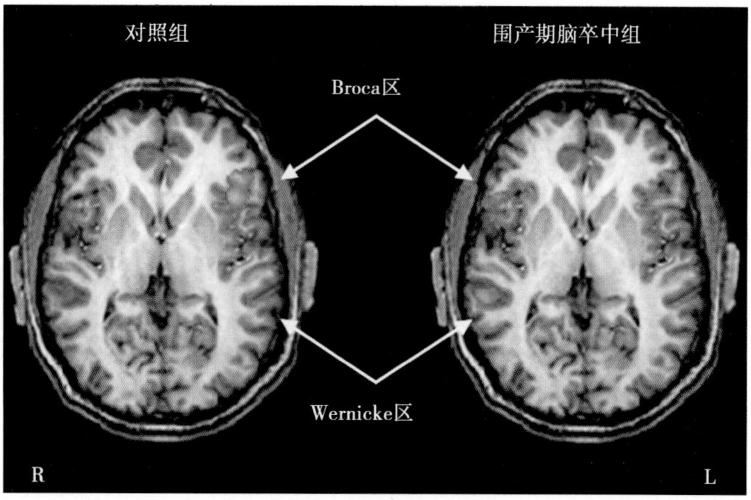

图 17.2　患者左侧大脑发生围产期脑卒中，右侧大脑发生语言重组，图为语言相关成像。fMRI 显示右侧大脑半球的激活区域和正常对照组的激活区域呈对侧等位关系（基于对 8 名患者及 10 名正常人进行的分析）。（Bates et al. 2001）

言控制能力。此可能性在发育过程中逐步减小，后期损伤总会导致半球内功能重组以及不同程度的语言障碍（即"右脑半球接管"理论）（Szaflarski et al. 2014）。

有趣的是，根据其他研究的观察，右侧和左侧先天性损伤的语言结局存在细微差异，因此，我们更加了解了语言可塑性，也明确了尽管两半球有可塑潜能，但左右半球各司其职的事实（Guzzetta et al. 2008；Kolk et al. 2011）。令人信服的数据支持以下假设：语言功能可塑性的实现须以右半球功能为代价，即所谓的群集效应（Flori and Guzzetta 2015）。有关语言可塑性的 fMRI 研究表明：如果儿童的左侧损伤诱发右半球语言组织活动，尽管有相对保存完好的语言功能，那么他们仍会表现出视觉空间能力缺陷，而视觉空间功能障碍的程度与右侧语言成像的程度是相称的（Lidzba et al. 2006；Ilves et al. 2014）。

17.4.2　感觉运动系统

当大脑皮质或皮质下损伤累及运动系统时，神经可塑机制应能促进随意运动的恢复，使脊髓运动神经元及中间神经元恢复足够的皮质冲动。发生脑损伤时，主要通过两项机制来有效修复运动皮质与脊髓回路的重建。第一项机制是初级运动皮层或非初级运动区内的同侧皮质重组。第二项机制对发育早期发生的损伤具有特异性。该机制的基础是双侧运动投射，它存在于出生后前几周内，起源于初级运动皮层，将大脑半球与身体两侧连接起来。这些纤维在发育过程中一般会消失，但在发生脑损伤时会

持续存在，引起损伤对侧的运动功能重组。此类重组仅限于单侧早期脑损伤，当损伤发生时，需要运动神经元池的双侧神经支配；完整半球快速传导的同侧和对侧皮质脊髓轴突数量发育性增加（图 17.3）。

fMRI 的应用可以为每位患者发生的重组类型提供相关的信息。然而，fMRI 须与提供较高瞬时分辨率的技术（如经颅磁刺激）联合使用，以证明皮质-脊髓单突触连接的存在。经颅磁刺激显示，在早期运动皮层受损的个体中，健康脑半球中脊髓运动神经元池的显著皮质脊髓双侧支配持续存在。在这些个体中，完整运动皮质的激活会引起同侧及对侧肌肉的强烈反应，其有着类似的潜伏期和阈值（Zsoter et al. 2012）。

有趣的是，与运动系统相关的脑损伤也常常累及感觉系统，并可能导致不同严重程度的功能不全。通过体感诱发电位、脑磁图、感觉任务的 fMRI 等技术，我们得以在体内研究上述功能。

与初级运动功能不同，感觉系统受损后（哪怕发生在发育的极早期），半球内（损伤侧）的初级感觉功能重组是主要的代偿机制（Zsoter et al. 2012；Staudt et al. 2004）。极为重要的是，在很多情况下，感觉系统和运动系统重组潜能不同使得这些功能发生半球间分离：感觉系统重组在受累半球进行，运动系统重组在对侧进行（见图 17.3b）。一些证据似乎支持以下假设：如果出现半球间分离，那么在进行需感觉运动高度融合（如实体觉）的任务时会出现功能缺陷。这或许是因为：即使是在发育早期阶段也缺乏损伤侧重组的解剖物质基础。然而，既往研究表明了这种感觉运动重组模式（损伤对侧重组）

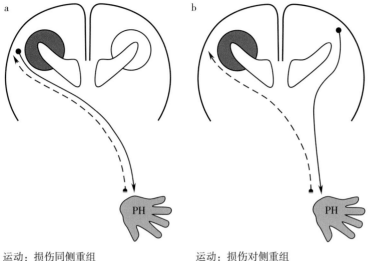

运动：损伤同侧重组
感觉：损伤同侧重组

运动：损伤对侧重组
感觉：损伤同侧重组

图 17.3 早期脑损伤后感觉运动功能重组的主要类型图示。（a）损伤同侧运动及感觉功能的重组。这两项功能在受累半球内、在损伤周边区域均进行重组。在这种情况下,功能障碍主要与感觉运动系统损伤的程度相关。（b）损伤对侧运动功能的重组及揭伤同侧感觉功能的重组。受累肢体的感觉与运动功能由不同大脑半球处理。在这种情况下,功能障碍不仅仅与感觉系统运动系统损伤的程度相关,还与是否出现功能分离相关

是如何在出生后第一年或甚至前几个月内确定的（Eyre et al. 2007；Guzzetta et al. 2010）。

这似乎并不仅仅只是由损伤大小及位置决定的,而且也会受到损伤后经历的强烈影响（依赖于动作的重组）,影响到了受累大脑半球的残余运动输出与受累肢体躯体感觉反馈之间的复杂相互作用（"皮质脊髓系统对侧关注"假说）（Eyre et al. 2007）。

若此假说被证实,则须格外重视早期治疗干预的时间窗（出生后前几个月）。这一点在以下情形中尤其重要：儿童发生损伤对侧的重组（未受累半球直接控制双手）时手的运动表现欠佳,导致此重组模式可能存在适应不良（Staudt et al. 2004；Guzzetta et al. 2007）。

产生这种现象的机制目前尚不完全明确,但两个因素似乎会与之有特殊的关系。第一个因素：即使在发育早期,损伤对侧重组也缺少解剖物质基础,这一点与运动系统的情形不同。第二个因素：至少对于一些早期损伤来说,当损伤发生时,丘脑皮层神经纤维可能尚处在发育阶段,从而在受累半球内绕过损伤,并重新连接感觉皮层（Staudt et al. 2006a；Papadeliset al. 2012）。上述的依据为：综合使用了弥散 MRI 成像等结构成像法和脑磁图等功能成像法（Rose et al. 2011）,前者明确了丘脑皮层白质束的可能轨迹,后者能把初级感觉加工皮层位置准确地描绘出来（Staudt et al. 2006b）。

此外,在疾病慢性期开展的弥散成像研究（即针对患有单侧脑瘫的青少年和青壮年的弥散成像研究）表明,皮质脊髓束的不对称性与感觉和运动

功能之间的相关性较小,而丘脑皮层投射等其他投射的不对称性与感觉和运动功能之间的相关性较大。不出意料的是,即使早期发现了皮质脊髓束结构不对称,也不总能预测后期是否会偏瘫,也无法预测偏瘫的严重程度（这一点最为重要）。这些数据表明,高阶代偿机制在重塑长期功能结局中必不可少,越来越多的证据支持以下假说：运动功能的重组与丘脑、脑干或脊髓和小脑等皮层下结构密切相关（Dinomais et al. 2012）。根据这些发现,早期治疗干预的特定目标应该是：激活受累半球的感觉运动皮质,以在发育过程中加强受损皮质脊髓系统的竞争力,从而减轻损伤对运动结局的影响。

17.4.3 视觉系统

与其他系统相比,有关人类发生早期损伤后视觉系统重组的研究较少有报道,但在猫等动物中,视觉功能相比其他系统来说已被广泛研究。有关人类早期发生损伤后重组机制特异性的科学资料较少,现概括如下（图 17.4）。

相比晚期损伤,早期损伤中视放射或枕叶皮质损伤与相应视野受损之间的关联性要小得多。这可能是年龄较小儿童大脑可塑性机制更强的直接表现,这些机制的神经生理学基础至少部分相似于躯体感觉系统中的观察结果,特别是在损伤发生后,丘脑皮层的神经纤维可能会绕过损伤继续发育（Guzzetta et al. 2013）。我们已知下述：脑室周围实质损伤主要发生于 22~34 孕周,在此期间典型的脑

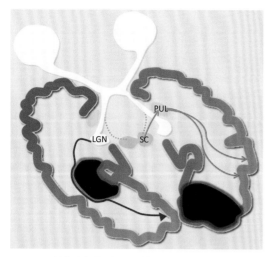

图 17.4　早期脑损伤后视觉功能重组主要类型的示意图。左侧显示了早期视放射损伤后可能的重组类型，丘脑皮层连接可以绕过损伤并到达最终的目标皮质区域（初级视觉皮质区），意识视觉可以完全恢复。右侧显示了初级视觉皮质区早期损伤后的重组机制，连接视网膜与外纹状体视觉结构的回路（特别是包含上丘和丘脑枕的回路）得到扩展，尤其涉及上丘和丘脑后结节。意识视觉不能得到完全恢复，但会发生高度的功能补偿，包括近似正常的探索性视觉行为及定位。LGN，外侧膝状体核；SC，上丘；PUL，丘脑后结节

部发育过程中，由丘脑向上的传入神经纤维使突触与皮层下正在成熟的神经元发生联系，并调节皮质层的形成。当局灶性脑室周围脑损伤发生时，膝状体—纹状体纤维可能将绕过受损组织到达视皮质，视野完全不受累。尚不清楚丘脑皮层网络这种特定可塑性的确切特征和限制。一些数据表明，膝状体—纹状体通路到足月龄时的结构改变可以支持视觉系统的功能重组。在新近的纵向研究中，一些研究者通过联合使用 fMRI 和弥散张量纤维束成像技术，研究了一个围产期发生左侧动脉卒中的婴儿，其初级视皮质未受累，而视辐射受累（Seghier et al. 2004，2005）。在 3 个月大时，视觉 fMRI 显示婴儿的皮质激活仅能在未受累侧观察到，弥散张量成像未能显示受累侧半球中视辐射的存在（Seghier et al. 2004）。在 20 个月大时，用同样的方法再次检测该婴儿，结果令人意外，婴儿出现了清晰的 fMRI 激活，这也是功能重组的间接征象，而弥散张量成像显示了清晰的结构改变，更进一步说明了重组的存在（Seghier et al. 2004，2005）。遗憾的是，由于受试者年龄过小，视野评估未能实现。但是，撇开可能发生的功能损害，影像学数据似乎支持了丘脑皮层通路层面的重组是

存在的，至少能部分恢复外侧膝状体与枕叶皮质区之间的功能连接。

即使存在视野缺损，早期发生损伤的患者在周边环境的定位与探索方面似乎也面对较少的困难。与既往研究一致，在一组发生先天性单侧脑损伤（累及视辐射）的儿童中，Tinelli 等测量了他们对某些视觉任务的敏感性，并将之与童年期发生类似损伤的儿童进行了比较。如果儿童发生先天性（但无后天性）出生后脑损伤，那么视辐射受累半球的视知觉（虽然是无意识的）不受影响，此为盲视的明确证据。在发生先天性偏盲的儿童中，他们通过 fMRI 绘制了视野象限刺激时胼胝体的血氧水平依赖信号。他们表面完好半球 V1 区也会对同侧"盲"半球中的刺激作出反应（Tinelli et al. 2013）。这些数据与动物模型结果完全契合，动物模型研究发现：如果切除刚出生动物整个初级视觉皮质区，其视觉定位表现也并不会受影响，而如果动物在成年期发生相似损伤，其视觉定位表现会极大受累。有关猫的研究显示，上述现象与某种通路重组有关，该通路直接连接皮质下视觉结构（外侧膝状体核、上丘和枕脑丘）与外纹状体同侧和对侧的视觉中枢。一些证据表明，这至少在一定程度上也适用于人类，举例来讲，在刺激受累半球后，fMRI 上显示的外纹状体结构激活会增多（Leh et al. 2006）。

Ajina 等新近开展的一项人类盲视研究也证实了先前的发现，盲视是指成年期发生初级视觉皮层损伤的个体识别盲区内视觉信息和功能性脑连接的能力。他们得出结论：成年脑损伤后盲视的主要介导是持续完整的外侧膝状体纹皮质通路，而此通路在无盲视个体中明显受损或无法测量（Ajina et al. 2015）。

然而，现有数据支持一项有关早期脑损伤后视觉功能重组的更有效机制，这可能是与目标结构的重新连接或对代偿回路的加强使用。

在 Tinelli 等（2013）的研究中，他们发现：在面对对侧和同侧视野中的刺激时，先天性损伤患者的损伤对侧距状皮质被强烈激活，这证明了涉及初级视觉过程的再通，其不限于涉及纹状体外皮层的代偿回路。有关未累及 V1 中的同侧活动，一种可能的解释是：在动物幼崽（婴儿也有可能）（Arroyo and Feller 2016）的早期发育阶段，视网膜同侧的部分投射（至向外侧膝状体核和上丘）并未退化，尽管出生时一侧半球遭受巨大损伤。

Guzzetta 等对患脑室周围出血性梗死早产儿的视觉功能重组进行过系统回顾。有趣的是，他们发现：累及视辐射通常与视野正常有关；相反，基底神经节/丘脑受累显然抑制这种重组，导致单侧视野受限（Guzzetta et al. 2013）。这些发现支持了可塑性重组有效机制的存在，这些机制引发形成了膝距状连接与全视野恢复的再通，但其受基底神经节和丘脑受累的阻碍。

17.5　结论

我们应该如何总结目前有关早期脑损伤后大脑可塑性及重组的知识呢？基于对人类及动物研究的新观点认为，儿童时期的功能重组与成年时期相似，但是存在显著差异，导致显著不同的结局。儿童大脑损伤后差别会变得有多大？目前对婴儿期可塑性特异机制的全面理解还远远不够。相关研究格外具有意义，因为这些知识对定义和调整（基于神经生物学及神经生理学原理）治疗方案来说至关重要。除此之外，我们不仅要了解治疗的类型，还要知道治疗的时机、剂量及给药方式。在过去一些年里，大脑成像技术（尤其是 fMRI）得到了发展，已为很多从前长时间处在科学辩论中心的问题提供了答案。这些技术（如融合了功能性方法的超高场 MRI 机）的应用会使我们对其他问题的认识更进一步。

参考文献

Ajina S, Pestilli F, Rokem A, Kennard C, Bridge H (2015) Human blindsight is mediated by an intact geniculo-extrastriate pathway. Elife 4:e08935

Anderson V (2005) Functional plasticity or vulnerability after early brain injury? Pediatrics 116:1374–1382

Anderson V et al (2009) Childhood brain insult: can age at insult help us predict outcome? Brain 132:45–56

Anderson V, Spencer-Smith M, Wood A (2011) Do children really recover better? Neurobehavioural plasticity after early brain insult. Brain 134:2197–2221

Arroyo DA, Feller MB (2016) Spatiotemporal features of retinal waves instruct the wiring of the visual circuitry. Front Neural Circuits 10:54

Ballantyne AO, Spilkin AM, Hesselink J, Trauner DA (2008) Plasticity in the developing brain: intellectual, language and academic functions in children with ischaemic perinatal stroke. Brain 131:2975–2985

Barrett KC, Ashley R, Strait DL, Kraus N (2013) Art and science: how musical training shapes the brain. Front Psychol 4:713

Bates E et al (2001) Differential effects of unilateral lesions on language production in children and adults. Brain Lang 79:223–265

Berker EA (1986) Translation of Broca's 1865 report. Arch Neurol 43:1065

de Bode S, Smets L, Mathern GW, Dubinsky S (2015) Complex syntax in the isolated right hemisphere: receptive grammatical abilities after cerebral hemispherectomy. Epilepsy Behav 51:33–39

Dennis M et al (2013) Age, plasticity, and homeostasis in childhood brain disorders. Neurosci Biobehav Rev 37:2760–2773

Dinomais M, Groeschel S, Staudt M, Krägeloh-Mann I, Wilke M (2012) Relationship between functional connectivity and sensory impairment: red flag or red herring? Hum Brain Mapp 33:628–638

Elbert T, Pantev C, Wienbruch C, Rockstroh B, Taub E (1995) Increased cortical representation of the fingers of the left hand in string players. Science 270:305–307

Eyre JA et al (2007) Is hemiplegic cerebral palsy equivalent to amblyopia of the corticospinal system? Ann Neurol 62:493–503

Fagiolini M, Pizzorusso T, Berardi N, Domenici L, Maffei L (1994) Functional postnatal development of the rat primary visual cortex and the role of visual experience: dark rearing and monocular deprivation. Vis Res 34:709–720

Finger S (1988) The 'Kennard effect' before Kennard: the early history of age and brain lesions. Arch Neurol 45:1136

Fiori S, Guzzetta A (2015) Plasticity following early-life brain injury: insights from quantitative MRI. Semin Perinatol 39:141–146

Guzzetta A et al (2007) Reorganisation of the somatosensory system after early brain damage. Clin Neurophysiol 118:1110–1121

Guzzetta A et al (2008) Language organisation in left perinatal stroke. Neuropediatrics 39:157–163

Guzzetta A et al (2010) Hand movements at 3 months predict later hemiplegia in term infants with neonatal cerebral infarction. Dev Med Child Neurol 52:767–772

Guzzetta A, Fiori S, Scelfo D, Conti E, Bancale A (2013) Reorganization of visual fields after periventricular haemorrhagic infarction: potentials and limitations. Developmental Medicine & Child Neurology 55:23–26

Hertz-Pannier L et al (1997) Noninvasive assessment of language dominance in children and adolescents with functional MRI: a preliminary study. Neurology 48:1003–1012

Ilves P et al (2014) Different plasticity patterns of language function in children with perinatal and childhood stroke. J Child Neurol 29:756–764

Johnston MV et al (2009) Plasticity and injury in the developing brain. Brain Dev 31:1–10

Klein D, Mok K, Chen J-K, Watkins KE (2014) Age of language learning shapes brain structure: a cortical thickness study of bilingual and monolingual individuals. Brain Lang 131:20–24

Kolb B, Gibb R (2014) Searching for the principles of brain plasticity and behavior. Cortex 58:251–260

Kolk A, Ennok M, Laugesaar R, Kaldoja M-L, Talvik T (2011) Long-term cognitive outcomes after pediatric stroke. Pediatr Neurol 44:101–109

Leh SE, Johansen-Berg H, Ptito A (2006) Unconscious vision: new insights into the neuronal correlate of blindsight using diffusion tractography. Brain 129: 1822–1832

Lewis TL, Maurer D (2005) Multiple sensitive periods in human visual development: evidence from visually deprived children. Dev Psychobiol 46:163–183

Li P, Legault J, Litcofsky KA (2014) Neuroplasticity as a function of second language learning: anatomical changes in the human brain. Cortex 58:301–324

Lidzba K, Staudt M, Wilke M, Krägeloh-Mann I (2006) Visuospatial deficits in patients with early left-hemispheric lesions and functional reorganization of language: consequence of lesion or reorganization? Neuropsychologia 44:1088–1094

Lidzba K, Wilke M, Staudt M, Krägeloh-Mann I (2009) Early plasticity versus early vulnerability: the problem of heterogeneous lesion types. Brain 132:e128. author reply e129

Liégeois F, Cross JH, Polkey C, Harkness W, Vargha-Khadem F (2008) Language after hemispherectomy in childhood: contributions from memory and intelligence. Neuropsychologia 46:3101–3107

Mowery TM, Kotak VC, Sanes DH (2016) The onset of visual experience gates auditory cortex critical periods. Nat Commun 7:10416

Müller R-A et al (1998) Brain organization of language after early unilateral lesion: a PET study. Brain Lang 62:422–451

Papadelis C, Leonardelli E, Staudt M, Braun C (2012) Can magnetoencephalography track the afferent information flow along white matter thalamo-cortical fibers? NeuroImage 60:1092–1105

Rasmussen T, Milner B (1977) The role of early left-brain injury in determining lateralization of cerebral speech functions. Ann N Y Acad Sci 299:355–369

Rose S, Guzzetta A, Pannek K, Boyd R (2011) MRI structural connectivity, disruption of primary sensori-motor pathways, and hand function in cerebral palsy. Brain Connect 1:309–316

Seghier ML et al (2004) Combination of event-related fMRI and diffusion tensor imaging in an infant with perinatal stroke. NeuroImage 21:463–472

Seghier ML et al (2005) Visual recovery after perinatal stroke evidenced by functional and diffusion MRI: case report. BMC Neurol 5:17

Staudt M (2002) Right-hemispheric organization of language following early left-sided brain lesions: functional MRI topography. NeuroImage 16:954–967

Staudt M et al (2004) Reorganization in congenital hemiparesis acquired at different gestational ages. Ann Neurol 56:854–863

Staudt M et al (2006a) Extensive peri-lesional connectivity in congenital hemiparesis. Neurology 66:771

Staudt M et al (2006b) Developing somatosensory projections bypass periventricular brain lesions. Neurology 67:522–525

Sweatt JD (2016) Neural plasticity and behavior – sixty years of conceptual advances. J Neurochem 139 (Suppl 2):179–199

Szaflarski JP et al (2014) Age at stroke determines post-stroke language lateralization. Restor Neurol Neurosci 32:733–742

Tinelli F et al (2013) Blindsight in children with congenital and acquired cerebral lesions. Cortex 49:1636–1647

Vaquero L et al (2016) Structural neuroplasticity in expert pianists depends on the age of musical training onset. NeuroImage 126:106–119

Zsoter A, Pieper T, Kudernatsch M, Staudt M (2012) Predicting hand function after hemispherotomy: TMS versus fMRI in hemispheric polymicrogyria. Epilepsia 53:e98–e101

第二篇

围产期和新生儿护理

围产期保健组织：医生和护士的培训 18

Neil Marlow

胡晓静　翻译，王斌　审校

目录

摘要

新生儿的医疗和护理在不同的医疗系统中，组织形式是不一样的。虽然在筛查和常规护理方面为妇幼保健机构中的大量婴儿提供了一般支持，但相比之下，为患病和未成熟婴儿提供的新生儿重症监护是一种数量少但成本高的服务。不断增加的医疗费用和重症监护服务人员在配备上的困难使评估新生儿护理的组织变得非常重要，而有关收治数量和预后之间关系的最新数据证明了对最小和病情最严重的患儿应该进行集中照护。在本章中，将描述服务组织的要素。

18.1　要点

- 患病的新生儿需要在新生儿专科病房接受治疗。
- 新生儿照护不能孤立于儿科、产科和胎儿医学。
- 在三级医疗中心出生的婴儿比起在其他地方出生的婴儿，临床结果有所改善，尤其是在产前和产科死亡率方面。

- 新生儿工作人员负责组织和培训所有产科、助产和新生儿工作人员，以保证新生儿稳定和复苏。
- 随着对父母在促进新生儿期婴儿进步方面的作用有了更多的认识，现在新生儿病房欢迎父母进入，并且鼓励父母参与到孩子的照护中。
- 在不同的卫生系统中，推荐配备的新生儿护士也会有所不同，这取决于护士所承担的角色和其他专业人员（如呼吸治疗师）的配备情况。
- 从事新生儿服务所需的新生儿专科医生数量取决于该科室提供的卫生保健的模式。在美国，一些新生儿专科医生数量非常少的地区（每 1 万名新生儿只有不到 4.3 名医生），死亡率较高。
- 临床监督审查是评估服务质量的关键，结构和结果的监督审查可以在要求增加资源和重新设计服务时提供有价值的信息。它还有助于确认我们在临床结局和医疗活动方面的目标。
- 为新生儿服务的质量建立外部参考是很重要的，除了国家或地方的基准系统外，还有很多重要的资源可以提供参考，如 EuroNeoNet 和 Vermont

Oxford Network。

- 随访项目的目标人群是小早产或极低出生体重儿、患有脑病的孩子以及任何在其他方面被认为有风险的孩子。结合死亡率数据，这些信息可用于监测结果和为父母提供更多的信息。

18.2　概述

新生儿的医疗和护理在不同的医疗系统中的组织形式是不一样的。虽然在筛查和常规护理方面为大量妇幼保健机构的婴儿提供了常规支持，但相比之下，为患病和未成熟婴儿提供的新生儿重症监护是一种数量少但成本高的服务。新生儿重症监护室（neonatal intensive care unit，NICU）的发展无疑是现代医疗成功案例之一。它从20世纪70年代早期就开始快速发展，大幅度地降低了低胎龄婴儿的死亡率、短期以及长期的后遗症发生率。

关于哪种新生儿服务的组织模式是最好的，一直是讨论的热点。服务包括照护以及技术方面都很少按照地理位置进行分布。然而，普遍认为危重新生儿需要由专业的新生儿病房进行治疗。这样，新生儿转运系统必须是区域转诊中心的基本要素，旨在降低发病率和死亡率（见第19章）。

新生儿的照护组织非常依赖医疗系统的财政支持和管理，以及该国家的管理框架。在这一章节，我们描述了英国医疗系统近年来组织的变化，来说明根据理念和证据，医疗应该考虑改变，读者可以根据自己所在区域的医疗系统的条件派生出相关的概念。

简单地说，在英国，4个组成区域都有各自独立的医疗系统。在英国，大部分的新生儿出生在医院（大约每年68万中有60万），医疗卫生是在国家医疗卫生服务机构（National Health Service，NHS）的支持下进行的。NHS被划分为10个区域中心，它们负责为所在区域的医院和社区医疗委托（供者）的人群"购买"医疗服务。少量的服务例如新生儿重症监护是被集中委托的（被购买或签约）。

新生儿的照护是英国的妇幼保健院提供的，除非是高度专业的领域，如心脏手术。自2000年以来，医院已经高度关注基于三级管理的新生儿护理领域，一些医院仅提供基本的非介入性的照护，一些医院提供部分的介入性的照护（通常包括短期的重症监护），其他医院提供全部的新生儿重症监护；仅仅

英格兰周围的一些医学中心才提供更专业的技术，如外科手术、体外膜氧合技术、心脏手术等，以期提供最优的治疗效果。

18.3　照护模式

新生儿照护不能孤立于其他服务，尤其与专业的儿科、产科和胎儿医学服务是相互依赖、相辅相成的，因此将它们紧密合作在一起是有意义的。但是，在很多非英国的体系里，新生儿重症监护是设在儿童医院内，这对于家庭的完整性以及对家庭的支持会造成一定的影响，但是可以获得高水平技术和管理的理想支持。相反，在一些国家，通过将母亲和婴儿放置于同一区域来强化家庭为中心的照护。这种模式也允许必要的因为重症监护而暂时的分离，但它优化了家庭体验，给父母和患儿精神心理上的影响最小。新生儿的照护应该是根据社会和可利用的资源进行适当的方式整合。

集中与分散式服务的问题一直是争论的焦点。除了在英国进行的研究（Field and Draper 1999），其他卫生系统的研究也发现了集中化照护在死亡率和发病率方面占有优势，即为病情最严重和胎龄最小的婴儿提供照护的服务集中在大的"三级"医疗中心（Marlow and Gill 2007；Lasswell et al. 2010）。有研究表明，这一现象在英国没有出现的原因与大型新生儿服务机构的能力不足有关（Tucker et al. 1999；BLISS the premature baby charity 2005），因为有证据表明，死亡率与每班护士的数量有关（Tucker et al. 2002）。

为了阐明这个问题，我们建立了一系列的新生儿照护的"临床管理网络"。临床管理网络可以定义为连接社区、二级以及三级医疗机构以及不同专业以合作的方式确保提供临床一致的高质量的有效服务，不受所在专业和机构的限制。进一步关于新生儿管理网络的角色和责任的描述是有据可查的（Marlow and Gill，2007），但是所有医院本质上都赞同合作，提供全方位的服务。在可能的情况下，医疗资源尽量接近母亲居住的地方，但是如果需要专业照护例如重症监护，需要将母亲和婴儿转至合适的医疗中心。通过这种方法，提供不同水平照护的医院可以一起行动保证婴儿和家庭得到恰当的支持。提供的服务标准和描述是可获得的（Department of Health 2009；Neonatal Critical Care Clinical Reference

Group 2015）。

作为 EPICure2 的一部分，对出生地差异进行了分析，结果表明在三级医疗中心出生的婴儿的结局有所改善，特别是在产前和产房死亡率方面（Marlow et al. 2014），随后在新生儿病房入院的婴儿中得到了证实（Watson et al. 2014）。此外，有一个有趣的建议是超低胎龄儿在高周转量的新生儿病房存活率更高，这确实还需要进一步研究确认。

18.4 高危新生儿照护

在新生儿服务需要计划和监测以下一系列工作：

- 产前咨询和支持
- 产房照护和复苏
- 筛查和正常婴儿出生后的紧急处理
- 新生儿病房的照护
- 出院指导和支持
- 高危患儿的随访

18.4.1 产前咨询和支持

良好的围产期照护的核心是新生儿科医护人员与即将分娩的产妇和家人讨论。这是新生儿学医师和新生儿护士一个关键的角色。讨论可能很简单，包括高危患儿分娩的过程和分娩前对新生儿科病房进行了解。对于预计早产或已发现的胎儿异常，新生儿学专家必须参与讨论，有时还需要讨论决定应在何处分娩、分娩后新生儿最好转运到哪所最佳的医疗照护机构。现在大多数胎儿医学服务也涉及了儿科专家，胎儿问题被确认后会制定出尽可能完整的分娩计划，但新生儿团队在早期管理婴儿方面往往会有不同的视角，这可能会改变最初的提议。

18.4.2 产房照护和复苏

新生儿学专家通常是负责组织和培训所有的产科、助产士和新生儿科人员，培训内容有新生儿的稳定和复苏。在大多数国家，正式的训练是通过全国认可的新生儿生命支持课程，所有可能参与新生儿稳定的工作人员应该得到认证［Resuscitation Council（UK）2015；Perlman et al. 2015a］。检查复苏仪器用品并有书面记录总是必要的，必要时应致电

需要咨询的人员。鉴于不同地域伦理的不同，对舒适护理或临终关怀的照护都需要预计到并且遵循当地的原则，尤其是分娩极早产儿的每个新生儿单元应该与产科和助产士学的同事预先取得一致性，和准父母交流分娩的风险。

18.4.3 正常分娩新生儿的检查和产后护理

在我们卫生系统，新生儿学专家负责开展新生儿的筛查检测，并诊断助产士已经确定的潜在的产后问题。这包括识别高危婴儿，如新生儿感染、髋关节发育不良、先天性心脏病。大多数国家也在筛查代谢性疾病。

在大多数医院，这种筛查委托给培训生或专门训练有素的助产人员，在某些机构也可能是家庭儿科医生。一次新生儿检查通常足以识别重大异常，尽管在后期才会出现的问题可能需要单独评估，如导管依赖型或血压相关的先天性心脏病和黄疸（Perlman et al. 2015b）。使用血氧饱和度监测筛选心脏疾病可能提高筛查的检出率（Moss et al. 1991）。医院需要具备对有感染风险的婴儿（Mahle et al. 2009）以及出生后出现新问题婴儿的一系列治疗规范（Royal College of Obstetricians and Gynaecologists 2003）。

18.4.4 新生儿病房内的照护

18.4.4.1 新生儿照护和服务的设计

新生儿病房的服务范围在不同医院有所不同，通常的保健服务的提供范围取决于医护人员的水平和拥有的设施。在许多国家都是三级医疗体系，也有些正式或非正式的四级系统在运行，这样的医院可以提供"超级专业"的照护如心脏手术、新生儿手术等。不同的卫生系统具体运作细节会有非常大的不同。英国围产期医学协会的（British Association of Perinatal Medicine，BAPM）评分等级（Royal College of Obstetricians and Gynaecologists et al. 2007）如表18.1 所示。

表 18.1 新生儿协作网中的新生儿监护服务设定

1 级或特殊护理单元——提供特别的照顾，但不接受高依赖性的患儿或需要重症监护者；这包括了有或没有固定住院医师的病房

续表

2级或地方性的新生儿科单元——提供高依赖性的护理和基于新生儿协作网的一些短期内的重症监护;医务人员具备中等级别和诊疗水平,一般共享儿科服务
3级或新生儿重症监护室——提供全方位的新生儿医疗护理服务,但不一定包含所有专业服务,如新生儿手术;拥有各层级的医务人员,且都致力于新生儿服务

改编自 Royal College of Obstetricians and Gynaecologists et al.(2007)

在每一个服务机构定义好医疗行为是非常重要的,当然不同医疗体系的这些规范是不一样的。这些定义在卫生系统的差异很大。BAPM 定义正常的、特殊的、高依赖性的和重症监护的情况如表 18.2 所示。使用这样的定义的关键点之一是根据婴儿的需要来提供支持级别,与提供照护的环境无关。例如,如果一个婴儿需要监护,在等待转运的同时,转运医院应该能够提供设备和人力立即应对婴儿的需要。这可能会导致的一个问题是,如果员工在医院其他地方还有一些紧急病人处理,其他工作人员应该可以处理,留下有经验的工作人员照顾需要重症监护的患儿。同样,一些婴儿被认为属于"特殊照护"类别,由自己的母亲照顾。这需要增强可能发生新生儿病房范围之外的护理支持。有时这就是所谓的"延续性护理"。新生儿病房提供延续性护理作为一种加强护理(促进母婴接触),也可以提高他们的新生儿病房照护能力,但需要额外的资源确保做得正确。在我们的系统护理需求也紧跟着护理类别,如表 18.2 所示。因为人力成本是占病房总成本的一个较大比例,所以也允许在床旁照护的基础上给予补偿。

18.4.4.2 以家庭为中心的新生儿照护

通常医生和护士被认为是传统意义上患儿的照护者,而家长是探视者,的确很多医院的新生儿病房都建有探视走廊,以防止家长与新生儿的接触。随着人们对在新生儿时期父母在促进婴儿生长发育的积极作用方面的认识,现在提倡鼓励父母进入病房,参与新生儿的护理,这显然对患儿父母提供了更好的心理支持,而且有证据表明,父母与婴儿的皮肤接触对促进婴儿的稳定和健康非常重要。鼓励父母密切参与新生儿的照护需要变革现行的新生儿护理服务模式,为家长提供便利设施(如客厅和夜间可

以休息的卧室),注意父母和新生儿在一起时的隐私保护(The Neonatal Taskforce,2009)。部分医院已经提出了单人病房进行照护的概念,以便适应这种情况,但受人员、空间及成本的限制,使得这一理想状态的护理模式过于昂贵,并不适合所有家庭,根据具体情况选择。在没有家人在场的情况下,将新生儿放置在单人间进行照顾可能会减少刺激和与其互动的机会,从而增加父母的压力(British Association of Perinatal Medicine 2001)。

在新生儿护理服务领域,可以制定一系列利于新生儿家庭的护理准则,确保孩子父母得到尊重,能够及时沟通,鼓励其参与照护,表 18.3 是我们所拟的部分准则,最重要的是这些标准必须要可衡量,实现以家庭为中心的新生儿护理。

进一步的问题聚焦于在围产期护理之后,新生儿出院回家后的护理。父母常常对孩子回家后的照护倍感巨大压力,新生儿病房的医护人员需要为孩子家长提供专业知识及技能的指导,以便于其适应孩子从病房照护到家庭看护的过渡,在出院之前需为家长提供新生儿照护的相关信息、急救技能的培训、定期门诊随访等知识,这是出院流程中的重要步骤。

表 18.2 新生儿护理类别的定义
(见 http://bapm.org/publications/)

危重监护

这些婴儿有最复杂的问题。他们需要 1∶1 的护患比,且该护士具有新生儿护理资格。由于疾病急性恶化的可能性,应该有一个持续的能胜任的医生

1. 任何接受通过气管插管进行呼吸支持的以及撤机后第一个 24 小时内者
2. 无创呼吸支持和肠外营养者
3. 手术当天(含视网膜病变激光治疗)
4. 死亡当日
5. 发生下列任何一种情况:
放置脐动脉导管
放置脐静脉导管
放置外周动脉导管
胰岛素输注
放置胸腔引流管
换血疗法
亚低温治疗
前列腺素输注
放置胃食管闭锁的双腔引流管
放置硬膜外导管
腹裂的 silo 袋
脑室外引流
透析(任何形式)

续表

高度依赖的护理

这个类别下的婴儿，护士照护的人数不超过两个。

1. 当婴儿接受任何形式的无创呼吸支持（如鼻 CPAP、SIPAP、BIPAP、HHFNC）

2. 当婴儿接受以下任何治疗：

肠外营养

持续输注药物（前列腺素和 / 或胰岛素除外）

留置中心静脉或 PICC

气管切开

留置尿管或耻骨上导尿管

食管闭锁修补术后吻合口留置引流管

留置 NP 气道 / 鼻腔支架

观察癫痫发作 /CF 监测

采取隔离护理

脑室穿刺

特殊护理

护士不应该负责照顾四个以上需要特殊或正常照护的婴儿

当婴儿都不满足监护或高度依赖护理的标准，并需要下列任何一项照护：

鼻导管供氧

用鼻胃管、空肠管或胃造口术进行喂养

持续性的生理监测（只有呼吸暂停监测的除外）

造口护理

留置静脉导管

光疗护理

至少每 4 小时观察 1 次特殊生理参数

常规护理

提供给没有住院医疗指征的婴儿

18.4.4.3 护理人员

在医疗卫生系统，新生儿临床护士的配备存在较大差异，这由护理人员所承担的角色及是否配备其他专业人员的所决定，比是否有呼吸治疗师。尽管最近的证据表明一对一的护理服务可能与较低的死亡率有关（BLISS the premature baby charity 2009），但在英国的医疗系统，很少有按表 18.2 推荐设定的护理人员条件的案例研究，然而很显然的一个问题是充足的护理人员与新生儿的死亡率密切相关（Watson et al. 2016），但这需要更进一步的研究。

在护士承担更多技术角色（静脉置管、气管插管和呼吸机管理）的体系中，需要加强护理支持。许多病房对护士进行适当的培训后，已发展出高级执业护士的角色；这种角色在初级和高级住院医师之间形成中间层，并承担了许多以前由医务人员承担的角色（至少在英国是这样），并可以随叫随到（Hamilton et al. 2007）。在紧急情况下，她们可能可以对低分娩风险的产妇在没有医生的情况下进行独立分娩，而在其他情况下，她们也能够进行重症监护。医院需要针对这些不同的角色功能提供个性化的培训。

表 18.3　NICU 家庭友好型的标准案例

1. 如果可以预见到婴儿可能会收入到新生儿病房，在产前应该给家长机会参观新生儿病房，并介绍新生儿病房关键的工作人员给家长认识

2. 当婴儿收入到新生儿病房，需要给家长介绍新生儿病房的设施、制度、人员以及设备

3. 家长任何时候都可以进入他 / 她孩子的床旁，不应该有任何限制，除非是明确地为了婴儿的利益最大化而不得已的时候

4. 应该鼓励和支持家长参与照护和治疗的决策制定，书面的、常规更新的照护计划可以与家长进行分享，临床照护决策，包括终止生命的决定，应该由与家长合作的有经验的人员在合适的环境下进行讨论决策

5. 鼓励和支持家长早期参与患儿的照护，包括：
常规的皮肤接触照护
提供舒适的触摸、拥抱，尤其是在进行具有疼痛的操作时
喂养
日常护理，例如换尿布

6. 每一个孩子都应该得到尊重：
提倡和鼓励适宜的体位
临床操作尽可能减少刺激，避免疼痛以及消耗能量
减少病室噪声和适当调暗灯光，以减少环境刺激
给患儿穿着适宜的衣服，可以考虑家长的意见
尊重患儿，保护患儿隐私

7. 在入院后 24 小时内或孩子病情发生变化时，每一位父母都有机会与高年资医护人员讨论婴儿的诊断和照护

8. 在进行治疗或手术时，及时与患儿父母沟通并提供纸质版的知情同意（应该使用适应当地语言的适合的表单），包括的内容如下：
患儿现况 / 医疗诊断
治疗方案的选择
治疗可能的结局 / 治疗的好处
治疗可能带来的并发症 / 治疗风险
患儿可能接受的实验室检查
患儿病情的咨询者
疾病信息的获取途径，如网站等
需要获得家长的知情同意（书面或口头）

续表

9. 鼓励母乳喂养，为产妇提供促进乳汁分泌的相关信息和方法，包括：

若条件允许，出生后尽早母乳喂养

必要时，分娩后只要母亲情况可以就应该开始泵乳，最大限度地收集初乳

拥有一个舒适的、专用的哺乳室

促进床旁泵乳

必要时为产妇提供吸奶器及其他促进母乳分泌的相关设备

提倡母乳喂养是出院宣教的重要部分

保证母乳储存安全、卫生

有条件可以应用捐赠母乳

改编自 The Neonatal Taskforce（2009）。

18.4.4.4 医疗人员

医疗人员也同样依托于卫生服务模式。在英国的新生儿重症监护室，由培训医生和新生儿高级注册护士分别为初级住院医师和高级住院医师提供技术支持。在病房的新生儿专科医师相对较少，他们更多的是行使行政和管理的职能。在这样的高强度的工作环境中，工作时间的变更（如欧盟工作时间指令）和本科室医生的不足都会影响病房的正常运转。在其他医院的新生儿科，是由国家认证的新生儿专科医师提供医疗服务。

在新生儿专科医师的数量与实际需求比例方面的研究是少见的。据流行病学资料显示，在美国一些地区，新生儿专科医师的配备不足（<4.3 位新生儿专科医师 /10 000 名新生儿）与新生儿的高死亡率密切相关，但增加新生儿专科医师的数量，新生儿的死亡率也没有明显的下降（Hall and Wilkinson 2005）。在英国，医生的数量与新生儿死亡率及院内感染发生率无明显相关性（Goodman et al. 2002）。

18.4.4.5 临床管理

为了最大限度地保证医疗安全及工作效率，在任何一个新生儿单元都需要一个适宜的临床管理模式。临床管理模式包括了一系列的临床护理人员所遵循的工作流程，它能保证我们的护理质量。最有效的有：

• 临床审核过程

• 标准、指南以及围产期审核工具的使用

• 目标设定和循证护理的应用

虽然这三者相互联系，但也可分开单独使用。

临床审核

临床周期审核过程的关键是标准的制定，根据标准对你的服务进行评估，基于审核结果的标准的更改，并且应用再审核过程来确保正确的应用。对整个新生儿领域的医疗和护理层面都要进行审核，包括服务模式（人员和可用的资源）、照护过程（我们一直在做的是否是我们认为的应该要做的？）和护理效果（我们预防性使用吲哚美辛是有效的吗？我们的死亡率与人口总数是相匹配的吗？）。

临床审核是评估我们所提供的服务质量的重要部分，结果以及结构的审核可以为资源招标以及重新设计服务模式提供重要信息。它也有助于我们明确我们要实现的目标，此外，关于临床审核工具在新生儿领域更多的应用功能还有待被发掘。

标准和指南

为了发展我们的服务，部分方式是提供一系列的基于最佳证据的政策。在美国，美国儿科学会胎儿和新生儿委员会会根据最佳证据定期提供指南。在英国，可以从专门的资源服务提供机构获取指导临床照护服务的相关信息，并可以将其指定为资源调配过程的一部分。如由英国皇家妇产科学院和妇产科医生共同发展的绿皮指南，它包含了很多新生儿护理的相关知识，在英国应用广泛；皇家医学院儿科和儿童健康协会发布了一系列文件，虽然并非主要针对新生儿人群，但对新生儿护理实践也给出了很多建议，如《不给或撤除儿童维持生命的治疗措施：实践参考框架》（*Withholding or Withdrawing Life Sustaining Treatment in Children：A Framework for Practice*）（2004），它介绍了在临床中如何做出终止治疗的决定。英国的围产医学协会（British Association of Perinatal Medicine，BAPM）也产生了一系列的实践指导，例如：

• 《超早产儿的管理》（*Management of extremely preterm babies*）（2008）

• 《中心静脉导管在新生儿中的应用——实践框架》（*Use of Central Venous Catheters in Neonates–a Framework for Practice*）（2015）

• 《新生儿早期预警触发和跟踪（NEWTT）——实践框架》[*Newborn Early Warning Trigger & Track（NEWTT）–a Framework for Practice*]（2015）

• 《新生儿病房姑息治疗管理使用指南》（*Practical guidance for the management of palliative care on neonatal units*）（2014）

• 《新生儿脑病亚低温治疗的体位说明》(*Position Statement on Therapeutic Cooling for Neonatal Encephalopathy*)（2010）
• 《早产儿视网膜病的筛查和治疗指南》(*Guideline for the Screening and Treatment of Retinopathy of Prematurity*)（2008）

更多的指南是专门有针对性地发布的，例如，最近《欧洲呼吸窘迫综合征的管理指南》(*European Guidance on the Management of Respiratory Distress Syndrome*)（Tucker et al. 2002）。

多数的 NICU 是紧张而忙碌，一系列的指南是很有帮助的，对于医护人员来说很容易评估的。这也有助于形成工作流程，使得照护的质量审核颇有临床意义，指南的关键要点是应该：

• 基于证据
• 解释首选该治疗措施的原因
• 可以被审核，以确保有效性

在英国新生儿网站上，在一些领域的规范做法常常通过网络共享，如极早产儿的转运、转院及早期护理，都能够通过网站在不同的新生儿病房共享。

参考标准的建立

通常对两个病房之间的工作效能的比较会相对较困难，不同人群的差异会使得结果也不同（见第 133 章）。

然而，更重要的是要建立一个新生儿护理的外部参考系统，下面是部分可供使用的重要参考资源：像欧洲新生儿网 EuroNeoNet（https://www.euroneostat.org），佛蒙特牛津新生儿协作网 Vermont Oxford Network（https://www.vtoxford.org），此外还有国家或地方的标准参考系统。尽管在此类网站中的排名并没有很大的帮助，但是对于参考人群的进步和对医疗服务异常区域的识别来说，是很有帮助的。英国最有价值的基准程序是 MBRRACE-UK

[母亲和婴儿：通过英国各地的审核和查询减少风险（Mothers and Babies：Reducing Risk through Audits and Confidential Enquiries across the UK）]（www.npeu.oc.ac.uk/mbrrace-uk），通过有重点的查询和其他审核项目对围产期和孕产妇死亡率进行全国监测。

除了设置参考标准的方法，佛蒙特牛津网络提供了一系列的质量改进项目，这有助于提供最高水准的照护服务，并减少地区发病率，在地区，如医院感染、慢性肺病和颅内出血。

数据收集

临床管理的关键部分是要收集病房和患儿的准确信息，我们有一系列的数据库可以使用，但都需要密切关注细节，以确保所收集的是准确和有用的。BAPM 开发了英国国家数据库，可以将其数据进行比较（Sweet et al. 2013），从事国家医疗卫生服务的标准制定小组也需要构建类似的数据库。英国新生儿协作组织最近建立了一个全国性数据库，它的数据来源是在所有新生儿入住新生儿病房时收集的（British Association of Perinatal Medicine 1997）。

18.4.4.6　出院后随访

对于患有高风险致残疾病的新生儿，大多数病房都会提供后续随访。近期英国一个工作组重新定义了作为围产期保健预后的健康状况的标准，推荐在孩子 2 岁时做一个正式的评估和记录[英国国家新生儿数据库（UK National Neonatal Dataset）]。这与北美尤尼斯·肯尼迪·施莱佛国家儿童健康与人类发育研究所（National Institute of Child Health and Human Development，NICHD）的儿童健康和人类发展新生儿网络所使用的标准类似。随访的目标人群是极早早产儿和极低出生体重儿、脑病患儿及经确诊的有其他疾病高风险的患儿。结合死亡数据，这样一个强大的预后监测服务系统是很有用的，并能为患儿家长提供疾病信息。表 18.4 给出了此类服务系统的记录范例。

表 18.4　生后 2 年时围产结果报告的推荐表格（BAPM 2008）

出生胎龄	22 周	23 周	……	31 周
出生人数（不包括终止妊娠）[1]				
活产婴儿数				
提供积极照护婴儿数				
提供重症监护的婴儿数				

续表

出生胎龄		22 周	23 周	……	31 周
出院回家的存活者人数					
出院到 2 岁之间死亡人数					
在 2 岁时仍活着的患儿人数					
脑瘫患儿人数					
GMFCS 2 运动功能受损的人数 [2]					
GMFCS 3~5 运动功能受损的人数 [3]					
认知评分 <–2 SD 的人数 [2]					
认知评分 <–3 SD 的人数 [3]					
使用助听器但听力障碍不严重的患儿数 [2]					
严重听力障碍的患儿数 [3]					
有言语障碍的患儿数 [2]					
有严重言语障碍的患儿数 [3]					
有视力障碍但并不严重的患儿数 [2]					
有严重视力障碍的患儿数 [3]					
神经发育受损（中度和重度）患儿数 [2]					
中度残疾患儿数					
严重神经发育障碍（SND）的患儿数 [3]					
中度损伤	生存者比例 /%				
	入住 NICU 患儿比例 /%				
	出生比例 /%				
死亡或中度损伤	入住 NICU 患儿比例 /%				
	出生比例 /%				
重度损伤	生存者比例 /%				
	入住 NICU 患儿比例 /%				
	出生比例 /%				
死亡或重度损伤	入住 NICU 患儿比例 /%				
	出生比例 /%				
伴有其他残疾的患儿数					
描述					

GMFCS,粗大运动功能分类体系。

[1] 出生数量可能是所有的出生人数或者特别定义的人群（例如，根据孕周定义的人群）——这可以是基于医院收治的病例也可以是网络为基础的或者人群为基础的，根据需要来定义。

[2] 中度障碍——患儿伴有任何分类的障碍（但是不包括严重的类型）都被定义为中度障碍。

[3] 重度或严重障碍——患儿有任何一种严重或重度障碍以及任何类型的损伤都被定义为重度障碍或严重障碍。

参考文献

BLISS the premature baby charity (2005) Special care for sick babies-choice or chance? BLISS, London

BLISS the premature baby charity (2009) The Bliss baby charter standards. BLISS, London

British Association of Perinatal Medicine (1997) The BAPM neonatal dataset for the annual reporting of data by neonatal intensive care units. BAPM, London

British Association of Perinatal Medicine (2001) Standards for hospitals providing intensive and high dependency care. BAPM, London

British Association of Perinatal Medicine (2008) Report of a BAPM/RCPCH working group. health status at two years as a perinatal outcome. BAPM, London

Department of Health (2009) Toolkit for high quality neonatal services. Department of Health, London

Field D, Draper ES (1999) Survival and place of delivery following preterm birth: 1994–96. Arch Dis Child Fetal Neonatal Ed 80:F111–F114

Goodman DC, Fisher ES, Little GA et al (2002) The relation between the availability of neonatal intensive care and neonatal mortality. N Engl J Med 346:1538–1544

Hall D, Wilkinson AR (2005) Quality of care by neonatal nurse practitioners: a review of the Ashington experiment. Arch Dis Child Fetal Neonatal Ed 90:F195–F200

Hamilton KE, Redshaw ME, Tarnow-Mordi W et al (2007) Nurse staffing in relation to risk-adjusted mortality in neonatal care. Arch Dis Child Fetal Neonatal Ed 92:F99–F103

Lasswell SM, Barfield WD, Rochat RW et al (2010) Perinatal regionalization for very low-birth-weight and very preterm infants: a meta-analysis. JAMA 304(9):992–1000

Mahle WT, Newburger JW, Matherne GP et al (2009) Role of pulse oximetry in examining newborns for congenital heart disease: a scientific statement from the American Heart Association and American Academy of Pediatrics. Circulation 120:447–458

Marlow N, Bryan Gill A (2007) Establishing neonatal networks: the reality. Arch Dis Child Fetal Neonatal Ed 92:F137–F142

Marlow N, Bennett C, Draper ES et al (2014) Perinatal outcomes for extremely preterm babies in relation to place of birth in England: the EPICure 2 study. Arch Dis Child Fetal Neonatal Ed 99(3):F181–F188

Moss GD, Cartlidge PH, Speidel BD, Chambers TL (1991) Routine examination in the neonatal period. BMJ 302:878–879

Neonatal Critical Care Clinical Reference Group (2015) Neonatal Service Specification 2015 Available from: https://www.england.nhs.uk/commissioning/spec-services/npc-crg/group-e/e08/

Perlman JM, Wyllie J et al (2015a) Part 7: Neonatal Resuscitation: 2015 International consensus on cardiopulmonary resuscitation and emergency cardiovascular care science with treatment recommendations. Circulation 132:S204–S241

Perlman JM, Wyllie J, Kattwinkel J et al (2015b) Part 7: Neonatal Resuscitation: 2015 international consensus on cardiopulmonary resuscitation and emergency cardiovascular care science with treatment recommendations. Pediatrics 136(Suppl 2):S120–S166

Resuscitation Council (UK) (2015) Resuscitation and support of transition of babies at birth. https://www.resus.org.uk/resuscitation-guidelines/resuscitation-and-support-of-transition-of-babies-at-birth

Royal College of Obstetricians and Gynaecologists (2003) Prevention of early onset neonatal Group B streptococcal disease (Greentop Guideline no. 36). RCOG, London

Royal College of Obstetricians and Gynaecologists, Royal College of Anaesthetitsts, Royal College of Paediatrics and Child Health (2007) Safer childbirth: minimal standards for the organisation, delivery of care in labour. RCOG, London

Sweet DG, Carnielli V, Greisen G et al (2013) European consensus guidelines on the management of neonatal respiratory distress syndrome in preterm infants–2013 update. Neonatology 103(4):353–368

The Neonatal Taskforce (2009) A framework for commissioning neonatal services. Department of Health, London

The UK National Neonatal Dataset. Available from: https://www1.imperial.ac.uk/neonataldataanalysis/data/data/

Tucker J, UK Neonatal Staffing Study Group (2002) Patient volume, staffing, and workload in relation to risk-adjusted outcomes in a random stratified sample of UK neonatal intensive care units: a prospective evaluation. Lancet 359:99–107

Tucker J, Tarnow-Mordi W, Gould C et al (1999) UK neonatal intensive care services in 1996. On behalf of the UK Neonatal Staffing Study Collaborative Group. Arch Dis Child Fetal Neonatal Ed 80:F233–F234

Tucker J, McCabe C, McCabe C et al (2002) Patient volume, staffing, and workload in relation to risk-adjusted outcomes in a random stratified sample of UK neonatal intensive care units: a prospective evaluation. Lancet 359:99–107

Watson SI, Arulampalam W, Petrou S et al (2014) The effects of designation and volume of neonatal care on mortality and morbidity outcomes of very preterm infants in England: retrospective population-based cohort study. BMJ Open 4(7), e004856

Watson SI, Arulampalam W, Petrou S et al (2016) The effects of a one to one nurse to patient ratio on the mortality rate in neonatal intensive care: a retrospective, longitudinal, population-based study. Arch Dis Child Fetal Neonatal Ed 101(3):F195–F200

19 新生儿转运服务

Rocco Agostino, Roberto Aufieri and Maurizio Gente

袁琳　翻译,王斌　审校

目录

> **摘要**
>
> 　　当转诊中心不能提供新生儿所需的救治时,新生儿转运就至关重要。对于危重新生儿,转运会增加额外的风险,因此有可能的话,需要运作良好的新生儿转运队伍承担。在协作网中,致力于围产期区域化管理,高危孕妇应该宫内转运,从而将母亲和新生儿的风险最小化。但总有些新生儿出于不可预计的原因需要转运。每个妇幼保健院都需要提供产房有效的新生儿复苏,短期维持新生儿情况稳定,需要时及时联系新生儿急救转运中心(neonatal

emergency transport service，NETS）。 因 此，NETS 是产院和新生儿重症监护室（neonatal intensive care unit，NICU）间的桥梁。

本章节将涵盖 NETS 的组织、治疗评估、转运过程、以家庭为中心护理，和新生儿转运过程中会面临的挑战等主题。

19.1 要点

- 当转诊中心不能提供新生儿所需的救治时，新生儿将通过 NETS 转运，保障转运安全，使风险降到最低。
- NETS 组建要根据需求和覆盖地区的特点而定。每个区域协作网中最好有一个 NETS 协调中心。
- 需要合理评估转运需求，制订转运计划，确定接收医院的级别和特点、道路、交通工具和需要的人员配置。
- 转诊医院在转运队伍抵达前能实施基本的复苏并稳定患者：操作不当会导致转运中病情恶化。
- 转运队员、转诊中心工作人员和新生儿家属间的良好沟通以及对转运服务评估和改进的督查都是十分必要的。每次转运后需要对效率和效用进行评估。

19.2 引言

当转诊中心不能提供新生儿所需的救治时，新生儿转运就至关重要。对于危重新生儿，转运会增加额外的风险（Arora et al. 2014；Lim and Ratnavel 2008），因此有可能的话，需要运作良好的新生儿转运队伍承担。

在协作网中，致力于围产期区域化管理，高危孕妇应该宫内转运，从而将母亲和新生儿的风险最小化（Arora et al. 2014；Kollèe et al. 1992）。但总有些新生儿出于不可预计的原因需要转运（Finnstrom et al. 1997）。每个妇幼保健院都需要提供产房有效的新生儿复苏，短期维持新生儿情况稳定，需要及时联系 NETS。因此，NETS 是产院和 NICU 间的桥梁。

19.3 NETS：使命

NETS 需要保证：
- 在最合适的地理位置，从而为每个新生儿提供最

优化服务
- 安全和快捷的转运，使风险降到最低
- 转运队伍、家属和各中心间保持良好的沟通
- 合理的资源利用，以达到最优化的成本 - 效益比
- 推广有关窒息复苏和转运前稳定新生儿的教育项目
- 制定转诊中心和转运人员的指南

建立 NETS 需要规划和组织，也需要定期监督其效率和效用（见第 18 章）。

19.4 组织

NETS 组建要根据需求、覆盖地区的特点和现有资源而定。需要考虑到以下方面：
- 人口特点（出生率和分布）
- 围产中心的位置、数量和水平
- 每年的转运量和各中心间的病人流
- 新生儿转运指数（neonatal transport index，NTI）（下面详述）
- 可及的经济资源、人员、车辆和设备
- 定期临床监督

有各种不同模式的围产期协作网可实现最有效的转运。从成本 - 效益比考虑，选择以下两个模式中哪一个取决于每年的转运量和转运区域（Agostino et al. 1998，1999）：

专业服务：队伍全职负责所有转运。每年需要转运 400~600 次。少于 400 次就会增加成本，超过 600 次就会降低效率。

随传随到服务：这一模式中，转运整合到每个 NICU 的日常工作中，由值班人员承担。为了降低成本和提高效率，需要每年转运 150~200 次。

各个模式的特点总结在表 19.1 中。在欧洲，最常见的地区协作网中的转运模式是专业服务或随传随到模式。

NTI 是每 100 个活产新生儿中转运新生儿的数量。这个指数用于比较区域各医疗机构间的病人流。低 NTI（1% 左右）意味着围产中心的分布较好，母亲 - 新生儿转运体系较完善。过去几年，高危围产中心区域化项目有效降低欧洲大部分国家的 NTI（Kempley et al. 2007；Zeitlin et al. 2004；Neto 2006）。

考虑到区域的多样性，一个协作网中也可以存在一种以上 NETS 模式。

表 19.1　两种 NETS 模式的特点

	专业服务	随传随到
激活时间	通常较短	通常较长
可及性	全天候	值班中
覆盖距离	长	短
覆盖区域	通常较大	通常较小
接收中心	所有 NICU（机构间转运）	NETS 所在 NICU
专业转运专家	多，主要服务于转运队伍	少，临时从 NICU 抽调
费用	贵	不太贵

19.5　NETS 协调中心

每个区域协作网中最好有一个 NETS 协调中心。其作用是：
– 转运分诊
– 监控床位可及性和找到合适的床位
– 调配合适的转运队伍和协调转运
– 优化同时提出的转运需求
– 指导转诊医生和转运队伍
– 监督队伍人员、计划审查和培训
– 保证资源合理分配

19.6　转运类型

根据转运的紧急程度和目的地，转运可分为：
• 紧急转运
– 最初转运：由于重症监护或更高护理需求转运到 NICU 或更高级别的中心；
– 中心间转运：由于无床位、或需要外科或专科服务，在各 NICU 间转运；
• 选择性转运
– 回转：通常是患儿稳定后从 NICU 转回当地医院，从而保证 NICU 床位得到有效利用，将治疗费用以及给家属带来的不便最小化（Argus et al. 2009）；
– 往返转运：为了诊断性检查（如磁共振）或操作（早产儿视网膜病变的激光治疗）。

19.7　转运过程

转诊医院一旦提出需求，转运就开始了（表

19.2）。每次的转运都要在协调中心或接收中心的高年资新生儿医生指导下进行。

表 19.2　转运流程

事件	运作方法
申请转运	讨论、分诊、给转诊中心意见和支持、转运计划
寻找床位	寻找最合适的床位，启动转运队伍
转运队伍离开基地	继续给转诊中心意见和支持，负责转运前患者稳定
转运队伍抵达转诊医院	转运前评估和进一步稳定
转运患者去接收医院	监护、持续评估、必要时特殊治疗
转运队伍抵达接收医院	最终评估，与接收队伍交接
转运队伍返回基地	检查和更换已使用的设备、医用气体，沟通是否有新的转运

19.7.1　分诊和床位安排

当协调中心（或转运队伍）接收到转诊中心的转运需求，需要合理评估患儿的疾病严重程度和需求，制订初步的转运计划。确定接收医院的水平和特点、道路、交通工具和需要的人员配置。当接收到同时转运需求时，可根据验证过的评分系统确定优先级。新生儿转运死亡指数（mortality index for neonatal transportation，MINT）评分（表 19.3）是经过验证的，较为方便地预测转运新生儿死亡的评分，可用于判定转运优先级和调配资源（Broughton et al. 2004）。接到转运需求电话时就收集 MINT 评分所需要的所有数据。要格外关注诊断不明或需要特殊治疗的患者［如可疑新生儿缺氧缺血性脑病（hypoxic ischemic encephalopathy，HIE）、先天性心脏病（congenital heart disease，CHD）或外科疾病］。

能实时在线监控覆盖地区 NICU 和外科床位的系统有利于缩短转运启动时间。

表 19.3　新生儿转运死亡指数（MINT）评分
（改编自 Broughton et al. 2004）

指标	值	MINT 评分
pH	<6.9	10
	6.91~7.1	4
	>7.1	0

<table>
<tr><td colspan="3" align="right">续表</td></tr>
</table>

指标	值	MINT 评分
日龄	0~1h	4
	>1h	0
1 分钟 Apgar 评分	0	8
	1	5
	2	2
	3	2
	>3	0
出生体重	<750g	5
	751~1 000g	2
	1 001~1 500g	1
	>1 500g	0
PaO_2	≤3kPa（≤22.56mmHg）	2
	>3kPa（>22.56mmHg）	0
先天畸形	是	5
	否	0
已气管插管	是	6
	否	0

19.7.2　患者稳定

转诊医院的医护在转运队伍抵达前能实施基本的复苏并稳定患者,这是十分重要的。已证实三级中心出生和复苏可改善新生儿预后(Gente et al. 2015)。意大利 Lazio 地区 1 495 名转运新生儿的流行病学数据显示胎龄越小,转诊医院级别越低,转运原因(内科相比外科原因)和转运医院在城市外会显著延长复苏时间(Di Lallo et al. 2010)。

需要仔细评估患者的临床情况,建立初步的诊断并制定治疗方案。稳定患者包括基本的生理支持,也就是治疗或纠正可能导致患者病情恶化的情况。稳定患者后,开始为转运做准备。这包括患者生理指标满意,气道开放,静脉通路建立,维持适宜的监护。对复苏和稳定患者不重视会导致转运中病情恶化。转运的环境(有限的空间、震动、噪声等)并不利于最优的患者治疗(Arora et al. 2014;Lim and Ratnavel 2008;Bouchut et al. 2011;Karlsson et al. 2012)。

19.7.3　人员

NETS 中转运人员的选择差异很大,取决于机构的偏重、预算和专业团队的可及性(Agostinoetal 1998;Luptonand Pendray 2004)。传统的一名新生儿医生和一名护士组成转运队伍已经不再是唯一选择。不同专业背景的人员组成队伍并不会影响转运预后(Leslie and Stephenson 2003;Morrison and Cheema 2007)。特定的转运能力培训较之转运团队的专业背景相比更重要(Fenton and Leslie 2009)。转运经验不足会降低 NETS 质量((Macnab 1991)。转运前稳定患者所需时间随着经验增长会得以缩短(James 1993)。NICU 和转运团队人员要定期轮转,避免过度工作,并保证专业更新。

19.7.4　设备

转运设备要适用于从超低出生体重儿到足月儿各种患者,满足各种病情或内外科疾病患儿在转运中的特殊需求。转运需要一整套转运保暖设备,包括呼吸机、输液泵、吸引器和监护仪(图 19.1)。新生儿复苏装备包括药品,需要分开携带。

设备是只用于转运的,保证随时可使用,电池充满。欧洲标准委员会对此有相关建议(European Committee for Standardization 2003a,b)。颠簸和突发外力的影响使得工作环境不理想,会出现机械问题,因此需要定期检查和测试设备。队伍成员需要接受设备使用的相关培训,了解最常出现的问题以及如何修理。

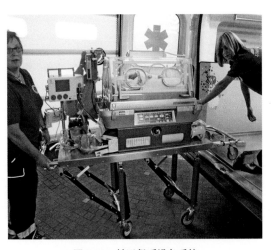

图 19.1　转运保暖设备系统

19.7.5　道路和交通工具

道路和交通工具的选择要考虑到临床情况、地区地理情况、天气、道路和交通情况,以保证最快、最安全以及最舒适地转运患者(Sedin et al. 1999)。要考虑到各种情况,并制定指南以选择交通工具和应对紧急情况。NETS 中可使用的交通工具有救护车、直升机和固定翼飞机。最常使用救护车,其费用低、普遍可及、启动时间短,可直接抵达医院。专用的交通工具可以保证较短的启动时间,与各种设备也更兼容。空中转运包括直升机,适用于远途转运、冬季天气条件不佳地区或特定地理条件(如山区)。取决于是否可以降落到医院,可能需要额外的救护车。空中转运存在噪声大,较颠簸,以及气压、温度、湿度和重力的改变会影响到治疗,加重危重新生儿的病情,出于这些原因,空中转运需依赖经专业培训的团队人员(Bouchut et al. 2011;Karlsson et al. 2012;Jackson and Skeoch 2009)。协调中心通过交通工具上的全球定位系统(global positioning systems,GPS)监测和定位转运队伍的位置,在紧急情况下或优先级发生变化时可以指导队伍去不同的地点。

19.8　转运中的挑战

多年前,病情危重需要特殊治疗的新生儿曾并归为"不能转运",或者是转运中必须中断特殊治疗,但现如今,这样的患儿可以安全转运,转运中诊疗同在 NICU 中一样。以下介绍一下 NETS 队伍可能面临的几种具有挑战性的情况。

19.8.1　外科疾病

理想情况下,产前诊断胎儿先天性外科疾病的孕妇应该在可以实施儿外科手术的三级中心分娩。但是,由于不可预见的原因(如产前未诊断、早产),仍有患有外科疾病的新生儿出生在非三级中心。

外科疾病新生儿的诊治需要多名专家参与的多学科诊疗方案。要保证协调中心和接收中心儿外科医生提供持续建议。常见外科疾病的诊治要点详见表 19.4(Puri and Doodnath 2011)。若需要进一步了解,可参考本书中外科疾病章节。

19.8.2　动脉导管依赖的先天性心脏病

可疑动脉导管依赖的 CHD 的鉴别诊断和治疗方案是 NETS 队伍和协调中心所要面临的最大挑战之一。如果新生儿出生的中心不具备儿科心脏医生会诊条件,那就需要电话分诊患儿,可以采用简易的紧急情况和急诊先天性心脏病分诊(Simplified Congenital Heart Disease-Oriented for Urgencies and Emergencies Triage,SCOUT)系统(Warren et al. 2001)。

转运队伍在转诊中心时要能将动脉导管依赖的 CHD 与其他疾病[如新生儿持续性肺动脉高压(persistent pulmonary hypertension of the newborn,PPHN)、非动脉导管依赖的 CHD、严重感染]鉴别,决定是否使用前列腺素 E_1,很多时候仅仅基于临床判断。不同文章报道,NETS 队伍临床诊断 CHD 的准确率从 77% 到 88% 不等(Shivananda et al. 2010;Gupta et al. 2014)。最新的研究回顾性分析了 144 名可疑 CHD 新生儿,发现结合临床发现、胸片、经皮氧饱和度和血气分析可有助于动脉导管依赖的 CHD 诊断。多变量分析提示血氧饱和度不稳定和平均动脉血压低于 40mmHg 是非动脉导管依赖的 CHD 的重要预测指标;分析也同时发现没有任何一个考虑到的临床表现与动脉导管依赖的 CHD 有关。作者故而得出结论,在缺乏有效的临床鉴别手段情况下,一旦怀疑动脉导管依赖的 CHD,就需要使用前列腺素 E_1(Gupta et al. 2014)。若需要进一步了解 CHD 新生儿的诊断、稳定、术前治疗、前列腺素 E_1 使用指征和不良反应,可参考本书第 67 和 68 章。

19.8.3　新生儿持续性肺动脉高压

临床怀疑或诊断新生儿 PPHN 的患儿可以根据最新的证据和推荐意见进行治疗和转运(Dhillon 2012;Steinhorn 2010)。患儿需要插管,机械通气(高频振荡通气有益处)和镇静。在转诊中心进行中心静脉置管。氧疗保证动脉导管前 $SpO_2 \geqslant 94\%$。必要时,可以使用血管活性药物维持平均血压在 55~60mmHg,液体疗法保证前负荷。

若存在严重低氧血症,需要吸入一氧化氮(inhaled nitric oxide,iNO)治疗。已有多篇文章介绍转运中使用 iNO 治疗(Lowe and Trautwein 2007;Lutman and Petros 2008;Gaddam Bhoomaiah et al. 2014)。也有报道 PPHN 患儿转运中使用静脉内血

管扩张剂,如前列腺素 E_1(Gupta et al. 2013)。若患儿严重低氧血症,对治疗无反应,可以由专业的体外膜肺(extracorporeal membrane oxygenation,ECMO)队伍进行转运(Broman et al. 2015;Rambaud et al. 2016)。进一步了解 PPHN 和 iNO 治疗可参考第60、61 和 64 章。

19.8.4 需要亚低温治疗的新生儿缺氧缺血性脑病

关于围产期窒息的足月和近足月新生儿随机对照研究显示生后 6 小时内中等程度亚低温治疗(33~34℃),可以减少纠正胎龄 18~24 个月时死亡和致残风险,改善童年中期神经认知预后(Jacobs et al. 2013;Azzopardi et al. 2014)。

因此,胎龄≥35 周、围产期窒息伴有中重度新生儿 HIE 的新生儿符合亚低温治疗标准(根据每家中心或协作网各自的标准)的都需要开始降温,并尽快(生后 6 小时内)转运到专业中心开始亚低温治疗。

转诊中心一旦与 NETS 协调中心确认患儿符合亚低温治疗指征,应立即开始被动降温,关闭远红外辐射保暖,松包,监测患儿体温,目标体温是 35℃,同时等待 NETS 队伍。

协调中心和 NETS 队伍要给予转诊中心建议,优先转运 HIE 新生儿,在最短的时间内将患儿转移至转诊中心。

若有必要,NETS 队伍抵达转诊中心后要进一步维持患儿代谢(纠酸)、循环(保证静脉通路、限液、监测血压和使用利尿剂)和呼吸(避免低碳酸血症)稳定。除非万不得已,避免使用止惊药物,其有可能干扰接诊中心脑电图评估结果。必要时可以使用芬太尼和咪达唑仑。再次评估亚低温治疗适应证,并获取亚低温治疗家属知情同意。

转运中使用被动或主动亚低温(暖箱中使用冰毯或使用伺服控制的降温系统),维持肛温 35℃。必须进行持续心电监护和肛温探头监测,可以避免严重低体温(32~33℃)和心动过缓(心率 <80 次 /min)。

多篇文章已介绍了新生儿转运中使用主动或被动亚低温的步骤(Kendall et al. 2010;Chaudhary et al. 2013;Akula et al. 2015)。

可参考本书中相应章节进一步了解 HIE 新生儿救治和亚低温治疗。

19.8.5 严重高胆红素血症

对于严重高未结合胆红素血症,有发生胆红素脑病风险的新生儿应尽可能避免在转运中中止光疗。转运中使用便携式光疗安全且有效,可以减少换血需求(Waterham et al. 2016)。

19.9 以家庭为中心护理

转运队员、转诊中心工作人员和新生儿家属之间的良好沟通是十分必要的。将新生儿从出生地转至另一个中心意味着家庭完整性和持续母亲/父亲-婴儿结合的中断。转运前和患儿稳定时期要鼓励家属见患儿,考虑母亲情况,有条件的话也建议尽快去接收医院。

需要签署转运和可能预见的急诊操作(如输血、急诊外科操作)知情同意书。

接收中心可以拍患儿的照片给母亲看,也应鼓励母亲泵母奶促进泌乳和参与新生儿的救治过程。

多胎,特别是需要较长时间住院时,要尽可能收治在同一家医院。这可以减轻家属压力,在家属本已很困难的处境下,避免其频繁往返多家医院。如果最初实现不了,也应该在患儿情况稳定后尽早让多胎收治同一家医院(Mosher 2013)。

19.10 质量评估和费用

督查对于转运服务的评估和改进至关重要(Leslie and Stephenson 1997,1994)。需要收集基本信息、参与人员、转运前和转运中时间以及临床参数(表 19.4)。

NETS 可及性和所需时间是效率的指标(Ramnarayan 2009)。时间包括:

1. 应答时间(致电转运到队伍出发的时间);

2. 等待时间(致电转运到队伍抵达的时间);

3. 稳定时间(在转诊医院稳定患者的时间);

4. 路途时间(从离开转诊医院到抵达接收医院的时间);

5. 总体转运时间(出发去转诊医院到可以出发下次转运的时间)。

转运的效用评价包括转运中患者中心体温变化、转 运 评 分(Hermansen et al. 1998;Zupancic et al. 2007;Lee et al. 2001)以及转运中的并发症。新生儿转运生理稳定指数(the transport risk index of physiologic stability,TRIPS)评分经过验证,是评估转运服务、方案和制度有效性的可靠工具(Lee et al. 2001)(表 19.5)。

表 19.4 外科疾病新生儿转运前和转运中的稳定和治疗
(Puri and Doodnath 2011)

外科疾病	转运前和转运中的稳定和治疗
腹裂	保暖,监测暖箱温度(低体温风险增高)。评估和治疗呼吸窘迫。静脉输液和纠酸。外露的脏器需要放置在干净的塑料袋或筒仓中,从而最大程度减少热量丢失和避免创伤。如果没有条件,可以在腹部中间固定肠袢,用保鲜膜缠绕外露的肠管,包裹在患儿腹部。留置鼻胃管,使用抗生素和维生素 K
脐膨出	评估和治疗呼吸窘迫。在腹部正中固定囊膜,用无菌、非黏性的干纱布覆盖,避免创伤和血管扭结,减少热量丢失。如果囊膜破损,治疗同腹裂。留置鼻胃管,静脉输液,使用抗生素和维生素 K
Pierre Robin 综合征后鼻孔闭锁	俯卧位,放置口咽通气管,预防舌根后坠和窒息 确保口腔通气管在合适的位置(合适的尺寸,将末端切掉,保持嘴巴张开) 避免间歇性低氧血症
脊髓脊膜膨出	俯卧位,避免脊髓区域受压和损伤。用温暖的无菌生理盐水浸泡的纱布覆盖缺损处,用保鲜膜缠绕在患儿身上避免干燥和开裂。如果囊膜破裂、脑脊液渗漏,或者脑脊脑膜暴露在外,使用优碘浸润的纱布覆盖,开始静脉抗生素使用。避免骶部破损处被粪便污染
膀胱外翻	评估和记录神经功能,包括感觉运动水平和脑积水程度移除脐夹,靠近腹壁处结扎脐带,避免机械损伤。覆盖破损处,用保鲜膜包裹,避免黏膜接触衣服。每次换尿布后,用温生理盐水清洗膀胱表面,更换新的保鲜膜。预防性使用抗生素
食管闭锁和食管气管瘘	插管,必要时机械通气(气管插管末端放置在隆突近端,瘘管远端)。小心护理,避免哭闹,降低吸入性肺炎和腹胀风险。必要时吸氧。头部略抬高,俯卧位或右侧卧位。食管上端盲端放置吸痰管,间断或持续低负压吸引(冲洗,避免痰栓堵管)。静脉输液,补充电解质,代偿食管分泌物丢失。使用抗生素和维生素 K

续表

外科疾病	转运前和转运中的稳定和治疗
先天性膈疝	避免面罩通气。气管插管,采用温和通气策略(肺发育不良有气压伤风险)。镇静和高频振荡通气(有条件的话)可以减低气压伤。预防肺动脉高压(过度通气,低压力,高吸入氧浓度,纠酸,避免寒冷刺激和代谢紊乱)。留置鼻胃管,减少肺部受压。静脉输液维持足够的外周灌注(必要时考虑使用血管活性药物),维持环境温度,完善动脉导管前动脉血气分析,使用抗生素和维生素 K。病情出现突然恶化时要排除气胸
肠梗阻	无论梗阻的水平和病因,治疗原则都是相同的:肠管减压,防止吸入性肺炎,纠正液体丢失和预防热量丢失。 留置鼻胃管,每 15~30 分钟吸引一次。纠正电解质、酸碱失衡和容量不足。预防性使用抗生素
坏死性小肠结肠炎	确保患儿病情稳定。通常需要间歇正压通气支持。如果存在酸中毒和休克,要马上纠正,监测血压和血糖,留置鼻胃管,使用抗生素

表 19.5 新生儿转运生理稳定指数(TRIPS)评分
(改编自 Lee et al. 2001)

参数	值	TRIPS 评分
体温 /℃	<36.1 或 >37.6	8
	36.1~36.5 或 37.2~37.6	1
	36.6~37.1	0
呼吸状态	严重(呼吸暂停、喘息、插管)	14
	中度(呼吸频率 >60 次 /min 和 / 或 SpO₂<85%)	5
	无(呼吸频率 <60 次 /min 和 / 或 SpO₂>85%)	0
收缩压 / mmHg	<20	26
	20~40	16
	>40	0
疼痛刺激反应	无,惊厥,肌肉松弛	17
	反应迟钝,不哭	6
	回缩灵敏,哭吵	0

SpO$_2$,血氧饱和度。

运作 NETS 的年度预算包括固定和机动的费

用。固定费用与转运数量无关,包括设备折旧费、保险、培训教育、机构维持和沟通。机动费用取决于转运数量,包括耗材、设备维护和救护车费用。人员的薪酬取决于 NETS 的类型:专业模式中这是固定费用,而随传随到模式既有固定费用(取决于可及性),也有机动费用(实际工作时间)。NETS 的总费用和每次转运的平均费用取决于固定和机动的费用,也取决于机构选择的模式和工作量(Agostino et al. 1998)。

19.11 培训和推广教育

围产期预后的持续改进取决于所有医护人员意识到需要更新知识和技能,从而和最新的围产期救治理念同步。转运人员必须接受合适的培训和监督。核心能力包括临床、技能、沟通和团队合作,以及在转运环境中工作的能力(Fenton and Leslie 2009)。转运队伍的全体成员需要接受继续教育和监督。这不仅仅是临床救治,还涉及安全和沟通,以及管理和其他相关主题。扩大继续教育到转诊单位(推广教育)负责转运前稳定患者的医护也十分重要(Agostino et al. 1998)。

19.12 NETS 展望

过去几年新生儿转运设备大幅改进,配合专用救护车可当作移动 NICU(Whyte et al. 2015)。

目标是进一步减少新生儿转运数量,提高高危孕妇的宫内转运。在某些中心已经开始计划和实施内外科特殊治疗推广项目(Maka et al. 2015;Huang et al. 2008)。

培训每个人从容应对最糟糕的情况。高仿真模拟培训,尽管与真实场景仍不完全一致,但可以培训经验不足的人员处理好临床和环境的困境。

在资源配置充足的地区,未来可以配备电子病历,包括患者和检查的图像和视频,可以在转运途中使用手机或平板电脑共享和更新。

参考文献

Agostino R, Chabernaud JL, Di Renzo GC (1998) Neonatal transport service, types, cost/benefit ratio, indicators of efficiency and effectiveness. Dev Physiopathol Clin 8:113–115

Agostino R, Fenton AC, Kollée LAA et al (1999) Organization of neonatal transport in Europe. Prenat Neonatal Med 4:20–34

Akula VP, Joe P, Thusu K et al (2015) A randomized clinical trial of therapeutic hypothermia mode during transport for neonatal encephalopathy. J Pediatr 166:856–861

Argus BM, Dawson JA, Wong C et al (2009) Financial costs for parents with a baby in a neonatal nursery. J Paediatr Child Health 45:514–517

Arora P, Bajaj M, Natarajan G et al (2014) Impact of interhospital transport on the physiologic status of very low-birth-weight infants. Am J Perinatol 31:237–244

Azzopardi D, Strohm B, Marlow N et al (2014) Effects of hypothermia for perinatal asphyxia on childhood outcomes. N Engl J Med 371:140–149

Bouchut JC, Van Lancker E, Chritin V et al (2011) Physical stressors during neonatal transport: helicopter compared with ground ambulance. Air Med J 30:134–139

Broman LM, Holzgraefe B, Palmér K et al (2015) The Stockholm experience: interhospital transports on extracorporeal membrane oxygenation. Crit Care 19:278

Broughton SJ, Berry A, Jacobe S et al (2004) The mortality index for neonatal transportation score: a new mortality prediction model for retrieved neonates. Pediatrics 114: e424–e428

Chaudhary R, Farrer K, Broster S et al (2013) Active versus passive cooling during neonatal transport. Pediatrics 132:841–846

Dhillon R (2012) The management of neonatal pulmonary hypertension. Arch Dis Child Fetal Neonatal Ed 97: F223–F228

Di Lallo D, Franco F, Farchi S et al (2010) Pre-transport stabilization time and characteristics of the referring hospital: an epidemiological study on neonatal transport in Lazio. Eur J Public Health 20:118

European Committee for Standardization (2003a) EN 13976-1:2003 rescue systems – transportation of incubators – part 1: interface conditions (harmonised standard under the Directive 93/42/EEC)

European Committee for Standardization (2003b) EN 13976-2:2003 rescue systems – transportation of incubators – part 2: system requirements (harmonised standard under the Directive 93/42/EEC)

Fenton AC, Leslie A (2009) Who should staff neonatal transport teams? Early Hum Dev 85:487–490

Finnstrom O, Otterblad Olausson P, Sedin G et al (1997) The Swedish national prospective study on extremely low birth weight (ELBW) infants. Incidence, mortality, and survival in relation to level of care. Acta Paediatr 86:503–511

Gaddam Bhoomaiah S, Chandra P, Leslie A (2014) Inhaled nitric oxide therapy during transport of neonates – experience of CenTre transport service. Arch Dis Child Fetal Neonatal Ed 99:A44

Gente M, Di Lallo D, Franco F et al (2015) Stabilization of the critically ill neonate awaiting transport. Ital J Pediatr 41(Suppl1):A15

Gupta N, Kamlin CO, Cheung M et al (2013) Prostaglandin E1 use during neonatal transfer: potential beneficial role in persistent pulmonary hypertension of the newborn. Arch Dis Child Fetal Neonatal Ed 98:F186

Gupta N, Kamlin CO, Cheung M et al (2014) Improving diagnostic accuracy in the transport of infants with suspected duct-dependent congenital heart disease. J Paediatr Child Health 50:64–70

Hermansen MC, Hasan S, Hoppin J et al (1998) A validation of a scoring system to evaluate the condition of transported very low birth weight neonates. Am J Perinatol 5:74–78

Huang T, Moon-Grady AJ, Traugott C et al (2008) The availability of telecardiology consultations and transfer patterns from a remote neonatal intensive care unit. J Telemed Telecare 14:244–248

Jackson L, Skeoch CH (2009) Setting up a neonatal transport service: air transport. Early Hum Dev 85:477–481

Jacobs SE, Berg M, Hunt R et al (2013) Cooling for newborns with hypoxic ischaemic encephalopathy. Cochrane Database Syst Rev 1:CD003311

James AG (1993) Resuscitation, stabilization, and transport in perinatology. Curr Opin Pediatr 5:150–155

Karlsson BM, Lindkvist M, Lindkvist M et al (2012) Sound and vibration: effects on infants' heart rate and heart rate variability during neonatal transport. Acta Paediatr 101:148–154

Kempley ST, Baki Y, Hayter G et al (2007) Effect of a centralized transfer service on characteristics of interhospital neonatal transfers. Arch Dis Child Fetal Neonatal Ed 92:F185–F188

Kendall GS, Kapetanakis A, Ratnavel N et al (2010) Cooling on Retrieval Study Group: passive cooling for initiation of therapeutic hypothermia in neonatal encephalopathy. Arch Dis Child Fetal Neonatal Ed 95:F408–F412

Kollèe LA, Brand R, Schreuder A et al (1992) Five-year outcome of preterm and very low birth weight infants: a comparison between maternal and neonatal transport. Obstet Gynecol 80:635–638

Lee SK, Zupancic JA, Pendray M et al (2001) Transport risk index of physiologic stability: a practical system for assessing infant transport care. J Pediatr 139:220–226

Leslie AJ, Stephenson TJ (1994) Audit of neonatal intensive care transport. Arch Dis Child 71:F61–F66

Leslie AJ, Stephenson TJ (1997) Audit of neonatal intensive care transport – closing the loop. Acta Paediatr 86:1253–1256

Leslie A, Stephenson T (2003) Neonatal transfers by advanced neonatal nurse practitioners and paediatric registrars. Arch Dis Child Fetal Neonatal Ed 88:F509–F512

Lim MT, Ratnavel N (2008) A prospective review of adverse events during interhospital transfers of neonates by a dedicated neonatal transfer service. Pediatr Crit Care Med 9:289–293

Lowe CG, Trautwein JG (2007) Inhaled nitric oxide therapy during the transport of neonates with persistent pulmonary hypertension or severe hypoxic respiratory failure. Eur J Pediatr 166:1025–1031

Lupton BA, Pendray MR (2004) Regionalized neonatal emergency transport. Semin Neonatol 9:125–133

Lutman D, Petros A (2008) Inhaled nitric oxide in neonatal and paediatric transport. Early Hum Dev 84:725–729

Macnab A (1991) Optimal escort for interhospital transport of pediatric emergencies. J Trauma 31:205–209

Maka E, Imre L, Somogyvári Z et al (2015) Laser treatment for retinopathy of prematurity in neonatal intensive care units. Premature Eye Rescue Program. Orv Hetil 156:192–196

Morrison J, Cheema I (2007) Neonatal transfers by advanced neonatal nurse practitioners: is it time to end the debate? Early Hum Dev 83:134

Mosher SL (2013) The art of supporting families faced with neonatal transport. Nurs Womens Health 17:198–209

Neto MT (2006) Perinatal care in Portugal: effects of 15 years of a regionalized system. Acta Paediatr 95:1349–1352

Puri P, Doodnath R (2011) Transport of the surgical neonate in "Newborn Surgery 3E" Prem Puri. CRC Press, Boca Raton, pp 83–90

Rambaud J, Léger PL, Larroquet M et al (2016) Transportation of children on extracorporeal membrane oxygenation: one-year experience of the first neonatal and paediatric mobile ECMO team in the north of France. Intensive Care Med 42:940–941

Ramnarayan P (2009) Measuring the performance of an inter-hospital transport service. Arch Dis Child 94:414–416

Sedin G, Agostino R, Chabernaud JL et al (1999) Technical aspects of neonatal transport in Europe. Prenat Neonatal Med 4:35–45

Shivananda S, Kirsh J, Whyte HE et al (2010) Accuracy of clinical diagnosis and decision to commence intravenous prostaglandin E1 in neonates presenting with hypoxemia in a transport setting. J Crit Care 25(174):e1–e9

Steinhorn RH (2010) Neonatal pulmonary hypertension. Pediatr Crit Care Med 11:S79–S84

Warren D, Jarvis A, Leblanc L et al (2001) Canadian paediatric triage and acuity scale: implementation guidelines for emergency departments. CJEM 3:S1–S27

Waterham M, Bhatia R, Donath S et al (2016) Phototherapy in transport for neonates with unconjugated hyperbilirubinaemia. J Paediatr Child Health 52:67–71

Whyte HEA, Jefferies AL, Canadian Paediatric Society, Fetus and Newborn Committee (2015) The interfacility transport of critically ill newborns. Paediatr Child Health 20:265–275

Zeitlin J, Papiernik E, Bréart G et al (2004) Regionalization of perinatal care in Europe. Semin Neonatol 9:99–110

Zupancic JA, Richardson DK, Horbar JD et al (2007) Revalidation of the score for neonatal acute physiology in the Vermont Oxford network. Pediatrics 119:e156–e163

风险管理

20

Isabelle Ligi and Sophie Tardieu
王来栓　翻译

目录

摘要

新生儿由于发育不成熟且常常需要侵入性治疗,成为医源性疾病的高危人群。近年来对新生儿医源性疾病的研究强调了在经济学(特别是消费方面)和法医学的问题。临床危重症管理应该致力于评估和降低风险,并最终达到提高患者安全的目的。在新生儿重症监护病房复杂而多面的环境中,事故往往是多方面的,提示了整个管理系统的问题,而非个人的失误。一套志愿的、匿名的、非惩罚性的医疗事故识别系统,加上事后的原因分析对于评估和预防风险非常重要。当然,安全意识和领导作风是风险管理的重中之重。

20.1 要点

- 新生儿学是一门高风险学科。
- 风险管理是一项可以改善健康质量的结构化方法。
- 医院感染和计划外拔管是严重的医源性事件;药物错误和皮肤损伤是常见的,但通常不足为害。
- 已经开发了许多工具来评估风险。

- 事件报告系统和原因分析是风险管理的关键组成部分。
- 领导对于促进患者安全和创建安全文化至关重要。

20.2　引言

　　新生儿医学的快速发展显著降低了新生儿的死亡率，特别是低出生体重儿。但是，新生儿重症监护室（neonatal intensive care unit，NICU）中的治疗使新生儿经受侵入性治疗，进而引起医源性损伤。更多的是，NICU 是一个不断有紧急情况出现的科室，很容易出错。医源性损伤被定义为一种意外伤害或在接受医疗保健等任一方面时受到的损伤（Thomas et al. 2000）。医学研究所的一篇报道——人非圣贤孰能无过，揭示了美国医疗过失在造成患者受伤、死亡以及财产损失中的重要作用（Kohn et al. 1999）。尽管新生儿是高危人群，但关于医源性疾病发生率的数据很稀少，且因数据收集方法和定义的不同，数据差异很大，最近的前瞻性研究报道了高达 0.4~0.74/病例的医源性损伤发生率（Ligi et al. 2008；Sharek et al. 2006；Kugelman et al. 2008；Frey et al. 2000）。许多医源性损伤可引起永久性伤害，对患者及其家庭、工作单位造成巨大的经济、人力、法医学成本（Kohn et al. 1999；Donn 2005），其中超过三分之一是可以避免的（Ligi et al. 2008；Sharek et al. 2006；Kugelman et al. 2008）。

　　为了改善患者安全，风险管理的概念和实践在近十年已经有所发展。临床风险管理可被定义为团体项目，致力于改善医疗服务质量、保障医疗安全（Scholefield 2005）。它是建立在系统方法之上的，而不是个人的错误，考虑到人人都会犯错，医源性事件的发生多是由于持续的安全防护措施的缺失（Reason 2000）。风险管理是一个不断发展进步的项目，它建立在对潜在危险和阻碍的认识及对危害、技能和行为的理解之上。

20.3　新生儿医源性疾病的流行病学

20.3.1　患者安全的定义

　　在关于患者安全的文献中，有一些定义被广泛运用，因没有标准术语来定义患者安全，所以严谨的定义有助于研究成果的阐释。

　　错误：没有按原计划完成或按照错误的方案达到目标（Kohn et al. 1999）。

　　严重的医疗差错（medication error，ME）：持续作用于患者，可对脆弱的患者造成伤害的医疗错误（Morriss 2008）。

　　不良医疗事件：由医疗管理不当而不是患者的潜在健康状况造成的伤害（Kohn et al. 1999）。

　　医源性事件：任何危害患者安全的事件。可能是可预防的，或者不可预防的，可能涉及医疗团队的错误，也有可能不涉及（Ligi et al. 2008）。

　　危急事件：任何威胁到患者安全的事件（Frey et al. 2000）。

　　严重的医源性事件：任何由医疗管理引起的可造成残疾、死亡或延长住院时间的无意伤害或并发症。

　　可预防的医源性事件：运用现有的知识和技能可避免的医源性事件（Woods et al. 2005）。

　　未遂事件：若不被阻止，可引起患者伤害、死亡或财产损失的事件。

　　药品不良事件：任何在治疗中由药品引起的伤害。

　　用药差错：发生在下医嘱、执行医嘱、配药、发药、监管过程中的可预防的错误，不论是否对患者造成损伤（Kaushal et al. 2001）。

20.3.2　医源性事件的普通流行病学：发生率、严重性、预防措施和类型

　　关于新生儿医源性事件的流行病学数据很少，且因定义及研究方法的不同，数据有差异。表 20.1 展示了 8 个回顾性研究的成果。毫无疑问，回顾性调查显然低估了医源性事件的发生率，其认为 ME 仅影响 1.2%~1.5% 的住院新生儿（Brennan et al. 1991；Kanter et al. 2004）。实际上，近期的研究如预期的一样，根据医源性事件的发生率、严重程度，强调了其重要性，这些研究报道（绝大多数是建立在前瞻性、匿名、志愿、非惩罚性的系统基础上）每个患者有高达 0.4~1.25 的医源性事件发生率（Ligi et al. 2008；Sharek et al. 2006；Kugelman et al. 2008；Frey et al. 2000；Snijders et al. 2009）。有两项研究报道了一个患者每 1 000 个住院日有 20~25 的发生率（Ligi et al. 2008；Kugelman et al. 2008）。因为 30%~50% 的医源性事件是比较严重且有害的，对患者造成的伤害是相当大的（Ligi et al. 2008；Sharek et al. 2006；Kugelman et al. 2008；Frey et al. 2000），其中有高达

35%~83% 医源性事件有相应的预防措施（Ligi et al. 2008；Sharek et al. 2006；Kugelman et al. 2008）。

不同类型医源性事件的发生率随当地的医疗环境、事件的发生方式而有所不同。医院交叉感染及呼吸问题是最常见且严重的医源性事件。特别是非计划性拔管（每 100 个机械通气日有 0.14~6.6 次的发生率），虽然严重，但多数是可预防的（Sadowski et al. 2006；Merkel et al. 2014）。用药错误和皮肤损伤在 NICU 中是常见的，但多数都是小事件（图 20.1），ME 的发生率在不同的研究中因错误的定义及鉴别方法的不同而不同，Kausha 和同事发现了 NICU 中有高达 5.7% 的处方错误率（每 100 个住院患者就有 91 个用药错误），但其中包含未遂事件（Kaushal et al. 2001）。若对此排除，Raju 和其同事则报道了依然有 15% 的用药错误发生率（Raju et al. 1989）。剂量错误是最常见的类型，常发生在开处方、尤其是监管环节（Chedoe et al. 2007）。十倍剂量的错误很常见，多是由于输液泵的流程设计错误引起。最后，

皮肤损伤是最常见的医源性事件，即使皮肤坏死很少见，瘢痕严重影响美观和功能。

与预期的一样，医源性疾病发生的主要危险因素是低出生体重和侵入性的操作（中心静脉置管和机械通气）。此外，住院时间是医源性疾病发生的独立危险因素（Ligi et al. 2008；Sharek et al. 2006；Kugelman et al. 2008）。

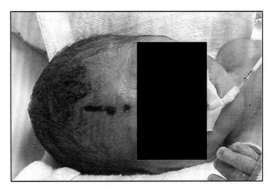

图 20.1 与外周静脉输液外渗相关的皮肤坏死

表 20.1 新生儿重症监护室中医源性疾病流行病学

参考文献	研究设计	人群	报道性质	定义	结果		
					事件发生 / 报道	严重	可预防性
Frey 2000（Frey et al. 2000）瑞士	前瞻性 1 年	467 入院（56% 新生儿）	全面，匿名，非惩罚性	危急事件	0.45 CI / 入院	30%	未描述
Suresh 2004（Suresh et al. 2004）美国	前瞻性 时期 1:17 个月 时期 2:10 个月	54NICU	非惩罚性，匿名，自愿，外部，基于互联网，自由文本（时期 1），或结构性表格（时期 2）	用药错误，未遂，不良事件	1 230 例报道	27%	未描述
Kanter 2004（Kanter et al. 2004）美国	回顾性 1 年	66 146 早产儿	处理记录	用药错误	1.2% 早产儿	未描述	未描述
Sharek 2006（Sharek et al. 2006）美国	横断面，回顾性研究	749 记录,15 家 NICU	触发工具	不良事件	0.74 不良事件 / 患者	40%	56%
Ligi 2008（Ligi et al. 2008）France 法国	前瞻性 8 月	388 新生儿	匿名，非惩罚性，自愿	医源性事件	25.6IE‰患者日 0.69IE/ 患者	29%	34%
Kugelman 2008（Kugelman et al. 2008）以色列	前瞻性 时期 1:3 个月 时期 2:3 个月	4 家 NICU 697 名新生儿	匿名，医疗顾问的每日报道,时期2:医护职工的认识	医源性事件,用药错误,未遂事件	20.2IE ‰患者日 0.4IE/ 患者	48.5%	83%
Snijders 2008（Snijders et al. 2008）荷兰	前瞻性 12 个月	8 家 NICU,1 家 PICU 3 859 新生儿	匿名,自愿,非惩罚性	危急事件	1.25CI/ 入院	1.4%	未描述

续表

参考文献	研究设计	人群	报道性质	定义	结果		
					事件发生/报道	严重	可预防性
De Franco 2014（De Franco et al. 2014）意大利	横断面,2个月	1家NICU,1家亚重症	匿名,自愿	错误	0.43 错误/患者	未描述	未描述
		166新生儿					

20.4　从医源性事件中学习

发展风险管理的4个基本步骤:识别,分析,评估和分级,以及危险因素的防控。

20.4.1　医源性疾病发生的危险因素

许多因素的先后作用造成了医源性疾病的发生。正如 James Reason 在"瑞士干酪"中描述的医源性疾病的模型,一系列小事件的时间和空间吻合最终引起一项大事件(Reason 2000)。人为差错可明显或潜在地引起事件的发生。故意失误和无意的失误差错(误解、关注点或记忆或选择的偏差)和故意的错误(和规范、知识相关)或违规。故意犯错是导致医源性事件的直接原因。潜在错误是当地和团队的条件中的弱点。影响因素包括个人(培训、健康、认知、疲劳)和团队(沟通、监督管理)情况、制度(财政资源、安全文化)和环境(医务人员水平、设备)因素,以及工作环境(工作量)和患者情况(年龄、语言、个性,健康状况,社会条件)。

20.4.2　限制医源性损伤事件的防火墙

安全系统由3种不同类型的防火墙组成。

20.4.2.1　预防
这样可以防止错误或医源性事件的发生。

20.4.2.2　复原
已发生错误,但在生成医源性事件(也称为未遂事件)之前复原。

20.4.2.3　减少
尽管事件发生,但减少其后果和影响。

20.4.3　评估风险的工具:纠正方法

20.4.3.1　事件报告系统(Ahluwalia and Marriott 2005)
方法

医源性事件报告系统包括上报、核实及分析。报告系统是从错误中学习的重要方法。建立在回顾性病例审查基础上的法定报告系统,集中研究与重伤和死亡相关的 ME,但是造成重伤的错误只是问题的一小部分,医源性损伤显然被这些报告系统低估了,但是 Sharek 和同事描绘了一种病例审查启动工具,可高效识别 NICU 中的不良事件(Sharek et al. 2006)。触发工具模式能快速扫描与不良事件相关的"文字信号"预清单来筛查不良事件(Resar et al. 2003)。相反地,自愿报告系统集中于引起轻伤、无伤害、或未遂事件,目的是识别、修复漏洞,改善患者安全。Leape 和同事强调了非惩罚性、匿名、及时的汇报系统,可有效监测不良事件。这种方法已经有效地提高了上报率(Frey et al. 2000;Leape 2002;Suresh et al. 2004)。对可反映当地临床实践和关注领域的重要事件目录的启动可推动医疗错误上报系统的发展。此外,前瞻性数据收集方法比横断面和回顾性方法更具优势(Michel et al. 2004),事实上,它们更能识别一些可预防的事件,评估防御策略,研究团体或人为因素,评估结果。另外,前瞻性事件报告系统可用来做培训教程,让临床工作者意识到错误可导致的严重后果。世界卫生组织制定了不良事件报告和学习系统的指南(WHO 2005)。

事件上报系统的局限性

这种预期事件上报系统耗时,而自愿上报作为一种惩罚方式可能不被理解,且可能导致自我保护的医疗行为,另一点需要牢记的是因申报和发现不足,导致不良事件发生率被低估。

医源性事件上报的地方性经验

自2005年以来,我们使用了一个匿名的、非惩罚性和自愿的事件报告系统。出版工作、专业设备和 2003 年的一个预实验研究的基础上,报告的形式由一个工作组成,其中包括新生儿学家、流行病学家和护士,报表由 3 部分组成:管理数据(新生儿病房,患者身份、出生日期、出院日期、住院日长或死亡事件)、患者特点(出生体重、胎龄、性别、机械和 / 或持续正压通气,中心静脉置管)和事件相关部分(日期、年龄、体重、具体描述、致病机制)。在表格的背面,有 53 个潜在的事件的触发列表,以帮助报告。在表格应用之前,举行了几次辅导课程和小组讨论,让护理及医务人员熟悉事件报告。表格从入院起就被放置在婴儿的病历中,直到出院或死亡的时间。每一个月,两个儿科医生独立审查报告的事件,确定诊断、严重性和可预防性率。由工作组每月召开一次会议,讨论事件发生率,并制定预防措施。每月公告由总体数据(入院人数,周转水平)、医源性事件报告和院内交叉感染的总结及临床经验教训、指导意见组成,并张贴在病区以得到反馈。每 4 个月组织一次和护理、医疗小组的工作会议,讨论事件发生率和相应的措施(Ligi et al. 2008)。

20.4.3.2 事件调查与因果分析

对于严重或反复发生的事件需进行相应的调查。任务报告(根本原因分析)了解事件起源并从中学习改善患者安全的关键。报告需要隐秘、不受外界压力且有序及时地进行。这是一个合作分析事件的过程。目的是明确发生了什么,为什么会发生(内在的人为和体系因素),从中学习改善和提高,并及时通过会议或每月公告反馈给职工。

20.4.4 评估风险的工具:预防(前瞻性)方法

对医疗风险的发生概率和潜在危害进行评估和分级,对卫生保健机构来说非常重要。已经制定了很多前瞻性的方法:标准比较,过程分析,质量指标分析。

20.4.4.1 审计和患者安全查房

对护理和风险的独立评估有助于实施预防措施并在再审计期间评估其效果。通过对护理的系统回顾(结构、过程、结局),与标准来进行对比,审查以确保该做的工作已经全部做好。

20.4.4.2 错误模式及效果分析工具

在患者使用和医护暴露前,任何新系统、过程、设备、服务的可靠性和潜在错误都被系统评估。错误模式及效果分析工具是一个系统的、前瞻性的过程评估工具,以鉴定出在哪个方面或为什么会出错,评估不同错误之间相对影响,以便确定过程中需要更改的地方。例如,出错方式"会出什么错?";错误原因"为什么错误会发生?";错误影响"错误会带来什么后果?"。即使需要花费时间,前瞻性分析也有助于在实施之前对潜在风险进行评估。

20.4.4.3 质量指标和标准管理

NICU 中新生儿特有的质量指标(如母乳营养、中心导管相关感染等),可用于比较不同国家和国际患者的预后。标准管理是一个强有力的工具,以衡量实施方法和改善护理和新生儿结局。

20.5 降低风险的策略:风险管理组成

安全的目标不是消除所有错误,而是以减少严重事故和反复发生的事故、复原(未遂事件)错误(图 20.2)。地方安全计划可以以领导、沟通、培训、质量工具和护理标准为基础来提高护理质量(Ligi 2010)。

20.5.1 领导和安全培养

有一点至关重要,即让人们相信风险是不可避免的,但是可以通过管理来提高患者安全。领导者必须在一个协作和非上下级的过程中使全体员工提高警惕和鼓励他们。这个目的是让人们相信患者的安全是首要目标,我们的系统是可以改善的,因此风险可以降低。领导者需要强调无责任事件检测的重要性,作为提高质量、增强变革能力和发展目标干预的积极手段。领导组织反馈、沟通和促进患者安全。

20.5.2 沟通

与家长沟通是一个重要的问题,可以帮助减少索赔和投诉,家长同意和信息沟通是关键,透明度在医源性事件发生的情况下是至关重要的。专业人员之间的沟通也是必不可少的,可以减少风险和危害。

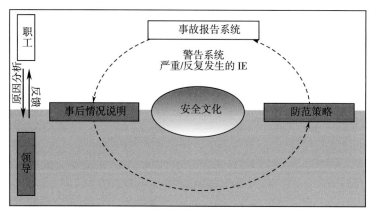

图 20.2　风险组织管理

20.5.3　培训、引导和胜任

因缺乏经验，不熟悉是错误发生的关键因素，不断的培训是必要的。此外，在 NICU 和新员工中通常有着高人员周转率。所有新员工必须了解行动指南、政策和操作规程。

20.5.4　指南、协定和检查表

治疗标准是从循证医学发展而来的，可协助专业人员在治疗护理过程中做决策。

20.5.5　实施安全计划项目的 5 个步骤

计划—运作—学习—行动（PDSA）方法可以用于发展安全项目，使用质量工具来找到当地系统和作业过程中的风险、难点（表 20.2）。

20.5.6　ME 的预防：风险管理的一个例子

ME 在 NICU 常常发生，造成潜在危害。处方和管理，特别是智能输液泵的编程，是两个高风险的阶段。缺乏经验和工作强度是其发生的高危因素。尽管医药管理是一个复杂的、多面的系统，研究表明风险可以被有效降低且可预防 ME 的发生。首

表 20.2　风险管理和安全程序实施的五步骤

工具	安全风险情况的选择和安全方案的组织	安全风险状况分析与识别	评估和确定风险的优先次序	风险处理	随访和结果的可持续性
触发式工具	+				
持续前瞻性事件报道	+		+		+
临床审查		+			+
安全环路	+	+			
质量指标	+				+
根源分析		+			
回顾死亡率和发病率	+	+			+
错误模式及效果分析工具		+			
检查清单				+	
指南				+	
协议				+	

先,一个新生儿药师的参与就能显著降低剂量错误(Simpson et al. 2004)。减少处方错误的策略包括:临床工作人员的教育(适应证、配方成分和给药方案),改善开处方的条件,应用剂量参考标准,可能的话使用电子医嘱录入系统。电子医嘱录入系统可预防 66% 的 ME 的发生。然而,电子医嘱录入系统可能导致新型的错误发生,因其价格昂贵需要更多的研究来评估电子医嘱录入系统的作用(Chedoe et al. 2007)。给药阶段减少错误发生的策略包括使用标准浓度输液,限制在紧急情况下口头命令,限制手写处方,对高危药品(阿片类药物、镇静剂、胰岛素、抗凝剂、浓缩电解质溶液)在用药过程中每一步进行复查,这些药品应与病房库存分开存放,注射器要严格标识,并进行交接班核查。这些措施显示了它们在降低 ME 方面的成效。

参考文献

Ahluwalia J, Marriott L (2005) Critical incident reporting systems. Semin Fetal Neonatal Med 10:31–37

Brennan TA et al (1991) Incidence of adverse events and negligence in hospitalized patients. N Engl J Med 324:370–376

Chedoe I et al (2007) Incidence and nature of medication errors in neonatal intensive care with strategies to improve safety. Drug Saf 30(6):503–513

De Franco S et al (2014) The error in neonatal intensive care: a multicenter prospective study. Minerva Pediatr 66(1):1–6

Donn S (2005) Medical liability, risk management, and the quality of health care. Semin Fetal Neonatal Med 10:3–9

Frey B et al (2000) Comprehensive critical incident monitoring in a neonatal-pediatric intensive care unit: experience with the system approach. Intensive Care Med 26:69–74

Kanter D, Turenne W, Slonim A (2004) Hospital-reported medical errors in premature neonates. Pediatr Crit Care Med 5(2):119–123

Kaushal R et al (2001) Medication errors and adverse drug events in pediatric inpatients. JAMA 285(16): 2114–2120

Kohn L, Corrigan J, Donaldson M (1999) In: I.o. Medicine (ed) To Err is human: building a safer health system. National Academy Press, Washington, DC

Kugelman A et al (2008) Iatrogenesis in neonatal intensive care units: observational and interventional, prospective, multicenter study. Pediatrics 122:550–555

Leape LL (2002) Reporting of adverse events. N Engl J Med 347(20):1633–1638

Ligi I (2010) Iatrogenic events in neonates: beneficial effects of prevention strategies and continuous monitoring. Pediatrics 126(6):1461–1468

Ligi I et al (2008) Iatrogenic events in admitted neonates: a prospective cohort study. Lancet 371:404–410

Merkel L et al (2014) Reducing unplanned extubations in the NICU. Pediatrics 133(5):1367–1372

Michel P et al (2004) Comparison of three methods for estimating rates of adverse events and rates of preventable adverse events in acute care hospitals. BMJ 328:1–5

Morriss F (2008) Adverse medical events in the NICU: epidemiology and prevention. Neoreviews 9:e8–e23

Raju T et al (1989) Medication errors in neonatal and paediatric intensive-care units. Lancet 12(2):374–376

Reason J (2000) Human error: models and management. BMJ 320(7237):768–770

Resar RK et al (2003) Methodology and rationale for the measurement of harm with trigger tools. Qual Saf Health Care 12(Suppl 2):39–45

Sadowski R et al (2006) Continuous quality improvement: reducing unplanned extubations in a pediatrics intensive care unit. Pediatrics 114(3):628–632

Scholefield H (2005) Risk management in obstetrics. Curr Obstet Gynaecol 15:237–243

Sharek PJ et al (2006) Adverse events in the neonatal intensive care unit: development, testing, and findings of an NICU-focused trigger tool to identify harm in north american NICUs. Pediatrics 118(4):1332–1340

Simpson J, Lynch R, Alroomi L (2004) Reducing medication errors in the neonatal intensive care unit. Arch Dis Child Fetal Neonatal Ed 89:F480–F482

Snijders C et al (2009) Specialty-based, voluntary incident reporting in neonatal intensive care: description of 4846 incident reports. Arch Dis Child Fetal Neonatal Ed. 94(3):F210–F215

Suresh G et al (2004) Voluntary anonymous reporting of medical errors for neonatal intensive care. Pediatrics 113(6):1609–1618

Thomas E et al (2000) A comparison of iatrogenic injury studies in Australia and the USA. I: context, methods, casemix, population, patient and hospital characteristics. Int J Qual Health Care 12:371–378

WHO (2005) Who draft guidelines for adverse event reporting and learning systems. From information to action. WHO Press, Geneva

Woods D et al (2005) Adverse events and preventable adverse events in children. Pediatrics 115:155–160

21 新生儿指南

Rinaldo Zanini and Roberto Bellù
杨帆　翻译，刘曼玲　王斌　审校

目录

摘要

临床指南的主要目的是为临床决策提供建议。由于新生儿领域的临床研究在研究的方法学以及对新生儿群体开展研究的难度使其存在多变性，使得针对该领域科学证据进行系统性评估显得比其他领域更为重要。指南是在对证据进行系统性评价，对可供选择的诊疗措施进行利与弊权衡基础上公布的系列建议，旨在优化对患者的诊疗。在指南的引导下，有助于医生及医疗保健工作者依据具体场合及情况作出最佳的决定。制定和评价一项指南的方法学显得尤其重要。实际上分级（GRADE）的方法是制定临床指南的标准性框架结构。就评价的角度而言，从一项措施开始到系统性形成一项指南，AGREEⅡ的方法也为那些繁忙的医生及医疗保健工作人员提升至具有较高的有效性（效度）和可行性层级。

根据那些循证指南，在具体病人的过程诊疗中，临床路径成为践行指南的重要途径。循证指南能够有效地提升对患者的诊疗，关键是要重视如何鼓励医务人员在临床实践中应用指南，临床路径原则是指那些实现这一目标最有希望的方法之一。

21.1　要点

- 指南包括建议是在对证据进行系统性评价，对可供选择的诊疗措施进行利与弊权衡基础上公布的系列建议，旨在优化对患者的诊疗。

- 指南有助于临床医务人员及医疗保健人员依据具体场合及情况作出最佳的决定。

- 制定和评价一项指南的方法学显得尤其重要。实际上分级的方法是制定临床指南的标准性框架结构。

- 由于在新生儿临床研究方法学以及对新生儿群体开展研究的难度存在多变性，使得针对该领域科学证据进行系统性评估显得比其他领域更为重要。

- 指南具备系统性、可重复性、能够共享和透明特征，也可以作为缩小临床当前实际与可供选择情况之间差距的工具。

- 指南必须定期更新。

- 分级（GRADE）的方法实际上是制定临床指南的标准性框架结构。

- AGREEⅡ的方法对于那些繁忙的医务人员来说能提升有效性和可行性。

- 临床路径是指南中共有的部分，该部分常用于那些具备相似情况的特定病人以及同质性患者群组。

21.2　引言

临床指南的主要目的是根据相关的以及最新的科学证据，为临床决策提供建议。对新生儿领域科学证据进行系统性评估，评估的质量、信息的相关性以及与当地具体实际情况的可适用性，比其他方面都更为重要。由于临床研究的方法学的多样性，新生儿群体开展研究存在难度，同时掺杂专家的观点，以及与新生儿年龄相适应的科学结果与此后年龄段甚至成人时的科研成果有关联，更强调了新生儿医学循证指南的迫切性。

现代医疗措施的复杂性、不同专业交叉（产科学与新生儿学融合形成围生医学）、知识以及可用的技术手段愈加丰富等等，都显著改善了新生儿的结局。然而，这些也给医生等医疗服务工作人员带来了新的行为和组织模式，以保障所有这些诊疗都为患者提供更好的、一致性的临床结局。

为了加强对诊疗过程的支持和管理，而这种诊疗过程已经不再完全由一位医生掌控时，需要一些组织流程以促进团队的工作。先进的医疗技术、医疗干预的复杂性，还有人们对获得好的医疗结局期望值持续增加，使得医疗费用大幅度增长。医疗费用持续增加对所有发达国家的医疗保健系统都造成了影响，而它也有可能在未来的几年会阻碍医疗的进步，医疗费用的增加已经趋于影响到医疗保健体系的公平性、减低其可及性以及惠及人群的适用性。

因为指南具备系统性、可重复性以及透明和可共享等属性，使用指南有益于同时实现既控制医疗费用又提升医疗的可及性双重目标（Turkin and Stucky 2009）。

新生儿医疗的复杂性及医疗费用的增长与人们对提供具备以下 6 项基本特征的优质治疗的迫切需求增加有关，这 6 项基本特征是：安全、适当、有效、效率、公平和以患儿及其家人为中心。

21.3　指南

由美国医学科学院规定的指南定义为：指南"旨在优化对患者的诊疗。它们是经过对证据进行系统性评估、对可供选择的诊疗措施进行利与弊评价的基础上公布的一组建议（Consensus Report, Institute of Medicine 2011）。"

指南并不是一种强制性手段，它是一种获得最佳诊疗结果的途径或者是工具。通过清晰地界定科学上正确的标准、兼顾各利益方的观点、实现在患者（临床结局）、医生以及医疗保健提供者（可以获得的资源）之间的利益达成平衡。

随着指南的普及应用已经暴露出几个方面的问题，主要反映在定义缺乏唯一性，缺乏观察基本方法学中的必备条件。随着那些劣质的指南以及那些自相矛盾的指南被散播，正在引起越来越多的担忧（Grilli et al. 2000；Shaneyfelt et al. 1999）。

指南要具备效度，它可以被定义为一种能够促进健康的能力。从这个意义上讲它应具有可衡量（量化）性。类似于一种药物的疗效，评估一项特异性、有效的治疗方法，或者开展随机临床试验或者一种临床诊断方法，具备不同的灵敏度、特异性、对临床的预测价值和概率进行一种特征性描述。一项指南传播和使用的效度能经得起它所导致结果的评估（Bell ù and Zanini 2001）。

对指南系统性评估研究表明指南中的某些内容能够改变医务人员的行为，在某些情况下它们能够改善患者的临床结局（Shaneyfelt et al. 1999；Bellù and Zanini 2001；NHS Centre for Reviews and Dissemination and Nuffield Institute Health 1994）。这些系统性评估已经证实临床获得正性结局的概率与指南的某些特征密切相关。这些特征包括简约、适用性以及参与指南制定的人员的专业性。

在系统性评估中所强调的另一个重要问题是确定现有研究方法中的缺陷，这个也会制约最终得出某些治疗结论的效度（NHS Centre for Reviews and Dissemination and Nuffield Institute Health 1994）。

对一套指南的效度进行评估依据是使用该指南导致某种特异性病理过程发生正性的改变。由于存在诸多易混淆的因素以及所需研究的复杂性，这样的评估难以实现。因此，指南效度的概念已经转变为评价某个指南是否遵循了所参考的方法，而且这样才能保障实现所期待的效果。

指南也是一种能够缩小现在临床所使用的方法与其他可供选择方法之间差距的工具。同时指南中提供出各种诊疗选项的益处、风险和费用，有助于患者个人和组织做出诊疗的正确决定。

基于上述理念,明确以下几种方法学的标准:

1. 制定一个指南以及评价指南都应趋向于改善诊疗:制定或使用指南的出发点是针对一个具体的、存在问题的特定的医疗情况,目标是诊疗进一步改进。

2. 指南必须要有最佳循证依据。还应考虑到在有些临床领域中尤其是诊断方面相关临床研究存在不足。

3. 用于归纳所得到证据的方法必须严谨并遵循已经达成的程序:确定题目、组建起草指南的团队、明确文献研究和对研究进行评价的方法、宣传及应用。

4. 指南必须包含对所提供的建议推荐的"强度"有明确的分级:这一点非常重要,应根据评估那些支撑指南中所推荐的各项建议研究的质量,体现出对各项建议推荐的不同力度。在这方面,近年已形成一套比较全面的对建议强度进行分级的方法,它不仅依据证据的质量(原始研究的类型、质量)而且还兼顾相关的临床结局(Neumnn et al. 2016;Mustafa et al. 2013;Atkins et al. 2004;Muyatt et al. 2008)。这就是"GRADE 方法"或者是框架。因此,指南中所推荐的强度越高,表明与相关的临床结局(如死亡或残疾)越密切相关。

5. 在制定一套指南的过程中一定要有多学科人员参与其中,并包括指南使用者以及患者。不仅必须包括某个学科的专家负责某个主题,还必须要有其他人员,比如患者参与临床管理的内容。

6. 一套指南应该适合专业的具体实际情况。比如根据更多的通用指南,制定出具备专业性的、适合当地实际情况的指南,诸如临床路径。

7. 指南应该考虑到可用的资源。这样弥合了实验研究与指南使用者所处的临床实践之间的差距,也为当地已经成熟的临床路径提供一般性的建议。

8. 一旦指南制定完成,必然要经适当的方式传播和使用。单纯地在期刊或者学术会议上公布一套指南并不是助推其在临床实践中实际应用的有效方法。

9. 应该对指南的使用过程进行严格的监控。

10. 对一套指南应进行适时更新。

制定一套指南主要步骤是:

1. 组建一个工作团队。

2. 对文献进行评估旨在为使用和研究一个现成的指南提供最佳的、有用的循证依据。

3. 起草指南

- 对文献进行系统性分析研究
- 对研究的方法进行评估
- 评价研究的质量
- 将研究证据制成表格,根据各项研究的结论罗列出研究结果、标出证据的层级水平。这是方法学中的最难点,需要流行病学以及研究方法学方面的知识。通过使用诸如 GRADE 方法在举证的表格里应该标明指南所依赖的证据的强度级别(Neumann et al. 2016;Mustafa et al 2013;Atkins et al. 2004;Guyatt et al. 2008)(表 21.1)
- 形成推荐。根据已经认定的研究提出最佳临床推荐,再依据在表 21.2 里罗列的分级标准划分出等级

4. 传播和实施。该步骤是制定一套指南中的必备部分。也涵盖了在应用指南的过程中会出现的所有问题及其应对措施(比如激励措施、结构及组织的变化、例如纸质或电子版的提示等)。通过这些措施促使临床医务工作者做出诊疗决策[US Agency for Health Care Policy and Research(AHCPR)1993]。经对国际组织在 1988—1998 年所制定的 431 套指南进行分析,依据基本的主要标准对其进行评估,比如其多学科应用能力,对文献进行系统性评估的完整性以及证据分级(Grilli et al. 2000),结果显示有67% 的指南没有提供制定指南人员的信息,88% 的指南缺乏文献检索策略信息,有 82% 的指南没有对证据进行分级。仅有 5% 的指南满足所有的统计学标准。当然,随着时间的推移指南已有所改进,尤其是有检索策略的指南由 2% 升至 18%,对证据进行分级的指南由 6% 上升到 27%。也有类似的研究得出相近的结果,这就说明要追踪优质的指南,而不能仅仅想当然。

表 21.1　对证据进行分级的标准(根据 GRADE)

1. 证据的类型
随机的临床试验 = 高级
观察性研究 = 低级
其他任何证据 = 非常低级
2. 降级情况
研究质量严重的局限(−1)或者极其严重局限性(−2)
严重不一致(−1)

续表

某些(−1)或主要间接证据
数据不够精确或者过于分散(−1)
发表偏倚的可能性很大(−1)
3. 升级情况
效应量大[直接证据相对危险度 >2(<0.5)基于至少两项观察性研究的一致性证据并且无合理性混杂](+1)
效应量非常大[非常强有力的相关证据,显著的相对风险 >5,(<0.2)有直接证据,没有影响正确性的干扰因素](+2)
存在剂量 - 药物反应阶梯的证据(+1)
所有可能的混杂因素将会降低所展示的效应(+1)

表 21.2　推荐的强度(依据 GRADE)

强烈推荐一项措施	有条件下推荐一项措施(弱)	仅仅在研究中	有条件下推荐一项措施(弱)	强烈推荐一项措施

←——————————————→

如果可能有哪些策略可用于鉴定一套有效的指南?采纳那些已经被临床实践证明有效的临床结果的指南也许是可行的。可是,这些情况并不多见,而且对不同的内容难以复制。考虑当地实际情况的需要,确保指南的相关性,会导致建议与初始内容存在一定的出入。

还有一种可供选择的策略是用严格的有效性方法学标准对相应的指南进行评估,或者是建立可供临床医务人员或实际使用者运用的评价表格。近期有一些关于这方面的系统性评价研究显示,就实际应用而言有不止一个具备这样一致性特征的工具,其中之一就是欧洲 AGREE 项目所包含的内容(AGREE Collaboration 2003;Brouwers et al. 2010),这也是被广泛传播和应用的工具。工具 AGREE Ⅱ可以在 www. Agreetrust .org 网站获得。工具 AGREE 注重上述方法学及形式方面的内容,形成一个易于理解和应用的形式对指南进行分析和评价。特别是 AGREE 集中体现出 6 个范畴,包含 23 个项目和一个整体评价:

1. 适用范围和目的(3 项)
2. 所有相关利益者(3 项)
3. 制定指南的严谨性(8 项)
4. 表述的是否清晰(3 项)
5. 实用性(4 项)
6. 编辑的独立性(2 项)

只有这样遵循一个规范的程序,才有可能去评价一套指南,进而使其发挥出所期待的医疗效果。实际上,这个工具是建立在一个理论假设和经验性的证据基础之上,最近几年里随着仪器的推广和普及应用,这些理论和经验也得以不断地积累(Brouwers et al. 2012)。

21.4　临床路径

临床路径是所有指南中常有的组成部分。从更专业的角度,指南的目标是将诊疗过程程序化和标准化,试图使患者获益最大(Rotter et al. 2010)。临床路径起源于美国,在 20 世纪 80 年代得以广泛应用。其目的是改进患者的结局,如降低死亡率以及其他方面,在有可能的情况下,控制费用、提高质量(Kinsman et al. 2010)。它也是一种为了评价对系统性收集和归纳的临床信息进行改进以及促进临床实践发展的途径。关于临床路径有不同的术语,包括诊疗地图、关键路径、本地协议或者运作程序。

临床路径主要是用于那些具有某个特殊的、具有同质性和类似症状的患者。应用临床路径的主要驱动力就是缩小那些具有相似健康状况患者获得不同的诊疗质量、不同的诊疗结果之间的差异。在新生儿学领域,临床路径已经使用了很多年。

在通常情况下,使用临床路径是为了减少已经预知的患者不同的结局、费用之间的差异,还有近年来为了让患者及其家人知晓诊疗的过程。

近期推出可操作性的临床路径的定义,包括制定和评估临床路径的 4 个主要标准(Lawal et al. 2016):

1. 临床路径是一套程序化的多学科诊疗计划。

2. 它是否能够用于将指南或者证据直接与当地具体情况对接?

3. 它能够罗列出诊疗计划的每一步,路径、演示、指南、规程或者是操作流程(如有时间节点或者有标准化的进展)。

4. 它的目标是将某个特殊群体中特定的临床问题、措施或者诊疗过程进行标准化。

根据以上的临床路径的定义,Campbell

（Campbell et al. 1998）建议按照以下步骤制定临床路径：

1. 选择一个临床重要的领域。选择标准可以包括常见的或者疑难问题，如在当地医务人员普遍所感兴趣的问题或者是临床实践的多样化影响到患者结局的问题。

2. 为该项目争取到更多的支持。

3. 组建多学科学组比较临床实际与所制定的临床指南之间的差异。

4. 对所制定的临床指南进行认定。

5. 重新评估临床实践，包括既往的以及当前的。

6. 将当地参与这个诊疗服务的所有的多学科的人员全部纳入。

7. 确定某个临床情况的服务发展的关键领域，并适当的表达出服务目标。

8. 制定出诊疗路径其中对当地的规程中所详细罗列的诊疗内容要进行详细说明。

9. 为临床路径的制定准备文献。

10. 对职员应用临床路径进行培训。

11. 将修改好的临床路径进行小规模的试用。

12. 定期分析与实用中的临床路径之间的差异。探究为何现实的临床实际与临床路径所建议之间的差异？这个办法也可以用于发现一些与所认同的最佳方法之间所共存的差异，提醒医务人员关注那些没能达到预期效果的患者，纳入一些已被认同的变化，确定研究的议题。

13. 对临床路径中的差异进行讨论，明确那些可避免和难以避免的差异，再确定和实施这些措施以避开可以避免的那些差异。

将临床路径融入临床病历是一个重要方面，使得这个文本更具特色。应该将临床路径放进患者的病历记录中。它是以更加易于完成并易于提取重要信息和检验的方式记录下重要的临床信息。例如，打钩标出需要操作的列表，用框标出需要记录的特殊结果。这样最终形成一份更清晰易读和完整的临床病例记录，同时包含最小规模的基本数据集群用于审查和评价。与临床路径不相同的地方应该用另一页记录下来，以便易于提取和检查。将临床路径整合成电子病历应该使得临床路径更容易使用和实施。

总之，循证指南能够有效地改进对患者的诊疗。关键是如何鼓励和促进在临床实践中推广应用指南。临床路径的架构是最有希望实现这一目标的措施之一。

参考文献

AGREE Collaboration (2003) Development and validation of an international appraisal instrument for assessing the quality of clinical practice guidelines: the AGREE project. Qual Safety Health Care 12:18–23

Atkins D, Best D, Briss PA, Eccles M, Falck-Ytter Y, Flottorp S, Guyatt GH, Harbour RT, Haugh MC, Henry D, Hill S, Jaeschke R, Leng G, Liberati A, Magrini N, Mason J, Middleton P, Mrukowicz J, O'Connell D, Oxman AD, Phillips B, Schünemann HJ, Edejer T, Varonen H, Vist GE, Williams JW Jr, Zaza S, GRADE Working Group (2004) Grading quality of evidence and strength of recommendations. BMJ 328:1490

Bellù R, Zanini R (2001) Sono valide le Linee Guida che utilizziamo in reparto? Riv Ital Pediatr 27:645–650

Brouwers MC, Kho ME, Browman GP, Burgers JS, Cluzeau F, Feder G, Fervers B, Graham ID, Grimshaw J, Hanna SE, Littlejohns P, Makarski J, Zitzelsberger L, AGREE Next Steps Consortium (2010) AGREE II: advancing guideline development, reporting and evaluation in health care. J Clin Epidemiol. 63:1308–1311

Brouwers MC, Kho ME, Browman GP, Burgers JS, Cluzeau F, Feder G, Fervers B, Graham ID, Grimshaw J, Hanna SE, Littlejohns P, Makarski J, Zitzelsberger L, AGREE Next Steps Consortium (2012) The Global Rating Scale complements the AGREE II in advancing the quality of practice guidelines. J Clin Epidemiol 65:526–534

Campbell H, Hotchkiss R, Bradshaw N, Porteous M (1998) Integrated care pathways. BMJ 316:133–137

Consensus Report, Institute of Medicine (2011) Clinical practice guidelines we can trust. http://nationalacademies.org/hmd/~/media/Files/Report%20Files/2011/Clinical-Practice-Guidelines-We-Can-Trust/Clinical%20Practice%20Guidelines%202011%20Report%20Brief.pdf. Accessed on 23 Oct 2016

Grilli R, Magrini N, Penna A et al (2000) Practice guidelines developed by specialty societies: the need for a critical appraisal. Lancet 355:103–106

Guyatt GH, Oxman AD, Vist GE, Kunz R, Falck-Ytter Y, Alonso-Coello P, Schünemann HJ, GRADE Working Group (2008) GRADE: an emerging consensus on rating quality of evidence and strength of recommendations. BMJ 336:924–926

Kinsman L, Rotter T, James E, Snow P, Willis J (2010) What is a clinical pathway? Development of a definition to inform the debate. BMC Med 8:31

Kurtin P, Stucky E (2009) Standardize to excellence: improving the quality and safety of care with clinical pathway. Pediatr Clin N Am 56:893–900

Lawal AK, Rotter T, Kinsman L, Machotta A, Ronellenfitsch U, Scott SD, Goodridge D, Plishka C, Groot G (2016) What is a clinical pathway? Refinement of an operational definition to identify clinical pathway studies for a Cochrane systematic review. BMC Med 14:35

Mustafa RA, Santesso N, Brozek J, Akl EA, Walter SD, Norman G, Kulasegaram M, Christensen R, Guyatt GH, Falck-Ytter Y, Chang S, Murad MH, Vist GE, Lasserson T, Gartlehner G, Shukla V, Sun X, Whittington C, Post PN, Lang E, Thaler K, Kunnamo I, Alenius H, Meerpohl JJ, Alba AC, Nevis IF, Gentles S, Ethier MC, Carrasco-Labra A, Khatib R, Nesrallah G, Kroft J, Selk A, Brignardello-Petersen R, Schünemann HJ (2013) The GRADE approach is reproducible in assessing the quality of evidence of quantitative evidence syntheses. J Clin Epidemiol 66:736–742

Neumann I, Santesso N, Akl EA, Rind DM, Vandvik PO, Alonso-Coello P, Agoritsas T, Mustafa RA, Alexander PE, Schünemann H, Guyatt GH (2016) A guide for health professionals to interpret and use recommendations in guidelines developed with the GRADE approach. J Clin Epidemiol 72:45–55

NHS Centre for Reviews and Dissemination and Nuffield Institute for Health (1994) Implementing clinical guidelines. Can guidelines be used to improve clinical practice? Effective Health Care 1:1–12

Rotter T, Kinsman L, James E, Machotta A, Gothe H, Willis J (2010) Clinicalpathways: effects on professional practice, patient outcomes, length of stayand hospital costs. Cochrane Database Syst Rev 3: CD006632

Shaneyfelt TM, Mayo-Smith MF, Rothwangl J (1999) Are guidelines following guidelines? The methodological quality of clinical practice guidelines in the peer-reviewed medical literature. JAMA 281:1900–1905

US Agency for Health Care Policy and Research (AHCPR) (1993) Program note: clinical practice guidelines development. AHCPR publication no. 93-0023. US Department of Health and Human Services

22 新生儿的生理环境:热环境

Daniele Trevisanuto and Gunnar Sedin

李志华　翻译,王斌　审校

目录

摘要

婴儿皮肤和环境之间的热量交换受到皮肤的绝缘性、皮肤的渗透性以及环境因素如环境温度和湿度、气流速度和婴儿所在物体的表面特点的影响。有报道出生后低体温的发生率在资源丰富和资源匮乏的国家的发生率都很高,也是新生儿发病和病死风险的独立预测因子。应该尽所有努力预防新生儿特别是极早产儿出生时的热量丢失。干预措施包括产房温度大于 25℃、使用婴儿取暖器、加热床垫、羊毛帽、塑料包裹、气体加温加湿。已考虑皮肤与皮肤的接触保暖,特别是在资源匮乏的情况下。除了具体的干预措施,质量改进措施,包括使用检查表和对参与新生儿管理工作人员的持续反馈,都有助于减少极低出生体重儿生后的热量丢失。在这一章,我们报道了新生儿热稳态的机制,描述了预防新生儿特别是极早产儿生后热量丢失的临床管理措施。

22.1 要点

- 维持温度的生理机制包括对流、辐射、传导和蒸发。
- 婴儿特别是早产儿皮肤较高的热蒸发损失,会随着出生后日龄的增加而逐渐减少。
- 对于极早产儿,新生儿重症监护室入院时体温过低与不良新生儿结局如死亡率、颅内出血、坏死性小肠结肠炎和晚发败血症显著相关。
- 保持产房室温 >25℃,使用婴儿暖箱、加热床垫、羊毛帽、塑料包裹,以及加湿和加热的气体对预防早产儿出生后的热损失是有效的。
- 与单一的干预措施相比,所有这些措施与使用核对表以及不断向工作人员反馈相结合,是防止早产儿产房热损失的"秘密"。
- 考虑皮肤与皮肤的直接接触,特别是在资源匮乏的情况下。

22.2 概述

在宫内环境中,胎儿产热导致胎儿温度比母体温度高约 0.5℃（Bruck 1978）。出生后,新生儿暴露在空气和外界环境,这些地方的温度比之前在子宫

里经历的温度低得多。出生时,皮肤表面覆盖着羊水,在低蒸汽压的环境中,通过蒸发造成热量损失（Hammarlund et al. 1980）。其结果是,婴儿的体温降低,这种降低的速度受到产房内环境空气温度及其流动的影响。这些条件会引起热反应,增加基础热产生（Bruck 1978）,皮肤循环可能会减少,从而降低热量损失（Sjors et al. 1994）。

新生儿的热量平衡取决于婴儿与环境之间的热量传递（Hammarlund and Sedin 1982;Hammarlund et al. 1986,1988;Sedin 1995）。这种传递与环境空气的温度和湿度（蒸汽压）、空气的流速（引起婴儿皮肤凉的感觉）、婴儿面临的表面的温度（房间的天花板、房间墙壁或暖箱壁,或床上用品）及直接接触婴儿的物表温度有关。（Hammarlund and Sedin 1982;Hammarlund et al. 1986;Sedin 1995,2004）。

出生后,避免身体变凉的即刻干预措施包括用棉织物仔细擦去皮肤表面的羊水从而降低通过蒸发而损失的热量,并用温暖的干毛巾或毯子覆盖婴儿,或两者都用,以减少婴儿皮肤暴露在环境中（Hammarlund et al. 1980,1986）。建议对胎龄大于 32 周的婴儿给予此项干预。足月或中度早产的婴儿可以用毯子盖住,然后放在母亲的胸前（Bauer et al. 1997,1998;Whitelaw et al. 1988）;但是极早产儿通常需要其他类型的措施来维持体温,通常是放置在暖箱或远红外辐射台上（Hammarlund and Sedin 1982,1979;Hammarlun et al. 1986;Kjartansson et al. 1995;Marks et al. 1980;Sjors et al. 1992a）;如有必要,可用加温加湿的气体进行机械通气（Hammarlund et al. 1988;Riesenfeld et al. 1994,1995;Sedin 1996a）。

本章分为几个部分:第一部分包括新生儿热稳态的机制;在第二部分,我们将描述新生儿的临床管理,特别是极早产儿,以防止出生时的热量损失。

22.3 热稳态

22.3.1 热交换途径

婴儿与环境之间的热交换是通过皮肤和呼吸道进行的。大约30年前,引进了测量皮肤（Hammarlund

et al. 1985，1986；Kjartansson et al. 1995；Nilsson 1977）和呼吸道（Hammarlund et al. 1988，1985；Kjartansson et al. 1992a）蒸发速率的新技术，从而允许通过蒸发来确定热损失（Hammarlund et al. 1986）。也可以通过其他热交换模式，如辐射、对流（空气运动）和传导（与材料或皮肤直接接触）来计算热丢失，来确定单位面积和全身体表面积的热量损失（Riesenfeld et al. 1995）。并考虑人体参与不同热交换模式的体表面积（Hammarlund and Sedin 1982；Hammarlund et al. 1986）。此外，可以确定婴儿呼吸道与环境之间的热交换模式。

22.4　在婴儿的体表和环境之间的水和热交换

通过了解婴儿皮肤表层水分的丢失（通过皮肤的水丢失），婴儿的皮肤的温度（T_{skin}）、环境空气的温度（T_{amb}）、放置婴儿的物体的温度（T_{bed}）和婴儿环境中材料的特点，可以计算通过蒸发、辐射、对流和传导的热交换（Hammarlund et al. 1980；Hammarlund and Sedin 1982）。

22.4.1　皮肤水分丢失的测定

在没有强迫对流（空气运动）的情况下，如果不考虑热扩散的影响，则通过固定的透水表面的水交换过程可以用紧挨着表面的蒸汽压梯度来表示（Nilsson 1977）。

因此，可以通过一种方法来确定婴儿皮肤的蒸发速率（evaporation rate，ER；$g/m^2/h$），这种方法是通过计算紧挨着含蒸汽压的空气层中的水蒸气压力和离蒸发表面的距离来确定的（Nilsson 1977）。在该区域内，水蒸气压与距离蒸发表面的距离呈线性关系（Nilsson 1977）。如果知道这一层的梯度，就可以由下式计算出单位时间内蒸发的水量（经皮的水分丢失，transepidermal water loss，TEWL；g/m^2h，也就是皮肤失水的平均值）：

$$TEWL=0.92 \times ER_{(a,b,c)}+1.32$$

其中 $ER_{(a,b,c)}$ 为胸、肩胛间区、臀部测量 ER 的算术平均值（Sedin 1995，2004；Hammarlund et al. 1985；Kjartansson et al. 1992a）。

梯度法（蒸发测量仪，Servomed AB，511 21 Varberg，瑞典）允许在不干扰婴儿的情况下快速测

量自由蒸发（Nilsson 1977；Kjartansson et al. 1992a）。

22.4.2　婴儿与环境之间热交换的计算

22.4.2.1　表面交换

如果已知 TEWL，则可以计算出蒸发换热（H_{evapor}）（Sedin 1995，2004；Nilsson，1977；Hammarlund et al. 1985；Kjartansson et al. 1992a）根据公式：

$$H_{evapor}=K_1 \times TEWL(3.6 \times 10^3)^{-1}(W/m^2)$$

其中 K_1 为蒸发潜热（$2.4 \times 10^3 J/g$），3.6×10^3 是时间的修正系数（秒）。

如果皮肤的平均温度（T_1；K）和周围物表的平均温度（T_2；K）已知，可以计算出通过辐射的热交换（H_{rad}）：

$$(H_{rad})=S_0 \times e_1 \times e_2 \times (T_1^4-T_2^4)(W/m^2)$$

S_0 是 Stefan-Boltzmann 常数（$5.7 \times 10^{-8} W/m^2/K^4$），$e_1$ 是皮肤的辐射系数，e_2 是周围墙壁的辐射系数（0.97）。

如果皮肤的平均温度（T_1；K）和环境空气平均温度（T_3；K）已知，就可以计算出通过对流的热交换（H_{con}）：

$$H_{con}=K_2(T_1-T_3)(W/m^2)$$

式中 K_2 为对流系数（$2.7W/m^2$）。

在本章提到的以及许多研究中使用的对流系数通常是在成人皮肤测量中确定的（Okken et al. 1982）。对流系数被认为对新生儿更有效（Wheldon 1982），也可以用对流的热交换来替代，则数值会提高 48%。

如果皮肤的温度（T_{skin}；K）和床温度（T_{bed}；K）已知，可以计算出传导的热交换（H_{cond}）：

$$H_{cond}=K_0(T_{skin}-T_{bed})(W/m^2)$$

在这个方程中，K_0 是一个导热系数。由于大多数普通床垫的导热特性，通过传导的热损失非常低。

因此，体表面积和环境之间的热交换程度取决于热交换的类型、身体的位置和几何形状（Hammarlund et al. 1986；Sedin 1995），以及身体运动的幅度和频率。由于不同热交换方式受体位变化的不同影响，因此不同热交换方式的相对贡献可能随时间而变化。通常暴露于环境空气或面对暖箱壁的体表面积存在热交换。

22.4.2.2　婴儿呼吸道与环境的热交换

呼出的空气通常比吸入的空气更潮湿，水汽压

也更高。这意味着水和热的蒸发损失发生在呼吸道。对流热交换,通常是低程度的,也发生在呼吸道。在研究中,这两个过程被放在一起考虑(Houdas and Ring 1982)。在新生儿中,如果婴儿在高湿度的环境中呼吸非常温暖的空气,也可以通过呼吸道获得热量。由于呼吸周期中空气的交替置换,使得呼吸道的对流和蒸发传热十分复杂。当周围的空气比体温冷,吸气时通过婴儿的黏膜,通过对流获得热量,通过黏膜的蒸发获得水蒸气。当到达肺泡时,空气与中心体温处于热平衡状态,并充满了水。在呼出期间,呼出的空气在离开婴儿之前可能会比体温稍低(Hammarlund et al. 1985,1988)。

22.4.2.3　气道水分丢失的测定

呼吸道水分丢失(respiratory water loss,RWL)通常包括在通风的房间测量的总的不显性失水,但它可以单独估计(Hey and Katz 1969;Sulyok et al. 1973)。Hey 和 Katz(1969)以及 Sulyok 及其同事(Sulyok et al. 1973)发现,低环境湿度下的呼吸道失水要高于高湿度下的。其他研究中,提供了呼吸道失水、耗氧量和二氧化碳产量的数据(Hammarlund et al. 1985,1988;Riesenfeld et al. 1994,1995,1987a,b,1988,1990;Sjors et al. 1992b)。

22.4.2.4　婴儿呼吸道和环境之间热交换的计算

呼吸道对流换热 H_{conv-r},由单位时间的通气量($V=$ 通气量)和呼出呼入气体温差(T_e-T_1)按如下关系计算:

$$H_{conv-r}=V \times r \times c(T_e-T_1) \, m^{-1} \, (W/kg)$$

公式中,V 为单位时间内的通风量,r 为密度(1g=0.880L),c 为比热容($1J \times g^{-1} \times °C^{-1}$),m 为体重(kg)(Sedin 1995)。

由于气体在吸气时加温和呼气时降温过程的交替进行,呼吸道的对流热交换主要取决于吸入空气的温度。在暖箱中的婴儿,吸气和呼出的空气温度差别很小,对流损失也很小。

来自气道的蒸发热交换 H_{evap-r},取决于呼出和吸入空气中水分含量的差异。这是呼吸道失水(Riesenfeld et al. 1994;Sedin 1996a;Hey,1969)。由于呼吸系统中水蒸气的形成需要热能,单位时间内蒸发热交换量用下式表示:

$$H_{conv-r}=K_1 \times RWL(3.6 \times 10^3)^{-1} \, (W/kg)$$

K_1 是水的蒸发潜热($2.4 \times 10^3 J/kg$),RWL 为呼吸道失水(mg/kg/min),$(3.6 \times 10^3)^{-1}$ 是时间的修正因子。

22.5　暖箱、辐射加热台和加热床上的热交换

当人们意识到良好的热环境可以增加新生婴儿的存活率时,就试图为他们提供一个温暖的环境。环境温度影响新生儿的存活率和耗氧量(Dahm and James 1972;Hey and Katz 1969;Hey 1969),体温在 37℃ 左右是适合的新生婴儿休息的(Riesenfeld et al. 1990)。在较高的环境温度下,足月儿开始出汗,如果通过胃管喂食冷的葡萄糖,则出汗被抑制(Stromberg et al. 1983)。

22.5.1　暖箱

在对流加热的暖箱中,所提供的暖空气应定向,使暖箱的空气温度和暖箱壁保持温暖。当气流速度小于 0.1m/s 时,对流换热依赖于皮肤和空气温度之间的差值,要维持蒸汽压力梯度接近皮肤表面,避免由于气流速度增加而增加的蒸发率(Sedin 1995;Okken et al. 1982;Wheldon,1982)。

对暖箱环境和气候控制的评估表明,不同类型的暖箱之间的气流速度和加湿能力有显著差异。此外,不同暖箱的箱壁温度差异很大(Sjors et al. 1992b),因此,在计算热交换之前,有必要仔细确定气流速度、湿度和箱壁温度。当气流大于 0.2m/s 时,将发生强制对流。

22.5.2　辐射加热台

放置在开放床平台上的辐射加热台为新生儿的护理提供了良好的可及性和可视性,因此在新生儿重症监护中得到了广泛的应用。

在辐射加热台下的婴儿会获得热量,但他们也可能通过蒸发和对流,以及通过辐射从表面损失大量热量(Kjartansson et al. 1992b,1995;Marks et al. 1980;Baumgart 1982;Sjors et al. 1997;Sosulski et al. 1983)。因此,很难估计不同换热模式的相对贡献。由于空气在婴儿体表上方自由流动,空气流速高,蒸发热损失和对流热损失都可能增加。

22.5.3　加热床

20 世纪 90 年代,Sarman 和他的同事们发现,体重大于等于 1 000g 的婴儿在出生后不久就可以把他们放在充满热水的床垫上保暖(Sarman et al. 1989)。通过覆盖除面部以外的身体大部分部位,婴儿身体表面皮肤与环境之间通过其他方式进行的直接热交换在很大程度上可以被消除。

早产儿和足月儿在皮肤接触护理期间可以保持正常体温,如果他们被赤身裸体地放在母亲或父亲的胸前,除了尿布外,身上盖着母亲的衣服或毯子(Bauer et al. 1997,1998;Whitelaw et al,1988)。只有部分头部暴露在环境空气中,并与环境交换热量(Bauer et al. 1997,1998;Whitelaw et al. 1988)。

22.6　皮肤和环境之间的水和热交换

在一系列研究中,使用梯度法可以计算出暖箱中婴儿皮肤表面的水蒸发量(ServoMed orimeter)和 TEWL(Hammarlund and Sedin,1979;Hammarlund et al. 1983,1985;Kjartansson et al. 1992a)以及热交换量(Hammarlund et al. 1980,1986;Hammarlund and Sedin,1982)。在这些研究中,除非要研究升温的影响,否则体温一直保持在 36~37℃;除非要分析不同湿度的影响,否则环境湿度一直保持在 50%。蒸发热损失通常是感觉不到的,但当足月儿在温暖的环境中并开始出汗时可能会感觉到(Stromberg et al. 1983)。一些足月出生并在温暖环境中养育的婴儿并不会开始出汗(Stromberg et al. 1983),如果他们开始出汗,应先有皮肤血流增加。在早产儿中,汗腺没有功能(Hey and Katz 1969)。

22.6.1　出生后第一个小时的热交换

出生后不久,此时婴儿的皮肤被羊水覆盖,皮肤表面有大量的蒸发热损失。无论婴儿是在产房还是在暖箱中,这种蒸发热损失在第一个小时内逐渐减少(Hammarlund et al. 1980;图 22.1,顶部两个图)。如果婴儿的皮肤面对产房的墙壁,辐射热损失就很高;如果面对暖箱的内壁,辐射就会低得多(Hammarlund et al. 1980)(图 22.1,中间图)。对流热损失比辐射热损失小,但在室内空气中护理时热损失要比在暖箱中护理时热损失大得多(图 22.1,左

下图)。

22.6.2　生后前 4 周的经皮水分丢失

新生儿皮肤表面的经皮水分丢失主要取决于出生胎龄(gestational age,GA)(Hammarlund and Sedin,1979),但也受出生后年龄的影响(Hammarlund et al. 1983)。新生儿中小于胎龄儿的经皮失水(Hammarlund et al. 1985)比适于胎龄儿(appropriate for gestational age,AGA)低(Hammarlund and Sedin,1979;Hammarlund et al. 1983,1985)。在 AGA 出生后第一天进行测量时,TEWL 与胎龄之间呈指数关系(Hammarlund and Sedin,1979)。这种关系普遍存在于出生后的最初 4 周,尽管早产儿和足月 AGA 之间的 TEWL 差异随着年龄的增长而逐渐减小。蒸发速率和水分蒸发率均取决于环境相对湿度或环境蒸汽压(Hammarlund and Sedin 1979;Hammarlund et al. 1985)。这种关系似乎适用于所有胎龄,也适用于所有生后的日龄(Hammarlund and Sedin 1979;Hammarlund et al. 1983,1985;Sedin 1996 b)。

22.6.3　生后第一天的热交换

蒸发换热与婴儿皮肤蒸发的水量成正比,表现为与胎龄和 TEWL 之间关系相同的类型(Hammarlund and Sedin 1982;Hammarlund et al. 1985)。

当婴儿在 50% 的环境湿度下时,蒸发换热在大多数早产儿(Hammarlund and Sedin,1982)可以达到体表面积的 50W/m²,而足月儿的体表面积接近 5W/m²(图 22.2)。极早产儿的蒸发热损失很大,因此这些极早产儿的暖箱温度必须非常高,才能维持正常体温在 36.0~37.0℃。

暖箱的伺服控制系统控制皮肤温度,调节空气温度,也会导致暖箱壁温度的变化,从而通过对流和辐射影响热交换。

大多数早产儿甚至可以通过这些热交换模式获得热量。早产儿在相对湿度为 50% 的暖箱中护理,环境蒸汽压高于成熟婴儿的需要(Hammarlund et al. 1983,1985)。这意味着,如果在相同的环境蒸汽压力下而不是在相同的环境湿度下进行比较,早产儿和他们所处环境之间的热交换可能会更大。

在不同环境湿度影响的研究中发现,胎龄不到

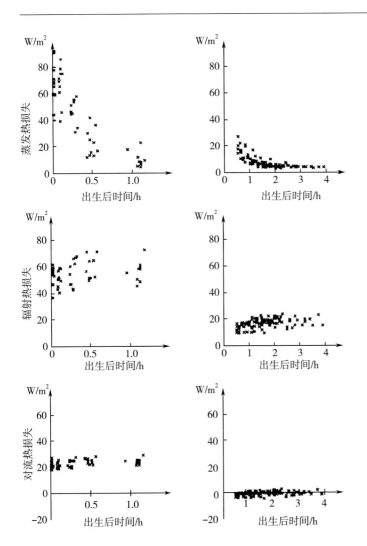

图22.1 足月儿出生后1~4小时内皮肤与环境的热交换。婴儿没有被清洗或擦拭。左侧散点图中的数据是基于最初放置在产床或母亲胸部以及之后放置在婴儿床上的测量数据。在出生后1分钟和5分钟进行测量,婴儿在测量之间用毛巾覆盖。右侧图表中的数据是基于婴儿的测量数据,这些婴儿出生后被毛巾覆盖,直到他们被放入暖箱(Hammarlund et al. 1980)

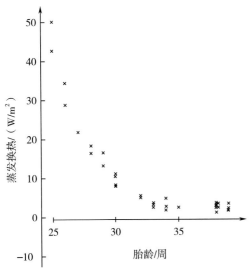

图22.2 环境湿度为50%时,与胎龄有关的蒸发换热。在早产儿出生后24小时和足月儿出生后30小时进行了测量(Hammarlund and Sedin,1982)

28周的婴儿在环境湿度为20%时,需要大约40℃的 T_{amb} 来维持正常体温。而足月儿在同样湿度下需要34℃的 T_{amb}(图22.3)。在环境湿度较高时护理早产儿意味着较低的环境温度足以维持正常体温(Hammarlund and Sedin 1982)。

22.6.4 不同环境湿度下的热交换

极早产儿皮肤与环境之间的蒸发热交换在湿度低的时候最高(Hammarlund and Sedin,1982),在高环境湿度时较低。事实上,在大多数早产儿中,在环境湿度20%时,通过蒸发进行的热量交换是湿度为60%的两倍。其他换热方式都受到环境湿度的影响(图22.4)。在不同胎龄组中,不同换热方式的总和几乎都是相同的,但总热损失不能以这种方式计算,身体表面以不同的方式进行热量交换的比例还不清楚。

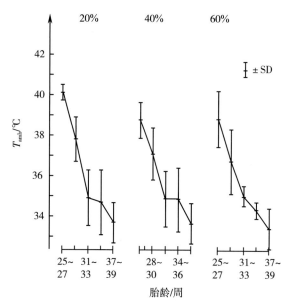

图 22.3　在 20%、40% 和 60% 三种不同湿度下,维持正常体温所需的环境温度与胎龄之间的关系。在早产儿出生后 24 小时和足月儿出生后 30 小时进行了测量（Hammarlund and Sedin,1982）

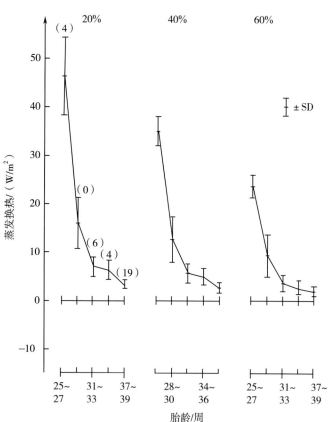

图 22.4　相对环境湿度为 20%、40% 和 60% 时,蒸发换热与胎龄的关系。SD,标准差（Hammarlund and Sedin,1982）

22.6.5　生后第一周的热交换

大多数早产儿生后第一天皮肤表面的蒸发热损失会随着生后日龄的增加而逐渐减少（Hammarlund et al. 1986）。在胎龄 25~27 周的早产儿,出生后早期

通过辐射损失的热量较低。然而,在生后的第一周,辐射热损失将是最重要的热量交换方式。在 28 周或 28 周以上的婴儿中,辐射换热是出生时最重要的换热方式,并且随着年龄的增长而逐渐增加。暖箱中婴儿的对流换热较低。最初,在大多数早产儿生

后早期会通过对流获得热量。

在生后第一周，不同换热方式的相对大小取决于环境湿度（图22.5）。在胎龄25~27周、干燥环境中的早产儿，蒸发换热将是生后前10多天最重要的一种换热方式。当环境湿度为60%时，这种交换模式仅在前5天内最高。此后，辐射换热是热损失最重要的方式（Hammarlund et al. 1986）。

婴儿皮肤与环境之间的热交换总和可以通过已知婴儿的体表面积和参与不同换热模式的该部分面积来计算（Hammarlund et al. 1985, 1986; Hey Katz, 1969）。这对于现有的方法来说是非常困难的，特别是如果估计需要更长的时间（Hammarlund et al. 1986）。总的热交换基本上取决于代谢率。

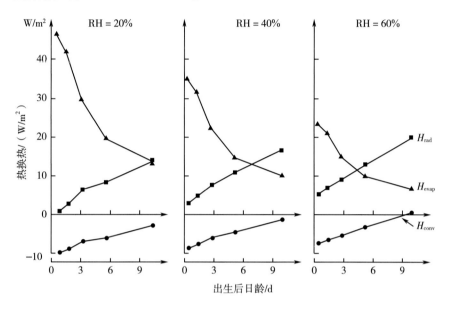

图22.5　在胎龄25~27周的婴儿中，相对环境湿度（RH）为20%、40%和60%时，婴儿与环境之间的热交换与出生后日龄的关系

22.6.6　辐射台下，婴儿皮肤和环境之间的热量交换

一些作者认为，环境空气中较低的蒸汽压（Bell et al. 1980）和辐射台下较强的对流气流（Baumgart 1982）会导致蒸发失水和热交换的增加。最近测定的在辐射加热台下、湿度为50%时足月儿、中度早产儿和极早产儿的皮肤蒸发速度的研究结果表明，足月儿在辐射加热台上的皮肤表面蒸发速率明显高于在暖箱中。（Kjartansson et al. 1995）。在胎龄30~34周的中度早产儿中，环境湿度30%时的蒸发率明显高于50%；在胎龄30周以下的极早产儿中，在环境湿度为50%时，辐射台上的蒸发率高于暖箱。放置在婴儿上方的透明隔热板可以降低婴儿与其环境之间的热交换（通过对流和蒸发发生），减少对流气流，增加湿度（Baumgart 1982），减少水分损失（Bell et al. 1980; Fanaroff et al. 1972; Flenady and Woodgate 2003）。有人提出，可以使用辐射加热器（radiant heaters, RH）或带罩的床平台可能更容易适应这样的婴儿需要的护理模式（Greenspan et al.

2001）。

22.6.7　环境湿度对极早产儿皮肤屏障成熟的影响

在胎龄24~25周的新生儿中，在50%环境湿度的暖箱中喂养的婴儿的失水高于先前在胎龄25~27周新生儿的失水（Agren et al. 1998）。

为了研究早产儿的RH水平是否会影响他们出生后皮肤的成熟，我们对20名出生后0、3、7、14和28天的早产儿（胎龄23~27周）进行了TEWL测定（Agren et al. 2006）。结果表明，RH的水平影响皮肤屏障的发育，在较低的RH中，受影响的婴儿皮肤屏障的形成更为迅速。研究结果对促进极早产儿皮肤屏障的完整性有影响（图22.6; Agren et al. 2006）。个体TEWL的下降在RH_{50}组比RH_{75}更为明显。两组研究对象的体温、皮肤温度和周围环境温度（T_{amb}和T_{wall}）没有差异。图22.6为出生后0~14天的总液体摄入量和血清钠水平。

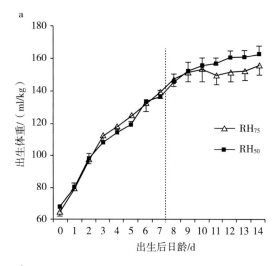

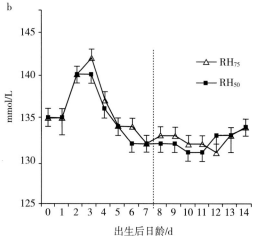

图 22.6　在 RH_{75} 护理的婴儿在 0~14 天,以及在 RH_{50} 中从生后 7 天开始的每日总液体摄入(a)和血钠水平(b)(用点状线表明)

表 22.1 进一步证明,在湿度为 75% 的辐射台和湿度为 50% 的辐射台护理的婴儿之间没有显著差异。

表 22.1　不显性失水和氧耗的活性水平

活性水平	IWL_S	IWL_R	IWL_T	VO_2
0	6	6	12	8
1		8		9
2		9		10
3		10		11
4		12		12
5	7	16	23	13

皮肤表面(IWL_S)、呼吸道(IWL_R)的不显性失水,以及两者的总和(IWL_T)g/kg/24h,氧消耗(VO_2;L/kg/24h)。足月适于胎龄儿的不同活性程度(来自 Riesenfeld et al,1987b)。

22.6.8　光疗时婴儿皮肤和环境之间的热交换

据报道,光疗会增加新生儿的不显性失水(Baumgart 1982;Bell et al. 1980)。这种水分和热量的流失可能是由于皮肤屏障特性的改变或呼吸系统水分流失的增加造成的。然而,其他研究表明,在热稳定的足月和早产儿(Kjartansson et al. 1992b),光疗期间皮肤表面的蒸发率没有增加。

22.6.9　在加热床护理过程中婴儿皮肤与环境之间的热交换

婴儿在加热的床上通过传导获得热量。根据室内空气的蒸汽压,会有一些气道的水和热的损失。Sarman 和同事们发现,体重小于 1 000g 的早产儿躺在充满热水的床垫上可以保持温暖(Sarman et al. 1989)。在一项为期 2 周的出生体重 1 300~1 500g 的婴儿试验中,Gray 和 Flenady 发现,与在暖箱中护理的婴儿相比,在小床中护理的婴儿体重增加较低,体温升高更多(Gray and Flenady 2003)。

22.6.10　皮肤接触护理过程中,婴儿皮肤与环境之间的热交换

在引入皮肤接触护理(Whitelaw et al. 1988)之后,Bauer 和他的同事们研究发现,在生后 1 周内出生体重低于 1 500g 的早产儿在平稳状态下,在 60 分钟的皮肤接触护理中,并没有暴露在寒冷应激之下(Bauer et al. 1997)。同样,胎龄 28~30 周的早产儿,在出生后第 1 周和第 2 周中,在皮肤接触(skin-to-skin contact,SSC)的 1 小时内体温有升高,但耗氧量没有显著变化(Bauer et al. 1998)。在胎龄 25~27 周更不成熟的早产儿中,在生后第一周,相同的 SSC 时间内,没有出现耗氧量增加,但直肠温度下降。

在生后第二周,在皮肤接触护理期间,25~27 周出生的婴儿体温没有变化(Bauer et al. 1998)。有研究表明,在胎龄 25~27 周出生的婴儿在出生后

的第一周可能有很高的蒸发热损失，从而导致冷应激（Hammarlund et al. 1986；Hammarlund and Sedin，1979）。

22.6.11 做好极早产儿出生后的保暖：衣服薄的影响

新生儿生后有热量丢失的危险。因此，擦拭皮肤表面的羊水，移除湿的毛巾，用预热的毯子包裹婴儿，或者将婴儿的皮肤贴在母亲的胸前，以她的身体作为热源是非常重要的（Whitelaw et al. 1988）。

当婴儿被放置在一个温度和湿度较低的环境中时，蒸发热量和水分交换将会很高，环境中的空气运动可能会通过蒸发、传导、对流和辐射进一步增加热量的损失。因此，保持婴儿的温暖是最重要的。在实验室环境中，我们提供了位于膜上的半透膜蒸发速率的数据（Hammarlund et al. 1980；Hammarlund and Sedin，1979，1982；Adamson et al，1965）。

22.7 呼吸道和环境之间的水和热交换

呼吸道的水和热交换在每次呼气时发生。利用间接方法，已证明呼吸道失水取决于吸入空气的湿度，在高湿度时损耗更低（Hey and Katz 1969；Sosulski et al. 1983）。呼吸道失水（mg/kg/min）可以使用质谱计测量气体浓度的循环系统来确定（Hammarlund et al. 1988；Sedin 1995，2004；Riesenfeld et al. 1987a，b，1988，1994，1995；Sjors et al. 1992b）。在环境湿度为 50% 的环境中，气道的蒸发热损失将是中等程度的（Riesenfeld et al. 1987a）。在足月 AGA 中，呼吸道的不显性失水（the insensible

water loss from the respiratory tract，IWL_R）和皮肤（the insensible water loss from the skin，IWL_S）的不显性失水将是同等的（Riesenfeld et al. 1987a）。在这些条件下，呼吸道的蒸发热损失（the evaporative heat loss from the respiratory tract，H_{evap-r}）和皮肤的蒸发热损失（the evaporative heat loss from the skin，H_{evap-s}）也将是同等的。

在羊（Hammarlund et al. 1988）和婴儿（Riesenfeld et al. 1987a）中，呼吸道蒸发损失的水分和热量取决于环境湿度，高湿度时的蒸发损失要低于低湿度时的蒸发损失。当环境湿度从 20% 增加到 80% 时，足月儿的 IWL_S 从 9 下降到 2g/kg/24h，而 IWL_R 的变化要小得多，即从 9 到 5g/kg/24h（Riesenfeld et al. 1987a）。Solyok 等（1973）将婴儿置于量热计中，发现呼吸热损失在 0.07~0.22W/kg 之间，约为新陈代谢产生总热量的 3%~10%，约为不显性热损失的 40%。在足月儿中，RWL 和 H_{evap-r} 可能在活动期间增加高达静止值的 140%（Riesenfeld et al. 1987b）。

表 22.2 是 IWL_S 和 IWL_R 的数据。在中度热应激时，羊和婴儿都可以在不增加耗氧量和 CO_2 产生的情况下增加 RWL 和 H_{evap-r}（Riesenfeld et al. 1988，1994）。暴露于辐射热可以改变羊的呼吸道失水，同时保持耗氧量和 CO_2 的产生不变。RWL 与呼吸速率成正比（Riesenfeld et al. 1988，1990，1994），这意味着羊和婴儿在呼吸速率高的情况下会丢失更多的水分和热量（图 22.7）。热应激诱导机体活动水平升高（Riesenfeld et al. 1987b）。

足月儿在光疗前和光疗 60 分钟后的呼吸道水丢失（RWL）、氧耗（VO₂）、二氧化碳生成（VCO₂；均值 ± 标准差）及呼吸频率（RR）（来自 Kjartansson et al. 1992a）。

表 22.2　光疗对新生儿呼吸值的影响

	n	RWL/(mg/kg/min)	VO₂/(ml/kg/min)	VCO₂/(ml/kg/min)	RR/(次/min)
光疗前	11	4.4 ± 0.7	5.9 ± 0.9	4.0 ± 0.7	48 ± 7
12 分钟	11	4.4 ± 0.6	5.9 ± 1.0	3.9 ± 0.6	
24 分钟	10	4.1 ± 0.8	5.5 ± 1.1	3.8 ± 0.7	
36 分钟	9	4.2 ± 1.0	5.4 ± 1.0	3.6 ± 0.6	
48 分钟	11	4.4 ± 0.7	5.9 ± 1.1	3.9 ± 0.7	51 ± 11
60 分钟	9	4.6 ± 0.9	5.9 ± 1.1	4.1 ± 0.8	
光疗后	9	4.8 ± 0.8	6.1 ± 0.9	4.1 ± 0.4	

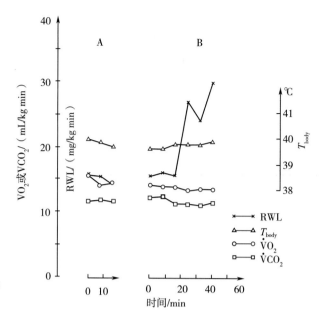

图 22.7　6 日龄羊,热应激前后的呼吸道水丢失(RWL)、体温(T_{body})、氧消耗($\dot{V}O_2$)和 CO_2 产生($\dot{V}CO_2$)

22.7.1　插管前后呼吸道水和蒸发热交换

在未插管的羊中,暴露在辐射热源下,RWL 从 10.5mg/kg/min 增加到 33.4mg/kg/min,呼吸速率从 54 次增加到 161 次 /min,耗氧量和 CO_2 产生没有改变(Hammarlund et al,1985)。在相同热源下,插管的羊呼吸道失水从 8.1mg/kg/min 增加到 18.7mg/kg/min。呼吸频率从 46 次 /min 到 125 次 /min。在插管的羊中,耗氧量和 CO_2 产生均显著增加(Hammarlund et al. 1985)。

22.7.2　与胎龄有关的呼吸道水和蒸发热损失

RWL 在最早产的婴儿中最高,在成熟婴儿中较低;在测量过程中,他们通常处于睡眠状态(Riesenfeld et al. 1995)。研究是在环境相对湿度为 50% 和环境温度允许婴儿保持正常稳定体温的暖箱中进行的。每次呼吸的 RWL(mg/kg)在所有胎龄下几乎是相同的,因此,在大多数早产儿中发现的相对于成熟儿更高的 RWL 值是由于更高的呼吸频率造成的(Agren et al. 1998)。

22.7.3　光疗过程中呼吸道水和蒸发热交换

当足月和早产儿暴露于没有热应激的光疗时,RWL、耗氧量、CO_2 产生或呼吸频率没有显著变化

(Kjartansson et al. 1992a;表 22.2)。

22.7.4　机械通气过程中的呼吸道水和热交换

在温暖潮湿的环境或使用呼吸机提供的温暖潮湿气体的临床新生儿护理中,通过呼吸道与环境之间的蒸发和对流进行的热量交换很低(Hammarlund et al. 1988;Sulyok et al. 1973;Riesenfeld et al. 1987a)。婴儿使用低水汽压的冷空气时,呼吸道会有很高的蒸发损失,同时也会通过对流损失热量。这些损失可能在临床上变得显著,例如,在寒冷气候的转运过程中(Sedin 1996a)。

新生儿最佳热环境的概念在 20 世纪 60 年代提出(Adamson et al. 1965)。这种理想的环境称为中性热环境,其特征是环境温度的范围,在这个范围内代谢率最低,温度调节仅通过非蒸发物理过程实现。没有理由相信婴儿的正常体温与成人不同。婴儿的体温在 36.5~37.5℃之间(每日变化 0.5℃)可能是正常的。因为在热量产生和净热量损失之间的平衡中,正常体温不应该与"正常"代谢率相混淆(Adamson et al. 1965)。

冷应激的婴儿主要依赖于引起化学产热的机制。当婴儿受到寒冷刺激时,去甲肾上腺素被释放(Stern et al. 1965),导致主要存在于肩胛间、椎旁和肾周区域的棕色脂肪分解。由于蛋白质的热原蛋白,棕色脂肪可以解耦氧化磷酸化,分解脂肪产生热量,

而没有抑制三磷酸腺苷产生的反馈回路。脂肪中的甘油三酯分解为脂肪酸和甘油。脂肪酸进入产热代谢途径，最后进入共同的代谢酸库。在核心温度下降之前，皮肤热感受器会启动褐色脂肪，核心温度下降则会引发颤抖。

应激时，肾上腺释放的肾上腺素激活糖原储存，可能导致短暂的高血糖，也可能刺激糖酵解（Pribylova and Znamenacek 1966）。也有报道称，冷应激婴儿的血糖降低（Cornblath and Schwrtz 1966），可能是由于糖酵解抑制、脂解或糖原储存耗尽所致。

22.8　临床管理

22.8.1　介绍

在极低出生体重儿，新生儿重症监护室（neonatal intensive care unit，NICU）入院时体温过低（温度 <36℃）与不良新生儿结局显著相关，如死亡率、颅内出血、坏死性小肠结肠炎和迟发性败血症（Miller et al. 2011；Laptook et al. 2007）。

最近的一项观察研究评估了入院体温与新生儿结局之间的关系，并估计了在胎龄小于 33 周的 9 833 名早产儿中，入院体温与最低的不良结局发生率相关（Lyu et al. 2015）。结果显示，入院体温在 36.5~37.2℃之间的病人，其不良反应发生率最低。此外，研究显示入院体温与新生儿不良结局之间呈 U 型关系。这些数据表明，NICU 入院时体温过低和过高对新生儿预后有负面影响。因此，所有的努力都应该集中在预防生命最初几分钟的体温过低和过高。

22.8.2　产房热管理

维持温度的生理机制包括对流、辐射、传导和蒸发（图 22.8）。

其中，蒸发在极早产儿中起着最重要的作用。

在病理生理机制方面，临床医生必须考虑 4 种主要的干预措施来防止早产儿热损失（图 22.9）。

22.8.2.1　产房温度

美国心脏协会和欧洲新生儿复苏指南（Wyckoff et al. 2015；Wyllie et al. 2015）都推荐早产儿分娩时提高产房温度。

同样，世界卫生组织（World Health Organization，WHO）也主张将产房温度保持在 25℃（WHO Library Cataloguing-in-Publication Data. WHO 2003）。然而，这一目标在临床实践中很少实现。最近一项包括 39 个佛蒙特牛津网络中心（Vermont Oxford Network）的研究表明，801 名胎龄在 24 到 27 周之间的婴儿中，86% 的人在温度低于 25℃的房间里进行了初步复苏（Reilly et al. 2015）。

以往的观察性研究显示，增加手术室的环境温度可以改善入院体温（Kent and Williams 2008；Knobel et al. 2005）。在一项随机对照试验中，将温度设置在 24~26℃的房间内出生的胎龄小于 32 周的新生儿的直肠温度与温度设置在 20~23℃的房间内出生的相似新生儿的直肠温度进行比较，在平均气温 25.1 ± 0.6℃（$n=43$）的房间分娩的早产儿，与平均温度为 22.5 ± 0.6℃（$n=48$）相比，入院时直肠温度 <36℃的发病率较低（34.9% vs. 68.8%，$P<0.01$），其入院时的直肠温度较高（36.0 ± 0.9℃ vs. 35.5 ± 0.8℃，$P<0.01$）（Jia et al. 2013）。

22.8.2.2　婴儿保暖装置

新生儿特别是那些在出生时需要复苏操作的婴儿，必须尽快放置在预热好的婴儿辐射加热器（radiant infant warmer，RIW）下，但未就一些细节如暴露的温度和 / 或设置 RIW 功率级别（Wyckoff et

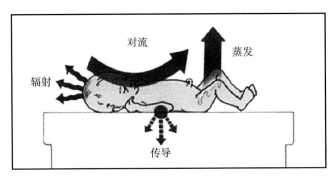

图 22.8　热丢失的机制

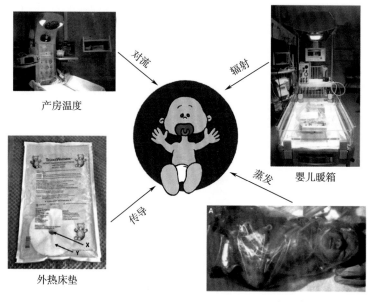

对流　产房温度

辐射　婴儿暖箱

传导　外热床垫

蒸发　塑料包裹

图 22.9　预防早产儿体温丢失的干预措施

al. 2015；Wyllie et al. 2015）做进一步的说明。在一项实验研究中，Trevisanuto 等评估了 3 种不同 RIW 产生的暴露温度（Trevisanuto et al. 2011）。在所有研究的设置中，其中一个没有达到目标温度（37℃）；相比之下，其他两个设置在全功率手动模式时总是高于这个目标。这项研究表明，在不同的商业设备中，患者在 RIW 下的暴露温度（打开预先选择的电源输出）存在显著差异，这表明新生儿很容易处于低温或高温状态。

22.8.2.3　加热床垫

在 2010 年 ILCOR 指南（Kattwinkel et al. 2010）中提到使用加热床垫作为早产儿的体温调节策略。已发表的研究中使用的凝胶填充床垫在 1~3 分钟内达到 38~42℃；每只售价约 35 欧元（合 46.50 美元）。观察的结果表明，在从产房到 NICU 的辐射加热台上，使用塑料袋或保鲜膜包裹早产儿，并使用加热床垫可以提高收入 NICU 时的体温（Chawla et al. 2011；Ibrahim and Yoxall 2010；McCarthy and O'Donnel，2011；Singh et al. 2010）。在一项随机对照研究中，McCarthy 等随机将小于 31 周的婴儿在出生前使用或不使用加热床垫进行治疗（McCarthy et al. 2013）。所有婴儿出生后立即置于聚乙烯袋中，置于辐射台上，用转运暖箱送到 NICU。随机分配到加热床垫的婴儿在分娩后立即被放在床垫上，一直躺到

入院。加热床垫组中体温在目标范围内的婴儿较少（41% vs 77%，P= 0.002），而体温为 >37.5℃的婴儿较多（46% vs 17%，P=0.009）。数据安全监测委员会在分析了一半计划样本的数据后，建议停止研究以确定其有效性。本研究表明，产房内把放入聚乙烯袋中的极早产儿再用加热床垫包裹，会导致更多体温异常的婴儿以及进入 NICU 时体温过高。由于体温过高可能是有害的，因此在使用加热床垫时要注意。

22.8.2.4　塑料袋 / 包裹

早产儿代谢产热能力的降低，加上高的表面积体积比和未成熟的表皮屏障，会导致极高的蒸发热损失。鉴于此，几项研究评估了在允许辐射变暖的情况下使用聚乙烯袋减少蒸发热损失（Knobel et al. 2005；Cordaro et al. 2012；Vohra et al. 1999，2004）。两项系统综述得出结论，出生后立即包裹的婴儿与未包裹的婴儿相比，入院温度明显升高，包裹可显著降低体温过低的发生率（McCall et al. 2010；Cramer et al. 2005）。最近的一项 RCT 评估了是否在婴儿出生后立即应用密闭包裹能降低早产儿死亡率（Reilly et al. 2015）。801 名婴儿被纳入研究。包裹婴儿的基线温度（36.3℃包裹 vs 35.7℃未包裹，P<0.000 1）和稳定后温度（36.6℃ vs 36.2℃，P<0.001）明显高于未包裹婴儿。然而，两组的死亡率（OR 1.0%，95% CI 0.7~1.5）没有显著差异。

22.8.2.5 帽子(cap)/帽子(hat)

尽管用食物或医院标准的聚乙烯袋包裹婴儿相对成功,一些婴儿仍然发生了低体温。在对胎龄小于28周的婴儿进行的预防热失的研究中,聚乙烯袋包裹婴儿的平均直肠入院温度为36.5℃±0.8℃(Vohra et al. 2004)。在这项研究中,聚乙烯封闭的皮肤包裹着婴儿的身体,直到肩膀,但是婴儿的头部是干燥的,没有遮盖。把婴儿装在聚乙烯或聚亚安酯袋子里、头部从袋中伸出的方法,减少了躯干的热损失,但并没有减少头部的热损失。新生儿耗氧量高,全脑产生的热量相当可观。头部的表面积占全身体表面积的20.8%(Klein and Scammon 1930)。因此,如果通过提供一个帽子将头盖住,则可以减少热损失。Doglioni 等评估了聚乙烯全身包裹(覆盖身体和头部)在减少早产儿围产期热损失方面是否比常规治疗(覆盖肩膀)更有效(Doglioni et al. 2014)。他们发现两组患者入院时腋窝温度相似(36.5℃±0.6℃与对照组36.4℃±0.8℃;P=0.53),但中度低体温(体温<36℃)的发生率在全身都覆盖组(12%)较对照组(20%)有轻度减低。

只有少数研究考察了头部保温对分娩后新生儿热损失的影响(Chaput de Saintonge et al. 1979;Rowe et al. 1983;Stothers et al;Lang et al. 2004)。在健康足月儿中进行的这些研究表明,使用简单的毛线帽可以减少或预防分娩后的新生儿热损失。

22.8.2.6 加湿和加热气体

对于NICU中需要呼吸支持的早产儿,使用湿化和加热的气体是标准护理,但是国际复苏指南没有规定在稳定分娩时使用这种治疗(Kattwinkel et al. 2010)。

一项包括来自同一组的两个历史队列(te Pas et al. 2010)和一个RCT(Meyer et al. 2015)的观察性研究评估了在出生时需要呼吸支持(CPAP或插管)的小于32周的早产儿使用加热气体的影响。结果表明,从出生后就把使用湿化和加热气体叠加到其他措施上,以防止体温过低(即,在产房使用辐射加热台,适宜的环境温度,身体包裹和头部覆盖)可能对胎龄32周以下,特别是28周以下的早产儿有益。

22.8.2.7 干预措施组合

不单是某一项干预,各种干预的组合是预防早产儿产房热损失的"秘密"。此外,一项涉及全体员工的质量改进措施似乎能有效地达到这一目标。例如,为准备材料而引入的检查表和为团队提供持续反馈的机会是其他重要的组织方面(Wyckoff et al. 2015;Wyllie et al. 2015)。

最近的一项meta分析(包括4项美国研究)表明,这种策略对早产儿NICU入院时降低体温是有效的(Trevisanuto D, De Almeida MF, 未发表的数据)(图22.10)。

2015年国际新生儿复苏指南建议,将所有这些措施与检查表和频繁的团队反馈相结合,能够优化早产儿的热管理(Wyckoff et al. 2015;Wyllie et al. 2015)。遵循这一实践,NICU入院时极低出生体重儿体温过低的频率随时间显著降低(Rech Morassutti F et al. 2015;图22.11)。

22.8.2.8 肌肤接触

早期的SSC最好在婴儿出生时就开始,并将赤身裸体的婴儿放在床上,头戴干燥的帽子,身上盖着暖和的毯子包绕背部,俯卧在母亲裸露的胸前。Cochrane最近的一篇综述评估了早期SSC对母乳喂养、生理适应和健康母婴行为的影响(Moore et al. 2012)。对于"婴儿体温调节"的结果,只有3项研究报告,包括168对(母亲和新生儿)。两项研

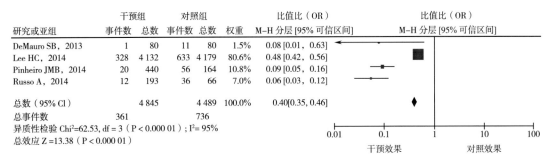

图22.10 使用检查清单结合反馈表的联合措施,对减少早产儿在NICU入院时低体温的效果

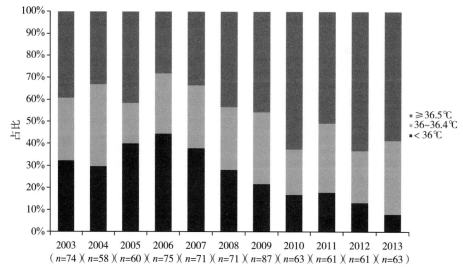

图 22.11 在意大利帕多瓦大学 Azienda Ospedaliera di Padova,妇女儿童医院 NICU 入院时体温的分布情况(Rech Morassutti et al. 2015)

究显示在生后最初的 90 分钟 SSC 对体温控制有积极影响(RR 0.40,95%CI 0.19~0.6;RR 0.50,95% CI 0.17~0.83),而在一个研究中对照组的平均体温在这个时间点稍高(RR 0.10,95%CI 0.24~0.04)。在资源匮乏环境下进行的另一项研究评估了在出生后 48 小时内,早期 SSC 对体重 1 800g 或以上的稳定新生儿体温降低的影响(Nimbalkar et al. 2014)。在干预组,母亲遵循 SSC 程序。在对照组,在生后最初 48 小时内,在辐射台上进行常规护理后,将新生儿穿好衣服(包括帽子)、盖着毛毯睡在母亲(卧床)身边。结果表明,在最初 48 小时所有查阅的阶段,SSC 组的平均温度都较对照组高。

SSC 组新生儿出生后体温逐渐升高,而对照组

新生儿出生后 1 小时体温下降,且与 SSC 组在出生后 48 小时内的体温变化均不一致。这项研究表明,在最初 24 小时内早期的 SSC 可以降低生后 48 小时内低体温的风险(图 22.12)。

这些研究的结果表明,早期的 SSC 是有效的,它应该被推广来防止足月儿和晚期早产儿的低体温,特别是在资源匮乏的环境。

综上所述,NICU 入院时体温过低是一个世界性的问题,是新生儿发病率和死亡率的独立预测因子。预防出生时热损失的有效干预措施,特别是在极早产儿中,包括提高环境温度、使用婴儿保温装置、加热床垫、羊毛帽、塑料袋以及湿化和加热气体。皮肤与皮肤的接触已被考虑,特别是在资源匮乏的环境中。

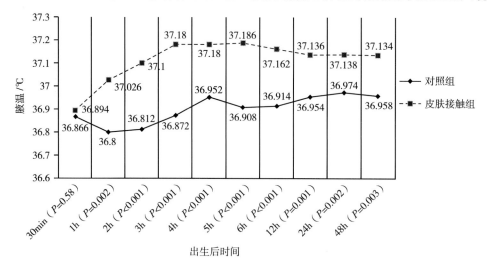

图 22.12 SSC 和对照组在生后最初 48 小时内的平均体温(Nimbalka et al. 2014)

参考文献

Adamson SK Jr, Gandy GM, James LS (1965) The influence of thermal factors on oxygen consumption of newborn human infants. J Pediatr 66:495–508

Agren J, Sjors G, Sedin G (1998) Transepidermal water loss in infants born at 24 and 25 weeks of gestation. Acta Paediatr 87:1185–1190

Agren J, Sjors G, Sedin G (2006) Ambient humidity influences the rate of skin barrier maturation in extremely preterm infants. J Pediatr 148:613–617

Bauer K, Uhrig C, Sperling P et al (1997) Body temperature and oxygen consumption during skin-to-skin (kangaroo) care in stable preterm infants weighting less than 1500 grams. J Pediatr 130:240–244

Bauer K, Pyper A, Sperling P et al (1998) Effects of gestational and postnatal age on body temperature, oxygen consumption, and activity during early skin-to-skin contact between preterm infants of 25–30 week gestation and their mothers. Pediatr Res 44:247–251

Baumgart S (1982) Radiant energy and insensible water loss in the premature newborn infant nursed under a radiant warmer. Clin Perinatol 9:483–503

Bell EF, Weinstein MR, Oh W (1980) Heat balance in premature infants: comparative effects of convectively heated incubator and radiant warmer, with and without plastic heat shield. J Pediatr 96:460–465

Bruck (1978) Heat production and temperature regulation. In: Stave U, Weech A (eds) Perinatal physiology. Plenum Medical Book Company, New York

Chaput de Saintonge DM, Cross KW, Hathorn MKS et al (1979) Hats for the newborn infant. BMJ 2:570–571

Chawla S, Amaram A, Gopal SP et al (2011) Safety and efficacy of Trans-warmer mattress for preterm neonates: results of a randomized controlled trial. J Perinatol 31:780–784

Cordaro T, Gibbons Phalen A et al (2012) Hypothermia and occlusive skin wrap in the low birthweight premature infant: an evidentiary review. Newborn Infant Nurs Rev 12:78–85

Cornblath M, Schwrtz R (1966) Disorders of carbohydrate metabolism in infancy. WB Saunders, Philadelphia

Cramer K, Wiebe N, Hartling L et al (2005) Heat loss prevention: a systematic review of occlusive skin wrap for premature neonates. J Perinatol 25:763–769

Dahm LS, James LS (1972) Newborn temperature and calculated heat loss in delivery room. Pediatrics 49:504–513

Doglioni N, Cavallin F, Mardegan V et al (2014) Total body polyethylene wraps for preventing hypothermia in preterm infants: a randomized trial. J Pediatr 165:261–266.e1

Fanaroff AA, Wald M, Gruber HS et al (1972) Insensible water low in low birth weight infants. Pediatrics 50:236–245

Flenady VJ, Woodgate PG (2003) Radiant warmers versus incubators for regulating body temperature in newborn infants. Cochrane Database Syst Rev 2, CD000435

Gray PH, Flenady V (2003) Cot-nursing versus incubator care in preterm infants. Cochrane Database Syst Rev 1, CD003062

Greenspan JS, Cullen AB, Touch SM et al (2001) Thermal stability and transition studies with a hybrid warming device for neonates. J Perinatol 21:167–173

Hammarlund K, Sedin G (1979) Transepidermal water loss in newborn infants. III. Relation to gestational age. Acta Paediatr Scand 68:795–801

Hammarlund K, Sedin G (1982) Transepidermal water loss in newborn infants. VI. Heat exchange with the environment in relation to gestational age. Acta Paediatr Scand 71:191 196

Hammarlund K, Nilsson GE, Oberg PA et al (1980) Transepidermal water loss in newborn infants. V. Evaporation from the skin and heat exchange during the first Hours of life. Acta Paediatr Scand 69:385–392

Hammarlund K, Sedin G, Stromberg B (1983) Transepidermal water loss in newborn infants. VIII. Relation to gestational age and post-natal age in appropriate and small for gestational age infants. Acta Paediatr Scand 72:721–728

Hammarlund K, Norsted T, Riesenfeld T et al (1985) Endotracheal intubation influences respiratory water loss during heat stress in young lambs. J Appl Physiol 79:801–804

Hammarlund K, Sromberg B, Sedin G (1986) Heat loss from the skin of preterm and fullterm newborn infants during the first weeks after birth. Biol Neonat 50:1–10

Hammarlund K, Reisenfield T, Sedin G (1988) Measurements of respiratory water loss in newborn lambs. Acta Physiol Scand 127:61–65

Hey EN (1969) The relation between environmental temperature and oxygen consumption in newborn baby. J Physiol 200:589–603

Hey EN, Katz G (1969) Evaporative water loss in newborn baby. J Physiol 200:605–619

Houdas Y, Ring EFJ (1982) Human body temperature. Its measurement and regulation. Plenum Press, New York

Ibrahim CPH, Yoxall CW (2010) Use of self-heating gel mattresses eliminates admission hypothermia in infants born below 28 weeks gestation. Eur J Pediatr 169:795–799

Jia YS, Lin ZL, Lv H et al (2013) Effect of delivery room temperature on the admission temperature of premature infants: a randomized controlled trial. J Perinatol 33:264–267

Kattwinkel J, Perlman JM, Aziz K et al (2010) Part 15: neonatal resuscitation: 2010 American Heart Association Guidelines for Cardiopulmonary Resuscitation and Emergency Cardiovascular Care. Circulation 122: S909–S919

Kent AL, Williams J (2008) Increasing ambient operating theatre temperature and wrapping in polyethylene improves admission temperature in premature infants. J Paediatr Child Health 44:325–331

Kjartansson S, Hammarlund K, Riesenfeld T et al (1992a) Respiratory water loss and oxygen consumption in newborn infants during phototherapy. Acta Paediatr 81:769–773

Kjartansson S, Hammarlund K, Sedin G (1992b) Insensible water loss from the skin during phototherapy in term and preterm infants. Acta Paediatr 81:764–768

Kjartansson S, Arsan S, Hammarlund K et al (1995) Water loss from the skin of term and preterm infants nursed under a radiant heater. Pediatr Res 37:233–238

Klein AD, Scammon RE (1930) The regional growth of the surface area of the human body in prenatal life. Proc Soc Exp Med Biol 27:463–466

Knobel RB, Wimmer JE Jr, Holbert D (2005) Heat loss prevention for preterm infants in the delivery room. J Perinatol 25:304–308

Lang N, Bromiker R, Arad I (2004) The effect of wool vs. cotton head covering and length of stay with the mother following delivery on infant temperature. Int J Nurs Stud 41:843–846

Laptook AR, Salhab W, Bhaskar B et al (2007) Neonatal Research Network. Admission temperature of low birth weight infants: predictors and associated morbidities. Pediatrics 119:e643–e649

Lyu Y, Shah PS, Ye XY et al (2015) Association between admission temperature and mortality and major morbidity in preterm infants born at fewer than 33 weeks' gestation. JAMA Pediatr 169, e150277

Marks KH, Gunther RC, Rossi JA et al (1980) Oxygen consumption and insensible water loss in premature infants under radiant heaters. Pediatrics 66:228–232

McCall EM, Alderdice F, Halliday HL et al (2010) Interventions to prevent hypothermia at birth in preterm and/or low birthweight infants. Cochrane Database Syst Rev 17(3), CD004210

McCarthy LK, O'Donnell CP (2011) Warming preterm infants in the delivery room: polyethylene bags, exothermic mattresses or both? Acta Paediatr 100:1534–1537

McCarthy LK, Molloy EJ, Twomey AR et al (2013) A randomized trial of exothermic mattresses for preterm newborns in polyethylene bags. Pediatrics 132: e135–e141

Meyer MP, Hou D, Ishrar NN et al (2015) Initial respiratory support with cold, dry gas versus heated humidified gas and admission temperature of preterm infants. J Pediatr 166:245–250

Miller SS, Lee HC, Gould JB et al (2011) Hypothermia in very low birth weight infants: distribution, risk factors and outcomes. J Perinatol 31(Suppl 1):S49–S56

Moore ER, Anderson GC, Bergman N et al (2012) Early skin-to-skin contact for mothers and their healthy newborn infants. Cochrane Database Syst Rev 16(5), CD003519

Nilsson GE (1977) Measurement of water exchange through skin. Med Biol Eng Comput 15:209–218

Nimbalkar SM, Patel VK, Patel DV et al (2014) Effect of early skin-to-skin contact following normal delivery on

incidence of hypothermia in neonates more than 1800 g: randomized control trial. J Perinatol 34:364–368

Okken A, Blijham C, Franz W et al (1982) Effects of forced convection of heated air on insensible water loss and heat loss in preterm infants in incubators. J Pediatr 101:108–112

Pribylova H, Znamenacek K (1966) The effect of body temperature on the level of carbohydrate metabolites and oxygen consumption in the newborn. Pediatrics 37:743–749

Rech Morassutti F, Cavallin F, Zaramella P (2015) Association of rewarming rate on neonatal outcomes in extremely low birth weight infants with hypothermia. J Pediatr 167:557–561.e1-2

Reilly MC, Vohra S, Rac VE et al (2015) Randomized trial of occlusive wrap for heat loss prevention in preterm infants. J Pediatr 166:262–268.e2

Riesenfeld T, Hammarlund K, Sedin G (1987a) Respiratory water loss in fullterm infants on their first day after birth. Acta Paediatr Scand 76:647–653

Riesenfeld T, Hammarlund K, Sedin G (1987b) Respiratory water loss in relation to activity in fullterm infants an their first day after birth. Acta Paediatr Scand 76:889–893

Riesenfeld T, Hammarlund K, Sedin G (1988) Influence of radiant heat stress on respiratory water loss in newborn lambs. Biol Neonate 53:290–294

Riesenfeld T, Hammarlund K, Sedin G (1990) The effect of a warm environment on respiratory water loss in fullterm newborn infants on their first day after birth. Acta Paediatr Scand 79:893–898

Riesenfeld T, Hammarlund K, Norsted T et al (1994) The temperature of inspired air influences respiratory water loss in young lambs. Biol Neonate 65:326–330

Riesenfeld T, Hammarlund K, Sedin G (1995) Respiratory water loss in relation to gestational age in infants on their first day after birth. Acta Paediatr 84:1056–1059

Rowe MI, Weinberg G, Andrews W (1983) Reduction of neonatal heat loss by an insulated head cover. J Pediatr Surg 18:909–913

Sarman I, Can G, Tunell R (1989) Rewarming preterm infant on a heated, water filled mattress. Arch Dis Child 64:687–692

Sedin G (1995) Physics of neonatal heat transfer, routes of heat loss and heat gain. In: Okken A, Kock J (eds) Thermoregulation of sick and low birth weight neonates. Springer, Berlin, p 21

Sedin G (1996a) Fluid management in the extremely preterm infant. In: Hansen TN, McIntosh N (eds) Current topics in neonatology. WB Saunders Company, London, pp 50–66

Sedin G (1996b) Heat loss from the respiratory tract of newborn infants ventilated during transport. In: The proceeding of the XV European Congress on Perinatal Medicine. Glasgow, p 511

Sedin G (2004) Physics and physiology of human neonatal incubator. In: Polin R, Fox W (eds) Fetal and neonatal physiology. Saunders Company, Philadelphia, p 570

Singh A, Duckett J, Newton T et al (2010) M. Improving neonatal unit admission temperatures in preterm babies: exothermic mattresses, polythene bags or a traditional approach? J Perinatol 30:45–49

Sjörs G, Hammarlund K, Sedin G (1992a) Thermal balance in term and preterm newborn infants nursed in an incubator equipped with a radiant heat source. Pediatr Res 32:631

Sjörs G, Hammarlund K, Oberg PA et al (1992b) An evaluation of environment and climate control in seven infant incubators. Biomed Instrum Technol 26:294–301

Sjors G, Hammarlund K, Kjartasson S et al (1994) Respiratory water loss and oxygen consumption in fullterm infants exposed to cold air on the first day after birth. Acta Paediatr 83:802–807

Sjörs G, Hammarlund K, Sedin G (1997) Thermal balance in term and preterm infants nursed in an incubator with a radiant heat source. Acta Paediatr 86:403–409

Sosulski R, Polin R, Baumgart S (1983) Respiratory water loss and heat balance in intubated infants receiving humidified air. J Pediatr 103:307–310

Stern L, Lees MH, Leduc J (1965) Environmental temperature on the level of carbohydrate and catecholamine excretion in newborn infants. Pediatrics 36:367–373

Stothers JK (1981) Head insulation and heat loss in the newborn. Arch Dis Child 56:530–534

Stromberg B, Oberg PA, Sedin G (1983) Transepidermal water loss in newborn infants. X Effects of central cold-stimulation on evaporation rate and skin blood flow. Acta Paediatr Scand 71:735–739

Sulyok E, Jequier E, Prod'hom LS (1973) Respiratory contribution to the thermal balance of the newborn infant under various ambient conditions. Pediatrics 51:641–650

te Pas AB, Lopriore E, Dito I et al (2010) Humidified and heated air during stabilization at birth improves temperature in preterm infants. Pediatrics 125: e1427–e1432

Trevisanuto D, Coretti I, Doglioni N et al (2011) Effective temperature under radiant infant warmer: does the device make a difference? Resuscitation 82:720–723

Vohra S, Frent G, Campbell V et al (1999) Effect of polyethylene occlusive skin wrapping on heat loss in very low birth weight infants at delivery: a randomized trial. J Pediatr 134:547–551

Vohra S, Roberts RS, Zhang B et al (2004) Heat loss prevention (HeLP) in the delivery room: a randomized controlled trial of polyethylene occlusive skin wrapping in very preterm infants. J Pediatr 145: 750–753

Wheldon AE (1982) Energy balance in the newborn baby: use of a manikin to estimate radiant and convective heat loss. Phys Med Biol 27:285–296

Whitelaw A, Heisterkamp G, Steatlh K et al (1988) Skin to skin contact for very low birth weight infants and their mothers. Arch Dis Child 63:1377–1381

WHO Library Cataloguing-in-Publication Data. World Health Organization (2003) Managing newborn problems: a guide for doctors, nurses, and midwives. World Health Organization pp. F30–F31

Wyckoff MH, Aziz K, Escobedo MB et al (2015) Part 13: neonatal resuscitation: 2015 American Heart Association guidelines update for cardiopulmonary resuscitation and emergency cardiovascular care. Circulation 132:S543–S560

Wyllie J, Bruinenberg J, Roehr CC et al (2015) European resuscitation council guidelines for resuscitation 2015: section 7. Resuscitation and support of transition of babies at birth. Resuscitation 95:249–263

23 新生儿学与法律

Vittorio Fineschi，Francesca Maglietta，and Emanuela Turillazzi
谢宛玲 翻译，刘曼玲 审校

目录

摘要

新生儿学是近年来备受关注的医学领域之一。在这一领域取得的不断进步以及其本身固有的伦理和医学法律问题引发了人们的关注，而对这些问题的广泛争论也反映了该领域在技术和科学方面的发展程度。另一方面，在新生儿和儿科领域，关于医疗事故诉讼等问题争论不休，已经达到了危机程度。此外，因为涉及患儿生命，儿科索赔往往金额昂贵，且陪审团通常会非常同情患儿及其家属。在新生儿领域，为处于生存能力极限的患儿和脑瘫患儿提供照护在医学法律中争议较大。新生儿科医生在诊疗中如果可以识别"红色预警"，则会减少相应医疗事故索赔发生的概率，因此本章侧重介绍一些较易于造成医疗过失索赔的情况以及高危情况。对于在任何国家、任何临床情况下工作的医生来说，这些原则基本上是相同的。当然，法律上的细微差别可能与个案有关，具体取决于案件发生的地点和适用的司法管辖区。

23.1 要点

- 导致新生儿医疗事故诉讼的主要情况是产房监护、神经系统预后不良、输液导管并发症及诊断／治疗延误等。

- 对于处于生存极限（胎龄 22~25 周）的患儿，是否为其进行治疗，这样的医疗决定应基于每个新生儿的自身情况做出，不能依照固定的尤其是仅基于胎龄制定的指导方针。

- 新生儿的神经损伤经常引发对围产期管理不善的指控。因此，提供更准确的围产期缺氧时间信息的新标记物对医疗和法律专业人员至关重要。

- 针对儿科医生的医疗事故诉讼中最普遍的原因是

误诊。因此，许多医生不得不采取防御性医疗，进行不必要的额外测试或诊断流程。

- 医疗事故索赔通常是由于知情同意不充分造成的。因此，良好的沟通、使用通俗术语并避免使用医学术语，对于减少医疗事故诉讼至关重要。

23.2　引言

新生儿学是近年来备受关注的医学领域之一。在这一领域取得的不断进步以及其本身固有的伦理和医学法律问题引发了人们的关注，而对这些问题的广泛争论也反映了该领域在技术和科学方面的发展程度。另一方面，在新生儿和儿科领域，关于医疗事故诉讼等问题争论不休，已经达到了危机程度。一般来说，儿童在任何医疗环境中接受治疗时都更易受到伤害，尤其是在急救诊疗时，因此新生儿和儿科医疗具有诉讼风险增加的特殊因素（Greve 2011）。新生儿医疗事故诉讼最常见的情况是产房监护、神经预后不良（脑瘫/缺氧缺血性脑病）、导管并发症（与中心血管相关的血栓和血管意外）以及延误诊断/治疗——酸中毒、低血压、抗生素治疗、髋关节发育不良和先天性心脏病。因为涉及患儿生命，儿科索赔往往金额昂贵，且陪审团通常会非常同情患儿及其家属（Donn 2005）。关于新生儿医疗事故索赔的数据非常少。意大利的数据报告显示在190多起索赔中，大多数事故发生在产房和产后监护时（几乎各占40%），而发生在新生儿重症监护病房的事故索赔比例较低（约20%），转运系统的事故数量最少（近1%）（Fanos et al. 2012）。2011年召开的美国国家儿童健康和人类发展研究所患者安全研讨会指出了关于新生儿患者安全的一些具体问题，以下是可能造成医疗失误的主要因素：

（a）药物和全胃肠外营养

（b）复苏和呼吸治疗

（c）侵入性治疗

（d）院内感染

（e）患者身份识别

（f）诊断

导致伤害风险增加的因素可能与新生儿患者的体格大小、早产程度、脆弱程度和潜在的疾病状况有关，也与参与新生儿诊疗的多学科团队、工作导致的疲劳、多种治疗方式以及高危新生儿诊疗所需要的干预方式（如呼吸机、中心导管、药物、床边试验）有关（Raju et al. 2011）。在发达国家，与分娩相关的医疗事故索赔造成的保险费用正在稳步递增，现在这些费用占所有医疗保险费用的25%，其中主要是对窒息所致严重残疾的终身赔偿（Berglund and Norman 2012）。

新生儿科医生对可能出现的投诉、质询或诉讼的担忧潜在地影响了他们的医疗行为，这些影响中有一些是积极的，如制定审计程序、与患儿家属保持更好的沟通、确保及时记录医疗过程并对并发症进行沟通；但也存在负面影响，如增加开药、转诊和诊断性检查以及避免某些特定情况下的治疗。

新生儿科医生在诊疗中如果可以识别"红色预警"（Donn et al. 2003），会减少相应医疗事故索赔发生的概率，因此本章侧重介绍一些较易于造成医疗过失索赔的情况以及高危情况。对于在任何国家、任何临床情况下工作的医生来说，这些原则基本上是相同的。当然，法律上的细微差别可能与个案有关，具体取决于案件发生的地点和适用的司法管辖区（Cowan 2005）。

23.3　新生儿复苏实践

23.3.1　预设

近几十年来，围绕是否要为低胎龄新生儿进行复苏展开了激烈的争论（Chiswick 2008；Pinter 2008；Sklansky 2001）。在世界各地的许多国家，跨学科研究小组裁决蓬勃发展，证明了这场争论的重要性；新生儿科医生、儿科医生、产科医生和生物伦理学家共同努力，试图证实为"有风险"的新生儿进行复苏的决定（Brunkhorst et al. 2014；Arora et al. 2016；Liu et al. 2016）是否处于新生儿生存能力的灰色地带。与此同时，越来越多的人要求对新生儿复苏实践进行司法监管，并明确患儿父母在决定这类救治中的作用。

在不同国家之间以及在同一国家的不同地方之间，对极低出生体重儿复苏的方式差异很大，这反映了目前缺乏实施复苏的依据，这也给临床医生带来了不确定性。需要特别注意的是应该为极低出生体重儿提供不同方式的诊疗干预，既要确保向母亲和新生儿提供足够的帮助，又要避免无用、痛苦和无效的治疗。

有关"生存性不确定"的早产儿治疗的核心问

题（胎龄 22~25 周）是新生儿科医生所面临的最具挑战性的问题之一（Pignotti and Donzelli 2008）。医疗技术的进步使医生能够挽救原本可能会死亡的新生儿。然而这些新生儿中的一些在接受治疗后存活的机会仍然很低，或者即使存活下来，患病率也较高且寿命缩短。即使进行了全面的复苏努力，胎龄 23 周出生的新生儿中每 3 人会有两人死亡，约 90% 的幸存者有中度至重度残疾。

当面对胎龄极低——22 孕周婴儿（154~160 天胎龄）的生产时，似乎存在一个相当普遍的共识，即要以母亲自身的健康状况决定对其采取的治疗方式，只有在母亲符合临床情况下才能进行剖宫产，对新生儿则提供安慰治疗。另一方面，随着胎龄的增长，如果新生儿显示出生存能力，则必须在出生时仔细评估新生儿的生命力，并进行复苏。客观临床标准（呼吸尝试、有效心率、肤色恢复）可用于建议是否需要采取特殊治疗，在指标良好的基础上对新生儿进行强化治疗是更可取的。人们普遍认为当胎龄达 25 周时可以基于胎龄原因进行剖宫产。新生儿必须接受复苏和强化的特殊治疗，除非病例出现严重受损的临床症状，提示无法存活。

经过多年讨论，在这一棘手领域，一些关键问题仍处于激烈争论中，有待解决。

23.3.2　某些重要假设

首先是假设胎龄可作为做出医疗决定的参考参数。事实上，对于胎龄的预估可能存在相当大的误差，因此在可疑病例中，对新生儿的临床评估至关重要。新生儿科医生应该特别考虑新生儿出生时的状况、产科病史和其对复苏的反应。在这个灰色地带存在着不易察觉的决策差异，对胎龄的预估即使相差几天也可能会导致放弃复苏，或者相反进行复苏。另一方面，许多其他的独立预测因素会对新生儿预后产生重要影响（出生体重、出生前使用类固醇、多胎妊娠）（Patel 2016）。

一般说来，文献研究已确定妊娠 22~25 周间出生的新生儿的生存能力处于极限。人们认为低于这一限度发育的不成熟程度会限制寿命长度，而对于治疗效果不佳也没有异议（Seri and Evans 2008；Blackmon 2003）。然而，仅以胎龄这一时间标准进行决策评估的简化处理可能是危险的，这样过于看重一个单一参数。众所周知，极早产儿的预后随出生

地情况（是否有三级围产期中心）、产科医生和儿科医生对诊疗的态度以及他们使用的干预措施、胎龄、出生后年龄以及后来的合并症而有所不同（Patel 2016）。因此，在这个灰色地带对新生儿做出适当的治疗管理决定非常困难（Haward et al. 2011；Nadroo 2011；April and Parker 2007；Savulescu and Kahane 2009）。

此外，和其他医学领域不同，在这一领域，政策受到很大的关注，对治疗限制也进行了具体描述。相反，在其他领域，指导方针是宽泛而笼统的，有很大的个人临床判断和专业自由裁量权的空间。事实上，一些作者发现针对新生儿的政策似乎与针对其他患者群体的政策非常不同（Janvier et al. 2007）。即使是高死亡率或高发病率的危重情况（例如成人因创伤后心搏骤停、儿童因严重创伤后心搏骤停、成人原发性出血性卒中），存活率低、甚至预测有长期重大的致残性后遗症，也一定不会放弃严格的指导方案或指南中规定的复苏程序（Savulescu and Kahane 2009；Janvier et al. 2007；Janvier et al. 2008）。

最后，最重要的一点是早产儿父母在治疗决策过程中的中心地位。复苏治疗需要立即做出决定，并迅速及时行动。医生应该用患儿父母能够理解的方式详尽地提供有关新生儿病情和预期寿命的信息，给予他们理解和一切可能的心理支持。如果父母的要求与医生的决定发生冲突，应寻求共同的解决方案，同时应考虑保障胎儿和新生儿的生命与健康。

23.3.3　问题的症结

问题不仅在于指南不同，而且在实践中确实存在国际、国家和地方的差异。最近的数据表明，提倡进行共同决策的政策建议与对近成活期分娩的新生儿进行复苏的实际临床决定之间可能存在差距（Tucker Edmonds et al. 2016）。

问题的关键在于是否需要这些严格的指导方针、以胎龄参数为基础的参考标准和权威规则。我们认为，这个问题的正确答案是"不"。这一领域的预后不确定性相当大，因此在决策时，针对患儿个体的方法比统计方法更容易被接受：任何决定都应该基于每个新生儿的个体情况，而不是参考指南，尤其是基于孕周制定的指南（Turillazzi and Fineschi 2009）。医生不需要基于胎龄和出生体重指南的僵

化规则,医生需要那些可以解决困难和棘手问题的指南,能够帮助处于生存能力边缘的新生儿并能对他们的临床状况做出真实评估(Fanaroff 2008)。我们坚决认为,低或极低胎龄新生儿的治疗原则应与其他患者相同,无须作出具体的政策说明。一般说来,制定指南的目的是提高对新生儿结局的认知,提供一致的围生期咨询,并能促使做出知情的、支持性的以及负责任的选择。灵活的指南更容易被广泛接受,新生儿科医生、产科医生和护士可使用这类指南为超早孕期孕妇和新生儿提供诊疗,但为超早产儿进行复苏的决定应该采取与其他患者相同的方式,需要考虑所有相关的临床特征,做出客观和最准确的个体预测。

23.4 脑性瘫痪与围产期缺氧

23.4.1 预设

尽管人们认识到脑性瘫痪很少与医疗事故有关,但当儿童被诊断为脑性瘫痪时,仍有很多临床医生会面临诉讼。

科学技术的进步使研究人员能够更好地了解新生儿长期神经损伤的病理生理学。现在已知,产时事件并不是导致神经不良结局的常见原因。在过去分娩被认为是导致大多数脑瘫的原因,但最近对脑瘫起因新的见解改变了过去的旧观念。有许多因素会损害"发育中"的胎儿大脑,包括产前、产时和产后缺血/低氧血症、发育异常、遗传因素、代谢性疾病、感染、自身免疫和凝血障碍,以及母婴药物使用(MacLennan 1999)。脑损伤的临床症状通常被认为是由产时窒息引起的,这导致了由围产期产科和/或新生儿管理不善带来的医学法律问题。与之前的认识和假设相反,临床流行病学研究表明在大多数情况下导致脑瘫的事件发生在胎儿分娩期或新生儿出生后。实际上 70%~80% 的脑性瘫痪被认为是由产前因素造成的,由分娩时窒息造成的相对较少。足月和近足月儿的脑性瘫痪中约 10% 被认为是由产时窒息导致的(Graham et al. 2008)。尽管脑性瘫痪的病因研究取得了许多进展,但要确定急性产时事件与脑性瘫痪之间的因果关系仍然非常困难。

由于新生儿脑损伤事件经常导致针对围产期管理不善的指控,因此了解脑损伤的发病时间对医疗和法律专业人员至关重要。事实上,在法院大部分

的辩论集中在是否有证据表明存在产时急性缺氧,如果存在,是否及时、充分地进行了诊疗(Greenwood et al. 2003;Freeman 2008)。

23.4.2 围产期缺氧的时间问题

围产期缺氧的时间问题比较复杂,目前并未完全了解。传统的判断依据是根据临床、实验室和仪器标准,这些标准是难产的非特异性标志(Paneth 2001;Blair and Stanley 1997)。这些非特异性产时标志物无法很好地提供关于窒息性损害的发生时间和持续时间(Nielsen et al. 2008)。尸检、胎盘和脐带检查、实验室检查和基因研究可以解释死亡原因和神经病理的发病时间,而脑组织学检查可以提供有关缺氧缺血性损伤发病时间的有用信息。由于灰质和白质的脆弱程度因胎龄和神经解剖部位的不同而不同,因此围产期脑损伤的形式取决于病因和胎儿神经系统的发育阶段(Folkerth 2007;Squier 2002)。过去人们认为大多数新生儿缺氧缺血性脑损伤是由分娩期间急性缺氧所致,但最近对新生儿缺氧缺血性脑损伤机制的新见解改变了这种旧观念。

为了尝试"给出一个可以更好地识别神经病理是在分娩和出生时开始或成为脑瘫病例的客观证据范本",1999 年 10 月国际脑瘫特别工作组发表了一份关于急性分娩期事件与脑瘫之间因果关系的共识声明。这份声明确定了能够将脑性瘫痪归因于产时缺氧事件需要满足的 3 个"基本标准"以及一些"能够共同提示产时时间节点的非特异性标准"(Greenwood et al. 2003)。

实验室研究,即通过脐动脉血 pH 测定酸碱失衡、血清脑特异性肌酸激酶同工酶 BB 浓度、其他血清因子(血乳酸、次黄嘌呤、天冬氨酸氨基转移酶、促红细胞生成素、β 内啡肽)脑脊液中测定的因子(乳酸、神经元特异性烯醇化酶、乳酸脱氢酶、羟丁酸脱氢酶、纤维蛋白原降解产物、抗坏血酸),在定义缺氧事件的时间节点方面可能是有用的。影像学检查,如头部超声检查,对于检测典型的损伤类型(脑室周围白质软化、基底节病变、脑水肿、缺血性梗死)可能非常有用。头颅 CT 可显示缺血性或出血性病变、弥漫性或局灶性水肿、弥漫性脑萎缩伴空泡性脑室扩张(由严重的缺氧性损伤导致)。CT 上,脑室周围白质软化可充分显示为密度降低区域,有时还混杂着因继发性出血导致的密度增加区域。然而 MRI

仍是评估脑缺氧性病变的首选影像检查方法。

在新生儿死亡的案例中,进行尸检的同时,还需要进行毒理学、微生物学和遗传学调查(Squier and Cowan 2004)。用传统的组织化学技术对大脑进行组织学研究可以提供相关的数据。根据损伤机制、严重程度和时间的不同,脑内病变的分布和组织类型会发生显著变化。国际上进行了多种关于组织学、组织化学和免疫组织化学标志物的综合性科学研究,为明确缺氧缺血性脑损伤的发病时间提供越来越准确的信息。然而文献报道的数据似乎并不完整且相互矛盾,而且实验研究通常只在动物身上进行。此外应该强调的是大多数有关的实验研究报告都是使用晚期表达(>24 小时)的标志物,这些标志物在产时窒息导致的围产期缺氧缺血性脑损伤病例中基本不可靠(Squier 2002)。这些对围产期脑损伤所涉及的细胞反应机制的神经生物学见解,以及所涉及的各种机制的特征描述,可能为理解脑缺氧缺血性损伤的发病时间和有效的治疗策略开辟新的视野(Kadhim et al. 2005)。通过在动物和人类研究中应用免疫组织化学技术,已经有可能在脑组织中识别一些缺氧缺血性损伤的标志物,研究结果可靠且具可重复性。通过使用一组选定的抗体(伴侣蛋白 HSPs,ORP-150,COX2)获得的免疫组织化学图像可以帮助识别新生儿缺氧缺血性脑损伤不同标志物精确的表达时间顺序。这与同一损伤的持续时间相关,而且本质上归因于不同细胞类型的不同刺激,以及相同细胞对缺血性损伤的不同反应。在评估新生儿缺氧缺血性损伤的时间节点上,有些免疫组织化学标志物似乎比其他标志物更可靠(Riezzo et al. 2010)。由于造成新生儿缺氧缺血性损伤的时间范围很大,因此组织学和免疫组织化学研究的结果可以提示医生扩大鉴别诊断,以便做出更准确的判断(Kadhim et al. 2005)。

23.5　知情同意

知情同意不充分是医疗事故指控的一个非常常见的依据,在新生儿领域也是如此。由于知情同意是患者家属而不是患者本人做出的,而且当时情绪往往非常紧张,这些造成了一些新生儿案例的特殊情况。在新生儿医疗方面,沟通不充分(产科医生与儿科医生 / 新生儿科医生之间、护士与内科医生之间、或医疗团队与患者家属之间)往往会导致医

疗事故索赔(Donn 2005)。

在医生和患者家属的关系中,语言的使用问题、提供信息量的多少以及信息质量如何都非常重要:一种就像消息,只是对情况的描述;另一种是信息,其中包括了与消息接收者之间的关系。这两个维度并不相同:提供消息和提供信息不是一回事。在这方面,一个根本的问题是应该向新生儿家属提供事实还是信息。关于新生儿的疾病、结果和预后,应该告知患者家属多少,以及怎么告知他们? 某种治疗的风险有哪些是需要解释的? 有哪些可预见的后遗症应该向新生儿父母隐瞒?

提供信息和进行交流的目的是使患者父母能够为孩子的治疗做出明智的选择。然而,从这个角度看,一个至关重要的问题是我们必须区分新生儿的权利和自主选择的能力。我们必须非常谨慎地处理这一问题,关注我们要对没有自主选择能力的新生儿或婴儿做些什么。此外,对知情同意程度的管理变得更加困难,因为新技术扩大了医学的干预范围以及诊断和治疗的可能性,从而使这个问题更加尖锐,还因为由知情同意造成的司法诉讼更加频繁。

与成人医学不同,在处理新生儿和儿科领域的知情同意问题上存在特殊挑战。

具有重要伦理价值的关键问题之一是患者父母在决策过程中的角色是什么。医生要考虑与新生儿父母(即信息的接受者)有关的许多因素:他们对相关知识的渴望程度、他们对参与治疗选择的愿望程度、他们的心理状况和他们的知识水平。其中的风险在于信息的传达过程可能完全是学术的和专业的探讨,而父母对此完全无知;新生儿科医生承担着特殊负担,要确保新生儿或婴儿的父母可以理解他们的解释和信息。

有些父母会因为孩子死亡或治疗结局不佳提出医疗事故索赔,因而“知情同意”可能更多地会被用作“保护”医生的手段,而不是与患者父母沟通及告知他们往往非常具有挑战性的临床决策,这样的结果可能会破坏知情同意程序在减少医疗事故损失方面的价值。

与患者家属的公开沟通应该是最佳医患关系的体现。在医患关系中,医生和患者家属各具长处和特点,医生是医学和技术领域的专业人士,而患者家属关注人性、痛苦、知觉和生活质量,双方以新生儿的健康作为目标共同努力。患者父母积极参与沟通对于共同决策过程非常重要,而医生有责任确保父

母能够理解他们传达的信息,使父母能够做出对孩子最有利的选择。

最后关注的是新生儿学背景下的基因组检测。基因组检测可以在不同的时间节点进行,如孕前、植入胚胎前、产前或产后,并会在新生儿治疗决策中发挥作用。新生儿重症监护病房特别适合进行早期基因检测,因为已知原因的 3 528 种单基因疾病中的多种疾病发生在出生 28 天内(Online Mendelian Inheritance in Man 2012)。

基因组检测可用于危重婴儿的诊断和预后。基因检测的目的可以概括为:改进治疗,发现潜在的治疗方法;提供预测或信息,使患者父母提前了解未来潜在的问题以及后代中复发的风险;了解治疗的局限性,因为这不仅关系到患儿的最佳利益、父母的治疗选择倾向而且也关系到资源分配(Wilkinson et al. 2016)。

新生儿诊疗中使用基因组检测的不同方式引发了深刻的伦理挑战(Goldenberg and Sharp 2012;Stark et al. 2013)。从伦理角度看,传统的靶向诊断检测显然问题最小,比如用于检测无法通过常规生化筛查诊断的疑似病例。当提出进行靶向预后检测时,能够平衡检测的利弊十分重要。预后信息是否可能引起诉讼?这些信息是否没有益处?新生儿(和未来的青少年)与其父母的最大利益一致还是相冲突?促进患者父母的知情同意十分重要,但实施起来并非易事。

基因检测的结果具有复杂性,而患者父母也有权在同意基因组检测之前获得完整信息,这些都是新生儿基因组检测中的关键问题(Cohen et al. 2013)。

基因检测可能会带来非常令人不安的消息,包括潜在和继发的偶然发现,因此临床医生和患者父母必须为结果可能带来的影响做好准备(Lucassen 2012)。除了医学遗传学家和遗传咨询医生外,新生儿专家也可以帮助患者家属了解基因检测和潜在影响,并解决可能在检测结果公布前后出现的众多医疗、心理和伦理等相关问题。考虑到新生儿基因组检测的不确定性和未来可能出现的结果,患者家属能够理解这种检测的真正意义和检测范围十分重要。至关重要的是患者父母对新生儿基因检测需要有适当的期望值,并了解这种检测的局限性。新生儿科医生在决策过程中可发挥重要作用,帮助患

者父母了解该检测并做出知情的选择(Frati et al. 2017)。

23.6 结论

在过去几年中,新生儿科领域的迅猛发展带来了一系列问题。事实上,近年来无论是在科学文献中,还是在伦理和司法争论中,新生儿学都是医学领域中备受关注的领域之一。关注点主要涉及超早产儿复苏取得的不断发展和其固有的伦理问题,对于这一问题仍存在争议。在新技术出现之前,我们接受超早产儿的死亡是一件自然不可避免的事情。而新的技术可能是挽救可存活新生儿生命的最佳手段,但是当这样的技术明显可以带来利好结果时,又出现了新的问题。对一个极早产的新生儿,如果治疗的唯一效果就是维持生命或推迟死亡,却不考虑这个新生儿的生存质量,这样的治疗是否合适?如果继续治疗在医学上显然是徒劳的,那么是否应该考虑患者父母的权利和愿望?指导方针和法律法规是否能够帮助或支持做出这样的决定?或者,相反,这些决定是否应该由医生和患者父母共同决策?

此外,我们强调,目前的一个现实情况是医生在其职业生涯的某个时候可能会面临医疗事故索赔。新生儿科医生和儿科医生也不能幸免于这一现实。病历记录和医患沟通在新生儿科医生的实践中也很重要,因此我们鼓励新生儿医生多了解患者父母的生活经历和期望值,并参与到这样的信任关系中。最后,我们呼吁新生儿科医生在医疗实践过程中进行全面和准确地记录。

参考文献

April C, Parker M (2007) End of life decision-making in neonatal care. J Med Ethics 33:126–127

Arora C, Savulescu J, Maslen H, Selgelid M, Wilkinson D (2016) The intensive care lifeboat: a survey of lay attitudes to rationing dilemmas in neonatal intensive care. BMC Med Ethics 17(1):69

Berglund S, Norman M (2012) Neonatal resuscitation assessment: documentation and early paging must be improved! Arch Dis Child Fetal Neonatal Ed 97(3): F204–F208

Blackmon LR (2003) Biologic limits of viability: implications for clinical decision-making. NeoReviews 4: e140–e146

Blair E, Stanley FJ (1997) Issues in the classification and

epidemiology of cerebral palsy. Ment Retard Dev Disabil Res Rev 3:184–193

Brunkhorst J, Weiner J, Lantos J (2014) Infants of borderline viability: the ethics of delivery room care. Semin Fetal Neonatal Med 19(5):290–295

Chiswick M (2008) Infants of borderline viability: ethical and clinical considerations. Semin Fetal Neonatal Med 13:8–15

Cohen J, Hoon A, Wilms Floet AM (2013) Providing family guidance in rapidly shifting sand: informed consent for genetic testing. Dev Med Child Neurol 55(8):766–768

Cowan PJ (2005) Litigation. Semin Fetal Neonatal Med 10:11–21

Donn SM (2005) Medical liability, risk management, and the quality of health care. Semin Fetal Neonatal Med 10:3–9

Donn SM, Chiswick ML, Whittell P, Anderson S (2003) Medico-legal implications of hypoxic ischemic brain injury. In: Donn SM, Sinha SK, Chiswick ML (eds) Birth asphyxia and the brain: basic science and clinical implications. Futura Publishing, Armonk, pp 379–401

Fanaroff AA (2008) Extremely low birthweight infants – the interplay between outcomes and ethics. Acta Paediatr 97:144–145

Fanos V, Tagliabue P, Greco L, Agostiniani R, Carbone MT, D'Agostino P, Correra A (2012) Neonatal malpractice claims in Italy: how big is the problem and which are the causes? J Matern Fetal Neonatal Med 25(5):493–497

Folkerth RD (2007) The neuropathology of acquired pre- and perinatal brain injuries. Semin Diagn Pathol 24:48–57

Frati P, Fineschi V, Di Sanzo M, La Russa R, Scopetti M, Severi FM, Turillazzi E (2017) Preimplantation and prenatal diagnosis, wrongful birth and wrongful life: a global view of bioethical and legal controversies. Hum Reprod Update 23(3):338–357

Freeman RK (2008) Medical and legal implications for necessary requirements to diagnose damaging hypoxic-ischemic encephalopathy leading to later cerebral palsy. Am J Obstet Gynecol 199:585–586

Goldenberg AJ, Sharp RR (2012) The ethical hazards and programmatic challenges of genomic newborn screening. JAMA 1:307(5). https://doi.org/10.1001/jama.2012.68

Graham EM, Ruis KA, Hartman AL et al (2008) A systematic review of the role of intrapartum hypoxia – ischemia in the causation of neonatal encephalopathy. Am J Obstet Gynecol 199:587–595

Greenwood C, Newman S, Impey L et al (2003) Cerebral palsy and clinical negligence litigation: a cohort study. BJOG 110:6–11

Greve P (2011) Pediatrics: a unique and volatile risk. J Healthc Risk Manag 31(2):19–29

Haward MF, Kirshenbaum NW, Campbell DE (2011) Care at the edge of viability: medical and ethical issues. Clin Perinatol 38:471–492

Janvier A, Bauer KL, Lantos JD (2007) Are newborns morally different from older children? Theor Med Bioeth 28:413–425

Janvier A, Leblanc I, Barrington KJ (2008) The best-interest standard is not applied for neonatal resuscitation

decisions. Pediatrics 121:963–969

Kadhim H, Evrard P, Kahn A et al (2005) Insights into etiopathogenic mechanisms involved in perinatal cerebral injury: implications for neuroprotection. In: Fong HD (ed) Focus on cerebral palsy research. Nova Science Publishers, Hauppauge, pp 1–26

Liu J, Chen XX, Wang XL (2016) Ethical issues in neonatal intensive care units. J Matern Fetal Neonatal Med 29(14):2322–2326

Lucassen A (2012) Ethical implications of new genetic technologies. Dev Med Child Neurol 54:196

MacLennan A (1999) A template for defining a causal relation between acute intrapartum events and cerebral palsy: international consensus statement. BMJ 319:1054–1059

Nadroo AM (2011) Ethical dilemmas in decision making at limits of neonatal viability. J IMA 43:188–192

Nielsen LF, Schendel D, Grove J et al (2008) Asphyxia-related risk factors and their timing in spastic cerebral palsy. BJOG 115:1518–1528

Online Mendelian Inheritance in Man. McKusick-Nathans Institute of Genetic Medicine, Johns Hopkins University; Baltimore. Accessed 13 July 2012. Available at www.omim.org/statistics

Paneth N (2001) Cerebral palsy in term infants–birth or before birth? J Pediatr 138:791–792

Patel RM (2016) Short- and long-term outcomes for extremely preterm infants. Am J Perinatol 33(3):318–328

Pignotti MS, Donzelli G (2008) Perinatal care at the threshold of viability: an international comparison of practical guidelines for the treatment of extremely preterm births. Pediatrics 121:e193–e198

Pinter AB (2008) End-of-life decision before and after birth: changing ethical considerations. J Pediatr Surg 43:430–436

Raju TNK, Suresh G, Higgins RD (2011) Patient safety in the context of neonatal intensive care: research and educational opportunities. Pediatr Res 70(1):109–115

Riezzo I, Neri M, De Stefano F, Fulcheri E, Ventura F, Pomara C, Turillazzi E, Fineschi V (2010) The timing of perinatal hypoxia/ischemia events in term neonates: HSPs, ORP-150 and COX2 are reliable markers to classify acute, perinatal events. Diagn Pathol 5:49. doi:10.1186/1746-1596-5-49

Savulescu J, Kahane G (2009) The moral obligation to create children with the best chance of the best life. Bioethics 23:274–290

Seri I, Evans J (2008) Limits of viability: definition of the gray zone. J Perinatol 28:S4–S8

Sklansky M (2001) Neonatal euthanasia: moral considerations and criminal liability. J Med Ethics 27:5–11

Squier W (2002) Pathology of fetal and neonatal brain damage: identifying the timing. In: Squier W (ed) Aquired damage to the developing brain, timing and causation. Arnold, London, pp 110–127

Squier W, Cowan FM (2004) The value of autopsy in determining the cause of failure to respond to resuscitation at birth. Semin Neonatol 9:331–345

Stark Z, Gillam L, Walker SP, McGillivray G (2013) Ethical controversies in prenatal microarray. Curr Opin Obstet Gynecol 25(2):133–137

Tucker Edmonds B, McKenzie F, Panoch JE, White DB, Barnato AE (2016) A pilot study of neonatologists' decision-making roles in delivery room resuscitation counseling for periviable births. AJOB Empir Bioeth 7(3):175–182

Turillazzi E, Fineschi V (2009) How old are you? Newborn gestational age discriminates neonatal resuscitation practices in the Italian debate. BMC Med Ethics 12:10–19

Wilkinson DJC, Barnett C, Savulescu J, Newson AJ (2016) Genomic intensive care: should we perform genome testing in critically ill newborns? Arch Dis Child Fetal Neonatal Ed 101(2):F94–F98

24 新生儿的环境和早期发育护理

Dominique Haumont
胡晓静　翻译，王斌　审校

目录

缩略语

EDC	Early developmental care	早期发育护理
KMC	Kangaroo mother care	袋鼠式护理
NICU	Neonatal intensive care unit	新生儿重症监护室
NIDCAP	Neonatal individualized developmental care and assessment program	新生儿个体化发育护理和评估项目
OS	Oxidative stress	氧化应激
REM	Rapid eye movement	快速动眼

摘要

早产儿在新生儿重症监护室（NICU）中暴露于重要的和往往混乱的神经感觉刺激的环境中。有大量的科学证据支持疼痛和压力、长时间的强光和噪声、睡眠障碍和难以实现父母照料的负面影响。早期发育护理（EDC）正是在这种背景下被提出的。EDC 的要素是父母身体和情感的亲密性、根据对早产儿行为的适当评估进行的护理方面的微调、减轻压力的策略及适应提供这种类型的护理的 NICU 病房设计。

在 EDC 的不同策略中，恢复母婴连接（联系照护）和新生儿个性化发育护理和评估项目（NIDCAP）是最复杂、最全面的干预措施。

24.1　重点

- EDC 减少疼痛和压力。
- EDC 的内容包括恢复父母作为主要照顾者的角色。
- NIDCAP 是最全面的教学工具。
- 目标是从出生到出院的对联护理（母婴二人组）。
- 建议进行架构调整。

24.2　引言

自 20 世纪 60 年代以来，新生儿重症监护的显著发展使得极低出生体重婴儿死亡率在过去几十年里从 50% 下降到不到 15%（Horbar et al. 2002）。在欧洲，国家之间、地区之间、甚至科室之间都存在着很大的差异，其原因尚未完全了解（Zeitlin et al. 2015）。在妊娠 22~24 周这一块"灰色地带"，近年来存活率有显著提高，但有趣的是，根据出生体重或孕周进行复苏的决定在过去 20 年没有改变（Condie et al. 2012）。尽管得到了更好的照护,15%~25% 的极低出生体重婴儿仍出现以下领域的神经发育障碍:运动功能、视觉、听觉功能、认知、行为、注意缺陷和多动障碍、视觉运动整合能力和语言能力（Marlow et al. 2007）。与足月儿相比,有大量的科学证据表明早期大脑发育发生了变化。这些差异现在在脑磁共振成像中得到了充分证明,包括弥散张量成像、静息状态功能连接和磁共振波谱学（Lubsen et al. 2011;Kwon et al. 2014）。其中一些差异在年龄较大时仍然存在（Constable et al. 2008）。

早产儿要在 NICU 待上几周甚至几个月,这与他们在子宫里的经历是完全不同的。在这个生命初期,大脑的生长和发育是非常关键的,它处于一个非常活跃的过程。众所周知,极低的胎龄和出生体重、性别、围产期感染和炎症、颅内出血、脑室周围白质疾病、产后使用类固醇、营养失衡或不利的社会经济状况会影响大脑发育或将来结局。造成大脑出现以上发育障碍的根本机制是十分复杂的,我们尚未完全了解。遗传背景、表观遗传效应、易受氧化应激和其他代谢紊乱之间的相互作用将导致每个婴儿的后果不尽相同。现有的环境与大脑发育相互作用的证据已经被广泛回顾,并被鼓励采取更好的做法（Liu et al. 2007;Whyte et al. 2013）。这些婴儿的结局将进一步取决于他们的家庭环境。神经发育支持治疗、NICU 的环境和父母亲密性是改变习惯的新的挑战（Haumont 2014）。

24.3　NICU 环境、早期发育护理和新生儿个体化发育护理和评估项目

NICU 中的婴儿被感觉输入所淹没。他们感知噪声、前庭神经、嗅觉、视觉刺激、疼痛、体温变化和运动。他们与父母的社会互动是不自然的。现在有科学证据支持:应从 NICU 传统的护理方式转向以病人和家庭为中心的护理,并让患儿相应地适应环境。

噪声。相对于嘈杂的开放式病房,我们把眼光放在了非常安静的单人间 NICUs。这些已被证明可以减少感染,有利于父母在场和母乳喂养（Domanico et al. 2011）。然而,在最近的一项研究中发现,由于单人房间的过于安静导致不良的结果（Pineda et al. 2013）。让早产儿处于过久的安静环境中可能确

实是不适当的。但什么是适当的听觉刺激呢？另一篇论文表明,与其他成年人的语言相比,接触父母的谈话能够更好地促进婴儿在 32 周发出语音、在 32 周和 36 周时会出现定向反应（Caskey et al. 2014）。单人间应被视为鼓励父母陪伴在孩子身边的因素,这是实施 EDC 时最重要的优先事项。

光。在视觉系统发育方面的研究已经相当广泛（Haumont and Hansen 2005）。

在妊娠期间,同步神经节细胞传导波以不同的神经元为靶向,向大脑视觉皮层进行适当的传导。保护 REM 睡眠对于视觉优势柱的正常发育至关重要（Graven 2004;Penn and Shatz 2002）。

早产儿的眼部显示出特定的特征。妊娠 30 周后才有瞳孔对光反射,32 周后才出现生理性的瞳孔扩张。光还能刺激视网膜膜脂质中自由基的产生。有研究表明,早产儿未成熟的抗氧化状态可能与视网膜损伤的易感性有关。避免强光直接照射到早产儿的眼睛。光线携带的信息传导到视交叉上核,视交叉上核表达输出信号。这些包括体温、皮质醇、褪黑激素、睡眠 - 觉醒周期、行为和心血管功能。在子宫内,胎儿有一个对母体夹带信号产生反应的生物钟。如果婴儿早产,他将被剥夺这种昼夜节律,并处于一个相对混乱的 NICU 环境。早产儿有亚昼夜节律（一个周期长度远小于 24 小时）,这与睡眠模式的成熟相一致（Rivkees and Hao 2000）。有一些临床证据表明,婴儿在有节律的光照下,生长和睡眠会更好（Liu et al. 2007）。

疼痛和压力。众所周知,新生儿在 NICU 经历了许多疼痛（Carbajal et al. 2008）。由于担心长期接触麻醉剂会对大脑发育产生副作用,以及无法识别疼痛和压力症状会导致新生儿缓解疼痛的方法不适当。非药物干预法如口服蔗糖水、非营养性吸吮、用襁褓包裹和帮助维持屈曲姿势已被证明对疼痛的缓解有效（Cignacco et al. 2007）。在一项对胎龄小于 30 周出生的婴儿的研究中,新生儿婴儿应激源量表得分与磁共振成像（脑指标、弥散和功能磁共振成像）和纠正胎龄后同等年龄的神经行为检查相关。NICU 的应激源暴露与脑结构和功能的区域改变有关。在神经行为检查中,压力最大的婴儿表现出大脑顶叶和额叶宽度减小、弥散测量改变、颞叶功能连接以及运动行为异常（Smith et al. 2011）。

一些医疗单位将采取激进的疼痛管理方法,在医疗过程中非常随意地使用药物。然而,医疗的

第一步是"不伤害",因此,每个程序都应该受到审查。许多常规干预措施很可能已经陈旧了、用处不大。体位和抚触对婴儿很重要。即使是像换尿布这样的常规护理也会引起大脑血流动力学的显著变化(Limperopoulos et al. 2008)。用襁褓包裹婴儿这一方法已经实施了很长时间,它与更好的睡眠和减少疼痛及压力反应相关(van Sleuwen et al. 2007)。有呼吸系统相关问题的婴儿往往采取俯卧姿势后能够缓解症状(Bauer 2005)。必须平衡强壮的颈部伸肌以支持后期的运动发育(Amiel-Tison, 1995)。健康的早产儿已被证明在"鸟巢"中给予屈曲的姿势包裹对其更有利,因为可以使他们采取更协调的动作、减少僵硬的姿势(Ferrari et al. 2007)。

在睡眠方面的保护。新生儿大约有 70% 的时间处于睡眠状态,其中约一半的时间处于可识别的积极睡眠(积极睡眠或 REM 睡眠)和安静睡眠模式。在 27 周之前,不可能在同一周期中识别出积极睡眠和安静睡眠的睡眠模式(Dreyfus-Brisac 1968)。REM 睡眠在个体发生学中被认为是一种非常强烈的大脑活动,在大脑成熟过程中起着重要的作用。早产儿的超周期将逐渐成熟,形成一个有昼夜节律的睡眠-觉醒周期模型。睡眠成熟的特征是 REM 睡眠所占的比例在足月后逐渐降低,向安静睡眠转变。REM 睡眠期的内源性突触增殖将为大脑在外源性刺激下的进一步发育精细化做好准备。

越来越多的动物和人类研究表明,睡眠在大脑早期发育中的重要性。对睡眠剥夺的动物研究表明,几种动物模型的结构和功能都出现了退化。在 REM 睡眠中,对内源性同步波的需求已经被证实是视觉系统突触形成的发育过程(Frank and Stryker 2003)。为了不干扰睡眠,应避免例行的不必要的护理干预。

袋鼠式护理(KMC)。KMC 于 1978 年在美国哥伦比亚大学医学中心开始尝试,它以低成本的方式支持低出生体重婴儿(Charpak et al. 2005)。在其有效性和安全性被证明后,一些条件有限的国家扩展了这一做法。KMC 的好处包括降低发病率、增加体重、促进母乳喂养、促进神经行为评估和促进更成熟的睡眠模式。KMC 对母亲有益,因为它有利于建立母婴之间的联系并减轻压力。虽然在工业化国家关于 KMC 的研究较少,但它现在是一种推荐做法(Boundy et al. 2016)。

氧化应激(OS)。OS 是引起早产儿损伤的主要原因之一(Saugstad 2005)。许多临床情境会产生过量的自由基产生,如:缺血再灌注损伤、缺氧和高氧、炎性疾病、光疗和长链多不饱和脂肪酸静脉营养。他们不成熟的抗氧化防御将使他们患 OS 的风险增加。

NICU 中任何会引起缺氧的干预措施都可能是 OS 的病因。众所周知,诸如插管、胸腔引流或气管内吸痰等重症监护方面的操作会使婴儿病情不稳定。但是,即使是常规的程序,如胸透、更换电极、物理治疗、过度的噪声、称重,甚至是换尿布,都会伴随着经皮氧分压的急剧下降(Limperopoulos et al. 2008)。EDC 也避免任何缺氧事件或不必要的护理。

早期发育护理(EDC)是针对 NICU 环境的所有潜在的有害因素,包括疼痛、压力和父母角色的缺失。EDC 的定义较模糊,因为它的范围从非常简单的干预,如光和噪声控制、体位、非营养性吸吮,到非常复杂的新生儿个性化发育护理和评估项目(NIDCAP)。NIDCAP 模型是基于观察早产儿行为的早期干预方案(Als et al. 1994),该理论被称为"协同理论"。这一概念源于五个行为子系统的相互依赖、分化、调整和管理:自主、运动、状态的有组织性(定义良好的睡眠和觉醒状态的成熟)、注意/交互和自我调节系统。NIDCAP 的评估工具是对婴儿在护理之前、期间和之后的行为进行正式、多次的观察。这些观察描述了婴儿对感官输入和自我调节能力的反应。每个婴儿的发育目标将根据他自己的优势点和弱点来确定。应推荐个体护理计划和环境适应措施。随着 NIDCAP 在病房内的实施进展,护理人员越来越多地意识到婴儿表现出的信号,并相应地调整了护理方式。家庭在照料方面被赋予权力,并处于中心地位。NIDCAP 是一个广泛而复杂的教学项目。NIDCAP 观察员的能力必须由经过认证的 NIDCAP 培训师进行验证。NICU 的发育护理水平可以通过 NIDCAP 护理认证来评估。在评估中,所有方面的发育护理都会被进行分析:科室的架构、婴儿的行为评估、父母的合作,以及工作人员的技能(NIDCAP 护理评估和认证)。在过去的几十年里,护理人员的意识有了显著的提高。在欧洲,第一个 NIDCAP 培训中心于 1999 年在斯德哥尔摩成立。现在已经建立了 11 个培训中心,还有更多的培训中心正在筹建中。发育护理教学有着非常重要的需求,将来很可能会出现新的应对方式来满足这一日益增长的需求。父母也越来越多地参与到他们宝宝的照护中来。

他们希望且理应履行他们作为婴儿主要照顾者的角色（欧洲新生儿基金会父母和新生儿的权利）。

24.4 联系照护还是恢复母婴联系：新的挑战

尽管很早以前人们就知道早期建立母婴关系的重要性，但父母进入母婴室的机会却非常有限（Fanaroff et al. 1972）。现在，父母理论上可以固定地探视他们的宝宝，但部分地区对这一规定的抵制仍然存在。在北欧，这种情况很少见（Greisen et al. 2009）。

新生儿护理科室和产科病房通常由不同的护理和医疗团队管理。此外，它们在地理位置上并不总是相邻的，而且在大多数单元中，当婴儿出生后需要特殊照顾时，母亲很难与婴儿在一起。从出生到出院，重建母亲和婴儿之间的亲密关系是现代新生儿学面临的一个具体挑战：引入母婴护理。

情感和身体上的亲密是相连接的。与新生儿分离的母亲会表现出焦虑和压力，并有抑郁的风险（Davis et al. 2003）。这不仅是一个人道态度的问题，而且越来越多的证据表明亲子亲密关系的重要性（Flacking et al. 2012）。一组从早期敏感性训练项目中受益的母亲所生的婴儿，与对照组相比，在弥散张力脑成像中表现出更好的成熟度和脑白质连接性（Milgrom et al. 2010）。在动物研究中，早期母体刺激的变化可以通过表观遗传机制受体基因改变后代的基因表达（Curley et al. 2011）。

母乳被广泛推荐为足月儿和早产儿的最佳营养品（American Academy of Pediatrics 2012）。它降低了婴儿患感染、坏死性小肠结肠炎的风险，并帮助认知能力的发育。初乳是一种含有免疫相关成分的液体，其独特的成分对极低出生体重婴儿尤为重要。母婴的皮肤的亲密接触是母乳喂养成功的必要条件。

在瑞典的某些地区，对于父母固定照顾婴儿和完全建立恢复母婴连接方面有着长期的经验。在这种"联系照护"的情况下，父母和婴儿从出生后的第一分钟起就一直住在一起，直到出院。这一选择大大缩短了住院时间（Örtenstrand et al. 2010）。

24.5 结论

新生儿病房正面临着一个重要概念上的转变时期，这是一个真正的范式转变。传统新生儿病房对新生儿大脑发育的不良影响的病房范式已经不能满足这个快速发育的时期了。以整体方式照顾婴儿并整合其发育水平和对不同治疗方法的反应的新战略已被拟定。

从传统病房向以家庭为中心的发育支持病房转变是现代新生儿学的挑战。早期发育护理的重要元素是父母身体和情感的亲密、根据对早产儿行为的适当评估调整护理方案并减轻新生儿压力的策略，以及适应提供这种类型的护理的 NICU 设计。

让母亲和婴儿从出生到出院保持绝对的近距离接触是联系照护的主要趋势。为了实现这些变化，必须使用参考策略，且过渡时期仍在进行中。目前，NIDCAP 是实现这些变化的最完整的工具，但是其概念还在不断发展。

他们必须根据进一步的研究、护理的变化和当地的策略进行调整。EDC 是帮助父母了解他们的孩子的第一步，这一任务不会因婴儿的出院而停止。

参考文献

Als H, Lawhon G, Duffy FH et al (1994) Individualized developmental care for the very low – birth – weight preterm infant. Medical and neurofunctional effects. JAMA 272:853–858

American Academy of Pediatrics (2012) Breastfeeding and the use of human milk. Pediatrics 129:e827–e841

Amiel – Tison C (1995) Clinical assessment of the infant nervous system. In: Levene MI, Lilford RJ (eds) Fetal and neonatal neurology and neurosurgery. Churchill Livingstone, Edinburgh, pp 83–104

Bauer K (2005) Effect of positioning and handling on preterm infants in the neonatal intensive care unit. In: Sizun J, Browne JV (eds) Research on early developmental care for preterm neonates. John Libbey, Paris, pp 39–44

Boundy EO, Dastjerdi R, Spiegelman D et al (2016) Kangaroo mother care and neonatal outcome: a meta-analysis. Pediatrics 137(1):1–16

Carbajal R, Rousset A, Danan C et al (2008) Epidemiology and treatment of painful procedures in neonates in intensive care units. JAMA 300:60–70

Caskey M, Stephens B, Tucker R et al (2014) Adult talk in the NICU with preterm infants and developmental outcomes. Pediatrics 133(3):e578–e584. https://doi.org/10.1542/peds.2013-0104

Charpak N, Ruiz JG, Zupan J et al (2005) Kangaroo mother care: 25 years after. Acta Paediatr 94:514–522

Cignacco E, Hamers JP, Stoffel L et al (2007) The efficacy of non – pharmacological interventions in the management of procedural pain in preterm and term neonates. A systematic literature review. Eur J Pain 11:139–152

Condie J, Caldarelli L, Tarr L et al (2012) Have the boundaries of the "grey zone" of perinatal resuscitation changed for extremely preterm infants over 20 years? Acta Paediatr. https://doi.org/10.1111/apa.12119

Constable RT, Ment LR, Vohr BR et al (2008) Prematurely born children demonstrate white matter miscrostructural differences at 12 years of age, relative to term control subjects: an investigation of group and gender effect. Pediatrics 121:e306–e316

Curley JP, Jensen CL, Mashoodh R et al (2011) Social influences on neurobiology and behavior: epigenetic effects during development. Psychoneuroendocrinology 36(3):352–371

Davis L, Edwards H, Mohay H et al (2003) The impact of very premature birth on the psychological health of mothers. Earl Hum Dev 73(1–2):61–70

Domanico R, Davis DK, Coleman F et al (2011) Documenting the NICU design dilemma: comparative patient progress in open-ward and single family rooms units. J Perinatol 31(4):281–288

Dreyfus – Brisac C (1968) Sleep ontogenesis in early human prematurity from 24 to 27 weeks of conceptual age. Dev Psychobiol 1:162–169

EFCNI rights of parents and newborns. www.efcni.org

Fanaroff AA, Kennell JH, Klaus MH (1972) Follow – up of low birth weight infants – the predictive value of maternal visiting patterns. Pediatrics 49(2):287–290

Ferrari F, Bertoncelli N, Gallo C et al (2007) Posture and movement in healthy preterm infants in supine position in and outside the nest. Arch Dis Child Fetal Neonatal Ed 92:F386–F390

Flacking R, Lehtonen L, Thomson G et al (2012) Closeness and separation in neonatal intensive care. Acta Paediatr 101(10):1032–1037

Frank M, Stryker M (2003) The role of sleep in the development of central visual pathways. In: Maquet P, Smith C, Stickgold R (eds) Sleep and brain plasticity. Oxford University Press, New York, pp 190–206

Graven SN (2004) Early neurosensory visual development of the fetus and newborn. Clin Perinatol 31:199–216

Greisen G, Mirante N, Haumont D et al (2009) Parents, siblings and grandparents in the Neonatal Intensive Care Unit a survey of policies in eight European countries. Acta Paediatr 98:1744–1750

Haumont D (2014) NIDCAP and developmental care. J Pediatr Neonatal Individ Med 3(2):e030240

Haumont D, Hansen V (2005) Neonatal development: effects of light. In: Sizun J, Browne JV (eds) Research on early developmental care for preterm neonates. John Libbey, Paris, pp 33–37

Horbar JD, Badger GJ, Carpenter JH et al (2002) Trends in mortality and morbidity for very low birth weight infants, 1991–1999. Pediatrics 110:143–151

Kwon S, Vasung L, Ment L, Hüppi P (2014) The role of neuroimaging in predicting neurodevelopmental outcomes of preterm neonates. Clin Perinatol 41:257–283

Limperopoulos C, Gauvreau KK, O'Leary H et al (2008) Cerebral hemodynamic changes during intensive care of preterm infants. Pediatrics 122:e1006–e1013

Liu WF, Laudert S, Perkins B et al (2007) The development of potentially better practices to support the neurodevelopment of infants in the NICU. J Perinatol 27:S48–S74

Lubsen J, Vohr B, Myers E, Hampson M et al (2011) Microstructural and functional connectivity in the developing preterm brain. Semin Perinatol 35:34–43

Marlow N, Hennessy E, Bracewell M et al (2007) Motor and executive function at 6 years of age after extremely preterm birth. Pediatrics 120:793–804

Milgrom J, Newnham C, Anderson PJ et al (2010) Early sensitivity training for parents of preterm infants: impact on the developing brain. Pediatr Res 67(3):e330–e335

NIDCAP nursery assessment and certification. www.NIDCAP.org

Örtenstrand A, Westrup B, Berggren Broström E et al (2010) The Stockholm Neonatal Family Centered Care Study: effects on length of stay and infant morbidity. Pediatrics 125(2):e278–e285

Penn AA, Shatz CJ (2002) Principles of endogenous and sensory activity – dependent brain development. The visual system. In: Lagercrantz H, Hanson M, Evrard P (eds) The newborn brain: neuroscience and clinical applications. Cambridge University Press, New York, pp 204–225

Pineda RG, Neil J, Dierker D et al (2013) Alterations in brain structure and neurodevelopmental outcome in preterm infants hospitalized in different NICU environments. J Pediatr 164(1):52–60.e2

Rivkees SA, Hao H (2000) Developing circadian rhythmicity. Semin Perinatol 24:232–242

Saugstad OD (2005) Oxidative stress in the newborn-a 30 year perspective. Biol Neonate 88:228–236

Smith GC, Gutovich J, Smyser C et al (2011) Neonatal Intensive Care Unit stress is associated with brain development in preterm infants. Ann Neurol 70:e541–e549

van Sleuwen BE, Engelberts AC, Boere – Boonekamp MM et al (2007) Swaddling: a systematic review. Pediatrics 120:e1097–e1106

White R, Smith J, Shepley M et al (2013) Recommended standards for newborn ICU design. J Perinatol 33 (Suppl 1):S2–S16

Zeitlin J, Mortensen L, Cuttini M et al (2015) Declines in stillbirth and neonatal mortality rates in Europe between 2004 and 2010: results from the Euro-Peristat project. J Epidemiol Community Health. https://doi.org/10.1136/jech.207013

新生儿疼痛：神经生理学、认知、预防和非药物干预治疗

Carlo V. Bellieni，Celeste Johnston，Marsha Campbell-Yeo，Britney Benoit，and Timothy Disher

胡晓静　翻译，王斌　审校

目录

摘要

有证据表明，胎儿对疼痛的感知开始于妊娠的第二阶段，远远早于妊娠的第三阶段和第四阶段；因此，早产儿可以感知疼痛。当婴儿早产时，他们本不需要经历这些痛苦。这些痛苦的经历会导致短期的应激反应以及对发育的长期影响。我们可以使用药物来减轻手术引起的广泛疼痛，但大多数疼痛来自日常操作。减少操作的次数或将多个操作同时进行

是克服疼痛的第一步。此外，一些有力证据支持的非药物干预，如感觉上的满足，可以由护理人员进行操作，更重要的是，由父母进行照护操作对婴儿更好。

25.1　要点

- 根据解剖学和生理学显示，胎儿在妊娠的第二阶段已充分发育，可以感受到痛觉。
- 新生儿重症监护病房的婴儿经历的痛苦有长期效应。
- 减少疼痛的次数是降低疼痛暴露的显著方法。
- 有证据支持，多种非药物干预法都减少疼痛反应，其中许多照护是可以由父母进行的。

25.2　解剖

要感到疼痛，刺激要到达神经末梢感受器和脊髓之间的联络神经元，通过脊髓上行传到丘脑，并从那里到大脑皮质。人类神经系统的发育是一个进行性上升的过程，大脑皮质是发育的最后一个区域。因此，必须有一个完整的疼痛传输系统才能体验到疼痛。

25.3　联络神经元的发育

外周感受器的发育从孕 7 周开始（Vanhatalo and Van Nieuwenhuizen 2000）。连接外周到脊髓的神经元形成较早，大约在孕 8 周（Okado 1981）。在孕 10 周左右 C 纤维开始长到脊髓。妊娠早期，在妊娠 10 周以后，P 物质和脑啡肽正性纤维出现（Yew et al. 2001）。从孕 13 周开始，脊髓背角的胶状质的传入系统开始发育（Okado 1981；Bijlani et al. 1988；Yew et al. 2001）。脊髓丘脑的联络神经元从孕 14 周开始发育，在 20 孕周发育完成，而丘脑皮层联络神经元孕 17 周出现，26~30 孕周发育完全（Kostovic and Goldman-Rakic 1983）。从孕 15 周开始，位于皮质下的基底板区域开始发育，这是胎儿特有的大脑皮质下的一层神经元（请参阅下文）。丘脑调节脊髓脑干脊髓环介导的环境相关的下行易化或抑制中起着举足轻重的作用，通过潜在意识的关键机制进行协调。直接丘脑皮层纤维在直到 3 个月时才可见，与其相反，丘脑传入纤维在孕 20 周时开始到达躯体感觉板

块下（Kostović and Rakic 1990）并且在孕 20~22 周时可达到视觉板层（Hevner 2000）。丘脑的神经纤维从孕 24~28 周延伸到皮质层。从孕 20 周开始，全身出现外周感受器（Valman and Pearson 1980；Bijlani et al. 1988）。最近研究已经表明由于暴露在触觉或疼痛的刺激，早产儿的躯体感觉皮质稳固的活化，受胎龄、出生后年龄、性别、单侧性和睡眠 / 觉醒状态调节（Bartocci et al. 2006；Slater et al. 2006）。皮层的发育在孕 17 周时才开始，但是持续到出生后很长一段时间。妊娠中期开始，皮层板开始出现突触。

25.4　基底板区域和皮质

大脑皮质对疼痛敏感性来说是至关重要的，但我们不应该忽视基底板在感觉和意识发育中的作用。基底板是组成胎儿大脑壁的突出的一过性的薄层小体。基底板作为人类胎儿皮层主要突触区，其重要性基于大脑皮质在目标区域选择的关键时段来自丘脑和皮质的"等待"神经冲动的大量传入。近来神经生物学的证据表明，基底板是自发性内源活动的重要区域，建立皮层柱发育框架组织的重要部位（Kostović and Jovanov-Milosevic 2008）。疼痛的感知需要外周疼痛感受器，通过连接脊髓和丘脑的神经纤维以及最重要的丘脑与基底板或大脑皮质之间的连接等传入系统将信号传递到脊髓。此外，也应了解疼痛的刺激也可在其他皮层下区域处理，包括下丘脑 - 垂体系统和杏仁核（对调节疼痛引起的情绪很重要）（Lowery et al. 2007）。基底板在 17 到 20 周发育较快，在 30 周发育速度减慢（Kostov í and Judaš 2002）；从约 17 周开始，丘脑到基底板的联络纤维的数量发生改变。基底板的神经元在皮质产生兴奋性氨基酸或多肽类神经递质，影响胎儿皮层环路的发育（Kostović et al. 1991；Clancy et al. 2001），这时皮层板块发育成熟为六层结构的大脑皮质（Mrzljak et al. 1988）。胎龄 17~25 周时，底板神经元分化，产生 5 种细胞亚型，他们不同的树突和轴突的模式对应了发育过程中生成的不同功能（Kostović et al. 2002；Perkins et al. 2005）。从孕 16 周起，疼痛信号就可以从外周感受器传到皮质，到孕 26 周时该疼痛传导系统完全发育成熟。假设大脑皮质或基底板的活动对感知觉是必要的，那么若胎儿能感知到外部的体验，这些区域需能与接下来的神经活动相联系。这将在胎龄 16 周左右开始，并且将胎儿何时

能感受到自己的身体或者其他地方发生的事情的时间点设置了较早的界限（Van de Velde et al. 2006）。血清素释放抑制性下行痛觉纤维在出生后才开始发育，因此早产儿和胎儿可能比足月的小婴儿对疼痛更易感。

25.5 应激反应

25.5.1 血流动力学和神经内分泌反应

新生儿对疼痛刺激的反应已能够在 3 个维度（生化、心理和行为上）通过一系列测量方法进行评估。血浆儿茶酚胺测定是评估新生儿对疼痛刺激的生化反应最有效、最可靠的方法（Franck and Miaskowski 1997）。在胎龄 16 周时，胎儿就可以对侵入性操作如侵害到胎儿身体产生大脑的血流动力学反应，这与脑保护效应是一致的（Teixeira et al. 1999）。脑内血流增加并不一定提示疼痛的存在，也可能是缺氧（Woo et al. 1987）和子宫内生长受限（Wladimiroff et al. 1987）时脑保护机制的一种反应。然而，子宫内穿刺肝静脉时胎儿血浆里的皮质醇、脑内啡、去甲肾上腺素浓度的上升的程度要高于穿刺脐血管（Giannakoulopoulos et al. 1994, 1999）。

25.5.1.1 远期后果

早期暴露在有害刺激中对胎儿将来的神经发育造成不利影响的证据越来越多。Ruda 等研究了持续肢体外周炎症的新生动物模型，他们发现，这些动物成年后会出现脊髓神经元通路输入信号增多和初级疼痛传入轴突的部分改变以及对感觉刺激的改变（Ruda et al. 2016）。在新生儿重症监护室（neonatal intensive care unit, NICU）度过 28~32 周胎龄的早产儿，他们对刺脚后跟的疼痛反应不如胎龄为 32 周及以后的新生早产儿成熟（Johnston and Stevens 1996）。这些反应模块的差异与出生后经历的侵入性操作的次数增加相关，而不是其他临床因素（如年龄、疾病严重程度，Apgar 评分、出生体重）。这些数据意味着反复性疼痛和应激可能会改变对疼痛的神经学反应，导致对连续疼痛事件的神经行为学反应的改变（Van de Velde et al. 2006）。根据 Anand 等的研究，对新生的小鼠进行重复的疼痛刺激可能会导致小鼠们在生长过程中出现疼痛系统发育的异常，主要表现为疼痛阈值的下降（Anand et al. 1999）。新生儿大

脑可塑性的增加，大脑发育过程中经历这些以及其他改变，可增加这些动物对应激性疾病和成年焦虑介导的行为易感性。在 NICU 住院时间延长的早产儿在随后的儿童期也会观察到类似的行为改变：早产儿或患严重疾病的新生儿在他们延长的住院期间经常会经历多次的疼痛和应激事件，并且需要相应的措施。现在有证据表明早期事件不仅引起急性改变，也会导致永久性的结构和功能改变（Porter et al. 1999）。最近研究表明尽管早期的疼痛记忆成年后无法感知回忆，这些疼痛记忆可能被编码为"程序性记忆"并导致在以后的生活中出现异常的行为模式或改变的感知过程。Taddio 等研究者表明出生时在没有麻醉的情况下行割包皮术的新生儿与没有割包皮或者使用了镇痛剂的新生儿相比对随后的常规疫苗接种会产生更显著的疼痛反应（Taddio et al. 1997）。我们越来越明确，新生儿的疼痛经历会产生一种后遗症——对随后的疼痛感知异常，这种异常可能持续一生（Anand 1996, 2000; Valeri et al. 2015）。

25.6 克服操作性疼痛

25.6.1 预防

一定要减少操作和造成疼痛的医疗措施的次数。新生儿的疼痛阈值比较大的宝宝低，"因为他们的疼痛抑制系统发育不成熟"（Ranger et al. 2015），而且他们在 NICU 住院期间平均每天经历 14 项疼痛性操作（Simons et al. 2003）。任何非疼痛性操作都具有潜在应激性：温度、光线、噪声的改变干扰他们的行为状态，带来有害的后果。

减少临床试验引起的刺激。临床实验经常进行对新生儿健康不必要的医疗操作，而且止痛药物的研究绝不应该设置安慰剂处理的新生儿作为对照组（Bellieni and Johnston 2015）。因为我们不能在没有实验对象同意的前提下强迫他们接受疼痛：当父母做是否给宝宝进行疼痛性实验的决定时，不应该给父母施加压力，因为疼痛绝不可能称为新生儿科研的一部分（对照组应该使用普遍认可的止痛药物）。不幸的是，止痛并不是研究者们的优先考虑：最近一篇综述（Bellieni et al. 2008）里 75% 的研究显示，在研究中由于使用安慰剂，没有处理或者其他不足的疼痛管理，婴儿承受了疼痛。

根据新生儿的需要提供需要的环境。在暖箱里的宝宝暴露在非常高的电磁场（Bellieni et al. 2008）、吵闹的噪声、烦扰的光线、充满应激性的操作以及有时与家人分离的环境中。我们之前做过研究（Bellieni et al. 2003，2004a，2005），对宝宝及家庭去除一些上述的环境干扰，给予有效的发展性照护，已经给出了相应的推荐（Als et al. 2004）。在医疗措施中对待婴儿尊重和温柔以待非常重要，尤其要注意非药物镇痛和给予适合婴儿的环境：这两者都可以降低神经发育受损的风险。

25.6.2 识别

照护者应能够识别与疼痛有关的主要表现。大多数是非特异性的：宝宝哭可能不是因为疼痛，而疼痛是通过复杂的行为表达。这并不意味着哭闹的宝宝因为"我们也不能确定他是不是疼痛才哭"而被忽视。相反，这应该提醒我们：我们的责任应该是排除疼痛或者治疗疼痛。新生儿应对疼痛刺激有明显的行为模式，这包括广泛的表达如揉搓眼睛、皱眉、张嘴、伸手指、踢腿和握紧拳头。可使用疼痛评分量表行全面的评估。

慢性疼痛量表。为了预防慢性疼痛的发生，一定要进行监测，尤其在手术后或在机械通气的宝宝。基于此目的，在早期可使用量表评估插管或手术后婴儿的疼痛和应激的水平，以调整或使用有效的镇痛手段。

急性疼痛量表。评估急性疼痛有很多量表，但是很少使用。主要有两个原因，首先由于很多条目需同时评估造成应用量表很困难（Bellieni et al. 2007b），其次，在疼痛已经发生后缺乏评估的切入点。急性疼痛量表在进行科研时是有用的。在临床实践中，评估疼痛的实际程度并不总是有用的；更有用的是去意识到是我们引起的疼痛还是在我们操作前已经有疼痛了。急性疼痛量表具有回顾性，仅在引起疼痛后才进行疼痛的评估。因此，有人提出了预防性评估疼痛的方法：急性疼痛量表由许多条目构成，但是应激的类型和该应激发生的身体部位（有或没有痛觉感受器）是不相关的。有人（Bellieni et al. 2015）提出使用情境模型预测疼痛。应激的部位至关重要：如果在没有痛觉感受器的部位施加可能会引起疼痛的刺激，则不会引起疼痛，且操作的侵入程度通常与所引起的疼痛成正比。因此，我们应该首先评估该部位和刺激是否足以引起疼痛，然后评估婴儿对该刺激的反应（图 25.1），以检测其是否感到疼痛。当我们会去给有痛觉感受器的部位施加刺激时，我们应该使用容易被察觉的表现来检测痛觉，例如哭吵或心率。在评价疼痛量表的研究中，哭吵和心率增加都显示出对疼痛的高度敏感性（Codipietro et al. 2008；Mandel et al. 2012）；哭吵和心率都不是疼痛所特有的表现（Barr 2000），但我们可以通过观察哭吵或心率增加现象突然出现时的表现的来评估是否与疼痛有关。如果感到非常痛，婴儿在脚跟刺痛后的第一声喊叫是高尖的。婴儿疼痛程度非常高时，会以 1 秒的间隔哭一会儿（Bellieni et al. 2004b）。ABC 量表就是以此为基础的（Bellieni et

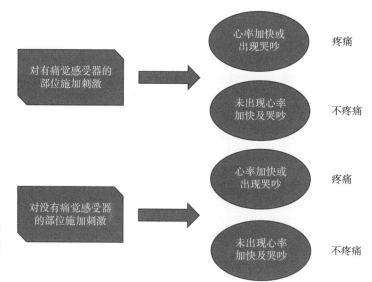

图 25.1　疼痛检测。在一个布满痛觉感受器的地方施加适当的刺激会引起疼痛，这可以通过心率增加或哭泣发作来判断

al. 2004b,2007c)。与大多数其他量表不同,进行医疗操作的护理人员可以在操作过程中对婴儿进行疼痛的评估,无需中断操作进行评分,因为它是唯一依据哭吵时的声音特征进行评估的量表(表25.1)。

表 25.1 ABC 疼痛量表

	没有	一般	非常
第一声哭吵的急促程度	0	/	2
爆发哭吵的节律	0	/	2
连续大声哭泣的持续时间	0	1	2

25.7 克服父母的痛苦／焦虑

在治疗新生儿疼痛时,考虑额外的因素是很重要的,尤其不能忽视父母的痛苦,因为父母在婴儿成长过程中扮演重要的角色。照顾者应给予足够的基于关系的照顾,并帮助父母成为称职的家长。在NICU,这可被照护者预见。父母见宝宝时应该有专人陪同,并温柔地鼓励父母叫宝宝的名字,尽可能满足父母需要见宝宝的时间;有时,他们可能需要心理家的帮助(Arockiasamy et al. 2008)。父母的痛苦和压力将会有两个负面的后果:首先,他们可能会增加与医生沟通的困难,将导致依从性不佳和讨论不顺利,其次,这种情绪可转移给宝宝并可能相应地改变宝宝的行为。

25.8 克服卫生保健专业人员的痛苦／焦虑

卫生保健专业人员的痛苦／焦虑疼痛往往被低估(Bellieni and Buonocore 2009),但应该积极考虑到他们在 NICU 工作每天与死亡和痛苦面对面,非常难以面对。这些人承受了自己一切的恐惧和焦虑,应该做出更多努力去帮助他们找到应付这一切痛苦的方法,来避免他们美好和重要的工作成为一种惯例,失去了工作的有效性,有时候反映在他们给宝宝提供的治疗上(Barr 2007)。应该训练照护者对婴儿有积极的心态,并鼓励他们开发父母每一种的能力和宝宝的每一点进步,照顾者的焦虑会导致不必要的过度治疗或治疗不足(Wyatt 2007)。

25.9 治疗的3个重要方面(治疗性三脚架)

治疗性三脚架代表缓解疼痛的一个方法,只有照顾所有的方面都关注了,新生儿疼痛才可缓解(图 25.2),不要只考虑到非操作性疼痛,也要考虑到照护者的痛苦(Carbajal et al. 2003;Bellieni et al. 2007a;Bellieni and Buonocore 2008;Butler and Als 2008)。医疗干预不应局限于药物和技术操作。需要的是传播知识,护士和新生儿学专家都应该是倡议者。他们也应该支持父母成为积极的拥护者,不要被孩子表面的脆弱性,不成熟和缺乏反应所吓倒,而能够为他们的宝宝的不适寻求合理的解释。

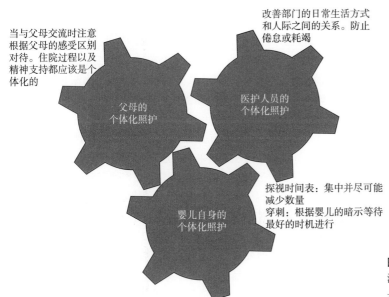

图 25.2 代表新生儿疼痛。只关注疼痛治疗 3 个方面中的一个方面是远远不够的

25.10 使用非药物干预管理医疗操作性疼痛

早产儿会在 NICU 度过数周时间，并经历许多痛苦的过程，这是他们日常护理的一部分（Simons et al. 2003）。尽管有疼痛对婴儿的负面影响的证据且已发表疼痛管理指南，约三分之一的医疗操作仍未得到有效的疼痛管理（Carbajal et al. 2008；Johnston et al. 2011）。虽然疼痛需要管理，但对老年人群的常用管理方法不适用于新生儿，尤其是早产儿。至今，使用药物手段缓解医疗操作疼痛存在一些困难。局部麻醉剂已被证明对足跟穿刺或静脉穿刺（新生儿最常见的医疗操作性疼痛）无效（Stevens et al. 1999）。全身用药，特别是阿片类药物，在新生儿体内的清除速率明显较慢（Zuppa et al. 2009）且对急性医疗操作性疼痛也不一定有效（Carbajal et al. 2005）。考虑到在 NICU 出现医疗操作性疼痛的频率和使用药物缓解的困难，我们需要不同的方法。将运用强有力证据对非药物干预措施的有效性进行回顾。

25.11 口服甜味剂

目前，严格制定的临床实践指南推荐口服甜味溶液，用于婴儿轻度至中度疼痛的最佳治疗（Lee et al. 2014；Committee on Newborn Pain 2016）。用最常被研究的甜味溶液——蔗糖来缓解婴儿疼痛的研究始于 20 世纪 80 年代末（Blass et al. 1987；Blass and Hoffmeyer 1991），并进行了荟萃分析（Stevens et al. 2013）。来自 57 项随机对照试验的累计数据（包括 4 730 名胎龄在 25~44 周之间的婴儿）得出蔗糖能安全、有效地降低在单一的快速针刺或足跟穿刺过程中表现出的生物行为反应。设计蔗糖试验时，再将安慰剂对照组包括在内被认为是不符合伦理的（Stevens et al. 2013；Bellieni and Johnston 2015）。类似的非蔗糖甜味溶液的 meta 整合分析中，最常见的是口服葡萄糖或右旋糖，它们对婴儿的医疗操作所致的疼痛也有类似的缓解效果（Bueno et al. 2013）。不同的医疗操作所致疼痛使用甜味镇痛的效果不同；最疼痛和研究最多的是针刺相关医疗操作，如静脉穿刺和足跟穿刺，虽然有些操作没有组织破坏的结果但是也表现出应激行为如插入胃管（Nimbalkar et al. 2013），而超声心动图的疼痛较少（Lavoie et al.

2015；Potana et al. 2015）。在一项研究中，与未接受镇痛措施的对照组相比，在超声心动图检查前接受蔗糖水干预的婴儿使用早产儿疼痛评分（premature infant pain profile，PIPP）（Stevens et al. 1996）得到的评分明显更低（Potana et al. 2015）。但另一项研究发现，与使用奶嘴进行非营养性吸吮相比，25% 葡萄糖在减轻疼痛方面没有明显的优势（Lavioe 2015）。

辅助性策略，如非营养性吸吮、襁褓包裹或体位屈曲促进时，与甜味剂结合使用会加强减轻疼痛的效果（Stevens et al. 2013；Pillai Riddell et al. 2015）；特别是在免疫接种方面（McNair et al. 2013；Taddio et al. 2015）。早产儿因视网膜病变而需要进行眼部检查或使用激光治疗时，可能使用或不适用局部麻醉时，应用 25% 的葡萄糖减轻引起的中重度疼痛，效果不显著（da Costa et al. 2013）或没有效果（Kataria et al. 2015；Nesargi et al. 2015）。

被研究的甜味溶液的浓度范围在 5%~50%。有一项研究报告了一种简单的剂量 - 反应效果（Blass and Shah 1995），但似乎确实有一种剂量 - 反应效应，即随着蔗糖浓度的增加哭闹随之减少（Abad et al. 1996），而浓度大于 18% 的蔗糖水被认为是最有效的（Stevens et al. 2013）。虽然确切的作用机制尚不清楚，但甜味溶液似乎是由味觉介导的，在疼痛刺激前 2 分钟滴在舌尖部是最有效的，效果长达 4 分钟（Johnston et al. 1999；Lefrak et al. 2006；Stevens et al. 2013）。

尽管有广泛和严格的证据，许多问题仍然研究甜味剂最佳剂量、持续的效果、潜在的长期不良后果以及与反复使用甜味溶液以减少婴儿疼痛的原因是否与其镇静和镇痛特性有关。目前，推荐剂量存在 20 倍的差异，从 0.05ml 的 24% 到 2.0ml 的 50% 蔗糖溶液，以及最小有效剂量（即与临床显著降低疼痛强度评分相关的最小剂量）尚未确定（Stevens et al. 2013）。

很少有研究观测反复使用蔗糖的持续疗效或潜在的相关后果。在这方面的第一项研究是 Johnston 进行的，这项研究观察了重复使用蔗糖的结果，并报告了在婴儿出生的第一周接受高剂量蔗糖的婴儿的神经行为发育有延迟，包括警觉性、方向感和运动活力（Johnston et al. 2002）。相反，一项为期 4 周的研究发现，接受蔗糖的婴儿神经生物学风险评分没有差异，但没有对发育情况进行检测（Stevens et al. 2005），另一项为期 3 天的研究只观察了持续疗效，没有报告任何长期的影响（Taddio et al. 2008）。最近有两项研究探讨了蔗糖对早产儿的影响，结果各不相同。与非营养性吸吮和不接受任何干预的婴儿相比，在131名足月儿足跟穿刺前后测量ATP降解和氧化应激的血浆标志物，在足跟穿刺前接受单剂量口服蔗糖的婴儿中相比其他两组明显更高（Asmerom et al. 2013）。在类似的早产儿组中，住院期间连续3天每次进行会引起疼痛的操作前给予25%蔗糖水0.5ml口服的婴儿与无干预措施的婴儿相比，在喂养方式或体重增长相关的结局中似乎没有不良影响（Linhares et al. 2014）。一项研究发现，尽管蔗糖水降低了PIPP疼痛评分，但脑电图仍反映出一些与伤害相关的特异性特征。这说明我们有必要在蔗糖对镇痛的特性方面做进一步研究（Slater et al. 2010）。

25.12　母乳喂养

一些研究也探讨了母乳喂养和捐赠母乳对足月新生儿的可能益处。在一项20个临床试验的系统评价中显示，母乳喂养（10项研究）和母乳（10项研究）在足跟和静脉穿刺的常规医疗操作疼痛中能够起到缓解疼痛的效果（Shah et al. 2012）。单独的补充母乳在缓解疼痛方面似乎没有甜味剂或直接母乳喂养那么有效（Shah et al. 2012）。6项研究对母乳亲喂和早产儿母乳在镇痛方面的作用进行了研究。捐赠母乳没有甜味剂那么有效（Skogsdal et al. 1997；Bueno et al. 2012；Simonse et al. 2012）；未发现母乳直接亲喂比非营养性吸吮（nonnutritive sucking，NNS）更能缓解早产儿足跟疼痛（Holsti et al. 2011）。一项研究考察了母乳喂养联合标准照护（麻醉剂滴剂、襁褓和鸟巢）对早产儿视网膜病变检查的镇痛效果，发现与单独的标准照护相比，标准照护联合母乳喂养更能显著降低疼痛评分（Rosali et al. 2015）。另一方面，母乳喂养已被证明在缓解过程性疼痛方面与蔗糖一样有效（Carbajal et al. 2003）。有证据表明，母乳喂养在缓解疼痛方面可能优于蔗糖喂养（Pietro et al. 2008；Marin Gabriel et al. 2013）和葡萄糖喂养（Weissman et al. 2009）。在免疫接种操作期间，若在穿刺时同时提供婴儿葡萄糖口服、母乳喂养（Gradin et al. 2004）及局部麻醉剂的低共溶混合物（eutectic mixture of local anesthetics，EMLA）（Gupta et al. 2013），缓解疼痛的效果可能是叠加的。

母亲的存在似乎发挥了重要的作用。健康的足月儿在足跟穿刺期间，母乳喂养与襁褓包裹相比，出现哭泣和面容痛苦的比例分别减少了91%和84%（Gray et al. 2002）。与由其他人抱着婴儿并给予使用安慰奶嘴相比，母乳喂养和母亲抱着婴儿给予使用安抚奶嘴明显减少了足月儿在进行足跟穿刺时的哭闹行为（Phillips and Chantry 2002）。在足跟穿刺时，将被母亲环抱、由母亲进行母乳喂养和非母亲给予安慰奶嘴作比较。在前两组，婴儿的哭吵（33%和45%）比非母亲组的哭吵（分别为66%，P<0.01，P=0.03）显著降低。然而，母乳喂养中母乳可能发挥了作用，超过了母亲拥抱的作用。因为在免疫接种操作过程（Modarres et al. 2013）和足跟穿刺过程（Leite et al. 2009；Weissman et al. 2009；Obeidat and Shuriquie 2015）中，与仅仅母亲环抱婴儿组相比，母乳喂养组可显著降低婴儿的行为和生物行为疼痛评分。有证据表明，早产儿直接母乳喂养的镇痛效果依赖于吸吮模式的成熟（Holsti et al. 2011）。

25.13　皮肤接触或袋鼠式照护

人们对袋鼠式护理（kangaroo care，KC）产生了兴趣，它的定义是母亲抱着除了包着尿布外其余部分均赤裸的婴儿，让婴儿俯卧直立地贴在自己裸露的乳房上，这可用于缓解即刻出现的疼痛。KC对婴儿疼痛反应的影响首次在足月儿中进行了研究（Gray et al. 2000），结果显示，在足跟穿刺期间，与待在婴儿床中的婴儿相比，KC可减少82%的哭吵和65%的痛苦面容。类似的结果在接受肌内注射的足月儿中也有报道（Kashaninia et al. 2008）。第一次对32~36周的早产儿进行研究是在2003年（Johnston et al. 2003），其他研究随后也进行了。这些研究一致表明，KC显著降低了生物行为反应。一项关于足月和早产儿疼痛的KC使用的Cochrane系统回顾（19个研究，n=1 594）（Johnson et al. 2014）发现，KC与心率恢复、血清和唾液皮质醇改善相关；分别在30秒、60秒和90秒时进行PIPP评分、新生儿面部编码系统评分、新生儿婴儿疼痛量表评分和睡眠状态。对胎龄32~36周的婴儿使用KC联合轻微摇晃、唱歌和吮吸被证明并不比单独进行KC效果更佳。自这篇综述以来，已有四项研究（Marin Gabriel et al. 2013；Mosayebi et al. 2014；Gao et al. 2015；Liu et al. 2015）（n=320）评估了KC减轻足跟穿刺疼痛的疗效,一项研究(Kostandy et al. 2013)(n=36)评估了KC减轻肌肉注射所致疼痛的疗效,另一项(Nanavati et al. 2013)(n=50)评估了KC减轻胶布撕拉痛的疗效。KC与NIPS评分、哭吵时间、痛苦面容、DAN评分和PIPP的下降有关。本综述的研究范围从2分钟到3小时不等,没有系统地比较KC的持续时间,也没有研究重复使用KC的效果。有几项研究将甜味剂和母乳喂养与KC的效果进行了比较,3种结果(KC与甜味剂和母乳喂养三者效果无差异、KC更有效和三者具有叠加效果)都有被报道。没有关于不良反应的报告。

25.14 非营养性吸吮

在非药物干预中,非营养性吸吮(NNS)或使用奶嘴是在20世纪80年代中期首次被研究的。它在NICU和普通的病房中对足月儿和早产儿的应用表明,在足跟穿刺期间和之后,痛苦的行为(即在惊恐和哭泣状态所占的时间百分比)减少了(Bellieni 2007a)。在最近更新的Cochrane非药物治疗疼痛策略的系统综述中,有6项研究考察了NNS对早产儿疼痛反应(疼痛刺激后立即发生的反应)和即刻疼痛调节(初始疼痛反应期后的反应)的影响(Pillai Riddell et al. 2015)。对于疼痛反应,NNS对早产儿无效(SMD –0.31,95% CI –0.65~0.04,I^2=72%),但对足月新生儿有显著的统计学意义(SMD –1.20,95% CI –1.54~–0.25,I^2=84)(Pillai Riddell et al. 2015)。对于即刻疼痛调节,早产儿(SMD –0.43,95% CI –0.63~–0.23,I^2=0)和新生儿(SMD –0.90,95% CI –1.54~–0.25,I^2=84%)的区别有显著的统计学意义(Pillai Riddell et al. 2015)。

25.15 提供边界 / 促进屈曲和包裹

提供边界是指抱着婴儿或者用一只胳膊把新生儿的胳膊和腿靠近躯干,使其保持类似子宫内的屈曲的姿势,并将四肢置于身体中线,从而限制早产儿的运动(Huang et al. 2004)。它也被称为促进屈曲(Axelin et al. 2006)。在NICU进行常见组织损伤性操作的早产儿中应用促进屈曲的方法已经展示出了效果,并已被证明会降低疼痛反应的生理、行为和综合生物行为指标(Corff et al. 1995;Axelin et al. 2006, 2009;Cignacco et al. 2012;Liaw et al. 2012,2013;

Peyrovi et al. 2014;Pillai Riddell et al. 2015)。

与将婴儿提供边界和放置于中线的促进屈曲卧位类似,襁褓包裹是用床单或毯子包裹婴儿(Aucott et al. 2002)。第一项研究发表于大约30年前(Campos 1989),在减轻疼痛方面,它的效果不如安抚奶嘴。在胎龄大于31周的早产儿中,襁褓包裹组与未采取措施的对照组相比,能够改善足跟穿刺后的疼痛(Shu et al. 2014)及恢复(Fearon et al. 1997),但这个效果在胎龄小于31周的早产儿中没那么显著(Fearon and Kisilevsky 1997),且未必比给足跟保暖效果更好(Shu et al. 2014)。一项对泰国四项研究的荟萃分析报告称,对足月儿来说,襁褓包裹对于降低足跟穿刺疼痛的效果比未采取干预措施的对照组效果[0.79(95% CI=0.53,1.05)]更显著,在早产儿的研究中优势没那么明显[0.53(95% CI=0.27,0.80)](Prasopkittikun 2003)。提供边界与襁褓包裹相比,它们的效果几乎没有区别,因此这些干预措施可以互换使用(Huang et al. 2004;Pillai Riddell et al. 2015)。

25.16 摇摆

与安抚奶嘴和足跟穿刺后的常规护理相比,摇摆可以提高唤醒水平,而安抚奶嘴可以促进睡眠并降低心率(Campos 1994)。根据对足月儿有效的摇摆研究和对模拟摇摆促进安静睡眠的研究(Campos 1994),对85名早产儿进行了模拟摇摆减轻疼痛的测试,结果显示除非联合蔗糖口服,否则仅仅使用摇摆与无干预措施的对照组相比并没有减轻疼痛的效果。在一项随机对照试验中,在免疫接种过程中将产妇怀抱婴儿和使婴儿采取仰卧位进行比较,发现在2~6个月的足月儿中,抱着婴儿并没有显著降低新生儿面部编码评分、哭吵时间或视觉模拟评分(Ipp et al. 2004)。因此,怀抱和摇摆在镇痛效果方面证据有限。

25.17 听觉识别 / 音乐

人类胎儿在妊娠29周时就被认为具有听觉感知能力(Hepper and Shahidullah 1994),并有记住子宫内环境中的听觉刺激的能力(Fifer et al. 1995)。目前缺乏高质量的、近期进行的、可以从中得出结论的试验。一篇进行非药物干预的最全面的Cochrane系统评价包括一项交叉试验(n=19),该试验评估了模拟子宫内环境的母亲声音的录音效果，没有发现这种方法有效（SMD −0.29，95% CI −0.94~0.35）（Pillai Riddell et al. 2015）。在一个 3 组重复测量 RCT 中，35 名早产儿被随机分配到音乐干预、葡萄糖口服干预或对照这 3 种情况中的一种。根据基线 PIPP 得分的变化对各组进行比较，音乐干预（中位数 =+2）和葡萄糖口服干预（中位数 =+1）显示比对照组（+3）的状况有显著改善（P=0.008）。在一项以胎龄在 30~41 周之间的婴儿为研究对象的交叉设计研究中，我们比较了单独音乐疗法（包括宫内孕妈妈的脉搏声和舒缓的音乐、音乐疗法与非营养性吸吮相结合、仅 NNS 及在足跟穿刺后 5 分钟内不进行任何干预）的效果（Bo and Callaghan 2000）。仅采取音乐疗法对新生儿心率影响最大。Butt 和 Kisilevsky（Butt and Kisilevsky 2000）在一项随机交叉设计中，将 16 名早产儿在足跟采血后暴露于声乐或器乐中持续 10 分钟。胎龄在 31 周以上音乐组的婴儿明显恢复得更快。

类似的发现在另一项研究中没有观察到，该研究比较在婴儿经历足跟穿刺时，收听经过录制并过滤杂音的母亲"唱歌"的声音和没有干预措施的情况（Johnston et al. 2007）。研究结果可能受到声音的高音量（70 分贝）的影响，或可能表明，仅熟悉的声音可能不足以改善较小的未成熟儿的组织破坏性医疗操作的影响。

25.18　嗅觉 / 香味疗法

现在的可信度高的证据表明，无论是足月儿还是早产儿，他们都能记住、识别且偏爱与他们的宫内环境和母亲有关的气味，且嗅觉刺激可以为婴儿提供舒适并调节疼痛反应（Goubet et al. 2003，2007）。在足月儿（Rattaz et al. 2005；Goubet et al. 2007）和早产儿（平均出生胎龄 32.3 周）（Goubet et al. 2003）中都可以得出上述结果。Pillai-Ridell 等人（2015）在最近的 Cochrane 系统综述中，纳入了一项 RCT（n = 90），用于分析熟悉和不熟悉的气味对即刻疼痛调节的影响（定义）。熟悉的气味被证明是有效的（SMD −1.04，95% CI= −1.47，−0.61）。

25.19　感觉上的满足（感觉饱和）

正如 Bellieni 所描述的那样，感觉上的满足（感觉饱和）是一种由触觉、味觉、听觉和视觉刺激组成的综合体（Bellieni et al. 2012）。快速回顾了所有使用感觉饱和来降低新生儿疼痛反应的试验，检索了 8 篇论文（n=709）（Bellieni et al. 2012）。侵入性操作主要是足跟穿刺（7/8），1 篇是评估气管内抽吸反应。结果包括疼痛评分、哭吵时间和颅内压。大多数（8 篇中的 7 篇）研究发现感觉饱和是有效的。进行系统回顾的小组测试了培训母亲去除婴儿油和手上的香味这些感觉饱和的方式，发现母亲与专业人员一样有效，在疼痛的哭吵评分方面比葡萄糖和安慰奶嘴干预要低 2 分（Bellieni et al. 2007a.c）。几项研究发现，感觉饱和在预防足跟穿刺疼痛方面比任何其他方法都有效。

25.20　结论

以上综述为各种非药物干预的有效性提供了有力的证据。通过参与诸如嗅觉、触觉、味觉、听觉、体温和前庭的感觉模式，可以减轻伤害体验。是简单的感觉相互竞争？还是这些感觉引起了内源性阿片的释放或调节性激素的释放？确切的机制目前尚不明确。然而，鉴于许多非药物性干预在减轻新生儿医院操作相关疼痛方面的疗效（Cignacco et al. 2007），以及在该人群中使用药物干预来减轻足跟和静脉穿刺的疼痛的难度，非药物干预应作为婴儿的首选（American Academy of Pediatrics；Committee on Fetus and Newborn，Section on Surgery and Canadian Paediatric Society；Fetus and Newborn Committee 2006）。它们具成本效益且易于管理。母亲显然与母乳喂养和 KC 有关，但也可以包括在其他的干预措施中，如感官饱和（Bellieni et al. 2007a；Axelin et al. 2009）。最初，需要对工作人员和家长进行这些方法的培训，提供静脉输液中问题的解决方案比协调护理操作时间以配合家长探访更容易。然而，父母发现疼痛是 NICU 最令人困扰的地方，他们也希望积极地参与到安慰他们的婴儿中（Franck et al. 2004）。这些方法与现代新生儿病房以家庭为中心的护理相一致，在这种护理中，婴儿和家庭的最大利益高于工作人员的便利。

参考文献

Abad F, Diaz N, Domenech E et al (1996) Oral sweet solution reduces pain-related behaviour in preterm infants. Acta Paediatr Int J Paediatr 05:54–58

Als H, Duffy FH, McAnulty GB et al (2004) Early experience alters brain function and structure. Pediatrics 113:846–857. https://doi.org/10.1542/peds.113.4.846

American Academy of Pediatrics: Committee on fetus and newborn, section on surgery and S on A and PM, Canadian paediatric society: fetus and newborn committee (2006) prevention and management of pain in the neonate : An Update. https://doi.org/10.1542/peds.2006-2277

Anand KS (1996) New perspectives on the definition of pain. Pain 67:3–6

Anand KJ (2000) Pain, plasticity, and premature birth: a prescription for permanent suffering? Nat Med 6:971–973. https://doi.org/10.1038/79658

Anand KJ, Coskun V, Thrivikraman KV et al (1999) Long-term behavioral effects of repetitive pain in neonatal rat pups. Physiol Behav 66:627–637. https://doi.org/10.1016/S0031-9384(98)00338-2

Arockiasamy V, Holsti L, Albersheim S (2008) Fathers' experiences in the neonatal intensive care unit: a search for control. Pediatrics 121:e215–e222. https://doi.org/10.1542/peds.2007-1005

Asmerom Y, Slater L, Boskovic DS et al (2013) Oral sucrose for heel lance increases adenosine triphosphate use and oxidative stress in preterm neonates. J Pediatr. https://doi.org/10.1016/j.jpeds.2012.12.088

Aucott S, Donohue PK, Atkins E, Allen MC (2002) Neurodevelopmental care in the NICU. Ment Retard Dev Disabil Res Rev 8:298–308

Axelin A, Salantera S, Lehtonen L (2006) "Facilitated tucking by parents" in pain management of preterm infants-a randomized crossover trial. Early Hum Dev 82:241–247. https://doi.org/10.1016/j.earlhumdev.2005.09.012

Axelin A, Salantera S, Kirjavainen J, Lehtonen L (2009) Oral glucose and parental holding preferable to opioid in pain management in preterm infants. Clin J Pain 25:138–145. https://doi.org/10.1097/AJP.0b013e318181ad81

Barr R (2000) Crying as a sign, a symptom, & a signal: clinical, emotional and developmental aspects of infant and toddler crying. Mac Keith Press, London

Barr P (2007) Relationship of neonatologists' end-of-life decisions to their personal fear of death. Arch Dis Child Fetal Neonatal Ed 92:F104–F107. https://doi.org/10.1136/adc.2006.094151

Bartocci M, Bergqvist LL, Lagercrantz H, Anand KJ (2006) Pain activates cortical areas in the preterm newborn brain. Pain 122:109–117. https://doi.org/10.1016/j.pain.2006.01.015

Bellieni CV, Buonocore G (2008) Neonatal pain treatment: ethical to be effective. J Perinatol 28:87–88. https://doi.org/10.1038/sj.jp.7211899

Bellieni CV, Buonocore G (2009) Flaws in the assessment of the best interests of the newborn. Acta Paediatr Int J Paediatr 98:613–617. https://doi.org/10.1111/j.1651-2227.2008.01185.x

Bellieni CV, Johnston CC (2015) Analgesia, nil or placebo to babies, in trials that test new analgesic treatments for procedural pain. Acta Paediatr Int J Paediatr. https://doi.org/10.1111/apa.13210

Bellieni CV, Buonocore G, Pinto I et al (2003) Use of sound-absorbing panel to reduce noisy incubator reverberating effects. Biol Neonate 84:293–296. https://doi.org/10.1159/000073637

Bellieni C, Pinto I, Stacchini N (2004a) Vibration risk during neonatal transport. Minerva Pediatr 56:207–212

Bellieni CV, Sisto R, Cordelli DM, Buonocore G (2004b) Cry features reflect pain intensity in term newborns: an alarm threshold. Pediatr Res 55:142–146. https://doi.org/10.1203/01.PDR.0000099793.99608.CB

Bellieni CV, Bagnoli F, Pinto I et al (2005) Reduction of exposure of newborns and caregivers to very high electromagnetic fields produced by incubators. Med Phys 32:149–152. https://doi.org/10.1118/1.1829404

Bellieni CV, Cordelli DM, Marchi S et al (2007a) Sensorial saturation for neonatal analgesia. Clin J Pain 23:219–221

Bellieni CV, Cordelli DM, Caliani C et al (2007b) Inter-observer reliability of two pain scales for newborns. Early Hum Dev 83:549–552. https://doi.org/10.1016/j.earlhumdev.2006.10.006

Bellieni CV, Maffei M, Ancora G et al (2007c) Is the ABC pain scale reliable for premature babies? Acta Paediatr Int J Paediatr. https://doi.org/10.1111/j.1651-2227.2007.00355.x

Bellieni CV, Acampa M, Maffei M et al (2008) Electromagnetic fields produced by incubators influence heart rate variability in newborns. Arch Dis Child Fetal Neonatal Ed 93:F298–F301. https://doi.org/10.1136/adc.2007.132738

Bellieni CV, Tei M, Coccina F, Buonocore G (2012) Sensorial saturation for infants' pain. J Matern Neonatal Med 25 (Suppl 1):79–81. https://doi.org/10.3109/14767058.2012.663548

Bellieni CV, Tei M, Buonocore G (2015) Should we assess pain in newborn infants using a scoring system or just a detection method? Acta Paediatr Int J Paediatr 104:221–224. https://doi.org/10.1111/apa.12882

Bijlani V, Rizvi T, Wadhwa S (1988) Development of spinal substrate for nociception in man. Pain 87:167–179

Blass EM, Hoffmeyer LB (1991) Sucrose as an analgesic for newborn infants. Pediatrics 87:215–218. https://doi.org/10.1097/00132586-199112000-00033

Blass EM, Shah A (1995) Pain-reducing properties of sucrose in human newborns. Chem Senses 20:29–35

Blass E, Fitzgerald E, Kehoe P (1987) Interactions between sucrose, pain and isolation distress. Pharmacol Biochem Behav 26:483–489

Bo L, Callaghan P (2000) Soothing pain-elicited distress in Chinese neonates

Bueno M, Stevens B, de Camargo PP et al (2012) Breast milk and glucose for pain relief in preterm infants: a noninferiority randomized controlled trial. Pediatrics 129:664–670. https://doi.org/10.1542/peds.2011-2024

Bueno M, Yamada J, Harrison D, et al (2013) A systematic review and meta-analyses of nonsucrose sweet solutions for pain relief in neonates. Pain Res Manag 18(3):153–161

Butler S, Als H (2008) Individualized developmental care

improves the lives of infants born preterm. Acta Paediatr Int J Paediatr 97:1173–1175. https://doi.org/10.1111/j.1651-2227.2008.00916.x

Butt ML, Kisilevsky B (2000) Music modulates behaviour of premature infants following heel lance. Can J Nurs Res 31:17–39

Campos RG (1989) Soothing pain-elicited distress in infants with swaddling and pacifiers. Child Dev 60:781–792

Campos RG (1994) Rocking and pacifiers: two comforting interventions for heelstick pain. Res Nurs Heal 17:321–331

Carbajal R, Veerapen S, Couderc S et al (2003) Analgesic effect of breast feeding in term neonates: randomised controlled trial. BMJ 326:13

Carbajal R, Lenclen R, Jugie M et al (2005) Morphine does not provide adequate analgesia for acute procedural pain among preterm neonates. Pediatrics 115:1494–1500

Carbajal R, Rousset A, Danan C et al (2008) Epidemiology and treatment of painful procedures in neonates in intensive care units. JAMA 300:60–70. https://doi.org/10.1001/jama.300.1.60

Chermont AG, Falcão LFM, de Souza Silva EHL et al (2009) Skin-to-skin contact and/or oral 25% dextrose for procedural pain relief for term newborn infants. Pediatrics 124:e1101–e1107. https://doi.org/10.1542/peds.2009-0993

Cignacco E, Hamers JP, Stoffel L et al (2007) The efficacy of non-pharmacological interventions in the management of procedural pain in preterm and term neonates. A systematic literature review. Eur J Pain 11:139–152. https://doi.org/10.1016/j.ejpain.2006.02.010

Cignacco EL, Sellam G, Stoffel L et al (2012) Oral sucrose and "facilitated tucking" for repeated pain relief in preterms: a randomized controlled trial. Pediatrics 129:299–308. https://doi.org/10.1542/peds.2011-1879

Clancy B, Silva-Filho M, Friedlander MJ (2001) Structure and projections of white matter neurons in the postnatal rat visual cortex. J Comp Neurol 434:233–252. https://doi.org/10.1002/cne.1174

Codipietro L, Ceccarelli M, Ponzone A (2008) Breastfeeding or oral sucrose solution in term neonates receiving heel lance: a randomized, controlled trial. Pediatrics 122:e716–e721. https://doi.org/10.1542/peds.2008-0221

Committee on Newborn Pain APP (2016) Prevention and management of procedural pain in the neonate: an update. Pediatrics 137:1–13. https://doi.org/10.1542/peds.2015-4271

Corff KE, Seideman R, Venkataraman PS et al (1995) Facilitated tucking: a nonpharmacologic comfort measure for pain in preterm neonates. J Obstet Gynecol Neonatal Nurs 24:143–147. https://doi.org/10.1111/j.1552-6909.1995.tb02456.x

da Costa MC, Unchalo Eckert G, Gastal Borges Fortes B, Borges Fortes Filho J, Silveira R, Procianoy R, Coelho de Costa M (2013) Oral glucose for pain relief during exam for ROP. Clin Sci 62:199–203

Fearon I, Kisilevsky BS, Hains S, Muir DW, Tranmer J (1997) Swaddling after heel lance: age specific effects on behavioral recovery in preterm infants. J Dev Behav Pediatr 18(4):222–232

Fifer WP, Moon C LJ et al (1995) The effects of fetal experience with sound fetal development. A psychobi-

ological perspective. In: Lawrence Erlbaum Associates. Hillsdale, pp 351–366

Franck LS, Miaskowski C (1997) Measurement of neonatal responses to painful stimuli: a research review. J Pain Symptom Manag 14:343–378. https://doi.org/10.1016/S0885-3924(97)00222-4

Franck LS, Cox S, Allen A, Winter I (2004) Parental concern and distress about infant pain. Arch Dis Child Fetal Neonatal Ed 89:F71–F75. https://doi.org/10.1136/fn.89.1.F71

Freire NB, Garcia JB, Lamy ZC (2008) Evaluation of analgesic effect of skin-to-skin contact compared to oral glucose in preterm neonates. Pain 139:28–33. https://doi.org/10.1016/j.pain.2008.02.031

Gao H, Xu G, Gao H et al (2015) Effect of repeated Kangaroo Mother Care on repeated procedural pain in preterm infants: a randomized controlled trial. Int J Nurs Stud 52:1157–1165. https://doi.org/10.1016/j.ijnurstu.2015.04.006

Giannakoulopoulos X, Sepulveda W, Kourtis P et al (1994) Fetal plasma cortisol and β-endorphin response to intrauterine needling. Lancet 344:77–81. https://doi.org/10.1016/S0140-6736(94)91279-3

Giannakoulopoulos X, Sepulveda W, Kourtis P (1999) Human fetal and maternal noradrenaline responses to invasive procedures. Pediatr Res 45:494–499

Goubet N, Rattaz C, Pierrat V et al (2003) Olfactory experience mediates response to pain in preterm newborns. Dev Psychobiol. https://doi.org/10.1002/dev.10085

Goubet N, Strasbaugh K, Chesney J (2007) Familiarity breeds content? Soothing effect of a familiar odor on full-term newborns. J Dev Behav Pediatr. https://doi.org/10.1097/dbp.0b013e31802d0b8d

Gradin M, Finnstrom O, Schollin J (2004) Feeding and oral glucose – additive effects on pain reduction in newborns. Early Hum Dev 77:57–65. https://doi.org/10.1016/j.earlhumdev.2004.01.003

Gray L, Watt L, Blass EM (2000) Skin-to-skin contact is analgesic in healthy newborns. Pediatrics 105, e14

Gray L, Miller LW, Philipp BL, Blass EM (2002) Breastfeeding is analgesic in healthy newborns. Pediatrics 109:590–593

Gupta NK, Upadhyay A, Agarwal A et al (2013) Randomized controlled trial of topical EMLA and breastfeeding for reducing pain during wDPT vaccination. Eur J Pediatr 172:1527–1533. https://doi.org/10.1007/s00431-013-2076-6

Guyatt GH, Oxman AD, Vist GE et al (2009) GRADE: an emerging consensus on rating quality of evidence and strength of recommendations. Chin J Evid-Based Med 9:8–11. https://doi.org/10.1136/bmj.39489.470347.AD

Hepper PG, Shahidullah S (1994) Development of fetal hearing. Arch Dis Child 71:8–1

Hevner RF (2000) Development of connections in the human visual system during fetal mid-gestation: a DiI-tracing study. J Neuropathol Exp Neurol 59:385–392

Holsti L, Oberlander TF, Brant R (2011) Does breastfeeding reduce acute procedural pain in preterm infants in the neonatal intensive care unit? A randomized clinical trial. Pain 152:2575–2581. https://doi.org/10.1016/j.pain.2011.07.022

Huang CM, Tung WS, Kuo LL, Ying-Ju C (2004) Comparison of pain responses of premature infants to the heelstick between containment and swaddling. J Nurs Res 12:31–40

Ipp M, Taddio A, Goldbach M et al (2004) Effects of age, gender and holding on pain response during infant immunization. Can J Clin Pharmacol J Can Pharmacol Clin 11:2–7

Johnston CC, Stevens BJ (1996) Experience in a neonatal intensive care unit affects pain response. Pediatrics 98:925–930

Johnston CC, Stremler R, Horton L et al (1999) Effect of repeated doses of sucrose during heel stick procedure in preterm neonates. Biol Neonate 75:160–166

Johnston CC, Filion F, Snider L et al (2002) Routine sucrose analgesia during the first week of life in neonates younger than 31 weeks' postconceptional age. Pediatrics 110:523–528

Johnston CC, Stevens B, Pinelli J et al (2003) Kangaroo care is effective in diminishing pain response in preterm neonates. Arch Pediatr Adolesc Med 157:1084–1088. https://doi.org/10.1001/archpedi.157.11.1084

Johnston CC, Filion F, Nuyt AM (2007) Recorded maternal voice for preterm neonates undergoing heel lance. Adv Neonatal Care 7:258–266. https://doi.org/10.1097/01.ANC.0000296634.26669.13

Johnston C, Barrington KJ, Taddio A et al (2011) Pain in Canadian NICUs have we improved over the past 12 years? Clin J Pain 27:225–232

Johnston C, Campbell-Yeo M, Fernandes A, Inglis D, Streiner D, Zee R (2014) Skin-to-skin care for procedural pain in neonates. Cochrane Database Syst Rev (1):CD008435. https://doi.org/10.1002/14651858.CD008435.pub2

Kashaninia Z, Sajedi F, Rahgozar M, Noghabi FA (2008) The effect of kangaroo care on behavioral responses to pain of an intramuscular injection in neonates. J Spec Pediatr Nurs 13:275–280. https://doi.org/10.1111/j.1744-6155.2008.00165.x

Kataria M, Narang S, Chawla D et al (2015) Oral dextrose for pain management during laser treatment of retinopathy of prematurity under topical anesthesia. Indian J Pediatr 82:694–697. https://doi.org/10.1007/s12098-015-1718-2

Kostandy RR, Anderson GC, Good M (2013) Skin-to-skin contact diminishes pain from hepatitis B vaccine injection in health full-term neonates. Neonatal Netw 32:274–280

Kostoví I, Judaš M (2002) Correlation between the sequential ingrowth of afferents and transient patterns of cortical lamination in preterm infants. Anat Rec 267:1–6. https://doi.org/10.1002/ar.10069

Kostovic I, Goldman-Rakic PS (1983) Transient cholinesterase staining in the mediodorsal nucleus of the thalamus and its connections in the developing human and monkey brain. J Comp Neurol 219:431–437

Kostović I, Jovanov-Milosevic N (2008) Subplate zone of the human brain: historical perspective and new concepts. Coll Antropol 32:3–8

Kostović I, Rakic P (1990) Developmental history of the transient subplate zone in the visual and somatosensory cortex of the macaque monkey and human brain. J Comp Neurol 297:441–470

Kostović I, Fucic A, Mrzljak L (1991) Prenatal and perinatal development of the somatostatin containing neurons in the human prefrontal cortex. Neurosci Lett 124:153–156

Kostović I, Judas M, Rados M, Hrabac P (2002) Laminar organization of the human fetal cerebrum revealed by histochemical markers and magnetic resonance imaging. Cereb Cortex 12:536–544. https://doi.org/10.1093/cercor/12.5.536

Lavoie PM, Stritzke A, Ting J et al (2015) A randomized controlled trial of the use of oral glucose with or without gentle facilitated tucking of infants during neonatal echocardiography. PLoS ONE. https://doi.org/10.1371/journal.pone.0141015

Lee GY, Yamada J, Kyololo OM et al (2014) Pediatric clinical practice guidelines for acute procedural pain: a systematic review. Pediatrics 133:500–515. https://doi.org/10.1542/peds.2013-2744

Lefrak L, Burch K, Caravantes R et al (2006) Sucrose analgesia: identifying potentially better practices. Pediatrics 118:S197–S202. https://doi.org/10.1542/peds.2006-0913R

Leite AM, Linhares MBM, Lander J et al (2009) Effects of breastfeeding on pain relief in full-term newborns. Clin J Pain 25:827–832. https://doi.org/10.1097/AJP.0b013e3181b51191

Liaw J-J, Yang L, Katherine Wang K-W et al (2012) Non-nutritive sucking and facilitated tucking relieve preterm infant pain during heel-stick procedures: a prospective, randomised controlled crossover trial. Int J Nurs Stud 49:300–309. https://doi.org/10.1016/j.ijnurstu.2011.09.017

Liaw JJ, Yang L, Lee CM et al (2013) Effects of combined use of non-nutritive sucking, oral sucrose, and facilitated tucking on infant behavioural states across heel-stick procedures: a prospective, randomised controlled trial. Int J Nurs Stud. https://doi.org/10.1016/j.ijnurstu.2012.08.021

Linhares MBM, Gaspardo CM, Souza LO et al (2014) Examining the side effects of sucrose for pain relief in preterm infants: a case-control study. Braz Med Biol Res. https://doi.org/10.1590/1414-431X20143659

Liu M, Zhao L, Li XF (2015) Effect of skin contact between mother and child in pain relief of full-term newborns during heel blood collection. Clin Exp Obstet Gynecol 42:304–308

Lowery CL, Hardman MP, Manning N et al (2007) Neurodevelopmental changes of fetal pain. Semin Perinatol 31:275–282. https://doi.org/10.1053/j.semperi.2007.07.004

Mandel R, Ali N, Chen J et al (2012) Nitrous oxide analgesia during retinopathy screening: a randomised controlled trial. Arch Dis Child Fetal Neonatal Ed 97: F83–F87. https://doi.org/10.1136/adc.2011.210740

Marin Gabriel MA, Del Rey Hurtado de Mendoza B, Jimenez Figueroa L et al (2013) Analgesia with breastfeeding in addition to skin-to-skin contact during heel prick. Arch Dis Child Fetal Neonatal Ed. https://doi.org/10.1136/archdischild-2012-302921

Marín Gabriel MÁ, del Rey Hurtado de Mendoza B, Jiménez Figueroa L et al (2013) Analgesia with breastfeeding in addition to skin-to-skin contact during heel prick. Arch

Dis Child Fetal Neonatal Ed 98:F499–F503. https://doi.org/10.1136/archdischild-2012-302921

McNair C, Campbell-Yeo M, Johnston C, Taddio A (2013) Nonpharmacological management of pain during common needle puncture procedures in infants: current research evidence and practical considerations. Clin Perinatol 40:493. https://doi.org/10.1016/j.clp.2013.05.003

Modarres M, Jazayeri A, Rahnama P, Montazeri A (2013) Breastfeeding and pain relief in full-term neonates during immunization injections: a clinical randomized trial. BMC Anesthesiol 13:22. https://doi.org/10.1186/1471-2253-13-22

Mosayebi Z, Javidpour M, Rahmati M, et al (2014) The effect of kangaroo mother care on pain from heel lance in preterm newborns admitted to neonatal intensive care unit: a crossover randomized clinical trial. J Compr Ped 5(4)

Mrzljak L, Uylings HB, Kostovic I (1988) Prenatal development of neurons in the human prefrontal cortex: I. A qualitative golgi study. J Comp Neurol 271:355–386

Nanavati RN, Balan R, Kabra NS (2013) Effect of kangaroo mother care vs expressed breast milk administration on pain associated with removal of adhesive tape in very low birth weight neonates: a randomized controlled trial. Indian Pediatr 50:1011–1015

Nesargi SV, Nithyanandam S, Rao S et al (2015) Topical anesthesia or oral dextrose for the relief of pain in screening for retinopathy of prematurity: a randomized controlled double-blinded trial. J Trop Pediatr 61:20–24. https://doi.org/10.1093/tropej/fmu058

Nimbalkar S, Sinojia A, Dongara A (2013) Reduction of neonatal pain following administration of 25% lingual dextrose: a randomized control trial. J Trop Pediatr. https://doi.org/10.1093/tropej/fms072

Obeidat HM, Shuriquie MA (2015) Effect of breast-feeding and maternal holding in relieving painful responses in full-term neonates. J Perinat Neonatal Nurs 29:248–254. https://doi.org/10.1097/JPN.0000000000000121

Okado N (1981) Onset of synapse formation in the human spinal cord. J Comp Neurol 201:211–219

Okan F, Ozdil A, Bulbul A et al (2010) Analgesic effects of skin-to-skin contact and breastfeeding in procedural pain in healthy term neonates. Ann Trop Paediatr 30:119–128. https://doi.org/10.1179/146532810X12703902516121

Ou-Yang MC, Chen IL, Chen CC et al (2013) Expressed breast milk for procedural pain in preterm neonates: a randomized, double-blind, placebo-controlled trial. Acta Paediatr Int J Paediatr 102:15–21. https://doi.org/10.1111/apa.12045

Perkins L, Hughes E, Glover A (2005) Exploring subplate evolution of the fetal cortex using magnetic resonance imaging. In: Neonatal Society

Peyrovi H, Alinejad-Naeini M, Mohagheghi P, Mehran A (2014) The effect of facilitated tucking position during endotracheal suctioning on physiological responses and coping with stress in premature infants: a randomized controlled crossover study. J Matern Neonatal Med. https://doi.org/10.3109/14767058.2013.868429

Phillips RM, Chantry CJ (2002) Is breastfeeding more analgesic than pacifier? In: Pediatric Academic Societies' Annual Meeting. Baltimore

Phillips RM, Chantry CJ, Gallagher MP (2005) Analgesic effects of breast-feeding or pacifier use with maternal holding in term infants. Ambul Pediatr 5:359–364

Pillai Riddell RR, Racine NM, Turcotte K, et al (2015) Non-pharmacological management of infant and young child procedural pain. Cochrane Database Syst Rev CD006275. https://doi.org/10.1002/14651858.CD006275.pub2

Porter FL, Grunau RE, Anand KJ (1999) Long-term effects of pain in infants. J Dev Behav Pediatr 20:253–261

Potana NT, Dongara AR, Nimbalkar SM et al (2015) Oral sucrose for pain in neonates during echocardiography: a randomized controlled trial. Indian Pediatr 52:493–497

Prasopkittikun TTT (2003) Management of pain from heel stick in neonates: an analysis of research conducted in Thailand. J Perinat Neonatal Nurs 17:304–312

Rainville P, Duncan GH, Price DD et al (1997) Pain affect encoded in human anterior cingulate but not somatosensory cortex. Science 277(5328):968–971

Rainville P, Carrier B, Hofbauer RK et al (1999) Dissociation of sensory and affective dimensions of pain using hypnotic modulation. Pain 82:159–171. https://doi.org/10.1016/S0304-3959(99)00048-2

Ranger M, Zwicker JG, Chau CMY et al (2015) Neonatal pain and infection relate to smaller cerebellum in very preterm children at school age. J Pediatr 167:292–298. https://doi.org/10.1016/j.jpeds.2015.04.055

Rattaz C, Goubet N, Bullinger A (2005) The calming effect of a familiar odor on full-term newborns. J Dev Behav Pediatr. https://doi.org/10.1097/00004703-200504000-00003

Rosali L, Nesargi S, Mathew S et al (2015) Efficacy of expressed breast milk in reducing pain during ROP screening – a randomized controlled trial. J Trop Pediatr 61:135–138. https://doi.org/10.1093/tropej/fmu073

Ruda MA, Ling Q, Hohmann AG, et al (2016) Altered nociceptive neuronal circuits after neonatal peripheral inflammation. 289:628–630

Shah PS, Herbozo C, Aliwalas LL, Shah VS (2012) Breastfeeding or breast milk for procedural pain in neonates. Cochrane Database Syst Rev 12, CD004950. https://doi.org/10.1002/14651858.CD004950.pub3

Shu SH, Lee YL, Hayter M, Wang RH (2014) Efficacy of swaddling and heel warming on pain response to heel stick in neonates: a randomised control trial. J Clin Nurs. https://doi.org/10.1111/jocn.12549

Simons SH, van Dijk M, Anand KS et al (2003) Do we still hurt newborn babies? A prospective study of procedural pain and analgesia in neonates. Arch Pediatr Adolesc Med 157:1058–1064. https://doi.org/10.1001/archpedi.157.11.1058

Simonse E, Mulder PG, van Beek RH (2012) Analgesic effect of breast milk versus sucrose for analgesia during heel lance in late preterm infants. Pediatrics 129:657–663. https://doi.org/10.1542/peds.2011-2173

Skogsdal Y, Eriksson M, Schollin J (1997) Analgesia in newborns given oral glucose. Acta Paediatr Int J Paediatr 86:217–220

Slater R, Cantarella A, Gallella S et al (2006) Cortical pain responses in human infants. J Neurosci 26:3662–3666. https://doi.org/10.1523/jneurosci.0348-06.2006

Slater R, Cornelissen L, Fabrizi L, et al (2010) Oral sucrose as an analgesic drug for procedural pain in newborn infants: a randomised controlled trial. Lancet 376 (9748):1225–1232. https://doi.org/10.1016/S0140-6736(10)61303-7

Stevens B, Johnston C, Petryshen P, Taddio A (1996) Premature infant pain profile: development and initial validation. Clin J Pain 12:13–22

Stevens B, Johnston C, Taddio A et al (1999) Management of pain from heel lance with lidocaine-prilocaine (EMLA) cream: is it safe and efficacious in preterm infants? J Dev Behav Pediatr 20:216–221

Stevens B, Yamada J, Beyene J et al (2005) Consistent management of repeated procedural pain with sucrose in preterm neonates: is it effective and safe for repeated use over time? Clin J Pain 21:543–548

Stevens B, Yamada J, Gy L et al (2013) Sucrose for analgesia in newborn infants undergoing painful procedures. Cochrane Database Syst Rev 1, CD001069. https://doi.org/10.1002/14651858.CD001069.pub4

Taddio A, Katz J, Ilersich AL, Koren G (1997) Effect of neonatal circumcision on pain response during subsequent routine vaccination. Lancet 349:599–603. https://doi.org/10.1016/S0140-6736(96)10316-0

Taddio A, Shah V, Hancock R et al (2008) Effectiveness of sucrose analgesia in newborns undergoing painful medical procedures. C Can Med Assoc J 179:37–43. https://doi.org/10.1503/cmaj.071734

Taddio A, McMurtry CM, Shah V et al (2015) Reducing pain during vaccine injections: clinical practice guideline. CMAJ 187:975–982. https://doi.org/10.1503/cmaj.150391

Teixeira JMA, Glover V, Fisk NM (1999) Acute cerebral redistribution in response to invasive procedures in the human fetus. Am J Obstet Gynecol 181:1018–1025. https://doi.org/10.1016/S0002-9378(99)70340-6

Valeri BO, Ranger M, Chau C, et al (2015) Neonatal invasive procedures predict pain intensity at school age in children born very preterm

Valman HB, Pearson JF (1980) What the fetus feels. Br Med J 280:233–234

Van de Velde M, Jani J, De Buck F, Deprest J (2006) Fetal pain perception and pain management. Semin Fetal Neonatal Med 11:232–236. https://doi.org/10.1016/j.siny.2006.02.012

Vanhatalo S, Van Nieuwenhuizen O (2000) Fetal pain? Brain Dev 22:145–150. https://doi.org/10.1016/S0387-7604(00)00089-9

Weissman A, Aranovitch M, Blazer S, Zimmer EZ (2009) Heel-lancing in newborns: behavioral and spectral analysis assessment of pain control methods. Pediatrics 124:e921–e926. https://doi.org/10.1542/peds.2009-0598

Wladimiroff JW, van den Wijngaard JA, Degani S et al (1987) Cerebral and umbilical arterial blood flow velocity waveforms in normal and growth-retarded pregnancies. Obstet Gynecol 69:705–709

Woo JS, Liang ST, Lo RL, Chan FY (1987) Middle cerebral artery doppler flow velocity waveforms. Obstet Gynecol 70:613–616

Wyatt J (2007) End-of-life decisions, quality of life and the newborn. Acta Paediatr Int J Paediatr 96:790–791. https://doi.org/10.1111/j.1651-2227.2007.00349.x

Yew DT, Luo CB, Luo JM et al (2001) Substance P and enkephalin containing fibers in the developing nucleus dorsalis of the human spinal cord. Neurosci Lett 312:87–90. https://doi.org/10.1016/S0304-3940(01)02200-5

Zuppa AF, Mondick JT, Davis L, Cohen D (2009) Population pharmacokinetics of ketorolac in neonates and young infants. Am J Ther 16:143–146

新生儿麻醉

26

Nicola Disma,Leila Mameli,Rachele Bonfiglio,
Clelia Zanaboni,and Pietro Tuo
史昊鸿　翻译,王炫　审校

目录

摘要

　　麻醉药物的使用、手术和基础疾病,会影响新生儿的发育。因此,儿科麻醉医生必须要了解新生儿的病理生理变化,从而正确地运用新生儿麻醉的原则。围产期和分娩为我们提供了完整病史的重要细节,而全面的术前麻醉评估应关注婴儿从胎儿期向新生儿期的过渡。此外,麻醉诱导和维持的技术可能因婴儿的体型、孕龄、医疗状况和手术操作不同而异。区域麻醉广泛应用于术后镇痛,脊髓麻醉可作为全身麻醉的一种替代方式,尤其在预防麻醉后呼吸暂停方面。

　　经验丰富的儿科急性疼痛管理专家可以通过给予阿片类药物、对乙酰氨基酚或区域麻醉,对术后疼痛安全地进行药理学治疗。

26.1　要点

- 新生儿代表了一个脆弱的群体,易于发生围术期并发症和危及生命的事件。

- 恰当的围术期管理是改善短期和长期结果的必要措施。

- 术中和术后即刻应使用等渗液体。

- 无论何时,只要允许,区域麻醉都应被视为多模式镇痛计划的一部分。
- 镇痛不足对术后结果有不利影响。
- 最近的动物实验引发了人们对麻醉药物可能具有神经毒性的担忧。经脊髓全身麻醉研究是目前唯一一个已证实对儿童长期神经功能结果没有负面影响的随机对照研究。

26.2　麻醉

　　每年大约有 150 万新生儿接受麻醉,已证实这个患者人群非常脆弱,易于发生围术期并发症和危及生命的事件。这归咎于几个因素:新生儿独特的生理学,器官和系统的不成熟,常见的并发症(如极度早产,先天性畸形,先天性心脏病等),以及对常规使用的麻醉药物药理学认识不充分。此外,即使正确地实施了麻醉,也可能存在干扰新生儿大脑正常发育的风险。事实上,麻醉药物对这类易受影响的人群潜在的神经毒性,以及由此产生的长期认知后遗症的担忧日益增加。这个问题将在本章末详细讨论。

　　因为以上所提到的这些原因,儿科麻醉医生应该要了解新生儿病理生理、基础疾病对麻醉的影响,以及新生儿麻醉基本原则的运用。此外,新生儿和小婴儿应该在儿科专业医疗中心进行麻醉和手术,那里有新生儿复苏或重症监护室。所有新生儿和小婴儿都应得到最恰当、最及时和最安全的治疗。

26.2.1　麻醉前评估

　　拟行麻醉的新生儿在子宫内、围产期和分娩期情况都是整个病史和麻醉前评估的相关部分。特别是子宫内环境可以影响新生儿的生长发育以及出生后对子宫外环境的适应能力。

　　母亲暴露于某些药物(如苯妥因、乙醇、类固醇)或是胎盘血流出现异常可能会导致胎儿生长迟缓或早产。生产分娩过程复杂可能会导致一段时间的呼吸、心血管和代谢状态不稳定。此外,孕龄和体重也与某些围产期问题相关。

　　体格检查首先要了解新生儿孕龄和体重。如果孕龄超过 37 周,则归为"足月",如果体重不到 2.5kg,则归为"低出生体重"。在麻醉实施前必须完善各项检查,特别需要关注某些器官和系统,详见表 26.1。

表 26.1。

表 26.1　麻醉与新生儿生理的相互作用

器官/系统	病理生理学	麻醉相关事宜
头颈部	小下颌畸形	可能出现困难气道
	CHARGE 综合征	早产儿和足月儿特殊的胚胎学和解剖学
呼吸系统	呼吸中枢发育不成熟	缺氧时呼吸暂停
	胸壁顺应性较大	气道塌陷
	Ⅰ类纤维 10%~25%	呼吸肌易疲劳
	肺表面活性物质不足	呼吸窘迫综合征(RDS)
	氧毒性	支气管肺发育不良(BPD)
心血管系统	低氧血症或酸中毒	回到胎儿循环,持续性胎儿循环(PFC),新生儿持续性肺动脉高压(PPHN)
神经系统	血管脆	出血风险增加
	脑血流调节不成熟	缺氧、酸中毒、惊厥可能损伤自动调节
肾脏	发育不成熟	电解质丢失
代谢	钙离子经胎盘转运频繁和一过性甲状旁腺功能减退正常喂养延迟	低钙血症低血糖

26.2.2　术中管理

　　术中对新生儿安全有效的管理依赖于对生理学和药理学的深刻了解。此外,监护技术和麻醉设备方面也需要考虑。

26.2.2.1　麻醉诱导和气管插管

　　麻醉诱导的方法需要根据患儿体型、胎龄、疾病状态以及手术操作的不同而改变。一个特例是饱胃,可以采用清醒插管或快速顺序诱导,然而,清醒插管会明显增加诸如颅内压增高、心动过缓、低氧的发生,而后者难度颇高,尤其是面对低体重的早产儿。

　　如果预计新生儿可能存在困难气道(小下颌畸形,巨舌,上颌骨前突,腭裂,肿块阻塞气道),就不能使用肌松药。可以在镇静和保持自主呼吸的基础上进行气管插管。使用利多卡因在声带处行表面麻醉可以利于气管导管的插入。新生儿解剖方面的特殊性和麻醉相关事宜详见表 26.2。

表 26.2　新生儿气道管理

新生儿解剖	气管插管时的应对
枕部突出,头大	"嗅花位",头颈下不垫枕头
喉头位置高(C4)且前移	颈部过伸可能会阻碍声门暴露,用手指轻压可以利于喉部暴露
会厌	大且呈 Ω 形,暴露声带困难
鼻孔窄,舌体大	经鼻呼吸,气道梗阻,可能会出血
环状软骨	新生儿气道最狭窄处,用小号和不带套囊的气管导管

推荐 0 号 Miller 直镜片用于早产儿或低出生体重儿,1 号 Miller 镜片用于足月儿。3.0~3.5mm 不带套囊的气管导管通常适用于新生儿,如果小心监测套囊内压力($<20cmH_2O$),那么带套囊的气管导管也是一个有效的选择之一。气管导管太紧会损伤声门下黏膜,导致水肿和术后喘鸣,还可能罕见地引起声门下狭窄。手控正压通气(大约 $20cmH_2O$ 压力)时气管导管周围略微漏气可以保证导管管径不过粗。还需要注意确保气管导管深度合适。足月儿从声带到隆突的距离大约为 4cm。

26.2.2.2　术中液体管理

包括 4 个部分:

1. 液体维持量。液体丢失主要包括呼吸系统不显性失水,皮肤蒸发,泌尿生殖道丢失。正常需要量为每天 100ml/kg。麻醉期间必须使用等渗液体以减少脑水肿的风险。

2. 液体丢失。主要是因为术前禁食或胃肠道过度丢失而没有给予补液。失液量＝每小时需要量 × 禁食时间(从最后一次液体摄入算起)。

3. 第三间隙丢失。手术创伤可以导致细胞外液从血管内向组织间隙转移(腹内手术时肠壁和肠系膜水肿)。推荐第三间隙丢失量的补充为:

(a) 浅表手术:1~2ml/kg/h

(b) 腹部、胸部或臀部手术:3~4ml/kg/h

(c) 腹内大手术:6~10ml/kg/h 或更多

第三间隙丢失必须用等张或等渗溶液补充,如生理盐水,乳酸林格液或其他平衡盐溶液。

(d) 其他液体流失。包括胃肠道内吸引或从回

肠造瘘口排出,腹泻或大量出汗。在这些情况时需要根据丢失液体的电解质成分来决定补充什么类型液体。

尿量提示正常的灌注(0.5~2ml/kg/h)。血清渗透压也可用于监测电解质和指导液体治疗。

术中标准的血流动力学监测有助于评估液体治疗是否适当。

与大婴儿相似,术中是否输血取决于基础的和当前的心血管呼吸系统状态,持续性血液丢失,预计会进一步失血,以及基础血红蛋白水平。是否输注其他血液成分需要综合考虑实验室检查结果和临床状态。

26.2.2.3　麻醉药物:吸入药和静脉药

麻醉的目的是使术中不痛和不动。可以采用区域麻醉或全身麻醉,也可以两者结合。全身麻醉可以通过吸入药和静脉药来满足各种不同的外科手术操作。

最低肺泡有效浓度(minimum alveolar concentration,MAC)定义为 50% 的患者对疼痛刺激没有体动时的吸入麻醉药肺泡内浓度。目前发现早产儿 MAC 值比足月儿低很多,1MAC 的吸入麻醉药可以使动脉血压下降 20%~30%。七氟烷可以提供快速诱导和快速苏醒,目前广泛用于婴儿麻醉。此外,七氟烷对气道的刺激性小于异氟烷和地氟烷,可以用于吸入诱导以及支气管肺发育不良的婴儿。传统的面罩吸入诱导使用空气和氧气混合气体,将七氟烷浓度逐步增加到 7%~8%。七氟烷麻醉维持浓度为 1MAC,如果给予阿片类药物或是联合区域麻醉,可以降低吸入浓度。

静脉麻醉药物包括阿片类药物,苯二氮䓬类药物,异丙酚,氯胺酮,巴比妥类药物,以及最近引入临床使用的右美托咪定。阿片类药物具有镇痛和镇静作用,常联合异丙酚或苯二氮䓬类催眠药使用。芬太尼在婴儿人群的药代动力学已有研究,其清除半衰期为 6~32 小时,显著长于成人。瑞芬太尼,一种合成的短效阿片类药物,在血液和组织中被酯酶迅速灭活,因为半衰期短,所以需要持续泵注。因为这个原因,瑞芬太尼目前在各年龄段广泛使用,而且同样适用于小婴儿(Sammartino et al. 2010)。一些麻醉药物的剂量见表 26.3。

表 26.3　新生儿麻醉常用药物和剂量

	诱导	维持
七氟烷	逐步增加到 8%	0.5~2MAC
氯胺酮	1~2mg/kg	不推荐
异丙酚	2~5mg/kg	50~200μg/kg/min
硫喷妥钠	4~6mg/kg	不推荐
咪达唑仑	0.05~0.2mg/kg	100~200μg/kg/h
芬太尼	0.5~3μg/kg	心脏手术或大手术可以用到 100μg/kg
瑞芬太尼	0.1~1μg/kg/min	0.1~1μg/kg/min

26.2.3　早产儿和胎龄极小早产儿的麻醉

与足月儿相比，早产儿和胎龄极小的早产儿行择期手术，围术期发生呼吸暂停的可能性更大。早产儿易于发生呼吸暂停的因素包括低血糖、缺氧、高氧、脓毒血症、贫血、低钙血症以及全身麻醉对发育不成熟呼吸中枢的药理作用。因此，术后监护必须持续到麻醉后 24 小时。

早产儿和极低胎龄的早产儿可能对麻醉药和强效吸入麻醉药非常敏感。对于这一敏感人群，提供麻醉和镇痛时必须要非常小心，避免对心血管呼吸系统的抑制。

26.2.4　区域麻醉

硬膜外镇痛复合浅全麻可作为婴儿和新生儿接受大手术的一个选择，可以避免作用于全身系统的阿片类药物和其他药物的不良反应。硬膜外阻滞除了可以提供术中和术后良好的镇痛，还对手术引起的体液、代谢和血流动力学反应有好处，而且可能有利于术后呼吸功能的恢复。经验丰富的操作者行硬膜外阻滞时，并发症的发生率很低。骶管阻滞仍然是婴儿和儿童最常用的区域麻醉技术。常用的单次骶管阻滞技术安全、有效。

与儿童相比，新生儿血浆中 α1- 酸性糖蛋白、白蛋白和碳酸氢盐储存水平低，所以发生局麻药毒性反应的风险极高，如严重心律失常，血流动力学不稳定，呼吸停止，或是抽搐这一最常见的临床表现。可以通过给予试验剂量，按照指南推荐的速率给药，考虑局麻药在新生儿中的药代动力学等措施来避免

发生。

新型局麻药如罗哌卡因和左旋布比卡因毒性低，是儿童区域麻醉较为理想的选择。据报道，患有呼吸窘迫综合征的早产儿或其他早产儿行疝修补时，脊髓麻醉是全身麻醉的一种安全、满意的替代方式。尽管 Craven 最近在 The Cochrane Database of Systematic Reviews 上发文报道，与全身麻醉相比，没有可靠的证据显示极小胎龄早产儿采用脊髓麻醉时呼吸暂停、心动过缓或血氧饱和度降低的发生率有差异，但为了避免全身麻醉的相关风险，可以考虑采用脊髓麻醉（Craven et al. 2003）。

最近发表的经脊髓全身麻醉（general anesthesia spinal，GAS）研究数据表明，与全身麻醉相比，脊髓麻醉可显著降低早期呼吸暂停（麻醉结束后的最初 30 分钟）的发生率，但不能降低后期呼吸暂停的发生率。事实上，行腹股沟疝修补术的婴儿，区域麻醉或全身麻醉后总的呼吸暂停发生率差不多。对这一最近发表数据的解释是，以七氟烷和骶管阻滞为基础的现代麻醉，麻醉术后呼吸暂停的发生率与单纯脊髓麻醉相似，但一个成功的区域麻醉可显著降低早期呼吸暂停的发生率。脊髓麻醉中常用的局麻药剂量为 0.5%（0.75% 不常用）的罗哌卡因、左旋布比卡因或布比卡因 1mg/kg（最少 2.5mg）。如果预期手术时间长，可以加入添加剂如 1μg/kg 可乐定（Davidson et al. 2015a）。用于区域麻醉的局麻药剂量见表 26.4。

26.2.5　手术室外的麻醉

手术室外的镇静日益增多，尤其是放射学检查和介入治疗。在远离手术室的地方实施麻醉需要对整个操作过程非常熟悉，并且事先做好充足的准备，以应对可能出现的危及生命的状况。手术室外需要镇静的场所包括牙科诊所、胃肠镜室、心导管室、整形手术中心、放射科和肿瘤科。在这些场所实施麻醉，推荐派出一组专门提供手术室外麻醉管理的麻醉医生。麻醉团队中的每一个成员不仅要熟悉所有的操作过程和操作人员，还需要熟悉不同场所实施麻醉的特殊性。每一个需要麻醉干预的场所都要有标准的麻醉配置，包括：充足的药物储备，必需的辅助设备，各种型号的口咽 / 鼻咽通气道，备用的急救包，喉镜和各种型号的喉镜片，气管导管，包括喉罩在内的其他气道设备，吸引皮条，以及静脉补液设

表 26.4　Gaslini 医院区域阻滞所用局麻药的剂量

区域麻醉	局麻药（LA）	负荷量		持续输注	
		浓度 /%	LA/ 添加剂的剂量	浓度	输注速率
骶管	耐乐品	0.2	1ml/kg	—	不常用
	左旋布比卡因		可乐定 1~2μg/kg		
腰段硬膜外	耐乐品	0.2	0.8~1ml/kg	0.1%	0.2~0.4ml/kg/h
	左旋布比卡因		可乐定 1~2μg/kg		
胸段硬膜外	耐乐品	0.2	0.6~0.8ml/kg	0.1%	0.2~0.4ml/kg/h
	左旋布比卡因		可乐定 1~2μg/kg		
脊髓	耐乐品	0.5~0.75	1mg/kg（最少 2.5~mg）可乐定 1μg/kg（如果选择）	—	
	左旋布比卡因				
	布比卡因				

备。在手术室外实施镇静前，尤其是面对小于一个月的新生儿，首先需要考虑的事情包括：

- 有呼吸暂停病史或早产史，且孕后年龄小于 60 周
- 呼吸功能障碍和气道异常
- 先天性心脏病或循环不稳定
- 高危操作
- 操作人员资质不够或麻醉、复苏设备不足

对镇静的定义必须有清晰的认识，这样就可以及时辨认患儿镇静程度加深和风险增加（如从中度镇静到深度镇静，或从深度镇静到全身麻醉）。识别出这种变化后，就可以通过加强监护和护理来避免不良事件的发生。

以下是美国儿科学会和美国麻醉医师学会对镇静的定义，必须强调婴儿镇静程度的变化非常快（American Society of Anesthesiologists Task Force on Sedation and Analgesia by Non-Anesthesiologists 2002）。

轻度镇静：一种药物诱导状态，对口头指令反应正常。

中度镇静：药物引起的意识受到抑制，对轻微的触觉刺激有反应。自主呼吸通气量足够，不需要任何干预措施来维持气道开放。

深度镇静：药物引起的意识受到抑制，一般的唤醒方式没有作用，但对疼痛刺激有反应。自主维持通气功能的能力可能受损，患者可能需要辅助才能保持气道开放，可能无法维持足够的自主呼吸通气量。

全身麻醉药物引起的意识消失，即使疼痛刺激也无法唤醒。自主维持通气功能的能力通常受损，患者通常需要辅助才能保持气道开放，由于自主呼吸受到抑制，或是药物抑制了神经肌肉功能，可能需要正压通气。心血管功能可能受损。可用于婴儿镇静的麻醉药物有好几种（Michel and Constantin 2009；Cravero 2009）（表 26.5）。Gaslini 医院新生儿行 MRI 和 TC 检查使用七氟烷进行镇静。足月儿如果没有其他合并症，诱导和维持仅仅使用七氟烷一种麻醉药物。使用面罩或喉罩维持患者自主呼吸，尽量减少气道操作，如果呼吸或循环不稳定，气管插管是唯一选择。Gaslini 医院每年大约有 1 200~1 500 例儿童镇静，呼吸抑制或气道阻塞的发生率几乎为零。

26.3　镇痛

过去三十几年，对足月儿和早产儿疼痛的关注显著增加，包括监护室内和术中的疼痛。对这类脆弱人群疼痛的忽视代表了过去主流的观念，这也使得实践上的改变不是那么容易。

26.3.1　疼痛的影响

胎儿能够通过增加应激激素水平和脑血流量对伤害性刺激做出反应，而芬太尼能够减弱早产儿手术中的应激反应（Lowery et al. 2007）。这些观察结果支持关于自主和代谢反应的触发早于疼痛传导途径的成熟这一观点。妊娠 17~25 周，一些类型的神

表 26.5　婴儿镇静药物及剂量

药物	剂量	说明
咪达唑仑	0.5~0.75mg/kg PO 或 ER	可能出现矛盾反应（与镇静作用截然相反的行为）。如果复合阿片类药则必须减量
	0.025~0.05mg/kg IV	
	0.02~0.03mg/kg 经鼻	
右美托咪定	2~5μg/kg PO	血流动力学可能受影响
	1~2μg/kg IV（负荷量 10~15 分钟）	不抑制呼吸
氯胺酮	1~2mg/kg IV	可能出现喉痉挛，呼吸暂停，谵妄，幻觉。
	3~4mg/kg IM 4~6mg/kg PO 或 ER	抗胆碱能药可以减少分泌物。常与心动过速、高血压和支气管扩张相关。没有拮抗药
氧化亚氮	与氧气 50%:50% 吸入用于轻度镇静，70% 用于中度镇静	需要专门的设备用于输送、监护和排放。单独使用或复合局部麻醉可以提供轻度镇静。禁忌证包括呼吸衰竭，精神状态异常，中耳炎，肠梗阻和气胸
七氟烷	1~2MAC 吸入	安全地用于 MRI 和 TC 检查。毒性低，对血流动力学和呼吸的抑制小，能很好地耐受
纳洛酮	0.01~0.1EV 或 IM，可能需要每 2 分钟重复给药	阿片类作用拮抗剂。副作用:恶心，呕吐，心动过速，高血压。长期阿片类用药后逆转可能会引起急性戒断反应
氟马西尼	0.01~0.02EV，可能需要每分钟重复给药	苯二氮䓬类拮抗。不能拮抗阿片类药或其他镇静药物。1 小时内可能再次镇静。需要延长观察时间（2 小时）。不是常规使用

PO,口服;ER,直肠内;IV,静脉注射;EV,血管外;IM,肌内注射;MAC,最低肺泡有效浓度。

经元细胞和树突、轴突网状结构从底板神经元上分化出来，指导大脑皮质和丘脑结构的发育。由于神经系统具有可塑性，反复的伤害性刺激传递到底板神经元可能会引起永久的异常突触连接，以及对疼痛的过度反应，这些可能导致将来出现行为障碍。

26.3.2　新生儿重症监护室内的疼痛

尽管关于新生儿重症监护室（neonatal intensive care unit,NICU）内疼痛管理的指导方针已经发（American Academy of Pediatrics et al. 2006），但仍然有许多新生儿反复的接受伤害性操作而没有得到恰当的镇痛。急性疼痛的评估很困难，无论是在区分疼痛与其他原因导致的痛苦方面，还是在识别这类最易受影响的婴儿的疼痛原因方面。此外，这类最弱小人群体力储备不足，疼痛的体征难以表现出来。其他妨碍疼痛管理的因素还包括担心呼吸抑制，常规操作，陈旧的观念，以及缺少有效的疼痛评估量表（Ranger et al. 2007）。

除了操作性疼痛，目前还主张缓解围术期以及

与疾病相关的疼痛,给予机械通气新生儿镇静,目的是降低应激反应,维持血压稳定和呼吸机通气同步性,最终减少脑损伤和脑坏死。2004 年,一项多中心新生儿疼痛研究（NEOPAIN）评估了 898 例行机械通气的新生早产儿,随机给予吗啡或安慰剂后的差异,结果并未发现在颅内出血、脑室周围白质软化病和死亡的发生率上组间存在差异,但吗啡组有低血压、机械通气时间延长和喂养不耐受的发生（Anand et al. 2004）。

尽管目前阿片类药物还不推荐常规用于新生儿机械通气时的镇静,但基于疼痛评估和临床判断,应该常规用于手术、侵袭性操作和炎性疾病（Bellu et al. 2005）。

26.3.3　阿片类药

NICU 中最常用的阿片类药是吗啡和芬太尼。吗啡的起效时间为 5 分钟,10~30 分钟达峰值。因为新生儿药物半衰期延长,吗啡作用持续 3~8 小时。6 个月大时清除率达到成人水平。与年长儿相比,

新生儿血脑屏障的相对渗透率使得吗啡易于渗透进入中枢神经系统。吗啡常用于围术期镇痛，但对急性操作性疼痛是否有效还未得到证实。接受机械通气的婴儿静脉给予负荷剂量 50~100μg/kg，随后持续输注剂量为 10~30μg/kg/h。胎龄较小的婴儿剂量宜适当降低，未接受机械通气的婴儿建议小剂量（常规剂量的 25%~50%）逐步给药。

芬太尼脂溶性高，效能为吗啡的 100 倍。给药后 5~15 分钟达峰值，持续时间 1~2 小时。芬太尼镇静作用弱，心血管反应极小，适用于血流动力学不稳定的患儿。然而，芬太尼易耐受，会引起胸壁强直，对于未插管的婴儿尤为不利。芬太尼通常静脉给予单次剂量 1~3μg/kg，随后以 0.5~2μg/kg/h 的速度持续输注。

芬太尼比吗啡更易出现耐受（3~9 天），持续输注比间断给药出现更早。非药物性干预或适当的情况下将阿片类药改为镇静药可以降低耐受的发生。此外，所有 NICU 都应遵循减少阿片类药使用量这一原则。

可待因只通过肠内给药，需要 CYP2D6 将其代谢转化为吗啡。代谢中间产物可以引起剂量相关的毒性反应或导致治疗失败。相反，母乳喂养的母亲如果是 CYP2D6 超快速代谢者，那么在接受曲马多治疗时会使她们的孩子面临呼吸抑制的风险（Madadi et al. 2008）。

曲马多是可待因同功异构体，为 μ 受体激动剂和单胺再摄取抑制剂。CYP2D6 将曲马多代谢转化为 O-去甲基曲马多，其对 μ 受体的亲和力较原化合物更高。足月新生儿 CYP2D6 活性在 44 周达到成人水平。曲马多负荷剂量为 1~2mg/kg，持续输注剂量为每天 5~8mg/kg（Allegaert et al. 2008）。

26.3.4 对乙酰氨基酚

对乙酰氨基酚常用于婴儿的镇痛，但是用于新生儿操作所致的疼痛效果不佳，可能不适用于这种类型的疼痛。由于 CYP450 水平较低（CYP450 可以催化对乙酰氨基酚，转化为有毒的中间代谢产物），葡萄糖醛酸化与硫酸化代谢比值也较低（与成人和大龄儿童相比，新生儿硫酸化代谢途径比例较高），所以新生儿肝毒性的发生相对要少（Palmer et al. 2008）。而血中非结合胆红素的增高则反映了肝脏结合能力的下降，同时也意味着对乙酰氨基酚清除

率的下降。

与口服给药相比，新生儿直肠给药的相对生物利用度更高，而与较大的婴儿相比，新生儿十二指肠吸收慢，直肠吸收更慢、更不稳定。要达到 10~20μg/ml 目标血药浓度，推荐给予负荷剂量。应根据体重、胎龄、出生后年龄以及给药途径来调整剂量。足月儿每隔 6 小时给药，每天累积剂量不宜超过 60mg/kg，而早产儿剂量应更低（30~40mg/kg/d），间隔更长（8~12 小时）（Bartocci and Lundberg 2007）。对乙酰氨基酚可以静脉单独使用，也可以与阿片类药联合使用以减少阿片类药用量。32~44 周新生儿静脉负荷量为 20mg/kg，随后每 6 小时给予 10mg/kg。连续使用不应超过 4 天（Allegaert et al. 2011）。

26.3.5 氯胺酮

氯胺酮是一种"分离性"药物，可以在提供麻醉、镇痛和遗忘的同时维持良好的呼吸和血流动力学。新型的 S(+)氯胺酮似乎优于之前的外消旋化合物。其药物作用主要由 N-甲基-D-天冬氨酸（N-methyl-D-aspartate，NMDA）受体拮抗剂介导。1~2mg/kg 静脉给药起效时间为 1 分钟，5~10 分钟达峰值，持续时间为 30~60 分钟。氯胺酮可以减少 NICU 中气管导管内吸引引起的不适感（Saarenma et al. 2001）。最近，美国食品药品管理局邀请麻醉协会以麻醉药物对发育中大脑神经改变的实验为依据，探讨麻醉药物对新生儿潜在的神经毒性问题（Mellon et al. 2007）。暴露于超过临床剂量和持续时间的 NMDA 受体拮抗剂和 γ-氨基丁酸激动剂，确实会诱发幼年啮齿类动物大脑出现神经损伤和坏死。大多数这些研究都涉及氯胺酮，一开始研究观察到 NMDA 拮抗剂可能具有神经保护作用，然而，随后的研究却发现了它的神经毒性作用。当然，这些报道对于临床的适用性还有待进一步证实。

26.3.6 咪达唑仑

苯二氮䓬类药是最常用的儿童镇静药，经常与阿片类药联合使用。与异丙酚和巴比妥类药一样，通过 γ-氨基丁酸能机制起作用，引起神经元细胞膜超极化，产生抗焦虑、遗忘、镇静、肌肉松弛和抗惊厥作用。潜在的不良反应有通气不足 / 呼吸暂停和低血压。与地西泮和劳拉西泮相比，咪达唑仑起

效更快,作用时间更短。与药物代谢有关的酶系统(CYP450 和葡萄糖醛酸氨基转移酶)的成熟度受胎龄和孕后年龄、器官功能障碍以及药物相互作用的影响,这也就解释了不同危重儿科患者镇静所需剂量极大的差异性(Ng et al. 2003)。

在过去几年中,以临床和实验室观察为依据,重新评估了咪达唑仑在 NICU 中的应用。一项疼痛研究(NEOPAIN 试验)发现,与吗啡组或安慰剂组相比,咪达唑仑组呈现更高的不良神经系统事件发生率和死亡率(Anand et al. 1999)。最近,咪达唑仑潜在地诱发新生小鼠脑细胞凋亡的神经退行性变,以及镇静失败并导致皮肤敏感性增高这一发现,使得人们更加关切其用于刚出生患儿的安全性。目前,不再推荐在 NICU 中使用咪达唑仑进行镇静。

26.3.7　新生儿麻醉和神经毒性风险

近来人们对婴儿麻醉的安全性产生了极大的关注。第一个关于麻醉药物可能具有神经毒性作用的研究发表于 1999 年,当时发现乙醇、抗癫痫药和全麻药对幼鼠的作用有相似性。在动物身上发现的病理组织学变化随后被证明与短期和长期的行为改变有关。这些实验室的发现引起了人们的关注,即类似的效应可能发生在人类身上,而麻醉下接受手术或诊断操作的幼儿也可能会产生长期的神经认知后遗症(Sanders et al. 2008;Sun 2010;Loepke and Soriano 2008)。之后也进行了一些流行病学研究,以调查早期暴露于麻醉与长期神经系统影响之间是否有关联,但结果却存在矛盾。目前有两项儿童的大型前瞻性研究正在进行,目的是评估早期暴露于麻醉是否会对神经系统产生长期影响:GAS 研究和 PANDA 研究。GAS 研究是比较全身麻醉和区域麻醉用于接受疝修补术婴儿的差异,主要结果是在研究对象 2 岁和 5 岁时使用得到验证的神经认知评估量表评估神经发育情况(https://clinicaltrials.gov/ct2/show/NCT00756600)。2016年《柳叶刀》杂志发表了这项研究的首次中期随访结果(Davidson et al. 2016)。基于神经认知评估加上全面的 Bayley III 测试(婴幼儿发育评估量表)所得的结果显示,与清醒区域麻醉相比,矫正胎龄平均为 45周的婴儿行腹股沟疝修补时,接受以七氟烷为基础的麻醉 1 小时,并不产生显著的神经认知改变。另一项研究是 PANDA 研究,这是一项双向研究,包括

一大批 3 岁前暴露于麻醉的儿童,预期在其 8 岁和 15 岁时进行随访(https://clinicaltrials.gov/ct2/show/NCT00881764)。很遗憾,GAS 和 PANDA 研究只能回答关于小儿麻醉及其相关神经毒性风险的一部分问题,还有许多其他的问题随时会出现,需要得到解决,如不同的药物和不同剂量的影响,暴露时的年龄,暴露的持续时间,多次暴露,以及手术和基础状态的影响(Davidson et al. 2015b;Disma et al. 2016)。

26.4　总结

新生儿年龄相关的生理学和病理生理学,以及麻醉和镇痛药物的药理学特性,是正确实施新生儿麻醉管理的基础。合并复杂综合征的小婴儿、早产儿和足月儿的麻醉,应该只由经验丰富的儿科麻醉医生实施。

参考文献

Allegaert K, van den Anker JN, de Hoon JN et al (2008) Covariates of tramadol disposition in the first months of life. Br J Anaesth 100:525–532

Allegaert K, Palmer G, Anderson B (2011) The pharmacokinetics of intravenous paracetamol in neonates: size matters most. Arch Dis Child 96:575–580

American Academy of Pediatrics, Committee on Fetus and Newborn and Section on Surgery, Canadian Paediatric Society and Fetus and Newborn Committee (2006) Prevention and management of pain in the neonate: an update. Pediatrics 118:2231–2241

American Society of Anesthesiologists Task Force on Sedation and Analgesia by Non-Anesthesiologists (2002) Practice guidelines for sedation and analgesia by non-anesthesiologists. Anesthesiology 96(4):1004–1017

Anand KJ, Barton BA, McIntosh N et al (1999) Analgesia and sedation in preterm neonates who require ventilatory support: results from the NEOPAIN trial. Neonatal Outcome and Prolonged Analgesia in Neonates. Arch Pediatr Adolesc 153:331–338

Anand KJ, Hall RW, Desai N et al (2004) Effects of morphine analgesia in ventilated preterm neonates: primary outcomes from the NEOPAIN randomized trial. Lancet 363:1673–1682

Bartocci M, Lundberg S (2007) Intravenous paracetamol: the "Stockolm protocol" for postoperative analgesia of term and preterm neonates. Pediatr Anesth 17:1111–1121

Bellu R, de Waal KA, Zanini R (2005) Opioids for neonates receiving mechanical ventilation. Cochrane Database Syst Rev 1, CD004212

Craven PD, Badawi N, Henderson-Smart DJ, O'Brian N (2003) Regional (spinal, epidural, caudal) versus general anaesthesia in preterm infants undergoing inguinal herniorrhaphy in early infancy. Cochrane Database Syst Rev (3), CD003669

Cravero JP (2009) Risk and safety of pediatric sedation/anesthesia for procedures outside the operating room. Curr Opin Anaesthesiol 22(4):509–513

Davidson AJ, Morton NS, Arnup SJ, de Graaff JC, Disma N, GAS Consortium (2015a) Apnea after awake regional and general anesthesia in infants: the general anesthesia compared to spinal anesthesia study-comparing apnea and neurodevelopmental outcomes, a randomized controlled trial. Anesthesiology 123:38–54

Davidson AJ, Becke K, de Graaff J, Giribaldi G, Habre W, Hansen T et al (2015b) Anesthesia and the developing brain: a way forward for clinical research. Paediatr Anaesth 25:447–452

Davidson AJ, Disma N, de Graaff JC, Withington DE, Dorris L, Bell G et al (2016) Neurodevelopmental outcome at 2 years of age after general anaesthesia and awake-regional anaesthesia in infancy (GAS): an international multicentre, randomised controlled trial. Lancet 387:239–250

Disma N, Mondardini MC, Terrando N, Absalom AR, Bilotta F (2016) A systematic review of methodology applied during preclinical anesthetic neurotoxicity studies: important issues and lessons relevant to the design of future clinical research. Paediatr Anaesth 26:6–36

Loepke AW, Soriano SG (2008) An assessment of the effects of general anesthetics on developing brain structure and neurocognitive function. Anesth Analg 106(6):1681–1707

Lowery CL, Hardman MP, Manning N, Whit Hall R, Anand KJS (2007) Neurodevelopmental changes of fetal pain. Semin Perinatol 31:275–282

Madadi P, Shirazi F, Walter FG, Koren G (2008) Establishing causality of cerebral nervous system depression in breastfed infants following maternal codeine use. Paediatr Drugs 10:399–404

Mellon RD, Simone AF, Rappaport BA (2007) Use of anesthetic agents in neonates and young children. Pediatr Anesth 104:509–520

Michel F, Constantin JM (2009) Sevoflurane inside and outside the operating room. Expert Opin Pharmacother 10(5):861–873

Ng E, Taddio A, Ohlsson A (2003) Intravenous midazolam infusion for sedation of infants in the neonatal intensive care unit. Cochrane Database Syst Rev (1), CD002052

Palmer GM, Atkins M, Anderson BJ et al (2008) I.V. acetaminophen pharmacokinetics in neonates after multiple doses. Br J Anaesth 101:523–530

Ranger M, Johnstone CC, Anand KJS (2007) Current controversies regarding pain assessment in neonates. Semin Perinatol 31:283–288

Saarenma E, Neuvonen PJ, Huttunen P et al (2001) Ketamine for procedural pain relief in newborn infants. Arch Dis Chil Fetal Neonatal Ed 85:F53–F56

Sammartino M, Garra R, Sbaraglia F, De Riso M, Continolo N (2010) Remifentanil in children. Paediatr Anaesth 20(3):246–255

Sanders RD, Ma D, Brooks P, Maze M (2008) Balancing paediatric anaesthesia: preclinical insights into analgesia, hypnosis, neuroprotection, and neurotoxicity. Br J Anaesth 101(5):597–609

Sun L (2010) Early childhood general anaesthesia exposure and neurocognitive development. Br J Anaesth 105(Suppl 1):i61–i68

27

产房里的新生儿护理：
低风险新生儿的初始管理和方法

Tara M. Randis
胡晓静　翻译，王斌　审校

目录

摘要

成功的复苏取决于准备工作。可以通过回答以下 3 个关键的问题来快速识别不需要进行复苏的新生儿：

1. 是否足月妊娠？
2. 肌张力是否正常？
3. 是否有呼吸或者哭吵？

如果这 3 个问题的答案均为"是"，则该新生儿可母婴同室接受常规护理。对于低风险、健康的新生儿，可以为其提供初始照护及与母亲皮肤持续的直接接触。应尽快开始母乳喂养。为了给新生儿提供最佳护理，应持续评估与新生儿常规护理有关的指南，同时最大限度地减少不必要的侵入性干预，并应当遵守国家和国际标准。

27.1 要点

- 成功复苏的关键是做好准备。
- 通常，可通过快速评估以下 3 个关键问题的答案来确定是否需要对新生儿进行复苏（Wyckoff et al. 2015）：
  - 是否足月妊娠？
  - 肌张力是否正常？
  - 是否有呼吸或者哭声？
- 皮肤的直接接触可以提供持续的保暖，并促进母婴关系的建立，应该在分娩后尽早进行。
- 母乳喂养应在分娩后即刻进行。
- 在出生后几小时内的健康新生儿有关的做法应包括：
  - 周边社区的需求和实践
  - 国家和国际循证护理标准
  - 最重要的是通过母婴联系和母乳喂养来保证新生儿的健康

27.2 引言

关于新生儿复苏的古老记载可以在《旧约》《塔木德》和希波克拉底的早期著作中找到（O'Donnell et al. 2006）。早在 1472 年，Bagellardeus 编写的一本关于儿童疾病的教科书中就描述了新生儿的口对口人工呼吸（Wiswell and Gibson 2005）。尽管这些早期复苏做法中有一部分确实是革命性的，但大部分做法都反映出当时对新生儿在出生过程中的剧烈生理变化的理解有限。在 20 世纪早期，一些技术就被广泛应用于临床实践，这些技术包括将婴儿倒置，将婴儿浸入冷水，电击，晃动，大声呼叫，拍打，甚至从肛门注入烟草的烟雾（O'Donnell et al. 2006；Wiswell and Gibson 2005；Raju 1999）。1953 年，Virginia Apgar 总结了以下的新生儿复苏术的方法：

很少有如此富有想象力的想法，如此热情和厌恶，以及对一张临床照片如此不科学的观察和研究。这些陈述也有明显的例外，很有趣的是大多数与婴儿复苏有关的论文质量差，缺乏准确的数据（Apgar 2015）。

在过去的几十年里，伴随着医疗科技的伟大进步，人们对于新生儿从宫内向宫外生活过渡过程的理解逐步加深，使得对损伤的新生儿的照护水平有了大幅度提升。人们意识到了对于产房操作标准化的需求日益增长，因此成立了专门的国家委员会，为新生儿复苏制定协商一致的指导方针。一个关于产房中的以证据为基础的护理实践的全球化运动出现了。1992 年成立了国际复苏联盟委员会提供给各发达国家的复苏组织之间的联络论坛（Chamberlain and Founding Members of the International Liaison Committee on Resuscitation 2005）。重要的是，委员会不仅提供关于新生儿照护的建议，而且也提供各种争议问题的讨论，确定需要额外研究的领域。另外，培养产房中的护理人员已经成为最近临床调查的核心。创新型的培养策略是许多儿科训练不可缺少的一部分，比如，播放复苏术的视频以及模拟情景教学（Halamek 2008；Carbine et al. 2000）。以下内容主要基于《心肺复苏与急救心血管护理科学与治疗建议 2015 年国际共识》（*2015 International Consensus on Cardiopulmonary Resuscitation and Emergency Cardiovascular Care Science With Treatment Recommendations*）中的证据（Wyckoff et al. 2015）。

27.3 产房的准备

成功复苏的关键是充分的准备。将近 10% 新生儿在出生时需要一些帮助才能开始呼吸，大约 1% 的新生儿需要进行充分复苏。每一个产房都应该进行个人基础复苏技能训练，包括正压通气和胸外按压。受过高级生命支持训练的技术人员，在低危分娩时应该能随传随到，在高危分娩时，应在现场待命。没有明显危险因素的新生儿也可能会意外地需要复苏，因此每个机构都应该有一个程序，以保证在任何一个新生儿出生时都能够迅速动员一个配置完善的新生儿复苏团队。产房和新生儿复苏所需要的必备器材和药品也应该相应地准备储存好（表 27.1）（American Academy of Pediatrics et al. 2016）。产房的温度应使新生儿体温保持在 36.5~37.5℃。

表 27.1　新生儿急救复苏的物品和设备
（改编自 American Academy of Pediatrics et al. 2016）

吸引装置
针筒式吸引球
机械吸痰管
吸痰管（5、6、8、10、12 或 14Fr）

续表

8Fr 胃管和 20ml 空针
胎粪吸引器
正压通气设备
正压通气装置
面罩（新生儿和早产儿两种型号）
氧源
压缩空气源
空氧混合器，用于混合氧气和压缩空气（流速设置为 10L/min）；氧气管
脉搏血氧饱和度测定仪和探头
目标血氧饱和度表
插管器材
有直叶片的喉镜［0 号（早产儿）和 1 号（足月儿）］
备用喉镜灯泡和电池
气管插管（型号 2.5、3 和 3.5mm ID）导引丝
探针（可选）
剪刀
胶布或者其他固定气管内插管的装置
酒精海绵
CO_2 检测器或者 CO_2 分析仪
喉罩和 5mL 注射器
药物
肾上腺素：1∶10 000 浓度（0.1mg/mL）［规格为 3 或 10mL 安瓿］
扩容用生理盐水，100mL 或 150mL
10% 葡萄糖，250mL
冲管用生理盐水
注射器（规格为 1、3、5 或 20~60mL）
脐导管置入用品
无菌手套
消毒液
脐带固定用胶带
小夹子
医用镊（可选）
外科手术刀
脐导管（3.5 和 5Fr）
三通管

续表

注射器（3~5mL）
穿刺装置和无针系统
冲洗用生理盐水
用于将脐静脉导管暂时固定于腹部的清洁辅料（可选）
其他方面
手套以及合适的个人保护用品
热辐射床或者其他的加热装备
用于辐射保暖的带有传感器接头的温度传感器（长时间复苏时使用）
稳固、带衬垫的复苏平面
带有秒针的钟表
温热的床单
帽子
听诊器（接新生儿听诊头）
胶布（宽度为 1/2 或 3/4 英寸）
心脏监护仪和导线
骨内针（可选）
极早产儿另外需准备（可选择性的）
00 型喉镜窥视片
食品级塑料袋（规模为 1 加仑）或塑料膜
保暖床垫
转运暖箱，用以维持婴儿在转运至新生儿科路上的体温

与产妇照护者的沟通是至关重要的，因为详尽的母亲孕史病史往往可以确定哪些新生儿最有可能需要复苏。2008 年，Aziz 等（2008）发表了一项前瞻性临床试验，指出产前和分娩中的一些因素与产房中是否需要正压通气紧密相关。这些因素包括多次妊娠、母体感染、孕妇高血压、羊水过少、早产、臀先露、羊水胎粪污染、心律不齐、紧急剖宫产等。

目前的证据表明，对于大多数有活力的足月儿和早产儿，应至少延迟 30~60 秒脐带结扎。如果胎盘循环有损伤，如胎盘早剥、前置胎盘出血、前置血管出血或脐带脱垂，出生后应立即钳住脐带。对于需要复苏的新生儿，没有足够的证据推荐一种脐带结扎的方法。

27.4 确定需要复苏

通常,在分娩时可通过快速评估以下 3 个关键问题的答案来确定不需要复苏的新生儿(Wyckoff et al. 2015):

1. 是否足月妊娠?
2. 肌张力是否正常?
3. 是否在呼吸或者哭吵?

如果这 3 个问题的答案均为"是",则可母婴同室接受常规护理。在这种情况下,"常规护理"是指擦干婴儿,与母亲皮肤和皮肤接触,并用毯子覆盖以保持正常体温。必须持续关注其呼吸、活动和肤色。如果这些评估问题的答案是"不",应将婴儿移至远红外热辐射台,且进行复苏的人员应实施初始急救复苏步骤,包括:为新生儿保暖并维持其正常体温、安置新生儿、必要时清除新生儿呼吸道分泌物、擦干新生儿和给予刺激(这将在下面详细讨论)。通过评估两个重要的生命体征——呼吸和心率来决定下一步应该怎么进行。如果有呼吸暂停、呼吸困难,或心率低于 100 次/min 的情况,应开始进行通气(正压通气,持续气道正压)。这些初始的急救复苏步骤及后续的再评估和通气应在出生后 60 秒内开始进行,这 60 秒也被恰当地称为"黄金一分钟"(Wyckoff et al. 2015)。

27.5 产房中的保暖

胎儿在子宫中的温度是精确调整的。胎儿的新陈代谢产生的热量由胎盘的血流带走,最后通过母体分散。结果,形成了轻微的体温梯度,胎儿的温度仅比母体的核心温度高 0.5℃(Walker et al. 1969)。分娩后,婴儿的热量迅速通过一系列机制散失,周围环境温度从子宫的 37℃迅速降至产房的 25℃。因为新生儿全身羊水,所以通过蒸发大量散热。产房中空气的循环流通也导致了对流散热。当新生儿被放在冷的物体表面的时候就会发生传导散热,例如接触未加热的床垫或者毯子。最后婴儿周围的冷的物体会通过辐射带走热量。新生儿能够感知到冷的刺激,并且立即激发体温调节机制以进一步减少热量的散失。皮肤小动脉血管的收缩减少了血液向皮肤表面的流动。非寒战产热被激发,棕色脂肪组织产生放热反应,产生热量。即使有这些适应

性的措施,婴儿核心温度仍然会继续下降,除非护理人员能及时采取干预措施。最近的指南指出,经历了入院和稳定之后,非窒息婴儿出生后的温度保持在 36.5~37.5℃(Wyckoff et al. 2015)。此外,他们建议应记录入院温度作为预后的预测因素和质量指标。

低出生体重儿极易在出生后发生热量散失,因为他们有着相对体重更大的体表面积,而且皮下脂肪有限。尤其是早产儿,由于皮肤屏障不成熟,棕色脂肪储存不足,更不容易适应环境的变化。鉴于以上原因,早产儿总是被当作有功能的变温动物。一般被接受的理论是新生儿的核心温度应该达到或接近 37℃。然而即使一个核心温度正常的新生儿也许正在消耗巨大的能量以维持其核心温度,这是因为有寒冷的刺激,意识到这一点很重要。数十年来,人们一直认为寒冷不利于新生儿的存活,尤其不利于低出生体重儿(Silverman et al. 1958),令人奇怪的是,尽管新生儿照护水平有了很大提高,但是关于产房中温度的调节,仍然是一个持续的挑战。Laptook 等发表了一篇大数据多中心的观察性研究,这篇研究分析了允许进入新生儿重症监护室的低出生体重儿的体温分布区间。这项研究调查了 5 000 多个超低出生体重儿,发现将近 47% 的体温是低于 36℃的,而且,入监护室时的体温低与迟发型败血症和院内死亡率有着紧密联系(Laptook et al. 2007)。这些发现与早期的 EPIcure 研究有相似之处,这个研究认为大约 40% 的胎龄小于 26 周的新生儿会出现进入监护室时的体温低于 35℃,进而与存活率下降有关(Costeloe et al. 2000)。脑室内出血(Gleissner et al. 2000;Van de Bor et al. 1986)、低血糖(Lenclen et al. 2002;Zayeri et al. 2005)及呼吸困难(Zayeri et al. 2005;Russo et al. 2014)也与入监护室时体温低有关。产房中减少热量损失的措施包括:保持产房温度使新生儿体温在 36.5~37.5℃、预热床垫和毯子、快速擦干新生儿并换掉浸湿的毯子。对于状况稳定的足月新生儿,用温暖的毯子包裹足够保暖。早期的袋鼠式护理,允许皮肤与父母的皮肤直接接触,是另一种有效维持体温的方法(Anderson et al. 2003)。对于需要进一步复苏的新生儿,头顶上的加热器是必需的。密闭性的材料(聚氨酯,聚乙烯,聚乙烯化合物)有利于减少超早产儿的热量损失,应用后可以提高进入监护室时的体温(Cramer et al. 2005)。

尽管人们一直认为新生儿低体温与存活率的下

降有关,但最近又发现了与体温过高有关的潜在疾病(Perlman 2006)。新生儿高温症可能是医源性的,比如,不恰当使用辐射热源,密闭式塑料袋等。然而更常见的是由于母亲继发于硬膜外麻醉、产程延长或者绒毛膜羊膜炎而引起。Shalak 等调查了一诊断为临床型绒毛膜羊膜炎的足月儿队列,发现体温在 30 分钟内升高与新生儿衰弱(需要正压通气,或者 5 分钟 Apgar 评分低于 5 分)和转入新生儿重症监护室有关(Shalak et al. 2005)。其他研究人员已经证明了孕妇发热和新生儿脑病之间的联系(Impey et al. 2001)。因为这些研究利用母体发热作为新生儿体温过高的替代指标,目前尚不清楚母体发热是否足以引起神经损伤,或许,只是分娩期其他危险因素的一个标志。

27.6　注意体位并清理气道

将新生儿的背部放置在远红外热辐射台上,头略微后仰,即打开气道。如果存在低效性呼吸形态(胸部回缩、胸壁运动不充分或空气进入不良),表示气道可能被阻塞。应先从口咽部清除分泌物,然后用针筒式吸引球或吸引导管从鼻咽部清除。必须注意避免吸引时深度过深和压力过大,因为这可能导致喉痉挛和 / 或迷走神经反射性心动过缓。

27.7　刺激

大多数婴儿在出生后会自发地哭,并在 1 分钟后开始有规律的呼吸。如果没有出现这种情况,大多数婴儿会对触觉刺激做出反应,比如轻柔地摩擦背部,就像擦干婴儿时那样,或者轻轻拍打脚底。婴儿对这些措施没有反应表明婴儿可能出现了继发性呼吸暂停,需要正压通气。在这些最初的几个步骤之外的复苏措施将在后面的章节中详细讨论。

27.8　复苏效果评估:Apgar 评分

1952 年,Virginia Apgar 提出了一个评分系统,以快速评估新生儿出生后短期内的生理状况,从而识别出需要干预措施帮助建立呼吸的新生儿(Apgar 2015)。Apgar 评分,包括心率、呼吸、肌张力、对刺激的反射及皮肤颜色,至今仍然被广泛用来鉴定新

生儿是否需要复苏抢救。一些学者试图扩展 Apgar 评分在产房以外的用途,用它评估后期损伤的风险。有证据表明,一个 5 分钟时的低评分可能与神经受损有关,但是美国儿科学会(American Academy of Pediatrics,AAP)反对以此作为长期结果的一个预测标准,或者作为产时窒息的特定的标志,因为这并不是 Apgar 评分最初的目的(American Academy of Pediatrics Committee on Fetus and Newborn and American College of Obstetricians and Gynecologists Committee on Obstetric Practice 2015)。Apgar 评分有一定的局限性,单独使用 Apgar 评分来判断窒息是不合适的。许多因素可能影响 Apgar 评分,包括母体镇静或麻醉、先天畸形、孕周、外伤和观察者之间的差异(Executive Summary 2014)。5 分钟低 Apgar 评分(0~3 分)能够有效预测新生儿死亡率(Casey et al. 2001)。Apgar 评分受胎龄的影响,因此 Apgar 评分对早产儿的作用并不清楚。

27.9　出生后评估

对低风险新生儿的早期评估应侧重于识别和预防可能需要更广泛照护或评估的情况。
- 皮肤的直接接触可以提供充足的保暖,并促进母婴关系的建立,应该在分娩后尽早进行。
- 母乳喂养应在分娩后即刻进行。
- 没有证据表明需要常规对健康、低风险新生儿进行血细胞或血糖取样。
- 应预防新生儿眼炎和维生素 K 缺乏症,但也可在第一次母乳喂养后再采取预防措施。
- 与出生后几小时内的健康新生儿有关的做法应包括:
  1. 周边社区的需求和实践
  2. 国家和国际循证护理标准
     最重要的是:
  3. 通过母婴联系和母乳喂养来保证新生儿的健康

下面将讨论在产房和恢复期继续护理新生儿的几个关键方面。产房照护的目标应该是评估新生儿的任何可能需要更密切的监测和随访的特征,并促进母亲和婴儿之间的自然联系。在这方面,许多对新生儿的持续护理可以通过对婴儿的最少侵入性和对母婴两方面不造成干扰的方式进行。

27.10 体检

每个新生儿都应该在产房进行简单的体检。新生儿的全面体检将在后面的章节中详细讨论,并有不同的目标。如前所述,在产房进行体格检查的目的应该是评估新生儿的任何特征,这些特征可能表明需要立即进行干预或在新生儿室期间进行进一步的调查和随访。需要确定的重要发现有:

- 外观明显,肛门正常
- 正常的外生殖器
- 唇腭裂
- 脊柱和骶骨区域完整

大多数主要的先天性畸形是在常规产前检查中发现的,在孕 18~22 周的孕中期超声检查仍然是最常见的影像学检查方法。当在三级医疗机构或大学附属机构进行检查时,妊娠中期超声已被证明在检测胎儿畸形方面具有良好的特异性和合理的敏感性(Fadda et al. 2009)。然而,像以上所列的缺陷,尤其是面部的微小异常,通常很难用传统的二维超声技术检测出来。随着三维超声或胎儿磁共振等更复杂技术的广泛应用,这些畸形的检出率,特别是脊柱和面部缺陷的检出率可能会提高(Lee and Simpson 2007)。不建议进行直肠探针检查例如直肠温度,以证明肛门的通畅。也不推荐用鼻腔和 / 或口腔的深吸来判断鼻孔或食管是否通畅,因为这可能会导致损伤或黏膜组织穿孔。AAP 关于母乳喂养的建议支持了这一观点,该建议指出,对口腔、食管和气道进行不必要的、多余的和过度抽吸可能会使婴儿受到创伤,并导致厌恶喂养行为(Pediatrics 2005)。对婴儿的初步体格检查也可以记录下正常的变化,如颅盖骨的结节、蒙古斑或吸吮泡,儿科医生可以借此向父母解释这些发现是良性的。在与母亲进行皮肤接触时,可以对婴儿进行初步身体评估。

27.11 开始母乳喂养

母乳喂养和母乳的生理以及营养将在本手册的专门章节中讨论。为了母亲在产房就开始照顾婴儿,母乳喂养可能被认为是对新生儿健康、幸福的最重要的措施之一。简而言之,AAP 对亲母喂养和母乳喂养的建议包括:

- 为所有非医学禁忌的婴儿提供母乳
- 前 6 个月纯母乳喂养

- 继续母乳喂养至少 1 年
- 围产期进行促进母乳喂养的练习

反应好的、健康的新生儿在出生后 1 小时内无需特殊帮助就能衔住乳房(Section on Breastfeeding 2012;Righard and Alade 1990)。与之前关于温度调节的讨论一致,AAP 关于促进母乳喂养的建议鼓励足月婴儿在分娩后立即与母亲进行直接的皮肤接触,直到第一次喂养完成(Section on Breastfeeding 2012;Righard and Alade 1990)。称重、测量、洗澡和其他非紧急干预措施应推迟到第一次喂养完成后。为了增进感情和母乳喂养的目的,新生儿生后的整个过渡期都应与母亲待在一起。Cochrane 的一篇综述证实,产科护理实践的改善有效地提高了母乳喂养的开始时间和持续时间的比例(Dyson 2005)。健康新生儿围生期常规护理的制度政策应以安全和促进母婴关系为目标,而不是以医务人员和辅助人员的便利为目的。

27.12 生命体征和措施

27.12.1 生命体征

非侵入性生命体征,如心率、呼吸频率、体温以及婴儿的称重和测量过程,通常在产房进行。一些机构还制订了涉及更多侵入性操作的要求,如筛查血氧饱和度、低血糖、贫血或红细胞增多症。Apgar 得分较高的有活力的新生儿,其脉搏或呼吸频率不太可能出现较大的波动。轻度呼吸急促可能是胎儿从宫内向宫外过渡的一种生理情况。新生儿肺血管阻力的增加表现在血氧饱和度上,需要一定的时间才能恢复正常。研究表明,健康的足月新生儿在出生后 10 分钟内的血氧饱和度很少超过 90%,甚至在更长时间内,血氧饱和度仍然很低(Mariani et al. 2007;Altuncu et al. 2008)。

27.12.2 血红蛋白和血细胞比容

在过去的几年中,健康的足月儿基于其出生时的常规筛查得到的数值进行判断是否需要治疗贫血或红细胞增多症。从多方面来看,这可能很麻烦。贫血和红细胞增多症的定义可能有所不同。大多数医生将贫血定义为低于平均血红蛋白两个标准差以上,或低于第 5 百分位的数值。足月新生儿从中心血管采集血样测得的血红蛋白 13g/dl，或从毛细血管采集血样得到 14.5g/dl。新生儿贫血的症状包括脸色苍白、呼吸急促、严重呼吸困难和循环衰竭。红细胞增多症也可以使用类似的定义，但传统上诊断的依据是从中心血管采集的血液标本中血细胞比容超过 65%，或从毛细血管采集的血液标本中血细胞比容超过 70%。危险因素包括巨大儿，或患有可能影响胎盘血流疾病的孕妇所产下的婴儿，这是胎儿的一种代偿机制。红细胞增多症的症状包括如嗜睡和震颤、低血糖等中枢神经系统表现，以及器官衰竭的证据例如呼吸衰竭、肾功能衰竭、充血性心力衰竭或肠道症状等器官衰竭的表现。分娩方式、断脐时机以及婴儿脐带夹的断扎位置等产科实践都会影响这些测量值，分娩期间的采血时机也会影响这些值（Hutton and Hassan 2007；Merenstein et al. 1993）。个别婴儿血红蛋白或血细胞比容的值和出现症状的严重程度不相符。很难将无症状婴儿的红细胞增多症和贫血的短期和长期临床效果与异常指标原因的效果区分开。特别是对于红细胞增多症，没有证据表明无症状婴儿采用部分换血的治疗方式可以改善预后。最明智的方法是考虑对有胎儿或产时并发症贫血风险的婴儿进行筛查，并可进行更密切的随访，或对任何异常血红蛋白或红细胞比容伴有临床症状的婴儿进行筛查（Merenstein et al. 1993）。

27.12.3　血糖监测

近年来，关于低风险婴儿的血糖水平的测量和管理已经进行了很多讨论。胎儿通过载体介导的促进性扩散，从母体通过胎盘转移的方式获得完整和持续的葡萄糖供应。出生后，当供应突然中断时，有几种机制可以保持足够的能量给婴儿：

- 肝糖原分解
- 糖原异生
- 脂解作用
- 脂肪酸氧化和生酮作用
- 这些系统的激素/内分泌调节

脐带结扎后，血清中胰高血糖素、儿茶酚胺和生长激素升高，胰岛素水平下降，有利于糖原分解、脂肪分解和糖异生。足月婴儿出生时就有足够的糖原储备，但除非出生后进行喂养，否则这些储备在出生后几小时内就会耗尽。脂肪分解可在出生后不久发生，并释放出游离脂肪酸，虽然游离脂肪酸不能为大脑提供能源，但可被许多组织作为能量来源。脂肪酸氧化和生酮作用发生在肝脏并产生 β-羟基丁酸、乙酰乙酸盐和酮，这些可为大脑提供能源。控制这些系统所需要的几种主要激素会在生命的最初几个小时内增加，从而使通过糖异生和肝生酮作用的能量产生出现延迟。出生后，脂肪分解产生的游离脂肪酸和糖原储存分解产生的葡萄糖是主要的能量来源（Taeusch et al. 2005；Polin et al. 2011）。对于脂肪组织或糖原储备不足的婴儿，如早产儿或宫内生长迟缓的婴儿，维持足够的能源供应以满足大脑的代谢需要就变得非常重要。健康的婴儿也可能面临风险。非颤抖性产热是新生儿产热的主要机制，并且在分娩室可能会发生冷应激。在典型的"室温"环境且无人照看新生儿的情况中，新生儿以每分钟大约损失 150kcal 能量的速度迅速消耗能量储备（Soll 2008）。延迟新生儿常规喂养也会加重低血糖。这为在早期进行母乳喂养及与母婴进行皮肤接触提供了进一步的依据。许多婴儿室仍然将监测低风险婴儿、健康婴儿的血糖水平作为常规护理的一部分。需要对无症状的或健康的新生儿什么水平的血糖进行干预这件事情开始产生争议。低血糖最初被认为是一种病理状态，其定义为早产儿血糖低于 20mg/dl（1.1mmol/L），足月儿血糖低于 30mg/dl（1.7mmol/L）。随后的队列研究显示，伴有症状性低血糖的婴儿神经发育结局较差（Pildes et al. 1974）。从那时起，在健康足月儿的最低可接受血糖水平方面几乎没有共识（Adamkin and Polin 2016）。一些作者预测 45mg/dl（2.5mmol/L）是所有婴儿的血糖下限（Cornblath et al. 2000；Inder 2008）。其他人则认为，由于新生儿正处于发育的关键时期，并且缺乏保护新生儿大脑免受低血糖损伤的代偿机制的证据，新生儿的血糖值应该与年龄较大的儿童相似，即血糖应该大于 60mg/dl 或 3.3mmol/L（Taeusch et al. 2005）。低血糖的症状包括震颤、嗜睡、抽搐、体温过低，甚至有呼吸窘迫的表现。认为有低血糖风险的婴儿是指那些孕周过大或过小的婴儿，或有母亲有妊娠糖尿病、服用影响葡萄糖代谢的药物等均会对其婴儿血糖造成异常。那些有感染、体温过低、红细胞增多症或有低氧、缺血迹象的婴儿也容易因低血糖而产生后遗症（Cornblath et al. 2000；Inder 2008）。一般认为，无论是母乳喂养还是配方奶喂养的健康足月儿，如果没有代谢适应受损的危险因素，并且无相关症状，就不需要进行常规的血糖监测（Merenstein et al. 1993；Committee on

Fetus and Newborn and Adamkin 2011）。任何出现低血糖症状的婴儿，或有葡萄糖代谢危险因素的婴儿，都应在必要时进行评估和治疗（Committee on Fetus and Newborn and Adamkin 2011）。

27.13 常见的常规治疗

27.13.1 眼部护理

新生儿眼炎被定义为出生后 28 天内发生的结膜炎。这是一种相对常见的疾病，发病率为 1%~12%。在过去，新生儿眼炎指淋病奈瑟球菌感染引起的新生儿结膜炎，但现在这个术语指的是这个年龄组的任何结膜炎，不论其病因为何（Embree 2002）。在过去，淋球菌性眼炎是致盲的主要原因，但现在在大多数地区人群中很少发生，因为他们可以在怀孕期间接受筛查和治疗。出于这一历史原因，产房预防的目的是防止淋病奈瑟球菌这种病原体对新生儿的致盲。自从淋球菌性眼炎减少，对于在产房中使用哪种药物来预防结膜炎一直存在争议。在新生儿期，大多数结膜炎是由于化学性结膜炎或非性传播的定植细菌所致。根据局部发病率，沙眼衣原体也会导致一部分的眼炎。除淋球菌性和衣原体性结膜炎外，其他结膜炎病情温和，局部治疗效果良好，无长期后遗症，且治疗方法适宜。基于这些原因，加拿大儿科协会不再推荐常规的眼部预防措施（Moore et al. 2016）。然而，这一做法仍然得到 AAP 的认可，并在北美的许多州和省 / 地区被法律强制规定。如果必须采取预防，建议使用 0.5% 的红霉素软膏。这种药物应在产房尽快给新生儿使用，且不能擦去。没有证据表明任何方式的延迟给药，直到第一次母乳喂养后会影响疗效。在美国和加拿大，红霉素软膏已经取代了其他形式的预防药物，因为证据表明其他预防药物可能对衣原体有保护作用。后来的研究推翻了这一观点（Chen 1992），这可能是因为局部治疗不会根除鼻咽部细菌的定植。与硝酸银或氨基糖苷相比，红霉素引起化学性结膜炎的可能性更小，而且这种药物仍在广泛使用。在其他有些国家使用氨基糖苷、氯霉素或不采取相关的预防措施（Guala et al. 2005）。

27.13.2 维生素 K

由于新生儿出生时的维生素 K 储备有限，如果不提供足够的摄入，新生儿容易缺乏。与维生素 K 缺乏相关的临床综合征被称为新生儿出血性疾病，包括 3 种不同的表现。最早期的表现出现在出生后 24 小时内，几乎只出现在母亲服用抑制维生素 K 的药物的婴儿中。这些药物包括某些抗惊厥药、一些抗生素和维生素 K 拮抗剂，其中有许多药目前在孕妇怀孕期间都会避免使用。早期的临床表现可能很严重，伴有脑出血、颅内和腹腔内出血。典型的维生素 K 缺乏症发生在出生后 24 小时至 7 天之间，与进食延迟或不足有关。临床表现通常较轻，伴淤血、消化道出血、脐出血和穿刺部位出血。维生素 K 缺乏症的晚期表现与纯母乳喂养有关。该症发生在 2~12 周，婴儿可能病情严重，死亡率为 20%。颅内出血的发生率高达 50%（Van Winckel et al. 2009）。20 世纪中期发现维生素 K 后，已证明用维生素 K 治疗新生儿出血性疾病是可行的。随后，在所有婴儿出生后立即给他们使用这种药物就成为标准做法。关于这种做法的争议有几个原因。经典维生素 K 缺乏症和晚期维生素 K 缺乏症都相对罕见。最近的评论指出，在普通人群中，经典型维生素 K 缺乏症的发病率估计值为 0.01%~0.44%，而在出生时未使用维生素 K 的全母乳喂养的婴儿中，晚期型维生素 K 缺乏症发病率估计值为 0.004 4%~0.007 2%（Van Winckel et al. 2009）。对于每日维生素 K 摄入量为 5~10μg 的婴儿来说，1mg 的剂量是非常大的。1mg 的剂量似乎是相当武断的选择，对于维生素 K 没有进行过正式的研究来确定合适的剂量。肌内注射成为主要基于当时可用剂型的给药途径（Hey 2003）。在 20 世纪 90 年代，英国的一项研究将出生时肌内注射维生素 K 与儿童期癌症和白血病联系起来（Golding et al. 1990）。后来的研究未能证实这种关联，但在许多国家，预防维生素 K 的指南被普遍修订为肠内剂量。人们普遍认为维生素 K 对于预防新生儿的各种临床疾病是必要的。然而，指南中的给药途径和给药时间仍不统一。对于有孕期用药、分娩时有外伤或早产这些危险因素的婴儿，肌内注射是首选的给药途径。对于低风险的健康足月新生儿，AAP 建议所有新生儿在出生后 6 小时内以 1.0mg 的单次肌内剂量给予维生素 K（Pediatrics 2003）。对于父母拒绝肌内注射的婴儿，可在第一次喂养时口服 2.0mg 的维生素 K，并在 2~4 周和 6~8 周重复服用该剂量（McMillan 1997）。一些国家已经开展了在出生时未接受注射的母乳喂养婴儿中使用每日小剂量肠内维生素 K 来代替大剂量的研究，并取得了明显的成功（Van Winckel et al. 2009）。选择口服给药的父母应被告知后续给药的必要性，并有必要告知他们，婴儿使用口服而非肠外给药途径仍有较高的患有后期维生素 K 缺乏症的风险（包括颅内出血的可能性）（McMillan 1997）。

27.14 结论

1995 年的一项针对意大利几家婴儿室的研究表明，尽管有基于循证的与常规新生儿护理有关的国家和国际准则，但具体实施是由长期的习惯和以前的经验指导的（Guala et al. 2005）。这可以外推到新生儿护理的许多方面。然而，在低风险、健康的新生儿中，指导原则应该是确保婴儿的健康，并推动以母婴互动来维持持续健康的做法。

参考文献

The Task Force on Neonatal Encephalopathy: D'Alton M, Hankins G, Berkowitz R, Bienstock J, Ghidini A, Goldsmith J, Higgins R, Moore T, Natale R, Nelson K, Papile L, Peebles D, Romero RJ, Schendel D, Spong CY, Waldman R, Wu Y, American College of Obstetricians and Gynecologists' staff: Joseph G, Hawks D, Politzer A, Emig C, Thomas K. (2014) Executive summary: neonatal encephalopathy and neurologic outcome, second edition. Report of the American College of Obstetricians and Gynecologists' task force on neonatal encephalopathy. Obstet Gynecol 123:896–901. https://doi.org/10.1097/01.AOG.0000445580.65983.d2

Adamkin DH, Polin R (2016) Neonatal hypoglycemia: is 60 the new 40? The questions remain the same. J Perinatol 36:10–12. https://doi.org/10.1038/jp.2015.125

Altuncu E, Özek E, Bilgen H et al (2008) Percentiles of oxygen saturations in healthy term newborns in the first minutes of life. Eur J Pediatr 167:687–688. https://doi.org/10.1007/s00431-007-0540-x

American Academy of Pediatrics Committee on Fetus and Newborn, American College of Obstetricians and Gynecologists Committee on Obstetric Practice (2015) The Apgar score. Pediatrics 136:819–822. https://doi.org/10.1542/peds.2015-2651

American Academy of Pediatrics, American Heart Association, Weiner GM, Zaichkin J (2016) Textbook of neonatal resuscitation (NRP), 7th edn. American Academy of Pediatrics, Elk Grove Village

Anderson GC, Moore E, Hepworth J, Bergman N (2003) Early skin-to-skin contact for mothers and their healthy newborn infants. Birth 30:206–207

Apgar V (2015) A proposal for a new method of evaluation of the newborn infant. Anesth Analg 120:1056–1059. https://doi.org/10.1213/ANE.0b013e31829bdc5c. Originally published in July 1953, 32:250–259

Aziz K, Chadwick M, Baker M, Andrews W (2008) Ante- and intra-partum factors that predict increased need for neonatal resuscitation. Resuscitation 79:444–452. https://doi.org/10.1016/j.resuscitation.2008.08.004

Carbine DN, Finer NN, Knodel E, Rich W (2000) Video recording as a means of evaluating neonatal resuscitation performance. Pediatrics 106:654–658

Casey BM, McIntire DD, Leveno KJ (2001) The continuing value of the Apgar score for the assessment of newborn infants. N Engl J Med 344:467–471. https://doi.org/10.1056/NEJM200102153440701

Chamberlain D, Founding Members of the International Liaison Committee on Resuscitation (2005) The International Liaison Committee on Resuscitation (ILCOR)-past and present: compiled by the Founding Members of the International Liaison Committee on Resuscitation. Resuscitation 67:157–161. https://doi.org/10.1016/j.resuscitation.2005.05.011

Chen J-Y (1992) Prophylaxis of ophthalmia neonatorum: comparison of silver nitrate, tetracycline, erythromycin and no prophylaxis. Pediatr Infect Dis J 11:1026

Committee on Fetus and Newborn, Adamkin DH (2011) Postnatal glucose homeostasis in late-preterm and term infants. Pediatrics 127:575–579. https://doi.org/10.1542/peds.2010-3851

Cornblath M, Hawdon JM, Williams AF et al (2000) Controversies regarding definition of neonatal hypoglycemia: suggested operational thresholds. Pediatrics 105:1141–1145. https://doi.org/10.1542/peds.105.5.1141

Costeloe K, Hennessy E, Gibson AT et al (2000) The EPICure study: outcomes to discharge from hospital for infants born at the threshold of viability. Pediatrics 106:659–671

Cramer K, Wiebe N, Hartling L et al (2005) Heat loss prevention: a systematic review of occlusive skin wrap for premature neonates. J Perinatol 25:763–769. https://doi.org/10.1038/sj.jp.7211392

Dyson L, McCormick F, Renfrew MJ (2005) Interventions for promoting the initiation of breastfeeding. Cochrane Database Syst Rev CD001688. https://doi.org/10.1002/14651858.CD001688.pub2

Embree J (2002) Recommendations for the prevention of neonatal ophthalmia. Paediatr Child Health 7:480–488

Fadda GM, Capobianco G, Balata A, Litta P, et al (2009) Routine second trimester ultrasound screening for prenatal detection of fetal malformations in Sassari University Hospital, Italy: 23 years of experience in 42,256 pregnancies. Eur J Obstet Gynecol Reprod Biol; e-publication

Gleissner M, Jorch G, Avenarius S (2000) Risk factors for intraventricular hemorrhage in a birth cohort of 3721 premature infants. J Perinat Med 28:104–110. https://doi.org/10.1515/JPM.2000.013

Golding J, Paterson M, Kinlen LJ (1990) Factors associated with childhood cancer in a national cohort study. Br J Cancer 62:304–308

Guala A, Guarino R, Zaffaroni M et al (2005) The impact of national and international guidelines on newborn care in the nurseries of Piedmont and Aosta Valley, Italy. BMC Pediatr 5:1. https://doi.org/10.1186/1471-2431-5-45

Halamek LP (2008) The simulated delivery-room environment as the future modality for acquiring and maintaining skills in fetal and neonatal resuscitation. Semin Fetal Neonatal Med 13:448–453. https://doi.org/10.1016/j.siny.2008.04.015

Hey E (2003) Vitamin K—what, why, and when. Arch Dis Child Fetal Neonatal Ed 88:F80–F83. https://doi.org/10.1136/fn.88.2.F80

Hutton EK, Hassan ES (2007) Late vs early clamping of the umbilical cord in full-term neonates. systematic review and meta-analysis of controlled trials. JAMA 297:1241–1252. https://doi.org/10.1001/jama.297.11.1241

Impey L, Greenwood C, MacQuillan K et al (2001) Fever in labour and neonatal encephalopathy: a prospective cohort study. BJOG 108:594–597

Inder T (2008) How low can I go? The impact of hypoglycemia on the immature brain. Pediatrics 122:440–441. https://doi.org/10.1542/peds.2008-1417

Lee YM, Simpson LL (2007) Major fetal structural malformations: the role of new imaging modalities. Am J Med Genet C Semin Med Genet 145:33–44

Laptook AR, Salhab W, Bhaskar B, Neonatal Research Network (2007) Admission temperature of low birth weight infants: predictors and associated morbidities. Pediatrics 119:e643–e649. https://doi.org/10.1542/peds.2006-0943

Lenclen R, Mazraani M, Jugie M et al (2002) Use of a polyethylene bag: a way to improve the thermal environment of the premature newborn at the delivery room. Arch Pediatr 9:238–244

Mariani G, Dik PB, Ezquer A et al (2007) Pre-ductal and post-ductal O2 saturation in healthy term neonates after birth. J Pediatr 150:418–421. https://doi.org/10.1016/j.jpeds.2006.12.015

McMillan DD (1997) Routine administration of vitamin K to newborns. Paediatr Child Health 2:429–434

Moore ER, Bergman N, Anderson GC, Medley N (2016) Early skin-to-skin contact for mothers and their healthy newborn infants. Cochrane Database of Systematic Reviews. Issue 11. Art. No.: CD003519. https://doi.org/10.1002/14651858.CD003519.pub4.

O'Donnell CPF, Gibson AT, Davis PG (2006) Pinching, electrocution, ravens' beaks, and positive pressure ventilation: a brief history of neonatal resuscitation. Arch Dis Child Fetal Neonatal Ed 91:F369–F373. https://doi.org/10.1136/adc.2005.089029

Perlman JM (2006) Hyperthermia in the delivery: potential impact on neonatal mortality and morbidity. Clin Perinatol 33:55–63–vi. https://doi.org/10.1016/j.clp.2005.11.002

Pildes RS, Cornblath M, Warren I et al (1974) A prospective controlled study of neonatal hypoglycemia. Pediatrics 54:5–14

Policy statement: breastfeeding and the use of human milk (2005) Pediatrics 115:496–506

Raju TN (1999) History of neonatal resuscitation. Tales of heroism and desperation. Clin Perinatol

Righard L, Alade MO (1990) Effect of delivery room routines on success of first breast-feed. Lancet 336:1105–1107. https://doi.org/10.1016/0140-6736(90)92579-7

Russo A, McCready M, Torres L et al (2014) Reducing hypothermia in preterm infants following delivery. Pediatrics 133:e1055–e1062. https://doi.org/10.1542/peds.2013 2544

Section on Breastfeeding (2012) Breastfeeding and the use of human milk. Pediatrics 129:e827–e841. https://doi.org/10.1542/peds.2011-3552

Shalak LF, Perlman JM, Jackson GL, Laptook AR (2005) Depression at birth in term infants exposed to maternal chorioamnionitis: does neonatal fever play a role? J Perinatol 25:447–452. https://doi.org/10.1038/sj.jp.7211326

Silverman WA, Fertig JW, Berger AP (1958) The influence of the thermal environment upon the survival of newly born premature infants. Pediatrics 22:876–886

Soll RF (2008) Heat loss prevention in neonates. J Perinatol 28:S57–S59. https://doi.org/10.1038/jp.2008.51

Stanley C, Pallotto E (2005) Avery's diseases of the newborn. Taeusch HW, Ballard RA, Gleason CA, Avery ME, (Eds). Elsevier Health Sciences, pp 1410–1422

Van de Bor M, Van Bel F, Lineman R, Ruys JH (1986) Perinatal factors and periventricular-intraventricular hemorrhage in preterm infants. Am J Dis Child 140:1125–1130

Van Winckel M, De Bruyne R, Van De Velde S, Van Biervliet S (2009) Vitamin K, an update for the paediatrician. Eur J Pediatr 168:127–134. https://doi.org/10.1007/s00431-008-0856-1

Walker D, Walker A, Wood C (1969) Temperature of the human fetus. J Obstet Gynaecol Br Commonw 76:503–511

Wiswell TE, Gibson AT (2005) Historical evolution of neonatal resuscitation. American Academy of Pediatrics, Neonatal Resuscitation Program, Instructor Resources

Wyckoff MH, Aziz K, Escobedo MB et al (2015) Part 13: Neonatal resuscitation: 2015 American Heart Association guidelines update for cardiopulmonary resuscitation and emergency cardiovascular care. Circulation 132:S543–S560, Lippincott Williams & Wilkins

Zayeri F, Kazemnejad A, Ganjali M et al (2005) Hypothermia in Iranian newborns. Incidence, risk factors and related complications. Saudi Med J 26:1367–1371

新生儿衰弱和窒息的早期发现

Paolo Biban and Davide Silvagni

胡晓静　翻译，王斌　审校

目录

摘要

　　新生儿衰弱（neonatal depression）是一个专业术语，用来描述任何在产后立即出现的新生儿宫内和宫外转换时间的延迟。衰弱的程度与 Apgar 评分呈负相关，生后 1 分钟评分 0~3 分为衰弱程度最严重，可能包括围产期窒息。

　　尽管在产科和新生儿护理方面取得了重大进展，围产期窒息仍然是一种严重的疾病，可能发生在分娩期、产后和新生儿早期。

　　围产期窒息的患儿可能病情平稳，也可能与显著的死亡率和长期并发症发生率相关。因此，可靠的诊断和预后指标对于及时识别和治疗有后续不良结局风险的新生儿至关重要。

　　然而，围产期窒息的早期发现仍然是新生儿学的一个具有挑战性的目标。

　　尽管目前有几种可用于判断窒息的生化指标，但它们在预测长期神经系统预后方面均未显示出足够的可靠性。

电生理和神经影像的研究可能提供早期有价值的信息,如振幅整合脑电图、弥散加权成像或磁共振波谱分析,但可能不容易获得。我们还需要进一步的研究来验证预测模型,这些预测模型能够识别出由于围产期窒息而有衰弱结局风险的新生儿,从而使他们能够得到充分和及时的诊断、治疗和咨询。

28.1 要点

- 新生儿衰弱指的是在出生后立即出现的,宫内到宫外环境转换出现适应延迟的新生儿。
- 围产期窒息仍然是一种严重的情况,可能发生在分娩期、产后立即发生和早期新生儿期。
- 围产期窒息可能会病情平稳,也可能与显著的死亡率和长期并发症发生率相关。准确的诊断和预后指标对于迅速识别和治疗高危新生儿至关重要。
- 结合临床、仪器和生化指标可以提供预测模型,以确定由于围产期窒息导致新生儿预后不良的风险,从而及时诊断、治疗和咨询。

28.2 引言

围产期窒息是由于缺氧和/或缺血对胎儿或新生儿的一种损害,若持续时间长,足以引起病理生化变化,并对包括大脑在内的各种器官造成不同程度的损伤。缺氧和缺血的影响在临床上往往难以区分。缺氧是指动脉血氧浓度低于正常水平,而当流向细胞或器官的血液不足以维持正常功能时,就会发生缺血。在更严重的情况下,窒息引起的气体交换障碍也与组织乳酸血症和高碳酸血症有关(Aurora and Snyder 1997)。

新生儿衰弱是一个总称,用来描述任何在产后立即(出生后1小时以内)出现的新生儿宫内到宫外转换时间的延迟。衰弱的程度用 Apgar 评分来描述:出生后第1分钟评分 4~6 分为中度衰弱。0~3 分为重度衰弱,需要立即进行复苏。值得注意的是,Apgar 评分不能用来确定是否需要开始复苏。

28.3 新生儿窒息的发生率和定义

尽管近年来监护技术、产科护理以及胎儿和新生儿病理学取得了极大进步,新生儿窒息仍然是造成高死亡率、高远期致残率的严重疾病。根据世界卫生组织数据,每年有 400 万~900 万新生儿窒息病例(World Health Organization 2005)。超过 100 万幸存患儿后期患有脑瘫、智障、语言、听力、视力及学习障碍等问题(World Health Organization 2005)。

全球范围内,每年约有 400 万新生儿死亡病例,其中近 1/4 由窒息造成(Lawn et al. 2005)。在发展中国家,由于危险因素的普遍增高,新生儿窒息的发病率可能更高。然而,根据新生儿窒息定义的不同以及婴儿胎龄不同,其发病率会发生显著变化。现有的文献中可以发现很多对于新生儿窒息的定义,但仍缺乏一个通用定义(Low 1997;The Task Force on Cerebral Palsy and Neonatal Asphyxia of the Society of Obstetricians and Gynecologists of Canada 1996;Phelan et al. 2005)。目前最为广泛使用的定义之一是 2003 年由美国儿科学会及美国妇产科医学会发布的,包括以下标准(American College of Obstetricians and Gynecologists et al. 2003):

1. 动脉脐带血气分析显示代谢性或混合性酸中毒(pH<7.00)
2. 新生儿 5 分钟后 Apgar 评分 0~3 分
3. 出生后即显示神经异常征象的证据
4. 出生后即显示多器官功能衰竭的证据

最近已提出以下与新生儿急性分娩后或产时事件一致的新生儿体征(American College of Obstetrics and Gynecology et al. 2014):

(a) Apgar 评分在第 5 分钟和第 10 分钟时均 <5 分

(b) 脐动脉酸血症(pH<7.0 和/或碱缺失 ≥12mmol/L)

(c) 通过脑磁共振成像或磁共振波谱分析证实与缺血缺氧一致的脑损伤证据

(d) 与缺血缺氧性脑病一致多系统器官衰竭

新生儿围产期窒息的患儿具有高死亡率及脑损伤的风险。窒息后新生儿缺氧缺血性脑病(hypoxicischemic encephalopathy,HIE)可以被看作窒息的特征和窒息引起的最重要的后果,在发达国家这也是引起足月和近足月新生儿死亡及致残的主要原因(Volpe 2008)。

每 1 000 名活产新生儿大约有 1~2 名受到缺血缺氧性脑病影响,预后由完全康复到死亡不等(Levene et al. 1985)。缺血缺氧性脑病是一种被广泛认知的临床综合征,临床表现可由轻微到严重有广泛的不同。从 20 世纪 70 年代开始,Sarnat 临床分级被广泛应用来评价胎龄在 36 周以上婴儿受到缺血缺氧的损害严重程度(Sarnat and Sarnat 1976)。大多数情况下缺血缺氧性脑病严重程度可以预测死亡及远期神经功能不全的风险(Sarnat and Sarnat 1976;Shankaran 2009)。然而,由于产程进程中的窒息引起的缺血缺氧性脑病并不能可靠地预测神经功能发育的预后(Volpe 2008;Perlman and Risser 1996)。大多数围产期缺氧的婴儿预后正常并且患有神经后遗症的可能性也较低(Volpe 2008;Goodwin 1999)。围产期衰弱,如果单纯定义为出生后数分钟内低 Apgar 评分可能不仅仅与出生时窒息相关,其他因素如鼻咽部刺激引起的迷走反应、低胎龄以及母体麻醉也参与其中(Volpe 2008)。给定婴儿的预后仍然是不确定的,婴儿围产期窒息相关的可靠的诊断及预后预测因素仍然需要。严重窒息的精确标志和预后的预测可以方便给予家长的辅导及正确的护理等级的确定,包括重症监护的撤销和神经保护策略的启动。

围产期窒息可根据发生时间分为 3 类:①分娩时;②产后即刻;③新生儿早期。

28.4　产时窒息的标志

评估胎儿产时的状况,包括:电子胎儿监护(electronic fetal heart rate monitoring,EFM),宫内羊水胎粪污染,胎儿头皮血样本进行酸碱和乳酸检测(见第 2 章)。

电子胎儿监护(EFM)。EFM 用于预测胎儿窘迫和预后。产时心律异常被认为是新生儿窒息的一个标志,其中胎心加快是最严重的情况之一(Williams and Galerneau 2003)。然而,EFM 对于预测存在代谢性酸中毒或可能发生缺血缺氧性脑病患儿的窒息并不灵敏(Larma et al. 2007;Graham et al. 2008)。

最近的一项研究评估了 EFM 预测需要亚低温治疗的新生儿脑病(neonatal encephalopathy,NE)的准确性。令人失望的是,在分娩前最后一小时的胎心监护对预测需要全身亚低温治疗的 NE 的能力很差(Graham et al. 2014)。尽管如此,另一项研究确定某些 EFM 具有最佳预测胎儿酸血症的特征,包括重复长时间减速、基线心动过速、重复变异减速和重复晚期减速(Cahill et al. 2012)。胎儿脉氧监测及胎儿

心电图等新技术可以更准确地预测胎儿风险。特别是,除了传统的 EFM 外,几个欧洲国家还采用了胎儿心电图 ST 段监测分析。然而,最近在美国进行的一项大型对照试验中比较了传统 EFM 和传统 EFM 结合胎儿心电图 ST 段,在围产期发病率、死亡率或手术分娩率方面没有发现任何实质性的差异(Belfort et al. 2015)。其他技术,如多普勒评估血流速度,近红外光谱以及胎儿脑电图,不适用于临床应用(Volpe 2008)。

宫内羊水胎粪污染。宫内羊水胎粪污染可以作为胎儿宫内应激压力的一个快速反应指标,但部分研究表明宫内羊水胎粪污染与永久性神经后遗症并没有关系(Nelson and Grether,1998)。现在普遍认为宫内羊水胎粪污染并不是胎儿宫迫的一个重要的特异性标志,除非与其他异常一起出现时(Volpe 2008;Glantz and Woods 2004)。

胎儿头皮血样本。胎儿头皮血样本率先在 1962 年由 Bretscher 和 Saling 提出,主要依据 pH 分析(Bretscher and Saling 1967)。他们对 pH 进行如下定义:正常(>7.25)、代偿性酸中毒(7.20~7.25)和酸中毒(<7.20),并建议对酸中毒患者及时分娩。这一指南仍被认为是诊断胎儿宫内窒迫的"金标准"。缺血缺氧性损伤引起的胎儿酸中毒通常是代谢性的,宫内缺氧时间延长则导致无氧糖酵解。在一项大样本回顾性研究中,Kruger 等(1999)收集了可疑胎儿窒息的患儿头皮血样本的乳糖($n=814$)和 / 或 pH($n=1\,221$)。乳酸在预测严重的婴儿窒息的灵敏度和特异性上优于 pH(Kruger et al. 1999)。此外 Kruger 等(1998)解释了分娩前 FBS 乳酸含量与分娩后脐动脉乳酸含量的关系。近日,Nordstrom(2004)回顾了胎儿头皮血及脐带血监测胎儿围产期状况可能的好处。胎儿头皮血酸碱和乳酸测量,尤其是当与胎儿心率监测相结合时对于预测新生儿出生时的状况很有帮助。然而,这种侵入性的方法只能在破膜后使用,并没有广泛应用。相关的并发症较少见,主要有软组织损伤及头皮感染(Carbonne and Nguyen 2008)。

28.5　产后即刻窒息标志

产后立即应用的常规窒息标志包括:低 Apgar 评分、脐动脉酸血症及血乳酸含量增高。

28.5.1 Apgar 评分

在 1953 年发表的一篇经典论文中（Apgar 1953），纽约哥伦比亚大学的妇产科麻醉师 Virginia Apgar 提出了一种评分系统，该评分系统基于有关婴儿出生时的 5 项生理指标，包括心率、呼吸情况、皮肤颜色、肌张力和对刺激的反应。每个体征的评分为 0 分、1 分或 2 分，通过检查是否有心动过缓、呼吸暂停或喘息、发绀或苍白、肌张力减退以及反应迟钝等症状，在一定程度上量化了新生儿衰弱的程度。在接下来的几年里，Apgar 评分被世界上大多数围产期中心迅速采用，最初将其用作评估新生儿复苏需求和定义新生儿窒息的快速方法。然而，Apgar 评分有许多局限性，这主要是由于观察者之间有很大的差异，以及构成最终评分的五种因素对生理的影响也不同。此外，除窒息外，其他原因也可能导致 Apgar 评分较低，但没有较高的脑损伤风险，如复苏程序、感染、先天性畸形和产妇麻醉（American College of Obstetricians and Gynecologists et al. 2003）。此外，在复苏期间进行的 Apgar 评分，其分值与自主呼吸婴儿的 Apgar 评分分值不同。事实上，复苏这一步会改变许多有助于计算得分的因素。为此，美国妇产科学院等（American College of Obstetrics and Gynecology，ACOG）和美国儿科学会（American Academy of Pediatrics，AAP）等最近鼓励采用扩展的 Apgar 评分报告表，该表说明了复苏干预措施（ACOG 2015）。

最后，极早产儿的 Apgar 评分与足月或近足月新生儿的 Apgar 评分重要性相比可能会偏低。事实上，肤色、肌张力、对刺激的反应等评分因素可能会显著影响早产儿的评分值，甚至在出生时没有衰弱迹象的健康早产儿，也可能因为其出生时的不成熟而评分较低（Hegyi et al. 1998）。

尽管 Apgar 评分曾用于预测足月儿特定的神经结果，但几乎没有研究表明低 Apgar 评分与严重的窒息以及不利的神经发育有关（Goodwin 1999；Ehrenstein 2009）。尽管如此，Apgar 评分仍然被广泛使用，不推荐单独应用 Apgar 评分建立窒息的诊断，但是，当与其他的窒息标志，如脐动脉 pH、碱缺失一起出现时，对于预测缺血缺氧性脑病的进展有一定的价值（Kruger et al. 1999；Carter et al. 1998）。相反，根据 ACOG，如果第 5 分钟的 Apgar 评分≥7 分，则围产期不太可能出现严重的缺氧缺血疾病（ACOG 2014）。

28.5.2 脐带血酸碱度测试

由于 Apgar 评分作为新生儿窒息标志的价值较低，一些学者建议使用早期酸碱度测试作为更为客观的标志物，如果发现脐带血严重酸中毒则可以客观地诊断分娩期缺血缺氧（American College of Obstetricians and Gynecologists et al. 2003）。代谢性酸中毒的发生是由于持续的组织缺氧，反映了低氧或者血液气体交换受损进而导致非挥发酸尤其是乳酸的堆积。多数研究采用尽可能早的出生后的动脉血进行酸碱度测试（American College of Obstetricians and Gynecologists et al. 2003）。通常诊断分娩期窒息的酸碱度测试标准采用出生即刻或者出生后 1 小时内脐带血检测 pH<7.00 同时碱剩余 >16mmol/L（The Task Force on Cerebral Palsy and Neonatal Asphyxia of the Society of Obstetricians and Gynecologists of Canada 1996；American College of Obstetricians and Gynecologists et al. 2003；MacLennan 1999）。在脐带血 pH<7.00 的足月新生儿队列中，约 2/3 的患儿不需入住新生儿重症监护室，同时也没有明显的神经后遗症（Perlman and Risser 1993）。而那些在分娩时需要心肺复苏和肾上腺素注射的患儿中发现 pH<7.00 的新生儿短期预后不良的风险极大（Perlman and Risser 1993）。在一篇综述中，Graham 等（2008）搜索了报道脐带血 pH<7.00 的发病率的研究，通过整合 7 个不同研究的数据，他们发现足月儿脐带血 pH<7.00 的发病率为 3.7‰。386 名婴儿中，约 17% 的患儿存活时带有神经系统不健全，16% 患癫痫，6% 在新生儿期死亡。在脐带血 pH<7.00 的足月儿中综合的新生儿神经发育不健全发病率和死亡率为 23%，剩下的 77% 在新生儿期神经系统发育正常（Graham et al. 2008）。在另一项研究中，在 109 名脐带血 pH<7.00 的足月儿中脑病的发病率为 31%：pH 在 6.90~6.99 之间的 9%，在 6.61~6.70 之间的 80% 的患儿发生了癫痫（Goodwin et al. 1992）。在另一项较小的研究中，Nagel 等（1995）回顾了 21 名出生时 pH<7.00 的婴儿的 19 个月时间。其中 2 名在新生儿期死亡，但当幸存者在 1~3 岁时接受评估时，他们显示出正常的发育评分。因此，尽管出生时 pH<7.00 似乎是严重酸中毒的一个良好的标志物，但是它与近期与远期的神经系统预后的相关性

稍显不足。通常情况下,可以通过脐动脉碱缺失来测量新生儿代谢性酸中毒的水平。研究表明,碱缺失超过 16mmol/L 时预示着 NE。Low 等(1997)观察到中、重度脑病的新生儿脐动脉碱缺失显著增加 >16mmol/L,提示脐动脉碱缺失过剩是窒息时间延长的一个良好指标,反映了围产期窒息的严重程度及持续时间。Shah 等(2003)评价了 244 名产时窒息导致 HIE 的足月儿的碱缺失的恢复状况。在他们的研究中,96% 的患儿生后 4h 的 BD 值是正常的,尤其是 12 个月后,有不良结果患儿的 BD 恢复率与那些结果良好患儿的 BD 值相似。因此,尽管碱缺失的恢复情况可能反映了婴儿从缺氧中恢复的能力,但它不能预测长期的结果(Shah et al. 2003)。最近,ACOG 和 AAP 证实了脐带动脉血气 pH<7.0 和(或)碱缺失≥12mmol/L 可作为围产期窒息的新生儿体征(American College of Obstetrics and Gynecology et al. 2014)。在一项队列研究中,Knutzen 等比较了脐动脉碱缺失的升高与 pH 的降低。他们假设碱缺失的增加不会进一步提高低 pH 识别足月儿神经后遗症风险的能力(Knutzen et al. 2015)。事实上,在酸血症的情况下,当把代谢情况考虑在内时,他们在识别足月儿的神经系统疾病方面没有发现任何其他价值。

28.5.3 出生时的血乳酸

缺氧和低组织灌注产生使机体产生乳酸(da Silva et al. 2000)。当氧气和代谢底物输送低于临界值时,有氧代谢无法通过三羧酸循环维持,组织通过无氧代谢来满足能源需求。这反过来会导致增加已产生和血乳酸的积累,这反过来又增加血乳酸的产生和积累(Deshpande and Ward Platt 1997)。血乳酸浓度和神经系统进化之间存在重要关系,da Silva(2000)等测量 115 例疑似窒息的足月婴儿出生后 5 分钟的血乳酸水平,结果显示中重度 HIE 婴儿的血乳酸浓度明显更高(da Silva et al. 2000)。Shah 等(2004a)报道了一组 61 例疑似窒息的足月婴儿的血乳酸浓度,结果显示,与轻度及无 HIE 的新生儿相比,中重度 HIE 新生儿的血乳酸浓度明显更高且血乳酸浓度恢复至正常水平所需时间更长。而且,该研究报道当婴儿出生后 1h 血乳酸浓度大于 7.5mmol/L,其神经系统和全身并发症的发生风险更高,该评价指标敏感性和特异性为 94% 和 67%,同时研究认

为该指标敏感性和阴性预测值较 pH 及碱剩余更好(Shah et al. 2004a)。这些发现最近被 Tuuli 和同事在一项回顾性队列研究中证实,他们发现,与低 pH 值或高剩余碱相比,高脐动脉乳酸水平(>3.9mmol/L)在新生儿发病率方面更具有特异性和敏感性(Tuuli et al. 2014)。有趣的是,Murray 等(2008)最近的一项研究发现,血乳酸浓度正常化时间 >10 小时与脑病的高风险相关(Murray et al. 2008)。

然而,尽管研究人员不断努力,用于识别婴儿病残率高风险的可用的替代标志物的价值仍有待阐明。虽然脐动脉测量将继续提供有用的临床信息,但必须强调的是,大多数低 pH 值、高碱剩余和乳酸水平升高的足月儿在短期和长期随访中都不会产生明显的神经异常。

28.6 早期新生儿窒息标记

疑似产时窒息导致婴儿脑损伤可被出生后第一个小时各种临床、生化和其他指标证实。有些作者试图开发模型,能够早期准确预测窒息新生儿 HIE 的发展和 / 或后续的神经系统后遗症。在一项大型回顾性队列研究中,Shah 等(2006)尝试建立中重度窒息足月新生儿发生 HIE 的预后模型。他们使用婴儿出生后 4 小时内可获得的相对简单的临床和实验室观察指标,并确定 3 个重要预测因子:胸部按压 >1 分钟,开始自主呼吸 >30 分钟,出生后 4 小时内任一血气分析中碱剩余值 >16mmol/L。这组足月 HIE 婴儿中,满足以上 3 个预测因子的婴儿中 93% 发生严重不良结果。然而,均不满足以上 3 个预测因子的婴儿发生严重不良结果的可能性也很高(46%)(Shah et al. 2006)。

因此更多对这些婴儿进行早期识别的准确预测模型仍然需要。目前,宫内窒息后发生的神经系统功能异常,即伴有窒息后的缺血缺氧性脑病,仍然是一个新生婴儿随后发生神经损伤的最佳风险指标(Volpe 2008)。其他早期标志物包括多组织功能障碍、尿乳酸 / 肌酐比值和有核红细胞(nucleated red blood cell,NRBC)计数。最后,有几种技术可用于评估神经损伤的存在和程度,包括早期电生理和神经影像学研究,如振幅整合脑电图(amplitude integrated electroencephalogram,aEEG)、颅超声(cranial ultrasonography,CUS)、磁共振成像(magnetic resonance imaging,MRI)和计算机断层成

像（computed tomography，CT）（参见第 132 章）。

28.6.1　窒息后新生儿脑病

NE 的特点是不正常的意识，肌张力和反射，以及癫痫发作。NE 的主要原因是产时缺氧缺血，其次是外伤、感染、代谢疾病和发育异常。其预后与 HIE 综合征的严重程度，癫痫发作和神经系统异常的持续时间有关。虽然 NE 有几种分类，其中最受欢迎的是 Sarnat 和 Sarnat 1976 年提出的缺氧缺血损伤在 36 孕周以上的婴儿的严重程度（Sarnat and Sarnat 1976）。出生后 2 周内的连续外观和各种短暂临床症状提示神经损伤的程度并定义 HIE 患儿早期评估的不同临床分类（Aurora and Snyder 1997）。Sarnat and Sarnat 对 HIE 的分期从轻度（Ⅰ级）到重度（Ⅲ级）。Ⅰ级是指轻微脑病，包括婴儿高度警觉，易怒，对刺激过于敏感，但脑电图正常，几乎所有患儿有一个正常的神经功能结局。Ⅱ级是指中度脑病，包括婴儿显示嗜睡，肌张力减退和近端无力，静息心率低，瞳孔缩小。脑电图异常，70% 的婴儿会癫痫发作。大约 20% 的患者可能表现神经系统异常症状。Ⅲ级是指重度脑病，包括昏迷，肌无力，无神经反射。脑电图异常与脑电活动减弱和 / 或电压抑制。这些患者中约有一半死亡，而幸存的 50% 遭受严重的神经损伤，伴有癫痫和智力迟钝（Aurora and Snyder 1997；Sarnat and Sarnat 1976）。最近，ACOG 和 AAP 对 NE 的定义进行了修订，将与围产期事件相关的 NE 描述为神经功能紊乱，这在胎龄 35 周及以上出生的婴儿生后的第一天就很明显。NE 的特征是意识水平低下、肌张力和反射能力低下、伴有或不伴有癫痫、经常伴有呼吸和进食能力受损，这些均被认为是中枢性的病因（American College of Obstetrics and Gynecology et al. 2014；McAdams and Juul 2016）。

28.6.2　与新生儿脑病一致的多器官衰竭

多器官功能衰竭（multiorgan failure，MOF）是围产期缺氧缺血性损伤的标志。它可能包括肾、肝或胃肠道损伤、血液异常、心功能障碍、代谢紊乱，或以上这些的综合。1998 年，美国妇产科学院认为 MOF 是新生儿窒息后综合征的一个常见特征（American College of Obstetricians and Gynecologists Committee Opinion 1998）。然而，这一假设受到了一些作者的

质疑，在窒息婴儿中 MOF 的发生率是可变的。这种可变性可能部分取决于选择标准、MOF 定义或 MOF 诊断时机的不同。

Goodwin 等（1992）观察到新生儿动脉脐带 pH<7.00 时，MOF 的发生率为 30%。一项回顾性队列研究显示所有严重 HIE 婴儿发生 MOF。然而，MOF 的存在，无论涉及何种不同器官，其与长期神经系统结局无关（Shah et al. 2004b）。因此，MOF 可能会强化 HIE 新生儿产时缺血缺氧的嫌疑，但它不是早期识别婴儿存在不良神经系统预后一个有用的指标。最近，NE 工作组发布了一份关于 NE 和神经结局的最新报告（American College of Obstetrics and Gynecology et al. 2014）。尽管在 NE 的背景下，器官功能障碍的存在增加了缺血缺氧性脑病的风险，但在神经影像学上看到的脑损伤的严重程度并不总是与其他器官系统的损伤程度相关。

28.6.3　尿乳酸 / 肌酐

Huang 和同事们研究了尿乳酸 / 肌酐比值区分窒息婴儿（40 例）和正常婴儿（58 例）的作用（Huang et al. 1999）。通过质子磁共振谱测量婴儿出生 6、48 和 72 小时的尿乳酸和肌酐，16 例窒息婴儿随后发生脑病，其出生后 6 小时平均乳酸 / 肌酐比值是正常婴儿的 186 倍，是窒息但未发展为 HIE 患儿的 88 倍。尿乳酸 / 肌酐比值为 0.64 或更高，其预测 HIE 发展的敏感性为 94% 和为特异性 100%。

因此，即使质子磁共振谱测量技术昂贵且不易获得，尿乳酸 / 肌酐比值仍可能成为早期识别和治疗高危 HIE 婴儿的有用指标（Huang et al. 1999）。最近的一些论文部分地证实了尿乳酸与肌酐比值升高对 NE 的发展以及随后的神经发育异常的良好预测价值。在一项多中心试验中，Oh 等报告说，尿乳酸与肌酐比值与死亡或中度 / 重度神经发育障碍显著相关（William et al. 2008）。然而，在结果正常的婴儿和结局较差的婴儿之间存在很大的可变性和大量的重叠数据，因此限制了该标记的预测价值（William et al. 2008）。

28.6.4　有核红细胞

NRBC 计数是足月或早产婴儿胎儿缺氧的标志物。1996 年，Korst 等（1996）报道，相较于正常婴

儿,神经受损足月婴儿脐带血 NRBC 计数增加。一项前瞻性研究中,Buonocore 等(1999)发现表现出异常的神经发育的 3 岁婴儿脐带血的 NRBC 计数明显高于正常对照组。在最近的一项研究中,发现了 HIE 分期与 NRBC 之间的关系:HIE 分期越高,平均 NRBC/100 WBC 越高。在同一项研究中,NRBC 计数作为胎儿窒息的标志物,阳性预测值为 98%,阴性预测值为 94%,整体准确率为 96%(Goel et al. 2013)。

28.6.5 振幅整合脑电图

aEEG 可以在新生儿入住新生儿重症监护室不久之后进行连续监测。它对早期评估窒息足月新生儿很有帮助(Shalak et al. 2003)。脑电活动的变化与癫痫活动相对容易识别,促进及时干预。aEEG 可提供关于大脑功能完整性,以及存在或亚临床发作癫痫活动和抗癫痫药物效果的有用信息。也可帮助病人选择适合神经系统保护性干预措施和早期预测神经发育结果(Gluckman et al. 2005;de Vries and Hellstrom-Westas 2005;Eken et al. 1995)。一项系统综述报道,出生后 24 小时内进行 aEEG 的敏感性为 93%,特异性为 91%(Van Laerhoven et al. 2013)。

28.6.6 早期神经影像学检查

先进的神经成像技术,如 CUS、MRI 和 CT,可以用于产后早期阶段。CUS 是一个非侵入性和广泛使用的技术。高达 50% 的 HIE 新生儿最初 CUS 结果显示正常。此外,不难显像旁矢状面脑损伤,皮质和脑干损伤。CUS 在识别丘脑和基底神经节的坏死病灶部位(尤其是出血性)和脑室周围白质损伤坏死和囊性成分检测方面有价值,但在局灶性脑缺血损伤的评价方面不是最佳选择。CUS 也可用于研究脑损伤的演变过程(Volpe 2008)。

MRI 是缺氧缺血性脑损伤婴儿早期评估的黄金标准。特别是在弥散加权成像方面,MRI 被认为是评估新生儿甚至在生命的最初几天婴儿大脑的几种可选方法之一,在中重度窒息患儿神经损伤的位置和程度方面提供有价值信息(Barkovich et al. 2006;Rutherford et al. 2006)。弥散加权成像(diffusion weighted imaging,DWI)通常能比传统 MRI 更早地表现出由于缺血引起的改变,但它可能低估了出生后

24 小时内组织损伤的程度。虽然 DWI 是常规 MRI 的补充,但 DWI 的可视化分析似乎并不能显著提高出生后第一周 HIE 患儿的 MRI 预后准确性(Van Laerhoven et al. 2013)。

相较于 MRI,CT 辐射大且成像清晰度差,因此很少用于缺氧缺血性脑损伤患儿。当 MRI 不能获得时,CT 仍然可用于识别局部缺血性或出血性脑损伤(Volpe 2008)。

28.6.7 磁共振波谱

磁共振波谱可在体内定量分析脑代谢物(如 N-乙酰天门冬氨酸、胆碱化合物、肌酸和磷酸肌酸酐、乳酸、肌醇、丙氨酸、谷氨酰胺和谷氨酸),检测 HIE 患儿脑能量代谢障碍的模式。中重度脑病患儿在复苏后延迟数小时出现脑代谢障碍。根据窒息引起的脑代谢紊乱,可以观察到 HIE 患儿光谱峰的特征性变化。典型的 HIE 表现为乳酸升高,表明组织缺血和缺氧,N- 乙酰天门冬氨酸下降,反映神经元损伤。通常描述浓度或峰面积比,但据报道,磁共振波谱在出生后第一周的特异性较低(约 58%)(Cheong et al. 2012)。

28.6.8 早期诊断新生儿窒息的生化标志物

血清、尿液和脑脊液已是被用来测量脑损伤的生物标志物。一些生物标记的评估包括乳酸尿液、尿液 S100、脐带血白介素(interleukin, IL)-6、血清非蛋白结合铁、血清 CD14、NFKB 激活物、脑型同工酶、S100b、血清 IL-8、血清钙离子、脑脊液 NSE、脑脊液或血清 IL-1b 及血清 IL-6(Gazzolo et al. 2009;Merchant and Azzopardi 2015;Savman et al. 1998)。在这些标志物中,S100b 和 NSE 被证明是中枢神经系统损伤的早期指标,与缺氧 / 窒息引起的脑损伤程度相关(Massaro et al. 2013)。有趣的是,据报道,接受过亚低温治疗的 HIE 新生儿在出生后 72 小时内血清 NSE 和 S100b 呈现如下变化:基线和 72h 时,NSE 和 S100b 的水平能够显著预测死亡、神经系统异常,或在 14 天时 MRI 会呈现出脑部损伤。因此,尽管对于长期预后检测的资料依然缺失,早期测量 NSE 和 S100b 的水平可用作 HIE 脑损伤的生化标志物(Massaro et al. 2013)。

由于在 HIE 中常见多器官功能障碍,且在循环

系统中的促炎细胞因子参与了脑损伤的最后共同通路，故脐带、血清和脑脊液中的炎症细胞因子（白细胞介素 1b、6、8 和肿瘤坏死因子）水平已用于预测 HIE 患儿的不良结局。然而，目前尚无确切的数据支持可以在临床环境下用这些标志物来预测神经系统疾病的结局（Chalak et al. 2013）。

新的生化标志物可能在预测脑损伤方面有更好的特异性，人们最近已经对其特性及亚低温治疗的效果进行了评估。例如，星形胶质细胞中发现的一种胶质纤维酸性蛋白（glial fibrillary acidic protein, GFAP）（一种细胞骨架的中间丝蛋白）和泛素化的羧基末端水解酶 L1（ubiquitin carboxyl-terminal hydrolase L1, UCH-L1）（一种存在于树突和神经元中的神经元特异性细胞质酶）参与了创伤性脑损伤的发病机制。这些生化标志物已经被证明可以反映神经元损伤的严重程度（Fraser et al. 2011）。此外，在最近的研究中，脐带 GFAP 和 UCH-L1 水平似乎与 HIE 的严重程度相关，预后不良的婴儿的脐带 GFAP 和 UCH-L1 水平明显高于预后良好的婴儿（Massaro et al. 2013；Chalak et al. 2013）。此外，GFAP 能够正确识别 20 个月时出现异常结果的婴儿（Massaro et al. 2013；Chalak et al. 2013）。

28.7　结论

早期发现围产期窒息在新生儿学仍然是一个具有挑战性的目标。此外，出生窒息是一个平静的过程，却与显著死亡率和长期病态相关。因此，可靠的诊断和预后指标对及时识别和治疗新生儿后续不良结局至关重要。在过去几十年，许多窒息方面的生化标志物已被确认，脐带血和出生后的血液样本，包括动脉 pH、碱剩余和乳酸。然而，这些指标在预测长期神经系统结局方面价值有限。其他有前途的生化标志物，如尿乳酸/肌酐比值、NRBC、S100b 蛋白、NSE、GFAP 和 UCH-L1 等，在纳入窒息患儿常规评估之前仍然需要进一步验证。

最近一些电生理学和神经影像研究，如 aEEG 和扩散加权磁共振成像，也可以提供脑损和窒息婴儿早期有价值的信息。然而，这些技术并不总是可用，可能在危重新生儿中难以执行。进一步的研究仍然需要，以克服围产期窒息评估单一指标的局限性。临床和生化指标相结合的目的是验证用于识别因窒息而导致新生儿不良结局的风险预测模型，允许一个适当的和及时的诊断、治疗和咨询。

参考文献

American College of Obstetricians and Gynecologists Committee Opinion (1998) Inappropriate uses of the terms fetal distress and birth asphyxia. Int J Gynecol Obstet 61:309–310

American College of Obstetricians and Gynecologists, Task Force on Neonatal Encephalopathy and Cerebral Palsy, American Academy of Pediatrics (2003) Neonatal encephalopathy and cerebral palsy: defining the pathogenesis and pathophysiology. American College of Obstetricians and Gynecologists, Washington, DC

American College of Obstetrics and Gynecology, Task Force on Neonatal Encephalopathy, American Academy of Pediatrics (2014) Neonatal encephalopathy and neurologic outcome, 2nd edn. American College of Obstetricians and Gynecologists, Washington, DC

American College of Obstetrics and Gynecology, Committee on Obstetric practice, American Academy of Pediatrics (2015) The Apgar score. Committee opinion N. 644. Obstet Gynecol 126:e52–e55

Apgar V (1953) A proposal for a new method of evaluation of the newborn infant. Curr Res Anesth Analg 32:260–267

Aurora S, Snyder EY (1997) Perinatal asphyxia. In: Cloherty JP, Eichenwald EC, Stark AR (eds) Manual of neonatal care, 4th edn. Lippincott Williams & Wilkins, Philadephia, pp 536–555

Barkovich AJ, Miller SP, Bartha A et al (2006) MR imaging, MR spectroscopy, and diffusion tensor imaging of sequential studies in neonates with encephalopathy. AJNR Am J Neuroradiol 27:533–547

Belfort MA, Saade GR, Thom E et al (2015) A randomized trial of intrapartum fetal ECG ST-segment analysis. N Engl J Med 373:632–641

Bretscher J, Saling E (1967) pH values in the human fetus during labor. Am J Obstet Gynecol 97:906–911

Buonocore G, Perrone S, Gioia D et al (1999) Nucleated red blood cell count at birth as an index of perinatal brain damage. Am J Obstet Gynecol 181:1500–1505

Cahill AG, Roehl KA, Odibo AO et al (2012) Association and prediction of neonatal acidemia. Am J Obstet Gynecol 207:206.e1–206.e8

Carbonne B, Nguyen A (2008) Fetal scalp blood sampling for pH and lactate measurement during labour. J Gynecol Obstet Biol Reprod 375:S65–S71

Carter BS, McNabb F, Merenstein GB (1998) Prospective validation of a scoring system for predicting neonatal morbidity after acute perinatal asphyxia. J Pediatr 132:619–623

Chalak LF, Sanchez PJ, Adams-Huet B et al (2013) Biomarkers for severity of neonatal hypoxic–ischaemic encephalopathy and outcomes in newborns receiving hypothermia therapy. J Pediatr 164:468–474

Cheong JL, Coleman L, Hunt RW et al (2012) Prognostic utility of magnetic resonance imaging in neonatal hypoxic–ischaemic encephalopathy: substudy of a randomized trial. Arch Pediatr Adolesc Med 166:634–640 da Silva SD, Hennebert N, Denis R, Wayenberg JL (2000) Clinical value of single postnatal lactate measurement after intrapartum asphyxia. Acta Paediatr 89:320–323

de Vries LS, Hellstrom-Westas L (2005) Role of cerebral function monitoring in the newborn. Arch Dis Child Fetal Neonatal Ed 90:F201–F207

Deshpande SA, Ward Platt MP (1997) Association between blood lactate and acid base status and mortality in ventilated babies. Arch Dis Child Fetal Neonatal Ed 76:F15–F20

Ehrenstein V (2009) Association of Apgar scores with death and neurologic disability. Clin Epidemiol 1: 45–53

Eken P, Toet MC, Groenendaal F et al (1995) Predictive value of early neuroimaging, pulsed Doppler and neurophysiology in full term infants with hypoxic-ischaemic encephalopathy. Arch Dis Child Fetal Neonatal Ed 73: F75–F80

Fraser DD, Close TE, Rose KL et al (2011) Severe traumatic brain injury in children elevates glial fibrillary acidic protein in cerebrospinal fluid and serum. Pediatr Crit Care Med 12:319–324

Gazzolo D, Frigiola A, Bashir M et al (2009) Diagnostic accuracy of S100B urinary testing at birth in full-term asphyxiated newborns to predict neonatal death. PLoS One 4(2):e4298

Glantz JC, Woods JR (2004) Significance of amniotic fluid Meconium. In: Creasy RK, Resnik R, Iams JD (eds) Maternal-fetal medicine: principles and practice, 5th edn. WB Saunders, Philadelphia

Gluckman PD, Wyatt JS, Azzopardi D et al (2005) Selective head cooling with mild systemic hypothermia after neonatal encephalopathy: multicentre randomised trial. Lancet 365:663–670

Goel M, Dwivedi R, Gohiya P, Hegde D (2013) Nucleated red blood cell in cord blood as a marker of perinatal asphyxia. J Clin Neonatol 2:179–182

Goodwin TM (1999) Clinical implications of perinatal depression. Obstet Gynecol Clin North Am 26: 711–723

Goodwin TM, Belai I, Hernandez P et al (1992) Asphyxial complications in the term newborn with severe umbilical acidemia. Am J Obstet Gynecol 167:1506–1512

Graham EM, Ruis KA, Hartman AL et al (2008) A systematic review of the role of intrapartum hypoxia-ischaemia in the causation of neonatal encephalopathy. Am J Obstet Gynecol 199:587–595

Graham EM, Adami RR, McKenney SL et al (2014) Diagnostic accuracy of fetal heart rate monitoring in the identification of neonatal encephalopathy. Obstet Gynecol 124:507–513

Hegyi T, Carbone T, Anwar M et al (1998) The Apgar score and its components in the preterm infant. Pediatrics 101:77–81

Huang CC, Wang ST, Chang YC et al (1999) Measurement of the urinary lactate:creatinine ratio for the early identification of newborn infants at risk for hypoxic-ischaemic encephalopathy. N Engl J Med 341:328–335

Knutzen L, Svirko E, Impey L (2015) The significance of base deficit in acidemic term neonates. Am J Obstet Gynecol 213:373.e1–373.e7

Korst LM, Phelan JP, Ahn MO et al (1996) Nucleated red blood cells: an update on the marker for fetal asphyxia. Am J Obstet Gynecol 176:843–846

Kruger K, Kublickas M, Westgren M (1998) Lactate in scalp and cord blood from fetuses with ominous fetal heart rate patterns. Obstet Gynecol 92:918–922

Kruger K, Hallberg B, Blennow M et al (1999) Predictive value of fetal scalp blood lactate concentration and pH as marker for neurologic disability. Am J Obstet Gynecol 181:1072–1078

Larma JD, Silva AM, Holcroft CJ et al (2007) Intrapartum electronic fetal heart rate monitoring and the identification of metabolic acidosis and hypoxic- ischaemic encephalopathy. Am J Obstet Gynecol 197:301. e1–301.e8

Lawn JE, Cousens S, Zupan J (2005) 4 million neonatal deaths: when? where? Why? Lancet 365:891–900

Levene ML, Kornberg J, Williams TH (1985) The incidence and severity of post-asphyxial encephalopathy in full-term infants. Early Hum Dev 11:21–26

Low JA (1997) Intrapartum fetal asphyxia: definition, diagnosis, and classification. Am J Obstet Gynecol 176:957–959

Low JA, Lindsay BG, Derrick EJ (1997) Threshold of metabolic acidosis associated with newborn complications. Am J Obstet Gynecol 177:1391–1394

MacLennan A (1999) A template for defining a causal relation between acute intrapartum events and cerebral palsy: international consensus statement. BMJ 319: 1054–1059

Massaro AN, Jeromin A, Kadom N et al (2013) Serum biomarkers of MRI brain injury in neonatal hypoxic ischaemic encephalopathy treated with whole-body hypothermia: a pilot study. Pediatr Crit Care Med 14: 310–317

McAdams RM, Juul SE (2016) Neonatal encephalopathy: update on therapeutic hypothermia and other novel therapeutics. Clin Perinatol 43:485–500

Merchant N, Azzopardi D (2015) Early predictors of outcome in infants treated with hypothermia for hypoxic–ischaemic encephalopathy. Dev Med Child Neurol 57(Suppl 3):8–16

Murray DM, Boylan GB, Fitzgerald AP (2008) Persistent lactic acidosis in neonatal hypoxic-ischaemic encephalopathy correlates with EEG grade and electrographic seizure burden. Arch Dis Child Fetal Neonatal Ed 93: F183–F186

Nagel HT, Vandenbussche FP, Oepkes D et al (1995) Follow-up of children born with an umbilical arterial blood pH < 7. Am J Obstet Gynecol 173:1758–1764

Nelson KB, Grether JK (1998) Potentially asphyxiating conditions and spastic cerebral palsy in infants of normal birth weight. Am J Obstet Gynecol 179:507–513

Nordstrom L (2004) Fetal scalp and cord blood lactate. Best Pract Res Clin Obstet Gynaecol 18:467–476

Perlman JM, Risser R (1993) Severe fetal acidemia: neonatal neurologic features and short term outcome. Pediatr Neurol 9:277–282

Perlman JM, Risser R (1996) Can asphyxiated infants at risk for neonatal seizures be rapidly identified by current high-risk markers? Pediatrics 97:456–462

Phelan JP, Martin GI, Korst LM (2005) Birth asphyxia and cerebral palsy. Clin Perinatol 32:61–76

Rutherford M, Srinivasan L, Dyet L et al (2006) Magnetic resonance imaging in perinatal brain injury: clinical presentation, lesions and outcome. Pediatr Radiol 36: 582–592

Sarnat HB, Sarnat MS (1976) Neonatal encephalopathy following fetal distress: a clinical and electroencephalographic study. Arch Neurol 33:696–705

Savman K, Blennow M, Gustafson K et al (1998) Cytokine response in cerebrospinal fluid after birth asphyxia. Pediatr Res 43:746–751

Shah PS, Raju NV, Beyene J, Perlman M (2003) Recovery of metabolic acidosis in term infants with postasphyxial hypoxic-ischaemic encephalopathy. Acta Paediatr 92: 941–947

Shah S, Tracy M, Smyth J (2004a) Postnatal lactate as an early predictor of short-term outcome after intrapartum asphyxia. J Perinatol 24:16–20

Shah P, Riphagen S, Beyene J, Perlman M (2004b) Multiorgan dysfunction in infants with post-asphyxial hypoxic-ischaemic encephalopathy. Arch Dis Child Fetal Neonatal Ed 89:F152–F155

Shah PS, Beyene J, To T et al (2006) Postasphyxial hypoxic-ischaemic encephalopathy in neonates: outcome prediction rule within 4 hours of birth. Arch Pediatr Adolesc Med 160:729–736

Shalak LF, Laptook AR, Velaphi SC, Perlman JM (2003) Amplitude-integrated electroencephalography coupled with an early neurologic examination enhances prediction of term infants at risk for persistent encephalopathy. Pediatrics 111:351–357

Shankaran S (2009) Neonatal encephalopathy: treatment with hypothermia. J Neurotrauma 26:437–443

The Task Force on Cerebral Palsy and Neonatal Asphyxia of the Society of Obstetricians and Gynecologists of Canada (1996) Policy statement (part I). J Soc Obstet Gynecol Can 18:1267–1279

Tuuli MG, Stout MJ, Shanks A et al (2014) Umbilical cord arterial lactate compared with pH for predicting neonatal morbidity at term. Obstet Gynecol 124:756–761

Van Laerhoven H, de Haan TR, Offringa M et al (2013) Prognostic tests in term neonates with hypoxic–ischaemic encephalopathy: a systematic review. Pediatrics 131:88–98

Volpe JJ (2008) Hypoxic-ischaemic encephalopathy: clinical aspects. In: Volpe JJ (ed) Neurology of the newborn, 5th edn. WB Saunders, Philadelphia

William OHW, Perritt R, Shankaran S et al (2008) Association between urinary lactate to creatinine ratio and neurodevelopmental outcome in term infants with hypoxic-ischemic encephalopathy. J Pediatr 153:375–378

Williams KP, Galerneau F (2003) Intrapartum fetal heart rate patterns in the prediction of neonatal acidemia. Am J Obstet Gynecol 188:820–823

World Health Organization (2005) The World health report 2005. Make every mother and child count. http://www.who.int/entity/whr/2005/whr2005_en.pdf

29 新生儿复苏

Ola D. Saugstad
杨舸　翻译，岳少杰　王斌　审校

目录

摘要

在 2015 年，国际复苏联络委员会的数据显示足月新生儿出生时，85% 会在出生 10~30 秒内开始出现自主呼吸。在美国和西欧国家，所有新生儿出生时在产房约 5%~10% 需要基础生命支持。约有 1% 的新生儿需要更强的复苏支持。近来估计的数据显示，全世界每年有 81.4 万新生儿因出生时窒息死亡，并且还有相等数量的新生儿因窒息而发生相应的并发症。因此，在临床上预测哪些高危新生儿需要复苏是非常重要的，产前和产时病史常常能帮助我们预测哪些新生儿需要复苏。

29.1 要点

- 应该随时准备好新生儿在出生时需要马上进行复苏。

- 出生时有 3%~5% 的新生儿需要进行正压通气。然而，不到 1/1 000 的新生儿需要胸外按压和 / 或使用肾上腺素。因此，有效通气是新生儿复苏最基本的措施。

- 出生时 "黄金一分钟" 是非常重要的。

- 复苏成功最佳评估指标是心率增加。在最初 30s 内充分通气，心率每分钟增加 20 次是复苏有效的反应。

- 开始正压通气时足月儿和近足月儿使用空气、早产儿可能需要至少30%的氧气。所有的分娩病房都需要装备空氧混合仪。
- 体温护理的重点——避免新生儿的低体温。

29.2 引言

全球每年大约有1.3亿新生儿出生,其中约有600万~1000万的新生儿在出生时需要不同程度的复苏。近来,据国际复苏联络委员会(International Liaison Committee on Resuscitation,ILCOR)估计,有85%的足月新生儿在出生后10~30秒内开始自主呼吸(Perlman et al. 2015)。在美国,有5%~10%的新生儿在出生时需要基础生命支持,这意味着仅在美国一个国家就有至少20万新生儿需要基本的生命支持,西欧国家的数据也和美国基本一样,而约有1%的新生儿在出生时需要更强的复苏手段(Perlman et al. 2010;Kattwinkel et al. 2010;Richmond and Wyllie 2010)。近年来的数据显示,全世界每年有81.4万新生儿因出生时窒息而死亡,并且还有相等数量的新生儿因出生时窒息而产生后遗症(Black et al. 2010)。

然而,以美国加利福尼亚州的数据为例,在

1991—2000年间,出生窒息的发生率从14.8‰降低至1.3‰,来自英国的数据也显示,对出生时呼吸支持的需要也明显下降(Wu et al. 2004;Little et al. 2007)。尽管如此,不可否认的是无论是在发达国家还是低收入国家,大量的新生儿在出生时是需要复苏帮助的。由于在现今社会,仍有大量的分娩是在没有专业医护人员在场的情况下在家进行的,因此,制定简单复苏常规也是很重要的。

29.3 复苏准备和需复苏病例的识别

大约95%的分娩是非常顺利的,新生儿能毫无困难地完成宫内到宫外环境的过渡,仅少数新生儿需要较强的复苏手段才能存活。如前所说,约超过5%的新生儿需要包括气囊面罩正压呼吸的基础复苏手段。仅非常少的新生儿会需要强的复苏手段。约1/100到1/700的新生儿需要气管插管,1/1 000的新生儿需要胸外按压,6/10 000的新生儿需要给予肾上腺素,只有1/12 000的近足月儿和足月儿会需要扩容治疗。但对于早产儿来说,这些数量会高一点(图29.1)。

早期识别新生儿是否需要复苏操作非常重要,产前和产时病史可以帮助新生儿科医生判断新生儿出生时是否需要进行复苏。胎动计数、无应激试验,

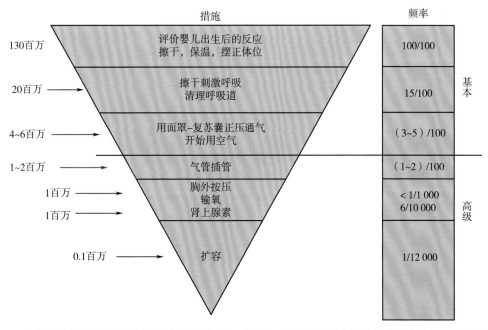

图29.1 产房足月或近足月新生儿的干预。新生儿稳定/复苏与不同干预措施的需要,注意基本复苏和高级复苏之间的区别

胎儿生物物理评分、电子胎儿监测和胎儿头皮 pH 检测,都可以用于判断是否出现低 Apgar 评分和需要复苏的风险。电子胎心监测结合胎儿头皮 pH 可以提高预测的特异性,但是敏感度较低。而且尽管有这些措施,临床医生仍然难以预测哪些新生儿需要复苏,并且仍有 20%~50% 需要复苏的新生儿并没有危险因素。这意味着每一个新生儿出生,医护人员都应该充分做好新生儿复苏的准备,准备好复苏的设备和设施,每一个参与接生的医护人员都已接受过新生儿复苏技能的培训。对于早产儿(胎龄<37 周)的出生,则需要专门特殊的准备。

29.4 新生儿复苏指征

依据临床判断决定是否进行复苏,临床医师通过观察新生儿出生时的呼吸运动、肌张力、肤色及心率(尤其重要)决定是否需要进行复苏。根据 ILCOR 和美国心脏协会指南(Perlman et al. 2010),在每一次分娩后都应回答下面 3 个问题:①是足月新生儿吗? ②新生儿有呼吸或者啼哭吗? ③肌张力好吗? 如果上述问题有任何一个回答是"否",则需进行新生儿复苏。在以前的指南中(Kattwinkel et al. 1999; International Liaison,Committee on Resuscitation 2005),还包含了第四和第五个问题:④肤色红润吗? ⑤羊水清亮吗? 然而,近来数据则显示在出生后的最初几分钟内,新生儿的肤色并不会是红色的,事实上有较强的证据指出这可能是有害的,所以在 2005/2006 的ILCOR指南(Perlman et al. 2015;International Liaison Committee on Resuscitation 2005)中删去了这一问题。而在 2010 年的 ILCOR 指南中,也没有对羊水胎粪污染的新生儿是否需进行吸引有明确推荐,因此,也删除了第五个问题(Perlman et al. 2010)。

29.5 新生儿复苏指南

新生儿复苏有几个国际指南。世界卫生组织在 2012 年发布了其对基本新生儿复苏技术修订后的指南(World Health Organization,Department of Reproductive Health and Research 1998),该指南是适用于世界上大多数儿童。ILCOR 和美国心脏协会所发布新生儿复苏指南则在国际上更为通用,该指南于 1992 年首次发表(Emergency Cardiac Care Committee and Subcommittees of the American Heart Association 1992),随后分别在 1999 年(Kattwinkel et al. 1999),2005 年(ILCOR,2005)、2010 年(Perlman et al. 2010)及 2015 年(Perlman et al. 2015)进行修订。美国心脏协会、美国儿科学会及欧洲复苏协会与 ILCOR 密切合作制定了他们自己的相应指南(Kattwinkel et al. 2010;Richmond and Wyllie 2010)。许多国家也对 ILCOR 新生儿复苏指南进行修订发布了适合自己国家的新生儿复苏指南。

29.6 新生儿出生后的生理生化改变

窒息时的生理变化在动物实验中已得到了深入研究。一般认为,窒息可以分为原发性呼吸暂停和继发性呼吸暂停。在原发性呼吸暂停时,黏膜和皮肤出现发绀,但心率仍可维持 100 次 /min。在继发性呼吸暂停时,皮肤苍白,心率减慢甚至消失。在一些指南中,对原发性和继发性呼吸暂停处理推荐的措施不同。然而,不应花费时间去弄清楚呼吸暂停处于哪一个阶段。早产新生儿心率降低比足月新生儿更快,对很小的早产儿区分原发性呼吸暂停和继发性呼吸暂停是无意义的。

出生窒息的新生儿可能存在代谢性和呼吸性酸中毒。动物实验和临床试验都表明碱剩余在体内排泄的速率约为 6~7mmol/L/h(Saugstad et al. 2005),且碱剩余的清除速率与出生窒息程度无关。因此,在出生时酸碱情况未知的情况下,可以用碱剩余值来推测出生时的情况。例如,如果新生儿出生后 1 小时的碱剩余为 10mmol/L,则在出生时的碱剩余约为 16~17mmol/L。这种计算可以帮助评估新生儿预后和诉讼案例。

29.7 新生儿复苏及初步评估

复苏的 ABCD 原则适用于各种年龄人群。
A(Airways):建立通畅气道,婴儿体位正确。
B(Breathing):建立呼吸,或婴儿自主呼吸
C(Circulation):维持循环,通过心率和皮肤颜色评估。
D(Drugs):药物治疗,仅极少情况需要使用。

29.7.1 复苏准备

新生儿复苏需要团队合作:每个婴儿出生时,最

好能有两位接受过新生儿复苏培训的人员负责复苏操作，其中一位作为助手。团队中的每一位成员都有明确的分工，复苏团队有明确负责人。每一项医嘱都应清楚地说出，并由执行者重复。

新生儿一娩出，即新生儿整个身体离开母体（Saugstad 2015）时，应马上开始计时。在将新生儿放到辐射保暖复苏台期间，医护人员应进行快速评估。首先也是最重要的是评估呼吸，并记录心率。在短暂的初步稳定后，新生儿的心率应准确地进行监测。心率减慢无论是否伴有呼吸困难或喘息，都应立即进行复苏。中枢性发绀提示缺氧。面色苍白是心输出量减少、贫血、低血容量、低体温和酸中毒的症状。出生 1 分钟才开始进行 Apgar 评分，因此，Apgar 评分不能用于指导复苏。

"黄金一分钟"，即出生第 1 个 60 秒是非常重要的。在出生后的第 1 个 30 秒内，应摆正新生儿的体位，立即擦干全身，必要时刺激呼吸。胎龄小于 28 周的早产儿，出生后不需擦干而应立即放入聚乙烯塑料袋中。

在出生后第 2 个 30 秒内评估心率和呼吸，如有脉氧饱和仪应将袖带绑在新生儿右手腕上。如果需要则立即开始正压通气。

29.7.2 初步复苏

新生儿出生后应快速进行评估、保暖并摆正体位；新生儿呈仰卧位，头部靠近医护人员，并保持呼吸道通畅。

大多数新生儿只要在温暖的产房内出生，生后身体就立即变干。在用无菌剪刀断脐后，即出现呼吸。产妇自己是新生儿最好的照护者，可以为新生儿提供最佳的保温、食物，并防止新生儿感染。

出生 60 秒后断脐，新生儿约可多获得 70% 的胎盘血，使其血容量增加。在紧急情况下，或对于超低出生体重新生儿，可以选择挤压脐带以增加新生儿血容量（Saugstad 2015）。

在初步复苏中要避免热量散失，这是分娩时应注意保温的重要原因。建议早产新生儿出生时室内温度应控制在 23~25℃。新生儿出生后即用预热的毛巾或包被裹住，快速用毛巾擦干，并特别注意头部擦干。建议将新生儿以仰卧位放置辐射保温复苏台上，头部靠近复苏的医护人员。对于胎龄小于 28 周的早产新生儿不需擦干直接放入聚乙烯袋内。这样能在早产新生儿放入温箱前能保证体温更加稳定，要避免低体温（<36℃）和高体温（>38℃）的发生。

29.7.2.1 A：建立通畅气道

擦干可刺激新生儿呼吸。吸引和摆正体位均可使气道开放。然而，即使是剖宫分娩，也没有证据支持新生儿生后应常规进行口咽部吸引或胃部排空，因这种吸引有时甚至是有害的。大多数新生儿可能不需要吸引，在出生后 10~15 秒内会出现自主呼吸。此外，在气囊和面罩正压通气时食管可功能性关闭，使空气进入肺，而不是进入胃；而使用吸管吸引口咽会引起食管开放，导致大量的空气进入胃内。但当新生儿需要清理呼吸道时，应进行口、鼻和咽部的吸引，以保持呼吸道的通畅。进行吸引时应先吸口腔后吸鼻腔，以防在吸鼻腔时新生儿发生深呼吸，将口腔内的分泌物吸入气道和肺内。进行咽部或喉部吸引时避免插入过深，以免引起心率减慢和支气管痉挛，尤其是在出生后 5 分钟内。复苏时新生儿采取仰卧或侧卧位，头颈部轻度仰伸至鼻吸位时气道处于最好的开放状态，应避免头部过度后仰。轻柔摩擦新生儿背部的触觉刺激可诱发呼吸，但注意不能摇晃新生儿，对已有呼吸暂停的新生儿不要浪费时间进行触觉刺激。

29.7.2.2 B：正压通气

来自英国 2000 年发表的研究结果显示，在所有分娩中有 2.6% 人群需使用复苏囊 - 面罩正压通气。这一数据较 1988 年的 3.9% 有所下降（Wyckoff et al. 2005），也明显低于前面提到的来自美国的数据，表明全球各个国家对复苏囊 - 面罩正压通气的需求不同，在西欧各国复苏囊 - 面罩正压通气需求率不到 5%。但全球需要复苏囊 - 面罩正压通气的人数仍然很多。

临床上通过心率、呼吸、肤色、肌张力来判断何时开始进行正压通气。但目前公认的指标非常简单：

开始正压通气指征

进行初步复苏如擦干和刺激后，新生儿仍然呼吸差或呼吸暂停，和 / 或心率小于 100 次 /min。

如新生儿呼吸正常且心率大于 100 次 /min，但有持续性中央型发绀。

心率大于 100 次 /min 的呼吸暂停新生儿，可能是原发性呼吸暂停，通常给予触觉刺激和复苏囊 - 面罩正压通气几次即可诱发新生儿的自主呼吸。心率小于 100 次 /min 的呼吸暂停新生儿提示是继发性呼吸暂停,则需要立即开始正压通气。在大多数情况下,新生儿的心率和自主呼吸可迅速恢复。如需要正压通气,应在黄金 1 分钟内开始,最好在生后 30 秒内开始。

美国心脏协会 / 美国儿科学会指南推荐正压通气频率在 40~60 次 /min。正压通气初始压力通常维持在 20cmH₂O 即可。对足月新生儿为使肺充分扩张,偶尔正压通气用到的压力会 ≥30cmH₂O。对早产新生儿来说,正压通气吸气峰压维持在 20cmH₂O 通常已足够,然而吸气峰压的高低与新生儿的体重有关。正压通气有效的最好监测指标是心率迅速增加。此外,还有肤色、肌张力和运动等改善。近来的研究表明,对肤色进行评估较为困难(O'Donnell et al. 2007),因此在最新的指南中不再强调评估肤色。同样对胸廓运动的评估也很困难。近来的研究显示,在正压通气新生儿出现明显的胸廓起伏时其潮气量可能太高,同时该研究表明通过观察胸廓起伏来评估潮气量是非常困难的(Poulton et al. 2011;Schmölzer et al. 2010a)。

心率

由于新生儿心率 <100 次 /min 主要见于新生儿窒息所致,故临床上将新生儿心率的临界值设在 100 次 /min,心率小于 100 次 /min 即心动过缓。20 多年前临床研究观察就发现,经阴道分娩的新生儿出生 1~2 分钟后才能建立有效的气体交换,而经剖宫产分娩的新生儿则需更长的时间(Palme-Kilander et al. 1993;Palme-Kilander and Tunell 1993)。由于气体交换与心率之间的关系,因此,在出生后 1 分钟甚至超过 1 分钟,心率未达到 100 次 /min 可能是正常的。最近报道的一项对非窒息、不需要药物干预的新生儿出生后 10 分钟内心率变化的临床观察(Dawson et al. 2010a),发现在出生后第 1 分钟,足月新生儿的心率平均为 99 次 /min(四分位距 66~132 次 /min),而早产新生儿为 96 次 /min(四分位距 72~122 次 /min)。近来也有研究发现用听诊所获的心率值常低于实际心率(Kamlin et al. 2006)。

最近采用心电图仪可在生后几秒钟内迅速显示心率,而用脉搏血氧饱和度仪监测会出现脉搏下降现象。

在足月或者近足月新生儿中,心率迅速增加是新生儿复苏有效的重要标志,如,出生后第 1 分钟心率 90 次 /min 到出生后 90 秒时上升至 110 次 /min。

在 Apgar 评分最低的新生儿中,最初的心率较低,在有效复苏的第 1 个 30 秒内,心率上升 20 次 /min(Saugstad et al. 1998,2005)。胎龄小于 30 周的早产新生儿心率上升则较慢,其心率上升到 100 次 /min 所需时间中位数为 73 秒(四分位距 24~165 秒),心率达到 120 次 /min 则需 243 秒(191~351 秒)。这些小胎龄的早产新生儿心率达到 120 次 /min 之后,心率才稳定(Dawson et al. 2010a)。对大多数足月儿或近足月儿来说,在有效的复苏囊 - 面罩正压通气 30s 内,心率应增加 20 次 /min,但早产儿这一现象出现较慢。在有效的复苏囊 - 面罩正压通气 30s 后,心率监测时间应少于 10s。但心率 ≥100 次 /min、并有自主呼吸,则可停止复苏囊 - 面罩正压通气。如果心率 >60 次 /min、且继续升高,应该继续复苏囊 - 面罩正压通气。如果心率 <60 次 /min 且没有改善,在继续复苏囊 - 面罩正压辅助通气的基础上,开始进行胸外按压(Perlman et al. 2015;Kamlin et al. 2006;Saugstad et al. 1998;Yam et al. 2011)。

尽管 ILCOR 建议使用心电图仪监测心率,但使用听诊器进行心脏听诊仍是评估心率的金标准,脉搏血氧饱和度仪监测心率虽然可靠,但需要时间较长(Saugstad 2016)。

正压通气

新生儿复苏正压通气装置有:自动充气式复苏囊、气流充气式复苏囊或 T- 组合复苏器(T-piece)。近来对 26 周早产儿出生时采用 T- 组合复苏器和自动充气式复苏囊进行正压通气比较,发现两组正压通气 2 分钟心率均能达到 ≥100 次 /min。虽然使用 T-piece 降低了气管插管率和最大吸气峰压。但两组在气漏的发生、药物使用或胸外按压、新生儿死亡率和机械通气的时间并无明显差异(Szyld et al. 2014)。使用复苏囊 - 面罩正压通气需要一定的经验,通过在模型上训练可获得这种经验。将一个热线风速仪样的复苏监测器放在面罩或气管插管间和正压通气装置之间,可帮助复苏者调整面罩位置以减少漏气(Finer et al. 2009;Schmölzer et al. 2010b)。澳大利亚的一项研究发现采用复苏囊 - 面罩正压通气时,漏气量平均达到 60%,通过调整面罩位置后,使漏气量减少至 10%(Schmölzer et al. 2010b)。

采用复苏囊 - 面罩正压通气很难保证足够的潮气量。然而大多数情况正压通气可以刺激新生儿开始呼吸,因正压通气的压力可促进新生儿深吸气(Head's paradoxical reflex),以保证可进行足够气体交换（Milner et al. 1984）。新生儿复苏时最佳潮气量尚不清楚，通常推荐的范围为 4~8ml/kg。潮气量过高可导致肺气压伤（Björklund et al. 1997），过低又可引起肺不张和气体交换不足。这两种情况都可导致肺内细胞因子的释放和炎症反应（Jobe and Ikegami 1998；Jobe et al. 2002）。正压通气频率推荐为 40~60 次/min。

呼气末正压通气（PEEP）还是持续气道正压通气（CPAP）？

肺通气后才能获得氧气，肺通气后会形成功能残气量。无自主呼吸的新生儿需要呼吸支持。动物实验已测试了呼吸末正压（positive end-expiratory pressure，PEEP）（Jobe et al. 2002；Probyn et al. 2004），然而，在产房并没有足够的证据支持应用或不用 PEEP。在早产新生儿进行的一项随机对照研究发现，与正压通气使用 10 秒持续肺膨胀后立即给予持续气道正压通气（continuous positive airway pressure，CPAP）/PEEP 组相比，未使用 CPAP/PEEP 正压通气组在后续治疗中需气管插管和机械通气人数增多（Polglase et al. 2008）。在产房正压通气时使用 PEEP 已越来越常见。在许多中心对低体重新生儿或超低出生体重儿出生后立即使用 CPAP。越来越多的中心在产房新生儿需正压通气时采用 T-piece。T-piece 复苏囊可将 PEEP 调整到一个需要的水平。图 29.2 显示了在复苏模型上使用自动式充气复苏囊（图 29.2a）和 T-piece 复苏囊（图 29.2b）进行正压通气时情况。使用 T-piece 复苏囊时，每次呼吸的吸气峰压和吸气量都是恒定的。

研究已经证明，与自动充气式复苏囊或气流充气式复苏囊相比，T-piece 复苏囊能够提供更准确的吸气峰压和 PEEP 值。

在早产新生儿，尤其是超低出生体重儿，由于呼吸道的梗阻，正压通气更为困难。这种情况下，常需重新清理气道和调整面罩的位置（Finer et al. 2009）。

ILCOR 并不推荐持续性肺膨胀（吸气时间大于 5 秒），有些指南推荐的延长吸气时间的开放式通气方法，目前尚无证据支持。

气管插管

当复苏囊-面罩正压通气不能使心率恢复正常和建立自主呼吸时，应进行气管内插管。如果胸外按压不能迅速改善心率或正压通气时间预计会延长也应进行气管插管。出生后没有心跳或呼吸的新生儿也应立即进行气管插管，因此时采用复苏囊-面罩正压通气常无效。一些继发性呼吸暂停的新生儿也需气管插管，极早早产新生儿因呼吸肌不能完成呼吸运动也常需要气管插管，ILCOR 指南推荐采用呼出气 CO_2 监测器（颜色的变化），以确定气管插管位置是否正确。该仪器的使用及局限性已有文献报道，在大多数情况下是可靠的（Leone et al. 2006a；Schmölzer et al. 2011；Garey et al. 2008）。使用复苏监测仪，通过观察新生儿第一次呼吸后气管插管内呼出和吸入的气体，在多数情况下可以确定气管插管的位置是否正确（Wood et al. 2008；Schmörzel et al. 2010）。通过观察气体漏出的情况，也叮以判断插入气管导管的尺寸是否正确（图 29.3）。

足月新生儿很少需要气管插管。来自美国的一项研究发现，气管插管率为 1/1 000 活产婴（Wu et al. 2004）；来自英国的研究也表明，英国所有分娩时气管插管率从 1993 年的 2.4% 下降至 1997 年的 1.2%（Little et al. 2007）。这说明气管插管率波动在 1/100 婴儿~1/1 000 婴儿。

英国的另一项研究也发现，不同出生体重组新生儿出生时气管插管率从 1998 年的 0.51% 下降至 2000 年的 0.07%（Little et al. 2007）。但出生体重小于 1 500g 的新生儿气管插管率下降不明显，其气管插管率是出生体重 3 000~3 500g 新生儿 50 倍。出生 5 分钟 Apgar 评分 0~3 分者气管插管的风险增加 243 倍、评分为 4~5 分者气管插管的风险增加 100 倍。急诊剖宫产和臀位分娩者气管插管的风险增加 2~3 倍（Allwood et al. 2003）。气管插管率急剧的下降提示出生窒息减少和剖宫分娩量增加，同时也表明对新生儿气管插管持更为保守的态度。

给氧浓度

2010 年前，大多数教材和指南推荐新生儿窒息复苏时使用高浓度氧（80%~100%），然而这种氧浓度的推荐是没有科学依据的。最新的研究表明，使用空气对重度窒息的足月儿或近足月儿进行复苏也能获得成功。最近对 2 000 多例新生儿复苏的 10 项研究 meta 分析发现（Rabi et al. 2007；Saugstad et al. 2008），使用空气复苏的新生儿较 100% 氧气者早期恢复得更快；出生 30 秒内出现自主呼吸、出生 90 秒的心率和 5 分钟 Apgar 评分更高（Saugstad et al. 1998）。更重要的是，使用空气复苏使窒息的死亡率下降 30%~40%（Rabi et al. 2007；Saugstad et al. 2008）。来自欧洲各国的一项 meta 分析发现，与使用纯氧进行复苏相比，使用空气复苏使新生儿相

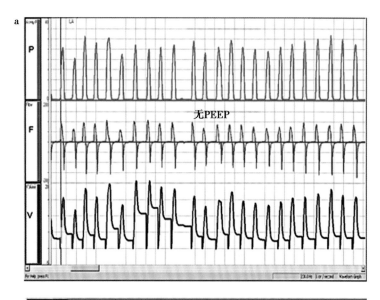

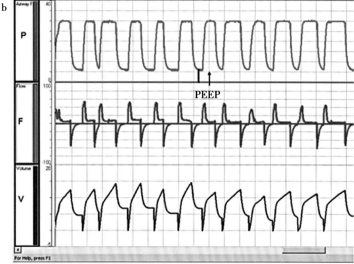

图29.2 （a）自动充气式复苏囊通气模式。注意可变化的吸气峰值压力（P），流量（F），容积（V），无呼气末正压（PEEP）的缺乏。（b）T-piece 复苏囊通气模式。注意相同且精确的峰值吸气压力（P），有 PEEP 及均匀的流量和通气量

对死亡风险从 3.2% 降至 1.1%，降低了 69%（Saugstad et al. 2008）。因此，在新生儿复苏开始时应避免常规给予 100% 的纯氧。2010 年 ILCOR 指南指出开始复苏时，足月儿最好使用空气，胎龄小于 32 周早产新生儿使用空氧混合仪调节给氧浓度，胎龄在 32~37 周之间出生的早产新生儿，最佳初始 FiO_2 尚不清楚（Perlman et al. 2010。胎龄小于 28 周的超早产新生儿初步复苏/稳定时推荐的氧浓度 ≥30%。

最近动物实验结果也表明，空气和 100% 氧气降低肺（气道）阻力的作用相当（Lakshminrusimha et al. 2007）。此外，高氧暴露因增加肺血管的反应性，也使随后肺动脉高压发生的风险增加（Lakshminrusimha et al. 2006）。

如前所述，超低出生体重儿在复苏开始时可能需要一些氧气。但是，一些小样本的研究显示给予 30% 的氧气与 90% 的氧气有同等的效果。需要复苏的超低出生体重儿开始给氧浓度为 FiO_2 0.3，随后根据 SpO_2 进行调整给氧浓度（Escrig et al. 2008；Wang et al. 2008；Vento et al. 2009a）。但是，这些超低出生体重新生儿复苏时的最佳 FiO_2 目前尚不清楚。

对使用空气复苏在 90 秒时无效者应给予氧气。在这种情况下，最好使用脉搏血氧饱和度仪监测动脉血氧饱和度。无窒息的足月或近足月新生儿，出生 1 分钟时动脉血氧饱和度通常为 60%~70%，但在出生后 3~4 分钟内可能降低至 40%；这些新生儿在出生 5~7 分钟内约有 50% 的 SaO_2 可达到 90%。

一般说来，剖宫分娩出生的新生儿脉搏血氧饱

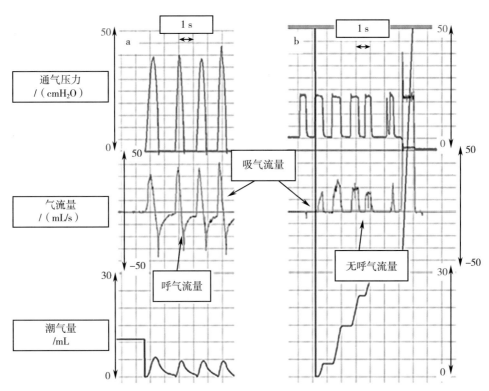

图 29.3 （a）26 周婴儿气管插管进入气管。充气和呼气流量曲线均返回基线，表明气管导管的放置正确。（b）小猪气管插管进入食管。吸气流量曲线返回到基线，表明流向气管内导管的气流。相反，没有呼气流量曲线表明气管插管插入食管。（经允许引自 Schmölzer et al. 2010a）

和度的变化比经阴道分娩者滞后 2 分钟（Saugstad 2006）。虽然高海拔地区人群的 SaO_2 会比海平面地区人群要低，但新生儿出生开始复苏时仍推荐使用空气。

　　在所有分娩场所都应采用空氧混合仪给氧，以保证根据实际需要调整给氧浓度。如果确实需要给氧气者，建议开始给氧浓度不超过 30%~40%；并根据复苏时临床反应，最好是根据脉搏血氧饱和度仪的监测值调整给氧浓度。也有推荐脉搏氧饱和度应维持在最近发表的无窒息新生儿出生后 1 分钟正常 SpO_2 图中的第 10~25 百分位（Dawson et al. 2010b）。出生 5~10 分钟后目标脉搏血氧饱和度在足月儿和近足月儿为 90%，而胎龄小于 32 周的早产儿为 85%。

29.7.2.3　C：胸外按压

　　胸外按压在新生儿复苏时很少需要，也不是基础新生儿复苏的内容。如持续心率 <60 次 /min，且在充分正压通气后无改善迹象，应立即开始胸外按压。新生儿复苏时胸外按压需要率为

0.5/1 000~1/1 000 出生婴儿（Wyckoff et al. 2005）。

　　胸外按压时总是需要伴有正压通气（Wyckoff and Berg 2008）。胸外按压与正压通气的比例为 3：1，即每分钟胸外按压 90 次、正压通气 30 次。胸外按压时，推荐使用拇指按压法（Christman et al. 2011）。要进行有效的胸外按压需要至少两名经过训练的医护人员同时进行。有效的胸外按压和正压通气 30s 后评估心率。当心率达到 60 次 /min，停止胸外按压，但需继续进行正压通气，正压通气频率 40~60 次 /min。为何新生儿复苏时胸外按压与正压通气比例为 3：1 并没有很多数据支持。

　　如果新生儿心搏骤停不是由窒息所致，胸外按压和正压通气的比例可考虑为 15：2（Perlman et al. 2010）。

　　虽然动物实验显示胸外按压时使用 100% 氧气并无优势，但 ILCOR 仍然建议在进行胸外按压时需增加氧浓度，当心率恢复后尽快减低给氧浓度（Wyckoff and Wyllie 2006）。

29.7.2.4　D:药物

当新生儿窒息患儿经过充分的正压通气给氧后,仅有极少的患儿需要使用药物。在一项研究发现在新生儿复苏中,肾上腺素的使用率为1/1 200 新生儿(Barber and Wyckoff 2006),并指出应在充分正压通气给氧及至少胸外按压和正压通气 30 秒后,仍然无心跳或持续心动过缓(心率 <60 次 /min)时才使用肾上腺素。一项研究也表明,即使是受过良好训练的复苏者,也不能在新生儿出生后 4~5 分钟内给予肾上腺素(Barber and Wyckoff 2006)。肾上腺素(1:10 000 浓度)应快速静脉推注,给药剂量 0.01~0.03mg/kg(0.1~0.3ml/kg),如有需要,每 3~5 分钟重复给药 1 次。如果经气管内给药(Solevåg et al. 2010),则肾上腺素的剂量为(0.05~0.1mg/kg)。如果心动过缓是由于正压通气技术所致,在使用肾上腺素之前,要先对正压通气技术进行校正。新生儿复苏时肾上腺素使用的剂量暂无系统性的研究。

扩容治疗

低容量的情况非常少见,在一项研究中显示,新生儿复苏时需要使用扩容治疗率为1/3 000 新生儿;然而,在进行扩容治疗的患儿中真正发生低血容量者也只有 25%。因此发生低容量的情况很罕见,在近足月儿和足月儿中的发生率仅为 1/12 000 新生儿(Wyckoff et al. 2005).如果有明显出血,新生儿出现面色苍白、毛细血管充盈延迟、脉搏微弱,持续性心率缓慢,或在进行了上述复苏步骤后循环情况仍然没有明显改善时,应该考虑低血容量性休克。发生低血容量性休克时应进行反复扩容治疗,扩容量为每次 10ml/kg,推荐的常用扩容的溶液体为生理盐水或乳酸林格液。静脉输注 5~10 分钟以上,可再重复给药。不推荐使用白蛋白或其他血浆制品进行扩容。在紧急复苏时只在有明显急性失血证据,如胎-母输血,所致的休克时,才进行扩容。如果失血过多,输注与母亲血液交叉配血相合的 O 型 Rh 阴性血。扩容治疗时应避免快速的输注,对早产新生儿应避免使用渗透压过高的溶液。在低血容量和窒息的新生猪模型上,发现进行扩容治疗出现适得其反结果(Wyckoff et al. 2007)。因此应该严格掌握扩容治疗指征。

碳酸氢钠、氨丁三醇或纳洛酮在新生儿复苏中不常使用(Perlman et al. 2010;Wyckoff and Perlman 2006)。

29.8　胎粪吸入

当羊水胎粪污染时,在新生儿胸部娩出前进行口咽部吸引有何益处目前并没有证据,目前也没有证据表明,羊水Ⅲ度污染时常规对新生儿进行插管和吸引有何益处。

以前对羊水Ⅲ度污染的新生儿出生时,常规进行气管插管吸胎粪也并未减少胎粪吸入综合征发生率和死亡率(Gupta et al. 1996)。因此,不再推荐在肩和胸部娩出前常规进行鼻、口和咽部的吸引。

根据以前的指南建议,对羊水Ⅲ度污染"没有活力"的新生儿应常规进行气管插管吸引,对有活力的新生儿则仅常规吸引口鼻及复苏。"有活力"即新生儿呼吸运动好,肌张力好,心率大于 100 次 /min。在 2010 年 ILCOR 指南中写道,对于羊水Ⅲ度污染"没有活力"的新生儿出生后常规进行气管插管胎粪吸引,现有的证据不支持也不反对(Perlman et al. 2010)。因此,近些年来对这些新生儿的处理,从积极常规的气管插管逐渐变为不常规气管插管。2015年 ILCOR 指南更进一步指出,目前所发表来自人的有关研究,不足以支持对羊水Ⅲ度污染"没有活力"的新生儿应常规进行气管插管吸引胎粪。

29.9　早产新生儿复苏

有关早产新生儿最佳复苏方案的研究几乎没有,这也意味着即使是对那些极早产儿的复苏,常常也是根据足月或者近足月儿的复苏指南进行。近来的研究已经表明,在产房对这些极早产儿进行的心肺复苏是有效的,因此,似乎需要建立更为积极的复苏方案(Finer et al. 1999),和采取更为主动的复苏流程(Leone et al. 2005,2006b;Finer and Leone 2009;Brugada 2008;Vento et al. 2009b)。很明显与足月或近足月新生儿相比,早产新生儿需要更多的复苏干预。来自美国的一项研究发现,出生体重在 500~1 500g 的超低和极低出生体重儿出生时,有 5% 的患儿需胸外按压,有 4% 的患儿接受肾上腺素治疗(Finer et al. 1999)。

出生胎龄小于 28 周的早产新生儿出生时不需擦干,直接放入齐颈部的聚乙烯袋或塑料袋中保温,以维持他们的体温在正常范围(Perlman et al. 2015)。在一些中心对这些新生儿常采用 INSURE

技术给予肺表面活性物质（INtubation SURfactant Extubation，气管插管 - 肺表面活性物质 - 拔管）（Victorin et al. 1990）。正压通气时 PEEP 设定为 5~6mmH$_2$O，目前建议对这些早产新生儿直接使用 CPAP 进行正压通气（Morley and Davis 2008）。应可能采取轻柔的方式处理这些早产儿，应避免快速输液和快速改变体位。

初步的数据表明，需要复苏的超低出生体重新生儿常需要短暂的氧支持，如，为了获得足够的心率反应，开始复苏时即给 30% 的氧气（Escrig et al. 2008；Wang et al. 2008；Vento et al. 2009a）。为这些袖珍新生儿推荐更为有效的复苏指南需要更多的数据支持。

胎龄小于 32 周的早产新生儿出生时，产房的温度应设定在 23~25℃，早产新生儿出生后立即以温暖的毛毯包裹，若出生胎龄小于 28 周的早产新生儿出生后不需擦干和戴帽子，直接放入塑料袋中。ILCOR 建议使用产热床垫以减少新生儿低体温（<36℃）的发生；但产热床垫可能会增加体温过高（>38℃）的发生。

29.10　停止复苏

有些情况需要停止复苏（Skupski et al. 2010）。ILCOR 的建议指出对于死亡率或疾病发病率较高的新生儿可以考虑终止复苏。许多中心对胎龄小于 23 周的超早产儿出生后不进行复苏。在早期的复苏指南中，对无脑儿、双侧肾发育不全、新生儿期即发病的 I 型脊髓型肌肉萎缩症（Werdnig-Hoffmann disease）、13- 三体综合征和 18- 三体综合征等情况建议不进行复苏。但是，根据最近的指南（Perlman et al. 2010），作者也同意，不应对新生儿作出不进行复苏这种严厉的指令，作者对胎龄≥23 周出生的早产新生儿进行复苏，并尝试使他们稳定，最近来自瑞典的一个快速研究结果支持这种做法（Serenius et al. 2013）。

通常情况下，这类新生儿出生时常不知道确切的诊断或胎龄。无论何时，当这类新生儿出生时，建议复苏时采取宽松的策略，使医生可收集到更多关于该新生儿的临床状况和预后情况，同时，也应告知患儿的父母，让他们做好准备，参与患儿随后治疗的讨论和决策。10 分钟 Apgar 评分仍为 0 分，意味着新生儿将会死亡，或即使成活也会出现严重的残疾。

ILCOR 委员会建议，经过 10 分钟完全充分的复苏后，如果仍无心率，Apgar 评分仍为 0 分者可考虑停止复苏。但同时也强调，应根据具体情况决定是否停止或继续复苏（Perlman et al. 2015）。

ILCOR 建议对于胎龄大于 34 周、出生后≥20 分钟仍无自主呼吸的新生儿，虽然有心跳或 Apgar 评分为 1~3 分者，可以停止正压通气。

29.11　复苏后处理

复苏成功后，要防止新生儿的热量丢失。新生儿应收入院，密切观察并记录呼吸运动、呼吸频率、肤色、心率、出生是否有产伤或发育畸形等。如果复苏时间短、患儿生命体稳定，有自主呼吸者，可放在母婴同室进行观察，以便于新生儿与母亲的皮肤 - 皮肤接触。但这取决于当地医院的条件及是否有足够训练有素的医护人员对新生儿进行观察。

新生儿复苏后即使不需要机械通气，也常常会收入新生儿重症监护室，进一步密切监测心率、呼吸，动脉血气和 pH，及时处理低血压和抽搐，对于低血压者进行扩容或使用血管活性药物，并给予适当的液体。及时纠正低血糖或者电解质紊乱。如可能应在出生后 1 小时内开始母乳喂养。对复苏未成功而死亡的新生儿父母，应进行密切观察和随访。

经过复苏，即使是短暂复苏的新生儿，均视为高危新生儿，因此需要进行短期和长期的随访。复苏后的新生儿血糖应该维持在正常范围（McGowan and Perlman 2006）。

29.11.1　亚低温治疗

亚低温治疗已推荐作为对缺血缺氧性脑病足月新生儿的一种保护性治疗。亚低温治疗时，应该按照指南使体温降低在一定范围内（Azzopardi et al. 2009）。重度窒息患儿产房复苏时要特别注意避免体温过高，因体温过高加重其脑损伤（Perlman 2006）。

29.12　复苏记录

在复苏时有专门的人员进行观察并记录整个复苏过程是非常有用的。在复苏完成之前，要详细记录复苏过程中所有观察结果和处理及参与复苏人员的名字。每一个医院应该保留新生儿出生时情况和过程的记录文件。提供分娩服务的每个医疗机构,都应该有本院新生儿复苏的标准及具体的操作流程。对参加新生儿复苏的医护人员通过模拟人进行培训,掌握新生儿复苏技能,并应对培训的效果进行评估。

29.13 结论

新生儿复苏指南中的操作并非都有充分的医学证据。虽然近年发展非常迅速,并建立了许多的临床医学证据,但仍有许多亟待解决的问题。

如,新生儿复苏最佳 PEEP 压力仍有待确认。目前足月儿或者近足月儿复苏开始时用空气。但早产儿开始复苏时需用氧浓度仍不清楚,由于开始复苏时反应不充分,足月儿的目标氧饱和度不清楚。在胸外按压时最佳的给氧方式也不清楚。肾上腺素最佳浓度和扩容治疗的效果也不清楚。胸外按压的最佳方案尚未确定。目前为止,没一个关于 $PaCO_2$ 和中度高碳酸血症时恢复脑血流量重要性讨论的指南,这些问题都是未来几年的研究重点。

尽管如此,新生儿复苏时应尽快开始有效通气已达成共识。在大多数情况下,几次有效的通气就可使心率恢复并帮助新生儿建立自主呼吸。通过避免没有循证医学证据为基础的有害操作,如复苏时给高浓度氧等,可使新生儿复苏的结局出现很大改善。一项名为"帮助婴儿呼吸"("Helping Babies Breathe")新的复苏项目已在世界各地进行推广。该项目是对足月儿和近足月儿进行复苏时用空气代替 100% 纯氧。20 世纪 90 年代印度开展了一项名为"给予呼吸——挽救生命"("Give a breath–save a life")大型的新生儿复苏项目。"给予呼吸——拯救生命"也是新生儿复苏的意义所在。

参考文献

Allwood AC, Madar RJ, Baumer JH et al (2003) Changes in resuscitation practice at birth. Arch Dis Child Fetal Neonatal Ed 88:F375–F379

Azzopardi DV, Strohm B, Edwards AD, TOBY Study Group et al (2009) Moderate hypothermia to treat perinatal asphyxial encephalopathy. N Engl J Med 361:1349–1358. [Erratum in: N Engl J Med 2010;362:1056]

Barber CA, Wyckoff MH (2006) Use and efficacy of endotracheal versus intravenous epinephrine during neonatal cardiopulmonary resuscitation in the delivery room. Pediatrics 118:1028–1034

Björklund LJ, Ingimarsson J, Curstedt T et al (1997) Manual ventilation with a few large breaths at birth compromises the therapeutic effect of subsequent surfactant replacement in immature lambs. Pediatr Res 42:348–355

Black RE, Cousens S, Johnson HL, Child Health Epidemiology Reference Group of WHO and UNICEF et al (2010) Global, regional, and national causes of child mortality in 2008: a systematic analysis. Lancet 375:1969–1987

Brugada M (2008) Using intensive care technology in the delivery room: a new concept for the resuscitation of extremely preterm neonates. Pediatrics 122:1113–1116

Christman C, Hemway RJ, Wyckoff MH, Perlman JM (2011) The two-thumb is superior to the two-finger method for administering chest compressions in a manikin model of neonatal resuscitation. Arch Dis Child Fetal Neonatal Ed 96:F99–F101

Dawson JA, Kamlin CO, Wong C et al (2010a) Changes in heart rate in the first minutes after birth. Arch Dis Child Fetal Neonatal Ed 95:F177–F181

Dawson JA, Kamlin CO, Vento M et al (2010b) Defining the reference range for oxygen saturation for infants after birth. Pediatrics 125:e1340–e1347

Emergency Cardiac Care Committee and Subcommittees of the American Heart Association (1992) Guidelines for cardiopulmonary resuscitation and emergency cardiac care, IV: pediatric basic life support. J Am Med Assoc 268:2276–2281

Escrig R, Arruza L, Izquierdo I et al (2008) Achievement of targeted saturation values in extremely low gestational age neonates resuscitated with low or high oxygen concentrations: a prospective, randomized trial. Pediatrics 121:875–881

Finer N, Leone T (2009) Oxygen saturation monitoring for the preterm infant: the evidence basis for current practice. Pediatr Res 65:375–380

Finer NN, Horbar DH, Carpenter JH, the Vermont Oxford Network (1999) Cardiopulmonary resuscitation in the very low birth weight infant: the Vermont Oxford Experience. Pediatrics 104:428–434

Finer NN, Rich W, Wang C, Leone T (2009) Airway obstruction during mask ventilation of very low birth weight infants during neonatal resuscitation. Pediatrics 123:865–869

Garey DM, Ward R, Rich W et al (2008) Tidal volume threshold for colorimetric carbon dioxide detectors available for use in neonates. Pediatrics 121:e1524–e1527

Gupta V, Bhatia BD, Mishra OP (1996) Meconium stained amniotic fluid: antenatal, intrapartum and neonatal attributes. Indian Pediatr 33:293–297

International Liaison Committee on Resuscitation (2005) International consensus on cardiopulmonary resuscitation and emergency cardiovascular care science with treatment recommendations. Part 7: neonatal resuscitation. Resuscitation 67:293–303

Jobe AH, Ikegami M (1998) Mechanisms initiating lung injury in the preterm. Early Hum Dev 53:81–94

Jobe AH, Kramer BW, Moss TJ et al (2002) Decreased indicators of lung injury with continuous positive expiratory pressure in preterm lambs. Pediatr Res 52:387–392

Kamlin CO, O'Donnell CO, Everest NJ et al (2006) Accuracy of clinical assessment of infant heart rate in the delivery room. Resuscitation 71:319–321

Kattwinkel J, Niermeyer S, Nadkarni V et al (1999) Resuscitation of the newly born infant: an advisory statement from the pediatric working Group of the International Liaison Committee on resuscitation. Resuscitation 40:71–88

Kattwinkel J, Perlman JM, Aziz K et al (2010) Part 15: neonatal resuscitation: 2010 American Heart Association guidelines for cardiopulmonary resuscitation and emergency cardiovascular care. Circulation 122(18 Suppl 3):S909–S919

Lakshminrusimha S, Russell JA, Steinhorn RH et al (2006) Pulmonary arterial contractility in neonatal lambs increases with 100% oxygen resuscitation. Pediatr Res 59:137–141

Lakshminrusimha S, Russell JA, Steinhorn RH et al (2007) Pulmonary hemodynamics in neonatal lambs resuscitated with 21%, 50%, and 100% oxygen. Pediatr Res 62:313–318

Leone TA, Rich W, Finer NN (2005) Neonatal intubation: success of pediatric trainees. J Pediatr 146: 638–641

Leone TA, Lange A, Rich W, Finer NN (2006a) Disposable colorimetric carbon dioxide detector use as an indicator of a patent airway during noninvasive mask ventilation. Pediatrics 118:e202–e204

Leone TA, Rich W, Finer NN (2006b) A survey of delivery room resuscitation practices in the United States. Pediatrics 117:e164–e175

Little M, Järvelin M-R, Neasham DE et al (2007) Factors associated with fall in neonatal intubation rates in the United Kingdom-prospective study. Br J Obstet Gynaecol 114:156–164

McGowan JE, Perlman JM (2006) Glucose management during and after intensive delivery room resuscitation. Clin Perinatol 33:183–196

Milner AD, Vyas H, Hopkin IE (1984) Efficacy of facemask resuscitation at birth. Br Med J (Clin Res Ed) 289:1563–1565

Morley CJ, Davis PG (2008) Advances in neonatal resuscitation: supporting transition. Arch Dis Child Fetal Neonatal Ed 93:F334–F336

O'Donnell CP, Kamlin CO, Davis PG et al (2007) Clinical assessment of infant colour at delivery. Arch Dis Child Fetal Neonatal Ed 92:F465–F467

Palme-Kilander C, Tunell R (1993) Pulmonary gas exchange during facemask ventilation immediately after birth. Arch Dis Child 68:11–16

Palme-Kilander C, Tunell R, Chiwei Y (1993) Pulmonary gas exchange immediately after birth in spontaneously breathing infants. Arch Dis Child 68:6–10

Perlman JM (2006) Hyperthermia in the delivery: potential impact on neonatal mortality and morbidity. Clin Perinatol 33:55–63

Perlman JM, Wyllie J, Kattwinkel J, Neonatal Resuscitation Chapter Collaborators et al (2010) Part 11: neonatal resuscitation: 2010 International consensus on cardiopulmonary resuscitation and emergency cardio-

vascular care science with treatment recommendations. Circulation 122(16 Suppl 2):S516–S538

Perlman JM, Wyllie J, Kattwinkel J, Wyckoff MH et al (2015) Neonatal resuscitation chapter collaborators. Part 7: neonatal resuscitation: 2015 international consensus on cardiopulmonary resuscitation and emergency cardiovascular care science with treatment recommendations. Circulation 132(16 Suppl 1): S204–S241

Polglase GR, Hillman NH, Pillow JJ et al (2008) Positive end-expiratory pressure and tidal volume during initial ventilation of preterm lambs. Pediatr Res 64:517–522

Poulton DA, Schmölzer GM, Morley CJ, Davis PG (2011) Assessment of chest rise during mask ventilation of preterm infants in the delivery room. Resuscitation 82:175–179

Probyn ME, Hooper SB, Dargaville PA et al (2004) Positive end expiratory pressure during resuscitation of premature lambs rapidly improves blood gases without adversely affecting arterial pressure. Pediatr Res 56:198–204

Rabi Y, Rabi D, Yee W (2007) Room air resuscitation of the depressed newborn: a systematic review and meta-analysis. Resuscitation 72:353–363

Richmond S, Wyllie J (2010) European resuscitation council guidelines for resuscitation 2010 section 7. Resuscitation of babies at birth. Resuscitation 81:1389–1399

Saugstad OD (2006) Oxygen saturations immediately after birth. J Pediatr 148:569–570

Saugstad OD (2015) Delivery room management of term and preterm newly born infants. Neonatology 107(4):365–371

Saugstad OD, Soll RF (2016) Assessing heart rate at birth: auscultation is still the gold standard. Neonatology 110:238–240

Saugstad OD, Rootwelt T, Aalen O (1998) Resuscitation of asphyxiated newborn infants with room air or oxygen: an international controlled trial: the Resair 2 study. Pediatrics 102:e1

Saugstad OD, Ramji S, Rootwelt T, Vento M (2005) Response to resuscitation of the newborn: early prognostic variables. Acta Paediatr 94:890–895

Saugstad OD, Ramji S, Soll RF, Vento M (2008) Resuscitation of newborn infants with 21% or 100% oxygen: an updated systematic review and meta-analysis. Neonatology 94:176–182

Schmölzer GM, Kamlin OC, O'Donnell CP et al (2010a) Assessment of tidal volume and gas leak during mask ventilation of preterm infants in the delivery room. Arch Dis Child Fetal Neonatal Ed 95:F393–F397

Schmölzer GM, Dawson JA, Kamlin CO et al (2010b) Airway obstruction and gas leak during mask ventilation of preterm infants in the delivery room. Arch Dis Child Fetal Neonatal Ed 96(4):F254–F257

Schmölzer GM, Poulton DA, Dawson JA et al (2011) Assessment of flow waves and colorimetric CO(2) detector for endotracheal tube placement during neonatal resuscitation. Resuscitation 82:307–312

Schmörzel GM, Kamlin CO, Dawson JA et al (2010) Respiratory monitoring of neonatal resuscitation.

Arch Dis Child Fetal Neonatal Ed 95:F295–F303

Serenius F, Källén K, Blennow M et al (2013) Neurodevelopmental outcome in extremely preterm infants at 2.5 years after active perinatal care in Sweden. JAMA 309:1810–1820

Skupski DW, Chervenak FA, McCullough LB et al (2010) Ethical dimensions of periviability. J Perinat Med 38:579–583

Solevåg AL, Dannevig I, Nakstad B, Saugstad OD (2010) Resuscitation of severely asphyctic newborn pigs with cardiac arrest by using 21% or 100% oxygen. Neonatology 98:64–72

Szyld E, Aguilar A, Musante GA, Vain N, Prudent L, Fabres J, Carlo WA, Delivery Room Ventilation Devices Trial Group (2014) Comparison of devices for newborn ventilation in the delivery room. J Pediatr 165:234–239

te Pas AB, Walther FJ (2007) A randomized, controlled trial of delivery-room respiratory management in very preterm infants. Pediatrics 120:322–329

Vento M, Moro M, Escrig R et al (2009a) Preterm resuscitation with low oxygen causes less oxidative stress, inflammation, and chronic lung disease. Pediatrics 124:e439–e449

Vento M, Cheung PY, Aguar M (2009b) The first golden minutes of the extremely-low-gestational-age neonate: a gentle approach. Neonatology 95:286–298

Victorin LH, Deverajan LV, Curstedt T, Robertson B (1990) Surfactant replacement in spontaneously breathing babies with hyaline membrane disease—a pilot study. Biol Neonate 58:121–126

Wang CL, Anderson C, Leone TA et al (2008) Resuscitation of preterm neonates by using room air or 100% oxygen. Pediatrics 121:1083–1089

Wood FE, Morley CJ, Dawson JA, Davis PG (2008) A respiratory function monitor improves mask ventilation. Arch Dis Child Fetal Neonatal Ed 93:F380–F381

World Health Organization, Department of Reproductive Health and Research (1998) Basic newborn resuscitation: a practical guide. WHO, Geneva. http://whqlibdoc.who.int/hq/1998/WHO_RHT_MSM_98.1.pdf

Wu YW, Backstrand KH, Zhao S et al (2004) Declining diagnosis of birth asphyxia in California: 1991–2000. Pediatrics 114:1584–1590

Wyckoff MH, Berg RA (2008) Optimizing chest compressions during delivery-room resuscitation. Semin Fetal Neonatal Med 13:410–415

Wyckoff MH, Perlman JM (2006) Use of high-dose epinephrine and sodium bicarbonate during neonatal resuscitation: is there proven benefit? Clin Perinatol 33:141–151

Wyckoff MH, Wyllie J (2006) Endotracheal delivery of medications during neonatal resuscitation. Clin Perinatol 33:153–160

Wyckoff MH, Perlman JM, Laptook AR (2005) Use of volume expansion during delivery room resuscitation in near-term and term infants. Pediatrics 115:950–955

Wyckoff M, Garcia D, Margraf L et al (2007) Randomized trial of volume infusion during resuscitation of asphyxiated neonatal piglets. Pediatr Res 61:415–420

Yam CH, Dawson JA, Schmölzer GM et al (2011) Heart rate changes during resuscitation of newly born infants <30 weeks gestation: an observational study. Arch Dis Child Fetal Neonatal Ed 96:F102–F107

新生儿的氧毒性

30

Rodolfo Bracci，Serafina Perrone，
Maximo Vento and Giuseppe Buonocore
李志华　翻译，王斌　审校

目录

摘要

氧气毒性与新生儿疾病之间关系的第一个证据出现在 20 世纪 50 年代初，当时在呼吸高浓度氧气的早产儿中观察到视网膜病变。氧中毒是由于活性氧的发展，如超氧阴离子、过氧化氢、过氧化脂质、过氧化基、电子离域苯氧自由基、一氧化氮、羟基自由基等。羟基自由基是自然界中最强的氧化剂之一，可损伤组织。没有特定的作为自由基的清除剂，一旦被释放，羟基自由基就会与脂蛋白、细胞膜、脂质、蛋白质、DNA、氨基酸和其他分子发生反应，对这些物质造成结构和功能上的损伤。活性氧的主要来源是烟酰胺腺嘌呤二核苷酸磷酸（nicotinamide adenine dinucleotide phosphate，NADPH）氧化酶反应（主要是

暴露于微生物、微生物产物或炎性介质后激活的吞噬细胞）、线粒体代谢、缺氧 - 再氧化（低黄嘌呤 - 黄嘌呤氧化酶反应）、高氧和矛盾的缺氧。异常比例的活性氧、如果较正常值偏低或偏高，可以产生病理结果。过量的活性氧，与排毒能力相关，被称为氧化应激，这个术语表达了氧化剂和抗氧化剂之间的不平衡，这是潜在的损伤原因。如果氧化应激较轻，细胞防御可能通过一种机制增加，这种机制通常涉及活性氧清除活性的基因表达增强。严重的氧化应激通常会导致细胞损伤，并在多种细胞死亡中发挥作用，例如细胞凋亡、坏死、自噬和线粒体吞噬。氧化应激被认为是妊娠相关疾病如反复妊娠流产、先兆子痫、早产胎膜早破、宫内生长受限和胎儿死亡的诱因。

在胎儿到新生儿的转变过程中,在出生后的最初几分钟内,血氧含量和氧的有效性都会突然增加,引发活性氧的爆发。高氧状态下的氧化应激被认为是造成肺、视网膜和红细胞损伤和可能的全身组织损伤的原因。

为了检测氧化应激的存在及其严重程度,人们提出了几种方法。蛋白质、脂质和 DNA 碱基氧化和细胞内氧化还原状态的测量是准确的方法。活性氧组织损伤的预防包括避免感染、窒息、高氧和视网膜光暴露等条件,在这些条件下会产生过多的活性氧。当护理过程中需要氧气支持时,最审慎的方法是不容忍可能的缺氧,不接受与潜在的高氧相关的 SpO_2 值,将低报警值设置为从不低于 85%,将高报警值设置为从不超过 95%。必须避免导致 SpO_2 剧烈而显著的变化和波动的触发器现象。早产婴儿应该尽早食用人乳,这样可以提供额外的自由基保护。虽然抗氧化保护在妊娠期和新生儿期的有效性仍在研究中,但不应低估围产期氧化应激引起组织损伤的风险。

30.1 要点

- 氧是新生儿复苏中最重要的元素之一,不适当的氧疗管理将严重影响新生儿的预后。
- 氧中毒是由于活性氧的发展,如超氧阴离子、过氧化氢、过氧化脂质、过氧化基、电子离域苯氧基、一氧化氮和羟基自由基。
- 活性氧的主要来源是 NADPH 氧化酶反应(主要是暴露在微生物、微生物产物或炎症介质激活后的吞噬细胞)、线粒体代谢、缺氧 - 再氧化(低黄嘌呤 - 黄嘌呤氧化酶反应)、高氧和对应的缺氧。
- 活性氧通过氧化和破坏许多细胞成分,尤其是损害线粒体功能和氧气利用导致细胞功能恶化。此外,由缺血 - 再灌注损伤引起的全身炎症反应可导致组织损伤。
- 过量的活性氧,与解毒能力相关,被称为氧化应激,这个术语表达了氧化剂和抗氧化剂之间的不平衡,这是潜在的损伤原因。
- 严重的氧化应激通常会导致细胞损伤,并在多种细胞死亡中起作用。比如细胞凋亡、坏死、自噬和线粒体吞噬。
- 在胎儿到新生儿的转变过程中,在出生后的最初几分钟内,血氧含量和氧供应突然增加,引发活性

氧的爆发。
- 高氧已被认为是造成肺、视网膜和红细胞损伤以及可能的全身组织损伤的原因。
- 测量蛋白质、脂质、DNA 碱基氧化和细胞内氧化还原状态是检测氧化应激存在和严重程度的准确方法。
- 活性氧组织损伤的预防包括避免感染、窒息、高氧和视网膜光暴露等条件,在这些条件下会产生过多的活性氧。
- 由于维持潜在有害的超常氧水平的益处有限,因此氧气支持和机械通气都应注意使早产儿的氧饱和度保持在 85%~95%。

30.2 活性氧

尽管 19 世纪末期已经注意到氧气的毒性(Smith, 1899),但第一个氧中毒和新生儿疾病之间的关系的证据是在 1950 年观察到视网膜病变与早产儿吸入高浓度氧气的关系(Patz et al. 1955)。同时期有研究论证新生儿红细胞遭氧破坏的敏感性增加,而新生儿的抗氧化因子缺乏成为证据(Gordon et al. 1955)。在随后的几年里,当氧毒性被认为是由于活性氧自由基(reactive oxygen species, ROS)的发展而引起时,我们对氧毒性作用的理解取得了巨大的进展。主要的 ROS 有超氧阴离子(superoxide anion, O_2^-)、过氧化氢(hydrogen peroxide, H_2O_2)、过氧化脂质、过氧化基和羟基自由基(hydroxyl radical, $OH\cdot$)。其他重要的自由基是高度反应性的电子离域苯氧基(C_6H_5O)和一氧化氮(nitric oxide, NO)。ROS 这个术语包括自由基,自由基是带有一个或多个未配对电子的原子或分子。自由基可以与其他自由基及未配对的电子反应形成共价键。由此产生的分子可能会将其他分子分解成有毒的产物。自由基可能与非自由基分子在自由基链反应中发生反应,这些反应被抗氧化剂分子、酶或蛋白质反应所阻止。

O_2^- 是大多数 ROS 的前体,是氧化链反应的介质。O_2^- 通过超氧化物歧化酶(superoxide dismutase, SOD)的歧化作用产生 H_2O_2,依次可能通过谷胱甘肽过氧化物酶(glutathione peroxidase, GSH-Px)和过氧化氢酶(catalase, Cat)的作用,或者部分还原成 $OH\cdot$ 来减少水分。后一种反应称为 Fenton-Haber-Weiss 反应,通过减少过渡金属,尤其是铁,以及铜和锌来催化(Jankov et al. 2001,图 30.1)。

OH·没有特异性清除剂，一旦释放，OH·与脂蛋白、细胞膜、脂质、蛋白质、DNA、氨基酸和其他分子发生反应，对细胞造成结构和功能损伤。OH·是自然界中最强的氧化剂之一，可损伤组织。由于 Fenton 反应形成的 OH·依赖于非蛋白结合铁（nonprotein-bound iron，NPBI），NPBI 的胞内或胞外可获得性是 ROS 依赖性组织损伤的重要来源之一。超氧化物活性低，反应性差。然而，它可能参与 NO 介导的反应活性产生氧化组织损伤。超氧化物和 NO 很容易发生反应，形成一种称为过氧亚硝酸盐（peroxynitrite，ONOO⁻）的极端活性物质（Jankov et al. 2001）。

$$O_2 \xrightarrow{e^-} O_2^- \xrightarrow{SOD} H_2O_2$$

$$H_2O_2 \xrightarrow{过氧化氢酶} O_2 + H_2O$$

$$H_2O_2 + Fe^{2+} \xrightarrow[反应]{Fenton} Fe^{3+} + OH^- + OH\cdot$$

图 30.1 铁介导的氧自由基形成。Fenton 反应所涉及的一系列事件的示意图。最初，电子供体可以将氧转化为超氧阴离子。超氧阴离子迅速转化为过氧化氢。在 Fenton 反应中，过氧化氢可以进一步形成羟基自由基（OH·），亚铁离子被氧化成铁离子

总之，ROS 的主要来源是 NADPH 氧化酶（NADPH oxidase，NOX）反应、线粒体代谢、缺氧 - 再氧化（缺氧 - 稀 - 黄嘌呤氧化酶反应）、高氧和对应的缺氧（Jankov et al. 2001；Ullrich and Bachscmid 2000；Koenig and Yoder 2004；Sies 1991；Halliwell 2007）。这些问题将依次讨论。

氮氧化物酶被发现在几乎所有组织和调节基本的生物过程（Murphy 2009），而最相关的 ROS 的生成氮氧化物发生在接触微生物，微生物产品，或炎症介质后激活的吞噬细胞里。ROS 产生通过氮氧化物各种细胞类型的正常的生理信号，如胰岛素、血管紧张素 Ⅱ、生长因子，以及各种类型的受体，如甲酰基肽受体和 Toll 样受体（Murphy 2009；Lambeth and Neish 2014）。此外，NOX 依赖的 ROS 生成被认为可以触发各种应激原的适应性反应（Lambeth and Neish 2014）。然而，NOX 诱导的 ROS 生成可以激活 NRF2 通路，从而增加炎症过程中的抗氧化保护（Menshicova et al. 2010）。感染和细胞因子产生过程中 ROS 释放进入吞噬细胞是一个重要的防御机制。它还会改变细胞外的氧化平衡，损害组织，因为细胞

会发生 O_2^- 的外流（Koenig and Yoder 2004）。已知吞噬细胞的调理作用和激活不仅发生在感染后，而且在缺氧 - 复氧过程中，甚至是在窒息，特别是低黄嘌呤 - 黄嘌呤氧化酶反应的结果中也会发生（Sies 1991；Halliwell 2007；图 30.2）。

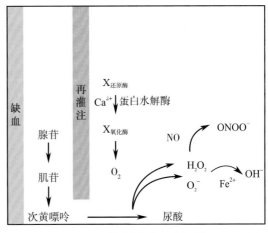

图 30.2 黄嘌呤氧化还原酶系统

ROS 产生的复杂机制已在线粒体中被广泛研究，其中 ROS 的产生具有生理和病理效应（Ullrich and Bachscmid 2000）。线粒体呼吸链是真核细胞中 ROS 的主要来源（图 30.3）。

线粒体的作用不仅仅是制造分子燃料。该细胞器还产生 ROS，深入参与信号通路，调节各种各样的生理事件。线粒体产生 ROS 主要依赖于复合物 Ⅰ 和 Ⅲ，高度依赖于代谢条件和氧化和抗氧化因子的线粒体内平衡（Lismont et al. 2015；Kalogeris et al. 2014）。呼吸链过程涉及一组不同的电子载体，它们的设计目的是减少不必要的电子泄漏，这些电子泄漏来自减少的辅因子、超分子氧和因此产生的 ROS，至少在正常情况下是这样的。线粒体提供一种非常有效的抗氧化防御机制，这种机制维持了氧化还原状态的稳定（Dröse and Brandt 2012）。因此，线粒体功能通过促氧化剂和抗氧化过程之间的平衡，积极参与氧化还原平衡。

这种复杂的变异性给成人，尤其是新生儿氧化应激的检测和分析带来了很大的困难（图 30.4）。在生理条件下，约 98% 的氧气完全减少形成 H_2O_2。2% 的电子会泄漏，造成氧的部分减少并产生 ROS。氧的单价还原生成 O_2^-，而阴离子的单价还原生成 H_2O_2。第三个一价还原反应生成高活性的 OH·。超氧化物的反应活性相对较低。然而，当 NO·水平

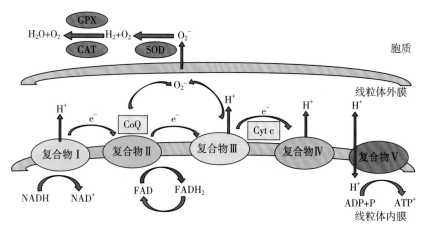

图 30.3 线粒体氧自由基形成。参与氧化磷酸化的事件序列的示意图。这一过程发生在线粒体中,是需氧生物 ATP 的主要来源。ATP 是由电子载体将 NADH 到 O_2 中的电子转移而形成的。最初,电子供体可以将氧转化为超氧化物阴离子。超氧阴离子迅速转化为过氧化氢。过氧化氢可以进一步形成羟基自由基(OH·),同时亚铁离子被氧化成铁离子。SOD,超氧化物歧化酶;CAT,过氧化氢酶;GPX,谷胱甘肽过氧化物酶;CoQ,辅酶 Q;Cyt c,细胞色素 c

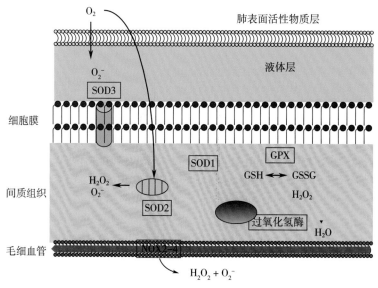

图 30.4 高氧后的氧化应激

升高时,NO 与线粒体产生的超氧化物结合。随后,$ONOO^-$ 的生成速率与 $OH^·$ 和抗坏血酸的反应速率相近。然后,$ONOO^-$ 产生 $OH^·$ 和二氧化氮,氧化和硝化 DNA、脂质和蛋白质。线粒体产生的自由基在多种细胞死亡,如凋亡、坏死、自噬和线粒体自噬中起作用(Vento 2014)。

线粒体和过氧化物酶体释放 ROS 主要取决于细胞的生理或病理状态。线粒体 DNA 的损伤似乎破坏了电子转运链中的线粒体 DNA 编码蛋白,从而产生更多的超氧化物。因此,如果有底物但能耗低,ETC 释放 2%~3% O_2^- 的正常极限可以大大提高

(Kohlhaas and Maack 2013)。这一理论被称为"线粒体超氧化物理论"(Indo et al. 2015),它被用来解释许多慢性疾病的起源。减少线粒体产生的过量超氧化物似乎对预防氧化应激相关疾病很重要。

值得注意的是,异常低水平的 ROS 也可能导致病理结果(Zorov et al. 2014)。代谢条件和氧分子水平改变 ROS 生成的速率(Hoffman and Brookes 2009)。在缺氧时,进出线粒体的氧化还原信号被激活(Collins et al. 2012)。特别是呼吸链增加 ROS 的产生,刺激信号通路,诱导缺氧诱导因子(hypoxiainduced factor,HIF)依赖性基因表达。间

歇性缺氧增加颈动脉体 ROS 含量，导致缺氧诱导因子 1a（HIF-1a）的合成和稳定性增加，以及 H1F-2a 的钙蛋白酶依赖性降解（Semenza and Prabhakar 2012）。因此，间歇性缺氧会打乱 HIF-1α 和 HIF-2a 之间的平衡，导致氧化还原内稳态的损失（Semenza and Prabhakar 2012；Yuan et al. 2013）。虽然线粒体 ROS 的增加对激活 HIF 很重要，但在慢性缺氧条件下，ROS 的持续增加可能是有害的，并可能导致细胞死亡（Kalogeris et al. 2014）。

再灌注是缺血/再灌注损伤的第二阶段，其特征是分子氧重新引入组织后产生 ROS。黄嘌呤氧化酶和吞噬细胞 NADPH 氧化酶衍生的 ROS 可以破坏细胞和组织中的生物分子。在这一阶段，缺血组织的血液供应引起由 ROS 激活并释放的血源性元素的传递。ROS 还可能通过与 NO、脂肪酸或游离铁相互作用形成 $ONOO^-$、过氧自由基和 OH· 等间接机制引起细胞功能障碍和死亡。氧源性 ROS 也可通过形成氧化依赖的促炎介质，增强再灌注时的炎症反应（Kalogeris et al. 2014；Vento 2014）。

缺血/再灌注损伤的第三个阶段是修复期，包括 ROS 依赖性生长因子的产生，这些生长因子促进血管生成、血管重塑、基质金属蛋白酶的激活，以及其他导致纤维化、组织重塑和瘢痕组织形成的因子（Kalogeris et al. 2014）。

30.3　围产期氧化应激

需要强调的是，活性氧反应是生物体内的正常现象，ROS 参与了大量的生理反应。它们在氧化还原（redox）反应中起关键作用，而氧化还原反应是各种细胞过程（如能量代谢、基因表达、蛋白质导入和折叠）中信号通路的重要组成部分（Lismont et al. 2015）。H_2O_2 和超氧化物深入参与细胞信号和转录调控（Kaludercic et al. 2014）。多种配体（包括生长因子、细胞因子和 C 蛋白偶联受体）也会产生 ROS（Lambeth 2014）。ROS 影响这些通路的机制可能是直接的，也可能是间接的，尽管某些含半胱氨酸的蛋白质是直接的氧化目标。

氧化还原电位的变化根据不同的因素可能会带来有益的或有害的后果。高水平的 ROS 和过低水平的 ROS 会改变促氧化剂和抗氧化剂之间的平衡，这对生物过程至关重要（Lismont et al. 2015）。过量的 ROS，与解毒能力相关，被称为氧化应激，这个术语表达了氧化剂和抗氧化剂之间的不平衡，这是潜在的损伤原因。如果氧化应激较轻，可能通过一种机制增强细胞防御能力，这种机制通常涉及 ROS 清除活性的基因表达增强（Halliwell et al. 1992）。严重的氧化应激之后通常是细胞损伤。ROS 可导致多种分子损伤：脂质过氧化、蛋白质氧化和硝化、蛋白质-硫醇消耗、核酸羟基化和硝化、DNA 链断裂（Vento 2014）。ROS 可以破坏 DNA 碱基，导致突变（Lambeth and Neish 2014）。脂质过氧化可以改变膜的结构，破坏膜的通透性，改变细胞成分。在较低浓度下，ROS 可以通过更微妙且往往短暂可逆的机制扰乱细胞和组织功能（Lambeth and Neish 2014）。应激状态下 ROS 可诱导细胞凋亡和/或坏死（Vento 2014）。过量的 ROS 还会导致细胞膜蛋白异常，并产生许多功能后果，包括免疫反应中细胞的识别（Lambeth and Neish 2014）。

因此，氧化平衡是一个有趣的问题，最近的许多研究增加了我们对 ROS 与人类疾病之间关系的了解。

胎儿和新生儿的氧化应激可能是由于抗氧化剂减少，ROS 增加，或者两者皆有。ROS 产生的途径多种多样，有必要考虑氧化还原平衡的复杂性，从而正确解释胎儿和新生儿氧中毒的起源。众所周知，缺乏抗氧化因子是新生儿的特点，但这只是涉及胎儿和新生儿氧化应激的众多因素中的一部分。

与成人相比，新生儿尤其是早产儿的抗氧化能力较低。自由基清除酶活性和许多其他抗氧化系统的成分在宫内生活期间增加，在新生儿中降低（Saugstad et al. 2005；Chandel and Shumacker 2000）。

因此，几乎可以肯定的是，早产儿在发育过程中对宫外生活缺乏准备，对氧化损伤表现出独特的敏感性。此外，早产程度越高，氧化损伤的相关风险越高。

主要的 AOE 有：铜、锌、锰的 SOD、GSH-Px、Cat、硫氧还蛋白、过氧化物还蛋白、谷胱甘肽还原酶、硫氧还蛋白还原酶。主要的非酶抗氧化剂是谷胱甘肽、辅酶 A 泛素、维生素 C 和维生素 E（Lismont et al. 2015）。

值得注意的是，最相关的 AOE，如 SOD、Cat 和 GSH-Px 的水平和活性在发育过程中动态变化，并在妊娠最后几周成熟，为胎儿进行肺呼吸做准备（Frank and Sosenko 1987；Friel et al. 2004；Tiina et al. 1998）。

据报道,胎儿和新生儿体内的非酶抗氧化因子要低于成年人和年龄较大的婴儿(Rogers et al. 2000)。研究最多的胎儿和新生儿中抗氧化剂缺乏之一是组织和红细胞低 α- 生育酚。其他因素也很重要。还原型谷胱甘肽(glutathione,GSH)是细胞内最丰富的非酶性抗氧化剂,参与 GSH-GPx 和 GSH-T 酶活性。环境因素也会引发氧化应激(Njalsson and Norgren 2005)。因此,在细胞中谷胱甘肽三肽是由半胱氨酸、甘氨酸和后续的谷氨酸在如 y- 胱硫醚酶、y- 谷氨酰半胱氨酸合成酶、谷胱甘肽合成酶等的连续酶促作用下合成的,这种机制的可能出现的问题是由于可辨认的先天性代谢缺陷或营养不良(Njalsson and Norgren 2005;Yeung 2006)。几项观察结果表明,根据年龄的不同,早产儿血浆中谷胱甘肽浓度较低,而谷胱甘肽二硫浓度较成年人高(Smith et al. 1993)。这种情况的发生可能是由于极低出生体重儿的低 OSH 和低 GSH 合成酶活性造成的(Yeung 2006)。

在这方面,关于 L- 半胱氨酸是否是早产儿必需的氨基酸的文献报道相互矛盾,因为肝 g- 半胱氨酸酶活性低。由此,对早产儿的研究显示,超低出生体重儿血浆半胱氨酸浓度明显高于足月儿,而足月儿血浆半胱氨酸浓度高于早产儿。此外,早产儿红细胞在蛋氨酸孵育下合成谷胱甘肽的速率远低于足月儿,而这一过程依赖于 g- 半胱氨酸酶途径。这些发现强调了反硫化途径的不成熟和 L- 半胱氨酸在早产儿肠外和肠内营养中的条件重要性。此外,这也解释了氧化应激的趋势(Vina et al. 1995)。铁结合蛋白具有主要的抗氧化活性,可以防止金属诱导的 OH· 生成(Halliwell and Gutteridge 1990)。因此,在非酶抗氧化因子中,金属转运蛋白具有重要的功能。特别是,转铁蛋白浓度有一个关键的作用是保护 NPBI- 由于 OH· 释放引起的氧化应激中的作用(Buonocore et al. 2001;Berger et al. 1995)。在这方面,低的血浆铜蓝蛋白和转铁蛋白可能在新生儿氧化应激易感性,特别是金属诱导的 OH· 生产中发挥重要作用(Lindeman et al. 2000)。在早产儿和一些足月儿中发现博莱霉素可检测到的铁含量增加,这是新生儿中铁的促氧化作用增加的真实风险的证据(Evans et al. 1992)。因此,转铁蛋白的高饱和度可能是氧化应激的危险因素。人们普遍认为 NPBI 是一种病理表现,在成人中极为罕见(Buonocore et al. 2001)。新生儿血浆中的 NPBI 水平与氧化应激的其

他标志物相关,在缺氧新生儿中更高(Marzocchi et al. 2005)。有趣的是,等离子体酯化的 F2- 异前列腺素不仅与新生儿脐血样本中的 NPBI 相关,而且与硫酸铁铵孵育后的血浆相关(Signorini et al. 2008)。这一观察结果有力地说明了 NPBI 在提高新生儿氧化应激中的作用。在低氧新生儿中发现高血浆 NPBI,但预后较差(Buonocore et al. 2003)。

氧化应激被认为是妊娠相关疾病如反复妊娠流产、先兆子痫、早产胎膜破裂、宫内生长受限和胎儿死亡的诱因。子宫内的压力有助于 ROS 的产生,并导致组织损伤。氧化应激的标志物,如 NPBI,已在脐带血中作为子宫内 ROS 产生的指标进行了测量。这些标志物与一些产后疾病过程的发展有关,表明子宫内的氧化应激是一个重要的危险因素,尤其是早产儿(Perrone et al. 2010)。事实上,妊娠是一种与氧化应激增强相关的状态,因为高代谢周转率和高组织氧需求。在宫内生活期间,许多因素如缺氧、炎症和感染可导致 ROS 过量产生。每当产生的这些有毒物质可引起氧化应激和组织损伤。胎盘富含多不饱和脂肪酸,是脂质过氧化物的重要来源(Marseglia et al. 2014)。

在健康妊娠过程中,酶促和非酶促抗氧化还原系统很好地平衡了这一过程。胎盘减少 ROS 高反应性和潜在的破坏性影响的抗氧化防御的能力,对健康胎盘功能和理想的胎儿生长发育是至关重要的。然而,发育中的胎儿偶尔会由于 ROS 的过量产生和 / 或抗氧化防御能力的降低而暴露于高水平的氧化应激(Marseglia et al. 2014)。波动的氧气条件可以增加 ROS 的产生,因为 ROS 在这种情况下起信号分子的作用。这可能特别适用于需要高能量的组织或含有大量线粒体的组织,如胎盘和胎儿组织。导致胎儿和新生儿 ROS 增加的另一个重要因素是炎症(Pereira et al. 2015;Poggi and Dani 2014)。

个体的遗传特征可能影响胎儿和早产儿特定刺激引发的炎症和免疫反应的发生和程度(Poggi and Dani 2014)。特别是最近一项关于早产并发症发病机制的模型表明,过度激活炎症细胞因子和 ROS 的产生增加了氧化应激相关并发症的风险(Poggi and Dani 2014)。

30.4 高氧

在胎儿到新生儿的转变过程中,血氧含量和供

氧量在出生后的最初几分钟内突然增加到成人水平,引起 ROS 的激增(Comporti et al. 2004;House et al. 1987;Vento et al. 2002)。自由基在胎儿到新生儿的转变过程中可能起到信号转导的作用,调节特定代谢途径成熟的分子(Forman et al. 2008;Martin et al. 2007)。

高氧状态下的氧化应激已被广泛研究,并被认为是肺损伤和可能的全身组织损伤的原因(Saugstad 2005)。首先是吸入高浓度的氧气(即使是很短的时间),然后是膜结合 NADPH 氧化酶的激活,ROS 的产生,以及细胞凋亡导致的 DNA 损伤(Chandel and Shumacker 2000)。

高氧复苏显示新生小鼠模型中 8-oxoG 的积累(Sejersted et al. 2009),表明复苏过程中使用补充氧后修复不足,可能存在遗传不稳定的风险。新生仔猪补充氧引起的氧化应激可能会减少核苷酸切除修复,可以通过补充抗氧化剂进行补偿(Langie Sabine et al. 2010)。

在高氧环境中,神经元核膜功能的改变导致核 Ca^{2+} 内流、Ca^{2+}/钙调蛋白依赖性蛋白激酶的激活以及蛋白介导的凋亡蛋白表达(Chang et al. 2007)。一个重要的例子是,在内皮细胞中存在着各种能够调节 ROS 生成并产生严重氧化应激的条件。众所周知,内皮功能障碍主要是由于多种因素如细胞因子、缺血再氧化、葡萄糖、低密度脂蛋白胆固醇、血管紧张素 Ⅱ、剪切应力和血管内皮生长因子等增强的氧化应激所致(Li and Shah 2004)。内皮细胞氧化应激的发生在新生儿疾病中具有重要意义,内皮细胞参与了新生儿凝血系统感染介导的改变和血管病变。

氧中毒对肺尤其有害。损伤机制复杂。肺损伤可由高氧反应产生的 ROS 直接或间接引起吞噬细胞激活和炎症反应所致。这两种机制似乎是结合在一起的。

体内外高氧暴露导致过氧化物酶体增殖激活受体的下调,增强了肺脂肪成纤维细胞向肌纤维成纤维细胞的分化转移,前者提供了对氧自由基的保护。分化转移的脂肪成纤维细胞无法维持肺上皮细胞的生长和分化,导致肺泡化失败,这在支气管肺发育不良(bronchopulmonary dysplasia,BPD)中很常见(Torday and Rehan 2016)。

强效 PPARc 信号通路激动剂罗格列酮预处理几乎完全阻止了高氧诱导的形态学、分子和免疫组织化学变化,这表明基于生理学原理而非纯药理学

治疗 BPD 是可能的(Richter et al. 2016)。

ROS 对未成熟肺的特殊毒性主要是由于早产儿抗氧化能力低,以及 ROS 对快速发育组织的高毒性(Frank 1991)。在某些条件下,ROS 的增加也可能起作用。未成熟肺产生 ROS 的主要来源是缺血、再灌注、吞噬和高氧(Vento et al. 2009a,b)。在一项前瞻性临床研究中,极低胎龄新生儿被随机分配到具有较高(90%)和较低(30%)氧气浓度的通气环境中,作为初始吸气氧气分数。值得注意的是,从 GSH/GSSG 比值下降可以看出,那些在胎儿到新生儿过渡期间接受更多氧负荷的新生儿具有更高的氧化应激。此外,尿中邻酪氨酸/苯丙氨酸比值和 8-氧-二氢鸟苷/2-脱氧鸟苷比值的测定表明,吸氧较多的早产儿循环蛋白氧化增加,核 DNA 损伤程度较高。此外,炎症标志物(白介素 -8 和肿瘤坏死因子 -α)在同一时间增加。有趣的是,婴儿在生命的最初几天,随着氧化应激和炎症标志物的增加,BPD 的发病率显著升高,并且在依赖吸氧和机械通气的时间更长(Vento et al. 2009b)。肺内高氧的影响以及氧化应激和炎症之间的密切关系已经得到证实(Denis et al. 2001;Bhandari 2008)。磁共振研究证实了先前报道的关于早产儿肺缺氧后果的实验数据,即水肿、充血、免疫细胞浸润和每平方米肺泡数量减少(Appleby and Towner 2001)。在严重慢性肺疾病患儿的支气管肺灌洗中发现大量中性粒细胞和高浓度的白介素 -8 和白三烯,证明了炎症反应和 ROS 生成在该病发展中的作用(Kotecha et al. 1995)。

然而,在极早产儿,不成熟的抗氧化系统、易于改变氧化还原电势以及缺乏表面活性物质的肺、需要氧支持和机械通气等结合在一起使得新生儿容易有氧化应激、肺牵张损伤、炎症以及增加慢性肺病的风险。(Asikainen and White 2004;Halliday 2008)。产前类固醇的广泛应用显著降低了 34 周以下早产儿的死亡率和严重并发症的发生率。使用类固醇激素的极低胎龄新生儿在吸氧和机械通气方面的时间较短,并发症也较轻,如 BPD、动脉导管未闭、脑室内-脑室周围出血或早产儿视网膜病变(retinopathy of prematurity,ROP)。此外,尽管产前类固醇给药后抗氧化酶(antioxidant enzyme,AOE)活性增加,氧化应激和蛋白质及 DNA 损伤降低,但 AOE 活性水平明显低于足月儿或成人。有趣的是,对产前类固醇的反应取决于在出生前给药的时间。此外,在性别方面,与男性新生儿相比,女性新生儿的反应明显增

加（Vento et al. 2009a）。

氧中毒在视网膜病变发展中的关键作用已经被认识了半个多世纪，并将在以后的研究中进行讨论（见第 136 章）。

氧化应激与新生儿尤其是早产儿溶血和贫血的增加有关。新生儿红细胞似乎比成年人更容易受到氧化应激的毒性损伤（Gross et al. 1967），红细胞自由铁含量是溶血的高危因素，在新生儿比成人更高（Buonocore et al. 1998）。有趣的是，在有氧和低氧期间，O_2^- 产量、游离铁的释放和衰老抗原的产生在成人和新生儿之间表现出最显著的差异（Ciccoli et al. 2004）。

氧化应激增加的标志物，如次黄嘌呤、总 H_2O_2 和高级氧化蛋白产物，已在缺氧新生儿、出生时和出生第 7 天的早产儿中被报道（Buonocore et al. 2000，2002）。在生长受限的胎儿中也发现了 F2- 异前列腺素的增加，提示氧化应激和缺氧（Longini et al. 2005）。这些观察结果表明，氧化应激在缺氧后通过缺氧再氧化、NADP 氧化酶反应或（矛盾的是）缺氧细胞释放 ROS 的机制发生。氧化应激也参与了感染和脓毒症引起的组织损伤。尽管普遍认为新生儿吞噬细胞，尤其是早产儿，有各种异常功能，但活跃的新生儿促炎细胞因子的分泌表明在一个非常复杂的情况下，氧化应激在新生儿，特别是早产儿在感染后比成年人可能会更危险（Bracci and Buonocore 2003）。这一发现提示高氧和低氧可能通过 ROS 产生红细胞损伤，并可能增加新生儿溶血的风险。综上所述，实验研究和临床观察表明胎儿和新生儿均有较高的氧化应激易感性。新生儿体内释放增加和排毒反应减少与胎龄呈负相关。

30.5　临床方面和预防

30.5.1　诊断程序

ROS 在视网膜病变、慢性肺病、坏死性小肠结肠炎、肾功能衰竭、溶血性贫血、感染性休克和脑损伤的发展中起重要作用。这些疾病的临床护理在相应的章节中讨论。为了检测氧化应激的存在及其严重程度，人们提出了几种方法。一些常用的方法，如红细胞抗氧化防御的测量是不准确的，因为红细胞酶活性是年龄依赖性的，其值可能是年老或年轻的红细胞群的表达（Halliwell and Whiteman 2004）。

30.5.2　脂质

硫代巴比妥酸试验不应用于测定脂质过氧化，因为大多数硫代巴比妥酸反应性物质与脂质过氧化无关。采用高效液相色谱法、4- 羟基壬醛特别是异前列腺素测定丙二醛更为准确（Halliwell and Whiteman 2004）。研究最多的是花生四烯酸非环氧合酶过氧化产物 F2- 异前列腺素。还测量了神经前列腺素（neuroprostanes，NPs）或 F4 等前列腺素（Halliwell and Whiteman 2004）。

30.5.2.1　异呋喃

氧张力会影响前列腺的形态。一个氧合插入步骤阻断来自 IsoPs 途径的中间体来形成各种各样的化合物，这些化合物被称为异氟烷（isofurans，IsoFs），其中包含一个取代的四氢呋喃环。同 IsoPs 一样，IsoFs 在化学和代谢方面都很稳定，很适合作为体内生物标志物。IsoFs 与 IsoPs 的比值还提供了脂质过氧化发生时的相对氧张力的信息。这一点在猪身上得到了清楚的证明，在猪的大脑中，高氧张力会增加 IsoFs 的产生，降低 IsoPs 水平（Solberg et al. 2012；de La Torre et al. 2014）。

30.5.2.2　神经前列腺素

二十二碳六烯酸（docosahexaenoic acid，DHA）是神经细胞膜的主要成分，体内和体外的氧化作用导致了称为 NPs 的类似于 isoPs 的化合物的形成（Arneson and Roberts 2007）。研究最多的系列是四系列 NeuroPs，主要是 F4-NeuroPs。NPs 是神经元氧化损伤的唯一定量体内生物标志物，是脑灰质脂质氧化的特异、可靠的标志物。

30.5.2.3　神经呋喃

与 IsoFs 类似，在高氧张力条件下，DHA 的另一种氧化途径导致形成称为神经呋喃（neurofurans，NFs）的化合物。因此，高氧或低氧条件可以通过在体内定量评估 NFs 和 IsoFs 来检测。鉴于脑中的 DHA 含量丰富，NFs 分析可能在定量评估脑损伤中的脂质过氧化方面具有特殊价值（Tataranno et al. 2015）。异呋喃类和神经呋喃类是很有前途的新标志物，由于它们可以作为高氧张力条件下氧化损伤的良好标志物，最近正在研究它们的潜力，但在人类中存在的数据很少，主要是由于缺乏商业标准参考文献（Milne et al. 2011；Song et al. 2008）。

30.5.3　蛋白质

蛋白质氧化的检测可以通过测量羰基得到，而蛋白质组学的应用似乎是一个有前途的方法，以确定具体的氧化蛋白（Halliwell and Whiteman 2004）。总的氢过氧化物的测定是对总体氧化应激的一种测量，因为它们是中间产物脂质、肽和氨基酸的氧化产物（Halliwell and Whiteman 2004）。尿囊素和 8- 羟基脱氧鸟苷可在血浆和尿液中检测到，且在氧化应激条件下其水平较高（Mikami et al. 2000；Drury et al. 1998）。亚硝酰基水平已被报道为白细胞活化产生 ONOO⁻ 产物的标志（Eiserich et al. 1998）。测定邻酪氨酸是检测循环蛋白和氨基酸氧化损伤的一种非常具体、有用和非侵入性的方法。苯丙氨酸的氧化产生 3 种不同的代谢物，邻位、对位和间酪氨酸，它们可以通过高效液相色谱 - 质谱联用技术在尿液中检测到（Lube et al. 1997）。这是因为只有邻酪氨酸是通过生理代谢途径产生的，并由苯丙氨酸的羟基氧化产生。在复苏过程中所给的氧气量与尿中邻酪氨酸的排除之间已经发现了显著的相关性（Solberg et al. 2007）；此外，早产儿母乳抗氧化能力的增加也通过这种方法进行了评估（Ledo et al. 2009）。

30.5.4　细胞内氧化还原状态

氧化应激的一个主要标志是 GSH/ GSSG 比值，GSH/GSSG 比值直接反映了细胞内氧化还原状态的变化，因为当氧化应激超过 GSH 还原酶的还原能力时，细胞失去谷胱甘肽，输出过量的氧化谷胱甘肽（Njalsson and Norgren 2005）。如前所述，NPBI 水平似乎是氧化应激的一个非常可靠的标记，特别是在新生儿。测量呼出气中的乙烷也可能有助于检测氧化应激（Halliwell and Whiteman 2004）。

30.5.5　DNA 损伤

采用高效液相色谱 - 质谱联用技术对 DNA 氧化碱基进行了测定（Ledo et al. 2009）。

30.5.6　预防活性氧组织损伤

避免感染、窒息、高氧和视网膜光暴露等自由基过度释放的情况，是防止新生儿体内促氧化剂和抗氧化因子不平衡发展的最佳方法。新生儿血浆中 NPBI 的频繁报告提示也应避免不加选择地补充铁。

新生儿最佳氧合的概念最近被修正，以澄清对于正常婴儿和成人来说被一致接受的最佳氧饱和度是否对患病的新生儿尤其是早产儿也是最好的。为了避免在生命的最初几个小时内，当氧化应激敏感性特别高时，ROS 引起组织损伤的风险，故研究了氧的影响。如前所述，Chow 等已证实高氧诱导的肺损伤（Chow et al. 2003）。在一项为期 5 年的研究中报道了氧使用的适应证，该研究在新生儿三级中心进行，调整氧疗以优化新生儿护理，降低 ROP 的发生率。他们建议避免反复增加和减少吸入氧浓度，以响应氧饱和度监测和维持氧饱和度在"可接受的"限制。他们还建议将 32 周以下新生儿的氧饱和度设置在 85% 以下和 93% 以上。最近，比较两组氧饱和度分别为 88%~98% 和 70%~90% 的高危新生儿，发现氧饱和度较低的新生儿组 ROP 显著降低，但死亡率和发病率无差异（Tin and Gupta 2007）。来自临床结果的数据似乎表明，在 10 年后，采用自由方法护理的低出生体重儿与采用限制性方法护理的婴儿相比，有更多的认知障碍（Tin and Gupta 2007）。从牛津佛蒙特州网络收集的极低出生儿的数据表明，与那些目标氧饱和度保持在 95% 以上的婴儿相比，目标氧饱和度 <95% 的婴儿中慢性肺病和 ROP 的发病率显著降低（Sun 2002）。Shulze 等（1995）没有观察到低出生体重儿的血氧饱和度为 93%~96% 和 89%~92% 时系统氧输送和氧需求有不匹配的现象。然而，Poets 等（Poets et al. 2003）报道，与 92%~97% 的 ROP 发生率相比，氧饱和度限制在 80%~92% 的胎龄小于 30 周的早产儿 ROP 发生率更高。因此，血红蛋白氧饱和度、氧化应激风险和氧毒性之间的关系仍然是一个问题。这可能是由于在不同条件下，在不同的氧饱和度百分比下所表现出的神经毒性所致。传统的适应证提示最佳氧分压应维持在 50~70mmHg（Wolkoff and Narula 2000）。然而，应该考虑的是，脉搏血氧法可靠地检测高氧状态的能力仍然存在争议，已经有研究表明，90% 以上的血氧饱和度与 80mmHg 以上的动脉供血（Tin and Gupta 2007）有关。根据所有实际可得的证据，

最谨慎的方法是既不让婴儿缺氧,也避免出现婴儿氧疗时与潜在高氧相关的 SpO_2 值。对于需要氧气辅助呼吸的婴儿,建议将其血氧饱和度的报警低限设为低于临床设定范围的 1%,但绝不低于 85%;将较高的血氧饱和度的高限设为高于较高动脉血氧饱和度 1%,但绝不高于 95%。例如,如果目标范围是 91%~94%,则警报将设置为 90% 和 95%。最后,延迟时间不应超过 20 秒,以确保不错过重大事件(Sola et al. 2014)。控制下限是必要的,但也要增加对上限的遵从性,并避免导致 SpO_2 剧烈而显著的变化和波动的触发器现象(Bancalari and Claure 2012;Zapata et al. 2014)。美国儿科学会胎儿和新生儿委员会最近的指导意见指出,"最近的随机对照试验表明,90%~95% 的氧饱和度目标值可能比 85%~89% 更安全"。(Cummings and Polin 2016)。Cochrane 综述的结果与这一结论一致(Askie et al. 2017)。这项对 5 个随机试验的荟萃分析发现,当以低氧饱和度(SpO_2 85%~89%)和高氧饱和度(SpO_2 91%~95%)为目标时,极早产儿死亡或严重残疾的主要结果没有显著差异。与较高的目标范围相比,较低的目标范围明显增加了死亡和坏死性小肠结肠炎的发生率。相反,设定为低范围显著降低严重或需治疗的 ROP 的发生率。

30.5.7　母乳对早产儿的保护作用

母乳的抗氧化性能在文献中被广泛报道。在最近的一项研究中,Friel 等人(2002)证实了足月和早产母亲的母乳提供了更好的抗氧化保护。他们发现,无论是否存在氧化应激,母乳产生的抗坏血酸较少。在细胞外环境中,高浓度的抗坏血酸是促氧化剂。人乳 Cat、SOD 和 GSH-Px 的抗氧化酶活性随时间增加而增加。另有研究表明,母乳喂养的新生儿血浆总抗氧化剂和维生素 C 含量较高。氧化状态的生物标记,如总过氧化物和氧化应激指数,在 3~6 个月大的配方奶喂养的新生儿中更高(Aycicek et al. 2006)。在妊娠后 35~36 周的早产母亲的母乳似乎对婴儿的氧化状态也有积极的影响。在最近的一项研究中,用早产母乳喂养的早产儿对蛋白质和 DNA 的羟自由基攻击标记的清除率明显较低,这意味着他们产生的自由基量较低。因此,在临床环境中,即使是在急性期,早产儿也应该早期喂哺人乳,这样可以提供额外的自由基保护(Ledo et al. 2009)。

30.5.8　抗氧化剂

有人研究了抑制吞噬细胞活化或黄嘌呤氧化酶和花生四烯酸代谢的物质,或分解游离铁使其可用于 Fenton 反应的物质,以及直接清除 ROS 或修复 ROS 诱导的膜损伤的物质,如钙通道阻滞剂和 β- 受体阻滞剂。Buonocore 和 Groenendal(2007)对这一主题进行了综述。总的来说,在新生儿中获得的结果是不确定的。一些抗氧化物质已被用于新生动物和人类,试图改善假定是由于 ROS 导致的最坏的预后。许多,如 SOD,在新生儿中显示出同样的缺点。其他药物,如别嘌呤醇和脱氧铁氧胺,在动物身上显示出良好的效果,但在人类新生儿身上没有优势。

在抗氧化剂中,褪黑素有着特殊的地位,据报道它具有增强 AOE 活性、中和 H_2O_2 单线态氧和 $ONOO^-$ 等作用;它似乎清除 OH·(Tan et al. 1993)。据报道,给予褪黑素可降低 RDS 和脓毒症新生儿中促炎细胞因子和氧化应激标志物的浓度(Gitto et al. 2001,2004)。在动物身上,Carloni 等(2008)的一项研究表明,褪黑素对发育过程中缺氧缺血后的脑损伤有持久的有益作用。然而,褪黑素的作用可能是综合作用的结果,因为除抗氧化作用外,褪黑素还具有内分泌、自分泌和旁分泌活性,似乎可以减少炎症。维生素 E 是一种经过广泛测试的强效抗氧化剂。最近 Cochrane 综述的结论是,早产儿补充维生素 E 可降低颅内出血的风险,但增加败血症的风险;在极低出生体重儿中,它似乎可以降低视网膜病变和失明的风险(Brion et al. 2003)。没有证据支持高剂量使用维生素 E 或将血清生育酚水平保持在 3.5mg/dl 以上(Silvers et al. 2001)。应该记住的是,有些维生素 E 配方的吸附性很差(1991 年意大利早产协作小组)。

叶黄素作为抗氧化剂的有效性已在实验和临床研究中得到证实,但不推荐在围产期常规使用(Perrone et al. 2014)。有关叶黄素补充的创新前沿主要针对心脏代谢健康改善和认知益处(Perrone et al. 2016)。储存在脂质乳剂中的过氧化物已被证明会增加新生儿和成人体内的脂质过氧化。由于肠外营养与 ROS 的形成有关,因此有必要保护英脱利匹特免受光照并添加维生素(Pitkanen et al. 2004)。最后,虽然高胆红素血症可以被认为是一种天然的抗氧化因子,但由于血浆中这种分子水平过高,尤其是早产儿,造成脑损伤的风险不应被低估。

30.6 结论

氧化应激深入参与胎儿和新生儿多种疾病发生发展的机制是复杂的,可能尚未完全了解。然而,多项观察结果强烈表明,自由基和 ROS 的增加与抗氧化剂的缺乏有相当大的关系。特别是高氧血症和炎症以及缺氧再氧化的发作似乎是增加 ROS 释放的来源,这可能通过直接作用或作为内皮功能障碍的后果,导致组织损伤,尤其是在早产儿。

参考文献

Appleby C, Towner RA (2001) Magnetic resonance imaging of pulmonary damage in the term and premature rat neonate exposed to hyperoxia. Pediatr Res 50:502–507

Arneson KO, Roberts LJ 2nd (2007) Measurement of products of docosahexaenoic acid peroxidation, neuroprostanes, and neurofurans. Methods Enzymol 433:127–143

Asikainen TM, White CW (2004) Pulmonary antioxidant defenses in the preterm newborn with respiratory distress and bronchopulmonary dysplasia in evolution: implications for antioxidant therapy. Antioxid Redox Signal 6:155–167

Asikainen TM, Raivio KO, Saksela M, Kinnula VL (1998) Expression and developmental profile of antioxidant enzymes in human lung and liver. Am J Respir Cell Mol Biol 19:942–949

Askie LM, Darlow BA, Davis PG, Finer N, Stenson B, Vento M, Whyte R (2017) Effects of targeting lower versus higher arterial oxygen saturations on death or disability in preterm infants. Cochrane Database Syst Rev 4:CD011190

Aycicek A, Erel O, Kocyigit A et al (2006) Breast milk provides better antioxidant power than does formula. Nutrition 22:616–619

Bancalari E, Claure N (2012) Control of oxygenation during mechanical ventilation in the premature infant. Clin Perinatol 39:563–572

Berger HM, Mumby S, Gutteridge JMC (1995) Ferrous ions detected in iron-overloaded cord blood plasma from preterm and term babies: implications for oxidative stress. Free Radic Res 22:555–559

Bhandari V (2008) Molecular mechanism of hyperoxia induced acute lung injury. Front Biosci 13:6653–6661

Bracci R, Buonocore G (2003) Chorioamnionitis: a risk factor for fetal and neonatal morbidity. Biol Neonate 83:85–96

Brion LP, Bell EF, Raghuveer TS (2003) Vitamin E supplementation for prevention of morbidity and mortality in preterm infants. Cochrane Database Syst Rev 3:CD003665

Buonocore G, Groenendal F (2007) Antioxidant strategy. Semin Fetal Neonatal Med 12:287–295

Buonocore G, Zani S, Perrone S et al (1998) Intraerythrocyte non protein bound iron and plasma malondialdehyde in the hypoxic newborn. Free Radic Biol Med 25:766–770

Buonocore G, Perrone S, Longini M et al (2000) Total hydroperoxide and advanced oxidation protein products in preterm hypoxic babies. Pediatr Res 47:221–224

Buonocore G, Perrone S, Bracci R (2001) Free radicals and brain damage in the newborn. Biol Neonate 79:180–186

Buonocore G, Perrone S, Longini M (2002) Oxidative stress in preterm neonate at birth and on seventh day of life. Pediatr Res 52:46–49

Buonocore G, Perrone S, Longini M et al (2003) Non protein bound iron as early predictive marker of neonatal brain damage. Brain 126:1224–1230

Carloni S, Perrone S, Buonocore G (2008) Melatonin protects from the long-term consequences of a neonatal hypoxic-ischemic brain injury in rats. J Pineal Res 44:157–164

Chandel NS, Shumacker PT (2000) Cellular oxygen sensing by mitochondria: old question, new insight. J Appl Physiol 88:1880–1889

Chang E, Hornick K, Fritz KI et al (2007) Effects of hyperoxia on cortical neuronal nuclear function and programmed cell death mechanism. Neurochem Res 32:1142–1149

Chow LC, Wright KW, Sola A et al (2003) Can changes in clinical practice decrease the incidence of severe retinopathy of prematurity in very low birth weight infants? Pediatrics 111:339–345

Ciccoli L, Rossi V, Leoncini S et al (2004) Iron release, superoxide production and binding of autologous IgG to band 3 dimers in newborn and adult erythrocytes exposed to hypoxia and hypoxia-reoxygenation. Biochim Biophys Acta 1672:203–213

Collins Y, Chouchani ET, James AM et al (2012) Mitochondrial redox signaling at a glance. J Cell Sci 125:801–806

Comporti M, Signorini C, Leoncini S et al (2004) Plasma F2-isoprostanes are elevated in newborns and inversely correlated to gestational age. Free Radic Biol Med 37:724–732

Cummings JJ, Polin RA (2016) Oxygen targeting in extremely low birth weight infants. Pediatrics 138(2):e20161576–e20161576

Denis D, Fayon MJ, Berger P et al (2001) Prolonged moderate hyperoxia induced hyperresponsiveness and airway inflammation in newborn rats. Pediatr Res 50:515–519

Dröse S, Brandt U (2012) Molecular mechanism of superoxide production by the mitochondrial respiratory chain. Adv Exp Med Biol 348:145–169

Drury JA, Jeffers G, Cooke RW (1998) Urinary 8-hydroxydeoxyguanosine in infants and children. Free Radic Res 28:423–428

Eiserich JP, Hristova M, Cross CE et al (1998) Formation of nitric oxide-derived inflammatory oxidants by myeloperoxidase in neutrophils. Nature 391:393–339

Evans PJ, Evans P, Kovar IZ et al (1992) Bleomycin-detectable iron in the plasma of premature and full-term neonates. FEBS Lett 303:210–212

Forman HJ, Fukuto JM, Miller T et al (2008) The chemistry of cell signaling by reactive oxygen species and nitrogen species and 4-hydroxynonenal. Arch Biochem Biophys 477:183–195

Frank L (1991) Developmental aspects of experimental pulmonary oxygen toxicity. Free Radic Biol Med 11:463–494. 52

Frank L, Sosenko IRS (1987) Prenatal development of lung antioxidant enzymes in four species. J Pediatr 110:106–110

Friel JK, Martin SM, Langdon M et al (2002) Milk from mothers of both premature and full-term infants provides better antioxidant protection than does infant formula. Pediatr Res 51:612–618

Friel JK, Friesen RW, Harding SV, Roberts LJ (2004) Evidence of oxidative stress in full-term healthy infants. Pediatr Res 56:878–882

Gitto E, Karbownik M, Reiter RJ et al (2001) Effects of melatonin treatment in septic newborns. Pediatr Res 50:756–760

Gitto E, Reiter RJ, Cordaro SP et al (2004) Oxidative and inflammatory parameters in respiratory distress syndrome of preterm newborns: beneficial effects of melatonin. Am J Perinatol 21:209–216

Gordon HH, Nitowsky HM, Cornblath M (1955) Studies of tocopherol deficiency in infants and children. I. Hemolysis of erythrocytes in hydrogen peroxide. Am J Dis Child 90:669–681

Gross RT, Bracci R, Rudolph N et al (1967) Hydrogen peroxide toxicity and detoxification in the erythrocytes of newborn infants. Blood 29:481–493

Halliday H (2008) Surfactant, past, present and future. J Perinatol 28(Suppl 1):S47–S56

Halliwell B (2007) Biochemistry of oxidative stress. Biochem Soc Trans 35:1147–1150

Halliwell B, Gutteridge JMC (1990) The antioxidants of human extracellular fluids. Arch Biochem Biophys 280:1–8

Halliwell B, Whiteman M (2004) Measuring reactive species and oxidative damage in vivo and in cell culture: how should you do it and what do the results mean? Br J Pharmacol 142:231–253

Halliwell B, Gutteridge JMC, Cross CE (1992) Free radicals, antioxidants, and human disease: where are we now? J Lab Clin Med 1:598–620

Hoffman DL, Brookes PS (2009) Oxygen sensitivity of mitochondrial reactive oxygen species generation depends on metabolic conditions. J Biol Chem 284:16236–16245

House JT, Schultetus RR, Gravenstein N (1987) Continuous neonatal evaluation in the delivery room by pulse oximetry. J Clin Monit 3:96–100

Indo HP, Yen HC, Nakanishi I, Matsumoto K, Tamura M, Nagano Y, Matsui H, Gusev O, Cornette R, Okuda T, Minamiyama Y, Ichikawa H, Suenaga S, Oki M, Sato T, Ozawa T, Clair DK, Majima HJ (2015) A mitochondrial superoxide theory for oxidative stress diseases and aging. J Clin Biochem Nutr 56:1–7

Italian Collaborative Group on Preterm Delivery (1991) Absorption of intramuscular vitamin E in premature babies. Dev Pharmacol Ther 16:13–21

Jankov RP, Negus A, Tanswell AK (2001) Antioxidants as therapy in the newborn: some words of caution. Pediatr Res 50:681–687

Kalogeris T, Bao Y, Korthuis RJ (2014) Mitochondrial reactive oxygen species: a double edge sword in ischemia/reperfusion vs preconditioning. Redox Biol 2:702–714

Kaludercic N, Deshwal S, Dilisa F (2014) Reactive oxygen species and compartmentalization. Front Physiol 5:1–15

Koenig JM, Yoder MC (2004) Neonatal neutrophils: the good, the bad and the ugly. Clin Perinatol 31:39–51

Kohlhaas M, Maack C (2013) Calcium release microdomains and mitochondria. Cardiovasc Res 98:259–268

Kotecha S, Chan B, Azam N et al (1995) Increase in interleukin-8 and soluble intercellular adhesion molecule-1 in bronchoalveolar lavage fluid from premature infants who develop chronic lung disease. Arch Dis Child 72:F90–F96

de La Torre A, Lee YY, Oger C, Sangild PT, Durand T, Lee JC, Galano JM (2014) Synthesis, discovery, and quantitation of dihomo-isofurans: biomarkers for in vivo adrenic acid peroxidation. Angew Chem Int Ed Engl 53:6249–6252

Lambeth JD, Neish AS (2014) Nox enzymes and new thinking on reactive oxygen: a double-edged sword revised. Annu Rev Pathol 9:119–145

Langie Sabine AS, Pawel K, Barbara T et al (2010) The effect of oxidative stress on nucleotide-excision repair in colon tissue of newborn piglets. Mutat Res 695(1–2):75–80

Ledo A, Arduini A, Asensi MA et al (2009) Human milk enhances antioxidant defenses against hydroxyl radical aggression in preterm infants. Am J Clin Nutr 89:210–215

Li JM, Shah AM (2004) Endothelial cell superoxide generation: regulation and relevance for cardiovascular pathophysiology. Am J Physiol Integr Comp Phys 287:R1014–R1030

Lindeman JHN, Lentjes EG, van Zoeren-Grobben D et al (2000) Postnatal changes in plasma ceruloplasmin and transferrin antioxidant activities in preterm babies. Biol Neonate 78:73–76

Lismont C, Nordorem M, Van Veldohoven PP, Fransen M (2015) Redox interplay between mitochondria ad peroxisomes. Front Cell Dev Biol 3:1–19

Longini M, Perrone S, Kenanidis A et al (2005) Isoprostanes in amniotic fluid: a predictive marker for fetal growth restriction in pregnancy. Free Radic Biol Med 38:1537–1541

Lubec G, Widness JA, Hayde M et al (1997) Hydroxyl radical generation in oxygen-treated infants. Pediatrics 100:700–704

Marseglia L, D'Angelo G, Manti S et al (2014) Oxidative mediated aging during the fetal and perinatal period. Oxidative Med Cell Longev 2014:1–8

Martín JA, Pereda J, Martínez-López I et al (2007) Oxidative stress as a signal to up-regulate gamma-cystathionase in the fetal to neonatal transition in rats. Cell Mol Biol (Noisy-le-Grand) 53(Suppl): OL1010–OL1017

Marzocchi B, Perrone S, Paffetti P et al (2005) Non protein bound and plasma protein oxidant stress at birth. Pediatr Res 58:1–5

Menshicova F, Tkachev V, Zencov N (2010) Redox-dependent signaling system Nrf2/ARE in inflammation. Mol Biol 44(343):57

Mikami T, Kita K, Tomita S et al (2000) Is allantoin in serum and urine a useful indicator of exercise-induced oxidative stress in humans? Free Radic Res 32:235–244

Milne GL, Yin H, Hardy KD, Davies SS, Roberts LJ II (2011) Isoprostane generation and function. Chem Rev 111:5973–5996

Murphy MP (2009) How mitochondria produce reactive oxygen species. Biochem J 417:1–13

Njålsson R, Norgren S (2005) Physiological and pathological aspects of GSH metabolism. Acta Paediatr 94:132–137

Patz A, Hoeck I, de la Cruz E (1952) Studies on the effect of high oxygen administration in retrolental fibroplasia. Am J Ophthalmol 35:1248–1253

Pereira RD, De Long NE, Wang R et al (2015) Angiogenesis in the placenta: the role of reactive oxygen species signaling. Biomed Res Int 2015:814543

Perrone S, Tatarrano ML, Negro S, Longini M et al (2010) Early identification of the risk for free radical-related diseases in preterm newborns. Early Hum Dev 86:241–244

Perrone S, Tei M, Longini M, Santacroce A, Turrisi G, Proietti F, Felici C, Picardi A, Bazzini F, Vasarri P, Buonocore G (2014) Lipid and protein oxidation in newborn infants after lutein administration. Oxidative Med Cell Longev 2014:781454

Perrone S, Tei M, Longini M, Buonocore G (2016) The multiple facets of lutein: a call for further investigation in the perinatal period. Oxidative Med Cell Longev 2016:5381540

Pitkanen OM, Luukkainen P, Andersson S (2004) Attenuated lipid peroxidation in preterm infants during subsequent doses of intravenous lipids. Biol Neonate 85:184–187

Poets C, Arand J, Hummler H et al (2003) Retinopathy of prematurity: a comparison between two centers aiming for different pulse oximetry saturation levels. Biol Neonate 84:A267

Poggi C, Dani C (2014) Antioxidant strategy and respiratory disease of the preterm newborn: an update. Oxidative Med Cell Longev 2014:1–10

Richter J, Toelen J, Nagatomo T, Jimenez J, Vanoirbeek J, Deprest J (2016) Transplacental administration of rosiglitazone attenuates hyperoxic lung injury in a preterm rabbit model. Fetal Diagn Ther 39(4):297–305

Rogers S, Witz G, Anwar M et al (2000) Antioxidant capacity and oxygen radical diseases in the preterm newborn. Arch Pediatr Adolesc Med 154:544–548

Saugstad OD (2005) Oxidative stress in the newborn – a 30-year perspective. Biol Neonate 88:228–236

Schulze A, White K, Way RC et al (1995) Effect of the arterial oxygenation level on cardiac output, oxygen extraction, and oxygen consumption in low birth weight infants receiving mechanical ventilation. J Pediatr 126:777–784

Sejersted Y, Aasland AL, Bjørås M, Eide L, Saugstad OD (2009) Accumulation of 8-oxoguanine in liver DNA during hyperoxic resuscitation of newborn mice. Pediatr Res 66:533–538

Semenza GL, Prabhakar NR (2012) The role of hypoxia-inducible factors in oxygen sensing by the carotid body. Adv Exp Med Biol 758:1–5

Sies H (1991) Role of reactive oxygen species in biological processes. Klin Wochenschr 69:965–968

Signorini C, Perrone S, Sgherri C (2008) Plasma esterified F2-Isoprostanes and oxidative stress in newborns: role of non protein bound iron. Pediatr Res 63:287–291

Silvers KM, Sluis KB, Darlow BA et al (2001) Limiting light-induced lipid peroxidation and vitamin loss in infant parenteral nutrition by adding multivitamin preparations to Intralipid. Acta Pediatr 90:242–249

Smith JL (1899) The pathological effects due to increase of oxygen tension in the air breathed. J Physiol 24:19–35

Smith CV, Hansen TN, Martin NE et al (1993) Oxidant stress responses in premature infants during exposure to hyperoxia. Pediatr Res 34:360–365

Sola A, Golombek SG, Montes Bueno MT et al (2014) Safe oxygen saturation targeting and monitoring in preterm infants: can we avoid hypoxia and hyperoxia? Acta Paediatr 103:1009. ISSN 0803-5253

Solberg R, Andresen JH, Escrig R et al (2007) Resuscitation of hypoxic newborn piglets with oxygen induces a dose dependent increase in markers of oxidative stress. Pediatr Res 62:559–563

Solberg R, Longini M, Proietti F, Vezzosi P, Saugstad OD, Buonocore G (2012) Resuscitation with supplementary oxygen induces oxidative injury in the cerebral cortex. Free Radic Biol Med 53:1061–1067

Song WL, Lawson JA, Reilly D, Rokach J, Chang CT, Giasson B, GA FG (2008) Neurofurans, novel indices of oxidant stress derived from docosahexaenoic acid. J Biol Chem 283:6–16

Sun SC (2002) Relation of target SpO_2 levels and clinical outcome in ELBW infants on supplemental oxygen. Pediatr Res 51:A350

Tan DX, Chen LD, Poeggeler B et al (1993) Melatonin: a potent, endogenous hydroxyl radical scavenger. Endocr J 1:57–66

Tataranno ML, Perrone S, Buonocore G (2015) Plasma biomarkers of oxidative stress in neonatal brain injury. Clin Perinatol 42(3):529–539

Tiina MA, Kari OR, Mika S, Vuokko LK (1998) Expression and development profile of antioxidant enzymes in human lung and liver. Am J Respir Cell Mol Biol 19:942–949

Tin W, Gupta S (2007) Optimum oxygen therapy in preterm babies. Arch Dis Child Fetal Neonatal Ed 92:F143–F147

Torday JS, Rehan VK (2016) On the evolution of the pulmonary alveolar lipofibroblast. Exp Cell Res 340(2):215–219

Ullrich V, Bachscmid M (2000) Superoxide as a messenger of endothelial function. Biochem Biophys Res Commun 278:1–8

Vento M (2014) Oxygen supplementation in the neonatal period: changing the paradigm. Neonatology 105(4):323–331

Vento M, Asensi M, Sastre J et al (2002) Hyperoxemia caused by resuscitation with pure oxygen may alter intracellular redox status by increasing oxidized glutathione in asphyxiated newly born infants. Semin Perinatol 26:406–410

Vento M, Aguar M, Escobar J et al (2009a) Antenatal steroids and antioxidant enzyme activity in preterm infants: influence of gender and timing. Antioxid Redox Signal 11:2945–2955

Vento M, Moro M, Escrig R et al (2009b) Preterm resuscitation with low oxygen causes less oxidative stress, inflammation, and chronic lung disease. Pediatrics 124:439–449

Viña J, Vento M, Garcia-Sala F et al (1995) L-cysteine and glutathione metabolism are impaired in premature infants due to a cystathionase deficiency. Am J Clin Nutr 61:1067–1069

Wolkoff LI, Narula P (2000) Issue in neonatal and pediatric oxygen therapy. Respir Care Clin N Am 6: 675–691

Yeung MY (2006) Influence of early postnatal nutritional management on oxidative stress and antioxidant defence in extreme prematurity. Acta Paediatr 95:153–163

Yuan G, Peng YJ, Reddy VD et al (2013) Mutual antagonism between hypoxia-inducible factors 1á and 2 á regulates oxygen sensing and cardiorespiratory homeostasis. Proc Natl Acad Sci 110: E1788–E1796

Zapata J, Gomez JJ, Araque Campo R, Matiz Rubio A, Sola A (2014) A randomised controlled trial of an automated oxygen delivery algorithm for preterm neonates receiving supplemental oxygen without mechanical ventilation. Acta Paediatr 103:928

Zorov DB, Juhaazova M, Sollott SJ (2014) Mitochondrial reactive oxygen species (ROS) and ROS-induced ROS release. Physiol Rev 94:909950

新生儿体检

31

Alessandra Coscia，Paola Di Nicola，
Enrico Bertino，and Claudio Fabris
李志华　翻译，王斌　审校

目录

摘要

每名新生婴儿都应在出生后 24 小时内接受全面体格检查：虽然没有国际标准，但在产后护理指南中，常规检查被视为良好的做法。

新生儿常规检查的目的是发现由母亲或熟悉的疾病引起的问题；证实或排除产前怀疑的某些情况；发现需要紧急诊断和治疗的急性情况；诊断出生时尚未发现的先天性疾病；筛选髋关节发育不良、先天性白内障等特殊情况；并为新生儿提供初步的健康和教育建议。在任何情况下，例行检查可能是一个机会，医务人员与父母讨论任何问题或对他们孩子的担心，以消除他们的疑虑，并给他们适当的建议。

31.1　要点

- 新生儿的初始检查是发现先天性异常和评估婴儿从胎儿期向子宫外生命过渡的重要机会。
- 风险因素，例如早产和过期产，小于胎龄和大于胎龄，都与临床医疗风险有关，检查者应意识到这一点。
- 尽管新生儿出生后都会进行快速检查，但每个新生儿在出院前至少应进行一次完整检查，通常在出生后 24 小时内。
- 最好先进行全面的"格式塔"检查，然后再进行系统的体检。医务人员必须确保没有遗漏任何项目，并且必须记录所有发现。
- 每名新生儿应于出生后 24 小时内接受全面体格检查：虽然没有国际标准，但常规检查仍应被视为是生后管理指南的很好的实践（Royal College of Anaesthetists et al. 2007；Demott et al. 2006；Royal College of Obstetricians and Gynaecologists 2016）。为此，需要回答一些问题。

31.2　为何要进行常规体检？

新生儿常规检查的目的是：

1. 发现由母亲或熟悉的疾病或分娩并发症引起的问题。

2. 确认或不确认产前怀疑的某些情况（如先天性畸形），并提供有关的处理信息。

3. 发现任何需要紧急诊断和治疗的急性情况。

4. 诊断出生时尚未发现的先天性疾病（如先天性心脏病、发育性髋关节发育不良）。

5. 筛检髋关节发育不良、先天性白内障等特殊情况。

6. 为新生儿提供初步的健康和教育建议（如母乳喂养、预防婴儿猝死综合征、预防新生儿溶血病、汽车安全运输、疫苗接种）。

在任何情况下，例行检查可能是一个机会，医务人员与父母讨论任何问题或担心他们的孩子，以消除他们的疑虑，并给他们适当的建议。

31.3　谁来实施体格检查？

应该由一个训练有素的卫生从业人员，通常是新生儿医生来实施全面的体格检查。然而在一些国家（如英国），其他专业人员最近开始进行小婴儿的检查，如新生儿护理从业人员或有经验的助产士，母亲的满意度通常很高（Wolke et al. 2002）。

31.4　什么时间进行体格检查？

尽管新生儿出生后都会进行快速检查，但每个新生儿在出院前至少应进行一次完整检查，通常在出生后 24 小时内。

31.5　在何处进行体格检查？

第一次快速检查应在出生后立即在产房进行。第一步，主要是基于视诊，应该检查婴儿是否健康，是否有需要父母提供信息的病理情况（如先天性畸形或对婴儿性别的任何怀疑）或立即处理（如呼吸窘迫）。

完整的常规检查应在母亲或父母双方在场的情况下，在一个安静温暖的房间里进行，并提供充足的照明。

31.6　全面检查

在向母亲介绍自己之前，医务人员必须检查关于母亲的基本信息（例如，母亲的年龄、社会经济状况、吸烟、吸毒或酗酒、任何慢性病）和家族史、以前的产科病史。询问当前妊娠是否有并发症，了解妊娠筛查试验和诊断程序（如超声检查、羊膜穿刺术）的结果是非常重要的。有必要获得与宫缩和分娩相关的信息，以及关于婴儿的性别，出生体重和胎龄。

所有这些项目都应该收集在婴儿的医疗记录中。新生儿只有在不穿衣服的情况下才能接受检查,尿布除外。

31.7 应该按照何种顺序进行检查?

体检的顺序没有严格的规定,但可以给出一些提示。最好是先进行总体的"格式塔"全面检查,然后继续分系统检查(例如,从头到脚),以及利用任何一段安静的时间或睡眠时检查前囟门,检查眼睛,进行心脏和肺部的听诊以及腹部触诊,最好把髋关节的检查留在最后,因为 Ortolani-Barlow 试验对新生儿来说是不愉快的。

无论检查的顺序如何,医务人员必须确保没有遗漏任何项目,并且必须记录所有检查结果。建议的顺序如下:

1. 一般观察,包括姿势、肌张力和运动
2. 测量头围、身长及体重,并记录它们
3. 皮肤(颜色和特征)
4. 头(面部表情,前囟)
5. 心肺检查和听诊
6. 股动脉搏动
7. 腹部触诊
8. 眼、耳、鼻和口
9. 颈部,包括锁骨
10. 胳膊、手、腿和脚
11. 生殖器和肛门
12. 神经系统
13. 髋关节
14. 俯卧位:背部和脊柱

31.8 应该检查什么

检查中观察到的许多情况是非常常见的,它们几乎没有临床意义,或者通常会自行消失。另一方面,有些不太常见的情况需要进一步检查或紧急治疗。

31.8.1 一般观察和测量

一般观察包括体重、身长和头围的测量。这些变量必须使用标准化的仪器进行测量,并遵循 Cameron 所描述的精确测量所需的技术(Cameron

2004)。

获得的值应绘制在适当的新生儿体格测量图上,如新国际标准(intergrowth -21 项)(Villar et al. 2014)。

如果对胎龄有任何疑问,应通过评分方案确定(Dubowitz and Dubowitz 1981;Ballard et al. 1991)(图 31.1)。

简单的观察可以注意到短的手臂和腿,可以表明存在骨骼发育不良。

健康的足月儿大部分时间处于安静或活跃的睡眠状态,但行为状态之间的转变可能很快:在检查中哭泣是常见的现象(Brazelton 1973)。健康的足月儿通常是屈曲体位(胳膊肘处的手臂和膝盖处的腿弯曲),肢体位置和姿势相对对称:然而,出生时的体位会影响出生后几天的姿势。头部偏向一侧时要注意颈部反射不对称:在这种情况下,同侧手臂和腿伸展,对侧肢体弯曲。婴儿表现出自发的运动活动,包括以交替的方式移动他们的四肢(Swaiman 1999)。

31.8.2 皮肤

健康新生儿的皮肤应该是粉红色,但外周(手、脚和周围区域)发绀是在出生48小时内常见的症状,还有外伤性发绀,通常与体表部位的瘀斑有关。

可能存在一些情况:

– 中心性发绀。最好观察舌面,需要立即检查肺部疾病或先天性心脏畸形。红细胞增多症的新生儿会出现发绀,因为他们每 100ml 的还原血红蛋白中含有 5g 以上。

– 苍白。当全身都是时,可能与贫血或休克有关。

– 黄疸。黄疸在出生后24小时内出现,多提示溶血,需进一步检查和治疗。

– 毛细血管瘤(白鹳咬伤)。这些粉红色的斑点出现在上眼睑、中前额和颈后:额头和眼睑上的斑点在 1 年内消失或消退,而脖子上的斑点则被毛发覆盖(图 31.2)。

– 新生儿荨麻疹(新生儿毒性红斑)。白丘疹出现在红斑性皮肤上,通常在生后的第二或第三天,并迁移到不同的部位。

– 粟粒疹。角蛋白和皮脂的滞留可能导致分布在鼻子和脸颊上的良性白色囊肿。

– 蒙古斑。它们是蓝黑色的斑疹,多见于非洲裔或亚洲裔婴儿,位于脊柱底部或臀部,有时也位于腿

神经肌肉成熟

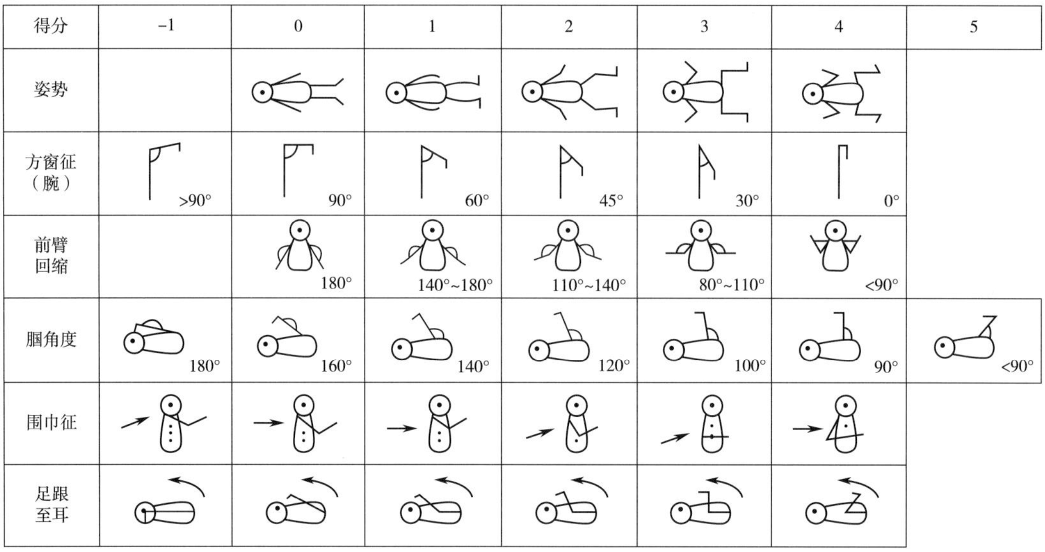

得分	−1	0	1	2	3	4	5
姿势							
方窗征（腕）	>90°	90°	60°	45°	30°	0°	
前臂回缩		180°	140°~180°	110°~140°	80°~110°	<90°	
腘角度	180°	160°	140°	120°	100°	90°	<90°
围巾征							
足跟至耳							

体格成熟

							成熟度等级	
皮肤	黏性、脆性、透明	凝胶状的，红色，半透明的	光滑，粉色；可见静脉	表面脱皮和/或皮疹；一些静脉	开裂，苍白的区域；罕见的静脉	羊皮纸，深裂；没血管	皮革样，开裂，皱巴巴的	
胎毛	没有一个	稀疏的	丰富的	变薄	秃头区域	主要是秃头	分	周
足底表面	跟趾 40~50mm: −1 <40mm: −2	>50mm，无折痕	微弱的红色标志	仅前部折痕	折痕前2/3	整个足底起皱	−10	20
							−5	22
乳房	扪不清	几乎没有可扪及的	平坦的乳晕，没有乳头	点状乳晕，1~2mm乳头	乳晕凸出，3~4mm乳头	完整的乳晕，5~10mm的乳头	0	24
							5	26
							10	28
眼睛/耳朵	眼睑融合松散: −1 紧密: −2	眼睑打开，耳郭平坦；保持折叠	稍微弯曲的耳郭；柔软的；缓慢的回弹	弯曲的耳郭；软但准备回弹	成型，较紧，即时回弹	软骨厚，耳朵硬	15	30
							20	32
							25	34
生殖器（男性）	阴囊平坦，光滑的	阴囊空，微弱的皱褶	睾丸在上管，罕见的皱褶	睾丸下降中，很少有皱褶	睾丸下降，良好的皱褶	睾丸下垂的，深深的皱褶	30	36
							35	38
生殖器（女）	阴蒂突出，阴唇平	阴蒂突出，小小阴唇	阴蒂突出，扩大小	大阴唇和小阴唇同样明显	大阴唇大，小阴唇小	大阴唇覆盖了阴蒂和小阴唇	40	40
							45	42
							50	44

图31.1 经修订的 Ballard 方法对胎龄的评估（引自 Ballard et al. 1991）

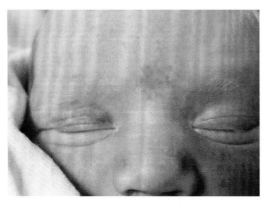

图31.2 毛细血管瘤（白鹳咬伤）

部或其他部位。它们在生后的最初几年里会慢慢褪色（图31.3）。

– 小丑样颜色改变。这是一种血管舒缩不稳定，导致身体的一半纵向变红，另一半变白。

– 水肿。它可能是全身性的，也可能是局限性的：在新生儿通常是病理性的。足部水肿可能是特纳综合征的症状（图31.4）。

– 葡萄酒痣（红色痣），它们是一种真皮的毛细血管畸形，通常出生时明显，而草莓痣（海绵状血管瘤）在生后1或2个月表现明显。当葡萄酒斑影响三叉神经的分布时，可能提示潜在的颅内血管畸形

（Sturge-Weber 综合征），而四肢的大病灶可能与骨骼肥大有关。

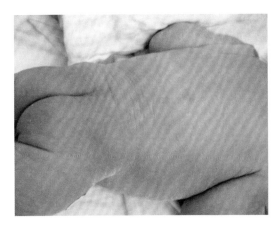

图 31.3 蒙古斑

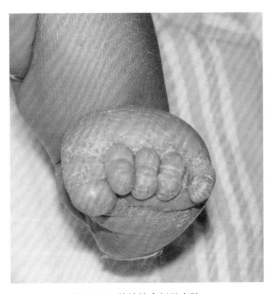

图 31.4 特纳综合征足水肿

31.8.3 头和脸

应评估头的大小和形状，触诊前囟和骨缝。在分娩和转运过程中，可以对头部进行明显的塑形。胎儿在子宫内臀先露时，通常有所谓的臀位头（突出的枕部）。

可能会有一些短暂的现象：

- 青肿和擦伤：使用产钳、胎头吸引器或头皮电极造成的。
- 产瘤：先露部位的水肿和淤血，超出骨缝（图 31.5）。
- 头颅血肿：指在骨膜和颅骨之间的血肿，血肿不超过骨缝，通常累及顶骨。

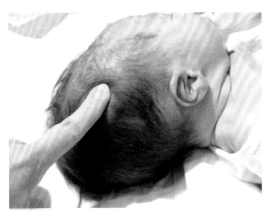

图 31.5 产瘤

前囟可达 3cm×3cm，但它的尺寸是可变的：它的张力（当婴儿不哭时）可能表示颅内压升高，由脑水肿、颅内出血、脑积水或脑膜炎引起。

分娩后，冠状缝经常重叠，但骨缝隆起意味着骨缝过早融合（颅缝早闭）。

不对称是由于子宫内和宫缩分娩过程中压力的结果。

颅骨的触诊可以证明，在 2% 的正常足月新生儿中，子宫内来自母亲骨盆的压力导致了颅骨区域的形成，这些在早产儿更加常见。

皮肤再生障碍性皮炎（头皮小缺损）是一种先天性畸形，有出血或硬膜静脉窦感染的风险，可能是一种综合征的表现。

大多数新生儿与父母中的一个或另一个相似，但当面部出现异常时，检查人员应寻找其他畸形表现，以排除综合征。

31.8.4 耳朵

一般形状、大小和位置都需要评估。畸形可能与听力损失有关，需要进行听力检查。耳前凹、耳前赘皮和副耳可能与肾异常的风险增加有关（Kugelman et al. 1997, 2002）。耳垂较低（当耳郭顶部低于从眼睛外眼角画出的与面部成直角的一条线时）是几种综合征的特征。

31.8.5 鼻子

新生儿必须通过鼻子呼吸，所以完全鼻塞（即鼻塞）会引起强烈的呼吸窘迫，需要立即进行检查和治疗。如果有任何疑问，应在每个鼻孔中插入细的导管,以确保两个鼻孔都是通畅的。鼻翼翕动通常是不正常的,表明存在呼吸窘迫,需要进一步检查。

31.8.6　眼睛

应通过观察和检眼镜检查眼睛。如果晶状体因先天性白内障或青光眼而不透明,就不能诱发红色反射:任何红色反射的异常都需要眼科医生进行紧急评估。先天性白内障是最常见的可预防的儿童盲症。

眼睑水肿是常见的;黏液性分泌物("黏眼")通常出现在生后 2 天,通常会自行消退。脓性分泌物伴随眼睑红肿,需要微生物检查和治疗。

结膜下出血在分娩时很常见,通常在 1~2 周内消退。

新生儿的虹膜通常是蓝色或灰色的。部分缺损被称为"虹膜缺损",它可能与视网膜缺损有关;完全缺失被称为"无虹膜",它与 Wilms 肿瘤的风险增加有关。

必须检查角膜的大小:如果角膜直径大于13mm,可能是先天性青光眼。

31.8.7　口

直接检查口腔内部是很重要的,为了排除腭裂,即使是轻微的缺陷(黏膜下裂或后腭裂)。

其他无害的发现还包括:Epstein 珍珠(小的白色珍珠,沿上颚中线有微小的角化病)、牙龈黏液囊肿(牙龈)或口腔底部(唇瓣)、短系带("舌带")。这些情况通常不需要治疗。乳牙(高加索人种中罕见)最好拔掉。

31.8.8　脖子

新生儿的颈部相对较短,但很短的颈部可能提示颈椎异常(Klippel-Feil 综合征)。颈部有蹼是特纳综合征的特征之一,而后部赘皮可能提示唐氏综合征。触诊胸锁乳突肌可证实由出血或缺血引起的"肿瘤",有时可导致纤维化。

肩难产时可发生锁骨骨折:可触诊锁骨上的肿块,这是由骨折周围的骨痂引起的,通常无需治疗即可痊愈。

31.8.9　胸部检查及心脏和肺部听诊

一定程度的乳房增大在任何性别的新生儿中都是正常的,可能会排出几滴牛奶("女巫的奶")。

新生儿常规检查仅能发现一半的先天性心脏病患儿,即使他们有明显的结构性心脏病变。出生时,左右两侧的压差可能仍然很低,那么有室间隔缺损的新生儿可能没有心脏杂音。

此外,动脉导管依赖性的病变在出生后几天就会出现症状,而且在首次检查时常常能摸到股动脉搏动(Wren et al. 1999;Farrer and Rennie 2003)。

心肺状态可以通过简单的检查(呼吸频率和呼吸窘迫的迹象,如吸凹或呻吟)来判断。如果出现发绀,应进行脉搏血氧测定。

正常呼吸速率为 40~60 次 /min:如果婴儿的呼吸速率持续高于 55 次 /min,则需要仔细评估。足月新生儿应无呻吟、无鼻翼翕动,如果有,为呼吸窘迫症状。

触诊心前区可以发现震颤或明显的心室隆起。

应经常触诊周围脉搏,特别是股动脉脉搏:动脉导管未闭可产生水冲脉,而无法或很难触及股动脉脉搏则提示缩窄。如果怀疑有缩窄,可以通过比较胳膊和腿的血压来确认:20mmHg 或更多的差异表明缩窄。

可以听到心脏杂音,但大多数是无杂音的:60%的正常新生儿在出生 2 小时有收缩期杂音:起源不明的杂音可能是肺动脉分叉处的锐角,或动脉导管未闭,或三尖瓣反流(Ainsworth et al. 1999)。提示明显杂音的特征如下(McCrindle et al. 1996):
– 全收缩期
– ≥3/6 级
– 粗糙的
– 最容易在左侧胸骨上缘听到
– 异常的第二心音
– 股动脉搏动难以触及

心电图或胸部 X 线很少改变临床诊断(Smythe et al. 1990)。由于超声检查的可行性,在专家咨询的情况下,应该对任何怀疑有明显杂音的婴儿进行评估。新生儿室体检的异常发现与先天性心脏病的鉴别诊断一致,包括出现杂音、呼吸急促和明显的发绀,但在出院前并不总是存在(Mahle et al. 2009)。

仅体格检查对先天性心脏病诊断的敏感性约为 50%(Goldstein 2013)。Riede 等(2010)发现在先心病筛查中,脉搏氧饱和度测定的灵敏度和特异度分别为 77.78% 和 99.90%。脉搏氧饱和度测定对早期发现以低氧血症为特征的先心病非常有效,如左心发育不良综合征、室间隔完整的肺动脉闭锁、法洛四联症、完全性肺静脉异位引流、大动脉转位、三尖瓣闭锁和动脉单干[Mahle et al. 2009;Centers for Disease Control and Prevention(CDC)2013c]。但它不足以识别出早期没有缺氧表现的先天性心脏病,如主动脉弓闭锁或发育不全、主动脉缩窄、主动脉弓离断、右心室双出口、Ebstein 畸形、肺动脉狭窄、房室间隔缺损和室间隔缺损:这些被认为是通过脉搏氧饱和度筛查先天性心脏病的次要目标[Mahle et al. 2009;Centers for Disease Control and Prevention(CDC)2013c]。

鉴于此,目前还没有将脉搏氧饱和度作为临床实践常规的共识。

31.8.10　腹部

简单的观察可能会发现任何异常。脐部是一个常见的感染源,所以任何皮肤的分泌物或发红都需要注意。0.3% 的新生儿只有一条脐动脉,它与先天性畸形的风险增加有关,尤其是肾脏畸形。肾脏超声检查可能只适用于有其他问题的婴儿,而不是单脐动脉(Thummala et al. 1998)。

脐疝是一个常见的发现,特别是在非洲裔美国婴儿。触诊常可发现直肌舒张;肝脏边缘通常是在肋下 1~2cm 可触及(图 31.6)。脾脏和肾脏也可以触及;重要的是要检测异常肾脏大小或膀胱扩大,这些可能是男性婴儿流出道梗阻的征象。

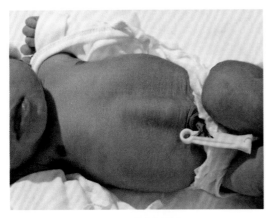

图 31.6　腹直肌舒张

31.8.11　生殖器

31.8.11.1　男性

鞘膜积液常发生在新生儿期,通常会自行消退。腹股沟疝很常见,尤其是早产儿。应检查阴茎的长度(通常约 3cm)和尿道口的位置。有时候阴茎看起来很短,但是其正常结构埋在耻骨上脂肪里。尿道口的异常位置提示尿道下裂(腺状、冠状、中轴或会阴);腹侧弯曲提示有阴茎下弯。无阴茎下弯的尿道下裂不需要任何治疗。

一个足月大的婴儿应该可以摸到睾丸,但约 6% 的新生儿在出生时有一个睾丸未下降:如果在 3 个月大时睾丸仍未下降,应咨询儿科外科医生或泌尿科医生。新生儿睾丸扭转通常发生在出生前:尽管睾丸通常已经发生梗死,但新生儿医生还是应咨询儿外科医生(Driver and Losty 1998)。

31.8.11.2　女性

足月时,大阴唇覆盖小阴唇;在早产儿中,阴蒂和小阴唇显得突出。通常有白色或带血的分泌物,由于母亲的荷尔蒙分泌减少。小的处女膜皮赘、黏液囊肿或阴道黏膜环是常见的。

检查肛门的位置和张力,记录胎粪排出情况。

31.8.12　脊柱

沿脊柱或颅底有肿胀、笑靥、有毛斑或痣潜在的脊椎、脊髓或大脑异常。简单的骶尾部凹陷是常见且无害的;单纯凹陷(距肛门小于 2.5cm,宽度小于 5mm,无其他皮肤体征)并不说明隐匿性的闭合不全(Gibson et al. 1995;Kriss and Desai 1998;Medina et al. 2001)。

31.8.13　四肢

检查四肢的形状、姿势、对称性和大小。大约 45% 的唐氏综合征患者有单一的手掌横向折痕,但同样的发现可能发生在 4% 的白种人和 16.8% 的中国人身上。多为家族性特征,但也可能由畸形综合征引起。

赘生指应通过手术清除。

观察自发的手臂运动和测试被动运动可以怀疑骨折或臂丛损伤。缺乏主动运动和被动运动时的疼痛表明骨折或感染。在臂丛神经损伤中,最初是手臂缺乏运动。48 小时后,上根性麻痹(Erb 麻痹:C_5,C_6,有时为 C_7)中,手臂内旋,无主动外展。完全性上、下根麻痹(Klumpke 麻痹:C_5,C_6,C_7,C_8,T_1)时,手臂呈连枷状,可伴有上睑下垂和 Horner 综合征;手可能会被抓(Evans-Jones et al. 2003)。大多数臂丛病变是自发恢复的:如果在 3 个月前不能恢复,婴儿应转诊给专科医生(Pondaag et al. 2004;Malessy and Pondaag 2009)。

31.8.14　臀部

髋关节发育不良(developmental dysplasia of the hip,DDH)和髋不稳定的发生率分别为(1~2)/1 000 和 10/1 000。DDH 的风险在某些情况下增加:女性,臀位,阳性家庭病史,羊水过少,下肢任何异常,以及其他提示宫内压迫的异常(Chan et al. 1997)。

DDH 的临床筛查(Ortolani 和 Barlow 测试)并没有减少需要手术的婴儿数量(0.7/100)(Godwarda and Dezateux 1998);而且,大多数体检异常的婴儿髋关节检查是正常的。由无经验的人员进行的临床检查只比没有筛查好一点点(Dezateux et al. 2003)。

还有另一种筛查策略,即超声筛查,它也可以检测出临床上稳定但在解剖学上异常的髋部:不幸的是,通用超声筛查很昂贵,而且会产生很高的假阳性率。

对于 DDH 的最佳筛选方法,目前尚无普遍共识。许多临床医生认为,基于风险因素,由受过适当训练的检查人员进行临床新生儿检查是最佳策略(American Academy of Pediatrics 2000)。在 Ortolani-Barlow 测试中,婴儿仰卧,双腿放松。Ortolani 测试,首先检查者应该拉直腿,然后屈曲髋关节到合适的角度:将中指放在每条腿的股骨大转子上,拇指放在大腿内侧,检查者慢慢外展和外旋髋关节:一个明确的"咔"的声音,表明先前脱臼股骨头已经陷入髋臼(Ortolani 1937)。下一个动作是 Barlow 试验,可以使不稳定的髋关节脱臼。如 Ortolani 测试握住髋关节和膝盖,将髋关节外展 70°,检查者依次向前和向内按压每侧髋部:如果髋部脱臼,股骨头"哐当"一声滑入髋臼(Barlow 1962)。

31.8.15　神经系统检查

只有患有神经肌肉疾病的新生儿才需要进行正式的检查。应该以最小的不适感对婴儿进行评估,主要目的是排除任何可疑的神经系统体征(Ballard et al. 1991)。

新生儿神经学评估包括以下测试:

– 一般观察
– 意识水平和行为状态
– 机械信号:头、脊柱和四肢
– 运动系统:肌肉力量和张力,自发运动
– 反射(深部肌腱反射和原始反射,即拥抱、握持、吸吮、吞咽)
– 自主功能(心脏和呼吸频率、膀胱和肠道功能)

运动系统功能可以通过测试骨骼肌姿势、张力和运动来评估。

足月儿通常四肢弯曲。肌张力包括对拉伸的主动或被动的抵抗,它是由激动肌和拮抗肌之间的复杂相互作用产生的:那么肌张力的任何改变都可能是多种潜在神经系统疾病的征象。

肌肉张力的评估包括对姿势和运动的观察,对被动运动的阻力的评估,以及通过特定的动作产生主动或被动的运动,如拉坐动作和腹侧悬吊。在拉坐法中,当婴儿手腕从仰卧位被拉起时,肘部应该有一定的弯曲,颈部应该有轻微的弯曲,头部几乎与身体齐平。在腹侧悬吊法中,新生儿在空中被抱着,检查人员的手放在胸部下方,弯曲的手臂和头几乎与身体平躺在一个平面上几秒钟。

被动运动阻力的增加可能表明肌张力亢进,常与角弓反张姿势和腹侧悬吊时的强迫伸展有关。

对被动动作和不受限制的动作抵抗力较弱的婴儿,通常会在水平面上盖住测试者的手:这些发现表明肌张力减低,而肌无力则是肌肉力量与伸展性的减弱,它可能与肌张力减低同时或不同时发生。肌张力减低伴肌无力通常提示周围神经系统受累,而肌张力减低不伴肌无力则提示中枢神经系统受累(脑或脊髓)。

觅食、吸吮、握持和拥抱反射是最重要的原始反射或发育反射:它们应该在生命的最初几个月消失。当它们持续存在时,应该怀疑潜在的中枢神经系统功能障碍。

交叉延伸、放置和踏步反射是其他的原始反射。

常规检查中神经学评估的主要目的是排除可疑的神经学体征。

需要进一步评价的发现如下:

– 持续性肌张力减低,自发性活动少

– 异常姿势：蛙式、角弓反张、过度紧握和拇指紧握

– 不对称的运动

– 吸吮失败

– 高音哭

– 持续性和极度过敏性

– 抽搐

– 脊柱损伤

31.8.16 胎龄评估

确定胎龄最可靠的指南是早期的产前超声，并结合母亲的最后一次月经期：早期的产前超声估计是准确的，其误差小于 7 天。

有几种方法可用于评估胎龄：基于体格标准的方法、基于神经发育的方法以及结合体格和神经检查的方法。体格标准随胎龄的增加而逐渐进展，可在分娩后立即进行评估。神经学标准包括对姿势、被动和主动肌力、反射和对反应的评估，要求婴儿处于警觉的休息状态，这在婴儿出生后第二天才容易做到。最精确的评估胎龄的方法是结合体格标准及神经系统评估：Dubowitz 和 Dubowitz 评分系统包括 11 项物理指标和 10 项神经结果（Dubowitz and Dubowitz 1981），而简化的 Ballard 系统包括 6 项体格和 6 项神经指标来缩短评估时间（见图 31.1）。新的 Ballard 评分对极早产儿是有效的（Ballard et al. 1991；Ballard and Novak 1979）。

在任何情况下，这些方法都仅有 +2 周的准确性，对极早产儿可能有过度的估计。

参考文献

Ainsworth SB, Wyllie JP, Wren C (1999) Prevalence and clinical significance of cardiac murmurs in neonates. Arch Dis Child Fetal Neonatal Ed 80:F43–F45

American Academy of Pediatrics (2000) Clinical practice guideline: early detection of developmental dysplasia of the hip. Pediatrics 105:896

Ballard JL, Novak KK, Driver MA (1979) A simplified score of fetal maturation of newly born infants. J Pediatr 95:769–774

Ballard JL, Khoury JC, Wedig K et al (1991) New Ballard score, expanded to include extremely premature infants. J Pediatr 119:417–423

Barlow TG (1962) Early diagnosis and treatment of congenital dislocation of the hip. J Bone Joint Surg Br 44: B292–B301

Brazelton TB (1973) Neonatal behavioural assessment scale. Spastics International Medical, London

Cameron N (2004) Measuring techniques and instruments. In: Nicoletti I, Benso L, Gilli G (eds) Physiological and pathological auxology. Firenze, Edizioni Centro Studi Auxologici, pp 117–159

Centers for Disease Control and Prevention (CDC) (2013c) Screening for critical congenital heart defects: morbidity and mortality weekly report (MMWR) podcasts. Retrieved 3 Mar 2013, from http://www.cdc.gov/nvbddd/pediatricgenetics/pulse.html

Chan A, McCaul KA, Cundy PJ et al (1997) Perinatal risk of factors for developmental dysplasia of the hip. Arch Dis Child Fetal Neonatal Ed 76:F94–F100

Demott K, Bick D, Norman R, et al (2006) Clinical guidelines and evidence review for post natal care: routine post natal care of recently delivered women and their babies last updated: February 2015

Dezateux C, Brown J, Arthur R et al (2003) Performance, treatment pathways, and effects of alternative policy options for screening for developmental of the hip in the United Kingdom. Arch Dis Child 88:753–759

Driver CP, Losty PD (1998) Neonatal testicular torsion. Br J Urol 82:855–858

Dubowitz L, Dubowitz V (1981) The neurological assessment of the preterm and full-term newborn infant. Clin Dev Med No 79. SIMP/Heinemann, London

Evans-Jones G, Kay SPJ, Weindling AM et al (2003) Congenital brachial palsy: incidence, causes and outcome in the UK and Republic of Ireland. Arch Dis Child Fetal Neonatal Ed 88:F185–F189

Farrer KFM, Rennie JM (2003) Neonatal murmurs: are senior house officers good enough? Arch Dis Child Fetal Neonatal Ed 88:F147–F151

Gibson P, Britton J, Hall DMB et al (1995) Lumbosacral skin markers and identification of occult spinal dysraphism in neonates. Acta Pediatr 84:208–209

Godward S, Dezateux C (1998) Surgery for congenital dislocation of the hip in the UK as a measure of outcome of screening. Lancet 351:1149–1152

Goldstein M (2013) Critical complex congenital heart disease (CCHD). Congenital Cardiology Today 11(3):1–10

Kriss VM, Desai NS (1998) Occult spinal dysraphism in neonates: assessment of high risk cutaneous stigmata on sonography. AJR Am J Roentgenol 171:1687–1693

Kugelman A, Hadab B, Ben-David J et al (1997) Preauricular tags and pits in the newborn: the role of hearing tests. Acta Paediatr 86:170–172

Kugelman A, Tubi A, Bader D et al (2002) Preauricular tags and pits in the newborn: the role of renal ultrasonography. J Pediatr 141:388–391

Mahle WT, Newburger JW, Matherne GP et al (2009) Role of pulse oximetry in examining newborns for congenital heart disease: a scientific statement from the AHA and AAP. Pediatrics 124(2):823–836

Malessy MJ, Pondaag W (2009) Obstetric brachial plexus injuries. Neurosurg Clin N Am 20(1):1–14

McCrindle BW, Shaffer KM, Kan JS et al (1996) Cardinal clinical signs in the differentiation of hearth murmurs in children. Arch Pediatr Adolesc Med 150:169–174

Medina LS, Crone K, Kuntz KM (2001) Newborns with suspected occult spinal dysraphism: a cost effectiveness analysis of diagnostic strategies. Pediatrics 108:e101

Ortolani M (1937) Un segno poco noto e sua importanza

precoce di prelussazione congenita dell'anca. Pediatrica (Napoli) 45:129–136

Pondaag W, Malessy MJA, Thomeer RTWM (2004) Natural history of obstetric brachial plexus palsy: a systematic review. Dev Med Child Neurol 46:138–144

Riede FT, Worner C, Dahnert I et al (2010) Effectiveness of neonatal pulse oximetry screening for detection of critical congenital heart disease in daily clinical routine – results from a prospective multicenter study. Eur J Pediatr 169(8):975–981

Royal College of Anaesthetists, Royal College of Midwives, Royal College of Obstetricians and Gynaecologists, Royal College of Paediatrics and Child Health (2007) Safer childbirth- minimum standards for the organisation and delivery of care in labour. RCOG Press, London

Royal College of Obstetricians and Gynaecologists (2016) Providing quality care for women a framework for maternity service standards, London

Smythe JF, Teixeira OH, Vlad P et al (1990) Initial evaluation of heart murmurs: are laboratory tests necessary? Pediatrics 86:497–500

Swaiman KF (1999) Neurologic examination of the term and preterm infant. In: Swaiman KF, Ashwal A (eds) Pediatric neurology: principles and practice, 3rd edn. Mosby, St Louis, p 69

Thummala MR, Raju TN, Langeberg P et al (1998) Isolated single umbilical artery anomaly and the risk for congenital malformations: a meta-analysis. J Pediatr Surg 33:580–585

Villar J, Cheikh Ismail L, Victora CG et al (2014) International standards for newborn weight, length, and head circumference by gestational age and sex: the newborn cross-sectional study of the INTERGROWTH-21st project. Lancet 384(9946):857–868

Wolke D, Dave S, Hayes J et al (2002) Routine examination of the newborn and maternal satisfaction: a randomised controlled trial. Arch Dis Child Fetal Neonatal Ed 86:F155–F160

Wren C, Richmond S, Donaldson L (1999) Presentation of congenital heart disease in infancy: implications for routine examination. Arch Dis Child Fetal Neonatal Ed 80:F49–F53

足月儿及早产新生儿的初步检查

32

Diego Gazzolo,Francesco Risso,and Andrea Sannia

郭子凯　翻译,刘曼玲　张勤　审校

目录

摘要

　　新生儿出生后住进新生儿病房或新生儿重症监护室,此后将渡过其生命早期的重要时刻。根据母体-胎儿的危险因素,新生儿团队应详尽了解孕产史,出生时胎龄,必须确定所要做的临床、实验和诊断检查。诸如代谢筛查的某些初步检查与临床情况无关,通常由各国政府管理,而其他检查则取决于围生期的风险因素和出生时的临床评估。这指的是足月新生儿和早产新生儿出生后出现的主要并发症,如感染、葡萄糖和胆红素血症代谢障碍。尽管大多数早产儿会出现呼吸、心血管和脑部并发症,但足月新生儿也必须适当考虑这些临床状况。本章将对当前新生儿病房和重症监护室所采用的新生儿实验室技术和无创监测设备的最新见解进行阐述。

32.1 要点

- 代谢筛查因国而异,每个国家都采用本国的新生儿筛查项目。美国医学遗传学学院、新生儿筛查工作组建议人力资源和服务管理局和美国儿科学会的一份多学科报告推荐了一组包含29项的检测。许多发达国家采用适用于所有新生儿的代谢性疾病筛查。

- 有患败血症风险的新生儿需进行仔细的体检和标准的实验室检查,包括白细胞分类计数、未成熟与总中性粒细胞（I∶T比值）和C反应蛋白。

- 由于早产可能造成多器官损伤,出生后的早期阶段须密切监测。
- 应每 30 分钟监测和记录体温,直至体温稳定。
- 监测血压对于优化治疗早产婴儿至关重要。
- 呼吸窘迫综合征的发生率与胎龄成反比,最常发生于体重不足 1 200g 及胎龄不足 30 周的婴儿。
- 二氧化碳分压和氧分压的经皮测定是新生儿重症监护室中的重要监测参数,能连续、无创监测血气水平。
- 认识到早产儿有可能发生葡萄糖稳态失调是预防低血糖症和高血糖症最重要的步骤。
- 胎龄 <30 周或出生体重 <1 250g 的婴儿要按常规筛查生发基质 - 脑室内出血。出血大多发生在出生后的 3 天内。

32.2　足月新生儿

32.2.1　新生儿筛查

新生儿筛查始于 1960 年,主要针对在出生后最初时期有临床并发症的疾病。

32.2.1.1　代谢筛查

代谢性疾病由生化异常引起,于出生后的头几天即可表现出来(Taeusch et al. 2005)。苯丙酮尿症(phenylketonuria,PKU)是第一种已知可从早期诊断和及时饮食治疗中受益的代谢性疾病。大量患 PKU 的婴儿在早期就被发现,并在接受治疗的过程中发育正常(O'Flynn 1992)。这种筛查取得的成功推动了对其他代谢性疾病的检测研究,如半乳糖血症、枫糖尿病和高胱氨酸尿症。这些检测可应用于为进行 PKU 筛查所获取的相同血液样本。1990年,串联质谱法(tandem mass spectrometry,MS/MS)开创了新生儿筛查的新纪元(Levy 1998)。该技术不仅可以通过单一测定法检测出 30 多种生化遗传疾病,而且特异性高、假阳性率极低。目前,大多数 MS/MS 新生儿筛查项目检测出的疾病分为三大类:氨基酸疾病(包括尿素循环缺陷)、有机酸疾病和脂肪酸氧化缺陷(Levy 1998)。1999 年,美国儿科学会(AAP)新生儿筛查工作组、人力资源和服务管理局(Human Resources and Services Administration,HRSA)与 HRSA 的母婴健康局和美国医学遗传学学院(American College of Medical Genetics,ACMG),

共同制定并实施国家认可的新生儿筛查系统标准和政策(Maternal and Child Health Bureau 2006)。标准包括:①目前快速有效筛查检测的可用性;②对自然病程的有效治疗和充分理解。

代谢筛查因国而异,每个国家都采用自己的新生儿筛查项目。ACMG、HRSA 和美国儿科学会的一份多学科报告推荐了一组包含 29 项的检测。许多发达国家采用适用于所有新生儿的代谢性疾病筛查(Marsden et al. 2006)(表 32.1)。

表 32.1　ACMG 专家小组推荐的新生儿筛查测试组合
（Maternal and Child Health Bureau 2006）

MS/MS 可检测到的疾病
有机酸
异戊酸血症
戊二酸尿症 1
3- 羟基 -3- 甲基戊二酸尿症
多源性羧化酶缺乏
变位酶缺乏引起的甲基丙二酸血症
3- 甲基巴豆酰基辅酶 A 羧化酶缺乏
钴胺素 A 和 B 缺陷引起的甲基丙二酸血症
丙酸血症
3- 酮硫解酶
脂肪酸氧化
中链酰基 - 辅酶 A 脱氢酶
极长链酰基 - 辅酶 A 脱氢酶
长链 3- 羟酰基 - 辅酶 A 脱氢酶
三功能性蛋白质缺乏
肉碱摄取缺陷
氨基酸 / 尿素循环
苯丙酮尿症
枫糖尿病
高胱氨酸尿症
瓜氨酸血症
精氨基琥珀酸尿
酪氨酸血症
其他方法检测到的疾病
血红蛋白病
Hb SS- 镰状细胞性贫血
Hb S/β 地中海型贫血

续表

| Hb S/C 病 |
| *其他* |
| 先天性甲状腺功能减退症 |
| 生物素酶缺乏 |
| 先天性肾上腺皮质增生 |
| GALT 缺乏引起的半乳糖血症 |
| 先天性听力损失 |
| 囊性纤维化 |

通过进行免疫测定、放射免疫测定、荧光免疫测定和酶联免疫吸附测定等技术，最常筛查出来的疾病是先天性甲状腺功能减退、半乳糖血症、肾上腺皮质增生、生物素酶缺乏、镰状细胞病和囊性纤维化。更多内容，详见第 111 章。

如今，MS/MS 用于二代测序和确诊性检测，其可提供有用信息，尤其在早期能检测到新的疾病，例如某些溶酶体贮积症、腺苷脱氨酶和嘌呤核苷磷酸化酶严重联合免疫缺陷病、X- 肾上腺脑白质营养不良、肝豆状核变性（威尔逊病）、胍基乙酸甲基转移酶缺乏和杜氏肌营养不良。新的研究重点将集中在：（i）通过使用二代测序降低假阳性率；（ii）通过使用新的特定生物标志物避免假阴性结果；（iii）在新生儿筛查项目中纳入新的可治疗疾病（Ombrone et al. 2016）。

32.2.2 感染

有多种感染因子可能会影响新生儿，例如细菌、病毒、真菌、原生动物和支原体。更多内容，详见第 103~109 章。

如今已对几种实验室检测进行了评估，评估涉及它们预测有患病风险婴儿可能会出现症状性或经培养证实的败血症的能力，但是目前尚无足够可靠的单一检测。研究人员建议采用不同的实验室检测组合，但这些不同组合并不比单一实验室检测更具诊断价值，尽管其对阴性病例更具预测性（Kite et al. 1988）。

有患败血症风险的新生儿需进行仔细的体检，标准的实验室检查可发挥作用，包括白细胞（white blood cell，WBC）分类计数、未成熟 / 总中性粒细胞比例（I∶T 比）和 C 反应蛋白（C reactive protein，CRP）（Kite et al. 1988）。尽管敏感性 / 特异性受限，但 WBC 总数和分类及 I∶T 比可提示细菌感染。综上所述：① WBC 的升高不能预测新生儿感染；在严重的新生儿败血症中，中性粒细胞减少比中性白细胞增多更普遍，但其也与母体疾病（PIH，IUGR）有关；②血小板减少是感染的非特异性指标；③出生后前 24 小时内的纵向 WBC 监测比单一测定更能预测感染（Schelonka et al. 1994；Escobar et al. 2000；Rodwell et al. 1993）。

CRP 是一种急性期反应物，在感染或组织损伤引起的炎症中会增加。在细菌性败血症或脑膜炎中 CRP 水平会升高。炎症发作后，CRP 合成在 4~6 小时内增加，每 8 小时增加一倍，并在约 36~50 小时后达到峰值。随着炎症的持续，其水平仍会升高，但随着炎症的消散，CRP 水平会因 4~7 小时的短半衰期而迅速下降。CRP 敏感性高，在阴性预测方面价值亦高。出生时 CRP 的单一正常值不能排除感染的可能，因为采样可能早于 CRP 的升高。CRP 的连续测定可能会有所帮助（Benitz et al. 1998；Gabay and Kushner，1999；DuClos，2000）。尽管 CRP 在新生儿重症监护室中得到了广泛使用，但最近已提出针对新生儿败血症早期（2~12 小时）和晚期（12~24 小时）败血症的几种生物标志物。前者包括 IL-6、IL-8、nCD64 和 TNF-α，而后者包括降钙素原（Meem et al. 2011）。无论如何，根据上述发现，我们有理由建议将 CRP 与其他生物标志物结合使用，这将为新生儿败血症的早期诊断提供新的视角（Delanghe and Speeckaert 2015）。

对于实验室检测呈阳性的无症状足月儿，建议在培养物结果呈阴性之前进行血培养和抗生素治疗。胎龄不足 35 周且有患败血症风险的无症状新生儿，应在开始抗生素治疗之前和实验室检测结果出来之前进行血培养。治疗的持续时间应以婴儿的临床情况和检测结果为指导（Jeffrey and Gerdes 2004）。

综上所述，未来的研究将着眼于分子生物学方面的改进，并在临床指南中纳入快速可信且成本低廉的检测，这些检测能够提供诸如微生物学诊断，并能鉴定出比血培养更多的微生物（Suberviola et al. 2016）。

32.3 早产新生儿

美国每年有超过 500 000 名早产儿（Green et al. 2005）。在意大利，妊娠 <36 周的早产发生率为 6.7%，妊娠 32~36 周的为 5.2%，妊娠 <32 周的为 0.9%（Campi and Bonati 2007）。早产是婴儿死亡率和发病率的主要原因之一（Challis et al. 2001）。它占新生儿死亡原因的 70% 以上，几乎一半患有长期神经系统残疾的患儿都曾为早产儿（Mathews et al. 2004）。自 1981 年以来，美国新生儿早产率已从约 9% 增至 12%（Green et al. 2005；Institute of Medicine, Committee on Understanding Premature Birth and Assuring Healthy Outcomes 2007）。研究表明，早产是由遗传、社会和环境因素引起的多因素疾病，这些因素很可能通过相互作用而增加早产风险（Wilcox et al. 1995；Wang et al. 2002；Moore et al. 2004；Macones et al. 2004；Kogan 1995；Johnson et al. 2005；Genc et al. 2004；Crider et al. 2005）。美国不同种族和族裔群体之间的新生儿早产率及由早产而引起的后果存在着显著差异，原因尚待阐明（Institute of Medicine, Committee on Understanding Premature Birth and Assuring Healthy Outcomes 2007）。

32.3.1 早产问题

影响自然临产的因素尚未明确。从生理学上讲，这令人沮丧，同时，它也是一个重要的临床问题。妊娠最后 3 个月对于胎肺及其他器官的成熟来说至关重要，可为其宫外生存做好准备。如果这一过程因早产而中断，新生儿的生存概率便会大大降低。不同国家的资料显示，胎儿胎龄越小，死亡率就越高，而且恒定，而存活婴儿的发病率和残疾率则高低各异（Morrison and Rennie 1997；Bibby and Stewart 2004）。引起女性分娩的因素尚未可知，而上述内分泌模式并不适合灵长类动物。因此须开展更多的研究，以确定分娩的生理诱因，并清楚某些孕妇可能早产的原因。另外，还须研究调节子宫平滑肌活动的生化机制，以开发更具有效性和选择性的疗法，从而在需要时控制子宫收缩。重要的临床发现详见表 32.2。

表 32.2　低温和高温下的重要评估结果

低温
婴儿皮肤苍白、花斑，触感冰凉
肢端发绀
呼吸困难
呼吸暂停、心动过缓、中心性发绀
初期易激惹
体温不断降低，嗜睡症状出现
肌张力过低
哭声、吮吸力减弱
胃潴留、腹胀、呕吐
更为成熟时，有寒战症状
代谢性酸中毒
低血糖症
并请测量体温！
高温
皮肤发红，触感温暖
呼吸急促
心动过速
易激惹、嗜睡、肌张力过低、哭声无力
喂养困难
呼吸暂停
婴儿更为成熟时，有出汗症状
脱水

32.3.2 新生儿出生评估

由于早产可能会造成多器官损伤，婴儿出生后的早期阶段须密切监测。主要监测包括生命体征的相关记录，如体温测定、心跳和呼吸速率、血氧饱和度监测以及血液 pH 评估。

32.3.2.1 体温测定

体温测定必须进行，可每隔 30 分钟记录一次，直至达体温稳定。此外，还建议通过每隔 1~2 小时进行腋测的方式持续测定体温，并每隔 1~3 小时进行记录（American Academy of Pediatrics and American College of Obstetricians and Gynecologist 2002）。值得注意的是，相关记录应包括记录环境温度（即早产儿保暖箱或辐射保暖台的空气温度）。对于区分疾病引起的发热和环境温度过高,同时测量皮肤温度和体核心温度有所帮助。如果婴儿伺服控制下的皮肤温度相对稳定,但环境温度已下降,则也表明婴儿发热,因为测定温度较高时,保育器会通过降低环境温度来进行调节。

32.3.2.2 心肺监测

我们可通过婴儿身上的胸导联（通常为三导联）观察其心电活动,并使用心肺功能监护仪进行记录。相关记录以婴儿心电图的形式体现在视屏上。婴儿的呼吸模式同样被记录,因为胸导联可电子化检测到婴儿每一次呼吸的胸腔运动。血氧饱和度监测仪依赖的是相应部位的充分灌注及检测动脉搏动的能力;因此,如果使其置于血压袖带的远心端,那么当血压袖带膨胀时,测量结果将不精确。较新的脉搏血氧测定模型可减少由运动和低灌注产生的干扰（Goldstein et al. 1997;Sahni et al. 2003）。这些新型仪器不受环境光影响,而旧仪器会受到光疗等光源影响。

32.3.2.3 血压监测

就最优化管理早产儿而言,血压监测必不可少。在评估危重症患者的病情稳定性方面,血压是最重要的生理参数之一。早产儿疾病状况可导致其血压变化（即感染、药物、脱水、失血等）。对于新生儿重症监护来说,识别并治疗血压异常具有重要的预后意义（Nuntnarumit et al. 1999）。新生儿的血压值与其体重和胎龄具有相关性。如同足月儿一样,早产儿的血压会随出生后年龄增长而上升,第1周每天血压上升1~2mmHg,接下来的6周每周上升1mmHg。我们可通过无创性检查方法和有创性方法来测量血压。当婴儿血压稳定时或当只需取得间歇性血压值时,应优先使用无创性方法。血压的有创性监测是通过引入动脉的导管来实现的。该方法应用于体形较小的婴儿或病情不稳定的婴儿,尤其是那些患有严重低血压的婴儿。更多内容,详见第71章。

32.3.2.4 经皮血气监测

在新生儿重症监护室,二氧化碳分压（partial pressure of carbon dioxide,PCO$_2$）和动脉血氧分压（arterial partial pressure of oxygen,PO$_2$）是重要的监测

参数。相比那些会引起早产儿大量失血的传统血气监测方法,经皮（transcutaneous,tc）测定可连续、无创地监测血气水平（Brouillette and Waxman 1997）。早产儿的PaO$_2$或动脉血二氧化碳分压容易发生变化。氧气供应的变化会导致后续出现早产儿视网膜病变或支气管肺发育不良。低碳酸血症与脑室周围白质软化和脑瘫有联系,还可能会引起视网膜血管化迟缓（Holmes et al. 1998）。经皮氧分压测定（PtcO$_2$）和经皮二氧化碳分压监测（PtcCO$_2$）属无创性方法,近年来显现出一些应用前景。一些研究已表明tc数值和与动脉血气相关的值具有较强的关联性（Binder et al. 1994;Geven et al. 1987）。

32.4 早产儿

32.4.1 早产儿的特定风险

早产儿通常会出现与胎龄成反比的多器官衰竭风险。

主要累及器官有:

- 中枢神经系统:包括早产儿呼吸暂停、颅内出血、发育障碍和脑瘫;
- 早产儿视网膜病变;
- 出生后动脉导管未闭（patent ductus arteriosus, PDA）会引起心血管并发症:PDA常见于早产儿。其他有关先天性心血管畸形的进一步分析,详见第68章;
- 呼吸系统问题包括肺畸形（肺发育不良,详见第59章）、湿肺和慢性肺病（详见第57章）;
- 血糖过多和离子紊乱、进食困难以及坏死性小肠结肠炎会引起胃肠道和新陈代谢问题。但尤其引人关注的是肾病,详见第114和115章;
- 血液学并发症包括早产儿贫血、血小板减少症、高胆红素血症和可导致的核黄疸（黄疸）（参考第75章）;
- 新生儿败血症分为病毒性和细菌性两种形式,其特点是全身性（败血症）或局部性败血症（肺炎、尿路感染、脑膜炎等）。

32.4.2 动脉导管未闭（PDA）

胎儿的动脉导管会将血液绕过肺部,因为血液中的氧气来源于母亲,而非呼吸空气。足月儿出生

后不久动脉导管即关闭，但早产儿中常见 PDA。一旦其未闭合时，过多的血液会流入肺部，可造成呼吸困难，有时还会造成心力衰竭。有关 PDA 和其他先天性心脏病的更多内容，详见第 69 章。

32.4.3　呼吸窘迫综合征

呼吸窘迫综合征（respiratory distress syndrome，RDS）管理的临床、诊断及治疗策略，详见第 53 章。早产儿面临的最普遍、最紧急的问题之一便是呼吸困难。虽然引起早产儿呼吸困难的因素有很多，但最常见的是 RDS。其发病率与胎龄成反比，且发病最常见于体重低于 1 200g、胎龄不足 30 周的婴儿。男婴 RDS 的发病率通常是女婴的两倍。RDS 会让婴儿未成熟的肺无法产生肺表面活性物质，所以根据 RDS 的严重程度给予肺表面活性物质制剂是很有必要的。预防性和 / 或抢救性肺表面活性剂的给予方式，详见第 63 章。

在 RDS 中，呼吸驱动记录的频率和深度通常不规律，记录主要来自腹部而非胸腔，频率为每分钟 30~60 次。婴儿出生 1 个小时后呼吸频率高于 60 次 /min 为呼吸急促，这是呼吸道疾病的最早期症状。周期性呼吸是指呼吸暂停（5~10 秒）后换气（10~15 秒），如此周而复始（Holditch-Davis et al. 2004）。呼吸暂停指无呼吸状态持续超过 20 秒，并出现一些生理性变化。辅助呼吸肌需应用时表明呼吸运动显著增加。胸壁凹陷表明吸气时薄薄的胸壁向内拉，且在胸骨（胸骨下和胸骨后）、肋间、肋上和肋下间隙最为明显。胸内负压的增加使得僵硬、无依从性的肺得以换气，引起胸壁回缩，从而进一步影响肺扩张。胸壁凹陷程度与疾病严重程度呈正比例。鼻翼扩张是一种代偿机制，可通过增加鼻孔的大小减少狭窄气道的阻力（多达 40），以摄入更多的氧气。呼噜声是部分声门关闭后的用力呼气。

因为许多呼吸道疾病和非呼吸道疾病的临床表现相同，所以胸部 X 线检查可能是唯一可用来区分病因、做出正确诊断的方法。近年来也推荐使用肺部超声检查。具体来讲，超声波严重程度评分已证明与足月儿和早产儿的氧合状态相关，能很好地预测需要呼吸支持的早产儿的肺表面活性物质需求（Brat et al. 2015）。

动脉血气的测定可用于了解氧合和酸碱平衡的变化，也可用于区分呼吸和代谢部分。

32.4.4　高胆红素血症

高胆红素血症是一种可治疗的常见早产儿疾病，80% 的早产儿受其影响。虽然轻度黄疸在足月儿中相当常见（约 60%），但在早产儿中更为普遍。早产儿出生后 4~5 天，胆红素通常会达到峰值，可能为 10~12mg/dl，也可能升至高于 15mg/dl，且无任何胆红素代谢的特异性异常。因此，为筛查胆红素，宜在婴儿出生后 4~5 天内采集血液样本。有关新生儿黄疸的全部内容，详见第 73 和 74 章。

32.4.5　低血糖症和高血糖症

早产儿有葡萄糖平衡紊乱的风险，认识到这一点对于预防低血糖和高血糖是最为重要的一步（表 32.3）。对于具有高血糖风险的婴儿来说，保持中性热环境尤为重要，可将能量消耗最小化。与低血糖相关的其他情况，如窒息和体温过低，可以通过适当的产科和新生儿干预措施来避免。当怀疑婴儿有低血糖时，必须立即检测血浆或血糖浓度。理想情况下，检测应使用实验室酶学方法，如葡萄糖氧化酶法或己糖激酶法，甚至也可使用床旁试纸条葡萄糖分析仪（即血糖测定仪），但要意识到这些设备的精确度较为有限，需认真检测。目前大量文献将婴儿出生后 72 小时内的血浆葡萄糖浓度正常值下限定为 40~45mg/dl（Cornblath and Schwartz 1993）。

表 32.3　适应证：用于预防新生儿低血糖的血糖常规监测

孕妇身体状况
患有糖尿病或葡萄糖耐量试验异常
患有先兆子痫和妊娠高血压或原发性高血压
先前怀有巨大胎儿
药物滥用
使用过 β 激动剂宫缩抑制剂
口服降血糖药
新生儿身体状况
早产
宫内发育迟缓
围产期脑缺血缺氧
败血症
低体温

续表

| 红细胞增多症 - 高黏度 |
| 新生儿溶血病 |
| 医源性胰岛素注射 |
| 先天性心脏畸形 |
| 持续性高胰岛素血症 |
| 内分泌紊乱 |
| 先天性代谢紊乱 |

32.4.6　颅内出血

颅内出血会影响到所有胎龄的新生儿，且经常在临床上无症状。在早产儿颅内出血中，早产儿生发基质 - 脑室内出血最为常见（详见第 128 章）。近年来，由于超早产儿存活率的提高，小脑出血成为一种常见的现象，会影响着 2%~9% 的体重低于 750g 的早产儿（de Vries et al. 2015）。对胎龄小于 30 周或出生体重低于 1 250g 的婴儿进行生发基质 - 脑室内出血常规筛查。出血发生的时段大多在婴儿出生后的前 3 天内。"晚期"出血（即出生后 3 天出血）可能与气胸及其限制静脉回心血量有关。

有关脑部超声检查的适应证，详见第 122 章。

参考文献

American Academy of Pediatrics, American College of Obstetricians and Gynecologist (2002) Guidelines for perinatal care, 5th edn. American Academy of Pediatrics, Elk Grove Village

Benitz WE, Han MY, Madan A, Ramachandra P (1998) Serial serum C-reactive protein levels in the diagnosis of neonatal infection. Pediatrics 102:E41

Bibby E, Stewart A (2004) The epidemiology of preterm birth. Neuro Endocrinol Lett 25(Suppl 1):43–47

Binder N, Atherton H, Thorkelsson T, Hoath SB (1994) Measurement of transcutaneous carbon dioxide in low birthweight infants during the first two weeks of life. Am J Perinatol 11:237–241

Brat R, Yousef N, Klifa R, Reynaud S, Shankar Aguilera S, De Luca D (2015) Lung ultrasonography score to evaluate oxygenation and surfactant need in neonates treated with continuous positive airway pressure. JAMA Pediatr 169(8):e151797. https://doi.org/10.1001/jamapediatrics.2015.1797. Epub 2015 Aug 3

Brouillette RT, Waxman DH (1997) Evaluation of the newborn's blood gas status. Clin Chem 43:215–221

Campi R, Bonati M (2007) Italian child health statistic review: births and deaths. Ital J Pediatr 33:67–73

Challis JR, Lye SJ, Gibb W (2001) Understanding preterm labor. Ann N Y Acad Sci 943:225–234

Cornblath M, Schwartz R (1993) Hypoglycemia in the neonate. J Pediatr Endocrinol 6:113–129

Crider KS, Whitehead N, Buus RM (2005) Genetic variation associated with preterm birth: a HuGE review. Genet Med 7:593–604

de Vries LS, Benders MJ, Groenendaal F (2015) Progress in neonatal neurology with a focus on neuroimaging in the preterm infant. Neuropediatrics 46(4):234–241. https://doi.org/10.1055/s-0035-1554102. Epub 2015 Jun 29

Delanghe JR, Speeckaert MM (2015) Translational research and biomarkers in neonatal sepsis. Clin Chim Acta 451(Pt A):46–64. https://doi.org/10.1016/j.cca.2015.01.031. Epub 2015 Feb 4. Review

DuClos T (2000) Function of C-reactive protein. Ann Med 32:274–278

Escobar GJ, Dekun L, Armstrong MA et al (2000) Neonatal sepsis workups in infants 2000 grams at birth: a population-based study. Pediatrics 106:256–263

Gabay C, Kushner I (1999) Mechanisms of disease: acute-phase proteins and other systemic responses to inflammation. N Engl J Med 340:448–454

Genc MR, Onderdonk AB, Vardhana S et al (2004) Polymorphism in intron 2 of the interleukin-1 receptor antagonist gene, local midtrimester cytokine response to vaginal flora, and subsequent preterm birth. Am J Obstet Gynecol 191:1324–1330

Geven WB, Nagler E, deBoo T, Lemmens W (1987) Combined transcutaneous oxygen, carbon dioxide tensions and end-expired CO2 levels in severely ill newborns. Adv Exp Med Biol 220:115–120

Goldstein MR, Martin GI, Sindel BD et al (1997) Novel pulse oximetry technology resistant to noise artifact and low perfusion: "the neonatal model". Am J Respir Crit Care Med 155:A717

Green NS, Damus K, Simpson JL et al (2005) Research agenda for preterm birth: Recommendations from the March of Dimes. Am J Obstet Gynecol 193:626–635

Holditch-Davis D, Scher M, Schwartz T (2004) Respiratory development in preterm infants. J Perinatol 24:631–639

Holmes JM, Zhang S, Leske DA, Lanier WL (1998) Carbon dioxide-induced retinopathy in the neonatal rat. Curr Eye Res 17:608–616

Institute of Medicine, Committee on Understanding Premature Birth and Assuring Healthy Outcomes (2007) Preterm birth: causes, consequences, and prevention. National Academies Press, Washington, DC

Jeffrey S, Gerdes MD (2004) Diagnosis and management of bacterial infections in the neonate. Pediatr Clin North Am 51:939–959

Johnson WG, Scholl TO, Spychala JR et al (2005) Common di- hydrofolate reductase 19-base pair deletion allele: a novel risk factor for preterm delivery. Am J Clin Nutr 81:664–668

Kite P, Millar MR, Gorham P et al (1988) Comparison of 5 tests in diagnosis of neonatal bacteraemia. Arch Dis Child 63:639–643

Kogan MD (1995) Social causes of low birth weight. J R Soc Med 88:611–615

Levy HL (1998) Newborn screening by tandem mass spectrometry: a new era. Clin Chem 44:2401–2402

Macones GA, Parry S, Elkousy M et al (2004) A polymorphism in the promoter region of TNF and bacterial vaginosis: preliminary evidence of geneenvironment interaction in the etiology of spontaneous preterm birth. Am J Obstet Gynecol 190:1504–1508

Marsden D, Larson C, Levy HL (2006) Newborn screening for metabolic disorders. J Pediatr 148:577–584

Maternal and Child Health Bureau (2006) Newborn Screening: Toward a Uniform Screening Panel and System. http://www.mchb.hrsa.gov/screening

Mathews TJ, Menacker F, MacDorman MF (2004) Infant mortality statistics from the 2002 period: linked birth/infant death data set. Natl Vital Stat Rep 53:1–29

Meem M, Modak JK, Mortuza R, Morshed M, Islam MS, Saha SK (2011) Biomarkers for diagnosis of neonatal infections: a systematic analysis of their potential as a point-of-care diagnostics. J Glob Health 1 (2):201–209

Moore S, Ide M, Randhawa M et al (2004) An investigation into the association among preterm birth, cytokine gene polymorphisms and periodontal disease. BJOG 111:125–132

Morrison JJ, Rennie JM (1997) Clinical, scientific and ethical aspects of fetal and neonatal care at extremely preterm periods of gestation. Br J Obstet Gynaecol 104:1341

Nuntnarumit P, Yang W, Bada-Ellzey HS (1999) Blood pressure measurements in the newborn. Clin Perinatol 26:981–996

O'Flynn ME (1992) Newborn screening for phenylketonuria: thirty years of progress. Curr Probl Pediatr 22:159–165

Ombrone D, Giocaliere E, Forni G, Malvagia S, la Marca G (2016) Expanded newborn screening by mass spectrometry: new tests, future perspectives. Mass Spectrom Rev 35(1):71–84. https://doi.org/10.1002/mas.21463. Epub 2015 May 7

Rodwell RL, Taylor KM, Tudehope DI, Gray PH (1993) Hematologic scoring system in early diagnosis of sepsis in neutropenic newborns. Pediatr Infect Dis J 12:372–376

Sahni R, Gupta A, Ohira-Kist K et al (2003) Motion resistant pulse oximetry in neonates. Arch Dis Child Fetal Neonat Ed 88:F505–F508

Schelonka RL, Bradley YA, desJardins SE et al (1994) Peripheral leukocyte count and leukocyte indexes in healthy newborn term infants. J Pediatr 125:603–606

Suberviola B, Márquez-López A, Castellanos-Ortega A, Fernández-Mazarrasa C, Santibáñez M, Martínez LM (2016) Microbiological diagnosis of sepsis: polymerase chain reaction system versus blood cultures. Am J Crit Care 25(1):68–75. https://doi.org/10.4037/ajcc2016728

Taeusch HW, Ballard RA, Gleason CA (2005) Avery's disease of the newborn, 8th edn. Elsevier Saunders, Philadelphia

Wang X, Zuckerman B, Pearson C et al (2002) Maternal cigarette smoking, metabolic gene polymorphism, and infant birth weight. JAMA 287:195–202

Wilcox MA, Smith SJ, Johnson IR (1995) The effect of social deprivation on birthweight, excluding physiological and pathological effects. Br J Obstet Gynaecol 102:918–924

新生儿期氧饱和度监测

33

Augusto Sola and Sergio Golombek

杨舸　王铭杰　翻译,岳少杰　王斌　审校

目录

摘要

氧气是一种强效的药物,在临床治疗中常使用不当,新生儿的氧疗更需要改进。因此,在医疗过程应该避免低氧血症,同样也应避免高氧血症。临床症状(发绀或舌头颜色)不能判断低氧血症或高氧血症。脉搏血氧饱和度仪是监测血氧饱和度最重要的方法。在临床上应减少甚至避免高氧血症和低氧血症带来的危害。母体或者胎儿的氧化应激、短期或长期氧疗导致的不良影响涉及各个器官系统和多种基因。正常新生儿和使用空气(吸入氧浓度为0.21)进行持续气道正压通气或呼吸机辅助通气的新生儿的血氧饱和度在95%~100%。输氧新生儿的"目标血氧饱和度"目的是避免出现潜在的高氧和可能的低氧,也必须避免重复出现"低氧血症 - 高氧血症 - 再灌注"循环。将新生儿血氧饱和度维持在一个较窄的目标范围内非常困难。选择一个宽松的中间范围血氧饱和度目标进行治疗,使临床治疗更为容易和依从性更好,这个目标血氧饱和度范围应可减少严重早产儿视网膜病发生率,且不增加发病率和死亡率。

33.1　要点

- 氧气是一种有效的药物,在临床治疗中常使用不当,新生儿的氧疗需要改进。

- 医疗过程中应避免低氧血症,当低氧血症发生时,临床上会采用各种治疗方法来纠正低氧血症。但对高氧血症不够重视。

- 临床症状,比如发绀或者舌色,基本不能发现低氧血症或高氧血症。

- 用脉搏血氧饱和度仪无创监测氧饱和度来指导氧疗及给氧浓度是普遍使用的方法。

- 细胞氧合是一个复杂的过程,而在临床上不易评估。低氧血症并不一定会引起组织缺氧,并且临床上也发现无无氧血症时出现组织缺氧的情况。
- 高氧血症和低氧血症的危害很多,在临床上应尽量避免或减轻。母体和胎儿氧化应激、及短期和长期的氧疗所带来的不良影响会涉及各个器官系统和多种基因。
- 正常新生儿及使用空气进行持续气道正压通气或呼吸机辅助通气的新生儿,其血氧饱和度在95%~100%。
- 输氧新生儿"目标血氧饱和度"的目的是避免血氧饱和度值出现潜在的高氧或可能的低氧,且必须避免重复出现"低氧血症 - 高氧血症 - 再灌注"循环。
- 将新生儿的血氧饱和度持续维持在理想的狭窄范围内是非常困难的。当血氧饱和度目标限定在较窄的范围时,而血氧饱和度常常落在这个狭窄的目标范围之外。
- 在临床上不应使用较低狭窄的治疗范围(即血氧饱和度目标值为85%~89%)。另一方面,没有证据支持在早产儿生命早期的临床治疗中广泛使用较窄血氧饱和度目标在91%~95%或90%~95%。
- 选择一个宽松的中间范围血氧饱和度目标进行治疗,使临床治疗更为容易和依从性更好。这个目标血氧饱和度范围应可减少严重早产儿视网膜病的发生率,且在不增加发病率和死亡率。

33.2　引言

多数情况下,新生儿医学的临床干预措施是基于经验性证据、专家观点或传统认知,而不是基于循证医学证据,这也包括新生儿氧气(O_2)的使用。使用 O_2 的历史是一个非常有趣但也充满了错误的过程(Comroe et al. 1950;Van Den Brenk and Jamieson 1962;Phibbs 1977;Silverman 1980),但这些并不是本章要讨论的主要内容。21 世纪,围产期用 O_2 和使用脉搏血氧饱和度仪进行无创氧饱和度监测已显著增加(Askie et al. 2003;Chow et al. 2003;Deulofeut et al. 2006,2007;Hagadorn et al. 2006;Saugstad 2007;Sola et al. 2007,2008,2014;Sola 2008;Castillo et al. 2008,2011;Lim et al. 2014;Bizzarro et al. 2014;Rabi et al. 2007;Dawson et al. 2010,2012;Vento et al. 2013;Saugstad et al. 2014;Sola and Zuluaga 2013;Saugstad

and Aune 2014;Schmidt et al. 2013,2014a,b;Vento 2014;Noh et al. 2014;Yalcin et al. 2013;Hamel et al. 2014;Lye et al. 2013;Klimova et al. 2013;Klingel and Patel 2013;Thomson and Paton 2014;Carlo et al. 2010;Stenson et al. 2013;Darlow et al. 2014;Kaindl et al. 2006;Wollen et al. 2014;Farrow et al. 2012;Spector et al. 2005;Wellmann et al. 2014;Hay et al. 2002;Baquero et al. 2011;Polin et al. 2014;Ahmed et al. 2010;Vagedes et al. 2013;Zhang et al. 2011;Niermeyer et al. 1995;Laman et al. 2005;de Wahl Granelli et al. 2009;Ewer et al. 2011;Zapata et al. 2014;Bancalari and Claure 2012;Claure and Bancalari 2013,2015);仅 2015 年在这一领域就有超过 16 篇的文章发表(Sola 2015;Lakshminrusimha et al. 2015;Manja et al. 2015;Synnes and Miller 2015;Suwattanaphim et al. 2015;Ketko et al. 2015;van Kaam et al. 2015;Lim et al. 2015;Paul 2015;Narayen et al. 2015;Rawat et al. 2015;Clarke et al. 2015;Hassan et al. 2015;Eghbalian 2014;Samiee-Zafarghandy et al. 2015;Arawiran et al. 2015;Terrill et al. 2015)。

当婴儿出现低氧血症或者怀疑存在低氧血症时,医护人员都会比较警惕。但对于高氧血症,经常出现且由过度给氧所致,警惕性却不高。因为高氧血症也与脑损伤、基因改变和癌症有关,因此在临床上也应对合理的用氧、经皮血氧饱和度(percutaneous oxygen saturation,SpO_2)的管理及高氧血症潜在的损伤效应进行培训。

这一章的内容与 O_2 的使用及 SpO_2 相关,包括 O_2 的使用,血中 O_2 的评估,动脉血氧饱和度(arterial oxygen saturation,SaO_2)和 SaO_2 监测,组织氧合生理学,以及高氧的危害。最后介绍新生儿临床工作中关于治疗目标和 SpO_2 目标范围的临床概念,强调避免血液中 O_2 含量异常(即高氧血症或低氧血症)的重要性。

33.3　给氧策略

临床上给新生儿用氧,与使用药物一样,应小心谨慎。因此,用氧时应明确说明给氧剂量或吸入氧浓度(fraction of inspiration O_2,FiO_2),必须严格按处方执行并进行监测。在给予氧疗的过程中始终需要考虑一些基本问题,以避免给 O_2 所带来的风险和潜在损伤。需考虑基本问题见表 33.1。

在临床工作中，医护人员必须提供氧疗，但对 FiO_2 的任何调整必须基于血氧量的客观评估，这一内容将在下一部分阐述。

表 33.1 氧疗指南

- 不能基于母亲或者新生儿既往病史、胎龄、肤色、呼吸暂停、气促、呻吟或其他任何症状，给予吸入 $FiO_2>0.21$
- 只有通过 SpO_2 或其他仪器测量客观发现血 O_2 含量低时才能提供 $FiO_2>0.21$
- 使用空 - 氧混合仪调节给 O_2 浓度，明确规定给 O_2 浓度并监测
- 吸入的气体始终应加温加湿
- 在新生儿治疗中极少需用 FiO_2 1.0（纯氧）治疗，但在产房中极少的情况下可能会用
- 当新生儿出现 SpO_2 急剧下降时，应该尽量避免大幅度增加 FiO_2
- 在气管插管吸引、麻醉前或麻醉中及拔管前的"预给氧"非常危险的，并有潜在的危害且没有任何（当前的）医学证据支持
- 在临床治疗中应杜绝使用未与空气混合的高 FiO_2 及干燥寒冷的气体
- 呼吸暂停的治疗不是吸 O_2，而是有效的通气
- 在任何情况下出现心肺骤停，复苏的重点在保证有效通气和循环
- 高氧状态有潜在危险，因体内许多器官会发生低氧血症 - 高氧血症 - 再灌注损伤
- 给予新生儿正压通气和心脏按压时，应提供符合要求的 FiO_2

33.4 血液中氧的测定

我们首先必须牢记动脉血中的 O_2 含量不同于组织氧合，因影响组织氧合的因素很多，这将在后面提到。使用 SpO_2 持续无创监测 SaO_2 是临床最常用的方法，目前已认为 SpO_2 是"第五大生命体征"。

表 31.2 总结了各种 O_2 测量的方法。临床症状，如发绀或者舌头颜色没有任何的临床价值（Zhang et al. 2011；Niermeyer et al. 1995；Laman et al. 2005；de Wahl Granelli et al. 2009；Ewer et al. 2011）。间断性抽动脉血或静脉血直接测定氧分压（oxygen pressure，PaO_2）或静脉血氧分压和 / 或 SaO_2 或静脉血氧饱和度。但这不适合于病情不稳定新生儿的密切监测，这种方法所得到的结果只是反映某一个时间点的 PaO_2 或静脉血氧分压，并不能反映患儿整体的疾病情况。此外，测量 SaO_2 唯一的方法血气分析仪，上一代理想的有多个波长的血气分析仪。因此，通过常规动脉血气分析所得到的 SaO_2 不能作为临床治疗的决定，因血气分析中的 SaO_2 是计算得来的，而非实际测到的数值。如表 33.2 所示，SaO_2 是根据多种因素的公式和算法计算出的，不适合于新生儿，对有疾病的新生儿更不适用。最后，无创性持续监测可以评估血氧量。在临床上开始使用 SpO_2 仪前，持续经皮 PO_2 监测仪已广泛使用，但目前它们几乎从未使用过。使用持续经皮 PO_2 监测仪能更容易监测到高的 PaO_2 情况。尽管如此，目前临床上仍广泛使用 SpO_2 进行持续血 O_2 监测，SpO_2 仪的优缺点将在下一章讨论。

表 33.2 血中的氧气

方法	评价
发绀：用于评估 O_2 的需求和尝试调整给氧的临床症状	指的是皮肤及黏膜显现蓝紫色 许多研究已经表明它对于缺氧的预测较差 该临床症状可能是由血中还原（未与氧结合）Hb 含量较增高所致，但也可能是其他的原因所致 各类对颜色的判断存在明显的个体差异，因此这种方法不可靠 它与 Hb 总含量、种族、皮肤厚度及光线有关 即使还原 Hb 明显增高，面部发绀有时也难以发现，而这种现象在 Hb 总量较低的情况下更为明显 许多存在低氧血症的新生儿可能不出现发绀，需要进一步评估和考虑给氧治疗 也有一些新生儿出现了发绀的症状，但并不需要输 O_2
舌头颜色（在产房）	有一定特异性，但是灵敏度差的症状。当新生儿的舌头呈粉红色时，他的 SpO_2 很可能 $>70\%$，不需要输 O_2

方法	评价
动脉血（或静脉血）PaO_2 测定	频繁抽血进行测量可能导致新生儿贫血和／或低血容量 它只反映抽血时体内血氧的情况，并不反映整个病程中血氧的状态
用血气分析仪间断的直接测血定 SaO_2（测量 SaO_2 的金标准）	现代血气分析仪：采用分光光度计测定波长在 100~130（nm）的光的吸收率 价格昂贵，需要抽血，只能间断性监测对病情不稳定新生儿并非理想的密切监测
通过公式或算法算出的动脉血气中的 SaO_2（基于测得的 PaO_2 和其他因素）（不能用作临床处置）	不适合新生儿 基于正常成年人 O_2 解离曲线和 O_2 亲和力 基于正常成年人的 2,3-DPG、Hb 含量、体温、pH 和 $PaCO_2$，并且这些患者血红蛋白正常、没有胎儿型 Hb 在新生儿中：血红蛋白含量是变化的，且 Hb 中胎儿型血红蛋白（非成人型血红蛋白）含量高、变化大，2,3-DPG 含量低，并与患病新生儿的 pH、与新生儿输血治疗有关 $PaCO_2$、体温都是经常变化的 基于动脉血气测定的 PaO_2 所计算出的 SaO_2 来指导临床决策是不正确的 许多医院血气分析仪的血气结果不含 SaO_2 Hb-O_2 饱和度监测仪得出的 SaO_2 是从动脉血气分析中计算所得，而非直接测定所得 根据血气分析计算出的 SaO_2 的意义不能等同于持续 SpO_2
无创脉搏血氧饱和度监测仪（SpO_2）过去常规应用的经皮 PaO_2 监测，目前不常用	具体描述请见正文

33.5　氧饱和度及用 SpO_2 监测血氧饱和度

O_2 是低水溶性分子，血红蛋白（hemoglobin，Hb）的主要功能是增加 O_2 的溶解性，并将其从肺脏运输到组织中。Hb 由 4 条多肽链组成，每一条多肽链含有一个血红素亚基。饱和度是来源于拉丁语"saturare"，意思是"填满"，即达到其最大的容量。O_2 饱和度的标准单位是百分比，当所有的 Hb 结合位点完全与 O_2 分子结合时，SaO_2 即为 100%。因此，不论吸入 FiO_2 是多少，SaO_2 永远都不会超过 100%。1g Hb 完全饱和时，约可携带 1.34ml 的 O_2，这又称为最大氧结合量。

SaO_2 和 Hb 是决定动脉氧气含量（arterial oxygen content，CaO_2）的重要因素，而且溶解在血浆中的 O_2 很少（0.003ml O_2/mmHg PaO_2，即当 PaO_2 为 100mmHg 时，血浆中的溶解 O_2 仅为 0.3ml/dl）。以下两个例子说明了 Hb 含量对 CaO_2 的意义：

1. 当 SaO_2 为 100%，Hb 为 8g/dl 时，CaO_2 则为 10.72ml/dl，计算方法：8g/dl × 1.34（血浆中的溶解 O_2 极少，可忽略不计）。

2. 当 SaO_2 为 100%，Hb 为 20g/dl 时，使用同样计算法得出 CaO_2 为 26.8ml/dl。

如果是上面的第二种情况，只有 90% 的 Hb 结合位点与 O_2 分子结合，那么 CaO_2 则为 24.12ml/dl，

仍然高于第一种情况中 100% SaO_2 时的 CaO_2。因此，即使 Hb 所有的结合位点都与 O_2 结合（如上面第一种情况），仍可能出现因贫血所致 CaO_2 较低而引起的组织缺氧。

血红蛋白 - 氧气（hemoglobin-oxygen，Hb-O_2）解离曲线是一个 S 形的曲线，在该曲线较陡的部分可预测 PaO_2 和 SaO_2 的关系，即 SaO_2 在 50%~93% 和 PaO_2 在 30~75mmHg 的部分（图 33.1）。然而，在较高的 SaO_2 时，该曲线变得平坦，此时丧失预测性。此外，该曲线也可因不同的因素向左或者向右移动，如图 33.1 所示。如该图中例子所示，当曲线右移时，PaO_2 为 52mmHg 所对应的 SaO_2 约为 80%。当曲线左移时，同样的 PaO_2 所对应的 SaO_2 为 91%。这意味着如果有大量的胎儿型血红蛋白存在时，胎儿型血红蛋白对 O_2 的亲和力越高（即在相同的 PaO_2 时有更高的 SaO_2），但释放到组织的 O_2 较少。当 Hb 主要是成人型血红蛋白时，则会出现其相反的情况。如图 33.1 中所示，其他因素也可以影响 Hb-O_2 解离曲线的移位。呼吸空气（FiO_2 0.21）的健康新生儿，正常 SaO_2 为 95%~100%，但新生儿在从宫内环境过渡到宫外环境这一段时间的 SaO_2 低，约经 15~20 分钟达到正常的 SaO_2。图 33.2 所示是接受氧疗新生儿的 Hb-O_2 解离曲线。基于这一曲线，当 SaO_2 约为 86%~93% 时，所对应的 PaO_2 约为 50~68mmHg

（见图 33.2）。但是，当 SaO_2 达 95%~100% 时，因 SaO_2 和 PaO_2 之间的关联消失，故不能预测 PaO_2。如果新生儿接收 100% O_2（FiO_2 1.0）时，根据肺部疾病、分流和这两者的情况不同，PaO_2 会波动在 85~400mmHg 间（见图 33.2）。这也是为什么当给予新生儿吸入 $FiO_2 > 0.21$ 时，SaO_2 不能高于 95% 的重要原因。这种情况很有可能会导致血中的 O_2 量增加或高氧血症，即血浆中会更多溶解地游离 O_2，对组织、细胞和基因都有潜在的危害。

正常的或甚至高的 PaO_2 和正常的 SaO_2（常氧血症或高氧血症）并不会保证组织能够获得足够的 O_2。组织氧合不足即缺氧，正常或高 PaO_2 可能出现组织缺氧的情况如表 33.3 所示。另一方面，血 PaO_2 低（即低氧血症）也不一定存在组织缺氧，因为组织氧合是一个复杂的过程，这会在之后的章节详细叙述。许多因素，如心排量增加，可避免缺氧。

表 33.3　正常或高 PaO_2 存在组织缺氧的因素

1. 贫血
2. Hb 与 O_2 的亲和力改变，（即，高铁血红蛋白血症或当 Hb-O_2 解离曲线明显右移）
3. 灌注不良（心输出量和血管阻力的改变）
4. O_2 释放减少
5. 微循环改变及其相关因素

33.5.1　SpO_2 监测

使用脉搏血氧饱和度监测仪进行持续无创性测量 SaO_2 是临床上最常用于评估氧合情况的方法，SpO_2 目前被认为是"第五个生命体征"。但 SpO_2 并

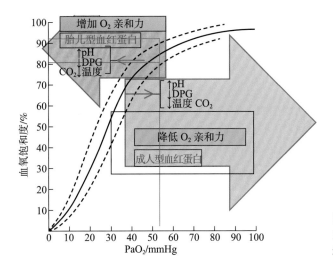

图 33.1　血红蛋白 - 氧气（Hb-O_2）解离曲线。当主要是胎儿型血红蛋白时，曲线左移（见正文描述）。DGP，2,3- 二磷酸甘油酸

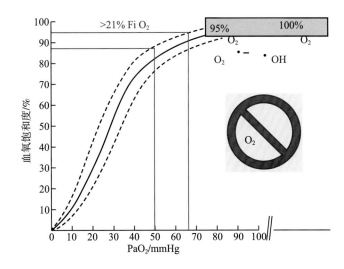

图 33.2　接受氧疗新生儿的 Hb-O_2 解离曲线（$FiO_2 > 0.21$）。当 SaO_2 达 95%~100%（脉搏血氧仪测量）时，PaO_2 可能大于 80mmHg，游离溶解氧可循环

不等同于组织氧合的情况,因还有许多其他因素影响组织氧合,这些在本章后续内容中阐述。

SpO$_2$监测仪的工作原理是通过测量红光波长与红外光波长之间的比值,以显示血液中与Hb结合O$_2$的百分率。这种仪器在诊断Hb低氧饱和度(即低氧血症)和脉搏测量非常有用,但除非将其他重要的生理学因素纳入一起评价,否则该仪器在诊断高氧血症中没有价值。

以下将阐述的概念是基于自20世纪90年代末以来有关这一问题公开发表的200多篇文献所得出的;这些文献有一部分在本书的参考书目中已列出(Sola et al. 2008,2014;Castillo et al. 2011;Carlo et al. 2010;Stenson et al. 2013;Schmidt et al. 2013;Darlow et al. 2014;Hay et al. 2002;Baquero et al. 2011;Ahmed et al. 2010;Vagedes et al. 2013;Zapata et al. 2014;Sola 2015;Lakshminrusimha et al. 2015;Manja et al. 2015;Synnes and Miller 2015)。与大多数其他医疗设备类似,目前市场上所有的各种SpO$_2$监测仪都存在内在偏差(即设备错误)。不同厂家产品的偏差(或标准差)不同,有些厂家的产品≤2%,而有些则≥5%。由于设备的偏差,及测定结果呈正态分布的高斯曲线,SpO$_2$仪显示的结果反映此时真实的脉搏血氧饱和度在一个标准差之内有68%的概率。这也就意味着,当使用偏差为1%的SpO$_2$仪,测量的脉搏血氧饱和度为90%时,这并不是指SaO$_2$为90%,而指此时有68%概率真实的SaO$_2$是89%、90%或者91%。另一方面,另一厂家的血氧饱和度仪的偏差为3%,当该监护仪读数为SpO$_2$为90%,此时有68%的概率真实SaO$_2$值是87%到93%之间。当然基于简单的统计原理,这种范围是超过两个标准差的范围。根据正态分布或钟形分布的高斯曲线,SpO$_2$仪所显示的结果反映真实SaO$_2$在两个标准差内有95%的概率。这也就解释了为什么用同一个监测仪测定同一病人显示的SpO$_2$结果不同,其不同仪器的偏差,显示的结果有1%~3%波动或更大。除此之外,在SpO$_2$仪显示结果完全一样的两个不同人,他们真实的动脉氧饱和度也并不一定相同,其差别可能高达3%~4%或更高。这就清楚地解释了为什么在临床上不需要过分强调SpO$_2$值1%~2%的差异。

不同的SpO$_2$仪,其结果的特异性和敏感性也有所不同。不同的监测仪准确度和精确度不同,及它们在反应所需的时间和误报警、漏测事件和真实事件监测的次数也有不同。不同的SpO$_2$仪,假阳性和假阴性及接收器工作曲线也不相同。最后,不同的监测仪在运动过程中或低灌注情况下,其测量结果的准确度也不同。总之,对血氧监测仪的功能、强度、局限性(优缺点)及差异均有深入的研究。配有信号抓取技术(SET®)(Masimo Corporation,Irvine,CA,USA)的SpO$_2$仪的功能比其他的任何SpO$_2$监测仪,要更准确和更精确。该仪器也已被证明有更好的特异性和敏感度,以及较少的误报事件、漏报事件,在危重疾病状态下功能最好,已被美国FDA批准用于运动过程中及低灌注状态下测定。除此之外,该仪器也可以利用多于2个波长(红波及红外波),此外,它可使用超过2个经典光谱(红光和红外线)的波长,除测量SpO$_2$以外,还可测量Hb、高铁血红蛋白和一氧化碳血红蛋白。基于所有的这些概念,在近年来发表的一些重要的新生儿随机对照试验中研究者采用具有SET®功能的SpO$_2$仪(Carlo et al. 2010;Stenson et al. 2013;Schmidt et al. 2013;Darlow et al. 2014)。

33.5.1.1　SpO$_2$仪的报警

在NICU有许多的报警音,这也是一个安全问题。因此,选择较少的甚至没有假报警的监测仪或者其他仪器尤为重要,这对于SpO$_2$仪也比较重要,如前所述,不同的监测仪其假报警的次数也不同。同时,SpO$_2$存在不需要临床干预的真报警的情况。

特别强调的是,在临床上我们须选择并设定适当的报警值,以确保监测仪的报警系统总是处在正常工作状态。SpO$_2$仪报警值的下限应总设在85%,以避免低氧血症的发生。当下限值报警声出现时,所有临床工作者会注意新生儿可能出现的潜在问题。但是,不幸的是,在临床工作中,大家对上限值报警声出现时反应不足,且常处置不当。根据新生儿是呼吸空气,而是吸入不同浓度的O$_2$(FiO$_2$>0.21)来设置报警的上限值。吸空气的情况下正常的SpO$_2$在95%~100%,因此并不需设定上限报警值。但是,对给予O$_2$疗的新生儿,血氧饱和度的上限报警值应设定在95%,以避免高氧血症的发生。当新生儿吸入FiO$_2$>0.21时,上限报警值应总是处在工作状况,并且医护人员对报警声应及时处理。

在临床中,不仅应监测和避免持续时间较长(>20秒)显著的低氧血症和高氧血症的发生很重要,而且监测反复频繁发生的短时间血氧饱和度下降也很重要,因为这种情况并非无关紧要。因此,一些血氧饱和度监测仪带有一种称为"报警延迟"的功能,即可由临床医生自行设定报警的时间,正如下面将讨论的平均时间和敏感度。有3项指标控制监测仪何时对一个事件发出声音的报警。如果延迟时间设为10秒,则在SpO₂低于(或高于)所设定的界限值10秒后,监测仪才会发出报警声音。这对某些新生儿来说是有必要的,因为反复频繁出现的短时间低氧血症并不一定会带来不良的长期影响,但是监测仪的报警音则更加频繁。当延迟时间设为20秒时,则当患儿出现反复出现持续15秒的低氧血症情况时,监护仪不会响起报警声。通常延迟报警时间不应超过20秒,以确保严重的低氧血症事件不被漏掉。有些患儿这一报警延迟时间应根据患儿自身的治疗、护理和需求而定。

33.5.1.2 SpO₂ 仪的平均测量时间和敏感度

脉搏血氧饱和度的数值并不是每一次心脏搏动测定的数值,而通常是前一段时间内平均测量的数据。医师可调整一些SpO₂仪的平均时间和敏感度,或同时调整这两个指标。这一操作会影响监测仪对监测情况的反应,因此,也会影响临床医生在同一时间观察到同一患儿显示屏上的情况。配有这项功能的监测仪,报警的平均测量时间短(平均时间2秒),可检测到更多的血氧饱和度下降次数。另外一方面,设置一个较长的平均时间,如16秒则减少了对短时间氧饱和度降低次数的监测和较严重的血氧饱和度降低情况的监测。同时将一些连续发生的较短时间的血氧饱和度降低事件认定为一次长时间血氧饱和度的降低事件,因此,可能会高估长时间血氧饱和度降低的发生频率(Ahmed et al. 2010)。在一项研究中发现,如果将平均时间设为16秒,SpO₂<80%的氧饱和度降低情况监护仪记录了339次,但如果将平均时间设为3秒,则其监护仪记录为1 958次(Vagedes et al. 2013)。因此,在临床医疗护理中要特别注意监护仪的平均测量时间和敏感度。不同厂商生产的监测仪的性能不尽相同,有一些仪器有一些不能修改的默认设置。在产房里,复苏过程中生命体征可能迅速变化设定,推荐将监护仪的敏感度设为最大,平均时间设定为2秒。但是,这种设定并不适用于NICU中病情严重的新生儿,因监护仪过于频繁的报警提醒临床医师注意,并对无临床意义的

情况也进行报警。在NICU,推荐将监护仪的平均测量时间设定为8~12秒,敏感度设为中等程度(Sola et al. 2014;Sola 2015)。

33.6 组织氧合的生理学

PaO₂取决于肺泡中的O₂含量(即,肺泡内氧气分压)和O₂进入邻近肺部毛细血管的能力(即O₂弥散)及肺内和肺外分流的情况。而肺泡内氧分压可通过肺泡气体方程计算,该方程与大气压力、肺泡内CO₂、相对湿度或水蒸气压力有关。在海平面水平,新生儿和成人的肺泡内氧气分压约为110mmHg,正常儿童和成人的PaO₂约为100mmHg。但是,新生儿因肺内和肺外分流,其PaO₂低于儿童与成人(约为45~75mmHg,很少>80mmHg)。当吸入100%O₂时,健康成人的SaO₂波动在95%~100%,PaO₂>600mmHg,但新生儿因肺内和肺外分流的情况,其PaO₂低于成人,仅约为280~400mmHg。

影响组织氧合的因素有很多,详细内容见表33.4。如前所述,低氧血症并不一定会造成组织缺氧,也有无低氧血症但组织缺氧的情况。表33.4中的一些影响组织氧合的因素,如外周血管阻力,O₂输送和消耗,微循环改变、毛细血管前括约肌和毛细血管后小静脉的功能,这些在临床治疗中无法得到很好的评估。由于高氧血症可导致不必要的氧化应激和氧损伤因此,在避免导致高氧血症发生的临床处置尤为重要。

表 33.4 组织氧合的相关因素

PaO₂ (mmHg)	O₂ 消耗
Hb 浓度(贫血)和质量	肺血管阻力
(Hb F;Hb A;异常血红蛋白)	肺血流
Hb 与 O₂ 的相关(氧饱和度 %)	红细胞比容(黏滞度过高)
氧含量[CaO₂;O₂(ml)/ 血浆(dl)]	pH
[(SaO₂×Hb×1.34)+ 0.003ml O₂/mmHg PaO₂]	CO₂(局部和全身)温度
心输出量(心率,每搏输出量,每分钟输出量)	血糖
外周血管阻力	局部 PO₂(4~20mmHg)
全身血流量	线粒体距离
氧气转运	微循环

33.7　高氧血症和低氧血症的危害

O_2 是一种非常有效的药物,但在临床上常使用不当。动脉 O_2 含量增高,血中游离的溶解 O_2 和活性氧自由基(reactive oxygen species,ROS)含量也会增加。输氧治疗时,测定 PaO_2 可以避免不必要的高氧血症和高氧的发生,但在新生儿输 O_2 时更重要的是进行持续的 SpO_2 监测。

吸 O_2 过多可导致 ROS 产生过多。本书其他章节会详细阐述抗氧化系统及 ROS、过氧化物和自由基对各种细胞成分(蛋白质、脂质和 DNA)的潜在损伤。新生儿的抗氧化损伤能力不足,吸 O_2 过多时更易出现氧化损伤和可能的细胞死亡(Kaindl et al. 2006;Wollen et al. 2014;Farrow et al. 2012;Spector et al. 2005;Wellmann et al. 2014)。因此,当新生儿无低氧血症时,医生须改变给氧的策略,并停止使用纯 O_2 吸入,以避免引起与高氧、氧化应激和损伤相关的情况发生。

表 33.5~ 表 33.8 总结了孕妇和胎儿氧化应激及长短期 O_2 疗带来的不良影响。在未输 O_2 的正常阴道分娩过程中,脂质过氧化物水平和抗氧化能力已发生变化,若是剖宫产这种变化更严重(Noh et al. 2014)。如表 33.5 所示,在阴道分娩和剖宫产过程中输 O_2 过多会引起更多的损伤,对孕母和胎儿都不利(Yalcin et al. 2013;Hamel et al. 2014;Lye et al. 2013;Klimova et al. 2013;Klingel and Patel 2013)。因此,只有在孕妇出现明确的低氧血症时才输 O_2。

表 33.6 总结了急性 O_2 疗的不良影响,表 33.7 总结了与高氧、氧化应激和损伤相关的临床情况。在新生儿和儿童人群中,过多的 O_2 非常有害,表 33.8 总结了目前已知的潜在的有害影响,包括:癌症风险增加、早产儿视网膜病变(retinopathy of prematurity,ROP)、肺支气管肺发育不良(bronchopulmonary dysplasia,BPD)、大脑发育的损伤、昼夜节律紊乱及高氧引起酶、蛋白质和基因的改变(Lye et al. 2013;Klimova et al. 2013;Klingel and Patel 2013;Kaindl et al. 2006;Wollen et al. 2014;Farrow et al. 2012;Spector et al. 2005;Wellmann et al. 2014)。任何时候都可能发生输 O_2 过多,包括麻醉和手术后的恢复(见表 33.8)。一些麻醉和镇静剂与高氧所致的氧化应激有关,因此,在临床中应谨慎使用。更糟糕的是,这些药物使用常与高氧血症同时存在。需要注意当这些麻醉镇静剂与高氧血症同时

出现的情况。进行预充氧操作前需要谨慎评估,且不应作为常规使用(Sola 2008)。

尽量降低肺泡内氧分压,和 / 或保持血氧饱和度以减少高氧血症的发生,这种操作的好处已在多个研究中得到了证明(Chow et al. 2003;Deulofeut et al. 2006;Bizzarro et al. 2014;Castillo et al. 2011)。对非低氧血症的病人进行过度 O_2 治疗是十分有害的(Sola et al. 2007)。在新生儿中,低氧血症 - 高氧血症 - 再灌注的反复循环是有害的,只用在需要 O_2 时使用。应避免在分娩中和出生后不必要地使用 O_2,包括在产房、复苏过程、新生儿病房住院治疗中及在新生儿麻醉前、麻醉中和麻醉后等。

表 33.5　产前的高氧血症和低氧血症情况

剖宫产

与阴道分娩相比,有较高的氧化应激水平和对氧化和抗氧化系统的改变(择期进行剖宫产的风险更高)

在剖宫产和分娩过程中不恰当的氧气使用

1. 对孕母、胎盘和胎儿危害性显著增加
2. 在进行腰麻的择期剖宫产手术中吸入氧气分数为 0.4:与吸入空气相比,显著损害胎儿和母体的总抗氧化能力,增加总氧化程度和氧化应激指数
3. 与进行腰麻的剖宫产健康孕母给予吸氧相比有显著差异:在母亲和新生儿中,都有更高的动脉氧气分压、较多的氧气自由基和活性氧水平
4. 在宫内复苏时给予氧气:该操作不应作为胎儿情况不佳时的干预手段,因为该操作的益处并未得到证明,且因增加自由基活性而带来不良影响

高氧对胎盘功能的影响

1. 对胎盘绒毛的外植体:一种可以抵抗乳腺癌的蛋白(ABCG2 mRNA),即也可保护胎儿不受母亲来源的毒素、药物、化学物质和污染物(如异生物素)会在高氧后的数小时内上升。因此氧气压力和分娩过程中的胎盘改变可能能会改变胎儿对药物和毒素的抵抗力
2. 增加动脉氧气分压减少了细胞中对大肠埃希菌的促炎症反应,并且在细胞膜上促使异常抗炎症细胞因子的产生。因此,继发于宫内高氧的氧气副产物可能会产生组织损伤

表 33.6　急性氧气治疗的不良反应

改变呼吸控制、化学及压力感受器受体反应

增加血压

改变微循环中血液分布

减少脑和肾血管床中的血流量

降低心(输出量)指数

续表

| 降低心率 |
| 降低心肌收缩力 |
| 降低心肌耗氧量 |
| 减少毛细血管密度 |

表 33.7　与高氧、氧化应激及损伤相关的情况

年龄相关	其他
DNA 影响——癌症	脆弱 X 综合征
改变基因表达	镰刀形细胞贫血
中枢神经系统	扁平苔藓
帕金森病	白癜风
阿尔茨海默病	感染
神经元退行性变	炎症——纤维化
自闭症	慢性疲劳综合征
改变血流量	改变肾功能
心血管系统	
动脉粥样硬化	*围产期：与孕母、胎儿和新生儿相关*
心衰	胎盘防御能力和基因
心肌梗死	早产儿视网膜病变
降低心肌收缩力	肺支气管发育不良——肺损伤
改变化学和本体感受器	大脑发育
内分泌系统	增加外周血管阻力
胰岛素	对一氧化氮的反应异常
胰高血糖素	改变时钟基因
肺部	改变眼睛基因
肺不张	胸腺（T 细胞）
肺泡塌陷	

表 33.8　儿童及新生儿氧气过量的不良影响

早产儿视网膜病变和支气管肺发育不良

大脑发育过程中的细胞死亡

远期神经系统发育结局较差；造成脑瘫（一项纳入 1 105 名早产儿的研究中，高氧暴露的患儿其脑瘫风险增加了两倍，及当氧气暴露水平高于第 5 百分位时，该风险为对照组的八倍）

酶学和基因改变

蛋白组学的改变

续表

在持续肺动脉高压模型中

纯氧可在增加细胞质中 ROS 水平之前，先增加线粒体基质中的 ROS 水平，并且可以在重要细胞信号通路中产生显著变化

纯氧可以增加 5 型磷酸二酯酶的活性，并且降低由一氧化氮介导的以 cGMP 信号进行的血管舒张过程

纯氧可降低对吸入一氧化氮的反应，在肺部和血管中产生氧化应激，并且改变肺部血管的收缩性

使用某些抗氧化剂，如超氧化物歧化酶和催化酶，可以避免以上这些改变，这也就证明了在这些反应过程中氧化应激的作用

在 8~15 岁儿童中使用 2 分钟的纯氧： 异常激活用于调控血压、心率和应激的脑区，如海马体、下丘脑和岛叶

儿童期发生白血病和癌症的风险： 在产房中吸入了超过 3 分钟的纯氧，该风险会增加 3 倍

新生儿眼睛的动物模型： 出生时的高氧状态可以改变全基因组的表达（如该改变发生了早产儿出生后所经历的高氧状态过程中，则这些早产儿患早产儿视网膜病变的风险则会显著提高）

干扰昼夜节律

主要调控昼夜节律的基因是 Rev-erbα、Per 和 Bmal

Rev-erbα 在高氧条件下被分解；该基因的表达受阻将使高氧性肺损伤恶化，这与细胞增殖减少和肺泡结构扭曲有关。稳定肺内 Rev-erbα 基因可以避免细胞增殖的停止

同时进行氧气与光疗的影响：可能会出现潜在的细胞毒性和干扰昼夜节律基因的表达。在动物实验中，该细胞毒性效应可以通过稳定 Rev-erbα 基因而被部分逆转，同时这也提高了线粒体效率，利于生存

麻醉或术后高氧状态

增加脑损伤和早产儿视网膜病变的严重程度

镇静剂，如咪达唑仑和氯胺酮的不良影响；可影响长期神经系统发育、NMDA 受体并增强人类神经干细胞增殖和神经元凋亡

吸入气体中氧气分数较高可以降低肺顺应性和通气灌注比值较低的肺单位在吸入氧气时会变得较不稳定

纯氧可以在吸入后短时间内造成重吸收肺不张；肺不张复发更频繁，并且可以降低功能残气量和改变通气一致性

纯氧加重中枢性通气不良和呼吸暂停，可以导致精神改变，并增加术后肺不张的风险

续表

Rev-erbα 在高氧状态下被分解；该基因的表达受阻将使高氧性肺损伤恶化，这与细胞增殖减少和肺泡结构扭曲有关。稳定肺内 Rev-erbα 基因可以避免细胞增殖的停止

对气胸的诊断性高氧测试和氮气冲洗

详细内容请见正文。这两种操作已在临床工作中停止

纯氧，即 100% 氧气，吸入气体中氧气分数为 1.0，几乎不会在新生儿临床治疗中使用到。仅在非常必要的情况下，会在极少数患者的治疗中使用。一旦使用，也应该尽可能早地停止使用

33.8 治疗目标：早产儿 SpO_2 目标范围

正常新生儿在吸入空气（FiO_2 0.21）时，其 SpO_2 为 95%~100%。对使用持续气道正压通气（continuous positive airway pressure，CPAP）或呼吸机辅助通气的新生儿，若其吸入气体为空气，其 SpO_2 也应波动在 95%~100%。然而，对于用 O_2 治疗的新生儿最谨慎的态度并非关注可能出现的低氧，而是关注出现与潜在高氧状态相关的 SpO_2 值，以避免表 8 中所列举的问题。在临床治疗上要做到这一点并不容易，基于目前已有的证据，相关的推荐将在下文中进行描述，并总结在表 33.9 中。

首先也是最重要的，在决定治疗的 SpO_2 目标值时，须考虑到 3 个重要因素。第一，如前所述，SpO_2 仪都存在一定的偏移和误差，因此，没有必要花费太多的时间来讨论对于同一个患儿 SpO_2 89% 是否较 SpO_2 91% 更差。第二，不同的 SpO_2 仪间存在差异。在进行所有大样本的随机试验和描述性研究中应使用具有 SET® 功能的同一型号 SpO_2 仪，因此，我们并不清楚使用不同型号 SpO_2 仪的医院中，并基于这些监护仪的数据制定相同的 SpO_2 目标是否有效。第三，目前临床上对输 O_2 治疗的极早早产儿的最佳或理想 SpO_2 范围并不清楚，并且这一范围也很可能与出生胎龄、生后日龄和临床情况的不同而不同。而且，在过去十多年来所发表的论文显示，通过改进临床干预手段和 SpO_2 技术预防早产儿严重 ROP 的发生已经取得一定的成效（Chow et al. 2003；Deulofeut et al. 2006；Bizzarro et al. 2014；Castillo et al. 2011；Sola et al. 2014）。对于接受输氧治疗的早产儿来说，基于目前文献报道较谨慎的临床方式已列在

了表 33.9 中。

表 33.9 对吸 O_2 的极早早产儿临床应如何管理其 SpO_2

尽量避免 SpO_2>94%，以避免高 PaO_2

避免 SpO_2 的显著波动，因为间断性低氧血症 - 高氧血症的频繁发生与严重的 ROP 有关

仔细评估频繁出现 SpO_2 大幅度波动的新生儿，考虑调整其他的治疗措施（即 PEEP、体位等）而非仅调整 FiO_2，因 FiO_2 只是引起 SpO_2 大幅度频繁波动的原因之一

当吸入 FiO_2 增加时，逐渐将其恢复至基线水平，避免新生儿出现高的 SpO_2 值

选择一个较宽而非狭窄的 SpO_2 治疗目标范围和设定血氧的报警；强制遵守这些报警设置，经常检查报警设置并和及时反馈。例如，治疗的目标范围 SpO_2 不低于 86% 且不高于 94%，报警的下限值和上限值应分别设定在 85% 和 95%

可根据患者病情和诊断确定 SpO_2 的目标范围，例如，如定在 86% 和 94%（其报警下限值和上限值分别定在 85% 和 95%）。当然，也有人将报警值设定在 86% 和 94%（SpO_2 的范围在 87%~93%），目前没有不支持的证据

根据目前的循证医学证据，不要使用较窄的 SpO_2 目标范围，如 85%~89% 或者 91%~95%

如果 SpO_2 稳定在低值范围（85%~87%），需对患儿进行仔细谨慎评估，必要时修改设定

血氧饱和度的目标范围在不同 NICU 可能不同：

在死亡率和坏死性小肠结肠炎发生率较低、而严重的 ROP 发生率较高的 NICU，建议将报警下限值定在 85%~86%（或极早早产儿可以更低），报警上限值定在 93% 或 94%

在死亡率和坏死性小肠结肠炎发生率高、而严重的 ROP 发生率较低的 NICU，建议将报警下限值设定在 88%，报警上限值设定在 95%

当新生儿进行输 O_2 治疗时，SpO_2 仪的报警系统应总是处在工作状态；下限报警值应较目标 SpO_2 值高 1%，而上限报警值应较目标 SpO_2 值高 1%

在吸入 FiO_2>0.21 的早产儿，应设 SpO_2 下限 >85% 和上限 ≤95%（Schmidt et al. 2014a,b；Sola et al. 2014；Lakshminrusimha et al. 2015；Manja et al. 2015）。这是治疗预期的目标 SpO_2 范围，与 SpO_2 85% 或 95% 是正常值不同。如果选择，则报警的下限值和上限值则应该分别设在 85% 和 95%。报警系统应该能实时工作，且当低值或者高值报警发生时应及时做出临床反应。

将新生儿的脉搏血氧饱和度维持在治疗目标范围内是一种挑战。众所周知,需吸氧的早产儿SpO₂的变化波动明显大于其他新生儿,持续将SpO₂维持在治疗目标范围内是不可能的。有研究显示,遵守维持SpO₂在选定的目标范围内,随医护人员和医院的不同而不同,这主要与选择的目标SpO₂不同、教育的不同、医护人员对SpO₂问题的重视程度、工作量及所使用仪器的准确度和精确度有关。这也就意味着SpO₂水平的实际值和目标值可能有很大的不同(Dawson et al. 2010;Saugstad and Aune 2014;Schmidt et al. 2014a;Noh et al. 2014;Yalcin et al. 2013)。现在一些医院里,对在进行无创或有创呼吸支持的新生儿使用可自动控制FiO₂设备(Zapata et al. 2014;Bancalari and Claure 2012;Claure and Bancalari 2013,2015;van Kaam et al. 2015)。尽管这些措施可减少输氧治疗时血氧饱和度落在目标范围之外的时间,但仍有40%~50%的时间不在目标范围内。虽然在输氧治疗时SpO₂低于目标范围下限值或<80%较少见,但仍然存在;同样在氧疗时也存在SpO₂超过目标范围上限值或在严重低氧血症时>98%的现象(Zapata et al. 2014;van Kaam et al. 2015)。当临床上选择较窄的SpO₂目标范围,无论是人工控制还是自动控制FiO₂,实际SpO₂都会有更多的时间落在该目标范围之外,且SpO₂波动更大(Hagadorn et al. 2006;Deulofeut et al. 2007;Sola et al. 2007,2008,2014;Castillo et al. 2008;Lim et al. 2014;Bizzarro et al. 2014;Schmidt et al. 2013,2014a,b;Carlo et al. 2010;Stenson et al. 2013;Darlow et al. 2014;Zapata et al. 2014;van Kaam et al. 2015)。如果将较窄的SpO₂范围定在低端(85%~89%),则会出现更多的低氧血症时期,接着因临床反应提高FiO₂而出现的高氧血症。此外,所选择的SpO₂目标范围和报警限值范围越窄,报警的次数就越多。例如,如果SpO₂目标定在90%~93%这个较窄的范围内,即使在护士:患者比值是1:1的情况下,都没有真实的SpO₂数值。除此之外,在大多数护理和医学院的课程中,更多的是强调低氧的问题和纠正它的必要性,而不是高氧并发症的处理。这可以解释为什么新生儿的SpO₂会在落在目标范围之外,也可以解释为什么出现高氧血症的时间百分比会比出现低氧血症的时间百分比要高。因此,在临床工作中,与对于下限值报警和SpO₂<85%情况的处理相比,对于上限值报警的反应较少,并且对SpO₂>95%的容忍度

也较高。因此,如设定像91%~95%这样高窄的目标范围,不仅在临床上难以实现,而且也会导致对SpO₂>95%容忍度的增加。在一项纳入1 000个样本的研究中,我们发现当SpO₂>94%,有60%的样本存在高氧血症(PaO₂>80mmHg)。因此,若使用较窄的SpO₂目标范围,出现高氧血症的时间百分远远高于低氧血症(Sola et al. 2014)。

基于以上考虑,临床上不应使用SpO₂在85%~89%这一狭窄较低的目标范围。尽管使用这一目标不会增加死亡率(Schmidt et al. 2013;Darlow et al. 2014;Manja et al. 2015),但可会导致更多的低氧血症-高氧血症-再灌注损伤的出现。另一方面,也没有循证医学证据证明在早产儿出生后早期的临床治疗中广泛使用91%~95%或90%~95%这一较高窄的SpO₂目标范围,因为这可能会增加与引起ROP及其他损伤有关的高氧血症时间。在一项研究中发现,若将目标血氧饱和度设定在91%~95%,则真实SpO₂落在85%~95%之间的时间达54%,>95%的时间占36%,<85%的时间仅占10%。另一项在改变临床干预目标的随机观察研究发现,将SpO₂目标范围定在88%~93%时,SpO₂落在目标范围内的时间达到72%,落在95%~100%的时间占18%,<85%的时间仅占10%。选择一个较宽的中等程度血氧饱和度目标范围使临床治疗更容易且依从性更好,在一个大型的临床研究中使用带有SET®功能的SpO₂仪发现,这种较宽的中等程度目标范围也可降低严重ROP的发生,且并不增加死亡率和患病率(Chow et al. 2003;Deulofeut et al. 2006,2007;Bizzarro et al. 2014;Schmidt et al. 2014a)。因此,在小早产儿生后早期的诊治中,与其使用较窄的SpO₂目标范围,如85%~89%、90%~93%或91%~95%,不如使用一个较宽的中等程度的SpO₂目标范围更为安全,如设定86%、87%或88%为目标下限值,93%或94%为目标上限值。另一方面,根据前面所谈到的不同型号SpO₂仪存在设备固有的偏差等其他差异,设定这一中等程度的目标范围可能并不会有很大差别。

总之,对任何需O₂治疗的新生儿来说,在临床上应该避免出现低氧血症、高氧血症和反复的低氧血症-高氧血症-再灌注现象。对生后早期及在出生后以及其视网膜成熟前需吸氧治疗的极早早产儿,临床治疗中需注意的重点已列在表33.9中。为了新生儿的安全,在临床中要将实际血氧饱和度在

大多数情况下都控制在目标范围内。为了保证这一目标的实现，还需要保证所有新生儿医护团队，包括父母的合作，以避免新生儿高氧血症的发生。

33.9　在产房及新生儿病房目标 SpO$_2$ 范围

在任何情况下，都应避免新生儿出现低氧血症和高氧血症，这些情况包括在产房的新生儿复苏、其他新生儿情况、气管内吸引、转运、麻醉、手术和其他操作过程（Sola 2008）。

事实上，最近已发表了有关新生儿生后不久目标 SpO$_2$ 范围的指南，这一指南是根据正常胎儿的氧生理学特点及从宫内到宫外环境过渡期预期的生理学变化而制定的。相关总结见表 33.10。妊娠期间，胎儿的 SpO$_2$ 非常低，最高的 SpO$_2$ 是脐静脉血（70%~75%）。尽管胎儿处在一个相对低氧血症的环境中，但胎儿组织并没有受到影响且，也未发生低氧。出生前胎儿的 SpO$_2$ 为 60%，在分娩时可降低至 30%。正常新生儿并不能在数秒钟或数分钟内完成胎儿到新生儿的过渡。新生儿在出生后的过渡期，导管前（脑，右上肢，冠状动脉）的 SpO$_2$ 比导管后高。随后导管前和导管后的 SpO$_2$ 都稳定缓慢地增高（见表 33.10）。择期剖宫产出生的新生儿需要更长的时间 SpO$_2$ 才会达到 94% 以上（Dawson et al. 2010，2012；Vento et al. 2013；Saugstad et al. 2014）。

目前已经明确，在新生儿复苏过程中不需要给新生儿吸入 O$_2$，更少会用到纯氧。呼吸暂停与新生儿复苏的情况类似，这时的治疗是给肺泡通气（呼吸）和循环，而并非给予 O$_2$ 治疗。不可否认的是，许多成年人通过口 - 口人工呼吸获得复苏成功。在这种情况下，由于呼出气体中存在 CO$_2$，此时的吸入 FiO$_2$ 约为 17%。同样已有研究证明多数新生儿在复苏中不需要使用 O$_2$（Rabi et al. 2007；Dawson et al. 2010，2012；Vento et al. 2013；Saugstad et al. 2014）。

一些发表的论文描述了新生儿出生后最初几分钟或从胎儿向新生儿过渡期 SpO$_2$ 正常的列线图（见表 33.10）。这些导管前的 SpO$_2$ 数据，在足月儿与早产儿、不同分娩方式、不同性别均不相同（Rabi et al. 2007；Dawson et al. 2010，2012；Vento et al. 2013；Saugstad et al. 2014）。由于研究设计的问题和因脐带结扎时间改变而引起的过渡期生理学变化的原因，列线图中 SpO$_2$ 的数值在今后可能会有所改变。然而，在新生儿复苏中不应出现低氧血症，同样也不

能出现高氧血症。因此，在所有的医院，包括分娩中心，都必须要配备加湿加温仪（以提供条件适宜的吸入气体）和氧气混合仪（可准确定量 O$_2$ 的吸入量）。此外，还需要一个能够在低灌注和移动的情况下可快速测量 SpO$_2$ 的监测仪，以便可更准确地调整给 O$_2$ 量。

表 33.10　产房新生儿复苏时 SpO$_2$ 目标值

正常新生儿过渡期 SpO$_2$ 随时间逐渐稳定地增高，足月儿约在出生后 8 分钟达到 >90%，早产儿及剖宫产出生新生儿需要的时间稍长
一般情况下，如果早产儿或足月儿吸入空气，在生后 ≥10 分钟后 SpO$_2$ 仍 <90%，应进行详细评估：
足月或近足月婴儿： 　如果没有肺部疾病，就不需要补充 O$_2$ 　建议复苏开始时应用空气 　如果预期会出现严重的肺部疾病，可使用较高的 FiO$_2$（即 0.30~0.40）
对于极小早产儿复苏：开始的 FiO$_2$ 在 0.21~0.30 之间，根据 SpO$_2$ 进行调节
随后，足月和早产儿根据已发表的导管前目标 SpO$_2$ 调整 FiO$_2$： 　1 分钟：SpO$_2$ 的第 10~90 百分位为 40%~85% 　2 分钟：SpO$_2$ 的第 10~90 百分位为 46%~91% 　3 分钟：SpO$_2$ 的第 10~90 百分位为 55%~92% 　5 分钟：SpO$_2$ 的第 10 百分位为 73%（第 90 百分位为 97%）

年龄	足月儿导管前 SpO$_2$	早产儿导管前 SpO$_2$
3 分钟	55%~80%	55%~80%
5 分钟	75%~90%	75%~85%
10 分钟	90%~97%	85%~90%

如果对极小早产儿使用空气的 CPAP，SpO$_2$ 的增加比上述要快。但尚不清楚这种变化使新生儿受益或有害，因为它使新生儿快速暴露于有潜在氧化风险的环境中
只要 SpO$_2$>93%~95%，就要降低 FiO$_2$

表 33.11 总结了需密切关注 FiO$_2$ 和 SpO$_2$ 其他情况的新生儿处理，包括了呼吸暂停、持续肺动脉高压、BPD 等。目前还没有发表有关这些疾病最佳 SpO$_2$ 的权威性的研究结果。一般说来，对刚出生的新生儿，只要他们的 SpO$_2$ 大于 95%，就应该降低吸氧量。事实上，对需吸氧的早产 BPD 患儿来说，将目标 SpO$_2$ 范围定在 >95% 时，并不能预防他们的 ROP 加重或促进其生长发育，而且更糟的是，加重了肺部不良结局，增加了医疗工作负担和对药物的更多需求（Askie et al. 2003）。

表 33.11 不同情况下新生儿 SpO₂ 的临床推荐
（没有任何已发表的文献或确切的证据）

呼吸暂停

开始正压通气时选用该新生儿呼吸暂停前吸入的 FiO₂，包括空气

CPAP 和空气（FiO₂ 0.21）

正常的 SpO₂ 在 95%~100%。如果 SpO2<94%，对新生儿进行评估并决定是否要增加通气压力或者增加 FiO₂，或这两者都需要

鼻导管（高流量或低流量）

使用空气的 CPAP，SpO₂ 在 95%~100% 间是正常的

给予经过和未经过空氧混合仪的氧，FiO₂ 与呼吸道和肺泡内的吸入气体氧分压并不一致

对住院治疗且短时间内不会出院的新生儿，使用空氧混合仪是安全的，并在 SpO₂>95% 时逐渐降低 FiO₂ 至空气水平

如果 FiO₂ 为 100%，当 SpO₂>95% 时唯一可采用的措施为降低氧流量，但这种操作的结果不可预测

新生儿持续肺动脉高压和先天性膈疝

导管前（右手）的 SpO₂ 应在 91%~96%

当导管前 SpO₂>96% 时，降低吸气压力和 FiO₂

尽可能避免使用纯氧

支气管肺泡发育不良患儿

须避免出现持续低氧状态，因其可造成右心室肥厚、肺血管收缩和肺动脉高压、肺心病和支气管收缩。当吸氧时，需要谨慎调整 FiO₂ 以维持 SpO₂ 在 91%~96%，当 SpO₂>95% 时小心地降低 FiO₂

气管内吸引

不要预吸氧

避免低氧血症和高氧血症

如果 SpO₂ 下降，不要为了恢复 SpO₂ 而突然增加或不必要地增加 FiO₂

手术和麻醉

不要使用预充氧操作

避免低氧血症和高氧血症

当 SpO₂ 在 96%~100%，应降低 FiO₂

新生儿任何情况下都不应引起高氧血症，这些情况包括气管内吸引前、吸引时和吸引后，或包括手术在内的有创操作时的气管拔管前及拔管后。气管内吸引、麻醉前和麻醉时及拔管前的预吸氧是很危险的和无效的处理，因此，任何胎龄的新生儿都应杜绝这一操作，这一点已在本书其他的章节中进行了总结（Sola 2008）。最后，如表 33.8 所示，可以导致严重和长时间高氧血症的操作，如气胸的重要结局中并无任何已证实益处的氮气冲洗，和用于鉴别心源性和肺源性疾病的高氧试验，这些操作都应在临床工作中废除。表 33.11 总结了新生儿各种情况下 SpO₂ 目标值。

出生后最初数周内吸氧的极早产新生儿的最理想和最佳的 SpO₂ 目标仍然具有争议，对此也进行了很多比表 33.10 和表 33.11 所列出的问题更详细的研究。因此，对未来可能会发生改变的一些推荐和指南的研究，我们应谨慎看待。此外，比较两个目标 SpO₂ 范围（85%~89% vs 90%~95%）的 5 个相似的随机对照试验，目前已报道了部分或完全不同的结果，以及对此问题进行过深入探讨的不同文献都表明，这两个都不是临床应选择的目标范围。目标 SpO₂ 范围除了这两个以外，还有很多其他的选择，但我们不应该因为简化和极端化而重复之前犯过的错误。由于早产儿生命早期最佳 SpO₂ 现有证据的局限性，因此应避免对其的强力推荐。在阅读和分析"33.8 治疗目标：早产儿 SpO₂ 的目标范围"这节和表 33.9 中的内容时应格外小心谨慎。

33.10 结论

细胞的氧合是一个复杂的过程，并且在临床工作中并不易进行评估。希望在不远的将来，我们能在这一点上有所突破。同时，我们也必须尽可能地保证充足的 O₂ 输送到组织，并避免氧毒性和氧化应激。因此，输氧治疗的目标不仅应包括避免和快速纠正低氧血症，而且应高度警惕避免引发高氧血症，当输氧治疗时应时刻避免 SpO₂>95%。

本章内所提及的内容大多基于随机临床试验、生理学、大型描述性研究等，其目的是为临床工作提供工具。根据现有的循证医学证据和对每个医院数据的彻底的评估，可以提高新生儿的安全和改善预后。我们不能否认临床上对 O₂ 使用和监测干预的改变可改善新生儿的结局，如在不增加死亡率或长期的患病率的同时降低严重 ROP 发生率。从出生时就降低高氧血症和减少低氧血症 - 高氧血症 - 再灌注后的现象，将会避免许多在本章前面所提到的内容和表格中所提到的问题。

由于现存循证医学证据的局限性（Sola and Zuluaga 2013；Saugstad and Aune 2014；Schmidt et al. 2013，2014a，b；Sola et al. 2014；Carlo et al. 2010；Stenson et al. 2013；Darlow et al. 2014；Sola 2015；Lakshminrusimha et al. 2015；Manja et al. 2015），以及我们并不知道所有新生儿在任何时间这"谜一样

的"SpO_2 范围实际是多少（可能永远都不知道这个范围），因此，我们在阅读和理解所有有关 FiO_2 和 SpO_2 的推荐时都应该格外谨慎小心。当新生儿吸 O_2 时，我们须知道吸入 O_2 的剂量；避免使用纯 O_2、干燥和寒冷的 O_2；和使用市场上最好的 SpO_2 仪持续监测 SpO_2。有了这些理论基础和一个齐心协力的团队，通过努力避免组织低氧、SpO_2 的显著波动和高氧血症，很多的新生儿会更健康和安全。

参考文献

Ahmed SJ, Rich W, Finer NN (2010) The effect of averaging time on oximetry values in the premature infant. Pediatrics 125:e115–e121

Arawiran J, Curry J, Welde L, Alpan G (2015) Sojourn in excessively high oxygen saturation ranges in individual, very low-birthweight neonates. Acta Paediatr 104 (2):e51–e56

Askie LM, Henderson-Smart DJ, Irwig L, Simpson JM (2003) Oxygen-saturation targets and outcomes in extremely preterm infants. N Engl J Med 349 (10):959–967

Bancalari E, Claure N (2012) Control of oxygenation during mechanical ventilation in the premature infant. Clin Perinatol 39:563–572

Baquero H, Alviz R, Castillo A, Neira F, Sola A (2011) Avoiding hyperoxemia during neonatal resuscitation: time to response of different SpO_2 monitors. Acta Paediatr 100(4):515–518

Bizzarro MJ, Li FY, Katz K, Shabanova V, Ehrenkranz RA, Bhandari V (2014) Temporal quantification of oxygen saturation ranges: an effort to reduce hyperoxia in the neonatal intensive care unit. J Perinatol 34(1):33–38

Carlo WA, Finer NN, Walsh MC, SUPPORT Study Group of the Eunice Kennedy Shriver NICHD Neonatal Research Network et al (2010) Target ranges of oxygen saturation in extremely preterm infants. N Engl J Med 362(21):1959–1969

Castillo A, Sola A, Baquero H et al (2008) Pulse oxygen saturation levels and arterial oxygen tension values in newborns receiving oxygen therapy in the neonatal intensive care unit: is 85% to 93% an acceptable range? Pediatrics 121(5):882–889

Castillo A, Deulofeut R, Critz A, Sola A (2011) Prevention of retinopathy of prematurity in preterm infants through changes in clinical practice and SpO_2 technology. Acta Paediatr 100(2):188–192

Chow LC, Wright KW, Sola A, CSMC Oxygen Administration Study Group (2003) Can changes in clinical practice decrease the incidence of severe retinopathy of prematurity in very low birth weight infants? Pediatrics 111(2):339–345

Clarke A, Yeomans E, Elsayed K, Medhurst A, Berger P, Skuza E, Tan K (2015) A randomised crossover trial of clinical algorithm for oxygen saturation targeting in preterm infants with frequent desaturation episodes. Neonatology 107(2):130–136

Claure N, Bancalari E (2013) Role of automation in neonatal respiratory support. J Perinat Med 41(1):115–118

Claure N, Bancalari E (2015) Closed-loop control of inspired oxygen in premature infants. Semin Fetal Neonatal Med 20(3):198–204

Comroe JH Jr, Bahnson ER, Coates EO Jr (1950) Mental changes occurring in chronically anoxemic patients during oxygen therapy. J Am Med Assoc 143(12):1044–1048

Darlow BA, Marschner SL, Donoghoe M, Benefits Of Oxygen Saturation Targeting-New Zealand (BOOST-NZ) Collaborative Group et al (2014) Randomized controlled trial of oxygen saturation targets in very preterm infants: two year outcomes. J Pediatr 165 (1):30–35, e2

Dawson JA, Kamlin CO, Vento M et al (2010) Defining the reference range for oxygen saturation for infants after birth. Pediatrics 125(6):e1340–e1347

Dawson JA, Vento M, Finer NN et al (2012) Managing oxygen therapy during delivery room stabilization of preterm infants. J Pediatr 160(1):158–161

de Wahl Granelli A, Wennergren M, Sandberg K, Mellander M, Bejlum C, Ingana L et al (2009) Impact of pulse oximetry screening on the detection of duct dependent congenital heart disease: a Swedish prospective screening study in 39,821 newborns. BMJ 338: a3037

Deulofeut R, Critz A, Adams-Chapman I, Sola A (2006) Avoiding hyperoxia in infants < or 1⁄4 1250 g is associated with improved short- and long-term outcomes. J Perinatol 26(11):700–705

Deulofeut R, Dudell G, Sola A (2007) Treatment-by-gender effect when aiming to avoid hyperoxia in preterm infants in the NICU. Acta Paediatr 96(7):990–994

Eghbalian F (2014) A comparison of supine and prone positioning on improves arterial oxygenation in premature neonates. J Neonatal Perinatal Med 7 (4):273–277

Ewer AK, Middleton LJ, Furmston AT, Bhoyar A, Daniels JP, Thangaratinam S et al (2011) Pulse oximetry screening for congenital heart defects in newborn infants (PulseOx): a test accuracy study. Lancet 378:785–794

Farrow KN, Lee KJ, Perez M et al (2012) Brief hyperoxia increases mitochondrial oxidation and increases phosphodiesterase 5 activity in fetal pulmonary artery smooth muscle cells. Antioxid Redox Signal 17 (3):460–470

Hagadorn JI, Furey AM, Nghiem TH, AVIOx Study Group et al (2006) Achieved versus intended pulse oximeter saturation in infants born less than 28 weeks' gestation: the AVIOx study. Pediatrics 118(4):1574–1582

Hamel MS, Anderson BL, Rouse DJ (2014) Oxygen for intrauterine resuscitation: of unproved benefit and potentially harmful. Am J Obstet Gynecol 211 (2):124–127

Hassan MA, Mendler M, Maurer M, Waitz M, Huang L, Hummler HD (2015) Reliability of pulse oximetry during cardiopulmonary resuscitation in a piglet model of neonatal cardiac arrest. Neonatology 107 (2):113–119

Hay WW Jr, Rodden DJ, Collins SM, Melara DL, Hale KA, Fashaw LM (2002) Reliability of conventional and new pulse oximetry in neonatal patients. J Perinatol 22

(5):360–366

Kaindl AM, Sifringer M, Zabel C et al (2006) Acute and long-term proteome changes induced by oxidative stress in the developing brain. Cell Death Differ 13 (7):1097–1109

Ketko AK, Martin CM, Nemshak MA, Niedner M, Vartanian RJ (2015) Balancing the tension between hyperoxia prevention and alarm fatigue in the NICU. Pediatrics 136(2):e496–e504

Klimova NG, Hanna N, Peltier MR (2013) Effect of oxygen tension on bacteria-stimulated cytokine production by fetal membranes. J Perinat Med 41 (5):595–603

Klingel ML, Patel SV (2013) A meta-analysis of the effect of inspired oxygen concentration on the incidence of surgical site infection following cesarean section. Int J Obstet Anesth 22(2):104–112

Lakshminrusimha S, Manja V, Mathew B, Suresh GK (2015) Oxygen targeting in preterm infants: a physiological interpretation. J Perinatol 35(1):8–15

Laman M, Ripa P, Vince J, Tefuarani N (2005) Can clinical signs predict hypoxaemia in Papua New Guinean children with moderate and severe pneumonia? Ann Trop Paediatr 25:23–27

Lim K, Wheeler KI, Gale TJ et al (2014) Oxygen saturation targeting in preterm infants receiving continuous positive airway pressure. J Pediatr 164 (4):730–736.e1

Lim K, Wheeler KI, Jackson HD, Sadeghi Fathabadi O, Gale TJ, Dargaville PA (2015) Lost without trace: oximetry signal dropout in preterm infants. Arch Dis Child Fetal Neonatal Ed 100(5):F436–F438

Lye P, Bloise E, Dunk C et al (2013) Effect of oxygen on multidrug resistance in the first trimester human placenta. Placenta 34(9):817–823

Manja V, Lakshminrusimha S, Cook DJ (2015) Oxygen saturation target range for extremely preterm infants: a systematic review and meta-analysis. JAMA Pediatr 169(4):332–340

Narayen IC, Smit M, van Zwet EW, Dawson JA, Blom NA, te Pas AB (2015) Low signal quality pulse oximetry measurements in newborn infants are reliable for oxygen saturation but underestimate heart rate. Acta Paediatr 104(4):e158–e163

Niermeyer S, Yang P, Shanmina D, Zhuang J, Moore LG (1995) Arterial oxygen saturation in Tibetan and Han infants born in Lhasa, Tibet. N Engl J Med 333:1248–1252

Noh EJ, Kim YH, Cho MK et al (2014) Comparison of oxidative stress markers in umbilical cord blood after vaginal and cesarean delivery. Obstet Gynecol Sci 57 (2):109–114

Paul M (2015) Oxygen administration to preterm neonates in the delivery room: minimizing oxidative stress. Adv Neonatal Care 15(2):94–103

Phibbs RH (1977) Oxygen therapy: a continuing hazard to the premature infant. Anesthesiology 47(6):486–487

Polin RA, Bateman DA, Sahni R (2014) Pulse oximetry in very low birth weight infants. Clin Perinatol 41 (4):1017–1032

Rabi Y, Rabi D, Yee W (2007) Room air resuscitation of the depressed newborn: a systematic review and meta-analysis. Resuscitation 72(3):353–363

Rawat M, Chandrasekharan PK, Williams A, Gugino S, Koenigsknecht C, Swartz D, Ma CX, Mathew B, Nair J, Lakshminrusimha S (2015) Oxygen saturation index and severity of hypoxic respiratory failure. Neonatology 107(3):161–166

Samiee-Zafarghandy S, Saugstad OD, Fusch C (2015) Do we have an answer when it comes to providing extremely preterm infants with optimal target oxygen saturation? Acta Paediatr 104(3):e130–e133

Saugstad OD (2007) Take a breath—but do not add oxygen (if not needed). Acta Paediatr 96(6):798–800

Saugstad OD, Aune D (2014) Optimal oxygenation of extremely low birth weight infants: a meta-analysis and systematic review of the oxygen saturation target studies. Neonatology 105(1):55–63

Saugstad OD, Aune D, Aguar M, Kapadia V, Finer N, Vento M (2014) Systematic review and meta-analysis of optimal initial fraction of oxygen levels in the delivery room at <32 weeks. Acta Paediatr 103 (7):744–751

Schmidt B, Whyte RK, Asztalos EV, Canadian Oxygen Trial (COT) Group et al (2013) Effects of targeting higher vs lower arterial oxygen saturations on death or disability in extremely preterm infants: a randomized clinical trial. JAMA 309(20):2111–2120

Schmidt B, Whyte RK, Roberts RS (2014a) Trade-off between lower or higher oxygen saturations for extremely preterm infants: the first benefits of oxygen saturation targeting (BOOST) II trial reports its primary outcome. J Pediatr 165(1):6–8

Schmidt B, Roberts RS, Whyte RK, Canadian Oxygen Trial Group et al (2014b) Impact of study oximeter masking algorithm on titration of oxygen therapy in the Canadian oxygen trial. J Pediatr 165 (4):666–671, e2

Silverman WA (1980) Retrolental fibroplasia: a modern parable. Grune & Stratton, New York

Sola A (2008) Oxygen in neonatal anesthesia: friend or foe? Curr Opin Anaesthesiol 21(3):332–339

Sola A (2015) Oxygen saturation in the newborn and the importance of avoiding hyperoxia-induced damage. NeoReviews 16:e393. https://doi.org/10.1542/neo.16-7-e393

Sola A, Zuluaga C (2013) Oxygen saturation targets and retinopathy of prematurity. J AAPOS 17:650–652

Sola A, Rogido MR, Deulofeut R (2007) Oxygen as a neonatal health hazard: call for détente in clinical practice. Acta Paediatr 96(6):801–812

Sola A, Saldeño YP, Favareto V (2008) Clinical practices in neonatal oxygenation: where have we failed? what can we do? J Perinatol 28(Suppl 1):S28–S34

Sola A, Golombek SG, Montes Bueno MT et al (2014) Safe oxygen saturation targeting and monitoring in preterm infants: can we avoid hypoxia and hyperoxia? Acta Paediatr 103(10):1009–1018

Spector LG, Klebanoff MA, Feusner JH, Georgieff MK, Ross JA (2005) Childhood cancer following neonatal oxygen supplementation. J Pediatr 147(1):27–31

Stenson BJ, Tarnow-Mordi WO, Darlow BA, BOOST II United Kingdom Collaborative Group; BOOST II Australia Collaborative Group; BOOST II New Zealand Collaborative Group et al (2013) Oxygen saturation and outcomes in preterm infants. N Engl J

Med 368(22):2094–2104

Suwattanaphim S, Yodavuhd S, Puangsa-art SJ (2015) Time duration of oxygen adaptation immediately after birth; monitoring by pulse oximeter in perinatal period of the infants at Charoenkrung Pracharak Hospital. J Med Assoc Thai 98(7):656–663

Synnes A, Miller SP (2015) Oxygen therapy for preterm neonates: the elusive optimal target. JAMA Pediatr 169(4):311–313

Terrill PI, Dakin C, Hughes I, Yuill M, Parsley C (2015) Nocturnal oxygen saturation profiles of healthy term infants. Arch Dis Child 100(1):18–23

Thomson L, Paton J (2014) Oxygen toxicity. Paediatr Respir Rev 15(2):120–123

Vagedes J, Poets CF, Dietz K (2013) Averaging time, desaturation level, duration and extent. Arch Dis Child Fetal Neonatal Ed 98:F265–6

Van Den Brenk HA, Jamieson D (1962) Potentiation by anaesthetics of brain damage due to breathing high-pressure oxygen in mammals. Nature 194:777–778

van Kaam AH, Hummler HD, Wilinska M, Swietlinski J, Lal MK, te Pas AB, Lista G, Gupta S et al (2015) Automated versus manual oxygen control with different saturation targets and modes of respiratory support in preterm infants. J Pediatr 167 (3):545–550.e1-2

Vento M (2014) Oxygen supplementation in the neonatal period: changing the paradigm. Neonatology 105(4):323–331

Vento M, Cubells E, Escobar JJ et al (2013) Oxygen saturation after birth in preterm infants treated with continuous positive airway pressure and air: assessment of gender differences and comparison with a published nomogram. Arch Dis Child Fetal Neonatal Ed 98(3):F228–F232

Wellmann S, Bührer C, Schmitz T (2014) Focal necrosis and disturbed myelination in the white matter of newborn infants: a tale of too much or too little oxygen. Front Pediatr 2(14):143

Wollen EJ, Kwinta P, Bik-Multanowski M, Madetko-Talowska A, Sejersted Y, Wright MS et al (2014) Hypoxia-reoxygenation affects whole-genome expression in the newborn eye. Invest Ophthalmol Vis Sci 55(3):1393–1401

Yalcin S, Aydoğan H, Kucuk A et al (2013) Supplemental oxygen in elective cesarean section under spinal anesthesia: handle the sword with care [in Spanish]. Rev Bras Anestesiol 63(5):393–397

Zapata J, Gómez JJ, Araque Campo R, Matiz Rubio A, Sola A (2014) A randomised controlled trial of an automated oxygen delivery algorithm for preterm neonates receiving supplemental oxygen without mechanical ventilation. Acta Paediatr 103(9):928–933

Zhang L, Mendoza-Sassi R, Santos JC, Lau J (2011) Accuracy of symptoms and signs in predicting hypoxaemia among young children with acute respiratory infection: a meta-analysis. Int J Tuberc Lung Dis 15:317–325

第三篇
营养

新生儿胃肠道的生理学特点

34

Arieh Riskin, Carlo Agostoni, and Raanan Shamir
杨舸　王铭杰　翻译, 岳少杰　审校

目录

摘要

本章将讨论胃肠道发育生理学中的不同内容,包括器官形成、血管形成、神经控制和宿主防御机制。还会对胃肠道蠕动力和消化吸收功能,以及胃肠道的这些功能是如何与早产儿和足月儿的喂养相关联进行概述。同时还会讨论胃肠道在发育过程中的形态学、生理学和生物化学机制,以及近年来与此相关的分子生物学发现。本章中关于肠道功能发育的基本理论可以用于改善早产儿的营养状况,及防止可能与喂养不良和营养缺乏有关的短期和长期患病率:

(a) 胃肠道器官和功能的发育

(b) 血管形成过程

(c) 胃肠道运动功能和蠕动的神经控制

(d) 消化与吸收

(e) 宿主防御

(f) 胃肠道激素与多肽(将在第 35 章讨论)

34.1 要点

• 胃肠道由从卵黄囊背侧分化的原始消化管发育而来。到妊娠中期,胃肠道的所有解剖结构就已发育完成,并可以肉眼识别。胃肠道成熟的过程包含黏膜表面面积的迅速增加,以及随后黏膜折叠形成绒毛和微绒毛的过程。但是,胃肠道功能的成熟,包括微绒毛内消化酶的出现,及吞咽和胃肠道成熟蠕动形式,则远迟于结构的发育;而有些胃肠道的功能到2~4岁时才完全建立。

- 调控新生儿胃肠道血管阻力的机制包括一氧化氮、内皮素和钙介导的肌球蛋白轻链激酶的磷酸化。

- 肠系膜血流是由小动脉和毛细血管前括约肌所调控。

- 肠蠕动可以使肠内容物顺肠道移动。肠蠕动的发生受肠神经系统的一系列机制调控。肠神经系统是自主神经系统的一部分,包含两种肠壁内主要神经丛。

- 胃肠道的蠕动、分泌和血流由中枢神经系统和肠道神经系统所控制,包括传入感觉神经元、传出感觉神经元、与效应器(如肌肉)细胞连接的突触和整合信息的中间神经元。

- 在孕期24~28周,只能记录到散在不规则的胃肠道收缩运动,且这些运动之间几乎没有静止期。到了第28~32周,胃肠道的静止期开始出现,并与称为“集群”(clusters)的短暂阶段性运动交替出现。在第32~36周,胃肠道的运动模式变得更加规律,静止期和运动集群期都有所延长。复合位移运动约在第33周时首次出现。

- 舌和胃分泌的脂肪酶对新生儿乳汁中脂肪的消化非常重要。这些脂肪酶早在胎龄第26周就已出现,并可以补偿新生儿,尤其是早产儿因胆汁酸和胰脂肪酶分泌量低下所致对脂肪消化能力不足,在新生儿期后舌脂肪酶的作用显著下降。

- 胃内蛋白的分解除受胃内容物、胃蠕动的影响外,还受到来自胃酸最重要的影响。新生儿在出生时胃液的pH呈中性或弱酸性,在出生后数小时内pH降低。在出生后的2个月内胃酸的分泌量会增加两倍。

- 乳糖酶,与其他二糖酶一样,早在孕12周就出现在胎儿小肠的刷状缘上,虽然含量低。孕37周后乳糖酶的活性相对较高。在新生儿出生后第一周内,乳糖酶的活性仍然较低,表现为足月儿,尤其是早产儿小肠对乳糖的消化和吸收能力有限。

- 出生前肠道对细菌的暴露可能会调整出生后的胃肠道适应情况,引起胃肠道对某些细菌定植的耐受性。出生后立即出现异常细菌的定植可能会导致新生儿喂养不耐受。

- 人乳中的防御成分包括抗菌成分、抗炎成分、免疫调节因子和白细胞。胃液酸度和胰液胆汁可减少活微生物数量和未经处理食物蛋白抗原的负担。

- 益生菌的使用显著减少了极低出生体重早产儿坏死性小肠结肠炎和死亡的发生。

- 要获得益生元有利于喂养耐受、减少新生儿坏死性小肠结肠炎和医院内感染的发生率潜在的益处,还需要在早产新生儿中进行更多的随机试验。

34.2　胃肠道的发育:器官形成及其功能

胃肠道由起源于卵黄囊背侧的原始消化管发育而来。最初卵黄囊附着在消化管的中肠上,但在胚胎第四周,肠道与卵黄囊分离。卵黄囊通过脐肠系膜管(即卵黄管)与消化管相连。背系膜将消化管从胚胎背侧分离,同时腹系膜将肠管前壁从胚胎腹侧分离。仅在颊咽部和泄殖腔膜的破裂后形成与外部环境的连通。食管、胃、肠道、胰腺和肝脏的解剖学结构在胚胎第四周通过发生的一系列的外凸、延长和扩张形成。随后通过细胞增殖、生长和形态发生等进一步发育。

咽、食管、胃、肝脏、胆囊、胰腺和十二指肠上部起源于前肠。十二指肠远端、空肠、回肠、盲肠、阑尾和升结肠,以及横结肠近端2/3起源于中肠。后肠则发育成横结肠远端1/3、降结肠、乙状结、直肠的上2/3和尿生殖窦(Beck 2002)。胃肠道动脉供血分区:腹腔轴供应前肠,肠系膜上动脉和肠系膜下动脉分别供应中肠和后肠。在妊娠早期,肠道迅速延长导致了其从脐带膨出。随后肠管重新回到腹腔内,围绕肠系膜上动脉逆时针旋转,到妊娠20周时达到其最终位置(图34.1)。如果这一过程失败会造成胃肠道旋转不良。

到妊娠中期,胃肠道所有的解剖结构都已经发育完成并成型。胃肠道成熟的过程包含黏膜表面面积的迅速增加,以及随后由黏膜折叠而形成绒毛和微绒毛的过程。但是,胃肠道的功能成熟,包括微绒毛内消化酶的出现,以及吞咽和胃肠道成熟蠕动式的发育比结构发育要晚得多;而有些胃肠道的功能要到2~4岁时才完全建立。胃肠道的成熟也遵循头-尾发展顺序,即从胃肠道的成熟从近端到远端(表34.1)。

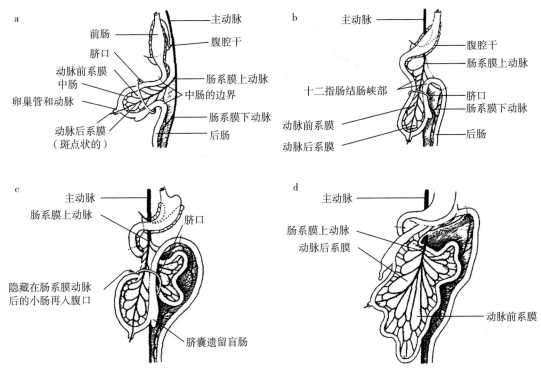

图 34.1 显示了肠道的正常旋转。(a) 胚胎第五周 (侧视图)。矢状面显示前肠、中肠和后肠各自血供都来自背系膜。中肠袢已被挤入脐带。(b) 胚胎第 8 周 (前后视图)。肠道旋转的第一阶段正在完成。请注意中肠的着力点是十二指肠结肠峡,小肠在右侧,结肠在左侧。出生后肠道在腹腔内仍保持这个位置关系则称为不旋转。(c) 约在胚胎第 10 周,在第二个旋转阶段 (前后视图)。临时疝脐带的肠道处于复位的过程;动脉前段的最近端进入腹腔至肠系膜上动脉的右侧,靠近盲肠和升结肠向前推进,以允许肠道的其下方通过。当小肠的线圈聚集在腹腔后,后肠将向左上移位。(d) 在胚胎第 11 周,第二个旋转阶段结束。中肠从最初的矢状位,以肠系膜上动脉的起点为轴逆时针方向旋转了 270°。达到腹腔脏器的永久性位置。[引自 Gardner and Hart (1934),Copyright American Medical Association]

表 34.1 胃肠道的解剖及功能成熟

			胎龄		
15 周	20 周	25 周	30 周	35 周	40 周
口	唾液腺	吞咽	舌脂肪酶	**吸吮**	
食管	肌层出现	复层上皮出现	**食管下括约肌张力较差**		a
胃	胃腺出现	G 细胞出现	胃分泌物出现	**胃排空缓慢**	a
胰腺	外分泌腺及内分泌组织分化	酶原出现	胰蛋白酶和胰脂肪酶减少		a
肝脏	肝小叶形成	胆汁分泌	**脂肪酸吸收**		
肠	隐窝和绒毛形成	**糖转运过程出现**	二肽酶,蔗糖酶和麦芽糖酶有活性	**乳糖酶有活性**	
结肠		隐窝和绒毛退化		**胎粪排出**	

经许可引自 Berseth,CL. Developmental anatomy and physiology of the gastrointestinal tract. Taeusch HW,Ballard RA (eds) Avery's diseases of the newborn,8th edn. W.B. Saunders Company. Philadelphia,Copyright W.B. Saunders.

加粗代表功能成熟。

[a] 完全性功能成熟发生在出生后。

胃肠道生长发育的特性和时间调控是一个多因素参与的复杂过程，这些因素不仅包括如基因表达的信号（Montgomery et al. 1999），生物钟或调节激素，以及多肽生长因子等内在因素，而且还包括在分子水平起作用的外部环境因素。胃肠道与外界环境相通，胎儿肠道暴露于羊水中，新生儿肠道暴露于肠内喂养、营养，甚至微生物中。这也与母乳中的免疫和营养生长因子对新生儿的益处有关（Calder et al. 2006）。在细胞水平上，胃肠道通过同源域转录因子基因（Beck 2002），及细胞间相互作用，特别是上皮细胞-间质的互相作用（de Santa et al. 2003）进行调控。胃肠道绒毛隐窝中的多能干细胞不断分化成4种肠细胞系：吸收性肠细胞、黏膜细胞（杯状）、潘氏细胞和内分泌细胞（Simon-Assmann et al. 2007）。这一过程包括黏膜表面的上皮细胞持续增殖、迁移和丢失，并受同源域转录因子基因的调控（Beck 2002）。关于胃肠道不同部分和器官的结构性解剖发育，请参见胃肠道部分内容的第一节，其中讨论了先天畸形。

34.3 血管形成

肠道的血管供应与胃肠道解剖结构的发育同步发展。供应胃肠道的动脉分别由主动脉发出的3个血管芽发育而来：腹腔干通过其脾动脉、胃左动脉和肝分支分别供应胃、胰腺和十二指肠；肠系膜上动脉供应空肠和回肠；肠系膜下动脉供应结肠和直肠。肠系膜上动脉的小分支在进入肠壁前形成了拱形分支，与肠系膜下动脉的分支吻合形成了丰富的侧支循环。然而，血供边缘区域，即血供分水岭区域存在于横结肠远端和直肠上段。由于肠黏膜层有高代谢活动，因此血供丰富，但当出现血供异常时，黏膜层最易受损。

基于动物研究，目前认为出生后肠道基底血管阻力立即降低，使血流量和氧气输送增加两倍，以满足新生儿肠道营养物质吸收有关的高代谢活动需求，胎儿期不需肠道吸收营养物质。但是在出生后12~30天，由于肠道外源性肾上腺能神经的发育和因肠道迅速增大（长度和表面面积），使肠血管几何结构发生改变导致血管阻力再次增高（Reber et al. 2002）。

基底血管阻力受一氧化氮（nitric oxide，NO）调控，NO由内皮细胞一氧化氮合酶持续合成，或因机械性或化学性刺激而增加。NO通过激活鸟嘌呤核苷酸环化酶产生环磷酸鸟苷，使邻近血管平滑肌舒张。NO的产生和它对肠系膜动脉的舒血管效应在出生后立即达到最大，并在生后第一个月内逐渐降低。血管上皮产生NO在维持新生儿肠道血流动力学方面的重要作用可能在新生儿坏死性小肠结肠炎（necrotizing enterocolitis，NEC）的发病中起着重要作用，由于内皮功能失调限制了NO的产生，导致血管收缩和肠道缺血（Reber et al. 2002）。

血管平滑肌细胞对牵拉刺激的收缩反应，是通过刺激钙介导的肌球蛋白轻链激酶的磷酸化而完成（Davis and Hill 1999）。这种内在肌源性反应是引起新生儿肠道血管反应的第二种机制，它对出生最初几天内肠道基底血管阻力的形成有重要作用（Reber et al. 2002）。并引起某些血管因血管内压力增加而收缩。

内皮素（endothelin，ET）是调节血管阻力的第三种介质，主要由血管内皮产生的一种血管活性多肽。ET-1，即肠型内皮素，一种在特定年龄由肠道血管内皮持续产生。它在年龄较小的人群体内，特别是新生儿体内产生较多，显示它在肠道非常迅速生长发育期血管的形成中起有重要作用。ET与血管平滑肌上的内皮素A（ET_A）受体结合，引起血管持续强力地收缩，但当ET与内皮素B（ET_B）受体结合时则引起由NO介导的血管舒张。当ET_A受体介导的血管收缩超过了ET_B受体引起NO介导的血管舒张时，原生型ET-1的净效应是引起血管收缩（Nankervis and Nowicki 2000）。

以上3种在新生儿期调节肠道血管阻力的作用，在出生1个月后迅速减弱。此后，外部肾上腺能神经在引起基底血管阻力增加的作用越大，血管对压力反射和化学反射的反应越强。

肠系膜血流量受小动脉和毛细血管前括约肌张力的变化调节。血流的控制有内在和外在的机制（Reber et al. 2002）。内在机制是通过对动脉压力（压力-血流自调节）和组织氧合变化的局部反应来实现，如进食引起的功能性餐后充血或血管阻塞引起的反应性充血。中等程度的动脉低氧血症（氧分压约为50mmHg）引起血管扩张，肠道灌注增加；但严重的低氧血症（氧分压 <40mmHg）则导致血管收缩和肠道缺血。这些不同的反应很可能反映了NO对血管张力的调节作用（Reber et al. 2002）。外在机制是通过内脏神经的交感支介导而实现的。然而肾上

腺素能神经刺激引起短暂的血管收缩,肠道血流通过"自动调节逃逸"的机制缓慢回到收缩前的水平。

循环中的内源性和外源性因子(如激素、组胺、前列腺素)也可调节血管张力。肠道内营养物质可以引起肠道餐后充血反应,导致肠道迅速血管扩张、血流量增加和氧气输送量增加。新生儿的肠道餐后充血反应是通过 P 物质介导引起肠循环血管扩张所致,P 物质是肠神经系统(enteric nervous system, ENS)的一种多肽神经递质(Nowicki 1998)。新生儿存在肠道餐后充血和自身调节逃逸现象。但是与足月新生儿不同,健康的早产儿出现进食和肠道餐后充血反应是通过全身血流动力学的变化而实现的,肠系膜血流的增加引起心排量增加和体循环血压降低(Martinussen et al. 1996)。在新生儿治疗中使用的一些药物,如吲哚美辛(Gork et al. 2008)、多巴胺和咖啡因(Hoecker et al. 2002),以及其他治疗(如喂养过量和持续气道正压通气)(Havranek et al. 2006)可能会减少肠系膜血流,从而破坏了这种代偿机制。

34.4 胃肠道蠕动和运动功能神经控制

运动活动是肠道的一项主要功能,它将胃肠道内容物顺着胃肠道向前移动。这种运动活动包括吸吮、吞咽、胃排空、食物沿小肠向前推进及结肠排出废物。神经脊细胞迁移到正在发育的肠道中,与肠道肌肉细胞一起分化形成有黏膜包裹的 3 层肌肉(至妊娠 14 周),和控制肠道运动活动的神经网络(至妊娠 20~24 周)。这种神经网络包括了 ENS。胃肠道的位相性收缩由肌源性、神经源性和化学性 3 种机制之间复杂的相互作用共同调节(Sarna and Otterson 1988)。

肠道的蠕动活动可使肠内容物顺着肠道向前移动,这种运动可通过不同的机制引起。肠道位相性收缩是进食后使肠道内食物混合,并推进运动。这种活动被称为移行动作复合波(migrating action potential complex, MAPC),主要发生在进食后(Sarna and Otterson 1988;Huizinga et al. 1998)。在未进食状态下,一种称为周期性运动活动和移行性复合运动(migrating motor complex, MMC)成组的收缩运动,以保持上消化道的清洁,不含食物残渣(Sarna and Otterson 1988;Huizinga et al. 1998)。MMC 周期性运动收缩从胃窦开始逐渐进展到回肠。这种运动的特点是静止状态 - 不规则收缩 - 规则收缩 - 静止状态。

此外,小肠和结肠也产生巨大的迁移收缩波,这种收缩运动的强度比餐后位相性收缩运动的强度要高数倍,并在长距离内不间断地移动。这种巨大的迁移收缩有助于快速推进。小肠上段和胃窦也可产生逆向的巨大收缩,这种情况常出现在呕吐之前(Sarna and Otterson 1988)。MMC 运动和 MAPC 是由 ENS 精细调控的。

34.4.1 肌源性调控

肠道的收缩活动可通过向前推进的慢波活动朝肛门方向推进(Siegle et al. 1990),这体现了肠道活动的肌源性调控。肠道肌肉细胞通过静息膜电位的波动产生的这种自发电活动,这种周期性去极化过程也称为慢波活动、电调控活动、基本电节律或者起搏器活动。这种肌源性起搏慢波活动起源于一种特殊的平滑肌细胞(Lecoin et al. 1996),又称为 Cajal 间质细胞(interstitial cells of Cajal, ICC),它与平滑肌细胞层形成电合胞体。ICC 网络也与肌间神经丛有关(Huizinga et al. 1995)。已有证据表明 ICC 网络的缺失可能导致人肠道运动异常,包括婴儿肥厚型幽门狭窄和先天性巨结肠病(Vanderwinden et al. 1996a, b)。事实上,ICC 总是与神经结构密切关系,这也表明了在胃肠运动中肌源性调控与神经调控有紧密合作。当受神经或化学性刺激影响的慢波超过了产生动作电位(即电反应活动或尖峰电位)所需要刺激阈值时,就会发生收缩。在平滑肌细胞去极化后,细胞内钙浓度增加,钙与调节蛋白钙调蛋白结合,使得收缩蛋白肌动蛋白与肌球蛋白结合,从而产生收缩。可以看出,由电反应活动所产生的收缩运动是在电控制活动(即肌源性调控的慢波)的背景下发生(Sarna and Otterson 1989)。这种背景慢波活动调控肠道收缩的时间、速度和方向。肠道运动的调控很可能是由神经调节和肌源性调节共同作用,以确保肠内容物正常推进(Huizinga et al. 1998)。因此,失神经的肠道肌肉细胞具有心肌细胞一样的基础收缩频率。

34.4.2 肠神经系统(ENS)控制

ENS 是自主神经系统的子系统,包括了位于肠壁内的两个主要神经丛。肌间神经丛位于外层环形肌层和纵向肌层间,而黏膜下神经丛则位于环形肌层和黏膜肌层之间。ENS 也包括位于肠壁不同层内的 6 个小型神经丛（图 34.2）。ENS 被整合在中枢神经系统（central nervous system，CNS）对肠道的调控中，但它也提供最终调节，甚至可不受 CNS 和脊髓神经控制，对肠道的运动、分泌和血流量进行调节。与 CNS 对肠道的支配相比，ENS 拥有大量的神经元，因此也被称为"肠脑"，这也强调了 ENS 不同于其他周围神经系统的独特之处（Holle and Forth 1990）。

ENS 的基本单位是神经细胞。神经递质被释放至其他神经元，或直接作用于横纹肌或平滑肌细胞。乙酰胆碱是介导平滑肌收缩的主要兴奋性神经递质（Vanneste et al. 2008）。谷氨酸也是一种兴奋性神经递质，主要作用于可接受胆碱能刺激的肌间神经丛神经元上的 N- 甲基 -D- 天冬氨酸受体（Wiley et al. 1991）。谷氨酸可在肠神经丛神经元内由外源性 L 型谷氨酰胺合成而来，并在神经元去极化时释放（Wiley et al. 1991）。去甲肾上腺素是一种主要的抑制性神经递质。NO 介导非肾上腺素能、非胆碱能的胃肠道平滑肌舒张（Stark et al. 1993）。已发现在 ENS 中含有一氧化氮合酶和含 NO 的肠神经元（Vanneste et al. 2008）。血管活性肠肽，另一种抑制性神经递质，可介导 NO 的效应（Grider and Murthy 2008）。已有研究显示，肠道中 NO 缺乏可能与婴儿肥厚型幽门梗阻（Saur et al. 2004）和先天性巨结肠（Vander Wall et al. 1995）的发生有关。

ENS 的肠神经元和神经胶质细胞来源于神经嵴（Anderson et al. 2006）。来源于迷走区域的细胞迁移到整个胃肠道中，但是来源于体干区和骶区的细胞则分别只移行至前肠和脐后后肠（Gershon et al. 1993）。来自迷走区域的神经细胞的发育，同肠道平滑肌细胞发育过程一样，遵循头 - 尾方向发育规律；而来自骶区的神经细胞发育则相反，遵循尾 - 头方向发育规律迁移到远端肠道。神经细胞也从肠外间质迁移到肠内黏膜增殖。在这个阶段，所有的细胞都是多能的，并且可一过性地表达儿茶酚胺（Baetge et al. 1990）。妊娠后期，肠壁中的神经细胞成熟和分化成不再表达儿茶酚胺的肠神经元。分化后的神经元表达 5- 羟色胺类和肽类（如 P 物质和神经肽 Y）神经递质。一些来自神经嵴的细胞定植在胎儿肠丛，形成前文所述的两种神经丛的神经节细胞（Faure et al. 2007）。这些神经节细胞在孕 24 周时分布正常，但这些神经节细胞的密度在生后第 1 年内会继续变化（Wester et al. 1999）。到妊娠第 10 周肠道的环形肌肉层形成，至妊娠第 12 周原始肌间神经丛和纵向平滑肌层形成。妊娠第 10 周时肌间神经节中大多数的神经元是未分化的神经母细胞。妊娠第 10~18 周对 ENS 的形态发育和功能成熟是至关重要的。妊娠 18 周的胎儿，肌间神经节内的大多数神经元都已分化成熟，且肠道平滑肌细胞组织和肌间神经丛的初级束为肠道可见的整体蠕动活动提供了良好的基础（Fekete et al. 1996）。至妊娠 24~26 周明显出现神经递质，然而它们沿肠道的分布还可发生变化，直到近足月时才达到成人的模式。

神经嵴细胞迁移和分化的异常会导致一系列的

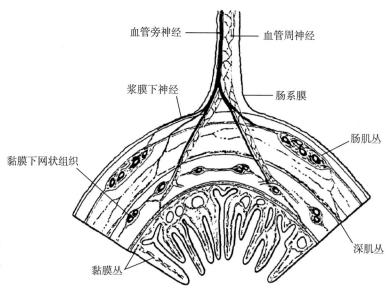

图 34.2 肠神经系统在整个肠内的分布。除了大的肌间和黏膜下神经丛外，还显示了几个较小的神经丛。［引自 Furness and Costa (1987)，Copyright Elsevier］

血管旁神经
血管周神经
浆膜下神经
肠系膜
黏膜下网状组织
肠肌丛
深肌丛
黏膜丛

胃肠道疾病（Newgreen and Young 2002a,b），其中最主要的一种疾病是先天性巨结肠，因后肠远端肠神经节缺失所致。

34.4.3　中枢神经系统（CNS）控制

控制胃肠道运动、分泌和血流量的 CNS 和 ENS 由不同的神经元组成，包括传入感觉神经元、传出运动神经元、与效应细胞（如肌肉细胞）连接的突触和整合信息的中间神经元。感觉传入纤维与副交感神经节前神经纤维一起在迷走神经中，和与交感神经节后神经纤维一起在内脏神经中。迷走神经传入纤维传导全消化道，即从软腭到结肠远端的黏膜和肌肉层的神经冲动（Altschuler et al. 1989），同时也包括肝脏、胆囊和胰腺。内脏神经传入纤维接收黏膜和肌层、浆膜层和肠系膜的神经冲动。运动神经支配由自主神经系统的交感神经和副交感神经组成。神经节前的交感神经元位于脊髓的 $T_2 \sim L_2$ 段。神经节后交感神经元位于椎旁交感干（腹腔神经节、肠系膜上和肠系膜下神经节）。神经节前副交感神经元位于脊髓髓质和骶区，神经节后交感神经元则位于胃肠道内。肠道大部分副交感神经支配来源于迷走神经，迷走神经传出神经止于 ENS 的肠神经节（Kirchgessner and Gershon 1989）。骶神经仅支配从横结肠中部到远端结肠的部分。由于迷走神经支配大部分肠道，并同时有传入和传出神经纤维，因此迷走神经需要更为精确的中枢性内脏神经传入和传出神经构成。传入神经纤维传至孤束核和迷走感觉神经核，传出神经纤维则来源于运动神经核、迷走神经的运动背核及疑核（Altschuler et al. 1989；Berthoud et al. 1990）。孤束核是一个重要的突触连接点，因为在孤束核中，中间神经元协调传入神经冲动和传出神经冲动，传出冲动则将传到迷走神经疑核和运动背核，以控制食管和胃肠道的运动。谷氨酸，一种兴奋性氨基酸，被认为是一种通过 N- 甲基 -D- 天冬氨酸受体在脑 - 干突触传导过程中发挥作用的神经递质，在吞咽运动活动中参与食管运动活动（Kessler 1993）。

34.4.4　胃肠道运动

胃肠道的运动活动对喂养、消化和营养吸收都至关重要。肠道运动的作用是将食物从食管、胃，然后通过整个肠道运送，并在运送过程中促进营养物质与胰液、胆汁和肠道的分泌物混合。肠道平滑肌外层为纵肌层，内层为环肌层。肠道平滑肌的发育，与来源于迷走神经嵴的 ENS 类似，也遵循头 - 尾的发育方向。在妊娠第 3 个月末时，回肠内已出现纵向和环形的平滑肌，之后随着胎龄的增加，肌肉的厚度也随之增加。至胎龄第 28 周时，肠道收缩所产生的肠腔内压力，相当于足月儿肠道内压力的 60%，这个压力足以使早产儿的肠内容物沿肠道向前推进。自胎儿期至出生后头几年内，肠道运动逐渐成熟（Berseth 1996），肠道运动的成熟过程有赖于肌肉和神经的发育成熟。早产儿的肠运动活动不成熟。正常的肠道推进活动直到孕 30 周才可明显观察到，而典型的 MMC 则至孕 33 周开始出现，但此时该运动的推进速度较慢，而且不会像年长儿童和成人那样因进食而停止。

吸吮和吞咽涉及骨骼肌和平滑肌的收缩。尽管吸吮反射和吞咽反射在孕早期就开始出现，但直到出生后它们才会发育成熟。孕 15~17 周的胎儿即可吞咽羊水，吞咽的羊水中含有生长因子，如表皮生长因子对胃肠道的发育非常重要（Kelly et al. 1997）。接近足月时，胎儿每天吞咽 450~750ml 羊水，如有食管闭锁或肠道闭锁，则会导致羊水过多。非营养性的吮吸在孕第 18~20 周出现，但是营养性的吸吮则涉及吸吮、吞咽和呼吸之间的互相协调，仅到孕 34~35 周才发育（Lau et al. 2003），但前面已描述，在早产儿生后早期非营养性吸吮的口运动刺激和安慰奶嘴使用之后，在 30~32 周即可出现营养性吸吮（Simpson et al. 2002）。营养性吸吮的成熟与胃部体积的迅速增加、胃排空的成熟、胃窦和小肠的运动，以及促进胃肠道酶和多肽的分泌都是相平行，同时体重也增加。对早产儿而言，早期进行经口喂养可以加速营养性吸吮的成熟，也可以减少经管喂养到完全经口喂养的过渡时间（Simpson et al. 2002）。在早产儿中，吸吮能力的成熟与胎龄的相关性比其生后日龄的相关性要高（Gewolb et al. 2001）。Lau 等发现了早产儿吸吮的五个发育阶段，而这些发育阶段则与胎龄、喂养进展和每日经口喂养的次数相关。当婴儿达到更成熟的吮吸阶段时，吮吸的节律性和牛奶进入后咽部的速度都会增强，并且随着婴儿吮吸技能的成熟，一般的口服喂养性能也会提高（Lau et al. 2000）。早产儿和足月儿吞咽的第一阶段是喂养的奶到达咽后部所引起的非随意反射。足月儿吸吮后会出现一系列有序的动作,包括吞咽、食管蠕动、食管下端括约肌和胃底部的松弛。

食管是连接口咽部和胃的通道,但食管的蠕动活动对营养物质的充分传送和反流物质的充分清空有重要作用。在孕期 32 周出现协调的食管蠕动及食管上端括约肌收缩。食管括约肌不是解剖上的结构,而是功能上的结构。食管下端括约肌是食管远端处肌肉张力较高的部位,其重要功能是避免胃酸反流和将食物推进至胃内。足月儿食管下端括约肌的张力达 24~40mmHg。然而早产儿食管的收缩强度、压力波的传播和食管下端括约肌张力均低于足月儿,有研究报道胎龄小于 29 周的早产儿,其食管道下端括约肌张力低于 5mmHg(Newell et al. 1988)。因此,胃食管反流在早产儿最为常见,这可能与早产儿食管下端括约肌张力较低和其舒张调节较差有关(Omari et al. 1999)。已有研究采用阻抗 pH 仪检测胃食管反流液的酸度(Wenzl et al. 2002),但尚未发现早产儿和足月儿的正常值。健康足月新生儿食管具有避免误吸的防御机制,防止口中食物和分泌物吸入气管内。这些机制包括:食管上端括约肌和下端括约肌基础的张力性收缩、由吞咽引起的食管原发性蠕动及因食管刺激所致食管上端括约肌张力增加而引起的继发性食管蠕动。神经发育异常或前肠发育不良的新生儿这些防御机制可能不能发挥作用。同样,早产儿的这些防御也可能没有完全发育成熟,特别是有慢性肺疾病的新生儿(Gupta et al. 2009)。

液体食物的胃排空是由胃底和近端胃 1/3 所调节的,这些部分的胃扩张以容纳进奶量,并且胃排空也依赖于近端胃和十二指肠之间的压力梯度。出生后胃底立即容纳大量奶量的能力较差,但在出生后前 3 天,新生儿胃的顺应性增加,产生更大的容受性舒张,从而能容纳更多的奶量,这与新生儿出生后第一天食物摄入量较少一致(Zangen et al. 2001)。胃中固体食物的胃排空,由胃体的远端、胃窦和混合食物的胃幽门共同调节。胃排空需要充分和协调的胃窦和十二指肠的收缩活动。与早在妊娠 24 周时胃窦收缩活动已发育成熟不同(Ittmann et al. 1992),早产儿十二指肠收缩活动的协调性和收缩活动的水平仍较低。有 50% 的早产儿在进食时十二指肠停止收缩,从而导致胃排空延迟(Al-Tawil et al. 2002)。胃内渗透压降低和进食量增加似乎可促进胃排空,但是即使在出生后 1 个月,胃排空仍然与胎龄密切

相关(Ramirez et al. 2006)。

随着胎龄的增加胃肠动力的成熟在小肠最为明显。婴儿越不成熟其肠道食物的推进时间就越长,尤其是小于 30 周的早产儿,肠道无效运动可能会干扰肠内喂养。上文中描述的 MMC 则在此时充当"管家"的作用,使肠腔内容物沿着肠道向小肠末端推进。足月和胎龄 36 周后的晚期早产儿表现出有组织的 MMC 模式(Ittmann et al. 1992),即静止期 - 不规则收缩期 - 规则收缩期 - 静止期模式(图 34.3),这种模式在早产儿很少见。在妊娠 24~28 周,只能记录到几乎没有静止间期的无组织的、不规则的收缩(Berseth 1996;Ittmann et al. 1992)。到妊娠 28~32 周时,静止期与称为"簇"的短时爆发性的活动交替出现。在妊娠 32~36 周之间,这种运动模式变得更有条理,静止期和"簇"的时间延长,MMC 约在 33 周首次出现(Berseth 1996;Ittmann et al. 1992)(图 34.4)。通常情况下,由于进食活动引起来自胃窦和幽门的强烈收缩而干扰 MMC 模式,这些收缩使得胃内容物进行混合并通过幽门沿小肠推进,这些收缩也就是在上文讨论的 MAPC。Berseth 认为早产儿早期喂养可促进肠道运动的成熟(Berseth 1992)。食物的成分和热量含量,而不是食物的体积,也影响肠运动反应的成熟度和强度,这表明稀释的配方奶不能为早产儿对喂养的肠道功能反应提供最佳刺激(Koenig et al. 1995)。

94% 的足月新生儿在生后 24 小时内排出胎粪,近 100% 在生后 48 小时内排出胎粪,但早产儿胎粪的排出可能会延迟,在极低出生体重的早产儿的胎粪排出则可能会延迟到出生 10 天以后(Wang and Huang 1994)。正常的结肠功能是成功排便的必要条件,但是目前关于结肠的运动研究很少,特别是对早产儿。结肠推动不可吸收的物质使其排出体外,同时也促进水和电解质的交换。肠内容物通过结肠的速度很慢,并且是通过结肠清除式成群的运动来完成,结肠蠕动的特征是静止变化,及推进式收缩和推进式收缩不规则的变化(Nurko 2005)。结肠的推进活动可分为低振幅和高振幅推进收缩(high-amplitude propagated contraction,HAPC),而 HAPC 负责成群的肠道运动。进餐时结肠运动的反应包括节段性收缩,结肠平滑肌张力增加,以及可能还有 HAPC。这些肠道运动在儿童的肠道中也有描述,且 HAPC 更多见(Di et al. 1995)。唯一的结肠循环性活动仅见于乙状结肠 - 直肠连接处的远端,它又被

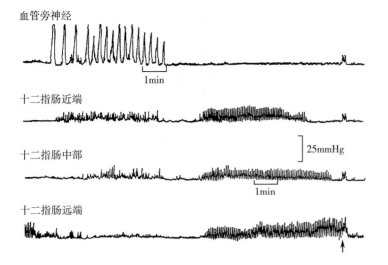

血管旁神经

十二指肠近端

25mmHg

1min

十二指肠中部

1min

十二指肠远端

图 34.3　足月婴儿移行性复合运动。上一波形：胃窦运动收缩记录的波形。下三波形：十二指肠运动收缩记录的波形。胃窦的阶段性活动在时间上与向远端迁移至 3 个十二指肠导联的强烈的阶段性活动的出现有关。(引自 Ittmann et al. 1992, Copyright Springer）

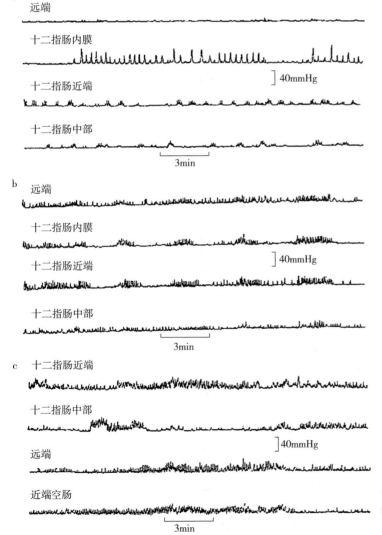

a

远端

十二指肠内膜

十二指肠近端

40mmHg

十二指肠中部

3min

b　远端

十二指肠内膜

十二指肠近端

40mmHg

十二指肠中部

3min

c　十二指肠近端

十二指肠中部

远端

40mmHg

近端空肠

3min

图 34.4　不同胎龄早产儿小肠的运动活动。来自同一胎儿的代表性系列波形，胎龄分别在 32 周(a)、34 周(b) 和 36 周(c)，展示了聚类持续时间的增加和聚类频率的减少

称作直肠运动综合体,但与小肠 MMC 不同步。但这种活动使直肠保持处于排空状态,尤其是在晚上,从而有助于保持结肠活动的节制(Rao and Welcher 1996)。足月新生儿的结肠运动与年长儿相似,但早产儿的结肠运动不成熟。

事实证明,发生低氧血症的足月新生儿在宫内即会排出胎粪,而在早产儿中这现象很少,说明能够引起粪便排出的肠道收缩在早产儿中还不成熟。先天性巨结肠是最常见的可影响结肠的运动障碍的疾病。结肠黏膜下神经丛的神经元性肠发育不良,目前被认为是一种肠道神经系统的先天性畸形,其症状类似于先天性巨结肠。人们对这种结肠运动障碍疾病的了解甚少,目前认为通常与先天性巨结肠有关,还与慢性肠假性阻塞、肛门直肠畸形和多发性内分泌肿瘤 II 综合征有关(Koletzko et al. 1999)。足月儿的肛门括约肌功能已经成熟,但是在胎龄小于 30 周的早产儿可能仍不成熟。然而,早产儿胎粪排出延迟则可能与直肠肛门抑制反射的缺失无关(Lorijn et al. 2005)。

34.5 消化与吸收

营养吸收的过程可以分为 3 个步骤:消化,即在肠腔内以及黏膜上皮细胞刷状缘膜上的终末消化部位对营养物质的加工;吸收,指营养物质在上皮吸收表面的吸收,这个过程中涉及小肠上皮的膜运输系统;运输,即将养分运输到循环系统中(Phillips 1997)。

34.5.1 脂肪的消化与吸收

脂肪是新生儿能量(提供热量的一半)(Hamosh 1995)和多聚不饱和脂肪酸(Koletzko, 1998)的主要来源。脂肪是细胞膜必不可少的成分(Koletzko, 1998),并可促进脂溶性维生素的吸收。大多数脂质在空肠的近三分之二处吸收。

胃肠道内腔中脂肪的消化和运输需要将通过饮食摄入的脂肪,主要是甘油三酸酯,溶解在肠内容物的水性介质中,即乳化。这一过程涉及咀嚼的机械加工和胃的混合功能,将摄入的脂肪变成脂肪滴,同时还通过磷脂(主要是食物中的磷脂酰胆碱,在十二指肠中添加胆汁磷脂)作为包裹脂肪滴的包衣来稳定乳化后的脂肪滴。乳化使脂肪滴与脂解酶接

触的表面积增大。脂肪水解形成甘油单酸酯、甘油二酸酯和游离脂肪酸,尤其是新生儿,脂肪在胃内通过乳突周缘附近的 Ebner 氏腺分泌的舌脂肪酶和胃腺分泌的胃脂肪酶的作用下开始水解(Kawai and Fushiki 2003)。舌脂肪酶和胃脂肪酶对新生儿的乳汁消化至关重要,因为这些酶可以渗透到乳汁脂肪小球中,并启动消化过程,这一过程则与胰腺或乳汁脂肪消化酶的作用过程相反(Hamosh 1990)。在新生儿中,舌脂肪酶可显著促进脂肪的水解,非营养性吮吸也可以刺激舌后部释放舌脂肪酶。舌脂肪酶和胃脂肪酶早在妊娠 26 周时就已存在,这些酶的出现可以补充因分泌量少而作用有限的胆汁酸和胰脂肪酶的功能,这点在早产儿中更为重要(Hamosh 1987),在新生儿以后舌脂肪酶的作用则明显降低。

胃中的氢离子进入十二指肠并刺激促胰液素释放,从而增强了胰腺碳酸氢盐的分泌。胰腺分泌的增加使得肠管腔内的 pH 升高至 6.5,从而更适合于对脂肪进行进一步消化,但这一过程在新生儿中则不太有效。舌脂肪酶的最佳作用 pH 在 3.5~6.0 之间,因此,它在小肠的上部持续具有活性,尤其是新生儿肠道内的 pH 低于 6.5(Hamosh 1987)。脂肪的分解在胃期开始,产生中等量的甘油二酯、甘油单酯和游离脂肪酸,至肠期它们与胆汁盐一起达到最佳的分解状态。胆汁盐进一步增强了脂肪乳化作用,使其更容易被胰脂肪酶消化降解为甘油单酸酯和脂肪酸。这些脂肪酶的共同作用,对于促进其与甘油三酸酯小滴的附着,并防止胆汁盐使胰腺脂肪酶失活都有至关重要的作用。所有的胰脂酶的含量在出生后都较低,尤其是早产儿、低出生体重的新生儿(Hamosh 1987),仅在出生后 6 个月时这些酶才达到成人水平。这些依赖性的胰脂酶辅酶可以催化配方奶喂养婴儿十二指肠内甘油三酯的消化。然而,在母乳喂养的婴儿中,这一过程也受到胆盐刺激活动脂肪酶(bile salt-stimulated lipase,BSSL)的介导,它是母乳中主要的脂肪酶,能够水解甘油三酸酯的3 个酯键,从而将甘油三酸酯的最终消化产物,进一步消化为可以促进脂肪有效吸收的甘油和游离脂肪酸(Hernell and Blackberg,1994)。BSSL 与经胰胆盐刺激的脂肪酶相同,后者还负责水解肠道内胆固醇酯和磷脂(Shamir et al. 1995),并且它也一直存在于人乳中,直到胰腺中分泌的量达到足够时。BSSL 在胃内不会被破坏、也不会失去活性;它可以到达十二指肠,并可以被婴儿十二指肠中的胆汁酸激活。

母乳还含有脂蛋白脂肪酶，目前认为它可能与母乳喂养新生儿黄疸消退延迟有关。舌脂肪酶、胃脂肪酶和乳脂酶弥补了足月儿和早产儿的胰脂酶活性较低（Hamosh 1987），并且由于这些脂肪酶在胆汁酸浓度较低的情况下也可以发挥较好的作用，因此在肝内胆汁生成较少的早产儿中，尽管其肠道管腔内胆汁浓度仅为脂肪吸收所需的乳化临界浓度的一半，这些酶也能发挥良好的作用（Hamosh 1987）。

膳食脂肪的来源会影响脂肪的吸收（Ramirez 2001），母乳是足月和早产儿的最佳来源（Schanler 1995）。不饱和脂肪酸比饱和脂肪酸吸收更好，短链和中链甘油三酸酯比长链甘油三酯吸收更好（Ramirez et al. 2001）。但是，长链脂肪酸（>16C）可能对肠道细胞具有促进生长的作用，正如在短肠综合征中所见（Niot et al. 2009），另外，腔内钙浓度也影响脂肪吸收。高钙的摄入，如牛奶中钙含量较高，可以降低足月儿和早产儿脂肪的吸收。母乳中，在三酰基甘油分子的 sn-2 位置处被酯化的棕榈酸能够较好地以 2- 单棕榈酸甘油酯的形式吸收（Kennedy et al. 1999）。与母乳相比，牛乳婴儿配方奶粉中脂肪的消化率较低，这与两种脂肪来源中棕榈酸的位置不同有关（Bracco 1994）。

当脂质在肠道内的消化和加工完成后，肠道内所有脂解产物的混合物将与胆汁盐混合，形成混合的胶束体或脂质体的小聚体，这些小聚体与随后在黏膜进行吸收的而言，属较大的聚集体。同时具有脂质和水溶性结构的胆盐，可以允许脂肪胶束通过黏膜细胞表面的水层和富含脂质的微绒毛膜。未被吸收的胆汁盐则会留存在肠腔中，并在回肠末端通过主动吸收，经门静脉系统再重新分泌到胆汁中。肝肠循环在新生儿高胆尿素血症的发病机制中起重要作用。甘油单酸酯和游离脂肪酸通过弥散进入到细胞中，在脂质吸收的这一阶段，很大一部分不是通过被动扩散，而是通过由蛋白质介导的主动转运（Thomson et al. 2001；Iqbal and Hussain，2009）。到目前为止所发现的主要脂肪酸蛋白转运蛋白是FATP4，其主要参与长链脂肪酸的吸收（Stahl et al. 1999）。这些脂肪酸转运蛋白也位于肠上皮细胞的顶端（Thomson et al. 2001），在绒毛内的吸收细胞中，脂肪酸被运输到滑面内质网中，在滑面内质网内重新合成甘油三酸酯。甘油三酸酯与胆固醇酯、磷脂和载脂蛋白以乳糜微粒的形式聚集在一起，并与肠道的基底外侧膜结合，通过肠淋巴进入循环系统中

（Iqbal and Hussain 2009）。脂肪的吸收在出生时已完全发育成熟，以适应新生儿的高脂肪摄入（Hamosh 1995），早产儿也与足月儿一样。这说明，早产儿脂肪吸收相对较低（40%~90%）主要是由于前面所提到的肠道内消化机制不成熟所致。

34.5.2 蛋白质的消化吸收

尽管蛋白质占总热量摄入的 10%~15%，但它们对于体细胞的生长以及细胞内结构和酶的合成非常重要。足够的蛋白质摄入量对于早产儿全关重要，特别是对于早产儿的大脑发育（Thureen and Heird 2005）。蛋白质消化的初始阶段发生在胃中，主要是通过胃酸使蛋白质变性和胃蛋白酶将蛋白质水解为较大的多肽链。胃蛋白酶原 1 和胃蛋白酶原 2 是胃蛋白酶的原酶在低 pH 下激活的形式。蛋白质在胃中的分解受胃内容物和胃蠕动的影响，但最重要的影响来自胃酸。新生儿在出生时其胃液的 pH 为中性或微酸性，但在出生后数小时内下降；在出生后两个月内胃酸的分泌量增加一倍（Mouterde et al. 1992）。早在孕期 13 周时，在胎儿的胃体、胃窦和幽门区域的壁细胞就已具有功能（Kelly et al. 1993a）。然而，尽管在孕中期胎儿就能产生胃酸，但早产儿的胃酸分泌明显减少（Kelly et al. 1993b），胃酸的分泌量随其生后年龄和胎龄的增加而增加。在妊娠的晚期，壁细胞从胃窦消失，但是这一过程在大约 20% 的人群中未发生（Kelly et al. 1993a）。与年长儿相比，婴儿摄入牛奶后，胃内 pH 迅速增加随后缓慢地恢复到较低水平（Lopez-Alonso et al. 2006）。胃蛋白酶的分泌量在新生儿期很低，直到 3 个月时其分泌量才增加（Mouterde et al. 1992）。因此，由于胃蛋白酶水平低和胃酸低，足月儿尤其是早产儿蛋白质在胃中的水解受到限制。然而，蛋白质在胃中的水解对蛋白质的进一步消化和吸收并没有产生很大的影响。

在十二指肠中，几种蛋白酶共同作用将蛋白质消化成氨基酸和寡肽（二肽或三肽），而胰腺酶以无活性的酶原形式分泌，其肽键水解后被激活。十二指肠中的胆汁盐诱导肠道吸收细胞的微绒毛膜释放肠激酶，随后肠激酶将胰蛋白酶原转化为胰蛋白酶，进而激活其他的胰蛋白酶，并释放更多的胰蛋白酶原。出生后几小时内至生后几个月内，胰腺外分泌腺所分泌的蛋白水解酶（如胰蛋白酶、糜蛋白酶）的

量仅有适度的增加,从出生时开始这些蛋白水解酶就能有效地对蛋白质进行水解,胎龄23周出生的早产儿也具有这一功能(Kolacek et al. 1990)。用高蛋白饮食喂养早产儿可刺激胰蛋白酶分泌到十二指肠。小于胎龄儿糜蛋白酶含量较低(Kolacek et al. 1990),提示宫内生长迟缓对胰腺外分泌功能可能存在有害影响,从而限制他们出生后的追赶生长。有关人乳和初乳中蛋白酶抑制剂会影响母乳喂养婴儿的蛋白质消化的观点(Chowanadisai and Lonnerdal 2002)尚有争议(Henderson et al. 2001)。

经过胰蛋白酶消化后,氨基酸和寡肽通过在刷状缘膜上钠依赖性氨基酸共转运蛋白进行二次主动转运而被动吸收(Stevens and Preston 1998)。细胞内钠浓度较低为钠离子进入细胞提供了浓度梯度,从而促进了所耦合氨基酸吸收,这一过程所需能量由钠 - 钾 -ATP 酶间接提供。在刷状缘的吸收细胞膜上存在不同种类的氨基酸和寡肽转运蛋白,细胞质中也存在肽酶。在胚胎期(4~8 周)蛋白酶的活性主要存在胎儿的肠腔表面,此后十二指肠到回肠会绒毛形成。在妊娠 9 周后,Lieberkuhn 隐窝出现分化,在原始肠细胞分化的微绒毛区蛋白酶活性很高(Lichnovsky and Lojda 1992)。因此早产儿肽类转运系统及刷状缘和细胞质中肽酶均发育良好,且功能正常。此外,早产和足月新生儿的小肠通透性增加,肠道通过主动胞饮作用吸收完整的大分子物质(Walker 2002)。在宫内吞咽羊水所含的蛋白及新生儿期摄入的食物和其他蛋白质,这些蛋白包括白蛋白、β- 乳球蛋白、免疫球蛋白(A 和 G)和其他免疫因子、激素(绒毛膜促性腺激素和生长激素),以及完整的母体乳铁蛋白。

34.5.3 碳水化合物的消化和吸收

碳水化合物所提供的能量占新生儿热量摄入的 40%。乳糖是人乳中碳水化合物的主要来源。早在妊娠 12 周时乳糖酶与其他双糖酶(主要是蔗糖酶)一起,存在胎儿小肠刷状缘不同区域(Lichnovsky and Lojda 1992),尽管此时乳糖酶活性较低。到妊娠 37 周乳糖酶活性相对较高(Villa et al. 1992)。但在出生后的最初几周内,乳糖酶的活性持续降低,这表现在足月儿,尤其在早产儿小肠消化和吸收乳糖的能力有限(Shulman et al. 2005)。然而,喂养含乳糖的牛奶或配方奶的早产儿仍生长良好,且不出现

腹泻。这些婴儿呼出气中氢含量增高,这表示在其结肠定植的菌群已适应将这些未消化的乳糖进一步转化为可被吸收的挥发性有机酸(Kien et al. 1989)。葡萄糖聚合物是需要通过淀粉酶水解的多糖。由于胰 α- 淀粉酶在婴儿早期分泌较少,随出生后年龄增大才增高。因此葡萄糖聚合物由唾液 α- 淀粉酶(生后早期活性较高)或肠刷状缘酶(葡糖淀粉酶)水解。母乳中的 α- 淀粉酶可耐受新生儿胃液中的弱酸性(Lindberg and Skude 1982)和低水平的胃蛋白酶,因此母乳中的 α- 淀粉酶可能也参与碳水化合物的消化。

随后,葡萄糖和其他单糖水解产物通过活性钠依赖性 D- 葡萄糖共转运载体系统或葡萄糖转运蛋白 GLUT 家族在空肠和回肠吸收(Davidson et al. 1992)。钠依赖性 D- 葡萄糖共转运载体系统显示了人类胎儿小肠葡萄糖转运功能异质性的早期分化(Malo and Berteloot 1991)。早在妊娠 17~20 周胎儿的空肠和回肠中就已出现这些刷状缘共转运系统,它们不仅在动力学特性不同,而且其分解的底物及其抑制剂也各不相同(Malo 1990)。在成人小肠中促进葡萄糖转运蛋白亚基 GLUT2 和 GLUT5 呈最高水平的表达,与成人相反,胎儿小肠中表达最高的是 GLUT1。在成年人小肠中,GLUT5 位于成熟小肠上皮细胞管腔刷状缘表面,而在胎儿小肠中,GLUT5 则位于发育绒毛的细胞间连接处。因此,GLUT 5 的表达和定位均受到发育调控,在成熟的肠吸收上皮细胞中 GLUT5 位于腔表面(Davidson et al. 1992)。婴儿葡萄糖吸收效率低于成人,葡萄糖吸收的动力学与胎龄、生后的年龄及饮食和糖皮质激素的暴露均有关(Murray et al. 1990)。

在小肠未消化和吸收的碳水化合物到达结肠后被结肠中的细菌降解。降解的最后一步是发酵,从而形成短链脂肪酸、甲烷、二氧化碳和氢。这些短链脂肪酸,特别是丁酸盐(Wong et al. 2006),是结肠上皮细胞的首选能源。结肠发酵是早产儿乳糖碳吸收的重要途径(如上文所述)(Kien et al. 1989)。结肠发酵活性的发育,全身性抗生素治疗对结肠菌群的影响,各种发酵途径对能量平衡的影响,结肠上皮吸收糖、短链脂肪酸和电解质的能力,以及发酵产物对新陈代谢和黏膜细胞的影响等,均对早产儿,尤其是患结肠疾病或结肠进行外科手术的早产儿,均有重要的意义(Kien et al. 1989)。

34.5.4 微量营养吸收

在婴儿期,不同微量营养素吸收成熟的速度不同。

水和电解质:水是通过钠和其他电解质的浓度梯度被动吸收。添加与钠离子通过耦合机制可吸收的溶质(糖或氨基酸)刺激肠道钠离子的吸收,从而增加水的吸收(Schultz,2007)。

小婴儿的肠道易发生腹泻。严重的慢性腹泻(protracted diarrhea of infancy,PDI)婴儿因大便稀、次数多常需要肠胃外营养支持(Sherman et al. 2004)。PDI 的最常见原因是感染后腹泻,由受损的肠道未能迅速恢复所致。根据肠道活检的结果将引起 PDI 的病因分为两类:肠绒毛正常的 PDI 和肠绒毛萎缩的 PDI。PDI 伴肠绒毛萎缩最常见的病因是微绒毛包涵体病,一种常染色体隐性遗传疾病,患儿在出生时即出现严重的分泌性腹泻。该病是根据电子显微镜检查发现典型的、有诊断价值的细胞顶部内陷入微绒毛内的现象而诊断(Bar et al. 2007)。妊娠期超声检查发现胎儿有多个充满液体的扩张肠袢和羊水过多。先天性腹泻伴绒毛破坏的其他病因有簇状肠病,自身免疫性肠病和 IPEX 综合征(Sherman et al. 2004),及碳水化合物缺乏糖蛋白综合征(Sparks 2006)和肠上皮硫酸肝素缺乏症(Murch et al. 1996)。

在肠绒毛正常的 PDI 中,先天性离子转运缺陷导致出生时分泌性腹泻。最常见的先天性离子转运缺陷是由于位于回肠远端和结肠的氯离子 - 碳酸氢根阴离子交换异常。这种跨膜蛋白属于硫酸盐转运蛋白家族,人类有 3 个已知蛋白受体,这 3 个蛋白受体均与一种独特的遗传疾病有关(Kere et al. 1999)。该基因家族中的蛋白受体也可以转运其他阴离子(如氯离子、硫酸根和草酸根离子)(Lohi et al. 2002)。在这些先天性氯离子腹泻患儿胃肠道内无碳酸根离子、存在碱中毒,该病的诊断标准为粪便中氯离子含量超过钠离子和钾离子的总和(Kere et al. 1999)。

先天性钠离子腹泻是一种由于位于小肠和结肠的 H^+/Na^+ 交换异常而引起的疾病。该病的特征为低钠血症、碱性腹泻和粪便中钠离子含量高(Keller et al. 1990)。在涉及钠重吸收异常的其他先天性离子转运缺陷(钠共转运蛋白)者,通常会导致低钠血症(Sherman et al. 2004)。

结肠在肠道钠和水的吸收中起着重要作用。醛固酮可使肠道钠离子的主动吸收增加 3~4 倍(Harvey et al. 2008),这表明结肠钠的吸收对维持水和盐的动态平衡至关重要。与成人相比,胎儿结肠黏膜的绒毛发育良好,具有吸收营养物质的能力(Menard et al. 1994)。因此,结肠除了在体内水和盐稳态中发挥作用外,它还可以通过葡萄糖和氨基酸的主动转运(钠离子耦合)来吸收必需的营养物质,这也可以弥补发育中小肠吸收的不足。

矿物质和微量元素:微量元素和矿物质的吸收取决于喂养方式。母乳中铁、钙和其他矿物质吸收的生物利用度较好(Bosscher et al. 2001)。与配方奶粉喂养相比,早产儿吸收母乳中 50% 的铁。早产儿对母乳中其他矿物质吸收的生物利用度也较配方奶好。但是这并不会改变为了弥补早产儿不断增加的营养要求,而需额外补充其中的某些营养素(主要是钙和磷)的需求(Schanler and Rifka 1994)。第 41 章详细讨论了钙和磷的吸收和需求。

维生素:母乳是大多数维生素的良好来源。在营养良好健康妈妈母乳喂养的婴儿中,维生素缺乏的风险很小,而且很少需要补充维生素。但在新生儿期需即刻补充维生素 K,及在皮肤黝黑或阳光照射不足母乳喂养的婴儿中需补充维生素 D 以避免发生缺乏(Greer 2001;Mimouni and Shamir 2009),大多数维生素均可被足月和早产儿充分吸收。

脂溶性维生素:脂溶性维生素包括维生素 A,D,E 和 K。维生素 A(类视黄醇)和 E(生育酚)是两种有效的抗氧化营养素,在免疫功能中也起着重要作用(Mimouni and Shamir 2009)。胆固醇衍生的前体使用紫外线在阳光下转化为维生素 D_3,然后维生素 D_3 转化为非活性形式的维生素 D_3。然后,维生素 D_3 在肝脏(25-(OH)D)和肾脏中被羟基化以生成活性维生素 D(1,25-$(OH)_2$D)。

维生素 D(钙化固醇)在肠道钙的吸收和骨骼矿化中起主要作用(Mimouni and Shamir 2009)。胆固醇衍生的前体在阳光中紫外线的照射下转化为维生素 D_3 前体,随后维生素 D_3 前体被转化为非活性的维生素 D_3。然后非活性的维生素 D_3 在肝脏(25-(OH)D)和肾脏中被羟化成有活性的维生素 D(1,25-$(OH)_2$D)。维生素 D 主要以 25-(OH)D 的形式,通过被动转运或协同转运穿过胎盘,胎儿体内维生素 D 的含量较低,胎儿体内 25-(OH)D 的浓度与母亲体内的浓度相关。外源性维生素 D_3(来自动物)或 D_2(麦角钙化醇,由植物合成)也可在十二指肠和空肠中吸收,但维生素 D_2 的吸收率低于维生素 D_3

（Houghton and Vieth 2006）。

维生素 K 参与凝血因子的合成，尤其是在凝血酶原合成中。脂溶性维生素完全依赖于胶束，以便呈现在刷状缘膜上。吸收还取决于小肠中胆汁盐的存在（Greer 2000）。摄入的胡萝卜素和饮食中的维生素酯通过胰腺水解酶在近端小肠中转化为游离维生素，并且是维生素 A 的饮食来源。

维生素 K 参与凝血因子的合成，尤其是凝血酶原的合成。脂溶性维生素的吸收完全依赖于脂肪滴，从而被呈递到小肠的刷状缘膜上进行吸收，脂溶性维生素的吸收还取决于小肠中胆汁盐的存在（Greer 2000）。摄入的胡萝卜素和饮食中的维生素 A 酯，维生素 A 的主要来源，在小肠近端通过胰腺水解酶转化为游离维生素 A。仅存在于吸收性细胞中的维生素 A 结合蛋白 II，与维生素 A 结合后，促进维生素 A 吸收进入肠细胞中。在肠上皮细胞中，脂溶性维生素重新酯化并形成乳糜微粒。随后，乳糜微粒通过淋巴系统的运输进入血液。也有一些维生素通过蛋白载体在血液中运输（如维生素 A 结合蛋白 I，将维生素 A 运送到靶组织；D 结合蛋白将已羟基化的维生素 D 从肝脏运输到肾脏，以进一步羟基化）。多余的脂溶性维生素会储存在肝脏和脂肪组织中，并根据机体的需求适时释放。维生素 D、维生素 A 和维生素 E 中毒的风险与其高摄入量有关，维生素 K 的摄入量与中毒风险无关。影响脂肪吸收的疾病，如短肠综合征、胆汁淤积以及与胆汁酸缺乏症相关的其他疾病，可能会引起脂溶性维生素缺乏。维生素 K_2（甲萘醌）是由大肠中的细菌合成的。因为在妊娠期间，通过胎盘传递的维生素 K 量很少，并且婴儿在出生时肠道内无菌不能产生甲萘醌，所以临床上对新生儿需常规补充维生素 K（Greer 2000）。

水溶性维生素： 水溶性维生素是多种代谢反应中的辅酶因子。核黄素（维生素 B_2）、烟酸和维生素 C（抗坏血酸）对于氧化还原反应至关重要；硫胺素（维生素 B_1）和生物素参与宏量营养素的代谢；叶酸、维生素 B_{12}、吡哆醇（维生素 B_6）和核黄素在 S- 腺苷甲硫氨酸产生和 DNA 合成的调控中起重要作用。这些水溶性维生素均需要其自身的膜转运过程才能通过肠细胞吸收，大多数水溶性维生素是在近端小肠吸收（Greer 2000；Halsted 2003）。叶酸、生物素和核黄素也可以在结肠经上皮细胞转运吸收，尽管其临床意义尚不确定（Halsted 2003）。核黄素对光敏感，并迅速被光降解。因此，光疗是引起新生儿核黄

素缺乏的可能原因（Bohles 1997），这也会影响早产儿的抗氧化机制。维生素 B_{12}（钴胺素）的吸收过程比较特殊，维生素 B_{12} 从胃到回肠的运输需要多个步骤，并且至少要涉及 4 种不同的结合蛋白（Halsted 2003）。维生素 B_{12} 的吸收过程比较复杂：在胃酸性环境中，维生素 B_{12} 从食物中释放出来，与 R 因子结合形成复合物。R 因子是存在于唾液、胃液、胆汁和乳汁中的蛋白质，对维生素 B_{12} 亲和力很高。随后，在十二指肠的碱性环境下，胰蛋白酶降解 R 因子，维生素 B_{12} 与胃壁细胞产生的内因子结合，维生素 B_{12}- 内因子复合物在回肠末端被完整吸收。在回肠黏膜细胞内，维生素 B_{12} 从维生素 B_{12}- 内因子复合物中释放，并与特定的转运蛋白，钴胺传递蛋白 II 结合，随血流至肝脏。维生素 B_{12} 主要通过胆汁中排泄，但由于存在十分有效的肠肝循环，因此维生素 B_{12} 半衰期很长。它可以通过胎盘主动转运，因此，新生儿体内的维生素 B_{12} 浓度是母亲的两倍（Greer 2000）。肝内维生素 B_{12} 的存储与妊娠持续时间相关，因此足月新生儿体内的维生素 B_{12} 水平较高，而早产儿体内的维生素 B_{12} 则较低。由于维生素 B_{12} 在肝储存量和半衰期较长，因此，到婴儿晚期才出现维生素 B_{12} 缺乏症的临床表现（Greer 2000）。有几种先天性缺陷可以影响维生素 B_{12} 复杂的吸收过程，但与新生儿时期不易觉察的饮食缺乏所致相比，这些先天性缺陷都很少见。

34.6 宿主防御

微生物群是存在于人体肠道中的一个庞大而多样的微生物群落，以细菌为主，已知在肠道功能的进化和宿主整体健康中起关键作用。细菌的数量超过宿主的人类细胞，被称为微生物组的基因总数约为 200 万 ~400 万，超过人类基因数量的 100 倍以上。目前认为微生物群是"器官内的器官"，因为通过肠道微生物组的表达，这些肠道细菌可以完成许多哺乳动物宿主本身无法完成的酶促反应。肠道微生物在营养物质的加工和吸收中起重要的作用，对生长、免疫系统的发育和其完整性的维持也非常重要。微生物群的功能包括调节与黏膜屏障、血管生成和生后肠道成熟有关基因的表达、帮助正常消化，及通过将未使用的能量底物发酵成短链脂肪酸完成饮食中能量的消耗和存储（Di Mauro et al. 2013）。

最初认为胎儿的胃肠道是无菌的，然而最近

使用分子技术研究表明,胎儿可能通过吞咽含有微生物的羊水使肠道出现细菌,羊水中的微生物可能与早产有关,即胎儿炎症反应综合征(Park et al. 2009)。母亲在产前暴露于细菌成分会影响新生儿肠道上皮的发育和功能,以及对炎症性疾病(如NEC)的敏感性。产前肠道细菌的暴露还可能会调节产后适应,引起对某些细菌定植的耐受。在出生时肠黏膜经历了向细菌密集定植环境过渡的急剧转变。新生儿在出生时即开始,并在生后几天内完成胃肠道的这种细菌高度定植的现象,在出生后即刻至出生后几天内发生。最初,分娩的方式(阴道分娩或剖宫产分娩)和饮食的类型(母乳喂养或配方奶喂养)会影响肠道细菌定植模式(Salminen and Isolauri, 2006),其他环境因素,如发达国家与发展中国家,以及新生儿期抗生素使用等,都能会影响肠道菌群的组成(Guarner and Malagelada. 2003)。肠道与肠道细菌的相互作用,形成并完善了肠道针对外来物质的屏障保护机制,同时通过免疫调节和免疫耐受维持对共生细菌和营养的适当反应(Di Mauro et al. 2013)(图34.5)。因此,肠道异常细菌定植可能会导致新生儿喂养不耐受(Di Mauro et al. 2013)。

早产儿的免疫系统并不成熟,因此,早产儿容易出现胃肠道细菌定植的延迟、肠道微生物多样性减少、出现抗生素耐药性菌株、对抗生素治疗敏感的菌株消失及肠道内细菌移位增加(Caicedo et al. 2005)。极低出生体重儿肠道定植细菌种类少(Gewolb et al. 1999),这有可能有利于肠杆菌属和凝固酶阴性葡萄球菌等微生物的过度生长,而这两种细菌都是新生儿重症监护室医院内感染常见的病原体(Gaynes et al. 1996)。这也使早产儿更易发生抗生素耐药细菌的感染、全身炎症反应综合征和NEC(Neu and Caicedo 2005)。已发现母乳喂养和减少抗生素的使用,对增加早产儿肠道微生物的多样性有重要作用(Gewolb et al. 1999)。肠道微生物也具有多种作用,包括营养、生长以及免疫系统的发育和功能的维持(Hooper et al. 2002)。

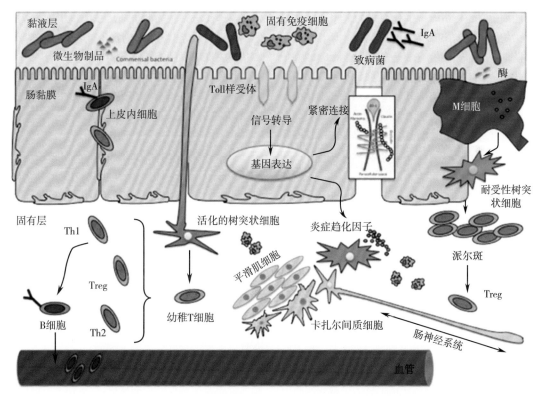

图34.5 肠功能和肠道微生物群——在胃肠道屏障内参与抗原识别和收集的细胞:肠道中的定植细菌参与到肠道免疫、肠道感觉和运动功能的发展和维持中。在正常情况下,胃肠道是肠道细菌稳定的定植部位,这些定植菌也保证了肠道结构和功能的完整性。肠道神经系统通过控制肠道收缩而直接地影响肠道,同时也间接影响了肠道免疫系统的细胞。这种功能上的双向相互作用,是通过免疫细胞上的神经免疫肽受体和肠神经上表达几种免疫介质受体而产生的。免疫细胞受神经刺激而释放免疫介质。[引自 Di Mauro et al.(2013),http://www.ijponline.net/content/39/1/15]

肠道与环境是相连续的,因此暴露在细菌和抗原之中。胃肠道是人体暴露于微生物和其他抗原中具有最大表面积的器官,另一方面,肠道需要允许营养物质和其他有益分子进入。宿主的防御包括非特异性和特异性免疫,先天性免疫系统表现为非特异性反应,而获得性免疫系统反应则是通过体液免疫和细胞免疫成分对特定抗原产生的特异性反应。

人乳中所含的防御因子包括抗微生物剂(分泌型 IgA、乳铁蛋白、溶菌酶、糖结合物、寡糖和乳脂的消化产物)、抗炎因子(抗氧化剂、上皮生长因子、细胞保护剂和分解炎症介质的酶)、免疫调节剂(核苷酸、细胞因子和特异性抗体)和白细胞(中性粒细胞、巨噬细胞和淋巴细胞)。母乳中的免疫调节因子和抗炎因子,有助于保护足月儿和早产儿免受感染的侵袭,母乳中的某些因子可能会主动调节患儿的免疫系统合成和成熟。母乳中这些生物活性物质相互作用的复杂系统,似乎是与其他非炎性机制互相补充,以防止机体胃肠道对这些防御分子的消化,为婴儿发育迟缓的免疫系统提供一定的补充,这与乳腺是从免疫系统中进化而来的理论是一致的(Vorbach et al. 2006)。除了众所周知的母乳喂养对感染防御的被动防护(主要是通过分泌型 IgA 抗体,还可以通过其他几种免疫因子,如具有杀菌作用的乳铁蛋白),母乳喂养还可以主动刺激婴儿的免疫系统(通过特异的抗体、细胞因子、生长因子、T 和 B 淋巴细胞以及巨噬细胞),并且具有其他积极的长期影响(如对感染和疫苗的免疫反应更好)(Garofalo and Goldman,1999;Chirico et al. 2008)。

胃酸和胰腺胆汁分泌物也减少了活微生物和饮食中完整蛋白抗原的负荷。在新生儿,尤其是早产儿中,上文中所述的所有免疫防御能力均降低。使用 H_2 阻断剂或质子泵抑制剂则因降低胃酸度而进一步降低免疫防御能力,从而导致更高的感染率(Beck-Sague et al. 1994)。

妊娠早期宿主防御的机械性因素如通过分泌黏液而形成的物理屏障,以及通过胃排空和肠蠕动来阻止胃肠道内容物的淤滞和细菌过度生长。如上所述,在早产儿胃排空中,MMC 和胃肠道的蠕动都可能会有延迟。目前发现,存在于整个小肠和大肠中的杯状细胞,在肠道防御中也起着重要作用,杯状细胞中贮存在小泡内的肠黏膜分泌到肠腔中,含有黏蛋白、糖蛋白、免疫球蛋白、糖脂和白蛋白的黏液在肠表面形成了一层滑润的黏液凝胶层,增强了肠道向前推进力。此外,黏液凝胶还可以捕获大分子的外来抗原分子,从而防止其扩散到肠壁中。黏蛋白分泌的量和成分在新生儿发育成熟过程中发生相应变化,并因应激和缺氧而发生改变(Louis et al. 2006)。微绒毛也形成了重要的屏障作用,因其大小和带负电荷的特性,阻止了大分子物质的渗透。

在孕早期末期时,胎儿肠道就已出现了由柱状上皮细胞组成的肠道单细胞层,这一层细胞是肠道先天性免疫细胞的部位,它将宿主与肠腔分开。它分布在肠道的隐窝和绒毛中,在隐窝底部的干细胞,通过增生并分化为迁移到绒毛顶端的肠上皮细胞。最终这些细胞会因生理性细胞凋亡而脱落到管腔内,因此,肠道上皮每 5 天更新一次(Pinto and Clevers 2005),这种上皮细胞的更新机制则构成了抵抗肠道上皮损伤的防御机制。膜蛋白和细胞骨架锚定蛋白在细胞内形成了顶部连接复合物保持了上皮细胞的完整性,这种复合物是细胞间一系列紧密连接的基础。顶部连接复合物及其细胞骨架连接是动态结构,可密切调节细胞之间的液体流动、电解质离子甚至小分子物质的流动,并阻止大分子的通过(Nusrat et al. 2000)。上皮细胞还通过改变选择性膜离子通道和膜孔的表达,来调节对离子和小分子的跨细胞膜通透性。通过控制水和氯离子经过膜通道的分泌,可导致分泌性腹泻,从而将肠腔内的毒素和病原体排出(Hecht 1999)。

除了肠道的机械屏障和黏蛋白的分泌以外,肠道还有由吸收性肠细胞和潘氏细胞分泌的物质形成的化学防御。潘氏细胞是位于小肠隐窝底部的特异性分泌型肠上皮细胞,它可控制肠道微生物种群和保护邻近的干细胞,还可以分泌溶菌酶、磷脂酶 A_2 和抗菌肽类物质,抗菌肽类物质又分为主要的防御素(α 和 β)及抗菌肽(cathelicidins)。这些小分子阳离子肽能够嵌入多种微生物(包括细菌,真菌和有包膜病毒)的细胞膜中,在非氧依赖性杀灭微生物的机制中起着积极的作用。正常肠道发育的特征之一是潘氏细胞防御素水平较低,但这可能使早产儿容易发生 NEC(Salzman et al. 2007)。

肠道先天免疫力一个重要的非结构性防御成分是充分编程和调控的炎症反应,当潜在有害性刺激穿过肠上皮屏障时会激活这些炎症反应。激活的炎症反应可以诱导募集白细胞(多核白细胞和巨噬细胞)、补体,防御素和细胞因子帮助防御。多种内源性或外源性信号通过诱导局部释放可溶性炎症介质和趋化剂启动炎症过程,使血管通透性增加及吸引更多炎症细胞,引起水肿和炎症(Medzhitov 2007)。

人类基因组包含有先天性免疫进化的古老基因成分,这些基因成分至少编码十个 toll 样受体(toll-like receptors,TLR),且无微生物暴露并通过生殖细胞传递给后代。TLR 是一种跨膜受体,可识别仅在微生物(如脂多糖、肽聚糖和脂蛋白)上发现的病原体相关分子模式或微生物相关分子模式(microbial associated molecular patterns,MAMP)。MAMP 与 TLR 或细胞质内核苷酸结合寡聚化结构域蛋白结合可激活胞质内信号转导通路。这些信号转导途径包括:经典的核转录因子 κB、丝裂原活化蛋白激酶和干扰素调节因子(IRF)途径。在肠道上皮细胞发生细菌入侵时,这 3 种途径都在数分钟内激活。这些途径的调控涉及一系列的磷酸化和泛素化过程,导致调控这 3 个转录因子的核易位和一系列效应炎症分子的转录激活(Louis and Lin 2009;Sharma and Tepas 2010)(图 34.6 和图 34.7)。这些途径的激活,诱导对细菌具有杀伤作用和可促进伤口愈合的重要酶的表达,及抗菌肽、细胞因子、黏附分子、趋化信使和抗凋亡蛋白的表达(Neish 2009)。在宫内胎儿肠道处于无菌状态不能识别 MAMP。但在出生后的几天内,随着婴儿肠腔内多种菌群的进入,新生儿肠道受到多种 MAMP 的挑战。早在妊娠 20 周胎儿的小肠隐窝基底外侧就有 TLR 的表达(Fusunyan et al. 2001)。

膜细胞或微折叠细胞(通常称为 M 细胞),是肠道相关淋巴样组织的特异上皮细胞。M 细胞通过将肠腔内的抗原传递至下层的免疫细胞而在肠道免疫系统中起着重要的角色。与有绒毛的吸收性肠上皮细胞不同,M 细胞缺乏发育良好的微绒毛,并且允许大分子的转运。M 细胞仅存在于淋巴组织上的滤泡中,因此在有外来抗原和微生物侵入时,M 细胞可以立即将这些抗原和微生物以大分子形式进行转运,并呈递给淋巴细胞(Miller et al. 2007)(见图 34.5)。

上皮内细胞包括了位于淋巴滤泡中的滤泡树突状细胞,在抗原非吞噬性呈递给 T 细胞和 B 细胞的过程中起重要作用。Peyer 氏集合淋巴结是淋巴组织的聚集体,妊娠第 19 周时出现,妊娠第 24~40 周在空肠和回肠中更为明显。M 细胞出现在 Peyer 集合淋巴结上方的滤泡相关上皮中(Miller et al. 2007)(见图 34.5)。肥大细胞通过结合免疫球蛋白 E,随后释放组胺和 5- 羟色胺,从而刺激相邻的杯状细胞产生黏液并增加肠细胞通透性、粒细胞的趋化性、平滑肌细胞收缩和淋巴细胞功能。

宿主的免疫系统由细胞免疫和体液免疫组成。T 和 B 淋巴细胞,最早在妊娠第 12 周时即可产生,并在妊娠第 20 周时与巨噬细胞一同出现在胎儿肠道中。散布在肠上皮细胞之间的是血液来源的上皮内淋巴细胞,是宿主防御的免疫成分。这些细胞位于肠上皮层的基底外侧,此处细胞暴露于各种食物和微生物抗原中。此外,这些细胞也具有细胞毒性,并能产生细胞因子,以保护宿主免受微生物通过肠道的侵袭。早产儿肠道暴露于最初肠道定植的细菌时,未成熟的肠上皮细胞与炎症刺激所产生的过量促炎性细胞因子反应,导致 NEC 的发生(Nanthakumar et al. 2000)。另一方面,在妊娠 46 周前抗原刺激淋巴组织并不能引起反应,这对可以通

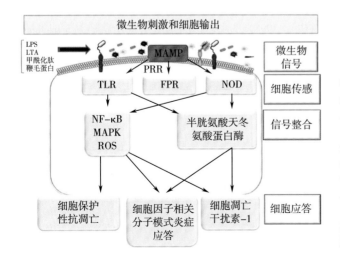

图 34.6 胃肠道屏障细胞内的微生物相关分子模式(MAMP)的激活和信号转导途径:可作为微生物相关分子模式(MAMP)的微生物成分,如脂多糖(LPS)、脂蛋白酸(LTA)、甲酰化肽和鞭毛蛋白,可与信号模式识别受体(PRR)(包括 Toll 样受体(TLR)、甲酰化肽受体(FPR)或核苷酸结合寡聚域样受体(NOD)结合。这些免疫信号的整合是基于对触发免疫反应的微生物的初次接触,从而产生免疫细胞的信号输出。这些信号输出的结果可能是对肠道共生微生物的保护性反应、对病原生物的炎性反应,也可能引发细胞凋亡。

[引自 Sharma et al.(2010),Copyright Springer]

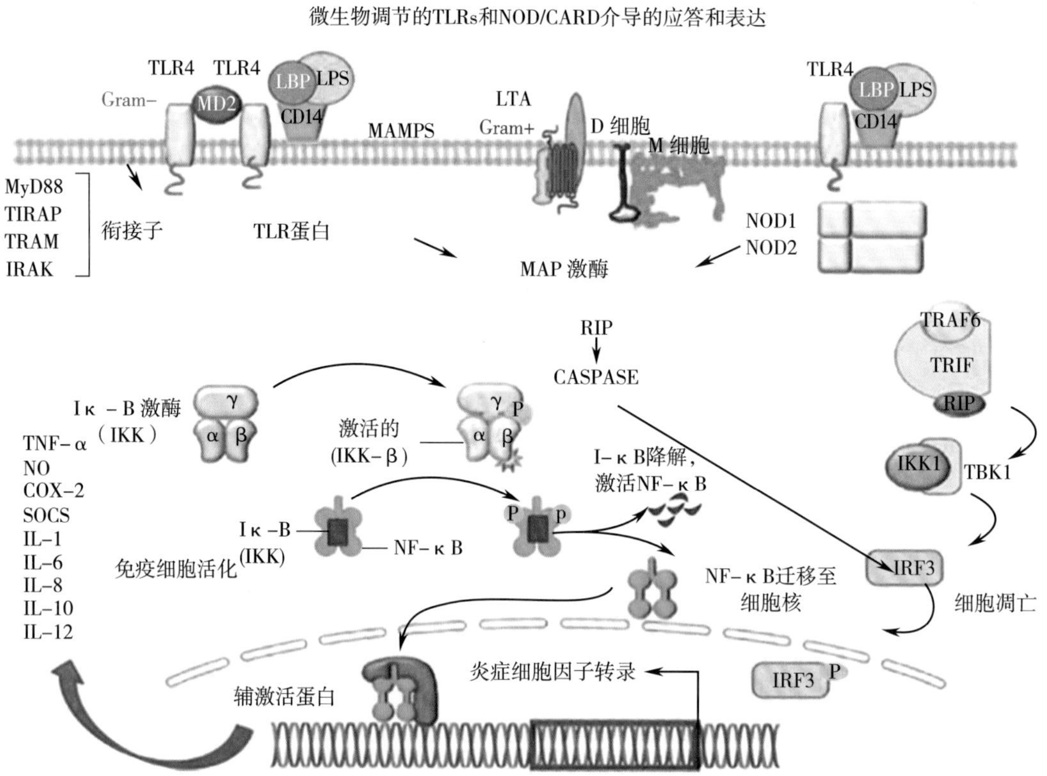

微生物调节的TLRs和NOD/CARD介导的应答和表达

图 34.7 微生物调节胃肠道屏障细胞上受体的表达，激活下游信号的传导：该示意图所示的是通过上皮细胞上的模式识别受体（PRR）识别微生物相关分子模式（MAMP），如脂多糖（LPS），以及其下游的免疫细胞活化或凋亡反应。跨膜 Toll样受体（TLR）由 MAMP 触发并刺激 PRR。TLR 的 4 种衔接蛋白参与信号的传播和 MAP 激酶的激活，可通过激活核转录因子 -κB（NF-κB）通路引起促炎细胞因子的转录或凋亡反应。［引自 Sharma et al.（2010），Copyright Springer］

过胞饮作用直接吸收大分子的早产儿肠道而言，存在一定的风险。在妊娠第 22 周时出现分泌型 IgA，因新生儿肠道几乎没有产生 IgA 的浆细胞，所以此时分泌型 IgA 的量很少。此外，早产儿对外源性食物蛋白不能产生相应的抗体。

肠内营养和食物补充剂，包括氨基酸（谷氨酰胺和精氨酸）、核苷酸、长链脂肪酸、益生菌和益生元，也有助于宿主防御。谷氨酰胺有助于维持小肠上皮间连接完整性（Potsic et al. 2002）、肠上皮细胞的生长和增殖（DeMarco et al. 1999）、炎症反应和积极的康复。在体外试验发现，缺乏谷氨酰胺的饮食通过改变肠道的紧密连接，增加肠道内细菌的移位（Potsic et al. 2002；Li and Neu，2009），而补充谷氨酰胺，则可以降低极低出生体重儿败血症的发生率（Neu et al. 1997）。谷氨酰胺、谷氨酸和牛磺酸是哺乳期前 3 个月人乳中唯一浓度增加的游离氨基酸（Agostoni et al. 2000）。精氨酸在免疫功能中也起重要作用。血浆精氨酸水平低的早产儿，NEC 发生的

风险增加（Becker et al. 2000），而补充精氨酸则可以预防 NEC（Shah et al. 2007）。

外源核苷酸可能影响胎儿和新生儿小肠隐窝和绒毛上皮中的细胞增殖、分化和凋亡（Tanaka et al. 1996）。已有研究发现婴儿配方奶粉中的核苷酸，与增强体液免疫中的抗体反应有关（Pickering et al. 1998），并对早产儿的脂质有良好的影响（Siahanidou et al. 2004）。由于肠道内细胞不断更新而持续产生内源性核苷酸，但目前对补充的外源性核苷酸的功能和作用尚不清楚。

众所周知，长链多不饱和脂肪酸、花生四烯酸和二十二碳六烯酸是 n-3 和 n-6 必需脂肪酸的代谢产物，可调节炎症。使用补充了长链多不饱和脂肪酸的早产儿奶粉，可以降低 NEC 的风险（Caplan and Jilling 2001；Lu et al. 2007），并有利于生后第一年的视觉系统和认知能力的发育（Heird and Lapillonne2005）。

尽管 NEC 的病因尚不完全清楚，但目前认为，

牛奶喂养和肠道内细菌生长起有一定的作用。膳食补充含有潜在有益细菌的益生菌或酵母菌,目前已在临床中用于预防 NEC 的发生(AlFaleh and Anabrees 2014a)。益生菌已显示出增强肠道防御的不同功能,即免疫排斥、免疫消除和免疫调节;刺激宿主对微生物病原体产生非特异性免疫反应,从而有助于机体清除病原体;其他的效应包括减轻肠道炎症、恢复肠黏膜功能以及下调超敏反应。因此,通过益生菌的使用改变肠道菌群,可能适用于治疗肠道屏障功能障碍和炎症反应相关的临床疾病(Isolauri 2001)。在临床中,益生菌用于治疗儿童的急性腹泻(Szajewska et al. 2007)。益生菌可改善粪便菌群,减少早产儿肠道中病原体的过度生长,从而有助于降低新生儿重症监护室中医院感染的发生率(Dani et al. 2002)。双歧杆菌是人乳喂养婴儿肠道中最常见的细菌。通过喂养补充短双歧杆菌的婴儿,其粪便中双歧杆菌的定殖率高,可以带来的好处包括减少胃潴留、促进婴儿体重增加和改善喂养耐受性,且未见副作用(Kitajima et al. 1997)。Hoyos 等的研究显示,每天服用一定剂量的活嗜酸乳杆菌和婴儿芽孢杆菌的早产儿,其 NEC 和与 NEC 相关死亡的发生率显著降低,且无并发症出现(Hoyos 1999)。Dani 等的研究也发现,在补充乳杆菌 GG 的早产儿中,NEC(Bell 分级≥2)的发生率也较低(Dani et al. 2002)。Lin 等的研究表明,在人乳(Lin et al. 2005)或配方奶(Lin et al. 2008)添加嗜酸乳杆菌和婴儿双歧杆菌(Lin et al. 2005)或双歧杆菌的混合物(Lin et al. 2008),可以显著降低极低出生体重儿,即体重不足 1 500g 的早产儿,NEC 的发生或死亡的发生率,这对 NEC(Bell 分级≥2)疾病本身也有重大影响。Bin-Nun 等的研究表明益生菌混合物(婴儿双歧杆菌、嗜热链球菌和双歧杆菌混合),对极低出生体重儿 Bell 分级不同严重程度的 NEC 均有明显的保护作用(Bin-Nun et al. 2005),即使只考虑 Bell 分级≥2 的 NEC 也有保护作用。最近发表的 meta 分析表明,使用益生菌可显著减少胎龄小于 34 周极低出生体重儿(出生体重 <1 500g)早产儿 NEC 的发生率和死亡率(AlFaleh and Anabrees 2014a,b;Deshpande et al. 2010)。但对于患 NEC 风险最高的出生体重小于 1 000g 的(ELBW- 译者注)新生儿,使用益生菌的好处和潜在不良影响的研究数据仍不足(AlFaleh and Anabrees 2014a,b)。在免疫防御系统不成熟的早产儿中常规使用益生菌的安全性(Land et al. 2005),目

前仍有疑问(Agostoni et al. 2004 a)。然而,基于目前的研究进展,与在极低出生体重儿,包括出生时体重小于 1 000g 的早产儿中使用益生菌的优势相比,其风险或许较低。目前已有临床实践指南提出在新生儿重症监护室常规使用益生菌(Deshpande et al. 2011),但必须强调的是,并不是所有的益生菌都能用于预防 NEC,只有已证明有效的益生菌菌株才能应用(Mihatsch et al. 2012)。此外,益生菌通常以膳食补充剂的形式出售,因此在益生菌使用前,必须保证对此类产品有严格的监控。

另一种方法是使用益生元补充,益生元是人的肠道不能消化的物质,当摄入后,它可以选择性地促进肠道内有益菌群的建立和生长(Agostoni et al. 2004b)。少量有关早产儿使用寡糖益生元产品的研究显示,补充益生元可以增加粪便中双歧杆菌的数量、降低粪便 pH、降低粪便黏度,加速胃肠道运动并促进矿物质的吸收(Moro et al. 2002;Lidestri et al. 2003;Knol et al. 2005;Mihatsch et al. 2006),且不影响婴儿的体重增加。今后,需要更多早产儿的随机对照试验来支持补充益生元对改善喂养耐受性、降低 NEC 发生率和医院感染潜在的有益作用(Knol et al. 2005;Riskin et al. 2010;Underwood et al. 2009,2014)。在一项包括上述一些研究的 meta 分析中,发现在早产儿的配方奶粉中添加益生元,可以增加婴儿粪便中双歧杆菌和乳杆菌的菌落数,且不会对婴儿体重增加产生不利影响。但是,关于这方面研究的循证医学证据有限,因此目前尚不建议常规补充寡糖来预防 NEC 或改善婴儿的肠道健康(Srinivasjois et al. 2009)。

参考文献

Agostoni C, Carratu B, Boniglia C, Lammardo AM, Riva E, Sanzini E (2000) Free glutamine and glutamic acid increase in human milk through a three-month lactation period. J Pediatr Gastroenterol Nutr 31 (5):508–512

Agostoni C, Axelsson I, Braegger C, Goulet O, Koletzko B, Michaelsen KF et al (2004a) Probiotic bacteria in dietetic products for infants: a commentary by the ESPGHAN Committee on Nutrition. J Pediatr Gastroenterol Nutr 38(4):365–374

Agostoni C, Axelsson I, Goulet O, Koletzko B, Michaelsen KF, Puntis JW et al (2004b) Prebiotic oligosaccharides in dietetic products for infants: a commentary by the ESPGHAN Committee on Nutrition. J Pediatr Gastroenterol Nutr 39(5):465–473

AlFaleh K, Anabrees J (2014a) Probiotics for prevention of

necrotizing enterocolitis in preterm infants. Evid Based Child Health: Cochrane Rev J 9(3):584–671

AlFaleh K, Anabrees J (2014b) Probiotics for prevention of necrotizing enterocolitis in preterm infants. Cochrane Database Syst Rev 4:CD005496

Al-Tawil Y, Klee G, Berseth CL (2002) Extrinsic neural regulation of antroduodenal motor activity in preterm infants. Dig Dis Sci 47(12):2657–2663

Altschuler SM, Bao XM, Bieger D, Hopkins DA, Miselis RR (1989) Viscerotopic representation of the upper alimentary tract in the rat: sensory ganglia and nuclei of the solitary and spinal trigeminal tracts. J Comp Neurol 283(2):248–268

Anderson RB, Newgreen DF, Young HM (2006) Neural crest and the development of the enteric nervous system. Adv Exp Med Biol 589:181–196

Baetge G, Pintar JE, Gershon MD (1990) Transiently catecholaminergic (TC) cells in the bowel of the fetal rat: precursors of noncatecholaminergic enteric neurons. Dev Biol 141(2):353–380

Bar A, Riskin A, Iancu T, Manov I, Arad A, Shaoul R (2007) A newborn infant with protracted diarrhea and metabolic acidosis. J Pediatr 150(2):198–201

Beck F (2002) Homeobox genes in gut development. Gut 51(3):450–454

Becker RM, Wu G, Galanko JA, Chen W, Maynor AR, Bose CL et al (2000) Reduced serum amino acid concentrations in infants with necrotizing enterocolitis. J Pediatr 137(6):785–793

Beck-Sague CM, Azimi P, Fonseca SN, Baltimore RS, Powell DA, Bland LA et al (1994) Bloodstream infections in neonatal intensive care unit patients: results of a multicenter study. Pediatr Infect Dis J 13 (12):1110–1116

Berseth CL (1989) Gestational evolution of small intestine motility in preterm and term infants. J Pediatr 115:646–651

Berseth CL (1992) Effect of early feeding on maturation of the preterm infant's small intestine. J Pediatr 120 (6):947–953

Berseth CL (1996) Gastrointestinal motility in the neonate. Clin Perinatol 23(2):179–190

Berseth CL (2005) Developmental anatomy and physiology of the gastrointestinal tract. In: Taeusch HW, Ballard RA (eds) Avery's diseases of the newborn, 8th edn. W.B. Saunders Company, Philadelphia

Berthoud HR, Jedrzejewska A, Powley TL (1990) Simultaneous labeling of vagal innervation of the gut and afferent projections from the visceral forebrain with dil injected into the dorsal vagal complex in the rat. J Comp Neurol 301(1):65–79

Bin-Nun A, Bromiker R, Wilschanski M, Kaplan M, Rudensky B, Caplan M et al (2005) Oral probiotics prevent necrotizing enterocolitis in very low birth weight neonates. J Pediatr 147(2):192–196

Bohles H (1997) Antioxidative vitamins in prematurely and maturely born infants. Int J Vitam Nutr Res 67 (5):321–328

Bosscher D, Van Caillie-Bertrand M, Robberecht H, Van DK, Van CR, Deelstra H (2001) In vitro availability of calcium, iron, and zinc from first-age infant formulae and human milk. J Pediatr Gastroenterol Nutr 32(1):54–58

Bracco U (1994) Effect of triglyceride structure on fat absorption. Am J Clin Nutr 60 (6 Suppl):1002S–1009S

Caicedo RA, Schanler RJ, Li N, Neu J (2005) The developing intestinal ecosystem: implications for the neonate. Pediatr Res 58(4):625–628

Calder PC, Krauss-Etschmann S, de Jong EC, Dupont C, Frick JS, Frokiaer H et al (2006) Early nutrition and immunity – progress and perspectives. Br J Nutr 96 (4):774–790

Caplan MS, Jilling T (2001) The role of polyunsaturated fatty acid supplementation in intestinal inflammation and neonatal necrotizing enterocolitis. Lipids 36 (9):1053–1057

Chirico G, Marzollo R, Cortinovis S, Fonte C, Gasparoni A (2008) Antiinfective properties of human milk. J Nutr 138(9):1801S–1806S

Chowanadisai W, Lonnerdal B (2002) Alpha(1)-antitrypsin and antichymotrypsin in human milk: origin, concentrations, and stability. Am J Clin Nutr 76 (4):828–833

Dani C, Biadaioli R, Bertini G, Martelli E, Rubaltelli FF (2002) Probiotics feeding in prevention of urinary tract infection, bacterial sepsis and necrotizing enterocolitis in preterm infants. A prospective double-blind study. Biol Neonate 82(2):103–108

Davidson NO, Hausman AM, Ifkovits CA, Buse JB, Gould GW, Burant CF et al (1992) Human intestinal glucose transporter expression and localization of GLUT5. Am J Physiol 262(3 Pt 1):C795–C800

Davis MJ, Hill MA (1999) Signaling mechanisms underlying the vascular myogenic response. Physiol Rev 79 (2):387–423

de Lorijn LF, Voskuijl WP, Omari TI, Kok JH, Taminiau JA, Benninga MA (2005) Assessment of the rectoanal inhibitory reflex in preterm infants with delayed meconium passage. J Pediatr Gastroenterol Nutr 40 (4):434–437

de Santa BP, van den Brink GR, Roberts DJ (2003) Development and differentiation of the intestinal epithelium. Cell Mol Life Sci 60(7):1322–1332

DeMarco V, Dyess K, Strauss D, West CM, Neu J (1999) Inhibition of glutamine synthetase decreases proliferation of cultured rat intestinal epithelial cells. J Nutr 129 (1):57–62

Deshpande G, Rao S, Patole S, Bulsara M (2010) Updated meta-analysis of probiotics for preventing necrotizing enterocolitis in preterm neonates. Pediatrics 125 (5):921–930

Deshpande GC, Rao SC, Keil AD, Patole SK (2011) Evidence-based guidelines for use of probiotics in preterm neonates. BMC Med 9:92

Di Mauro A, Neu J, Riezzo G, Raimondi F, Martinelli D, Francavilla R et al (2013) Gastrointestinal function development and microbiota. Ital J Pediatr 39:15

Di LC, Flores AF, Hyman PE (1995) Age-related changes in colon motility. J Pediatr 127(4):593–596

Faure C, Chalazonitis A, Rheaume C, Bouchard G, Sampathkumar SG, Yarema KJ et al (2007) Gangliogenesis in the enteric nervous system: roles of the polysialylation of the neural cell adhesion molecule and its regulation by bone morphogenetic protein-4.

Dev Dyn 236(1):44–59

Fekete E, Benedeczky I, Timmermans JP, Resch BA, Scheuermann DW (1996) Sequential pattern of nerve-muscle contacts in the small intestine of developing human fetus. An ultrastructural and immunohistochemical study. Histol Histopathol 11(4):845–850

Furness JB, Costa M (1987) Arrangement of the enteric plexuses. In: Furness JB, Costa M (eds) The enteric nervous system. Churchill Livingstone, New York

Fusunyan RD, Nanthakumar NN, Baldeon ME, Walker WA (2001) Evidence for an innate immune response in the immature human intestine: toll-like receptors on fetal enterocytes. Pediatr Res 49(4):589–593

Gardner CE Jr, Hart D (1934) Arch Surg 29:942

Garofalo RP, Goldman AS (1999) Expression of functional immunomodulatory and anti-inflammatory factors in human milk. Clin Perinatol 26(2):361–377

Gaynes RP, Edwards JR, Jarvis WR, Culver DH, Tolson JS, Martone WJ (1996) Nosocomial infections among neonates in high-risk nurseries in the United States. National Nosocomial Infections Surveillance System. Pediatrics 98(3 Pt 1):357–361

Gershon MD, Chalazonitis A, Rothman TP (1993) From neural crest to bowel: development of the enteric nervous system. J Neurobiol 24(2):199–214

Gewolb IH, Schwalbe RS, Taciak VL, Harrison TS, Panigrahi P (1999) Stool microflora in extremely low birthweight infants. Arch Dis Child Fetal Neonatal Ed 80(3):F167–F173

Gewolb IH, Vice FL, Schwietzer-Kenney EL, Taciak VL, Bosma JF (2001) Developmental patterns of rhythmic suck and swallow in preterm infants. Dev Med Child Neurol 43(1):22–27

Gork AS, Ehrenkranz RA, Bracken MB (2008) Continuous infusion versus intermittent bolus doses of indomethacin for patent ductus arteriosus closure in symptomatic preterm infants. Cochrane Database Syst Rev 1:CD006071

Greer FR (2000) Vitamin metabolism and requirements in the micropremie. Clin Perinatol 27(1):95–118, vi

Greer FR (2001) Do breastfed infants need supplemental vitamins? Pediatr Clin North Am 48(2):415–423

Grider JR, Murthy KS (2008) Autoinhibition of endothelial nitric oxide synthase (eNOS) in gut smooth muscle by nitric oxide. Regul Pept 151(1–3):75–79

Guarner F, Malagelada JR (2003) Gut flora in health and disease. Lancet 361(9356):512–519

Gupta A, Gulati P, Kim W, Fernandez S, Shaker R, Jadcherla SR (2009) Effect of postnatal maturation on the mechanisms of esophageal propulsion in preterm human neonates: primary and secondary peristalsis. Am J Gastroenterol 104(2):411–419

Halsted CH (2003) Absorption of water-soluble vitamins. Curr Opin Gastroenterol 19(2):113–117

Hamosh M (1987) Lipid metabolism in premature infants. Biol Neonate 52(Suppl 1):50–64

Hamosh M (1990) Lingual and gastric lipases. Nutrition 6 (6):421–428

Hamosh M (1995) Lipid metabolism in pediatric nutrition. Pediatr Clin North Am 42(4):839–859

Harvey BJ, Alzamora R, Stubbs AK, Irnaten M, McEneaney V, Thomas W (2008) Rapid responses to aldosterone in the kidney and colon. J Steroid Biochem Mol Biol 108(3–5):310–317

Havranek T, Thompson Z, Carver JD (2006) Factors that influence mesenteric artery blood flow velocity in newborn preterm infants. J Perinatol 26(8):493–497

Hecht G (1999) Innate mechanisms of epithelial host defense: spotlight on intestine. Am J Physiol 277(3 Pt 1):C351–C358

Heird WC, Lapillonne A (2005) The role of essential fatty acids in development. Annu Rev Nutr 25:549–571

Henderson TR, Hamosh M, Armand M, Mehta NR, Hamosh P (2001) Gastric proteolysis in preterm infants fed mother's milk or formula. Adv Exp Med Biol 501:403–408

Hernell O, Blackberg L (1994) Human milk bile salt-stimulated lipase: functional and molecular aspects. J Pediatr 125(5 Pt 2):S56–S61

Hoecker C, Nelle M, Poeschl J, Beedgen B, Linderkamp O (2002) Caffeine impairs cerebral and intestinal blood flow velocity in preterm infants. Pediatrics 109 (5):784–787

Holle GE, Forth W (1990) Myoelectric activity of small intestine after chemical ablation of myenteric neurons. Am J Physiol 258(4 Pt 1):G519–G526

Hooper LV, Midtvedt T, Gordon JI (2002) How host-microbial interactions shape the nutrient environment of the mammalian intestine. Annu Rev Nutr 22:283–307

Houghton LA, Vieth R (2006) The case against ergocalciferol (vitamin D2) as a vitamin supplement. Am J Clin Nutr 84(4):694–697

Hoyos AB (1999) Reduced incidence of necrotizing enterocolitis associated with enteral administration of Lactobacillus acidophilus and Bifidobacterium infantis to neonates in an intensive care unit. Int J Infect Dis 3 (4):197–202

Huizinga JD, Thuneberg L, Kluppel M, Malysz J, Mikkelsen HB, Bernstein A (1995) W/kit gene required for interstitial cells of Cajal and for intestinal pacemaker activity. Nature 373(6512):347–349

Huizinga JD, Ambrous K, Der-Silaphet T (1998) Co-operation between neural and myogenic mechanisms in the control of distension-induced peristalsis in the mouse small intestine. J Physiol 506 (Pt 3):843–856

Iqbal J, Hussain M (2009) Intestinal lipid absorption. Am J Physiol Endocrinol Metab 296:E1183

Isolauri E (2001) Probiotics in human disease. Am J Clin Nutr 73(6):1142S–1146S

Ittmann PI, Amarnath R, Berseth CL (1992) Maturation of antroduodenal motor activity in preterm and term infants. Dig Dis Sci 37(1):14–19

Kawai T, Fushiki T (2003) Importance of lipolysis in oral cavity for orosensory detection of fat. Am J Physiol Regul Integr Comp Physiol 285(2):R447–R454

Keller KM, Wirth S, Baumann W, Sule D, Booth IW (1990) Defective jejunal brush border membrane sodium/proton exchange in association with lethal familial protracted diarrhoea. Gut 31(10):1156–1158

Kelly EJ, Lagopoulos M, Primrose JN (1993a) Immunocytochemical localisation of parietal cells and G cells in the developing human stomach. Gut 34 (8):1057–1059

Kelly EJ, Newell SJ, Brownlee KG, Primrose JN, Dear PR (1993b) Gastric acid secretion in preterm infants. Early Hum Dev 35(3):215–220

Kelly EJ, Newell SJ, Brownlee KG, Farmery SM, Cullinane C, Reid WA et al (1997) Role of epidermal growth factor and transforming growth factor alpha in the developing stomach. Arch Dis Child Fetal Neonatal Ed 76(3):F158–F162

Kennedy K, Fewtrell MS, Morley R, Abbott R, Quinlan PT, Wells JC et al (1999) Double-blind, randomized trial of a synthetic triacylglycerol in formula-fed term infants: effects on stool biochemistry, stool characteristics, and bone mineralization. Am J Clin Nutr 70(5):920–927

Kere J, Lohi H, Hoglund P (1999) Genetic disorders of membrane transport III. Congenital chloride diarrhea. Am J Physiol 276(1 Pt 1):G7–G13

Kessler JP (1993) Involvement of excitatory amino acids in the activity of swallowing-related neurons of the ventro-lateral medulla. Brain Res 603(2):353–357

Kien CL, Heitlinger LA, Li BU, Murray RD (1989) Digestion, absorption, and fermentation of carbohydrates. Semin Perinatol 13(2):78–87

Kirchgessner AL, Gershon MD (1989) Identification of vagal efferent fibers and putative target neurons in the enteric nervous system of the rat. J Comp Neurol 285(1):38–53

Kitajima H, Sumida Y, Tanaka R, Yuki N, Takayama H, Fujimura M (1997) Early administration of Bifidobacterium breve to preterm infants: randomised controlled trial. Arch Dis Child Fetal Neonatal Ed 76(2):F101–F107

Knol J, Boehm G, Lidestri M, Negretti F, Jelinek J, Agosti M et al (2005) Increase of faecal bifidobacteria due to dietary oligosaccharides induces a reduction of clinically relevant pathogen germs in the faeces of formula-fed preterm infants. Acta Paediatr Suppl 94(449):31–33

Koenig WJ, Amarnath RP, Hench V, Berseth CL (1995) Manometrics for preterm and term infants: a new tool for old questions. Pediatrics 95(2):203–206

Kolacek S, Puntis JW, Lloyd DR, Brown GA, Booth IW (1990) Ontogeny of pancreatic exocrine function. Arch Dis Child 65(2):178–181

Koletzko B, Demmelmair H, Socha P (1998) Nutritional support of infants and children: supply and metabolism of lipids. Baillieres Clin Gastroenterol 12(4):671–696

Koletzko S, Jesch I, Faus-Kebetaler T, Briner J, Meier-Ruge W, Muntefering H et al (1999) Rectal biopsy for diagnosis of intestinal neuronal dysplasia in children: a prospective multicentre study on interobserver variation and clinical outcome. Gut 44(6):853–861

Land MH, Rouster-Stevens K, Woods CR, Cannon ML, Cnota J, Shetty AK (2005) Lactobacillus sepsis associated with probiotic therapy. Pediatrics 115(1):178–181

Lau C, Alagugurusamy R, Schanler RJ, Smith EO, Shulman RJ (2000) Characterization of the developmental stages of sucking in preterm infants during bottle feeding. Acta Paediatr 89(7):846–852

Lau C, Smith EO, Schanler RJ (2003) Coordination of suck-swallow and swallow respiration in preterm infants. Acta Paediatr 92(6):721–727

Lecoin L, Gabella G, Le DN (1996) Origin of the c-kit-positive interstitial cells in the avian bowel. Development 122(3):725–733

Li N, Neu J (2009) Glutamine deprivation alters intestinal tight junctions via a PI3-K/Akt mediated pathway in Caco-2 cells. J Nutr 139(4):710–714

Lichnovsky V, Lojda Z (1992) Early prenatal development of the brush border enzymes in the embryonal intestine. Acta Univ Palacki Olomuc Fac Med 134:27–31

Lidestri M, Agosti M, Marini A, Boehm G (2003) Oligosaccharides might stimulate calcium absorption in formula-fed preterm infants. Acta Paediatr Suppl 91(441):91–92

Lin HC, Su BH, Chen AC, Lin TW, Tsai CH, Yeh TF et al (2005) Oral probiotics reduce the incidence and severity of necrotizing enterocolitis in very low birth weight infants. Pediatrics 115(1):1–4

Lin HC, Hsu CH, Chen HL, Chung MY, Hsu JF, Lien RI et al (2008) Oral probiotics prevent necrotizing enterocolitis in very low birth weight preterm infants: a multicenter, randomized, controlled trial. Pediatrics 122(4):693–700

Lindberg T, Skude G (1982) Amylase in human milk. Pediatrics 70(2):235–238

Lohi H, Kujala M, Makela S, Lehtonen E, Kestila M, Saarialho-Kere U et al (2002) Functional characterization of three novel tissue-specific anion exchangers SLC26A7, -A8, and -A9. J Biol Chem 277(16):14246–14254

Lopez-Alonso M, Moya MJ, Cabo JA, Ribas J, del Carmen MM, Silny J et al (2006) Twenty-four-hour esophageal impedance-pH monitoring in healthy preterm neonates: rate and characteristics of acid, weakly acidic, and weakly alkaline gastroesophageal reflux. Pediatrics 118(2):e299–e308

Louis NA, Lin PW (2009) The intestinal immune barrier. NeoReviews 10(4):e180–e190

Louis NA, Hamilton KE, Canny G, Shekels LL, Ho SB, Colgan SP (2006) Selective induction of mucin-3 by hypoxia in intestinal epithelia. J Cell Biochem 99(6):1616–1627

Lu J, Jilling T, Li D, Caplan MS (2007) Polyunsaturated fatty acid supplementation alters proinflammatory gene expression and reduces the incidence of necrotizing enterocolitis in a neonatal rat model. Pediatr Res 61(4):427–432

Malo C (1990) Separation of two distinct Na^+/D-glucose cotransport systems in the human fetal jejunum by means of their differential specificity for 3-O-methylglucose. Biochim Biophys Acta 1022(1):8–16

Malo C, Berteloot A (1991) Analysis of kinetic data in transport studies: new insights from kinetic studies of Na(+)-D-glucose cotransport in human intestinal brush-border membrane vesicles using a fast sampling, rapid filtration apparatus. J Membr Biol 122(2):127–141

Martinussen M, Brubakk AM, Vik T, Yao AC (1996) Mesenteric blood flow velocity and its relation to transitional circulatory adaptation in appropriate for gestational age preterm infants. Pediatr Res 39(2):275–280

Medzhitov R (2007) Recognition of microorganisms and activation of the immune response. Nature 449(7164):819–826

Menard D, Dagenais P, Calvert R (1994) Morphological changes and cellular proliferation in mouse colon during fetal and postnatal development. Anat Rec 238 (3):349–359

Mihatsch WA, Hoegel J, Pohlandt F (2006) Prebiotic oligosaccharides reduce stool viscosity and accelerate gastrointestinal transport in preterm infants. Acta Paediatr 95(7):843–848

Mihatsch WA, Braegger CP, Decsi T, Kolacek S, Lanzinger H, Mayer B et al (2012) Critical systematic review of the level of evidence for routine use of probiotics for reduction of mortality and prevention of necrotizing enterocolitis and sepsis in preterm infants. Clin Nutr 31:6–15

Miller II, Zhang J, Kuolee R, Patel GB, Chen W (2007) Intestinal M cells: the fallible sentinels? World J Gastroenterol 13(10):1477–1486

Mimouni FB, Shamir R (2009) Vitamin D requirements in the first year of life. Curr Opin Clin Nutr Metab Care 12 (3):287–292

Montgomery RK, Mulberg AE, Grand RJ (1999) Development of the human gastrointestinal tract: twenty years of progress. Gastroenterology 116(3):702–731

Moro G, Minoli I, Mosca M, Fanaro S, Jelinek J, Stahl B et al (2002) Dosage-related bifidogenic effects of galacto- and fructooligosaccharides in formula-fed term infants. J Pediatr Gastroenterol Nutr 34 (3):291–295

Mouterde O, Dacher JN, Basuyau JP, Mallet E (1992) Gastric secretion in infants. Application to the study of sudden infant death syndrome and apparently life-threatening events. Biol Neonate 62(1):15–22

Murch SH, Winyard PJ, Koletzko S, Wehner B, Cheema HA, Risdon RA et al (1996) Congenital enterocyte heparan sulphate deficiency with massive albumin loss, secretory diarrhoea, and malnutrition. Lancet 347(9011):1299–1301

Murray RD, Boutton TW, Klein PD, Gilbert M, Paule CL, MacLean WC Jr (1990) Comparative absorption of [13C]glucose and [13C]lactose by premature infants. Am J Clin Nutr 51(1):59–66

Nankervis CA, Nowicki PT (2000) Role of endothelin-1 in regulation of the postnatal intestinal circulation. Am J Physiol Gastrointest Liver Physiol 278(3):G367–G375

Nanthakumar NN, Fusunyan RD, Sanderson I, Walker WA (2000) Inflammation in the developing human intestine: a possible pathophysiologic contribution to necrotizing enterocolitis. Proc Natl Acad Sci U S A 97 (11):6043–6048

Neish AS (2009) Microbes in gastrointestinal health and disease. Gastroenterology 136(1):65–80

Neu J, Caicedo R (2005) Probiotics: protecting the intestinal ecosystem? J Pediatr 147(2):143–146

Neu J, Roig JC, Meetze WH, Veerman M, Carter C, Millsaps M et al (1997) Enteral glutamine supplementation for very low birth weight infants decreases morbidity. J Pediatr 131(5):691–699

Newell SJ, Sarkar PK, Durbin GM, Booth IW, McNeish AS (1988) Maturation of the lower oesophageal sphincter in the preterm baby. Gut 29(2):167–172

Newgreen D, Young HM (2002a) Enteric nervous system: development and developmental disturbances – part 1. Pediatr Dev Pathol 5(3):224–247

Newgreen D, Young HM (2002b) Enteric nervous system: development and developmental disturbances – part 2. Pediatr Dev Pathol 5(4):329–349

Niot I, Poirier H, Tran TT, Besnard P (2009) Intestinal absorption of long-chain fatty acids: evidence and uncertainties. Prog Lipid Res 48(2):101–115

Nowicki PT (1998) Postnatal changes in gut hemodynamics: a possible role for substance P. Am J Physiol 274 (6 Pt 1):G1142–G1150

Nurko S (2005) What's the value of diagnostic tools in defecation disorders? J Pediatr Gastroenterol Nutr 41 (Suppl 1):S53–S55

Nusrat A, Turner JR, Madara JL (2000) Molecular physiology and pathophysiology of tight junctions. IV. Regulation of tight junctions by extracellular stimuli: nutrients, cytokines, and immune cells. Am J Physiol Gastrointest Liver Physiol 279(5):G851–G857

Omari TI, Benninga MA, Barnett CP, Haslam RR, Davidson GP, Dent J (1999) Characterization of esophageal body and lower esophageal sphincter motor function in the very premature neonate. J Pediatr 135(4):517–521

Park CW, Moon KC, Park JS, Jun JK, Romero R, Yoon BH (2009) The involvement of human amnion in histologic chorioamnionitis is an indicator that a fetal and an intra-amniotic inflammatory response is more likely and severe: clinical implications. Placenta 30(1):56–61

Phillips SF (1997) The growth of knowledge in human digestion and absorption. Gastroenterology 112 (4):1404–1405

Pickering LK, Granoff DM, Erickson JR, Masor ML, Cordle CT, Schaller JP et al (1998) Modulation of the immune system by human milk and infant formula containing nucleotides. Pediatrics 101(2):242–249

Pinto D, Clevers H (2005) Wnt control of stem cells and differentiation in the intestinal epithelium. Exp Cell Res 306(2):357–363

Potsic B, Holliday N, Lewis P, Samuelson D, DeMarco V, Neu J (2002) Glutamine supplementation and deprivation: effect on artificially reared rat small intestinal morphology. Pediatr Res 52(3):430–436

Ramirez M, Amate L, Gil A (2001) Absorption and distribution of dietary fatty acids from different sources. Early Hum Dev 65(Suppl):S95–S101

Ramirez A, Wong WW, Shulman RJ (2006) Factors regulating gastric emptying in preterm infants. J Pediatr 149 (4):475–479

Rao SS, Welcher K (1996) Periodic rectal motor activity: the intrinsic colonic gatekeeper? Am J Gastroenterol 91 (5):890–897

Reber KM, Nankervis CA, Nowicki PT (2002) Newborn intestinal circulation. Physiology and pathophysiology. Clin Perinatol 29(1):23–39

Riskin A, Hochwald O, Bader D, Srugo I, Gabi N, Kugelman A et al (2010) The effects of lactulose supplementation to enteral feedings in premature infants: a pilot study. J Pediatr 156(2):209–214

Salminen S, Isolauri E (2006) Intestinal colonization, microbiota, and probiotics. J Pediatr 149:S115–S120

Salzman NH, Underwood MA, Bevins CL (2007) Paneth

cells, defensins, and the commensal microbiota: a hypothesis on intimate interplay at the intestinal mucosa. Semin Immunol 19(2):70–83

Sarna SK, Otterson MF (1988) Gastrointestinal motility: some basic concepts. Pharmacology 36(Suppl 1):7–14

Sarna SK, Otterson MF (1989) Small intestinal physiology and pathophysiology. Gastroenterol Clin North Am 18 (2):375–404

Saur D, Vanderwinden JM, Seidler B, Schmid RM, De Laet MH, Allescher HD (2004) Single-nucleotide promoter polymorphism alters transcription of neuronal nitric oxide synthase exon 1c in infantile hypertrophic pyloric stenosis. Proc Natl Acad Sci U S A 101(6):1662–1667

Schanler RJ (1995) Suitability of human milk for the low-birthweight infant. Clin Perinatol 22(1):207–222

Schanler RJ, Rifka M (1994) Calcium, phosphorus and magnesium needs for the low-birth-weight infant. Acta Paediatr Suppl 405:111–116

Schultz SG (2007) From a pump handle to oral rehydration therapy: a model of translational research. Adv Physiol Educ 31(4):288–293

Shah P, Shah V (2007) Arginine supplementation for prevention of necrotising enterocolitis in preterm infants. Cochrane Database Syst Rev 3:CD004339

Shamir R, Johnson WJ, Zolfaghari R, Lee HS, Fisher EA (1995) Role of bile salt-dependent cholesteryl ester hydrolase in the uptake of micellar cholesterol by intestinal cells. Biochemistry 34(19):6351–6358

Sharma R, Tepas JJ 3rd (2010) Microecology, intestinal epithelial barrier and necrotizing enterocolitis. Pediatr Surg Int 26(1):11–21

Sharma et al (2010) Microecology, intestinal epithelial barrier and necrotizing enterocolitis. Pediatr Surg Int 26:11–21. https://doi.org/10.1007/s00383-009-2536-2

Sherman PM, Mitchell DJ, Cutz E (2004) Neonatal enteropathies: defining the causes of protracted diarrhea of infancy. J Pediatr Gastroenterol Nutr 38(1):16–26

Shulman RJ, Wong WW, Smith EO (2005) Influence of changes in lactase activity and small-intestinal mucosal growth on lactose digestion and absorption in preterm infants. Am J Clin Nutr 81(2):472–479

Siahanidou T, Mandyla H, Papassotiriou I, Anagnostakis D (2004) Serum lipids in preterm infants fed a formula supplemented with nucleotides. J Pediatr Gastroenterol Nutr 38(1):56–60

Siegle ML, Buhner S, Schemann M, Schmid HR, Ehrlein HJ (1990) Propagation velocities and frequencies of contractions along canine small intestine. Am J Physiol 258(5 Pt 1):G738–G744

Simon-Assmann P, Turck N, Sidhoum-Jenny M, Gradwohl G, Kedinger M (2007) In vitro models of intestinal epithelial cell differentiation. Cell Biol Toxicol 23(4):241–256

Simpson C, Schanler RJ, Lau C (2002) Early introduction of oral feeding in preterm infants. Pediatrics 110 (3):517–522

Sparks SE (2006) Inherited disorders of glycosylation. Mol Genet Metab 87(1):1–7

Srinivasjois R, Rao S, Patole S (2009) Prebiotic supplementation of formula in preterm neonates: a systematic review and meta-analysis of randomised controlled trials. Clin Nutr 28(3):237–242

Stahl A, Hirsch DJ, Gimeno RE, Punreddy S, Ge P, Watson N et al (1999) Identification of the major intestinal fatty acid transport protein. Mol Cell 4(3):299–308

Stark ME, Bauer AJ, Sarr MG, Szurszewski JH (1993) Nitric oxide mediates inhibitory nerve input in human and canine jejunum. Gastroenterology 104(2):398–409

Stevens BR, Preston RL (1998) Sodium-dependent amino acid transport is preserved in lyophilized reconstituted apical membranes from intestinal epithelium. Anal Biochem 265(1):117–122

Szajewska H, Skorka A, Ruszczynski M, Gieruszczak-Bialek D (2007) Meta-analysis: lactobacillus GG for treating acute diarrhoea in children. Aliment Pharmacol Ther 25(8):871–881

Tanaka M, Lee K, Martinez-Augustin O, He Y, Sanderson IR, Walker WA (1996) Exogenous nucleotides alter the proliferation, differentiation and apoptosis of human small intestinal epithelium. J Nutr 126 (2):424–433

Thomson AB, Keelan M, Thiesen A, Clandinin MT, Ropeleski M, Wild GE (2001) Small bowel review: normal physiology part 1. Dig Dis Sci 46(12): 2567–2587

Thureen P, Heird WC (2005) Protein and energy requirements of the preterm/low birthweight (LBW) infant. Pediatr Res 57(5 Pt 2):95R–98R

Underwood MA, Salzman NH, Bennett SH, Barman M, Mills D, Marcobal A et al (2009) A randomized placebo-controlled comparison of two prebiotic/probiotic combinations in preterm infants: Impact on weight gain, intestinal microbiota, and fecal short chain fatty acids. J Pediatr Gastroenterol Nutr 48(2): 216–225

Underwood MA, Kalanetra KM, Bokulich NA, Mirmiran M, Barile D, Tancredi DJ et al (2014) Prebiotic oligosaccharides in premature infants. J Pediatr Gastroenterol Nutr 58(3):352–360

VanderWall KJ, Bealer JF, Adzick NS, Harrison MR (1995) Cyclic GMP relaxes the internal anal sphincter in Hirschsprung's disease. J Pediatr Surg 30(7):1013–1015

Vanderwinden JM, Liu H, De Laet MH, Vanderhaeghen JJ (1996a) Study of the interstitial cells of Cajal in infantile hypertrophic pyloric stenosis. Gastroenterology 111(2):279–288

Vanderwinden JM, Rumessen JJ, Liu H, Descamps D, De Laet MH, Vanderhaeghen JJ (1996b) Interstitial cells of Cajal in human colon and in Hirschsprung's disease. Gastroenterology 111(4):901–910

Vanneste G, Van Nassauw NL, Kalfin R, Van Colen I, Elinck E, Van Crombruggen K et al (2008) Jejunal cholinergic, nitrergic, and soluble guanylate cyclase activity in postoperative ileus. Surgery 144(3): 410–426

Villa M, Menard D, Semenza G, Mantei N (1992) The expression of lactase enzymatic activity and mRNA in human fetal jejunum. Effect of organ culture and of treatment with hydrocortisone. FEBS Lett 301 (2):202–206

Vorbach C, Capecchi MR, Penninger JM (2006) Evolution of the mammary gland from the innate immune system? Bioessays 28(6):606–616

Walker WA (2002) Development of the intestinal mucosal

barrier. J Pediatr Gastroenterol Nutr 34(Suppl 1): S33–S39

Wang PA, Huang FY (1994) Time of the first defaecation and urination in very low birth weight infants. Eur J Pediatr 153(4):279–283

Wenzl TG, Moroder C, Trachterna M, Thomson M, Silny J, Heimann G et al (2002) Esophageal pH monitoring and impedance measurement: a comparison of two diagnostic tests for gastroesophageal reflux. J Pediatr Gastroenterol Nutr 34(5):519–523

Wester T, O'Briain DS, Puri P (1999) Notable postnatal alterations in the myenteric plexus of normal human bowel. Gut 44(5):666–674

Wiley JW, Lu YX, Owyang C (1991) Evidence for a glutamatergic neural pathway in the myenteric plexus. Am J Physiol 261(4 Pt 1):G693–G700

Wong JM, de Souza R, Kendall CW, Emam A, Jenkins DJ (2006) Colonic health: fermentation and short chain fatty acids. J Clin Gastroenterol 40(3):235–243

Zangen S, Di Lorenzo C, Zangen T, Mertz H, Schwankovsky L, Hyman PE (2001) Rapid maturation of gastric relaxation in newborn infants. Pediatr Res 50(5):629–632

35 新生儿胃肠道功能和激素

Flavia Prodam，Simonetta Bellone，Roberta
Ricotti，Alice Monzani，Giulia Genoni，
Enza Giglione，and Gianni Bona
张蓉　翻译，林振浪　审校

目录

摘要

　　胎儿的发育是个持续的过程，不会因为其出生而停止。在胎龄 26 周前肠道吸收功能仅部分成熟。宫内胃肠胰多肽和激素以基础速率分泌，分娩后，尤其是接触营养物质后，其分泌可被完全激发或抑制。对营养素、肠肽和发育过程中肠道之间复杂的相互关系的深入理解为早产儿临床诊疗提供重要的帮助。本章主要介绍新生儿期一些肠肽（胰高血糖素样肽 -1、胰高血糖素样肽 -2、胃肠酸调节素、葡萄糖依赖促胰岛素肽、多肽 YY、胃饥饿素、肥胖抑素、胃动素和胆囊收缩素）在足月与早产儿中，以及不同体重和喂养条件下的分泌调节情况。深入理解这复杂的关系可为早产儿坏死性小肠结肠炎的治疗和营养支持提供理论依据。

35.1　要点

- 许多肠道分泌的肠肽参与了肠道功能发育、急性或慢性的体重和能量平衡的调节。

- 肠黏膜上（主要是回肠和结肠）的内分泌 L 细胞分泌胰高血糖素样肽 -1 和胰高血糖素样肽 -2。

- 高血糖素样肽 -1 具有多种功能，包括增加胰岛素分泌、脂肪积累和抑制餐后胰高糖素分泌，由此增加体重增长。

- 高血糖素样肽 -2 增加肠道上皮吸收力和黏膜生长，在孕 30~40 周时分泌达高峰，同时作用于内分泌通路和肠神经元。

- 葡萄糖依赖性促胰岛素多肽与葡萄糖代谢相关，有促进脂肪蓄积的作用。

- 多肽 YY 水平与胎龄和人体测量指标呈负相关，可用来预测生后生长。

- 生长激素释放多肽在摄食和能量消耗中起着重要

的调节作用,但仍需要进一步研究明确其在新生儿中的作用。

- 胃动素和胆囊收缩素分别影响肠道和胆囊动力,可能在肠功能障碍治疗和肠外营养相关胆汁淤积预防中有潜在的药用价值。

35.2 引言

发育是个持续的过程,营养、环境和应激等可以通过基于表观遗传方式的基因表达调节生长发育。产前和围产期的营养可以成为印记因子,开启不同的基因来表达不同的表型,例如节俭表型(de Moura et al. 2008)。在新生儿尤其是早产儿诊疗中,对胃肠道发育和功能的营养支持治疗举足轻重。出生前,尽管羊水不是胎儿营养的主要来源,但它仍提供了15%的胎儿营养需求并在胎儿发育和成熟中起着关键性作用(Mulvihill et al. 1985;Wagner 2002)。胎儿胃肠道解剖学结构在胎龄20周时已与足月儿相似。然而肠道的营养吸收功能在26周前仅部分成熟,胃肠胰多肽以基础率分泌,可在生后被完全刺激或抑制,尤其是接触到营养物质后(Lebenthal and Lebenthal 1999;Burrin and Stoll 2002)。婴儿肠道功能直至2岁时才完全成熟(Corpeleijin et al. 2008)。出生后肠道激素、多肽和生长因子在肠道发育中起着重要的作用,通过一系列目前尚未阐明的方式直接或间接地介导肠内喂养的营养性作用(Burrin and Stoll 2002)。与此同时,母乳中的激素和生长因子也对肠道发育和免疫功能有营养性作用,其中的交互作用极其复杂(de Moura et al. 2008;Wagner 2002)。我们对新生儿体内这些调节系统的发育知之甚少,因此早产儿会发生与喂养有关的并发症,甚至导致死亡(Corpeleijin et al. 2008)。目前早产儿的营养支持包括肠内和肠外营养,但也存在与之相关的诸多并发症(Corpeleijin et al. 2008;Anin et al. 2008)。肠内喂养对肠道发育至关重要,但与母乳相比,配方乳更易导致急、慢性胃肠道疾病。配方乳含较高的蛋白,缺乏内源性激素和生长因子(Burrin and Stoll 2002;Corpeleijin et al. 2008;Agostoni 2005)。深刻理解与胃肠功能和能量代谢有关的因素可以帮助我们改善早产儿的营养支持策略及其远期预后。

本章节的目的是介绍新生儿期肠肽分泌,以及不同体重状态和喂养条件下的分泌调节。因为缺乏新生儿研究数据,而且相关研究的样本量少,研究对象分层和研究方法也大相径庭,其中许多内容还存在争议。

35.3 肠肽:病因学、发病机制和临床

近年来,研究发现很多肠道分泌的肽参与了肠道功能发育、急性或慢性的体重和能量平衡调节。这些肠肽受到营养摄入影响,其本身可影响胰腺分泌和β细胞增殖及存活。大量数据显示肠肽与肥胖、成人期2型糖尿病发生有关。关于肠肽在新生儿中作用的研究可能为早产儿治疗提供帮助。

35.3.1 胰高血糖素原来源的肽

35.3.1.1 胰高血糖素样肽-1(GLP-1)

胰高血糖素样肽-1(glucagon-like peptide 1,GLP-1)是由30个氨基酸组成的多肽,由回肠和结肠黏膜的内分泌L细胞表达产生。GLP-1和胰高血糖素源于同一前体胰高糖素原,在L细胞中经由激素原转化酶1/3处理。胰高血糖素原在大脑中也有表达,尤其是弓状核和脑室壁核区域。GLP-1、胰高血糖素样肽-2(glucagon-like peptide 2,GLP-2)和胃泌酸调节素(oxyntomodulin,OXM)都派生于神经元产生胰高血糖素原的过程中。在肠道中,胰高血糖素原的截短肽(GLP-1 7-36酰胺或GLP-1 7-37酰胺)是活性形式,全长原生GLP1无活性(Holst 2007)。几乎所有自L细胞分泌的GLP-1都被酰胺化以保证稳定性。仅10%~15%的GLP-1以完整结构进入体循环。这样一种迅速的全身清除取决于肝脏代谢和二肽基肽酶-4(dipeptidyl peptidase-4,DPP-4)活性,后者由肠上皮细胞和固有层板层毛细血管内皮细胞分泌(Holst 2007)。

GLP-1有多重生理功能,包括增加胰岛素分泌和抑制餐后胰高糖素分泌,由此调节胰腺的葡萄糖反应(Neary et al. 2004;Hellstrom et al. 2004)。肠道激素对葡萄糖刺激胰岛素分泌的放大被定义为肠促胰岛素效应(Holst 2007)。

摄入的宏量和微量营养素主要通过与营养感受受体及迷走神经间的相互作用直接激活L细胞从而调节GLP-1水平(Holst 2007)。神经和/或内分泌调节在快速营养刺激增加血清GLP-1中的作用已被证实(Spreckley and Murphy 2015)。膳食量及其成分在成人可能是影响GLP-1分泌的关键因

素,同时也与胃排空相关。餐量少,尤其是成分为可快速吸收的营养素,不会引起可测量水平的 GLP-1 的变化,但会刺激产生大量葡萄糖依赖促胰岛素肽(glucose-dependent insulinotropic polypeptide,GIP)。相反的,含多种复合营养素(尤其是脂肪)的大餐会导致 GLP-1 分泌水平激增(Holst 2007;Spreckley and Murphy 2015;Pais et al. 2016;Vilsboll et al. 2003)。

GLP-1 在调节食欲和进食行为中起到一定作用。有报道摄入 GLP-1 后可有饱腹感从而减少饥饿感(Naslund et al. 1999)。与动物实验发现一致,无论是在胖瘦人群或是罹患 2 型糖尿病的患者中,GLP-1 引发具有显著剂量依赖的食物摄入抑制作用(Verdich et al. 2001)。

GLP-1 在肠道发育中的作用可能与其受营养素调节,也就是肠促胰岛素作用相关(Holst 2007)。

目前关于 GLP-1 与胎儿和婴儿肠道发育及成熟间关系的研究有限。有研究提示 GLP-1 在新生儿期与胰腺 β 细胞质量的调节有关(Holst 2007;Drucker 2002)。此外近期研究显示与儿童及成人相比,早产儿和足月儿空腹 GLP-1 水平更高,其中早产儿最高,可能与 DPP-4 不成熟导致代谢减少或肾小管滤过率减少有关(Amin et al. 2008;Konturek et al. 2004;Padidela et al. 2009)。最近的研究显示与年长儿和成人相比,早产儿肠内喂养时 GLP-1 水平较高,且与是否有低血糖发作无关。该研究中的大部分早产儿都是经胃管喂养,提示 GLP-1 分泌可能与肠道旁路直接刺激有关,不需要刺激头迷走神经张力(Amin et al. 2008)。GLP-1 在早产儿肠道功能个体发育中的确存在关键作用(Amin et al. 2008)。该作用可能在早产儿生后第一个月内更为关键,GLP-1 在生后 2~4 周达高峰,在胎龄小于 30 周的早产儿中水平明显高于成人正常水平(Nagasaki and Ohta 2015;Kawamata et al. 2014,2015;Shoji et al. 2016)。足月儿和早产儿体内 GLP-1 持续高水平至少维持到 38 周(Nagasaki and Ohta 2015;Kawamata et al. 2014)。GLP-1 增加可通过增加 β 细胞质量和再生来调节肠 - 内分泌系统。早产儿 GLP-1 产生与生后早期刺激胰岛素分泌相关,也与低胰岛素敏感度有关(Shoji et al. 2016)。然而,GLP-1 水平增加是否源于较高的肠道或胰腺产生率尚未明确(Amin et al. 2008;Konturek et al. 2004)。GLP-1 刺激的胰岛素分泌可能影响脂肪积累,因而在生后早期引起脂肪追赶性积累,有依据显示与晚期早产儿相比,早期早产儿体

重增长更快与 GLP 高水平有关(Shoji et al. 2016)。极早产儿生后早期体内高 GLP-1 和胰岛素水平,以及低胰岛素敏感度可能与远期肥胖相关。这一假设得到了下列研究结果的支持,母乳喂养的小于胎龄儿(small for gestational age,SGA)空腹 GLP-1 水平与适于胎龄儿(appropriate for gestational age,AGA)近似,但配方乳喂养时 SGA 在 4 周龄时 GLP-1 水平高于 AGA(Diaz et al. 2015)。SGA 和配方乳喂养也是远期肥胖和 2 型糖尿病的高危因素。一些纳入出生时为 SGA 的成人预实验结果提示,他们体内空腹和餐后 GLP-1 水平与健康对照组相似(Konturek et al. 2004),没有分泌层面的日间变异(Brons et al. 2016)。但这些研究均未评估生后第一个月的营养因素对此的影响,需要更多的深入研究。

35.3.1.2　胰高血糖素样肽 -2(GLP-2)

GLP-2 是由 33 个氨基酸组成的多肽,也是胰高血糖素原翻译后加工经由内分泌 L 细胞产生,受摄入食物刺激后与 GLP-1 一起分泌(Holst 2007)。GLP-2 也在大脑中分泌(Drucker and Yusta 2014)。GLP-2 半衰期约为 7 分钟(较 GLP-1 稍长),迅速被 DPP-4 裂解为无活性的 GLP-2(3-33)(Amin et al. 2008)。GLP-2 与自身受体 GLP-2 受体(GLP-2 receptor,GLP-2R)结合并激活受体,该受体与 GLP-1、GIP 和胰高血糖素受体(glucagon receptor,GCG-R)类似,主要在消化道的神经元和肌成纤维细胞,以及特定的上皮细胞亚群中表达,提示存在间接作用机制(Burrin and Stoll 2002;Amin et al. 2008;Drucker and Yusta 2014)。与 GLP-1 一样,GLP-2 受宏量营养素摄入的调节,包括碳水化合物、脂肪(Xiao et al. 1999)、短链脂肪酸(Burrin and Stoll 2002)和纤维(Amato et al. 2016)。成人口服进食后 GLP-2 分泌呈现双相增加,第一个高峰在 15 分钟内出现,第二个高峰在 1 小时后,提示其分泌不仅是营养素的直接刺激,还涉及其他因素,尤其是 GIP 和迷走神经(Burrin and Stoll 2002;Drucker and Yusta 2014)。

GLP-2 在进食和空腹平衡中的调节作用尚不明确。给予啮齿动物脑室内注射可产生类似 GLP-1 的抑制摄食作用(Tang-Christensen et al. 2000)。人类研究中尚未发现摄入 GLP-2 后会影响摄食行为或胃排空(Schmidt et al. 2003)。表达前阿黑皮素的下丘脑弓状核神经元选择性 GLP-2R 缺失的基因敲除小鼠会表现出贪食行为且发生迟发性肥胖(Guan et al. 2012）。

与 GLP-1 不同的是，GLP-2 主要是肠黏膜的营养肽，空腹时减慢胃动力（Burrin and Stoll 2002；Amin et al. 2008），摄入后抑制胃分泌（Burrin and Stoll 2002）。GLP-2 通过作用于内分泌途径和肠神经元来增加肠道上皮吸收力和黏膜生长（Amin et al. 2008；Drucker and Yusta 2014；Martin et al. 2006）。GLP-2 参与控制近端小肠的吸收力。因此，无论是动物或人类肠切除术后，残余肠道在进食后 GLP-2 分泌增加（Martin et al. 2006）。事实上，GLP-2 还能调节禁食一段时间后或针对一些因素所造成的肠炎的肠道适应性再生（Drucker and Yusta 2014）。膳食中未被吸收的碳水化合物刺激短链脂肪酸生成，可能触发 GLP-2 分泌增加（Burrin and Stoll 2002；Garcia-Diaz et al. 2007）。研究显示 GLP-2 能够改善肠道屏障功能：降低肠道对大分子物质的通透性，减少细菌移位和抑制局部促炎因子表达（Burrin and Stoll 2002；Durcker 2002；Drucker and Yusta 2014；Martin et al. 2006）。益生元诱导的肠道屏障功能增强需要 GLP-2R 信号（Cani et al. 2009）。GLP-2R 信号还与胰岛素样生长因子 1 和肠道上皮胰岛素样生长因子 1 受体相关（Dong et al. 2014）。

如果 GLP-2 分泌受碳水化合物和脂肪调节，需要存在反馈环路。事实上，GLP-2 通过增加转运传输活性和表达、增强部分参与消化的酶活性来增加糖摄入（Amato et al. 2016）。GLP-2 还在脂质生理中起着作用：促进肠道的脂肪吸收，增加并调控肠道乳糜微粒分泌（主要通过 CD36）（Amato et al. 2016；Xiao et al. 2015）。

如前所述，GLP-1 的主要作用是促胰岛素激素。相反的，GLP-2 在葡萄糖代谢方面的作用被忽视。GLP-2R 敲除小鼠未表现出葡萄糖耐受或胰高血糖素分泌受损（Bahrami et al. 2010）。动物研究中采用 GLP-2R 拮抗剂，人类研究中采用激动剂均未显示可改变葡萄糖或胰岛素水平（Drucker and Yusta 2014；Baldassano et al. 2015）。但是健康受试者中给予静脉注射 GLP-2 可以增加胰高血糖素分泌（Amato et al. 2016）。动物研究显示 GLP-2 可作为保护性因子用以对抗能量摄入增加（例如肥胖）相关的葡萄糖代谢失调（Amato et al. 2016）。GLP-2 在高脂饮食诱导的肥胖小鼠中改善葡萄糖代谢，且呈剂量依赖性（Baldassano et al. 2016）。在无 2 型糖尿病的肥胖受试者中，GLP-2 水平高于对照组（Valderas

et al. 2014），提示存在保护性反馈，尽管初步试验显示 GLP-2 水平与胰岛素抵抗相关（Geloneze et al. 2013）。有假设认为 GLP-2 的分泌增加可能是胰岛素抵抗的原因，因为 GLP-2 增加营养素，尤其是脂肪酸的吸收，而脂肪酸是胰岛素抵抗的关键因素，其在人类中有胰高血糖样作用（Amato et al. 2016），相关研究数据不足，需要更多的研究以阐明 GLP-2 在代谢中的重要作用。

科学家一直致力于研究 GLP-2 在胃肠功能发育和成熟中的作用，但迄今尚未明确其特定功能。在未成熟肠道中 GLP-2 是活跃的，断乳后达到分泌高峰（Burrin and Stoll 2002；Drucker and Yusta 2014）。尽管人类 GLP-2 在孕 24 周时的分泌机制已明确（Yoshikawa et al. 2006），但基因突变小鼠模型的研究中证实，GLP-2 在胎儿期非肠道发育所必需（Hill et al. 1999）。胎盘中 DPP-4 水平和活性高，因此理论上胎儿宫内 GLP-2 水平应低于生后（Lambeir et al. 2003）。

研究已证实与儿童和成人相比，新生儿空腹和餐后体内 GLP-2 水平更高。和 GLP-1 相同，这种改变可能与产生增多、DPP-4 不成熟或肾小球滤过率减低导致代谢减少有关（Amin et al. 2008；Yoshikawa et al. 2006）。早产儿 GLP-2 水平增加可能促进肠道发育。需要注意的是喂养不耐受的住院早产儿体内 GLP-2 水平显著低下，随着全肠内营养的建立 GLP-2 水平逐渐增加（Ozer et al. 2009）。研究显示正常婴儿 48 周时餐后 GLP-2 水平较胎龄 40 周分娩时低。这些数据显示胎龄可能影响 GLP-2 的分泌，其达到分泌高峰的时段与肠道快速增长时段（约为胎龄 30~40 周）一致（Amin et al. 2008）。然而，与动物和成人不同的是，罹患肠功能障碍或肠道术后残存肠道包括完整结肠的婴儿，在进食后体内无法产生 GLP-2（Sigalet et al. 2004）。目前尚无法解释这些相悖的发现。GLP-2 分泌缺乏可能与诸多因素有关：切除含 L 细胞的回肠，年龄相关的肠道不成熟，或缺血组织改变剩余肠道的 GLP-2 分泌（Sigalet et al. 2004）。这些发现对能否尝试在肠功能障碍的婴儿或早产儿中刺激 GLP-2 分泌提出了质疑。替度鲁肽，作为一种长效抗 DPP-4 的 GLP-2 拟似剂，已被批准用于成人短肠综合征的治疗和成人克罗恩病临床试验（http://ww.ema.europa.eu/ema/index.jsp?curl=pages/medicines/ human/orphans/2009/11/human_orphan_000210.jsp&mid=WC0b01ac058001d12b&

source=homeMedSearch）。补充 GLP-2 在新生儿肠功能障碍中可能有治疗作用，但需要进一步研究以揭示 GLP-2 轴的个体发育。在新生猪中进行的生后早期治疗性补充 GLP-2 的研究结果令人鼓舞（Baldassano and Amato 2014），但仍需要更多的研究以明确剂量、时间和补充途径。如新生猪的研究证实，肠内营养对肠道发育的营养性作用与增加 GLP-2 分泌密切相关，且间断补充优于持续补充（Stoll et al. 2012）。近期一项 7 例肠衰竭婴儿的预实验结果发现，儿童可以耐受补充人 GLP-2，其药代动力学参数与成人研究相似（Sigalet et al. 2015）。迄今为止仍然缺乏关于替度鲁肽的研究，其急性和慢性副作用尚不清楚。儿童是非常特殊的群体，处于发育关键窗口期，可能需要较长时间的治疗，若 GLP-2 通过促进黏膜增生发挥作用，也可能会促进恶性细胞增殖。

35.3.1.3 胃泌酸调节素（OXM）

OXM 是含 37 个氨基酸的多肽，源自肠道细胞（尤其是远端小肠的 L 细胞）的组织特异性胰高血糖素原分子加工过程（Konturek et al. 2004；Cohen et al. 2003）。OXM 与 GLP-1 和多肽 YY（peptide YY，PYY）一起表达和分泌（Konturek et al. 2004；Cohen et al. 2003）。目前关于这些肽段在成人中的反馈机制的研究数据有限。OXM 也在大脑中产生（Cohen et al. 2003）。与 GLP-1 和 GLP-2 相似，大量 DDP-4 可导致 OXM 失活（Baldassano and Amato 2014）。目前已知的 OXM 受体与 GLP-1 和胰高血糖素（GCG-R）相同，但有可能存在其他未知的受体类别（Konturek et al. 2004；Gardiner et al. 2008；Dakin et al. 2001；Pocai 2013；Irwin and Flatt 2015）。

与 GLP-1 相似，进食后 OXM 根据能量摄入量成比例释放入血（Chaudhri et al. 2008），但其内分泌功能弱于 GLP-1（Konturek et al. 2004；Gardiner et al. 2008）。一些研究数据显示，GCG-R 的激活促进 OXM 的促胰岛素样效用，所以有可能部分降低 OXM 在葡萄糖代谢方面的有益效用（Du et al. 2012）。OXM 还具有类似抑制食欲的作用（Konturek et al. 2004；Cohen et al. 2003；Gardiner et al. 2008），摄入后减少饥饿感，降低食欲并减慢胃排空（Dakin et al. 2004）。然而，OXM 的作用机制尚未完全阐明。人类和动物在摄入 OXM 后都会发生能量摄入减少以及随后的体重减轻（Wynne et al. 2006）。此效用

不仅仅是 OXM 降低食欲的作用，能量消耗也同时增加（Gardiner et al. 2008）。在啮齿动物的体内和体外研究中发现 OXM 引发分解代谢作用，降低体重并进而改善通过 GLP-1R 和 GCG-R 激动的代谢控制（Pocai 2013）。胃绕道手术后 OXM 水平以类似 GLP-1 的方式上升（Mechanick et al. 2008）。至今尚无研究比较 OXM 和 GLP-2 的活性。大鼠静脉输注 OXM 和胰高血糖素后增加肠道葡萄糖摄取，鉴于 GLP-1 不能促进葡萄糖吸收，GLP-2 和葡萄糖依赖促胰岛素多肽（GIP）以及它们的受体可能参与其中（Pocai 2013）。

尽管 OXM 的作用耐人寻味，但尚无新生儿和儿童期的研究。作为胰高血糖素原多肽的 OXM，同时具有 GLP-1 和 GLP-2 的功能，极有可能成为婴儿期肠道发育和营养状况评估的一个良好的指标（Ranganath 2008a）。

35.3.2 葡萄糖依赖性促胰岛素多肽

葡萄糖依赖性促胰岛素多肽（GIP）是含 42 个氨基酸的多肽，由近端小肠（十二指肠和空肠）的 K 细胞合成（Holst 2007）。GIP 经常与 GLP-1 同时被谈及，但很少与 PYY 共存。与其他肠促胰岛素激素样作用相似，GIP 被 DPP-4 清除和灭活，半衰期约为 5 分钟（Ranganath 2008a，b；Flatt 2007）。GIP 受体在一些组织上表达，包括 α 和 β 细胞、胃、脂肪组织、脑垂体、心脏和大脑（Ranganath 2008a，b；Flatt 2007）。

GIP 在摄入主要包含葡萄糖和脂肪的食物后约 15 分钟开始分泌（Pais et al. 2016；Wynne et al. 2006），同时也受到胰高血糖素抑制（Ranganath 2008b；Lu et al. 1993）。

GIP 可被视为是另外一种肠促胰岛素（Holst 2007）。进食混合食物后就 GIP 本身并不能发挥肠促胰岛素效用，需要 GLP-1 的共同作用（Holst 2007；Jia et al. 1995）。GIP 与 GLP-1 相似，可促进 β 细胞再生、增殖和分化（Irwin and Flatt 2015；Ranganath 2008b）。

动物研究中发现，摄入 GIP 可改善葡萄糖耐量和胰岛素敏感度（Naitoh et al. 2008；Althage et al. 2008）。GIP 受体敲除小鼠即使摄入高脂饮食也不会增加体重并能保存胰岛素敏感度（Gault et al. 2005）。与健康成人相比，2 型糖尿病患者体内 GIP 的生物学效用显著降低，可能与 GIP 受体下调

或敏感度下降有关(Irwin and Flatt 2015；Skow et al. 2016)。上述研究中发现，此时 GIP 是以完整形式分泌的(Calanna et al. 2013)。另一方面，2 型糖尿病中 GIP 促胰岛素样效用降低的这一病理生理现象，在葡萄糖水平恢复正常时，似乎是可诱导且可逆的。相比之下，GIP 的促胰高血糖样作用，在糖尿病患者中仍然发挥作用(Irwin and Flatt 2015；Skow et al. 2016)。

研究显示，GIP 过度表达与饮食诱导肥胖小鼠的体重下降有关(Kim et al. 2012)。胃绕道减肥手术后体重的显著下降可能源于手术切除十二指肠后 GIP 分泌受阻(Flatt 2008)，提示 GIP 更类似于肥胖介质，而非减肥或肠促胰岛素激素样作用(Skow et al. 2016；Heptulla et al. 2000；Stock et al. 2005；Higgins et al. 2008)。在儿童中进行的一些研究以探寻 GIP 在生后早期的完整应答。

胚胎和成人期肠道每种类型内分泌细胞数量和分化的信号调节机制尚未明确。e-17 胚胎回肠上的大部分 GLP-1 细胞和 GIP 共同表达，其所含 LK 细胞数量也远高于成年小鼠回肠，这些都提示 GIP 在葡萄糖稳态中的发育性作用(Grigoryan et al. 2012)。在足月和早产新生儿中，肠胰岛素轴有功能性作用，表现为摄入葡萄糖后血浆 GIP 反应性增加，从而促进肠内摄入葡萄糖或进食后的胰岛素反应(Konturek et al. 2004)。有研究显示给予新生小猪持续输注肠外或肠内营养可降低 GIP 分泌(Stoll et al. 2012)。一项预实验显示足月儿和早产儿出生时脐血 GIP 低于成人水平，但血 GIP 浓度在生后 2 小时后开始上升(Knip et al. 1993)，并持续上升直至 33 周，之后逐渐下降(Nagasaki and Ohta 2015；Kawamata et al. 2014)。当婴儿进食后基础 GIP 水平逐渐增加，同时到生后 24 天餐后 GIP 水平也开始增加(Lucas et al. 1980)。SGA 和 AGA 婴儿之间体内空腹和进食后 GIP 水平无显著性差异(King et al. 1989)。

妊娠糖尿病母亲婴儿、大于胎龄儿(large for gestational age，LGA)与 AGA 相比，口服葡萄糖后胰岛素反应更快，但 GIP 水平无显著性差异(Fallucca et al. 1985)。此外，与未合并妊娠糖尿病以及分娩正常体重婴儿的孕母相比，罹患妊娠糖尿病并分娩超重儿的孕妇羊水中 GIP/ 胰岛素比例增高(Heijboer et al. 2006)。这些研究结果提示 GIP 对脂肪蓄积的作用在早期，并与葡萄糖代谢有关。

35.3.3 多肽 YY(PYY)3-36

PYY 属于 PP 家族，含 36 个氨基酸的多肽，在进食过程中由小肠和大肠 L 细胞分泌。PYY 以 2 种形式释放入循环，PYY1-36 和 PYY3-36，血液中浓度最高(Hellstrom et al. 2004；Konturek et al. 2004；Heijboer et al. 2006)。肠腔营养刺激后 PYY1-36 由肠道远端的 L 细胞释放入血中，并在 DPP4 的作用下(裂解 2 个 N 端氨基酸)迅速转化为 PYY3-36。PYY 能与神经肽受体结合。鉴于 PYY1-36 对于 Y1 和 Y2 受体有相似的亲和力，PYY3-36 是一个 Y2 受体高亲和力配体(Standlbauer et al. 2015)。血浆 PYY3-36 水平在进食消化后开始增加并持续上升数小时(Gault et al. 2005；Stadlbauer et al. 2015)。这两种亚型，除了通过肠道发挥促分泌和动力外，还参与食物摄入和能量代谢的中枢调节作用(Standlbauer et al. 2015)。PYY 本身被定义为促食欲肽，但 PPY3-36 通过外周或中心静脉被注入后在下丘脑水平通过迷走神经 - 脑干 - 下丘脑通路作用于 Y2 受体后更多体现的是厌食效用(Heijboer et al. 2006；Batterham et al. 2002)。人类研究中显示，摄入 PYY3-36 后营养素摄取减少 30%，伴有饱腹感(Degen et al. 2005)，高剂量时会导致恶心(Holst 2007)。Y2 受体的信号通路涉及到其他行为和认知领域，例如中枢信息处理，学习，工作和记忆，通过高度复杂的自稳、享乐、激励和联想过程交互来实现，确切参与到奖赏通路(Stadlbauer et al. 2015)。小鼠模型中，PYY 参与调节葡萄糖稳态，但机制与其他肠肽不同，PYY 直接抑制葡萄糖介导的胰岛素分泌(Van den Hoek et al. 2004)。这些效用与改善胰岛素对葡萄糖的处理能力有关，而与食物摄取和体重无关(Adams et al. 2006)。此外 PYY 由胰岛细胞产生，胰岛上神经肽受体的存在以及激活 Y1 可促进 β 细胞增殖并减少其凋亡，这些都提示 PYY 在调控 β 细胞群中的作用。因此提出了 PYY 在胎儿胰腺形成中可能有潜在意义(Persaud and Bewick 2014)。动物研究显示，PYY 还可直接促进脂肪燃烧(Batterham et al. 2003)。空腹时肥胖个体体内 PYY3-36 水平低于瘦个体(Konturek et al. 2004)，提示 PYY 还可能参与体重的长期调控。肥胖儿童的体重下降可恢复餐后高 PYY 水平，但成人没有此类变化(Wojcicki 2012)。

关于 PYY 在新生儿和婴儿期作用的研究日渐

增多（Misra et al. 2007,2008）。在新生儿和婴儿中，PYY3-36 水平占循环中 PYY 的一半（Siahanidou et al. 2005,2007），高于学龄期儿童和成人（Wojcicki 2012）。PYY 水平与胎龄和人体测量指标呈负相关，早产儿脐血和血浆 PYY 水平均高于足月儿，可能是为了代偿早产儿的生长不良（Siahanidou et al. 2007；Berseth et al. 1992；Chen et al. 2012）。PYY 可用于预测生后增长。早产儿 PYY 水平与体重增长速率呈负相关，提示生后体内 PYY 水平较高的早产儿可能在日后体重增长速度较慢（Chen et al. 2012）。罹患坏死性小肠结肠炎的早产儿在开始配方奶喂养后体内 PYY 水平增高（Chen et al. 2012；Sharman Koendjbiharie et al. 2002），对炎症反应无影响作用（Siahanidou et al. 2015）。新生儿生后随日龄增加，PYY 水平同时上升（Chen et al. 2012），维持较高水平直至生后 10 周龄（Kawamata et al. 2014），9 月龄婴儿空腹 PYY 浓度开始下降（Adrian et al. 1986）。这些发现提示生后 PYY 水平的飙升是婴儿对宫外生活早期适应的表现，可能影响能量调节平衡和肠道功能（包括吸收、营养性作用和增殖）（Siahanidou et al. 2005,2007；Adrian et al. 1986）。早期的生长发育对食欲调控的激素分泌程序化形成可能有影响。研究发现，生后早期有生长缓慢的婴儿通常在进食后会有显著的饱腹状，提示 PYY 作用对日后的影响（Perala et al. 2013），但需要更多的研究来验证这些发现或假设。

35.3.4　来源于前促胃生长素原的多肽

35.3.4.1　酰基化胃生长素和非酰基化胃生长素

胃生长素（ghrelin）是由 28 个氨基酸组成的多肽，近期从胃中分离出来，同时也在其他组织表达，如胰腺、肾上腺、甲状腺、乳腺、睾丸、胎盘、垂体和下丘脑、心肌、肌肉和结肠（Muller et al. 2015）。胃生长素被认为是生长素促泌物（growth hormone secretagogue，GHS）1α 受体的内源性配基（Kojima and Kangawa 2005；Ghigo et al. 2001）。胃生长素在血液循环中以 2 种形式存在：酰基化胃生长素（acylated ghrelin，AG）和非酰基化胃生长素（unacylated ghrelin，UAG）（Muller et al. 2015；Kojima and Kangawa 2005）。酰基结合在胃生长素第 3 位的丝氨酸残基上，对于与 GHS1α 受体结合并激活神经内分泌功能（常被称为生长激素分泌）至关重要

（Muller et al. 2015；Kojima and Kangawa 2005）。UAG 缺乏酰基，循环中大部分以这种形式存在（Gauna et al. 2005；Wiedmer et al. 2007），它具有生物活性，但无法直接激活神经内分泌功能（Muller et al. 2015；Kojima and Kangawa 2005；Broglio et al. 2004），提示存在一些无需酰基化活化的 GHS 受体亚型（Muller et al. 2015；Wiedmer et al. 2007；Gil-Campos et al. 2006）。前促胃生长素原或 UAG 酰基化的机制尚未明确。近期发现了一种酰基转移酶，名为 GOAT，在一定程度上可以直接通过摄入食物中的脂肪将胃生长素酰基化（Muller et al. 2015；Yang et al. 2008）。GOAT 和胃生长素有相同的组织表达谱，在脊椎动物中是高度保守的序列（Muller et al. 2015）

AG 的发现紧跟在 UAG 之后，随之胃生长素被发现参与摄食和能量消耗的调节。AG 是现今已知的最强的外周促食欲激素（Muller et al. 2015；Wiedmer et al. 2007；Choi et al. 2003）。在动物和人类研究中，与其他厌食肠肽相比，AG 具有增加食欲和食物摄入的作用（Wiedmer et al. 2007）。除了 AG 明确的促食欲作用，UAG 在调节食欲中的确切机制仍存在争议（Choi et al. 2003）。UAG 可能通过下丘脑来减少摄食和延迟胃排空，从而导致能量负平衡（Delhanty et al. 2012）。胃生长素的 2 种形式在外周都影响能量代谢，主要是影响脂肪氧化（Wortley et al. 2004,2005）。AG 和 UAG 可减少细胞脂肪氧化，促进脂肪生成，从而导致脂肪组织增加（Wiedmer et al. 2007；Thompson et al. 2004；Zhang et al. 2004）。与其对摄食和能量平衡的影响一致的是，人循环中胃生长素水平与体重指数呈负相关（Wiedmer et al. 2007；Paik et al. 2006；Leite-Moreira and Soares 2007）。一些研究提示原发性肥胖人群中胃生长素分泌不足是机体对体重变化反应功能障碍所致（Cummings et al. 2002）。胃绕道减肥手术被证实可改变葡萄糖代谢动力学和葡萄糖调节激素分泌，可能是继发于前肠解剖结构重排以及随之而来的 PYY、GLP-1 水平增加和胃生长素水平降低（Barazzoni et al. 2007；Zwirska-Korczala et al. 2007）。目前大部分数据都是来源于单纯分析总胃生长素水平的研究。近期的研究显示 UAG 水平在肥胖人群中降低，但 AG 的研究（也包含儿童研究）未发现一致的结论（Gualillo et al. 2001；Cortelazzi et al. 2003；Chanoine et al. 2002；Bellone et al. 2004,2012a；Soriano-Guillen et al. 2004）。UAG 和 AG 在胰腺 β 细胞分泌和葡萄代谢

上作用相反（Muller et al. 2015；Prodam et al. 2008）。AG可能促进胰岛素敏感度下降，提示其致糖尿病作用；而UAG至少可以在胰腺水平发挥代谢功效来抵消AG所造成的改变（Gauna et al. 2005；Wiedmer et al. 2007）。研究证实在儿童期、青春期和成人期，胰岛素通过抑制作用来调节胃生长素水平（Muller et al. 2015；Wiedmer et al. 2007；Baldelli et al. 2006）。胃生长素的分泌也受到营养素、主要是碳水化合物的影响，由于不同研究结果不一致，脂肪和蛋白在其中的确切作用尚未明确（Muller et al. 2015；Wiedmer et al. 2007）。和脂肪相比，蛋白能够更有效地降低胃生长素水平（Muller et al. 2015），而另一方面脂肪和氨基酸似乎对胃生长素分泌急性期控制上的作用微不足道（Prodam et al. 2006）。尽管如此，胃生长素具有促进生长合成过程的功能，需要注意的是儿童期摄入混合食物并不像成人那样会抑制总胃生长素水平，提示其调节可能与年龄相关（Muller et al. 2015；Wiedmer et al. 2007；Nakahara et al. 2008；Prodam et al. 2014a）。除了肥胖儿童和青少年，至少在瘦体型儿童中胃生长素的抑制似乎从青春期开始。相反，无论年龄或体重如何，总胃生长素水平在OGTT后下降（Prodam et al. 2014a）。

越来越多的证据表明胃生长素的作用通过尚未明确的机制影响着更为复杂的途径，包括额外的生理功能，例如学习和记忆、心理应激、心情和焦虑、抑郁、睡眠／觉醒周期、抗惊厥作用，促胸腺生成以及衰老（Muller et al. 2015；Prodam et al. 2011）。

孕期，母亲或胎盘来源的胃生长素通过增加孕母食欲和促进营养素向胎儿传输以保证正能量平衡，在胎儿和新生儿发育中起着重要的作用（Valsamakis et al. 2014）。胎儿期和新生儿期胃生长素的调节和分泌机制尚未阐明，近年来该方面研究甚多。已证实从孕20~22周开始，胎儿脐血中即可检测到胃生长素，整个孕期至出生保持相对稳定水平，生后头2年增加达到高峰（Soriano-Guillen et al. 2004；Whatmore et al. 2003；Bideci et al. 2008；Kasa-Vubu et al. 2007；Pomerants et al. 2006；Savino et al. 2012a）。虽然胃生长素可能源于母亲或胎盘，但胎儿血中所检测到胃生长素的都直接由胎儿产生（Savino et al. 2012a；Warchol et al. 2014）。免疫反应性的胃生长素细胞从孕10周开始就出现在胎儿胃、十二指肠、胰腺和肺脏（Mitrovie et al. 2014）。胃生长素在胎儿动脉血和静脉血浓度近似，孕后期胎盘中几乎无表达（Cortelazzi et al. 2003；Bellone et al. 2006）。

SGA新生儿体内胃生长素水平高于AGA或LGA（Stock et al. 2005；Soriano-Guillen et al. 2004；Bunt et al. 2003），宫内生长迟缓（intrauterine growth retardation，IUGR）体内水平也增高（Chiesa et al. 2008），这些均提示胃生长素在胎儿宫内营养不良时适应性变化中的作用。除此之外在母乳喂养婴儿中，脐带血低胃生长素水平与生后至3个月和12个月生长缓慢相关（James et al. 2004；Savino et al. 2005）。这些依据并不能明确排除胃生长素在控制促生长激素分泌中的作用，但明确提示胃生长素参与近期和远期的能量平衡调节（Bellone et al. 2006；Savino et al. 2005）。早产AGA新生儿出生时体内总胃生长素水平较高（Chen et al. 2012；Cortelazzi et al. 2003；Bellone et al. 2016；Chiesa et al. 2008；Lanyi et al. 2008）。新生儿期高胃生长素水平可能影响日后激素水平。事实上早产出生的儿童体内高胃生长素水平可持续至青春期（Savino et al. 2012a）。目前尚不清楚早产儿生后胃生长素水平增高是独立发生的，还是取决于性别、体重或分娩方式（Bellone et al. 2006）。近期研究发现，胃生长素水平与出生时胎龄、出生体重、体质指数、头围以及生后第15天人体测量值呈正相关（Kahveci et al. 2015）。早产儿出生时胃生长素水平与达到每日推荐摄入量的时间和体重增加速率呈正相关，提示胃生长素可预测生后生长。因此出生时体内胃生长素水平增高的新生儿达到推荐摄入量的时间可能延迟（Chen et al. 2012）。另有报道，胃生长素水平自生后至日龄4天之间升高，似与体重和人体测量指标呈负相关（Soriano-Guillen et al. 2004；Bellone et al. 2006）。

早产AGA新生儿在生后最初几天进食后很难引发胃生长素分泌，提示胃生长素在新生儿中可能体现了合成代谢驱动（Bellone et al. 2006；James et al. 2004）。胃生长素在早产儿和足月儿生后第2天与肠内摄入营养素呈正相关（Hubler et al. 2006）。血胃生长素水平受到进食影响，其水平在足月AGA中从生后第一个月开始随着禁食时间延长而逐渐增加（Savino et al. 2006a）。胃生长素分泌似乎受到肠内营养类别的影响，提示其在肠道发育和成熟中的作用。配方乳喂养的婴儿在4月龄时体内胃生长素和IGF-1水平高于母乳喂养婴儿，虽然他们在人体测量指标上无差异（Savino et al. 2005）。6月龄时，添加辅食的人工喂养婴儿体内胃生长素水平高于纯人工喂养的婴儿（Savino et al. 2006a）。已证实母乳喂养足月婴儿体内胃生长素水平在 1 月龄时与 BMI（Cesur et al. 2012），12 月龄时与体重增长呈负相关（Savino et al. 2005, 2006a），配方乳喂养的婴儿无此相关性．这些数据所显示的胃生长素调节紊乱可能与纯母乳喂养小于 6 个月的婴儿存在体重过度增长高危风险相关（Kalies et al. 2005）。此外，与母乳相比，婴儿配方乳中缺乏一些成分，例如胃生长素，因而可能影响肠道成熟和脂肪沉积。成熟母乳中胃生长素含量高于初乳，早产成熟母乳胃生长素水平略低（Han et al. 2014）。需要指出的是哺乳期前 6 个月内母乳中总胃生长素和 AG 水平逐渐增加，该水平与母乳喂养的婴儿体内水平变化一致（Savino et al. 2006a；Cesur et al. 2012；Ilcol and Hizli 2007；Savino et al. 2012b）。初乳中胃生长素水平与出生时体重及人体测量指标呈正相关（Han et al. 2014）。也有研究显示 4 个月时母乳 AG 水平和婴儿生后早期体重增长呈正相关（Cesur et al. 2012）。

近期，有假设提出胃生长素可能参与成人炎症反应（Prpdam and Filigheddu 2014），有研究发现新生儿感染时胃生长素循环水平增高（Siahanidou et al. 2015）

一些预实验分析了新生儿体内的 AG 水平，证实 AG 在循环和粪便中都存在。AG，AG/ 总胃生长素比值在脐静脉血中更高，提示胎盘可以生成 AG 并将其中的一小部分转运至胎儿循环（Yokota et al. 2005）。早产儿和 SGA 新生儿体内 AG 高于足月儿和 AGA（Shimizu et al. 2007；Holst et al. 2007）。有趣的是，脐血 AG 水平低于母血，其酰化过程可能受到胎盘的皮质醇影响（Lanyi et al. 2008）。这需要更多深入研究以阐明新生儿体内不同形式的确切作用。生理状况下的新生儿，与日后的儿童期相比，体内 UAG 水平高而 AG 水平低。此外，他们体内 AG/UAG 比例比正常和肥胖儿童低，提示出生时两种不同形式的胃生长素对代谢的影响作用不同（Bellone et al. 2012b）。

35.3.4.2 肥胖抑制素（Obestatin）

2005 年 Zhang 和同事发现了一个源自前促胃生长素原（prepro 胃生长素）序列中保守区域的由 23 个氨基酸组成的多肽，将其命名为肥胖抑制素（Obestatin）。肥胖抑制素是类似于 GLP-1 的酰化物，起初被描述为 GPR39 孤儿受体的活性配体（Bellone et al. 2006），但近期关于此争论较多（Muller et al. 2005；Tang et al. 2008；Gourcerol et al. 2007）。与胃生长素相似，肥胖抑制素在一些组织中表达，包括胃、十二指肠、胰腺和大脑（Zhang et al. 2005）。最初，肥胖抑制素被认为是一种调节食欲和体重的新多肽（Holst et al. 2007），可以抑制摄食、空肠蠕动和体重增加（Zhang et al. 2014）。但随之的研究未能证明其降低食欲和抗肥胖效用，因此有学者提出肥胖抑制素仅仅是胃生长素相关多肽（Qader et al. 2008）。与其他肠肽不同，关于肥胖抑制素对胰岛素分泌的调节作用研究有限且存在争议（Tang et al. 2008；Gourcerol et al. 2007）。另一方面，体外研究观察到肥胖抑制素可减少研究对象的 2 型糖尿病、1 型糖尿病和肥胖，增加厌食（Muller et al. 2015；Harada et al. 2008；Prodam et al. 2014b）。

与研究热点胃生长素一样，肥胖抑制素作为最新发现的肠肽，在儿科领域的研究也日益增加（Nakahara et al. 2008；Zou et al. 2009），但新生儿数据有限。肥胖抑制素与体重的关系不同的研究结果大相径庭，其在新生儿时期的作用也未明了。SGA 新生儿空腹肥胖抑制素水平较 LGA 高，但与早产儿和足月儿无差异（Zhang et al. 2014）。一项研究显示，AGA 和 LGA 脐血肥胖抑制素水平无差异，阴性结果可能与样本量有关（Boutsikou et al. 2013）。此外，有研究发现母乳中可检测到肥胖抑制素，哺乳母亲与母乳喂养婴儿体内肥胖抑制素水平呈正相关（Savino et al. 2012b）。这些研究结果提示肥胖抑制素可能对胎儿或新生儿生长发育有作用，同时对进食行为产生影响。但需要进一步深入研究阐明胃生长素、肥胖抑制素与宫内 / 生后发育的关系。

35.3.5 胃动素

胃动素（motilin）是由十二指肠和空肠的内分泌细胞所分泌的含 22 个氨基酸的多肽。它与 GPR38 结合并将其激活，进而刺激消化器官的动力（Poitras and Peeters 2008）。胃动素通过激发收缩期 III 相的周期性移行性复合运动（migrating motor complex，MMC）来调节胃肠动力（Itoh 1997）。在消化间期的空腹时期胃动素水平呈现每 90~120 分钟的周期性增高（Poitras and Peeters 2008；Itoh 1997）。胃动素促进肠动力的机制尚未完全阐明。肠道内含胃动素的细胞和肠神经元仅能从黏膜上皮的基底膜层分离得到。MMC 活动对阿托品敏感，迷走神经切断术后可完全破坏 MMC 活动，但胃动素受体（GPR38）并未被证实存在于迷走神经或结状神经节中（Itoh 1997；Nishikubo et al. 2005）。GPR38 在大脑中有表达，提示胃动素对摄食的调节作用（Savino et al. 2006a）。胃动素前体和胃生长素前体在序列上存在 50% 相似度，因此 Tomasetto 最初将胃生长素命名为胃动素相关肽（Tomasetto et al. 2000）。近来胃动素被纳入胃生长素肽家族。GPR38 和 GHS 受体 1α 受体同属于 G 蛋白偶联受体家族，序列相似度 53%（Poitras and Peeters 2008）。此外，胃生长素和胃动素都位于十二指肠和空肠相同的内分泌细胞和分泌颗粒中（Wierup et al. 2007）。

已有关于新生儿期胃动素在肠道发育中作用的研究。胎儿 8~11 周时就出现了胃动素分泌细胞，孕 12~15 周时其分布已近似于成人（Bryant et al. 1982）。研究发现胎龄 <32 周的早产儿十二指肠上皮细胞已有胃动素表达（Nishikubo et a. 2005）。与年长儿童和成人相比，开始肠内喂养后的早产儿和 SGA 婴儿体内胃动素水平更高（Janik et al. 1982；Mahmoud et al. 1988；Shulman and Kanarek 1993）。近期研究发现益生元可调节早产儿胃动素分泌；与常规早产儿配方乳相比，一种富含益生元（低聚寡糖：短链低聚半乳糖，长链低聚果糖）的配方乳可以显著增加胃动素水平，同时减少胃潴留（Dasopoulou et al. 2015）。母乳中也含有胃动素，其在婴儿胃内的消化会被母乳本身所减缓，提示了胃动素在新生儿肠道中的生物学作用（De Clercq et al. 1998）。研究还发现罹患肠绞痛的婴儿体内胃动素水平较高，提示胃动素在肠功能紊乱中的作用（Lothe et al. 1987；Savino et al. 2006b）。胃动素受体拮抗剂可成为临床上治疗肠绞痛的潜在药物制剂（Poitras and Peeters 2008）。

35.3.6 胆囊收缩素

胆囊收缩素（cholecystokinin，CCK）是首个被描述的抑制啮齿类动物摄食的肠道激素（Gibbs et al. 1973）。CCK 在中枢神经系统和周围脏器组织中均广泛分布，尤其是在十二指肠和空肠黏膜的 I 细胞中（Moran 2000）。CCK 在血液循环中以不同形式存在，主要是 CCK-8、CCK-33 和 CCK-39（Konturek et

al. 2004）。已分离出 2 种 CCK 受体亚型：CCK$_A$ 在迷走神经、肠神经元、胰腺和中枢中表达；CCK$_B$ 在迷走神经传入纤维、大脑和胃部表达（Moran 2000）。CCK 在不同组织中活性不同，包括促进胰酶分泌和刺激胆囊收缩（Neary et al. 2004）。

CKK 可作为饱食信号，尤其是在摄食行为的短期调节中（Konturek et al. 2004；Moran 2000；Woods 2004）。它与瘦素协同作用于下丘脑区域（Konturek et al. 2004；Gibbs et al. 1973）。CKK 的效用在迷走神经切断术后被削弱（Konturek et al. 2004；Moran 2000；Woods 2004）。

静脉注入 CCK 后会迅速产生短效的摄食抑制作用，30 分钟左右达高峰（Shulman and Kanarek 1993）。高剂量 CCK 引发恶心、呕吐和味觉厌恶（Weat et al. 1987）。CCK 主要是抑制脂肪吸收（Covasa et al. 2001）。CKK 的摄食抑制作用在高剂量摄入和持续输注时会通过功能性脱敏而产生耐受性（Moran 2000）。餐前间断摄入 CCK 可维持其厌食效用，但可能会通过增加日进食餐数达到补偿作用，因此 CCK 在总食物摄入和体重上仅有温和的效果（West et al. 1987）。

CCK 刺激胆囊收缩的同时还有厌食作用。新生儿期研究显示 CCK 水平在母乳喂养后迅速增加，达高峰后 10 分钟开始下降，随后在 30 分钟和 60 分钟出现 2 次升高。首个 CCK 高峰可发挥促进消化作用，而第 2 个高峰可能有抑制食欲的作用（Uvnas-Moberg et al. 1993）。母乳喂养期间单次摄入较大容量的奶液会增加 CCK 水平（Marchini and Linden 1992）。小鼠实验研究了关于 CCK 影响婴儿饱腹感的机制，CCK 的厌食效用似乎受到第三脑室室管膜细胞上的 CCK-1 受体暂时表达的调控（Ozaki et al. 2013）。还有研究发现，限制孕期饮食的母鼠所分娩的 IUGR 小鼠出生时和日后体内 CCK 水平，雄性 IUGR 小鼠出生时血浆 CCK 水平和胃肠基因表达增加，成年后下降。这些发现提示随着其他促进食欲和抑制食欲肠肽的基因表达改变，CCK 表达早期升高后下降为解释孕母营养不良导致 IUGR 子代所表现出的食欲过盛和肥胖提供了理论依据（Nagata et al. 2011）。足月新生儿 CCK 水平与日龄呈负相关（Uvnas-Moberg et al. 1993）。早产 AGA 和 SGA 婴儿相比，生后 1 小时脐血 CCK 水平增高程度无差异（Tornhage et al. 1995，1996）。胃管喂养后血浆 CCK 水平增高仅见于接受袋鼠式护理的早产儿，关于此

发现仍在研究中 (Tornhage et al. 1998)。高危新生儿预防性应用 CCK 可能有助于预防静脉营养相关性胆汁淤积 (Teitelbaum et al. 1997)。尽管如此, CCK 在肠道成熟中的作用仍未明了。关于 CCK 对内脏敏感性的影响, 有研究发现, 大鼠生后早期抗生素诱导的肠道微生物菌群紊乱可诱发雄性大鼠内脏高敏感性, 该过程通过 CCK 受体 B 介导 (O'Mahony et al. 2014)。

35.4 治疗

肠道产生和母乳中所含有的生物活性肽、激素和因子被证实可促进肠道发育和功能成熟, 其作用受到营养素的调节。这些发现大部分源于早产儿和 SGA 婴儿的研究。这些多是 20 年前的研究, 近年来发现新的肠肽, 因此目前存在很大的知识鸿沟。源于这些激素的众多复合物成分可能被用于早产儿和结肠功能紊乱的治疗, 但需要进一步的生理学和药物学研究。日后, 需要更多的深入研究以阐述这些肽的完整功能, 以及母乳、配方乳和固体食物与肠道之间的交互作用。营养学是一个重要的课题, 其中激素对这一营养代谢复杂过程的影响极具挑战。

参考文献

Adams SH, Lei C, Jodka CM et al (2006) PYY[3-36] administration decreases the respiratory quotient and reduces adiposity in diet-induced obese mice. J Nutr 136:195–201

Adrian TE, Smith HA, Calvert SA et al (1986) Elevated plasma peptide YY in human neonates and infants. Pediatr Res 20:1225–1227

Agostoni C (2005) Ghrelin, leptin and the neurometabolic axis of breastfed and formula-fed infants. Acta Paediatr 94:523–525

Althage MC, Ford EL, Wang S et al (2008) Targeted ablation of glucose-dependent insulinotropic polypeptide-producing cells in transgenic mice reduces obesity and insulin resistance induced by a high fat diet. J Biol Chem 283:18365–18376

Amato A, Baldassano S, Mulè F (2016) GLP2: an underestimated signal for improving glycaemic control and insulin sensitivity. J Endocrinol 229:R57–R66

Amin H, Holst JJ, Hartmann B et al (2008) Functional ontogeny of the proglucagon-derived peptide axis in the premature human neonate. Pediatrics 121:e180–e186

Bahrami J, Longuet C, Baggio LL et al (2010) The glucagon-like peptide-2 receptor modulates islet adaptation to metabolic stress in the ob/ob mouse. Gastroenterology 139:857–868

Baldassano S, Amato A (2014) GLP-2: what do we know?

What are we going to discover? Regul Pept 194-195:6–10

Baldassano S, Rappa F, Amato A et al (2015) GLP-2 as beneficial factor in the glucose homeostasis in mice fed a high fat diet. J Cell Physiol 230:3029–3036

Baldassano S, Amato A, Caldara GF, Mulè F (2016) Glucagon-like peptide-2 treatment improves glucose dysmetabolism in mice fed a high fat diet. Endocrine 54(3):648–656

Baldelli R, Bellone S, Castellino N et al (2006) Oral glucose load inhibits circulating ghrelin levels to the same extent in normal and obese children. Clin Endocrinol 64:255–259

Barazzoni R, Zanetti M, Ferreira C et al (2007) Relationships between desacylated and acylated ghrelin and insulin sensitivity in the metabolic syndrome. J Clin Endocrinol Metab 92:3935–3940

Batterham RL, Cowley MA, Small CJ et al (2002) Gut hormone PYY(3-36) physiologically inhibits food intake. Nature 418:650–654

Batterham RL, Cohen MA, Ellis SM et al (2003) Inhibition of food intake in obese subjects by peptide YY3-36. N Engl J Med 349:941–948

Bellone S, Rapa A, Vivenza D et al (2004) Circulating ghrelin levels in the newborn are positively associated with gestational age. Clin Endocrinol 60:613–617

Bellone S, Baldelli R, Radetti G et al (2006) Ghrelin secretion in preterm neonates progressively increases and is refractory to the inhibitory effect of food intake. J Clin Endocrinol Metab 91:1929–1933

Bellone S, Prodam F, Savastio S et al (2012a) Acylated and unacylated ghrelin levels in normal weight and obese children: influence of puberty and relationship with insulin, leptin and adiponectin levels. J Endocrinol Investig 35(2):191–197

Bellone S, Prodam F, Savastio S et al (2012b) Acylated/unacylated ghrelin ratio in cord blood: correlation with anthropometric and metabolic parameters and pediatric lifespan comparison. Eur J Endocrinol 166:115–120

Berseth CL, Nordyke CK, Valdes MG et al (1992) Responses of gastrointestinal peptides and motor activity to milk and water feedings in preterm and term infants. Pediatr Res 31:587–590

Bideci A, Camurdan MO, Yesilkaya E et al (2008) Serum ghrelin, leptin and resistin levels in adolescent girls with polycystic ovary syndrome. J Obstet Gynaecol Res 34:578–584

Boutsikou T, Briana DD, Boutsikou M et al (2013) Cord blood chemerin and obestatin levels in large for gestational age infants. J Matern Fetal Neonatal Med 26(2):123–126

Broglio F, Gottero C, Prodam F et al (2004) Non-acylated ghrelin counteracts the metabolic but not the neuroendocrine response to acylated ghrelin in humans. J Clin Endocrinol Metab 89:3062–3065

Brøns C, Saltbæk PN, Friedrichsen M et al (2016) Endocrine and metabolic diurnal rhythms in young adult men born small vs appropriate for gestational age. Eur J Endocrinol 175:29–40

Bryant MG, Buchan AM, Gregor M et al (1982) Development of intestinal regulatory peptides in the human fetus. Gastroenterology 83:47–54

Bunt JC, Salbe AD, Tschop MH et al (2003) Cross-sectional and prospective relationships of fasting plasma ghrelin concentrations with anthropometric measures in pima Indian children. J Clin Endocrinol Metab 88:3756–3761

Burrin DG, Stoll B (2002) Key nutrients and growth factors for the neonatal gastrointestinal tract. Clin Perinatol 29:65–96

Calanna S, Christensen M, Holst JJ et al (2013) Secretion of glucose-dependent insulinotropic polypeptide in patients with type 2 diabetes: systematic review and meta-analysis of clinical studies. Diabetes Care 36:3346–3352

Cani PD, Possemiers S, Van de Wiele T et al (2009) Changes in gut microbiota control inflammation in obese mice through a mechanism involving GLP-2-driven improvement of gut permeability. Gut 58:1091–1103

Cesur G, Ozguner F, Yilmaz N, Dundar B (2012) The relationship between ghrelin and adiponectin levels in breast milk and infant serum and growth of infants during early postnatal life. J Physiol Sci 62(3):185–190

Chanoine JP, Yeung LP, Wong AC, Birmingham CL (2002) Immunoreactive ghrelin in human cord blood: relation to anthropometry, leptin, and growth hormone. J Pediatr Gastroenterol Nutr 35:282–286

Chaudhri OB, Wynne K, Bloom SR (2008) Can gut hormones control appetite and prevent obesity? Diabetes Care 31(Suppl 2):S284–S289

Chen X, Du X, Zhu J et al (2012) Correlations of circulating peptide YY and ghrelin with body weight, rate of weight gain, and time required to achieve the recommended daily intake in preterm infants. Braz J Med Biol Res 45:656–664

Chiesa C, Osborn JF, Haass C et al (2008) Ghrelin, leptin, IGF-1, IGFBP-3, and insulin concentrations at birth: is there a relationship with foetal growth and neonatal anthropometry? Clin Chem 54:550–558

Choi K, Roh SG, Hong YH et al (2003) The role of ghrelin and growth hormone secretagogues receptor on rat adipogenesis. Endocrinology 144:754–759

Cohen MA, Ellis SM, le Roux CW et al (2003) Oxyntomodulin suppresses appetite and reduces food intake in humans. J Clin Endocrinol Metab 88:4696–4701

Corpeleijn WE, van Vliet I, de Gast-Bakker DA et al (2008) Effect of enteral IGF-1 supplementation on feeding tolerance, growth, and gut permeability in enterally fed premature neonates. J Pediatr Gastroenterol Nutr 46:184–190

Cortelazzi D, Cappiello V, Morpurgo PS et al (2003) Circulating levels of ghrelin in human fetuses. Eur J Endocrinol 149:111–116

Covasa M, Marcuson JK, Ritter RC (2001) Diminished satiation in rats exposed to elevated levels of endogenous or exogenous cholecystokinin. Am J Phys Regul Integr Comp Phys 280:R331–R337

Cummings DE, Weigle DS, Frayo RS et al (2002) Plasma ghrelin levels after diet-induced weight loss or gastric bypass surgery. N Engl J Med 346:1623–1630

Dakin CL, Gunn I, Small CJ et al (2001) Oxyntomodulin inhibits food intake in the rat. Endocrinology 142:4244–4250

Dakin CL, Small CJ, Batterham RL et al (2004) Peripheral oxyntomodulin reduces food intake and body weight gain in rats. Endocrinology 145:2687–2695

Dasopoulou M, Briana DD, Boutsikou T et al (2015) Motilin and gastrin secretion and lipid profile in preterm neonates following prebiotics supplementation: a double-blind randomized controlled study. JPEN J Parenter Enteral Nutr 39(3):359–368

De Clercq P, Springer S, Depoortere I, Peeters TL (1998) Motilin in human milk: identification and stability during digestion. Life Sci 63:1993–2000

de Moura EG, Lisboa PC, Passos MC (2008) Neonatal programming of neuroimmunomodulation–role of adipocytokines and neuropeptides. Neuroimmunomodulation 15:176–188

Degen L, Oesch S, Casanova M et al (2005) Effect of peptide YY3-36 on food intake in humans. Gastroenterology 129:1430–1436

Delhanty PJ, Neggers SJ, van der Lely AJ (2012) Mechanisms in endocrinology: ghrelin: the differences between acyl- and des-acyl ghrelin. Eur J Endocrinol 167:601–608

Díaz M, Bassols J, Sebastiani G et al (2015) Circulating GLP-1 in infants born small-for-gestational-age: breast-feeding versus formula-feeding. Int J Obes 39:1501–1503

Dong CX, Zhao W, Solomon C et al (2014) The intestinal epithelial insulin-like growth factor-1 receptor links glucagon-like peptide-2 action to gut barrier function. Endocrinology 155:370–379

Drucker DJ (2002) Biological actions and therapeutic potential of the glucagon-like peptides. Gastroenterology 122:531–544

Drucker DJ, Yusta B (2014) Physiology and pharmacology of the enteroendocrine hormone glucagon-like peptide-2. Annu Rev Physiol 76:561–583

Du X, Kosinski JR, Lao J et al (2012) Differential effects of oxyntomodulin and GLP-1 on glucose metabolism. Am J Physiol Endocrinol Metab 303:E265–E271

Fallucca F, Kuhl C, Lauritsen KB et al (1985) Gastric inhibitory polypeptide (GIP) concentration in human amniotic fluid. Horm Metab Res 17:251–255

Flatt PR (2007) Effective surgical treatment of obesity may be mediated by ablation of the lipogenic gut hormone gastric inhibitory polypeptide (GIP): evidence and clinical opportunity for development of new obesity-diabetes drugs? Diab Vasc Dis Res 4:151–153

Flatt PR (2008) Dorothy Hodgkin Lecture 2008. Gastric inhibitory polypeptide (GIP) revisited: a new therapeutic target for obesity-diabetes? Diabet Med 25:759–764

Garcia-Diaz D, Campion J, Milagro FI, Martinez JA (2007) Adiposity dependent apelin gene expression: relationships with oxidative and inflammation markers. Mol Cell Biochem 305:87–94

Gardiner JV, Jayasena CN, Bloom SR (2008) Gut hormones: a weight off your mind. J Neuroendocrinol 20:834–841

Gault VA, Irwin N, Green BD et al (2005) Chemical ablation of gastric inhibitory polypeptide receptor action by daily (Pro3)GIP administration improves glucose tolerance and ameliorates insulin resistance and abnormalities of islet structure in obesity-related diabetes. Diabetes 54:2436–2446

Gauna C, Delhanty PJ, Hofland LJ et al (2005) Ghrelin stimulates, whereas des-octanoyl ghrelin inhibits, glucose output by primary hepatocytes. J Clin Endocrinol Metab 90:1055–1060

Geloneze B, Lima MM, Pareja JC et al (2013) Association of insulin resistance and GLP-2 secretion in obesity: a pilot study. Arq Bras Endocrinol Metabol 57:632–635

Ghigo E, Arvat E, Giordano R et al (2001) Biologic activities of growth hormone secretagogues in humans. Endocrine 14:87–93

Gibbs J, Young RC, Smith GP (1973) Cholecystokinin decreases food intake in rats. J Comp Physiol Psychol 84:488–495

Gil-Campos M, Aguilera CM, Canete R, Gil A (2006) Ghrelin: a hormone regulating food intake and energy homeostasis. Br J Nutr 96:201–226

Gourcerol G, St-Pierre DH, Tache Y (2007) Lack of obestatin effects on food intake: should obestatin be renamed ghrelin-associated peptide (GAP)? Regul Pept 141:1–7

Grigoryan M, Kedees MH, Guz Y, Teitelman G (2012) Phenotype of entero-endocrine L cells becomes restricted during development. Dev Dyn 241:1986–1992

Gualillo O, Caminos J, Blanco M et al (2001) Ghrelin, a novel placental-derived hormone. Endocrinology 142:788–794

Guan X, Shi X, Li X, Chang B et al (2012) GLP-2 receptor in POMC neurons suppresses feeding behavior and gastric motility. Am J Physiol Endocrinol Metab 303:E853–E864

Han L, Li M, Yu X et al (2014) Assay of adiponectin, leptin, true insulin and ghrelin levels in preterm human milk, and its relationship with infants growth. Zhonghua Er Ke Za Zhi 52(7):510–515

Harada T, Nakahara T, Yasuhara D et al (2008) Obestatin, acyl ghrelin, and des-acyl ghrelin responses to an oral glucose tolerance test in the restricting type of anorexia nervosa. Biol Psychiatry 63:245–247

Heijboer AC, Pijl H, Van den Hoek AM et al (2006) Gut-brain axis: regulation of glucose metabolism. J Neuroendocrinol 18:883–894

Hellstrom PM, Geliebter A, Naslund E et al (2004) Peripheral and central signals in the control of eating in normal, obese and binge-eating human subjects. Br J Nutr 92(Suppl 1):S47–S57

Heptulla RA, Tamborlane WV, Cavaghan M et al (2000) Augmentation of alimentary insulin secretion despite similar gastric inhibitory peptide (GIP) responses in juvenile obesity. Pediatr Res 47:628–633

Higgins PB, Fernandez JR, Garvey WT et al (2008) Entero-insular axis and postprandial insulin differences in African American and European American children. Am J Clin Nutr 88:1277–1283

Hill ME, Asa SL, Drucker DJ (1999) Essential requirement for Pax6 in control of enteroendocrine proglucagon gene transcription. Mol Endocrinol 13:1474–1486

Holst JJ (2007) The physiology of glucagon-like peptide 1. Physiol Rev 87:1409–1439

Holst B, Egerod KL, Schild E et al (2007) GPR39 signaling is stimulated by zinc ions but not by obestatin. Endocrinology 148:13–20

http://www.ema.europa.eu/ema/index.jsp?curl=pages/medicines/human/orphans/2009/11/human_orphan_000210.jsp&mid=WC0b01ac058001d12b

Hubler A, Rippel C, Kauf E et al (2006) Associations between ghrelin levels in serum of preterm infants and enteral nutritional state during the first 6 months after birth. Clin Endocrinol 65:611–616

Ilcol YO, Hizli B (2007) Active and total ghrelin concentrations increase in breast milk during lactation. Acta Paediatr 96:1632–1639

Irwin N, Flatt PR (2015) New perspectives on exploitation of incretin peptides for the treatment of diabetes and related disorders. World J Diabetes 6:1285–1295

Itoh Z (1997) Motilin and clinical application. Peptides 18:593–608

James RJ, Drewett RF, Cheetham TD (2004) Low cord ghrelin levels in term infants are associated with slow weight gain over the first 3 months of life. J Clin Endocrinol Metab 89:3847–3850

Janik JS, Track NS, Filler RM (1982) Motilin, human pancreatic polypeptide, gastrin, and insulin plasma concentrations in fasted children. J Pediatr 101:51–56

Jia X, Brown JC, Ma P et al (1995) Effects of glucose-dependent insulinotropic polypeptide and glucagon-like peptide-I-(7-36) on insulin secretion. Am J Phys 268:E645–E651

Kahveci H, Laloglu F, Kilic O, Ciftel M, Kara M, Laloglu E, Yildirim A, Orbak Z, Ertekin V, Cesur Y (2015) Fasting and postprandial glucose, insulin, leptin, and ghrelin values in preterm babies and their mothers: relationships among their levels, foetal growth, and neonatal anthropometry. J Matern Fetal Neonatal Med 28(8):916–921

Kalies H, Heinrich J, Borte N et al (2005) The effect of breastfeeding on weight gain in infants: results of a birth cohort study. Eur J Med Res 10:36–42

Kasa-Vubu JZ, Rosenthal A, Murdock EG, Welch KB (2007) Impact of fatness, fitness, and ethnicity on the relationship of nocturnal ghrelin to 24-hour luteinizing hormone concentrations in adolescent girls. J Clin Endocrinol Metab 92:3246–3252

Kawamata R, Suzuki Y, Yada Y et al (2014) Gut hormone profiles in preterm and term infants during the first 2 months of life. J Pediatr Endocrinol Metab 27(7–8):717–723

Kawamata R, Suzuki Y, Yada Y et al (2015) Gut hormones of preterm infants with abdominal symptoms and hypothyroxinemia. Pediatr Int 57:614–619

Kim SJ, Nian C, Karunakaran S et al (2012) GIP-overexpressing mice demonstrate reduced diet-induced obesity and steatosis, and improved glucose homeostasis. PLoS One 7:e40156

King KC, Oliven A, Kalhan SC (1989) Functional enteroinsular axis in full-term newborn infants. Pediatr Res 25:490–495

Knip M, Kaapa P, Koivisto M (1993) Hormonal enteroinsular axis in newborn infants of insulin-treated diabetic mothers. J Clin Endocrinol Metab 77:1340–1344

Kojima M, Kangawa K (2005) Ghrelin: structure and function. Physiol Rev 85:495–522

Konturek SJ, Konturek JW, Pawlik T, Brzozowski T

(2004) Brain-gut axis and its role in the control of food intake. J Physiol Pharmacol 55:137–154

Lambeir AM, Durinx C, Scharpe S, De Meester I (2003) Dipeptidyl-peptidase IV from bench to bedside: an update on structural properties, functions, and clinical aspects of the enzyme DPP IV. Crit Rev Clin Lab Sci 40:209–294

Lanyi E, Varnagy A, Kovacs KA et al (2008) Ghrelin and acyl ghrelin in preterm infants and maternal blood: relationship with endocrine and anthropometric measures. Eur J Endocrinol 158:27–33

Lebenthal A, Lebenthal E (1999) The ontogeny of the small intestinal epithelium. JPEN J Parenter Enteral Nutr 23:S3–S6

Leite-Moreira AF, Soares JD (2007) Physiological, pathological and potential therapeutic roles of ghrelin. Drug Discov Today 12:276–288

Lothe L, Ivarsson SA, Lindberg T (1987) Motilin, vasoactive intestinal peptide and gastrin in infantile colic. Acta Paediatr Scand 76:316–320

Lu M, Wheeler MB, Leng XH, Boyd AE III (1993) Stimulation of insulin secretion and insulin gene expression by gastric inhibitory polypeptide. Trans Assoc Am Phys 106:42–53

Lucas A, Sarson DL, Bloom SR, Aynsley-Green A (1980) Developmental aspects of gastric inhibitory polypeptide (GIP) and its possible role in the enteroinsular axis in neonates. Acta Paediatr Scand 69:321–325

Mahmoud EL, Benirschke K, Vaucher YE, Poitras P (1988) Motilin levels in term neonates who have passed meconium prior to birth. J Pediatr Gastroenterol Nutr 7:95–99

Marchini G, Linden A (1992) Cholecystokinin, a satiety signal in newborn infants? J Dev Physiol 17:215–219

Martin GR, Beck PL, Sigalet DL (2006) Gut hormones, and short bowel syndrome: the enigmatic role of glucagon-like peptide-2 in the regulation of intestinal adaptation. World J Gastroenterol 12:4117–4129

Mechanick JI, Kushner RF, Sugerman HJ et al (2008) American Association of Clinical Endocrinologists, the obesity Society, and American Society for Metabolic & Bariatric Surgery Medical guidelines for clinical practice for the perioperative nutritional, metabolic, and nonsurgical support of the bariatric surgery patient. Endocr Pract 14(Suppl 1):1–83

Misra M, Miller KK, Cord J et al (2007) Relationships between serum adipokines, insulin levels, and bone density in girls with anorexia nervosa. J Clin Endocrinol Metab 92:2046–2052

Misra M, Prabhakaran R, Miller KK et al (2008) Prognostic indicators of changes in bone density measures in adolescent girls with anorexia nervosa-II. J Clin Endocrinol Metab 93:1292–1297

Mitrovic O, Cokic V, Dikic D et al (2014) Ghrelin receptors in human gastrointestinal tract during prenatal and early postnatal development. Peptides 57:1–11

Moran TH (2000) Cholecystokinin and satiety: current perspectives. Nutrition 16:858–865

Müller TD, Nogueiras R, Andermann ML et al (2015) Ghrelin. Mol Metab 4:437–460

Mulvihill SJ, Stone MM, Debas HT, Fonkalsrud EW (1985) The role of amniotic fluid in foetal nutrition. J Pediatr Surg 20:668–672

Nagasaki H, Ohta T (2015) Extra-uterine growth and adipocytokines in appropriate-for-gestational-age preterm infants. Pediatr Int. https://doi.org/10.1111/ped.12896

Nagata E, Nakagawa Y, Yamaguchi R et al (2011) Altered gene expressions of ghrelin, PYY, and CCK in the gastrointestinal tract of the hyperphagic intrauterine growth restriction rat offspring. Horm Metab Res 43(3):178–182

Naitoh R, Miyawaki K, Harada N et al (2008) Inhibition of GIP signaling modulates adiponectin levels under high-fat diet in mice. Biochem Biophys Res Commun 376:21–25

Nakahara T, Harada T, Yasuhara D et al (2008) Plasma obestatin concentrations are negatively correlated with body mass index, insulin resistance index, and plasma leptin concentrations in obesity and anorexia nervosa. Biol Psychiatry 64:252–255

Naslund E, Barkeling B, King N et al (1999) Energy intake and appetite are suppressed by glucagon-like peptide-1 (GLP-1) in obese men. Int J Obes Relat Metab Disord 23:304–311

Neary NM, Goldstone AP, Bloom SR (2004) Appetite regulation: from the gut to the hypothalamus. Clin Endocrinol 60:153–160

Nishikubo T, Yamakawa A, Kamitsuji H et al (2005) Identification of the motilin cells in duodenal epithelium of premature infants. Pediatr Int 47(3):248–251

O'Mahony SM, Felice VD, Nally K et al (2014) Disturbance of the gut microbiota in early-life selectively affects visceral pain in adulthood without impacting cognitive or anxiety-related behaviors in male rats. Neuroscience 277:885–901

Ozaki T, Mohammad S, Morioka E et al (2013) Infant satiety depends on transient expression of cholecystokinin-1 receptors on ependymal cells lining the third ventricle in mice. J Physiol 591(5):1295–1312

Ozer EA, Holst JJ, Duman N et al (2009) The relationship between glucagon-like peptide 2 and feeding intolerance in preterm infants. J Trop Pediatr 55:276–277

Padidela R, Patterson M, Sharief N et al (2009) Elevated basal and post-feed glucagon-like peptide 1 (GLP-1) concentrations in the neonatal period. Eur J Endocrinol 160:53–58

Paik KH, Choe YH, Park WH et al (2006) Suppression of acylated ghrelin during oral glucose tolerance test is correlated with whole-body insulin sensitivity in children with Prader-Willi syndrome. J Clin Endocrinol Metab 91:1876–1881

Pais R, Gribble FM, Reimann F (2016) Stimulation of incretin secreting cells. Ther Adv Endocrinol Metab 7:24–42

Perala MM, Kajantie E, Valsta LM et al (2013) Early growth and postprandial appetite regulatory hormone responses. Br J Nutr 110:1591–1600

Persaud SJ, Bewick GA (2014) Peptide YY: more than just an appetite regulator. Diabetologia 57:1762–1769

Pocai A (2013) Action and therapeutic potential of oxyntomodulin. Mol Metab 3:241–251

Poitras P, Peeters TL (2008) Motilin. Curr Opin Endocrinol Diabetes Obes 15:54–57

Pomerants T, Tillmann V, Jurimae J, Jurimae T (2006) Relationship between ghrelin and anthropometrical, body composition parameters and testosterone levels in boys at different stages of puberty. J Endocrinol Investig 29:962–967

Prodam F, Filigheddu N (2014) Ghrelin gene products in acute and chronic inflammation. Arch Immunol Ther Exp (Warsz) 62(5):369–3684

Prodam F, Me E, Riganti F et al (2006) The nutritional control of ghrelin secretion in humans: the effects of enteral vs. parenteral nutrition. Eur J Nutr 45:399–405

Prodam F, Bellone S, Corneli G et al (2008) Ghrelin: a molecular target for weight regulation, glucose and lipid metabolism. Recent Patents Endocrine Metab Immune Drug Discov 2(3):1–1

Prodam F, Bellone S, Ricotti R et al (2011) Ghrelin regulation in epilepsy. Underlying mechanisms of epilepsy. InTech, Prof. Fatima Shad Kaneez (ed). ISBN:978–953–307-765-9, pp 151–180. Available from: http://www.intechopen.com/books/underlying-mechanisms-ofepilepsy/ghrelin-regulation-in-epilepsy

Prodam F, Monzani A, Ricotti R et al (2014a) Systematic review of ghrelin response to food intake in pediatric age, from neonates to adolescents. J Clin Endocrinol Metab 99(5):1556–1568

Prodam F, Cadario F, Bellone S et al (2014b) Obestatin levels are associated with C-peptide and antiinsulin antibodies at the onset, whereas unacylated and acylated ghrelin levels are not predictive of long-term metabolic control in children with type 1 diabetes. J Clin Endocrinol Metab 99(4):E599–E607

Qader SS, Hakanson R, Rehfeld JF et al (2008) Proghrelin-derived peptides influence the secretion of insulin, glucagon, pancreatic polypeptide and somatostatin: a study on isolated islets from mouse and rat pancreas. Regul Pept 146:230–237

Ranganath LR (2008a) The entero-insular axis: implications for human metabolism. Clin Chem Lab Med 46:43–56

Ranganath LR (2008b) Incretins: pathophysiological and therapeutic implications of glucose-dependent insulinotropic polypeptide and glucagon-like peptide-1. J Clin Pathol 61:401–409

Savino F, Fissore MF, Grassino EC et al (2005) Ghrelin, leptin and IGF-I levels in breast-fed and formula-fed infants in the first years of life. Acta Paediatr 94:531–537

Savino F, Grassino EC, Fissore MF et al (2006a) Ghrelin, motilin, insulin concentration in healthy infants in the first months of life: relation to fasting time and anthropometry. Clin Endocrinol 65:158–162

Savino F, Grassino EC, Guidi C et al (2006b) Ghrelin and motilin concentration in colicky infants. Acta Paediatr 95:738–741

Savino F, Lupica MM, Liguori SA et al (2012a) Ghrelin and feeding behaviour in preterm infants. Early Hum Dev 88:S51–S55

Savino F, Benetti S, Lupica MM et al (2012b) Ghrelin and obestatin in infants, lactating mothers and breast milk. Horm Res Paediatr 78(5–6):297–303

Schmidt PT, Naslund E, Gryback P et al (2003) Peripheral administration of GLP-2 to humans has no effect on gastric emptying or satiety. Regul Pept 116:21–25

Sharman-Koendjbiharie M, Hopman WP, Piena-Spoel M et al (2002) Gut hormones in preterm infants with necrotizing enterocolitis during starvation and reintroduction of enteral nutrition. J Pediatr Gastroenterol Nutr 35:674–679

Shimizu T, Kitamura T, Yoshikawa N et al (2007) Plasma levels of active ghrelin until 8 weeks after birth in preterm infants: relationship with anthropometric and biochemical measures. Arch Dis Child Fetal Neonatal Ed 92:F291–F292

Shoji H, Watanabe A, Ikeda N et al (2016) Influence of gestational age on serum incretin levels in preterm infants. J Dev Orig Health Dis 25:1–4

Shulman DI, Kanarek K (1993) Gastrin, motilin, insulin, and insulin-like growth factor-I concentrations in very-low-birth-weight infants receiving enteral or parenteral nutrition. JPEN J Parenter Enteral Nutr 17:130–133

Siahanidou T, Mandyla H, Vounatsou M et al (2005) Circulating peptide YY concentrations are higher in preterm than full-term infants and correlate negatively with body weight and positively with serum ghrelin concentrations. Clin Chem 51:2131–2137

Siahanidou T, Mandyla H, Militsi H et al (2007) Peptide YY (3-36) represents a high percentage of total PYY immunoreactivity in preterm and full-term infants and correlates independently with markers of adiposity and serum ghrelin concentrations. Pediatr Res 62:200–203

Siahanidou T, Margeli A, Tsirogianni C et al (2015) Elevated circulating ghrelin, but not peptide YY(3-36) levels, in term neonates with infection. Clin Chem Lab Med 53(11):1815–1824

Sigalet DL, Martin G, Meddings J et al (2004) GLP-2 levels in infants with intestinal dysfunction. Pediatr Res 56:371–376

Sigalet DL, Brindle M, Boctor D et al (2015) A safety and dosing study of glucagon-like peptide 2 in children with intestinal failure. JPEN J Parenter Enteral Nutr. 56(3):371–376

Skow MA, Bergmann NC, Knop FK (2016) Diabetes and obesity treatment based on dual incretin receptor activation – "twincretins". Diabetes Obes Metab 18 (9):847–854. https://doi.org/10.1111/dom.12685

Soriano-Guillen L, Barrios V, Chowen JA et al (2004) Ghrelin levels from foetal life through early adulthood: relationship with endocrine and metabolic and anthropometric measures. J Pediatr 144:30–35

Spreckley E, Murphy KG (2015) The L-Cell in nutritional sensing and the regulation of appetite. Front Nutr 2:23

Stadlbauer U, Woods SC, Langhans W, Meyer U (2015) PYY3–36: beyond food intake. Front Neuroendocrinol 38:1–11

Stock S, Leichner P, Wong AC et al (2005) Ghrelin, peptide YY, glucose-dependent insulinotropic polypeptide, and hunger responses to a mixed meal in anorexic, obese, and control female adolescents. J Clin Endocrinol Metab 90:2161–2168

Stoll B, Puiman PJ, Cui L et al (2012) Continuous parenteral and enteral nutrition induces metabolic dysfunction in neonatal pigs. JPEN J Parenter Enteral Nutr 36:538–550

Tang SQ, Jiang QY, Zhang YL et al (2008) Obestatin: its physicochemical characteristics and physiological functions. Peptides 29:639–645

Tang-Christensen M, Larsen PJ, Thulesen J et al (2000) The proglucagon-derived peptide, glucagon-like peptide-2, is a neurotransmitter involved in the regulation of food intake. Nat Med 6:802–807

Teitelbaum DH, Han-Markey T, Drongowski RA et al (1997) Use of cholecystokinin to prevent the development of parenteral nutrition-associated cholestasis. JPEN J Parenter Enteral Nutr 21:100–103

Thompson NM, Gill DA, Davies R et al (2004) Ghrelin and des-octanoyl ghrelin promote adipogenesis directly in vivo by a mechanism independent of the type 1a growth hormone secretagogue receptor. Endocrinology 145:234–242

Tomasetto C, Karam SM, Ribieras S et al (2000) Identification and characterization of a novel gastric peptide hormone: the motilin-related peptide. Gastroenterology 119.395–405

Tornhage CJ, Serenius F, Uvnas-Moberg K, Lindberg T (1995) Plasma somatostatin and cholecystokinin levels in preterm infants and their mothers at birth. Pediatr Res 37:771–776

Tornhage CJ, Serenius F, Uvnas-Moberg K, Lindberg T (1996) Plasma somatostatin and cholecystokinin levels in preterm infants during the first day of life. Biol Neonate 70:311–321

Tornhage CJ, Serenius F, Uvnas-Moberg K, Lindberg T (1998) Plasma somatostatin and cholecystokinin levels in preterm infants during kangaroo care with and without nasogastric tube-feeding. J Pediatr Endocrinol Metab 11:645–651

Uvnas-Moberg K, Marchini G, Winberg J (1993) Plasma cholecystokinin concentrations after breast feeding in healthy 4 day old infants. Arch Dis Child 68:46–48

Valderas JP, Padilla O, Solari S et al (2014) Feeding and bone turnover in gastric bypass. J Clin Endocrinol Metab 99:491–497

Valsamakis G, Papatheodorou DC, Naouma A et al (2014) Neonatal birthwaist is positively predicted by second trimester maternal active ghrelin, a pro-appetite hormone, and negatively associated with third trimester maternal leptin, a pro-satiety hormone. Early Hum Dev 90:487–492

Van den Hoek AM, Heijboer AC, Corssmit EP et al (2004) PYY3-36 reinforces insulin action on glucose disposal in mice fed a high-fat diet. Diabetes 53:1949–1952

Verdich C, Flint A, Gutzwiller JP et al (2001) A meta-analysis of the effect of glucagon-like peptide-1 (7-36) amide on ad libitum energy intake in humans. J Clin Endocrinol Metab 86:4382–4389

Vilsboll T, Krarup T, Sonne J et al (2003) Incretin secretion in relation to meal size and body weight in healthy subjects and people with type 1 and type 2 diabetes mellitus. J Clin Endocrinol Metab 88:2706–2713

Wagner CL (2002) Amniotic fluid and human milk: a continuum of effect? J Pediatr Gastroenterol Nutr 34:513–514

Warchoł M, Krauss H, Wojciechowska M et al (2014) The role of ghrelin, leptin and insulin in foetal development. Ann Agri Env Med 21(2):349–352

West DB, Greenwood MR, Marshall KA, Woods SC (1987) Lithium chloride, cholecystokinin and meal patterns: evidence that cholecystokinin suppresses meal size in rats without causing malaise. Appetite 8:221–227

Whatmore AJ, Hall CM, Jones J et al (2003) Ghrelin concentrations in healthy children and adolescents. Clin Endocrinol 59:649–654

Wiedmer P, Nogueiras R, Broglio F et al (2007) Ghrelin, obesity and diabetes. Nat Clin Pract Endocrinol Metab 3:705–712

Wierup N, Bjorkqvist M, Westrom B et al (2007) Ghrelin and motilin are cosecreted from a prominent endocrine cell population in the small intestine. J Clin Endocrinol Metab 92:3573–3581

Wojcicki JM (2012) Peptide YY in children: a review. J Pediatr Endocrinol Metab 25(3–4):227–232

Woods SC (2004) Gastrointestinal satiety signals I. An overview of gastrointestinal signals that influence food intake. Am J Physiol Gastrointest Liver Physiol 286;G7–13

Wortley KE, Anderson KD, Garcia K et al (2004) Genetic deletion of ghrelin does not decrease food intake but influences metabolic fuel preference. Proc Natl Acad Sci U S A 101:8227–8232

Wortley KE, del Rincon JP, Murray JD et al (2005) Absence of ghrelin protects against early-onset obesity. J Clin Invest 115:3573–3578

Wynne K, Park AJ, Small CJ et al (2006) Oxyntomodulin increases energy expenditure in addition to decreasing energy intake in overweight and obese humans: a randomised controlled trial. Int J Obes(Lond) 30: 1729–1736

Xiao Q, Boushey RP, Drucker DJ, Brubaker PL (1999) Secretion of the intestinotropic hormone glucagon-like peptide 2 is differentially regulated by nutrients in humans. Gastroenterology 117:99–105

Xiao C, Dash S, Morgantini C et al (2015) Gut peptides are novel regulators of intestinal lipoprotein secretion: experimental and pharmacological manipulation of lipoprotein metabolism. Diabetes 64:2310–2318

Yang J, Brown MS, Liang G et al (2008) Identification of the acyltransferase that octanoylates ghrelin, an appetite-stimulating peptide hormone. Cell 132: 387–396

Yokota I, Kitamura S, Hosoda H et al (2005) Concentration of the n-octanoylated active form of ghrelin in foetal and neonatal circulation. Endocr J 52:271–276

Yoshikawa H, Miyata I, Eto Y (2006) Serum glucagon-like peptide-2 levels in neonates: comparison between extremely low-birthweight infants and normal-term infants. Pediatr Int 48:464–469

Zhang W, Zhao L, Lin TR et al (2004) Inhibition of adipogenesis by ghrelin. Mol Biol Cell 15:2484–2491

Zhang JV, Ren PG, Avsian-Kretchmer O et al (2005) Obestatin, a peptide encoded by the ghrelin gene, opposes ghrelin's effects on food intake. Science 310:996–999

Zhang S, Zhai G, Zhang J et al (2014) Ghrelin and obestatin plasma levels and ghrelin/obestatin pre-propeptide gene polymorphisms in small for gestational age infants. J Int Med Res 42(6):1232–1242

Zou CC, Liang L, Wang CL, Fu JF, Zhao ZY (2009) The change in ghrelin and obestatin levels in obese children after weight reduction. Acta Paediatr 98:159–165

Zwirska-Korczala K, Adamczyk-Sowa M, Sowa P et al (2007) Role of leptin, ghrelin, angiotensin II and orexins in 3 T3 L1 preadipocyte cells proliferation and oxidative metabolism. J Physiol Pharmacol 58 (Suppl 1):53–64

36

满足新生儿营养需求的
人乳和配方奶

Riccardo Davanzo, Jenny Bua, and Laura Travan
周怡瑶　钱甜　翻译, 林振浪　审校

目录

摘要

人乳是一种独特的高度个性化营养液,具有多种生物活性。大量研究证明人乳对婴儿和母亲的健康有益。此外,母乳喂养具有社会、经济和环境效益。因此,国际卫生机构和儿科科学学会建议早期开始母乳喂养,纯母乳喂养至约6个月,添加辅食后继续母乳喂养。健康足月儿和新生儿重症监护室患儿提倡母乳喂养。有效推广母乳喂养需要充分了解哺乳生理学,了解母乳喂养起始和维持阶段的促进和限制因素,了解母乳喂养的禁忌证。

36.1 要点

- 母乳喂养对婴儿和母亲都有益。
- 儿科医生应接受母乳喂养相关培训。
- 母乳喂养禁忌证很少,如艾滋病毒感染或母亲服用某些少数的药物。
- 提倡以医院为单位促进和支持母乳喂养。
- 母乳是早产儿最理想的营养食物。
- 袋鼠式护理有很多好处,还有助于泌乳。
- 当无法母乳喂养或母乳喂养不理想时,应开始使用牛乳配方奶。
- 极低出生体重早产儿推荐使用早产儿配方奶粉,但出院后婴儿配方奶粉的使用仍存在争议。

36.2 人乳的独特性

人乳是一种具有物种特异性和个体差异的含有生物活性物质的营养食物表36.1。成熟人乳含有4g/dl的脂肪,0.9g/dl的蛋白质,7g/dl乳糖成分的碳水化合物,0.2g/dl矿物质成分。所含能量约为67kcal/dl。由于87%的母乳是水,纯母乳喂养的婴儿不需要额外补充水。尽管母体营养存在个体差异,但母乳中的宏量营养素整体上足以满足婴儿获得足够的营养。

成熟母乳中约有50%的能量来自脂肪,这些脂肪以球状体的形式存在;它对生长发育至关重要,尤其是对大脑和视网膜。早晨和夜晚的母乳与下午和晚上相比,以及每次哺乳过程的第二阶段与第一阶段相比(人乳和牛乳的脂肪含量约4g/dl),脂肪含量增加近10%。事实上,哺乳过程中最后乳汁(后乳)的脂肪浓度是最初乳汁(初乳)的3倍。人乳98%脂质都是甘油三酯,其余2%是由胆固醇和磷脂组成。每一种甘油三酯都含有3种脂肪酸,这些脂肪酸来自乳腺细胞内源性合成,或来自母亲的血浆。大多数甘油三酯由长链脂肪酸和几种中链脂肪酸组成。人乳脂肪含有大量的棕榈酸和油酸。前者主要集中在甘油三酯的Sn-2位,而后者集中在Sn-1位和Sn-3位,有利于肠道吸收。

人乳含有10~15mg/dl的胆固醇。尽管其胆固醇含量远高于婴儿配方奶,但婴儿早期摄入胆固醇似乎是有益的。事实上,母乳喂养的婴儿成年以后的胆固醇水平比用配方奶喂养组低,这支持以下理论:即婴儿早期自我平衡机制的激活能下调自身胆固醇的合成。

长链多不饱和脂肪酸(long chain polyunsaturated fatty acid,LC-PUFA)占母乳脂肪含量的15%(0.6g/dl)。花生四烯酸和二十二碳六烯酸(docosahexaenoic,DHA)是大脑中含量最丰富LC-PUFAs,它们是神经细胞膜的重要组成部分,在神经发育中起着重要作用。此外,DHA也是光感受器的组成部分,与视力有关。DHA是母乳中最不稳定的脂肪酸之一,其浓度直接受到母亲饮食中DHA含量的影响。人乳中DHA含量最低的是纯素食母亲,通常只含有少量或不含形成DHA的前体物质(如富含脂肪的鱼类)。

初乳蛋白质含量明显高于成熟乳,早产母乳蛋白质含量明显高于足月母乳。人乳含有两种类型的蛋白质:酪蛋白(β和κ)(约40%)和乳清蛋白(约60%),有助于预防感染。母乳中主要的乳清蛋白有α-乳蛋白、乳铁蛋白、免疫球蛋白(特别是 IgA)、溶菌酶和血清白蛋白。乳清蛋白中酶(特别是胆汁酸刺激的脂肪酶、淀粉酶和蛋白酶)的数量足以帮助婴儿消化和吸收。母乳中大约25%的总氮含量由非蛋白质化合物组成,包括尿素、尿酸、肌酸、肌酐、大量的游离氨基酸(主要是谷氨酸、谷氨酰胺、丙氨酸和牛磺酸)和核苷酸。此外,核苷酸及其相关的代谢产物(核苷)在细胞复制中发挥重要作用,特别是快速生长的婴儿。核苷酸对肠道菌群有益作用是减少腹泻次数,增强免疫功能,增加自然杀伤细胞活性,刺激抗体对流感嗜血杆菌疫苗、白喉类毒素和口服脊髓灰质炎疫苗的免疫反应。核苷酸可以从头合成或通过重吸收途径再利用;然而,新生儿的核苷酸合成能力较低。据估计,以母乳为主要营养来源的婴儿每天会摄入 1.4~2.1mg 的核苷酸氮。

初乳的碳水化合物含量(5.8g/dl)低于成熟乳。人乳中的主要糖分是乳糖,这是一种双糖,能促进双歧杆菌的肠道生长,与葡萄糖相比乳糖对维持血糖稳定效果更好。其他重要的碳水化合物是人乳低聚糖(human milk oligosaccharides,HMOs)(约 1g/dl)。迄今发现的 100 多种 HMOs 不能被婴儿的肠道消化,因此构成了肠道菌群的一部分。它们通过黏附在肠道、尿道和呼吸道黏膜的受体部位,阻止致病病原体附着,从而有助于预防感染性疾病。HMOs 也可能通过改变免疫细胞的反应对婴儿有利。

表 36.1 人乳中的生物活性物质
(改编自 Ballard and Morrow 2013)

成分	功能
细胞	
巨噬细胞	预防感染
干细胞	潜在再生
免疫球蛋白	抑制病原菌;激活吞噬细胞作用和补体
细胞因子(IL,IFN-γ,TGF-β,TNF-α)和细胞因子抑制剂	调节炎症反应(促炎和抗炎)
趋化因子	
G-CSF	粒细胞集落刺激因子
MIF	巨噬细胞迁移抑制因子

续表

成分	功能
生长因子	
EGF	刺激上皮细胞增殖
HB-EGF	预防缺氧和缺血
VEGF	促进血管生成的血管内皮生长因子
NGF	刺激神经元生长、血管生成
IGF	刺激生长和成熟
促红细胞生成素	刺激红细胞和血红蛋白的生成
激素	
降钙素	促进肠内激素的发育
生长抑素	调节胃上皮生长
脂联素	减重
生长激素释放肽	调节能量转换和食欲
瘦素	由脂肪细胞产生,通过抑制饥饿感来调节能量平衡
抗菌因素	
乳清蛋白	抗病毒
乳铁蛋白	结合和肠内运输铁离子
	广谱抗菌、免疫调节乳糖蛋白
	促进双歧杆菌
低聚糖(益生元)	刺激有益的肠道微生物
	阻断病原体黏膜附着
	抗炎作用
黏蛋白	阻止病毒和细菌的感染

母乳还提供各种不同类型的微量营养素,包括矿物质、维生素和激素。

母亲即使是缺铁或贫血,其分泌的乳汁铁含量也足够(0.3~0.5mg/L),但母乳喂养可能会加重母亲自身的铁缺乏。母乳中铁的生物利用度高于非母乳食物(约 30% vs <20%)。

母乳类似于细胞内液体,钾含量远高于钠(57mmol/L vs 7mmol/L)。相比之下,牛奶中的钠含量(22mmol/L)是母乳的 3 倍,这就解释了牛奶喂养新生儿腹泻引起高钠性脱水的风险。

母乳中钙和磷的含量分别为57mg/dl 和35mg/dl。钙磷比(2:1)有利于从母乳中获得高生物利用度的钙。

无论母亲的饮食如何,母乳中的维生素 K 含量都很低。因此,建议在出生时肌内注射和 / 或多次口服维生素 K,以预防早期和晚期维生素 K 缺乏导致出血。对于那些不明原因的吸收不良 / 胆汁淤积症婴儿,多次口服维生素 K 不能完全预防婴儿晚期维生素 K 缺乏导致出血(McNinch et al. 2007)。

无论是否额外补充维生素 D,健康的哺乳期妇女母乳中维生素 D 的平均水平在 10~80IU/L。纯母乳喂养的婴儿,血清 25(OH)D<25~37.5nmol/L 的发生率很高,特别是在那些出生时接触阳光较少的婴儿,因此母乳喂养的婴儿生后需要补充维生素 D(400IU/d)来预防骨质疏松和 / 或明显的佝偻病。实际上,大多数研究报道中将血清 25(OH)D 水平的临界值定义为 <25~37.5nmol/L(<10~12μg/L)仍非常保守,因为当前儿童维生素 D 缺乏推荐临界值为血清 25(OH)D<50nmol/L(<20μg/L)。

人乳还含有数百种生物活性物质(表 36.1)(Ballard and Morrow 2013),在预防感染和炎症、促进免疫成熟、器官发育和健康微生物定植方面发挥着从营养学、生物学和免疫学等方方面面的作用。

长期以来,人们意识到从母乳喂养过渡到配方奶喂养对婴儿和母亲产生近期和远期的影响。配方奶喂养的个体更容易患各种疾病(传染性、免疫性、非传染性疾病及癌症),见表 36.2(美国卫生与公众服务部门 2011 年修订)。这导致人工喂养婴儿的门诊和住院成本增加(Cattaneo et al. 2006),易发生轻微的认知发育受损(von Stumm and Plomin 2015)和较低的社会成就(Sacker et al. 2013)。用配方奶喂养婴儿的母亲患产后出血、乳腺癌和卵巢癌的风险更高(Luan et al. 2013),而且会使她们丧失在家庭和社会中与看护角色相关的权力。

表 36.2 配方奶喂养婴儿和母亲发生不同疾病的风险

结果	额外风险 /%
急性耳部感染(中耳炎)	100
湿疹(特应性皮炎)	47
腹泻、呕吐(胃肠道感染)	178
生后第一年因为呼吸道疾病住院治疗	257
哮喘,有哮喘家族史	67
哮喘,无哮喘家族史	35
儿童肥胖	32
2 型糖尿病	64

续表

结果	额外风险 /%
急性淋巴细胞白血病	23
急性髓性白血病	18
婴儿猝死综合征	56
早产儿	
坏死性小肠结肠炎	138
母亲	
乳腺癌	4
卵巢癌	27

36.3 婴儿喂养推荐

鉴于母乳喂养的益处,国际卫生机构[世界卫生组织(WHO)(http://www.who.int/mediacentre/factsheets/fs342/en/)]、联合国儿童基金会、政府部门(Centers for Disease Control and Prevention 2013)和儿科专业协会(Johnston et al. 2012;Davanzo et al. 2015a)对于母乳喂养推荐如下:①生后早期开始纯母乳喂养;②纯母乳喂养至 6 个月左右;③奶量减少添加辅食期间继续母乳喂养;④ 1~2 岁以上仍偶尔进行母乳喂养。

36.4 从泌乳的生理学到母乳喂养的管理

36.4.1 泌乳

初乳是产后最初分泌的乳汁,在怀孕后期泌乳素(prolactin,PRL)和人类胎盘催乳素的影响下就已经产生(泌乳的第 I 阶段或泌乳期 I)。新生儿通常在母亲产后 40~48 小时获得母乳喂养(泌乳的第 II 阶段或泌乳期 II)。胎盘娩出后母体血清孕激素水平下降,初乳从少量、随后几天和几周内乳汁量逐步增多过渡至成熟母乳。虽然泌乳期 II 会自动出现(新生婴儿每天的摄入量通常为 10~100ml/ 天),经产妇或通过新生儿主动、频繁地吮吸在近 12 小时即会进入泌乳期 II。根据产妇的情况(肥胖、糖尿病、卧床时间过长、分娩时出现急性疾病)、分娩方式(剖宫产相比阴道分娩)和产科操作(吸引或产钳辅助阴道分娩、引产)泌乳期 II 会延至婴儿出生 72 小时以后(De Bortoli and Amir 2016)。

36.4.2 从调整到维持

泌乳期Ⅱ后的母乳分泌量会根据新生儿的需求而变化。从刺激到分泌的循环过程称为催乳素反射或泌乳反射。婴儿吮吸乳房的次数越多,分泌奶量越多。正确、有效的吸吮决定了PRL的释放和随后数小时乳汁的分泌。换言之,吸吮母乳不仅是新生儿立即获得母乳的方式,也为后续成功母乳喂养奠定基础。

催产素(oxytocin,OXT)是由垂体后叶产生的一种激素,负责乳腺腺泡周围肌上皮的收缩和乳汁的分泌。由于OXT是通过吸吮乳头以及思想、视觉或婴儿声音刺激产生的,它可能在婴儿靠近乳房前就激活了母乳分泌。此外,由于OXT的释放受母亲情绪的影响,放松和自信的态度有助于诱发这种乳汁分泌反射。另一方面,心理压力、疼痛(由于缝针、痔疮、乳头皲裂等)和缺乏自信会阻碍母乳分泌。因此,我们需要提供支持母乳喂养的环境,并有专业人员来指导,帮助母亲获得信心,使其能成功地进行母乳喂养。在一次哺乳过程中,新生儿母乳摄入量不仅取决于婴儿吸吮能力,也取决于母亲泌乳反射。在哺乳期间,可能发生一次或多次OXT介导的乳汁喷射。由于肌上皮细胞的不应期,两次连续的喷射间隔时间为2~3分钟。

在产后第一周,母乳的分泌量逐渐增加(调整期),产后6~8周平均每天达到700ml。吸吮时垂体前叶分泌PRL不是泌乳的唯一决定因素,PRL的分泌仅仅是产生乳汁的一个先决条件,而有效地将乳汁从乳房排出更为重要。如果乳汁不能排出,乳腺腺泡中一种称为泌乳反馈抑制剂的肽激素水平将会升高,抑制PRL在腺泡中的作用,从而抑制乳汁进一步产生。这是每个乳腺泌乳独立分泌调节的基础,这也是为何两个乳房泌乳率存在差异的原因。

36.5 医院实践和爱婴医院模式

医院一系列的母乳喂养措施可以促进母乳喂养(表36.3)(Holmes et al. 2013)。这些措施相互依存、相互促进,世界卫生组织和联合国儿童基金会制定了一项促进、保护和支持产科医院母乳喂养的全球计划,即爱婴医院倡议(Cleminson et al. 2015)。爱婴医院倡议项目在爱婴医院的启动和实施,使母亲能够更好地进行母乳喂养。爱婴项目促使医院检视和

修改原有的规定和流程。这需要对卫生专业人员进行培训、教育和技能的培养。

被授予"爱婴医院"的产科机构应遵守《国际母乳代用品销售守则》(表36.4),并已实施支持母乳喂养的10项措施(表36.5)(Joint WHO/UNICEF statement 1989),这10项中的每一项都有自己的循证基础。目前的科学证据表明,爱婴医院的建立使母乳喂养率更高,母乳喂养时间更长。此外,妇产医院各项措施实施的程度和产妇的母乳喂养成功率之间存在着剂量效应关系(成正比)。即使是那些达不到爱婴医院标准的助产机构,也有部分改进医院工作的价值。

表 36.3 母乳喂养和医院的实践
(Holmes et al. 2013;Davanzo et al. 2015a)

孕妇须知。妊娠期间,准妈妈应了解母乳的独特性,母乳对孩子和母亲的好处,掌握正确的哺乳姿势,以及按需哺乳的概念
母婴同室。母婴同室指新生儿和母亲一天24小时待在同一个房间里。母亲和婴儿的分离应限于特定的情况,并应事先告知母婴同室的重要性
按需哺乳。鼓励母亲按需哺乳,不限制喂养的次数和时间,并教会母亲识别新生儿饥饿啼哭的早期迹象(如,睁开眼睛,吮吸动作,吮吸双手)。按需哺乳有助于改善泌乳。医疗专业人员应在分娩后的最初几天内为母亲提供指导,这对于某些新生儿非常重要
哺乳的正确姿势。应使用适当的评分系统(如LATCH评分)观察和评价婴儿如何含乳头和吸吮。通过改善和纠正哺乳姿势,许多常见的问题(如乳头破裂、乳房胀痛、母乳喂养时婴儿的挫败感、生长缓慢等)都可以避免和得到解决
配方奶的补充。在给母乳喂养的新生儿配方奶之前,应仔细评估婴儿和母亲的健康状况;母亲事先应充分了解,补充配方奶可能会影响母乳喂养
奶嘴。尽量限制奶嘴、安抚奶嘴和类似奶嘴产品的使用,尤其是在母乳喂养之前,因为这可能会造成乳头混淆或乳头偏好。母乳喂养的婴儿,可以使用安慰奶嘴,它有预防婴儿猝死综合征的作用,但仅限于婴儿出生3~4周后使用
杯子和奶瓶。通常用奶瓶喂婴儿母乳或配方奶。然而,吸吮奶瓶和乳房不同,可能会导致乳头混淆。使用小杯子可以减少这种风险
吸出母乳。当母亲(例如,哺乳期间难以忍受的疼痛、乳房胀痛、重返工作岗位)或新生儿出现问题(例如,由于早产、先天畸形或其他情况而难以喂养)时,应建议和指导如何吸出母乳

续表

母乳喂养和早期黄疸。早期的生理性黄疸出现在生后2~7天，并在几天内消退。黄疸会使婴儿嗜睡以至于吸吮减少。早期最初的母乳喂养和频繁母乳喂养可降低早期黄疸的严重程度。如果采用光疗，应鼓励按需哺乳，并可在婴儿哺乳结束时吸出母乳。口服葡萄糖溶液对黄疸没有帮助，它会使婴儿吮吸母乳的次数减少，甚至会加重黄疸。应避免对接受光疗的婴儿常规配方奶补充，仅当母乳不足时才提供配方奶。当胆红素值接近换血标准时，建议使用提前泵吸引出的母乳

母乳喂养和晚期黄疸。新生儿晚期黄疸的发生率约为1/200。出生1周后开始出现黄疸，通常在第二或第三周达到高峰。这通常是由于母乳中的物质干扰婴儿肝脏代谢胆红素（即所谓的母乳性黄疸）。无论是否治疗，母乳性黄疸都不会引起任何严重的问题，也不是停止哺乳的理由。但如果婴儿在2~3周时仍然有黄疸伴有大便呈白陶土样和/或深色的尿液，或有肝大或脾大，应评估和检测总胆红素和直接胆红素，排除胆汁淤积

母乳喂养和新生儿低血糖的风险。有低血糖风险的新生儿（如小于胎龄或母亲患有糖尿病）应根据当地医院的诊疗流程进行血糖监测。如果血糖正常，应避免预防性配方奶喂养，以免影响纯母乳喂养

有感染风险的新生儿。有感染风险的新生儿（例如，母亲有胎膜早破、发热、阴道/直肠拭子B组链球菌阳性）应接受临床监测，但不应将其与母亲分开；允许母婴同室不会影响母乳喂养。对于患有绒毛膜羊膜炎的母亲所生的婴儿，常规的临床监测同时，这些婴儿还需要接受抗生素治疗；在这种情况下，新生儿允许与母亲住在不同的病房

出院回家。当婴儿出院回家时，只有在必要的时候才可以使用配方奶。对于纯母乳喂养但体重不增长的婴儿，应在出院后24~72小时内安排随访

支持母乳喂养。应该告知母亲所在医院或医疗中心会提供有关母乳喂养的专业指导。许多母亲因为各种各样的问题，在她们想要母乳喂养之前就停止了母乳喂养，其中许多是可以通过良好的护理和支持来预防的。为了帮助母亲实现母乳喂养的目标，从专业人士和/或受过培训或未经培训的非专业人士那里获得额外的支持（面对面或通过电话）很重要，包括提供信息、肯定、赞扬和现场指导，并应结合特定的文化和社会经济环境。在支持母乳喂养方面，医疗专业人员应充分认识同行顾问和泌乳顾问的重要性，并与他们进行有效的合作

表36.4 母乳代用品世界卫生组织国际营销守则

母乳替代品公司不允许：

在医院、商店或向公众推销他们的产品

给母亲免费的样品或者给医院免费/补贴用品

给医务工作者或母亲送礼物

续表

向医务工作者宣传其产品：公司提供的任何信息必须仅包含科学和事实材料

推广婴儿食品或饮料

提供误导性的信息

与母亲直接接触

婴幼儿配方奶粉包装应：

用母亲能理解的语言显示标签

包含明确的健康警告

不得使用婴儿照片将配方奶喂养理想化

表36.5 新修订的母乳成功喂养10项措施
（WHO/UNICEF 2018）

1. a)完全遵守《国际母乳代用品销售守则》和世界卫生组织大会相关决议；b)制定书面的婴儿喂养政策，并定期与员工及家长沟通；c)建立持续的监控和数据管理系统

2. 确保工作人员具备足够的知识、能力和技能以支持母乳喂养

3. 与孕妇及其家属讨论母乳喂养的重要性和实现方法

4. 母亲分娩后立即开始与婴儿不间断的肌肤接触，帮助母亲尽快开始母乳喂养

5. 支持母亲开始并维持母乳喂养，并处理常见的困难

6. 除非有医学上的指征，否则不要为母乳喂养的新生儿提供母乳以外的任何食物或液体

7. 让母婴共处，并实践24小时母婴同室

8. 帮助母亲识别和回应婴儿需要进食的迹象

9. 告知母亲使用奶瓶、人工奶嘴和安抚奶嘴的风险

10. 协调出院，以便父母与其婴儿及时获得持续的支持和照护

2010年，国际医疗卫生机构认证联合委员会将"纯母乳喂养"纳入围产期护理核心措施，作为评估妇产医院护理的标准化绩效措施，从而强调医院护理肩负促进母乳喂养顺利开始的责任，并认识到促进母乳喂养的护理与结局改善相关（https:// manual. jointcommon.org/releases/tjc2015a1/ PerinatalCare.html）。

36.6 皮肤接触和预防新生儿突发意外衰竭

新生儿出生后尤其是产后2小时内，母亲和健康的新生儿之间应进行长时间的皮肤接触（skin-to-skin,STS),并在生命的最初几天内保持多接触。原因如下:改善母婴关系,促进母乳喂养,用母亲的非致病性微生物帮助新生儿皮肤和胃肠道正常菌群定植,促进新陈代谢、心肺和体温调节以适应宫外生活。联合国儿童基金会-爱婴倡议10项措施的第四项推荐STS。

鉴于STS接触与健康的足月儿生后突发意外衰竭(sudden unexpected postnatal collapse,SUPC)(Herlenius and Kuhn 2013)风险增加相关,在母婴室内的STS接触受到了健康安全方面的质疑。许多案例发现,发生这种情况时母亲往往是初产妇,产后非常疲惫,在开始STS接触和哺乳时没有医疗专业人员在一旁观察指导,有时母亲还会因为使用智能手机而分心。

在预防SUPC危险因素的同时,最近提出促进母婴共同安全和早期母乳喂养的监测方案。意大利Trieste妇幼健康研究所制定的监测方案特别侧重于生命最初2小时(Davanzo et al. 2015b)。

干预措施包括产前和产后早期的对父母口头和书面告知,由助产士和/或产房儿科医生在生后10、30、60、90和120分钟对婴儿定期评估(体位、肤色、呼吸)(表36.6),确保生后第一个小时母亲和婴儿不分开,特别是在STS接触和第一次尝试母乳喂养期间。由于没有证据表明哪些干预措施可以有效预防SUPC,该方案只代表了一个可能的最佳实践。

表 36.6　防止足月儿 SUPC 的检查表

保证婴儿体位口鼻通畅
肤色粉红(皮肤和黏膜)
正常呼吸(无吸凹、无呻吟、无鼻翼翕动)
呼吸频率正常 30~60 次 /min
正常 SpO₂>90%(仅在必要时监护)
在出生后 60 和 / 或 120 分钟腋温处于正常范围 36.5~37.5℃
母亲不让婴儿独自一人

当新生儿需要复苏或母亲情况不良时,可能不能实施STS。为避免干扰STS和母乳喂养,可以推迟第一次婴儿沐浴(根据世界卫生组织,最长可推迟至生后6小时)。

36.7　生命早期和新生儿体重丢失

在婴儿出生后头几天,母亲担忧母乳是否能充足供应是停止母乳喂养的主要原因之一,因为该时期婴儿会出现生理上的体重减轻。医疗专业人员有时可能会开出不必要的配方奶粉补充,以防止高钠血症性脱水和婴儿营养不良,或只是为了应付哭闹的婴儿或缺乏自信的母亲。

母亲应该在产后最初几天获得健康新生儿正确喂养行为的相关信息。大多数婴儿需要得到频繁喂养,间隔2~3小时,有些甚至更频繁,每24小时喂8~15次,特别是在分娩后24~72小时,直到母乳分泌充足。在产后最初住院的几天,每日测量新生儿体重并记录在体重监测单上是评估新生儿母乳摄入量和母乳喂养成功与否的方法。但健康足月新生儿喂养前后称重估计母乳摄入量,结果可能不一致,这只是成功母乳喂养的一种参考,并且对新手妈妈来说有压力。

生后48~72小时生理性体重下降至最低点(Berini et al. 2015),这和生后第一天喂养方法和母乳摄入量相关,同时由于生后细胞外液生理性减少和分娩期母亲给予的过多肠外液体排出。纯母乳喂养新生儿的平均生理性体重下降约为出生体重(birth weight,BW)的6%~7%,而配方奶喂养新生儿的平均下降幅度可能只有5%。生理性体重下降安全上限是在10%左右。虽然一些健康的新生儿可以承受高达12%的体重下降,但10%的安全上限实际上排除了合并脱水和高钠血症的可能性。

新生儿出现早期体重减轻,临床医生考虑可能的病因并建议使用吸出的母乳和/或配方奶粉喂养之前,应考虑其他3个因素(表36.7)(Davanzo et al. 2013a):①婴儿的一般情况,包括脱水状态;②母亲的一般情况,是否能满足新生儿的喂养需要;③母乳喂养的评估。

延迟泌乳指产后>72小时出现泌乳,是体重丢失的危险因素,出现延迟泌乳时需要考虑是否使用配方奶补充。

准确评估母亲哺乳时婴儿体位和含接乳房姿势至关重要,因为这不仅决定新生儿神经行为发育,而且由此可判断母乳摄入量和母乳喂养能力,以上各项在出院前都需要得到评估。医务人员需密切关注这些影响因素,在新手妈妈产后最初几天或几周内给予帮助,预防或解决许多分娩后第一个月内常见的母乳喂养问题(乳房胀痛、乳头皲裂、乳腺炎、生长不良)。

LATCH图表系统(Jensen et al. 1994)是一项简

表 36.7 应对新生儿体重丢失的临床策略（Davanzo et al. 2013a）

丢失体重与出生体重之比 %		
<8%	8%~10%	10%
母亲与婴儿常规护理	新生儿临床评估	新生儿临床评估
	评估和改善母乳喂养	评估和改善母乳喂养
	考虑吸出母乳喂养	考虑吸出母乳喂养和 / 或配方奶喂养
	确认母亲是否有能力回应婴儿的需求	确认母亲是否有能力回应婴儿的需求
	12 小时后复测体重	12 小时后复测体重
		测定血清钠水平

单、有效的工具，医务专业人员可以用它来评估产科病房中的母乳喂养情况，并通过记录的数据向同事传递有关母乳喂养的信息，确定需要额外帮助和随访的母婴（Tornese et al. 2012）。LATCH 是评估五项母乳喂养关键因素的评分系统（0 分、1 分或 2 分），L.A.T.C.H. 由 6 个关键因素首字母组成：“L” 表示婴儿含接乳房的情况，“A” 表示能听到的吞咽声，“T” 表示母亲的乳头类型 / 状况，“C” 表示母亲的舒适程度，“H” 表示母亲需要多少帮助把婴儿抱到乳房旁。总分范围从 0 到 10 分，分数越高说明母乳喂养技术越好。在随后的评估中，LATCH 分数 >7 或更高，代表母乳喂养水平达到出院标准（表 36.8）。

对于 BW 下降 8%~10% 的新生儿，母亲母乳喂养需得到特别的支持。过期产新生儿 BW 下降 >8%，足月新生儿出生体重下降 >10% 提示可能出现高钠血症性脱水。BW 下降 10%，和下降 8%~10% 的新生儿，以及出现脱水临床症状或出现类似表现的新生儿需要测定血清钠浓度。给这些婴儿喂养吸出的母乳和 / 或配方奶粉喂养，并在 12 小时后重新测量体重。

健康的新生儿可以在出生后 36 小时出院。体重下降 >10% 的新生儿不可以出院。在出院后 24~72 小时内安排检查体重，需要根据以下几点：①住院期间体重下降的百分比；②是否需要评估黄

表 36.8 LATCH 评分（Jensen et al. 1994）

	0	1	2
L 含乳	太困倦或不情愿，没有达到有效的含接	反复尝试 必须托住乳头使其含在嘴里 一定要刺激才会吸吮	含住乳房 舌头下沉 嘴唇外翻 有规律地吸吮
A 可听见的吞咽声	无	刺激后可听见少许吞咽声	自发的，间歇的（出生后 24 小时内） 自发的，频繁的（出生后 >24 小时）
T 母亲乳头类型	凹陷	扁平	外凸（刺激后）
C 舒适度（乳房 / 乳头）	胀痛 乳头皲裂、出血、大水疱和破损 严重不适	乳房充盈，乳头变红、小水疱或破损 母亲抱怨含乳产生的掐痛 轻 / 中度不适	柔软完整的乳头（无损伤）
H 哺乳姿势（抱姿） 帮助	完全需要协助（完全需要医务人员协助婴儿含住乳房）	需要很少的协助（如，抬起床头，放置枕头） 教母亲一侧乳房哺乳，母亲完成另一侧哺乳 医护协助支持，然后母亲完成哺乳	不需要医务人员帮助 母亲自己能够将婴儿放好 / 抱好

疸;③对母乳喂养不确定。

36.8 母乳量低

大多数母亲觉得自己没有足够的奶水,因为婴儿似乎对喂养不满意不停地哭闹,或者因为婴儿很想被喂养,或者因为母亲乳房很软或吸不出母乳。这些都不是母乳量低的可靠迹象。如果一位母亲担心她的母乳量,我们必须弄清乳汁供应不足(泌乳不足)是真的还是仅仅被认为是真的。婴儿没有得到足够母乳的两个可靠依据是体重增加少和排尿量低。

体重增加。每个婴儿都有自己的体重增加模式;准确的评估依赖于生后 14 天内体重变化的记录图表。尽管大多数健康的婴儿在生后第一周体重会恢复,部分也可在两周内逐渐恢复。如果母乳喂养问题(接含乳困难,乳房胀痛,乳头皲裂等)持续超过 2 周,BW 恢复可能会延长到 21 天。健康婴儿能够适应母乳喂养不同技术、模式和母婴互动。

如果婴儿没有合理的体重增长,在建议补充配方奶之前,应该努力改善母乳喂养和使用吸出的母乳。

纯母乳喂养的婴儿从恢复 BW 至在生后 3 个月内每周至少增加 150~200g。合适的生长曲线图对于准确评估婴儿的成长至关重要。将陈旧、过时的基于配方奶喂养婴儿生长制定的曲线图作为参考是不合时宜的。健康的母乳喂养婴儿的生长模式不同于配方奶喂养的婴儿,其特征是生后前 3 个月生长较快,随后几个月生长变慢。这种生长速率的主要差异可能由于母乳和配方奶的营养成分不同,母乳中所含的生长因子,以及母乳喂养的婴儿能更好控制摄入量。

世界卫生组织儿童生长曲线(de Onis2006)(http://www.who.int/childgrowth/ standards/en/)是基于那些获得母乳喂养至少 4 个月并延续至生后 6 个月、12 个月时添加辅食的儿童生长数据制定的。目前 WHO 将母乳喂养婴儿的生长曲线作为母乳喂养和配方奶喂养婴儿生长的共同标准。

尿量减少。产后 72 小时,母乳喂养婴儿每天排尿(特别是深黄色)少于 5 次,意味着液量不足。对于母乳摄入量低但各方面健康的婴儿,在开始配方奶粉喂养之前,应评估母乳喂养技术或模式,以及是否可以有所改进。当婴儿只从母亲乳房摄取部分乳

汁,通过使婴儿吸吮增加,或者吸出乳汁通过奶瓶或其他方式(如杯子或注射器)哺喂婴儿时,母乳产生的量会增加。如果母乳喂养的技术或模式合适,应考虑其他造成泌乳量低的原因(表 36.9)。

表 36.9 母乳摄入少的原因(改编自 UNICED/WHO)

母乳喂养因素	母亲精神心理因素	母亲身体因素	婴儿相关因素
常见		不常见	
开始喂养的延迟	缺少自信	避孕药、利尿剂	疾病
固定时间喂养	抑郁	妊娠	早产
喂养不频繁	担心、压力	严重营养不良	低出生体重
无夜间喂养	不喜欢母乳喂养	使用酒精	一些特殊的先天畸形
喂养时间短	婴儿拒绝	吸烟	
接含不良		胎盘残留	
奶瓶、奶嘴		垂体分泌衰竭(罕见)	
其他食物或水果(水、茶等)		乳房发育不良(极罕见)	

影响泌乳量的因素包括哺喂频率和是否排空,以及乳腺组织。先天性乳房发育不全、感染后瘢痕或放疗后获得性乳房发育不全、缩小性乳房成形术或部分乳房切除术等情况下乳腺组织可能会缩小,更常见的情况是母亲早产后错过晚期妊娠的乳腺发育,乳腺组织缩小。乳腺排空时间延长(如继发于乳腺炎)会引起泌乳量下降,从而导致乳腺细胞凋亡并影响乳腺功能。母亲的饮食在低泌乳量中的作用一直被过分强调。母亲的营养状况(重度营养不良除外)对乳汁的量和质影响不大。此外,增加或限制液量摄入都不会影响产奶量;然而,孕妇发热和脱水(如腹泻或类似流感的症状)可能会限制产生母乳所需的液体。

简而言之,新手妈妈们经常关心她们的乳汁分泌量,真正的低乳症需要依据可靠的标准进行评估和确定。然而,专业的医务人员很难使一些母亲相信她们泌乳量并不少,这些母亲往往开始选择配方奶补充。总之,母亲的选择应该得到专业医务人员的接受和支持。

36.9 围绕母乳喂养的争论

36.9.1 感染

从母乳中可以分离到感染性病原体(特别是病毒);然而在大多数情况下,母乳并未被证明是传播媒介。

36.9.1.1 乙型肝炎病毒

目前认为如果婴儿接受主动和被动预防,乙型肝炎病毒阳性母亲可以安全地母乳喂养新生儿(Chen et al. 2013)。

36.9.1.2 丙型肝炎病毒(HCV)

不同的研究显示丙型肝炎病毒(hepatitis c virus,HCV)感染母亲乳汁 HCV 阳性比例差异很大(从 10% 到 100%)。病毒载量通常很低,胃酸可灭活 HCV。经胎盘的抗体对 HCV 有效,乳铁蛋白也可能在灭活病毒中起作用。PCR 技术检测 HCV-RNA 阳性的母亲约 3%~7% 发生母婴垂直传播。没有文献证明母乳喂养是否会增加感染的风险,所以允许 HCV 阳性的母亲母乳喂养(Tosone et al. 2014)。虽然美国疾病预防与控制中心对乳头皲裂可能导致的病毒传播有一定的担心,但目前尚无具体的预防措施。一些作者建议暂停母乳喂养和吸出母乳喂养,直到出血的伤口愈合。

36.9.1.3 巨细胞病毒(CMV)

50%~85% 的女性为巨细胞病毒(cytomegalovirus,CMV)阳性,14%~69% 母乳分离出 CMV。然而产后 CMV 感染关注的群体并不是健康足月婴儿,而是极低出生体重(BW<1 500g)的早产儿,产后 CMV 通过母乳传播可产生迟发性败血症样症状,随访至 4~14 岁有长期神经发育异常的可能性(Goelz et al. 2013;Brecht et al. 2015),尽管近期文献并未证实这些远期不良预后(Gunkel et al. 2018)。

目前证实冷冻吸出的母乳可以将 CMV 阳性率从 40% 降低到 10%~15%(Hayashi et al. 2011),但它也降低了新鲜吸出母乳对高危早产儿的益处。

通过低温巴氏灭菌(加热至 62.5℃ 30 分钟)或高温短时巴氏灭菌(72℃加热 5~10 分钟)从母乳中除去 CMV(Harmsen et al. 1995),但同时也减少

母乳具有生物活性的物质和对坏死性小肠结肠炎(necrotic enterocolitis,NEC)的预防作用。对于极低出生体重儿(very low birthweight infant,VLBWI)和/或小于 32 周胎龄的早产儿,使用新鲜母乳可以预防 NEC(Chowning et al. 2015;Kurath and Resch 2010),同时适用于 CMV 阳性母亲所生的婴儿。

36.9.1.4 B 族链球菌

乳母 B 族链球菌(group B streptococcus,GBS)携带率为 3.5%。没有足够的证据证明在迟发性 GBS 感染(败血症和脑膜炎)后是否可使用 GBS 阳性母亲母乳。虽然已经有相关临床方案(Davanzo et al. 2013b),但尚未制定出最佳策略(Filleron et al. 2014)。推荐的巴氏灭菌法并不会改变早产儿晚发性 GBS 感染的整体发病率。一些作者建议暂时停止母乳喂养,直到根除感染(母亲和婴儿服用利福平 7 天,尤其是早产儿)(Gagneur et al. 2009;Soukka et al. 2010)。尽管 GBS 阳性的母乳作为母婴传播媒介的致病作用尚未得到明确证实,但对于反复发作的 GBS 感染和同时合并母乳 GBS 阳性,是否维持母乳喂养仍有争议。尽管如此,母亲对于继续母乳喂养的专业建议依从性仍较低。

36.9.2 环境污染

通过母乳喂养从母亲向婴儿传递的持久性有机污染物(persistent organic pollutants,POPs)具有亲脂性特点。已知 POPs 会在食物链中累积,并可在人乳中检测到。然而,母乳喂养似乎抵消了产前暴露于 POPs 后的不利影响,而且从整体儿童健康的角度来看,在"权衡母乳喂养的风险和益处"之后,母乳喂养仍然优于婴儿配方奶粉(Mead 2008)。

36.9.3 再次妊娠

传统的建议是妈妈们在妊娠期间停止母乳喂养,因为据称在妊娠期间母乳喂养对胚胎/胎儿和新生儿婴儿有更高的风险。根据目前的知识,妊娠的早期和中期可以母乳喂养,并持续延长到妊娠晚期。尽管没有证据表明母乳喂养会引发子宫收缩导致产程发动,但有早产风险的妇女仍需谨慎(Cetin et al. 2014)。

36.9.4　药物和母乳

母乳喂养期间,母亲服用的药物(主要是细胞抑制剂和一些精神药物或心血管药物)很少会对婴儿产生明显的不良反应。当婴儿仅接受全母乳喂养或代谢尚不成熟(早产或 2 个月以下)时,其暴露于危险药物的风险更高。出生 2 个月后、混合喂养或进食辅食后,这一风险显著降低。由于对该领域的认识还不全面,而且相关研究和信息并未获得更新,所以哺乳期被宣布为安全或危险的药物清单有一定局限性。尽管如此,这些药物清单仅在给予专业建议时予以支持。一般来说,来源于权威机构和基于精确研究方法所获得的信息可用于评估药物对泌乳潜在的影响(Davanzoet al. 2016),如 LactMed(http://toxnet.nlm.nih.gov/newtoxnet lactmed.htm)。

36.9.5　放射性造影剂

大多数放射性造影剂不会对母乳喂养婴儿造成额外的健康风险(Cova et al. 2014)。基于钆的药物(二甲葡胺、二甲酰胺和二甲酰胺)被认为是肾系统性纤维化的高危药物,应避免在母乳喂养的母亲中使用。在使用了与母乳喂养相适应的造影剂后,不需要暂停母乳喂养、吸出或丢弃母乳。

36.9.6　避孕

母乳喂养可配合多种安全有效的计划生育避孕方法(World Health Organization 2015)。分娩一个月以后,含铜宫内节育器是首选。孕激素避孕药和植入物是整个哺乳期的首选。复合口服避孕药仅在产后 6 个月使用。女性避孕套、男性避孕套和哺乳期闭经法虽然效果较差,但也是适合哺乳妇女的避孕方法。

36.10　人乳共享

人乳共享是指母乳交叉喂养或母亲交换吸出的母乳,是一个潜在的微生物传播途径,包括传播人类免疫缺陷病毒。非正式的人乳共享是通过私人捐赠网站以及互联网达成的。虽然最近的研究表明(Reyes-Foster et al. 2015),大多数母乳交换是作为礼物进行的,出售和运输母乳的情况实际上并不常见,但目前为有意购买和销售母乳双方提供平台的网站却越来越受到欢迎。

在美国通过互联网购买的母乳被证实存在微生物污染后,该问题引起了人们的关注(Keim et al. 2013)。另一个风险是通过互联网购买的母乳,并不是 100% 人类来源。事实上,从热门网站订购的样品中,10% 的样品含有牛奶。所有样本都含有人类 DNA,但 102 份样本中有 11 份也含有牛的 DNA(Keim et al. 2015)。综上所述,医疗专业人员应该意识到人乳共享的情况越来越多,同时存在掺假和微生物污染的潜在风险。

36.11　新生儿重症监护室(NICU)的人乳营养

36.11.1　NICU 人群与母乳喂养流行病学

母乳是新生儿重症监护室(neonatal intensive care unit, NICU)高危新生儿的最佳选择,包括所有类型的早产儿(胎龄小于 37 周)、低出生体重儿(<2 500g)、窒息足月新生儿、先天性畸形或其他缺陷新生儿。虽然 NICU 中患儿原发病各不相同,但早期营养关注的重点是那些有着特殊营养需求的人群,如 VLBWI 和胎龄 <32 周的早产儿。但这并不意味着出生体重(BW 1 500~2 499g)或胎龄(32~36 周)更大的早产儿与营养支持类型无关,只是说短期和远期结局的差异在临床上不那么显著和明显。

从 NICUs 出院的不同 BW 或胎龄的新生儿,母乳喂养(亲喂或挤出母乳)比例普遍较低。然而,母乳喂养的比率因具体情况而异。根据 Vermont Oxford 网络数据库显示,2013 年只有 11.3% 的 VLBWI 在 NICU 出院时接受母乳喂养。一项意大利多中心研究报告表明,与在 NICU 出院的其他 BW 婴儿的全母乳喂养相比,其中两组 BW(BW 1 500~2 000g,25% 和 BW 2 000~2 499g,22% vs BW<1 500g,31% 和 BW≥2 500g,33%)的母乳喂养率明显降低(Davanzo et al. 2013c)。

虽然中等 BW 的新生儿从肠外营养过渡到肠内管饲喂养,最后到母乳喂养的过程中,表现出的运动能力更好,但这部分人群的母乳喂养率却低得惊人。BW 为 1 500~2 499g 的新生儿纯母乳喂养率低的原因可能是 NICU 喂养方案没有充分认识到这些婴儿的口腔运动能力,也没有鼓励母乳喂养。另一个阻碍该 BW 组的婴儿在 NICU 获得母乳喂养的因素是这些婴儿住院时间比那些 BW 更低的婴儿短。英国最近按胎龄分组的数据显示,晚期早产儿(胎龄 34~36.6 周)的母乳喂养少于中期早产儿(32~33.6 周)或足月婴儿,这证实了晚期早产儿组在母乳喂养方面最不利(Boyle et al. 2015)。

许多其他因素会干扰 NICU 母乳喂养和母亲亲喂,包括母亲 / 婴儿分离、患儿病情危重和神经系统发育不良,伴随母亲分娩高危婴儿后的焦虑和压力,母亲泌乳困难,以及 NICU 中医务人员关于泌乳知识了解不够和潜意识里的反对态度。

目前研究证明在 NICU 中实施促进母乳喂养的干预措施是有效的(Renfrew et al. 2010),但不能持续连贯地得到执行。这类干预措施包括:①父母能够进入 NICU;②掌握泌乳的科学知识和提高高危婴儿的母乳喂养能力;③在医院促进同伴支持;④提供袋鼠式育儿护理;⑤提供明确的泵奶时间计划。

36.11.2 NICU 的院内营养

根据 BW 和胎龄将新生儿分成 3 个亚群,每一亚群都需要特定的营养支持方法:

1. 足月儿,小胎龄婴儿,35~36 周的婴儿,一般来说 BW>2kg 的新生儿可以经口哺奶。如果不能亲母母乳喂养,婴儿可以使用捐赠母乳或使用杯子、奶瓶开始配方奶喂养。管饲喂养针对无法自主进食的婴儿。每天摄入量 40~80ml/kg。按目前的低血糖诊治标准从生后 12 小时监测血糖。

2. 胎龄 33~34 周的早产儿或 BW 1.5~2kg 的新生儿,可通过管饲获得亲母母乳、捐赠母乳或配方奶粉,最初为持续肠内喂养,然为间歇性喂养。每天摄入量 80ml/kg。生长发育不良或营养指标异常的婴儿,应强化母乳后喂养。母乳强化和早产儿配方奶可以持续到 NICU 转出。按目前的低血糖诊治标准从生后 12 小时监测血糖。

3. VLBWI 需要肠外营养。在生后 48~72 小时内开始早期微量肠内喂养(minimal enteral feeding,MEF),同时等待母亲初乳。根据婴儿的一般健康状况选择和安排适当的实验室检查。

36.11.3 初乳口腔护理

少量的母亲初乳(0.2ml,8~12 次 /d)可涂抹于

超早产儿双侧颊内黏膜(Rodriguez et al. 2010;Lee et al. 2015)。该方法可行、安全、有效,可提高血液中的免疫活性因子水平,降低新生儿感染的风险(Lee et al. 2015)。

36.11.4 微量肠内喂养(MEF)

MEF 或非营养性喂养(Lucas et al. 1986)指少量乳汁(可能是母亲的初乳),通过管饲给予 VLBWI,每天 5~25ml/kg。生后第一个 72 小时内尽快开始 MEF,并根据风险类别和早产儿的健康状况维持 7~10 天。除非有特殊的原因,延迟 MEF 没有任何好处,而且会降低肠内喂养的耐受性,增加新生儿感染的风险(也造成更长时间的肠外营养),延长住院时间(Flidel-Rimon et al. 2004)。用初乳开始 MEF 是预防 NEC 的最佳方法。

36.11.5 推进肠内喂养

每日增加 30~40ml/kg(而不是 15~24ml/kg)的肠内喂养量不会增加 VLBWI 发生 NEC 或死亡风险(Morganet al. 2015)。相反,通过更缓慢增加肠内喂养量,将推迟全肠内营养的建立,并增加侵入性感染的风险。尽管如此,将这些发现应用于超早产儿、超低出生体重,或宫内生长受限的婴儿时,必须更谨慎。肠内营养的加量需要仔细评估肠道不耐受的迹象:胃潴留增多和腹胀。

早产儿的生长速率参考相应胎龄的胎儿:VLBWI 为 20g/kg/d,BW 为 1 500~2 200g 的新生儿为 15g/kg/d(Ziegler 2011)。出生两周以后可参考该标准,因为早产儿生后早期临床情况不稳定并经历 BW 恢复的特殊阶段。早产儿最基本的营养目标是实现正常生长,这与神经发育结局密切相关(Weisglas-Kuperus et al. 2009)。然而,宫外发育迟缓往往是由于高危新生儿的健康状况欠佳,也可能是由于新生儿营养不良导致。

36.11.6 母乳对早产儿的益处

母乳(首选新鲜;冷冻其次)在满足高危新生儿生理和营养需求方面(Davanzo and Pastore 2011)排名第一,绝对优先于巴氏消毒的捐赠母乳和早产配方奶粉(Section on Breastfeeding 2012)。母乳喂养对

于早产儿具有多种短期和长期的健康益处：更好的喂养耐受性，更快地实现全肠内营养，更少的新生儿严重感染（如败血症、脑膜炎）（de Silva et al. 2004）和NEC 风 险（Meinzen-Derr et al. 2009；Maayan-Metzger et al. 2012），并降低早产儿视网膜病变的风险（Zhou et al. 2015），改善视力、神经行为和认知发育（Rosé et al. 2012）。

36.11.7　早产儿母乳中的脂肪

早产儿母乳的平均脂肪含量（4.7g/dl）（Molto-Puigmarti et al. 2011）和能量含量（约 77~79kcal/dl）高于足月母乳。母乳的脂肪浓度在前乳（32g/dl ± 15SD；范围 11~86g/dl）和后乳（83g/dl ± 25SD；范围 36~149g/dl）中的差别相当大。后乳的能量密度高（87kcal/100ml ± 18SD），能更好地满足生长落后早产新生儿的营养，优于中链甘油三酯（Meier et al. 2013）。

高危新生儿的脂肪摄入量因母乳喂养方式的不同存在差异。通过鼻胃管的持续肠内喂养，其脂肪含量变化可达 25%，因为营养物质会黏附在管道上

造成损失。切实可行的解决方案包括：①将盛有母乳的注射器垂直放置（开口向上），使漂浮的脂肪进入其中；②使用更短的装置减少脂肪附着在管道内壁；③推注或 30 分钟输注代替持续泵注。

36.11.8　早产母乳中的蛋白质和强化配方

早产儿随着胎龄的减少，对蛋白质需求量增加：胎龄 >36 周，1.5~2g/kg/d；胎龄 30~36 周，2.3g/kg/d；胎龄24~30 周，3.6~4g/kg/d（Hay 2008）。与此同时，早产儿母乳的蛋白质含量高于足月儿母乳，与早产程度成正比：胎龄 <28 周，2.3g/dl；胎龄 28~31 周，2.1g/dl；胎龄 32~33 周，1.9g/dl（Bauer and Gerss 2011）（表 36.10）。这种由喂养目标人群改变而发生的母乳成分变化非常吸引人；然而，由于母乳中的蛋白质浓度在产后最初几周后会下降，因此它不再能满足大多数早产儿的营养需求。因此，VLWBI 的母乳需要用含有蛋白质、钙和磷的产品强化营养。假设母乳中蛋白质含量在一个平均水平，通常的做法是母乳中添加一定量的强化剂。

表 36.10　早产儿母乳与母乳中特定营养素含量的比较（改编自 Moltó-Puigmartí et al. 2011）

营养素	胎龄			
	<28 周超早产儿	28~31 周极早产儿	32~33 周中期早产儿	足月儿
蛋白质 /（g/dl）	2.3 ± 0.5	2.1 ± 0.3	1.9 ± 0.3	1.6 ± 0.4
碳水化合物 /（g/dl）	7.6 ± 0.6	7.5 ± 0.6	7.5 ± 0.5	6.2 ± 0.9
脂肪 /（g/dl）	4.4 ± 0.9	4.4 ± 0.8	4.8 ± 1.0	4.1 ± 0.7
能量 /（kcal/dl）	77.8 ± 8.4	77.6 ± 5.9	76.7 ± 6.5	67.7 ± 3.9
钠 /（mmol/L）	10.6 ± 1.9	1.6 ± 2.2	10.4 ± 1.9	11.2 ± 2.1
钙 /（mmol/L）	6.2 ± 1.4	6.5 ± 1.0	7.4 ± 1.1	5.4 ± 0.8

按推荐剂量，普通产品提供 1g/dl 的额外蛋白质。通常在肠内喂养量达到每天 100ml/kg 时开始母乳强化（Klingenberg et al. 2012）。母乳强化可改善短期生长，增加骨矿化和预防佝偻病，增加氮的保留，并改善神经运动发育（Arslanoglu et al. 2010）。目前已经有从母乳提取制备的营养强化剂；虽然价格昂贵，但似乎能进一步降低 NEC 的风险（Assad et al. 2015；Sullivan et al. 2010）。个性化强化的两种方法是针对性的强化和可调节的强化（Arslanoglu et al.

2010）。

针对性的强化基于使用特定的仪器（母乳分析仪）定期分析母乳。添加营养强化剂的量取决于母乳中的蛋白质含量。母乳分析可能有助于决定VLBWI 什么时候开始母乳强化或如何调整蛋白质强化，特别是当婴儿出现生长不良。可调节强化似乎更实用，并能根据婴儿代谢反应进行校准，测量方法包括血尿素氮和其他营养指标（表 36.11）。虽然住院期间母乳强化的必要性得到一致的认可，但出

院后的使用仍存在争议,因为它可能会干扰母乳直接哺喂(Zachariassen et al. 2011;Young et al. 2013)。

表 36.11　高风险新生儿营养评估和母乳强化需求

	参数	异常临界值
人体测量值	体重	<20g/d
	身长	<0.5cm/W
	头围	<0.5cm/W
实验室检查	尿素氮	<5mg/dl
	血磷	<4.5mg/dl
	碱性磷酸酶	<450U/L

36.11.9　母乳的吸出和储存

住院高危新生儿可能无法吸吮母乳,也可能与母亲分离较长时间。母亲应尽快开始手动或用吸奶器吸出母乳(产后 48 小时内),每天至少 6 次。

让母亲陪伴在暖箱或婴儿床旁,或让母亲看婴儿照片,这对吸出母乳有积极的心理作用,并能增加母乳的分泌。双侧乳房同时吸奶可最大限度地刺激和节省时间。在产后的头几天里,建议每个乳房的挤乳时间约为 10~15 分钟,逐渐延长到吸出最后一滴乳汁。

应使用物理方法(饱和蒸汽)或化学试剂清洗和消毒泵奶器和储奶容器。在医院或在家里吸出的母乳应收集在无菌容器中。每次收集后,容器应放置在冰箱最冷的地方,保持在 4℃,最多 72~96 小时(Slutzah et al. 2010)。如果不是马上使用,吸出的母乳应该冷冻储存(−20℃),储存最多分别 3 个月(高风险婴儿)或 6 个月(健康足月儿)。冷冻的母乳可以放在冰箱冷藏柜 24 小时缓慢解冻,或快速水浴解冻(最高 37℃)。解冻后应放冷藏柜并 24 小时内使用完。新鲜母乳不应反复冻融。

36.11.10　人乳库

人乳库或母乳库,提供收集、筛选、处理和分发捐赠母乳的服务,而这些捐乳母亲与婴儿没有血缘关系。母乳库提供的母乳主要是定期捐赠的足月儿母乳,但一些母乳库也可能提供早产儿母乳。

母乳库母乳的巴氏消毒(62.5℃,30 分钟)是消除潜在微生物污染的一种方法。虽然巴氏消毒必不

可少,但它改变了母乳的营养价值(5% 的脂肪和 4% 的蛋白质损失)和生物活性(IgA、乳铁蛋白、溶菌酶和淋巴细胞等的损失)(Vieira et al. 2011),降低了对 NEC 的保护能力。因为人乳库提供的是"成熟"母乳,如果用于 VLBWI 需要添加强化剂。

36.11.11　袋鼠式护理

袋鼠式护理(kangaroo mother care,KMC)是指早产低 BW 婴儿与母亲(或父亲)之间的肌肤接触。KMC 期间,婴儿穿着尿布,以直立式趴睡在母亲的胸前,肌肤相亲,可在婴儿的背上覆盖衣服和 / 或一条毯子,或戴上帽子保暖。KMC 有利于早产低 BW 和健康足月儿有效的体温控制,母乳喂养和母婴关系。越来越多的证据显示高收入地区 KMC 的益处(表 36.12)(Davanzo et al. 2013d),即使在危重症护理情况下也强烈推荐加强 KMC 实践(Nyqvist et al. 2010;Boundyet al. 2016)。

表 36.12　危重护理支持时 KMC 的益处
(改编自 Davanzo et al. 2013d)

对婴儿的益处
通过母亲体温传递来防止婴儿体温过低
改善和 / 或保持极早产儿临床稳定性,心率、呼吸频率和氧饱和度波动更小,呼吸暂停和心动过缓的次数减少
减少压力,KMC 期间皮质醇释放减少
促进大脑成熟,对婴儿的睡眠模式有积极的影响
改善神经行为和精神运动发育
减少早产儿在操作中的疼痛反应
对父母的益处
增加婴儿和父母的互动
促进心理健康,改善早产后的心理适应和恢复
促进产后抑郁症的康复
分娩胎龄 25~33 周的婴儿后实施 KMC 的母亲唾液皮质醇分泌下降
母乳喂养的好处
促进母乳喂养,增加母乳产量
提高母乳喂养率,增加 NICU 出院时纯母乳喂养比例,延长母乳喂养时间
其他可能的好处
缩短住院时间
高危早产儿医院间的转运过程中也可实施

传统的 KMC 是指生后 24 小时内开始的母亲和婴儿的皮肤 - 皮肤接触,称为持续性 KMC,在低收入地区可替代传统暖箱护理。在许多富裕地区的 NICU 中,KMC 被称为间断式袋鼠式护理(intermittent kangaroo mother care,I-KMC)(Davanzo et al. 2013d),每个 KMC 时间段持续 1~2 小时,每次至少 1 小时以促进婴儿的适应状态。KMC 为锻炼早产儿的喂养能力创造机会,并自然地促进母乳喂养。

实施 KMC 的决定不取决于患儿神经发育的程度或年龄,而是基于婴儿临床的稳定性和母亲的情况以及是否做好准备。在与婴儿接触前父母应该清洁皮肤,并检查父母皮肤是否感染。一个有躺椅的休息室就可以为母亲提供舒适,平和轻松的环境。在 I-KMC 期间,应评估婴儿的正确体位和监测重要生命体征(包括体温)。在 I-KMC 期间可以进行大部分护理操作,包括口 / 鼻或气管内吸引、置胃管、肠外营养输注和静脉注射。只要母亲喜欢这种体验,婴儿临床稳定,I-KMC 的持续时间没有上限。没有证据表明缓慢会比快速和 / 或随意地从短时间到长时间过渡的 KMC 更好。父母可以在这期间睡觉或读书。

36.11.12 早产儿喂养能力和从管饲喂养到母乳亲喂的转变

早产儿出院标准中的一项是通过奶瓶或母乳亲喂获得完全经口喂养。在许多情况下,"全经口喂养"被曲解为全奶瓶喂养,大家并未意识到住院期间直接乳房亲喂是出院时和出院后成功母乳喂养的关键。人们通常认为奶瓶喂养是从管饲喂养到母乳亲喂过程中一个理所当然的必要的中间环节,该观点基于奶瓶喂养比母乳亲喂消耗更少能量的假设。相反,对早产儿来说,奶瓶喂养更不符合生理,可能不利于新生儿的神经发育,并最终不能成功母乳喂养。在 NICU,对早产儿喂养能力的怀疑常常导致不合理的母乳喂养延迟和限制,而这些观点往往都没有循证依据。

虽然在妊娠 11 周就可以观察到胎儿最初的吞咽,但协调的吸吮 - 吞咽被普遍和武断地认为直到 32~34 周才会出现,甚至仍被认为是不成熟的。吞咽和呼吸必须协调,因为这两个生理活动共用一个通道,即咽部。对于从管饲向经口喂养过渡时期的早产儿来说,吞咽和呼吸的不协调可能会对母乳亲喂的建立造成重大障碍。此外,吸吮弱会使母亲泌乳量变得更困难。

在临床实践中,长期采用基于指导原则中的各项指标判断开始母乳亲喂的时机。这些指标包括胎龄,安抚奶嘴的非营养性吸吮,奶瓶喂养的能力,以及从婴儿身上观察到的一系列准备动作,这些动作指警觉和活跃地用嘴做出吸吮动作。虽然用检查量表来评估早产儿可见的各种迹象被普遍用于 NICU 的喂养管理中,但我们必须承认,没有证据表明它们能够可靠地预测经口(乳房或奶瓶)喂养的成功。此外,即便考虑到胎龄指标,我们仍必须注意个体差异,各胎龄的婴儿都有可能具备母乳喂养能力,而不是统一都局限在某个特定的时间。尽管早产儿吸吮模式不成熟,表现为吸吮缓慢,吸吮时间短,停顿时间长,以及在吸吮过程中发生的氧饱和度降低,但仍应鼓励早产儿纯母乳喂养。为了获得更理想的母乳喂养结局,应该为母亲和婴儿双方都提供足够的信息和支持,应该在亲喂母乳前吸出母乳,从而促进"吮吸空乳房"的含乳技术。最后,早产儿可以经常经口获得少量的母乳,并辅以另一种适当的补充喂养方法,如管饲喂养。早产儿更适合小剂量地频繁喂养(每天 12 次比 8 次更好),以获得更符合生理的喂养模式。在常规临床实践中我们尽可能采用这种"早产模式"。不同纠正胎龄(postmenstrual age,PMA)的早产儿逐渐表现出成熟的吮吸模式,健康的足月婴儿也能观察到这种变化。换句话说,早产儿成功的母乳喂养应该被定义为能够通过独立的吮吸模式,每天摄入足够的母乳量以支持持续的生长。对早产儿正常母乳喂养的合理预估,有助于促进母乳喂养顺利进行,避免专业医务人员做出草率的决定,以及母亲出现沮丧情绪。

Pineda(2011)和 Nyqvist(2008)的研究表明,早产儿的喂养能力可以比预期出现得更早,一般在平均 PMA 33 周。PMA 36 周可达到全母乳喂养(表 36.13)。表 36.14 罗列出早产儿各种喂养能力发生发展的年龄。表中显示的并不是喂养推荐的 PMA,而是可能出现某种能力的最小 PMA,要结合所在 NICU 政策和常规,考虑早产儿临床情况。为母亲提供和婴儿在一起的不限时的机会,进行合理限制下的长时间的 KMC,是成功母乳喂养的先决条件。因此,该表格并不代表母乳喂养婴儿各项技能标准化获得过程;相反,它反映早产儿喂养能力高度个性化灵活发展的顺序。

表 36.13 早产儿出现口腔运动能力的不同时间范围（Pine da 2011；Nyqvist 2008）

	喂养能力	第一次尝试哺乳	第一次母乳喂养	全母乳喂养
	PMA（周；范围）	31；29.6~33.6	33；30~37	36；33~39
文献（作者和年份）		Nyqvist（2008）	Pineda（2011）	

PMA，纠正胎龄。

表 36.14 从管饲到母乳喂养的步骤（阴影框中给出每种能力开始时的最小年龄）（改编自 Davanzo et al. 2014）

GA（胎龄 / 周）	24~25	26	27	28	29	30	31	32	33	34	35
初乳口腔护理											
微量肠内喂养											
袋鼠式护理			+/-								
非营养性吸吮											
初次尝试含接母乳					+/-						
用注射器喂养吸出的母乳					+/-	+/-	+/-				
开始母乳亲喂											
杯子喂养											
奶瓶喂养								+/-			
半按需喂养											
全母乳喂养									+/-	+/-	

36.11.13 半按需喂养

根据早产儿的饥饿和饱腹状态进行喂养，而不是按照规定的时间间隔和预先规定的奶量喂养，这被称为半按需喂养。根据早产儿的饥饿和饱腹情况，从定时定量喂养向完全按需喂养过渡的半按需喂养要在不影响生长、不增加低血糖风险和延长住院时间的情况下，促进建立自我调节口服喂养。该方案适用于 PMA 33~36 周的早产儿，开始前 24 小时达全肠内营养并且至少有一次成功的母乳喂养，体重增加理想（Davanzo et al. 2014）。半按需喂养的母亲应该有稳定的泌乳量，了解早产儿喂养计划，有母乳喂养的主动性，并在允许母亲在半按需喂养期间延长在 NICU 的时间（最长 6 小时）。半按需喂养期间，母亲应该测量婴儿体重和记录每次母乳喂养的摄入量。虽然这种方法的准确性受到了质疑，但在喂养早产儿时称重被认为是比临床指标更准确和可靠。在喂养期间，婴儿可以随意进食。只要母亲在场，喂养期间不鼓励使用奶嘴和葡萄糖液。在喂养时，应确定摄入的母乳总量，以评估是否有添加配方奶的必要。如果婴儿在 6 小时内口服总奶量没有达到规定

量，应通过管饲补充并分配在夜间喂养。

出院前 48 小时在 NICU 为早产儿和他 / 她的母亲提供母婴同室的机会有益于建立母乳喂养并更好地确定出院喂养计划。一旦婴儿在没有任何管饲的情况下，完成了 24 小时所需的奶量，就是达到了"完全口服喂养"。此时，可允许婴儿在出院前的最后几天按需进食。

36.12 婴儿配方奶粉

36.12.1 一般原则

尽管对新生儿和母亲来说，纯母乳喂养是最佳的选择，但有时并不能得以实现。当①存在禁止母乳喂养的医学禁忌，②确实存在泌乳量低的情况（见相关章节），以及③充分了解情况以后母亲仍认为用奶瓶喂养是更好的选择，应该考虑配方奶喂养。母乳喂养的医学禁忌定义为"可接受地使用母乳替代品的医学原因"。与婴儿或母亲的健康有关的若干健康状况（WHO，UNICEF 2009）（表 36.15）可作为暂时或永久停止母乳喂养的理由。在考虑停止母

乳喂养时,应将母乳喂养的益处与表中所列的具体情况所构成的风险进行权衡。

医务专业人员应该在开具配方奶同时,教育父母准备足够量(安全和正确)的奶瓶,特别是在使用奶粉时(FAO,WHO 2007)。家长应检查"保质"日期和容器的状况,配奶前应洗手,用水冲调配方奶粉(根据厂家或医生的冲调方法加热至70℃以上),待配方奶冷却至适合饮用的温度后,即可饮用。未开封的配方奶存放于安全干冷的环境中,冲调好的配方奶放置于4℃的冰箱冷藏。

表 36.15 根据世卫组织的关于使用母乳替代品医学原因的修订(WHO,UNICEF 2009)

婴儿情况
除了特殊配方奶粉,婴儿不应该接受母乳或普通配方奶
经典半乳糖血症:特殊无半乳糖配方
枫糖尿病:特殊无亮氨酸、异亮氨酸和缬氨酸配方
苯丙酮尿症:一种特殊的不含苯丙氨酸的配方奶(在严密的监测随访下部分母乳喂养是可能的),对婴儿来说,母乳仍然是最好的喂养选择,但他们可能有时需要母乳以外的其他食物
极低出生体重儿(<1 500g)
出生胎龄 <32 周婴儿
因代谢调节受损或葡萄糖需求增加(早产儿、小于胎龄、产时缺氧 / 缺血性应激、糖尿病母亲所生的新生儿),有低血糖风险的新生儿,母乳喂养或母乳亲喂仍不能维持血糖稳定
母亲情况
应该永久停止母乳喂养的母亲情况
艾滋病毒感染:如果替代喂养是可接受、可操作、可承担、可持续和安全的
暂时避免母乳喂养的母亲情况
母亲罹患不能照顾婴儿的严重疾病,如败血症
单纯疱疹病毒 1 型:应避免母亲乳房表面的病变与婴儿口腔直接接触,直到治愈所有的活动病变
母乳喂养期间使用的药物被判定对婴儿有害
尽管母亲存在健康问题,仍能母乳喂养
乳腺脓肿:健侧乳房仍可母乳喂养;一旦治疗开始,患侧乳房可恢复喂养
乙型肝炎:婴儿应在出生后48小时内或尽快接种乙型肝炎疫苗,并注射乙型肝炎免疫球蛋白
丙型肝炎

续表

乳腺炎:如果母乳喂养非常痛苦,应吸出母乳并弃去,以防止病情进展
结核病:应根据国家结核病指南对母亲和婴儿进行药物管理

由于婴幼儿配方奶粉通常不是无菌,可能被细菌污染。克罗诺杆菌,以前被称为阪崎肠杆菌,是最有害的细菌之一,也被认为是新生儿和早产儿在生后第一周感染败血症和脑膜炎的潜在病原体。配方奶粉应在冲调后立即使用,如果不马上使用,应存放于 <5℃ 的冰箱。目前推荐使用热水(70℃)冲调婴儿配方奶粉,以防止克罗诺杆菌感染和滋生(Silano et al. 2016)。对早产儿和新生儿,使用液体配方奶粉(装瓶后消毒)可能是一个更方便的选择。

婴儿配方奶粉污染。 最近有婴儿配方奶粉污染的报道,包括中国婴儿配方奶粉三聚氰胺污染与发生尿路结石有关。如果严格遵循并执行全面的监测方案,可能不会出现类似情况。

36.12.2 起始配方奶的营养特点

当不能母乳喂养时,首选是适合人类婴儿需要的牛奶配方。配方奶粉满足婴儿出生后数月的营养需求。例如,生后起始配方奶粉适合从出生到 6 个月龄,它们的成分保持不变。与此形成鲜明对比的是,母乳的营养成分在哺乳期间不断变化,产后早期变化最大。除了欧洲市场上销售的满足 6~12 个月婴儿营养的较大婴儿配方奶粉,目前还没有完全模拟母乳营养物质自然变化的婴儿配方奶粉。

有关母乳新成分的营养研究和食品工业新技术的应用使开发的新配方更类似于母乳。分子生物学的进展为大规模生产重组人乳蛋白成为可能,包括生物活性成分和功能营养素。然而,在将这些物质引入婴儿配方之前,需要仔细评估其必要性、安全性和有效性。

母乳中的某些成分具有一些生物和免疫效应,而且已被应用于许多已上市的产品中,但目前的数据仍然不足以就此达成共识。DHA/ 花生四烯酸(Sun et al. 2015)、核苷酸[European Food Safety Authority (EFSA)2014]、益生菌、益生元[European Food Safety Authority (EFSA)2014;Braegger et al. 2011]和牛磺酸[European Food Safety Authority (EFSA)2014]的

情况就是如此,它们本身并不能为配方奶喂养的婴儿提供与母乳喂养婴儿相同的健康益处。

鉴于这些不确定因素,欧洲食品安全局膳食、营养和过敏小组发布了一份关于婴儿配方奶粉基本成分的文件(表 36.16)[European Food Safety Authority (EFSA)2014]。

能量。欧洲食品安全局建议能量密度为 60~70kcal/100ml。婴儿出生后第一个月的平均配方奶摄入量约为 150ml/kg/d。健康婴儿生理性增重的能量需求量在出生后第一个月为 115kcal/kg/d,3 个月时为 100kcal/kg/d(Butte et al. 2000)。

脂质。脂质占配方奶喂养婴儿每日能量摄入的 40%~50%。推荐摄入量为 4.4~6.0g/100kcal,内源性合成 LC-PUFAs(链长 >18 个碳)可能不足,导致血浆、红细胞膜和大脑皮质细胞中 DHA 含量低(Lauritzen et al. 2001)。

表 36.16　婴儿配方奶粉的能量和营养素要求,根据欧洲食品安全局的 DNA 小组

配方奶的组成	成分需求
能量 /(kcal/100ml)	60~70
总脂肪 /(g/100kcal)	4.4~6
亚油酸(LA)/(mg/100kcal)	500~1 200
α- 亚麻酸(ALA)/(mg/100kcal)	50~100
二十二碳六烯酸(DHA)/(mg/100kcal)	20~50
蛋白质 /(g/100kcal)	1.8~2.5
总碳水化合物 /(g/100kcal)	9~14
乳糖 /(g/100kcal)	>4.5
低聚糖 /(g/100ml)	≤0.8
钙 /(mg/100kcal)	≥50
磷 /(mg/100kcal)	≥25~30
镁 /(mg/100kcal)	≥5
钠 /(mg/100kcal)	≥25
氯 /(mg/100kcal)	≥60
钾 /(mg/100kcal)	≥80
铁 /(mg/100kcal)	≥0.3
维生素 A/(μg 视黄醇当量或 RE/100kcal)	≥70
维生素 D/(μg/100kcal)	≥2
维生素 E/(mg α- 生育酚 /100kcal)	≥0.6
维生素 K/(μg/100kcal)	≥1

续表

配方奶的组成	成分需求
肌醇 /(mg/100kcal)	≥4
肉碱 /(mg/100kcal)	≥1.2

欧洲儿科胃肠、肝病和营养学会(不同于 EFSA)认识到 LC-PUFAs 在新生儿神经系统发育和成熟中发挥的重要作用,建议将其添加到婴儿配方奶粉中(European Food Safety Authority(EFSA)2014)。

蛋白质。健康婴儿需要的蛋白质所提供的能量不超过 12%。一些研究表明,早期蛋白质摄入与后期肥胖存在正相关:高蛋白组的体重指数高于低蛋白组(Michaelsen et al. 2012;Gunther et al. 2007)。EFSA 建议蛋白质含量最低为 1.8g/100kcal,最高不超过 2.5g/100kcal。蛋白质来源可以是牛奶蛋白(也可以水解形式)和大豆分离蛋白。有证据表明,牛乳铁蛋白与人乳铁蛋白高度同源;然而,在意大利市场上很少有含有这种免疫调节作用的蛋白配方。

碳水化合物。碳水化合物是仅次于脂肪的第二大能量来源。乳糖(至少 4.5g/100kcal)是配方中较理想的碳水化合物,但不应添加蔗糖和果糖,因为婴儿缺乏蔗糖酶,同时可能会增加婴儿发生果糖不耐受风险。由于葡萄糖的渗透压非常高,所以不建议在婴儿配方奶粉中添加葡萄糖,但允许在含有水解蛋白的婴儿配方奶粉中添加葡萄糖,以抵消苦涩味。麦芽糖和麦芽糊精是另外两种适合添加到婴儿配方食品的碳水化合物。淀粉可添加至总碳水化合物的 30%(2g/100ml)。HMOs 是人乳中除乳糖和脂类外的第三大营养成分,具有多种生物作用。欧洲食品安全局建议 0.8g/100kcal。90% 半乳糖低聚糖和 10% 果寡糖的组合可增加双歧杆菌和乳酸菌,降低粪便 pH 和稠厚度(Ziegler et al. 2007)。然而,这一发现的临床意义仍不清楚(Braegger et al. 2011)。

36.12.3　特殊配方奶粉

牛奶配方适合大多数足月新生儿。此外,我们还为有特殊营养需求和 / 或特殊疾病的婴儿提供特殊配方。在这一章节中,我们将重点介绍一些特殊配方,在生后 6 个月以内使用:大豆配方、水解配方、要素配方和强化营养的配方(早产配方和出院后配方)。特殊配方的组成和适应证见表 36.17(Amesz et al. 2010；Morgan et al. 2012）。

先天代谢缺陷的特殊配方和严重婴儿胆汁淤积症的配方不在本综述的讨论范围之内。

大豆配方。大豆配方包含一种蛋白质（大豆）和碳水化合物（葡萄糖或蔗糖），与牛奶配方不同。根据美国儿科学会推荐（Bhatia et al. 2008），使用大豆配方奶粉的唯一适应证是先天性半乳糖血症的婴儿。对于严格素食主义者家庭或真正乳糖不耐受的婴儿，大豆婴儿配方奶粉的安全性一直有争议，因为它含有异黄酮，这种天然化合物主要存在于豆类中。这些存在于植物中异黄酮被称为植物雌激素，能够像体内的雌激素一样发挥作用。尽管如此，生长中的婴儿食用含大豆配方奶粉并没有发现有害的激素作用。目前有关于足月新生儿口服大豆配方奶粉正常生长的报道，但用大豆配方奶粉喂养的早产儿有体重增加不理想和骨质减少的报道。总之，大豆配方不应该用于早产儿。最后应考虑到，患有甲状腺疾病儿童大豆配方与甲状腺素片可能存在相互影响。

水解配方。这是一种经过加工将蛋白质分解成小分子的牛奶配方。有限的证据表明，与牛奶整蛋白配方相比水解配方可以降低婴儿过敏的风险。此外，并没有研究证明，在产科对生后早期的新生儿使用水解配方作为补充喂养，能有效预防过敏。相反，研究证实有牛奶蛋白过敏的配方奶喂养婴儿，应使用蛋白水解配方奶粉。

氨基酸配方（要素配方）。该配方含有氨基酸在内的营养成分，使其易于消化。氨基酸配方最常用于有多重食物不耐受和吸收障碍的婴儿，包括短肠综合征。

羊奶配方粉。虽然普遍用于治疗过敏，但不建议用于预防或治疗过敏性疾病。

营养强化配方。为满足早产儿对能量、蛋白质、钙、磷、镁的较高需求，研制了早产儿配方和早产儿出院后配方。它们的营养成分介于足月和早产儿配方之间。早产儿，尤其是出院时存在生长受限的最不成熟的早产儿，使用出院后营养丰富的配方奶粉替代标准的足月配方奶粉喂养，有望促进"追赶生长"和改善发育。然而，用出院后配方喂养早产儿相比足月配方奶粉并没有明显的短期或长期益处（Young et al. 2012），这可能是因为婴儿按需喂养后摄入量增加减少了他们对能量密度需求。目前的证据不支持对出院后的早产儿使用"早产儿配方"，而建议使用"出院后配方"喂养早产儿（BW<1 500g）至少到 PMA 40 周为止，这可能加速婴儿的生长速度。

高热卡配方。这种类型的配方提供能量密度超过 1kcal/ml，应该只给予需要较高能量摄入和液体限制的婴儿。高热量配方可用于围产期严重脑损伤的婴儿，这些婴儿在出生后的第一年需要更高的能量和蛋白质（120% 的推荐平均摄入量），以促进大脑和皮质脊髓束的生长（Dabydeen et al. 2008）。

表 36.17　特殊配方能量组成、特定营养素和使用的适应证（Amesz et al. 2010；Morgan et al. 2012）

	特殊配方粉的种类				
	足月儿（起始配方粉）	早产儿	出院后配方	水解配方	高热卡配方
适应证	健康足月儿和晚期早产儿	早产儿（<1 500g）使用至 3 500g 或纠正胎龄 40 周	用于出院后体重低于同胎龄婴儿正常体重下限	食物过敏，吸收不良	神经系统问题，限液需要
能量 /（kcal/100ml）	67~68	80~90	72~74	67	100
蛋白质 /（g/100ml）	1.4~1.5	2.2~2.4	1.8~1.9	1.8	2.6
脂肪 /（g/100ml）	3.6	4.3	4.0	3.4	5.4
碳水化合物 /（g/100ml）	7.3	8.6	7.6	7.2	10.3
钙 /（mg/100ml）	35~54	100~140	70~80	65.6	100
磷 /（mg/100ml）	30	75	50	47.1	50

参考文献

Amesz EM, Schaafsma A, Cranendonk A, Lafeber HN (2010) Optimal growth and lower fat mass in preterm infants fed a protein-enriched postdischarge formula. J Pediatr Gastroenterol Nutr 50(2):200–207. https://doi.org/10.1097/MPG.0b013e3181a8150d

Arslanoglu S, Ziegler EE, Moro GE, World Association of Perinatal Medicine Working Group On Nutrition (2010) Donor human milk in preterm infant feeding: evidence and recommendations. J Perinat Med 38(4):347–351. https://doi.org/10.1515/JPM.2010.064

Assad M, Elliott MJ, Abraham JH (2015) Decreased cost and improved feeding tolerance in VLBW infants fed an exclusive human milk diet. J Perinatol 36(3):216–220. https://doi.org/10.1038/jp.2015.168

Ballard O, Morrow AL (2013) Human milk composition: nutrients and bioactive factors. Pediatr Clin North Am 60(1):49–74. https://doi.org/10.1016/j.pcl.2012.10.002

Bauer J, Gerss J (2011) Longitudinal analysis of macronutrients and minerals in human milk produced by mothers of preterm infants. Clin Nutr 30:215–220

Bertini G, Breschi R, Dani C (2015) Physiological weight loss chart helps to identify high-risk infants who need breastfeeding support. Acta Paediatr 104(10):1024–1027

Bhatia J, Greer F, American Academy of Pediatrics Committee on Nutrition (2008) Use of soy protein-based formulas in infant feeding. Pediatrics 12(5):1062–1068. https://doi.org/10.1542/peds.2008-0564

Boundy EO, Dastjerdi R, Spiegelman D, Fawzi WW, Missmer SA, Lieberman E, Kajeepeta S, Wall S, Chan GJ (2016) Kangaroo mother care and neonatal outcomes: a meta-analysis. Pediatrics 137(1):1–16. https://doi.org/10.1542/peds.2015-2238, Epub 2015 Dec 23. Review

Boyle EM, Johnson S, Manktelow B, Seaton SE, Draper ES, Smith LK, Dorling J, Marlow N, Petrou S, Field DJ (2015) Neonatal outcomes and delivery of care for infants born late preterm or moderately preterm: a prospective population-based study. Arch Dis Child Fetal Neonatal Ed 100(6):F479–F485. https://doi.org/10.1136/archdischild-2014-307347

Braegger C, Chmielewska A, Decsi T, Kolacek S, Mihatsch W, Moreno L, Pieścik M, Puntis J, Shamir R, Szajewska H, Turck D, van Goudoever J, ESPGHAN Committee on Nutrition (2011) Supplementation of infant formula with probiotics and/or prebiotics: a systematic review and comment by the ESPGHAN committee on nutrition. J Pediatr Gastroenterol Nutr 52(2):238–250. https://doi.org/10.1097/MPG.0b013e3181fb9e80

Brecht KF, Goelz R, Bevot A, Krägeloh-Mann I, Wilke M, Lidzba K (2015) Postnatal human cytomegalovirus infection in preterm infants has long-term neuropsychological sequelae. J Pediatr 166(4):834–839. https://doi.org/10.1016/j.jpeds2014.11.002

Butte NF, Wong WW, Hopkinson JM, Heinz CJ, Mehta NR, Smith EO (2000) Energy requirements derived from total energy expenditure and energy deposition during the first 2 y of life. Am J Clin Nutr 72(6):1558–1569

Cattaneo A, Ronfani L, Burmaz T, Quintero-Romero S, Macaluso A, Di Mario S (2006) Infant feeding and cost of health care: a cohort study. Acta Paediatr 95(5):540–546

Centers for Disease Control and Prevention (2013) Strategies to prevent obesity and other chronic diseases: the CDC guide to strategies to support breastfeeding mothers and babies. U.S. Department of Health and Human Services, Atlanta, http://www.cdc.gov/breastfeeding/pdf/BF-Guide-508.PDF

Cetin I, Assandro P, Massari M, Sagone A, Gennaretti R, Donzelli G, Knowles A, Monasta L, Davanzo R, Working Group On Breastfeeding, Italian Society Of Perinatal Medicine And Task Force On Breastfeeding, Ministry Of Health, Italy (2014) Breastfeeding during pregnancy: position paper of the Italian Society of Perinatal Medicine and the Task Force on Breastfeeding, Ministry of Health, Italy. J Hum Lact 30:20–22

Chen X, Chen J, Wen J, Xu C, Zhang S, Zhou YH, Hu Y (2013) Breastfeeding is not a risk factor for mother-to-child transmission of hepatitis B virus. PLoS One 8(1), e55303. https://doi.org/10.1371/journal.pone.0055303

Chowning R, Radmacher P, Lewis S, Serke L, Pettit N, Adamkin DH (2015) A retrospective analysis of the effect of human milk on prevention of necrotizing enterocolitis and postnatal growth. J Perinatol 36(3):221–224. https://doi.org/10.1038/jp.2015.179

Cleminson J, Oddie S, Renfrew MJ, McGuire W (2015) Being baby friendly: evidence-based breastfeeding support. Arch Dis Child Fetal Neonatal Ed 100:F173–F178

Cova MA, Stacul F, Quaranta R, Guastalla P, Salvatori G, Banderali G, Fonda C, David V, Gregori M, Zuppa AA, Davanzo R (2014) Radiological contrast media in the breastfeeding woman: a position paper of the Italian Society of Radiology (SIRM), the Italian Society of Paediatrics (SIP), the Italian Society of Neonatology (SIN) and the Task Force on Breastfeeding, Ministry of Health, Italy. Eur Radiol 24(8):2012–2022

Dabydeen L, Thomas JE, Aston TJ, Hartley H, Sinha SK, Eyre JA (2008) High-energy and -protein diet increases brain and corticospinal tract growth in term and preterm infants after perinatal brain injury. Pediatrics 121:148–156

Davanzo R, Pastore S (2011) Promoting mother's milk use in very low birth weight infants: when nutritional hierarchy deals with the professional value system. J Hum Lact 27(4):329–330. https://doi.org/10.1177/0890334411422705

Davanzo R, Cannioto Z, Ronfani L, Monasta L, Demarini S (2013a) Breastfeeding and neonatal weight loss in healthy term infants. J Hum Lact 29(1):45–53

Davanzo R, De Cunto A, Travan L, Bacolla G, Creti R, Demarini S (2013b) To feed or not to feed? Case presentation and best practice guidance for human milk feeding and group B streptococcus in developed countries. J Hum Lact 29:452–457. https://doi.org/10.1177/0890334413480427

Davanzo R, Monasta L, Ronfani L, Brovedani P, Demarini S, Breastfeeding in Neonatal Intensive Care Unit Study Group (2013c) Breastfeeding at NICU discharge: a multicenter Italian study. J Hum Lact 29(3):374–380. https://doi.org/10.1177/0890334412451055

Davanzo R, Brovedani P, Travan L, Kennedy J, Crocetta A, Sanesi C, Strajn T, De Cunto A (2013d) Intermittent kangaroo mother care: a NICU protocol. J Hum Lact 29(3):332–338

Davanzo R, Strajn T, Kennedy J, Crocetta A, De Cunto A (2014) From tube to breast: the bridging role of semi-demand breastfeeding. J Hum Lact 30(4):405–409. https://doi.org/10.1177/0890334414548697

Davanzo R, Romagnoli C, Corsello G (2015a) Position statement on breastfeeding from the Italian Pediatric Societies. Ital J Pediatr 41:80. https://doi.org/10.1186/s13052-015-0191-x

Davanzo R, De Cunto A, Paviotti G, Travan L, Inglese S, Brovedani P, Crocetta A, Calligaris C, Corubolo E, Dussich V, Verardi G, Causin E, Kennedy J, Marrazzo F, Strajn T, Sanesi C, Demarini S (2015b) Making the first days of life safer: preventing sudden unexpected postnatal collapse while promoting breastfeeding. J Hum Lact 31(1):47–52

Davanzo R, Bua J, De Cunto A, Farina ML, De Ponti F, Clavenna A, Mandrella S, Sagone A, Clementi M (2016) Advising mothers on the use of medications during breastfeeding: a need for a positive attitude. J Hum Lact 32(1):15–19. https://doi.org/10.1177/0890334415595513

De Bortoli J, Amir LH (2016) Is onset of lactation delayed in women with diabetes in pregnancy? A systematic review. Diabet Med 33(1):17–24

de Onis M, Garcia C, Onyango AW, et al (2006) WHO Child Growth Standards based on length/height, weight and age. Acta Paediatr Suppl 450:76

de Silva A, Jones PW, Spencer SA (2004) Does human milk reduce infection rates in preterm infants? A systematic review. Arch Dis Child Fetal Neonatal Ed 89(6): F509–F513

Department of Health and Human Services (2011) The surgeon general's call to action to support breastfeeding. Washington, DC. http://www.ncbi.nlm.nih.gov/books/NBK52687/

European Food Safety Authority (EFSA) (2014) EFSA Panel on Dietetic Products, Nutrition and Allergies (NDA). Scientific Opinion on the essential composition of infant and follow on formulae. EFSA J 12(7):3760

Filleron A, Lombard F, Jacquot A, Jumas-Bilak E, Rodière M, Cambonie G, Marchandin H (2014) Group B streptococci in milk and late neonatal infections: an analysis of cases in the literature. Arch Dis Child Fetal Neonatal Ed 99:F41–F47. https://doi.org/10.1136/archdischild-2013-304362

Flidel-Rimon O, Friedman S, Lev E, Juster-Reicher A, Amitay M, Shinwell ES (2004) Early enteral feeding and nosocomial sepsis in very low birthweight infants. Arch Dis Child Fetal Neonatal Ed 89(4):F289–F292

Gagneur A, Héry-Arnaud G, Croly-Labourdette S, Gremmo-Feger G, Vallet S, Sizun J, Quentin R, Tandé D (2009) Infected breast milk associated with late-onset and recurrent group B streptococcal infection in neonatal twins: a genetic analysis. Eur J Pediatr 168:1155–1158

Goelz R, Meisner C, Bevot A, Hamprecht K, Kraegeloh-Mann I, Poets CF (2013) Long-term cognitive and neurological outcome of preterm infants with postnatally acquired CMV infection through breast milk. Arch Dis Child Fetal Neonatal Ed 98:F430–F433. https://doi.org/10.1136/archdischild-2012-303384

Gunkel J, de Vries LS, Jongmans M, Koopman-Esseboom C, van Haastert IC, Eijsermans MCJ et al (2018) Outcome of preterm infants with postnatal cytomegalovirus infection. Pediatrics 141(2). pii: e20170635. https://doi.org/10.1542/peds.2017-0635

Gunther AL, Remer T, Kroke A, Buyken AE (2007) Early protein intake and later obesity risk: which protein sources at which time points throughout infancy and childhood are important for body mass index and body fat percentage at 7 y of age? Am J Clin Nutr 86:1765–1772

Harmsen MC, Swart PJ, de Béthune MP, Pauwels R, De Clercq E, The TH, Meijer DK (1995) Antiviral effects of plasma and milk proteins: lactoferrin shows potent activity against both human immunodeficiency virus and human cytomegalovirus replication in vitro. J Infect Dis 172:380–388

Hay WW Jr (2008) Strategies for feeding the preterm infant. Neonatology 94(4):245–254. https://doi.org/10.1159/000151643

Hayashi S, Kimura H, Oshiro M, Kato Y, Yasuda A, Suzuki C, Watanabe Y, Morishima T, Hayakawa M (2011) Transmission of cytomegalovirus via breast milk in extremely premature infants. J Perinatol 31(6): 440–445. https://doi.org/10.1038/jp.2010.150

Herlenius E, Kuhn P (2013) Sudden unexpected postnatal collapse of newborn infants: a review of cases, definitions, risks, and preventive measures. Transl Stroke Res 4:236–247

Holmes AV, McLeod AY, Bunik M (2013) ABM clinical protocol #5: peripartum breastfeeding management for the healthy mother and infant at term, revision 2013. Breastfeed Med 8(6):469–473. https://doi.org/10.1089/bfm.2013.9979

Jensen D, Wallace S, Kelsay P (1994) LATCH: a breastfeeding charting system and documentation tool. J Obstet Gynecol Neonatal Nurs 23(1):27–32

Johnston M, Landers S, Noble L, Szucs K, Viehmann L (2012) Breastfeeding and the use of human milk. Section on Breastfeeding. Pediatrics 129(3):e827–e841. https://doi.org/10.1542/peds.2011-3552. Epub 2012 Feb 27

Joint WHO/UNICEF statement (1989) Protecting, promoting, and supporting breastfeeding: the special role of maternity services. WHO, Geneva, http://www.who.int/nutrition/publications/infantfeeding/9241561300/en/

Keim SA, Hogan JS, McNamara KA, Gudimetla V, Dillon CE, Kwiek JJ, Geraghty SR (2013) Microbial contamination of human milk purchased via the Internet. Pediatrics 132(5):e1227–e1235. https://doi.org/10.1542/peds.2013-1687

Keim SA, Kulkarni MM, McNamara K, Geraghty SR, Billock RM, Ronau R, Hogan JS, Kwiek JJ (2015)

Cow's milk contamination of human milk purchased via the internet. Pediatrics 135:e1157–e1162. https://doi.org/10.1542/peds.2014-3554

Klingenberg C, Embleton ND, Jacobs SE, O'Connell LA, Kuschel CA (2012) Enteral feeding practices in very preterm infants: an international survey. Arch Dis Child Fetal Neonatal Ed 97(1):F56–F61. https://doi.org/10.1136/adc.2010.204123

Kurath S, Resch B (2010) Cytomegalovirus and transmission via breast milk: how to support breast milk to premature infants and prevent severe infection? Pediatr Infect Dis J 29:680–681

Lauritzen L, Hansen HS, Jørgensen MH, Michaelsen KF (2001) The essentiality of long chain n-3 fatty acids in relation to development and function of the brain and retina. Prog Lipid Res 40:1–94

Lee J, Kim HS, Jung YH, Choi KY, Shin SH, Kim EK, Choi JH (2015) Oropharyngeal colostrum administration in extremely premature infants: an RCT. Pediatrics 135(2):e357–e366. https://doi.org/10.1542/peds.2014-2004

Luan NN, Wu QJ, Gong TT, Vogtmann E, Wang YL, Lin B (2013) Breastfeeding and ovarian cancer risk: a meta-analysis of epidemiologic studies. Am J Clin Nutr 98(4):1020–1031. https://doi.org/10.3945/ajcn.113.062794

Lucas A, Bloom SR, Aynsley-Green A (1986) Gut hormones and 'minimal enteral feeding'. Acta Paediatr Scand 75(5):719–723

Maayan-Metzger A, Avivi S, Schushan-Eisen I, Kuint J (2012) Human milk versus formula feeding among preterm infants: short-term outcomes. Am J Perinatol 29(2):121–126. https://doi.org/10.1055/s-0031-1295652

McNinch A, Busfield A, Tripp J (2007) Vitamin K deficiency bleeding in Great Britain and Ireland: British Paediatric Surveillance Unit Surveys, 1993-94 and 2001-02. Arch Dis Child 92(9):759–766, Epub 2007 May 30

Mead MN (2008) Contaminants in human milk: weighing the risks against the benefits of breastfeeding. Environ Health Perspect 116:A427–A434

Meier PP, Patel AL, Bigger HR, Rossman B, Engstrom JL (2013) Supporting breastfeeding in the neonatal intensive care unit: Rush Mother's Milk Club as a case study of evidence-based care. Pediatr Clin North Am 60(1):209–226. https://doi.org/10.1016/j.pcl.2012.10.007

Meinzen-Derr J, Poindexter B, Wrage L, Morrow AL, Stoll B, Donovan EF (2009) Role of human milk in extremely low birth weight infants' risk of necrotizing enterocolitis or death. J Perinatol 29(1):57–62. https://doi.org/10.1038/jp.2008.117

Michaelsen KF, Larnkjær A, Mølgaard C (2012) Amount and quality of dietary proteins during the first two years of life in relation to NCD risk in adulthood. Nutr Metab Cardiovasc Dis 22:781–786

Moltó-Puigmartí C, Castellote AI, Carbonell-Estrany X, López-Sabater MC (2011) Differences in fat content and fatty acid proportions among colostrum, transitional, and mature milk from women delivering very preterm, preterm, and term infants. Clin Nutr 30(1):116–123. https://doi.org/10.1016/j.clnu.2010.07.013

Morgan JA, Young L, McCormick FM, McGuire W (2012) Promoting growth for preterm infants following hospital discharge. Arch Dis Child Fetal Neonatal Ed 97(4):F295–F298. https://doi.org/10.1136/adc.2009.170910

Morgan J, Young L, McGuire W (2015) Slow advancement of enteral feed volumes to prevent necrotising enterocolitis in very low birth weight infants. Cochrane Database Syst Rev 10:CD001241. https://doi.org/10.1002/14651858.CD001241.pub6, Review

Nyqvist KH (2008) Early attainment of breastfeeding competence in very preterm infants. Acta Paediatr 97(6):776–781

Nyqvist K, Expert Group of the International Network on International Network on Kangaroo Mother Care, Anderson G, Bergman N, Cattaneo A, Charpak N, Davanzo R, Ewald U, Ludington-Hoe S, Mendoza S, Pallás-Allonso C, Peláez J, Sizun J, Widström AM (2010) State of the art and recommendations Kangaroo mother care: application in a high-tech environment. Acta Paediatr 99(6):812–819. https://doi.org/10.1111/j.1651-2227.2010.01794.x

Pineda R (2011) Direct breast-feeding in the neonatal intensive care unit: is it important? J Perinatol 31(8):540–545. https://doi.org/10.1038/jp.2010.205

Renfrew MJ, Dyson L, McCormick F, Misso K, Stenhouse E, King SE, Williams AF (2010) Breastfeeding promotion for infants in neonatal units: a systematic review. Child Care Health Dev 36(2):165–178. https://doi.org/10.1111/j.1365-2214.2009.01018.x

Reyes-Foster BM, Carter SK, Hinojosa MS (2015) Milk sharing in practice: a descriptive analysis of peer breastmilk sharing. Breastfeed Med 10(5):263–269. https://doi.org/10.1089/bfm.2015.0009

Rodriguez NA, Meier PP, Groer MW, Zeller JM, Engstrom JL, Fogg L (2010) A pilot study to determine the safety and feasibility of oropharyngeal administration of own mother's colostrum to extremely low-birth-weight infants. Adv Neonatal Care 10(4):206–212

Rozé JC, Darmaun D, Boquien CY, Flamant C, Picaud JC, Savagner C, Claris O, Lapillonne A, Mitanchez D, Branger B, Simeoni U, Kaminski M, Ancel PY (2012) The apparent breastfeeding paradox in very preterm infants: relationship between breast feeding, early weight gain and neurodevelopment based on results from two cohorts, EPIPAGE and LIFT. BMJ Open 2(2):e000834. https://doi.org/10.1136/bmjopen-2012-000834, Print 2012

Sacker A, Kelly Y, Iacovou M, Cable N, Bartley M (2013) Breast feeding and intergenerational social mobility: what are the mechanisms? Arch Dis Child 98(9):666–671

Section on Breastfeeding (2012) Breastfeeding and the use of human milk. Pediatrics 115(2):496–506

Silano M, Paganin P, Davanzo R (2016) Time for the 70°C water precautionary option in the home dilution of powdered infant formula. Ital J Pediatr 42:17. https://doi.org/10.1186/s13052-016-0228-9

Slutzah M, Codipilly CN, Potak D, Clark RM, Schanler RJ (2010) Refrigerator storage of expressed human milk in the neonatal intensive care unit. J Pediatr 156(1):26–28

Soukka H, Rantakokko-Jalava K, Vähäkuopus S, Ruuskanen O (2010) Three distinct episodes of GBS septicemia in a healthy newborn during the first month of life. Eur J Pediatr 169(10):1275–1277

Sullivan S, Schanler RJ, Kim JH, Patel AL, Trawöger R, Kiechl-Kohlendorfer U, Chan GM, Blanco CL, Abrams S, Cotten CM, Laroia N, Ehrenkranz RA, Dudell G, Cristofalo EA, Meier P, Lee ML, Rechtman DJ, Lucas A (2010) An exclusively human milk-based diet is associated with a lower rate of necrotizing enterocolitis than a diet of human milk and bovine milk-based products. J Pediatr 156(4):562–567. https://doi.org/10.1016/j.jpeds.2009.10.040, Epub 2009 Dec 29

Sun H, Como PG, Downey LC, Murphy D, Ariagno RL, Rodriguez W (2015) Infant formula and neurocognitive outcomes: impact of study end-point selection. J Perinatol 35(10):867–874. https://doi.org/10.1038/jp.2015.87, Epub 2015 Aug 6

Tornese G, Ronfani L, Pavan C, Demarini S, Monasta L, Davanzo R (2012) Does the LATCH score assessed in the first 24 hours after delivery predict non-exclusive breastfeeding at hospital discharge? Breastfeed Med 7(6):423–430

Tosone G, Maraolo AE, Mascolo S, Palmiero G, Tambaro O, Orlando R (2014) Vertical hepatitis C virus transmission: main questions and answers. World J Hepatol 6(8):538–548. https://doi.org/10.4254/wjh.v6.i8.538

Vieira AA, Soares FV, Pimenta HP, Abranches AD, Moreira ME (2011) Analysis of the influence of pasteurization, freezing/thawing, and offer processes on human milk's macronutrient concentrations. Early Hum Dev 87(8):577–580. https://doi.org/10.1016/j.earlhumdev.2011.04.016, Epub 2011 May 17

von Stumm S, Plomin R (2015) Breastfeeding and IQ growth from toddlerhood through adolescence. PLoS One 10(9):e0138676

Weisglas-Kuperus N, Hille ET, Duivenvoorden HJ, Finken MJ, Wit JM, van Buuren S, van Goudoever JB, Verloove-Vanhorick SP, Dutch POPS-19 Collaborative Study Group (2009) Intelligence of very preterm or very low birthweight infants in young adulthood. Arch Dis Child Fetal Neonatal Ed 94(3): F196–F200. https://doi.org/10.1136/adc.2007.135095, Epub 2008 Sep 19

FAO, WHO (2007) Safe preparation, storage and handling of powdered milk formula. Guidelines, Geneva

WHO, UNICEF (2009) Acceptable medical reasons for use of breast-milk substitutes. WHO, Geneva

WHO, UNICEF (2018) Implementation guidance: protecting, promoting and supporting breastfeeding in facilities providing maternity and newborn services – the revised Baby-friendly Hospital Initiative. WHO, Geneva

World Health Organization. Department of reproductive health and research. Medical eligibility criteria wheel for contraceptive use. http://www.who.int/reproductivehealth/publications/family_planning/MEC-5/en/. Published August 2015. Accessed 20 Dec 2015

Young L, Morgan J, McCormick FM, McGuire W (2012) Nutrient-enriched formula versus standard term formula for preterm infants following hospital discharge. Cochrane Database Syst Rev 3:CD004696. https://doi.org/10.1002/14651858.CD004696.pub4, Review

Young L, Embleton ND, McCormick FM, McGuire W (2013) Multinutrient fortification of human breast milk for preterm infants following hospital discharge. Cochrane Database Syst Rev 2:CD004866. https://doi.org/10.1002/14651858.CD004866.pub4

Zachariassen G, Faerk J, Grytter C, Esberg BH, Hjelmborg J, Mortensen S, Thybo Christesen H, Halken S (2011) Nutrient enrichment of mother's milk and growth of very preterm infants after hospital discharge. Pediatrics 127(4):e995–e1003. https://doi.org/10.1542/peds.2010-0723, Epub 2011 Mar 14

Zhou J, Shukla VV, John D, Chen C (2015) Human milk feeding as a protective factor for retinopathy of prematurity: a meta-analysis. Pediatrics 136(6):e1576–e1586. https://doi.org/10.1542/peds.2015-2372, Epub 2015 Nov 16. Review

Ziegler EE (2011) Meeting the nutritional needs of the low-birth-weight infant. Ann Nutr Metab 58(Suppl 1):8–18. https://doi.org/10.1159/000323381, Epub 2011 Jun 21

Ziegler E, Vanderhoof JA, Petschow B, Mitmesser SH, Stolz SI, Harris CL, Berseth CL (2007) Term infants fed formula supplemented with selected blends of prebiotics grow normally and have soft stools similar to those reported for breast-fed infants. J Pediatr Gastroenterol Nutr 44:359–364

极低出生体重儿营养推荐

37

Ekhard E. Eiegler

黑明燕　翻译

目录

摘要

　　为确保早产儿出生后的生长发育不受早产的干扰,必须足量给早产儿持续提供所有的营养成分。在给极低出生体重儿提供营养的同时会遇到各种困难,这也就是为什么极低出生体重儿常常会无法摄入他们在生长发育中所需的、足量的营养成分之原因所在,由此导致的结果就是早产儿无法保持其在宫内应该有的生长速度,甚至由此导致神经认知的发育障碍。历来,为早产儿提供足量营养成分的难点在于医生们担心输注营养成分面临的风险,当然近年来随着提供营养成分安全性的科学证据增加,这些担心已经逐渐在减少了。针对肠外营养领域而言,对静脉营养风险的再评估已基本完成,但是针对肠内营养领域而言尚未完成。出于更偏重对实际风险的评估习惯,再加上更希望防止发生出生后营养不佳和减少神经认知发育障碍的愿望,导致了更多人偏向于较积极地对极低出生体重儿采用静脉输注的方法进行营养供给。

37.1　要点

- 应最大限度地降低早产导致的母体对胎儿/早产儿营养供给中断的程度。
- 极低出生体重儿像胎儿一样生长发育所需的营养物质是极高的。
- 蛋白质供应不足将导致生长迟缓,带来认知发育受损的风险。
- 由于胃肠道发育不成熟,因此初始的营养供给须通过肠外途径来提供。
- 在肠道功能成熟到能接受肠内喂养之前,需要对肠道采取必要的保护和促进措施。
- 应提倡母乳喂养,因为其对肠道本身具有营养作用,并可防止败血症和 NEC 的发生。

• 但母乳的营养成分不足,应给予额外补充较大量的其他营养素。

37.2 概述

为确保早产儿出生后的生长发育不受早产的干扰,必须足量给早产儿持续提供所有的营养成分。在给极低出生体重儿(very low birth weight,VLBW)提供营养的同时会遇到各种困难,这也就是为什么 VLBW 常常会无法摄入他们在生长发育中所需的、足量的营养成分之原因所在,由此导致的结果就是早产儿无法保持其宫内应该有的生长速度,甚至由此导致神经认知的发育障碍。历来,为早产儿提供足量营养成的难点,在于医生们担心输注营养成分面临的风险,当然近年来随着提供营养成分安全性的科学证据增加,这些担心已经逐渐在减少了。针对肠外营养领域而言,对静脉营养风险的再评估已基本完成,但是针对肠内营养领域而言尚未完成。出于更偏重对实际风险的评估习惯,再加上更希望防止发生出生后营养不佳和减少神经认知发育障碍的愿望,导致了更多人偏向于较积极地对 VLBW 采用静脉输注的方法进行营养供给。

目前业内普遍认同的总原则是早产儿出生后的生长发育应该仿效胎儿在宫内的生长发育状况,这样的“正常”生长发育才说明没有发生营养替代成分的缺失、才能确保不发生神经认知发育障碍。美国儿科学会(Committee on Nutrition and American Academy of Pediatrics 1985)推荐应把“新生儿出生后的生长发育状况应与同胎龄正常胎儿的宫内生长发育状况相似”作为预估新生儿营养需求的基本原则。现在业内人士均意识到分娩过程可造成细胞外液减少 10%~15%,但是为什么早产儿身体组成成分中的其他成分也会丢失,目前尚不清楚其原因。因此,用胎儿的营养和发育状况,来估测早产儿正常生长发育所需营养成分摄入量而言是合适的。

确定早产婴儿的营养需求量主要有两种方法:阶乘法和经验法。虽然两种方法最终都是以胎儿模型为基础,但是这两种方法应用的是完全不同的途径进行测定。阶乘法是以胎儿身体组成成分所添加的那部分作为计算起点,再以不可避免丢失量、营养成分转化为身体组成成分(主要指蛋白质)中的无效转换、身体对营养成分的吸收不完全程度等指标

进行矫正,最后得出营养成分的所需摄入量,这种计算方法的重要优势在于,可以根据已知的胎儿所需营养累积计算,得出早产儿出生后所需要的所有营养成分,即除了蛋白质和热卡以外,还包括所有的主要矿物质和大部分微量元素,还可特别提供肠外静脉营养所需的营养成分输注量。而对于经验法而言,任何一种营养成分的摄入都是根据机体对治疗的反应而随时调整的,例如观察体重增长情况或者根据氮平衡指标了解了蛋白质是否足够等;该方法主要用于了解治疗所提供的蛋白质和热卡是否足够,和/或这些蛋白质和热卡是否能使婴儿体重按照胎儿时期的增长速度进行增长。

37.3 根据阶乘法进行蛋白质需求量的确定

阶乘法是根据 2 种(针对肠外营养而言)或 3 种(针对肠内营养而言)指标的总和得出早产儿营养所需量,其中最主要的、随着身材个头改变最大的指标是营养成分增长量,其余指标则是营养成分的不可避免丢失量,以及肠内营养状态下的营养素吸收率。

营养成分增长量的确定是根据胎儿身体组成成分计算得出的。早在 19 世纪就有较多关于身体化学组成成分的研究报道,这些报道是大量研究者根据相当数量的流产儿,或出生后很快死亡的新生儿身体成分测定后得出的。Sparks(1984)和 Forbes(1987,1989)根据超过 160 名婴儿的全部身体化学成分,测定做出了详细完整的总结报道,根据该研究的数据可以进行胎儿机体各种组成成分增长量的计算(Sparks 1984;Forbes 1987,1989)。

Ziegler 及其同事(1976)应用另外一种不同的方法,即选择性应用数据构建一个“胎儿参照体”,也得出了类似的胎儿营养成分增长量的结果。这些不同的方法最后得出的营养成分增长速度都很接近,表 37.1 罗列了几种不同的方法得出的胎儿营养成分增长量数据(Sparks 1984;Forbes 1987,1989;Ziegler et al. 1976)以及目前最常采用的胎儿生长发育数据(Kramer et al. 2001)。表 37.1 中胎儿营养增长速度,是按照食物中的蛋白质预计只有 90% 转化为身体中的蛋白质,来进行矫正的,而热卡的增长量则已经包含了 Micheli 及其同事(1992)报道的 10kcal/kg/d 生长发育所消耗的热卡。

通过体表脱皮导致的不可避免蛋白质（氮）丢失量预计为 27mg/kg/d（Snyderman et al. 1969）而以尿素形式从小便中丢失的量为 133mg/kg/d（Saini et al. 1989；Rivera et al. 1993）。身体的热卡消耗，包括静息状态下的基本热卡消耗即对于出生体重 <900g 的婴儿为 45kcal/kg/d 而对于体重较大的婴儿则为 50kcal/kg/d，和其他原因导致的热卡消耗，例如婴儿偶尔间断暴露于寒冷环境中，以及间断的肢体活动，

这部分热卡消耗对于出生体重 <1 200g 的婴儿为 15kcal/kg/d，而对于体重较大的婴儿则为 20kcal/kg/d（DeMarie et al. 1999；Olhager and Forsum 2003）。静脉营养中所需的蛋白质和热卡需求量，是通过营养成分增长量再加上不可避免的热卡丢失量计算得出的（见表 37.1）。肠内营养的需求量则是根据各营养成分的吸收利用率进行校正后得出的，即预计蛋白质的吸收利用率为 88%、热卡的吸收利用率为 85%。

表 37.1 为达到胎儿期体重增长所需的预计营养摄入量

体重 /g	500~700	700~900	900~1 200	1 200~1 500	1 500~1 800	1 800~2 200
胎儿体重增长速度 /（g/d）	13	16	20	24	26	29
（g/kg/d）	21	20	19	18	16	14
蛋白质 /（g/kg/d）						
丢失量	1.0	1.0	1.0	1.0	1.0	1.0
生长所需（增长量）	2.5	2.5	2.5	2.4	2.2	2.0
需要摄入量						
肠外	3.5	3.5	3.5	3.4	3.2	3.0
肠内	4.0	4.0	4.0	3.9	3.6	3.4
热卡 /（kcal/kg/d）						
丢失量	60	60	65	70	70	70
静息状态丢失量	45	45	50	50	50	50
其他丢失量	15	15	15	20	20	20
生长所需（增长量）	29	32	36	38	39	41
需要摄入量						
肠外	89	92	101	108	109	111
肠内	105	108	119	127	128	131
氮 / 热比 /（g/100kcal）						
肠外	3.9	3.8	3.5	3.1	2.9	2.7
肠内	3.8	3.7	3.4	3.1	2.8	2.6

胎儿体重增长的绝对值（g/d）随着胎儿个头大小的增加而增加，但是按照每千克体重进行折算之后，这个体重增长绝对值则随着胎儿个头的增加而大大降低，但除此之外，蛋白质增长量的速度在达到 1 200g 时为保持恒定，因为不含脂肪体质量中的蛋白质含量是随着身体个头 / 胎龄比值的增加而增加的，因此不会出现体重增长绝对值随胎儿个头的增加而降低的现象。另一方面，热卡的增长量则随着体重的增加而增加，因为随着体重的增加、身体中脂肪的含量大大增加。由于身体中脂肪的堆积对于每一个胎

儿个体而言并非必不可少，因此只要热卡摄入量超过了 100kcal/kg/d，热卡摄入的减少并不会相应地限制体内非脂肪成分体质量的增长（Micheli et al. 1992）。

37.4 根据经验法进行蛋白质需求量的确定

经验法是根据已知可提供机体摄入多少热卡和蛋白质的奶量（配方奶或母乳）再结合生长发育和 / 或氮平衡指标进行营养成分确定的。由于超不成熟

早产儿数量较少,相关的研究报道都是以出生体重 >1 200g 的婴儿为主要研究对象的。因为各项营养成分的需求都大大地受到婴儿个头的影响,因此经验法通常仅用于出生体重 >1 200g 婴儿的营养成分需求评估。1986 年以前发表的数据(Ziegler 1986)显示体重增长绝对值(g/d)随着蛋白质摄入量的增加而增加(文献报道的最大蛋白质摄入量为 3.6g/kg/d),但不受热卡摄入量的影响。3.6g/kg/d 的高蛋白质摄入量可产生大约 30g/d 的体重增长,这一数据超过了胎儿的每日体重增长值,因此属于追赶生长。Kashyap 及其同事(1986,1988,1990)应用含有不同蛋白质和热卡成分的多种乳制品(人乳,配方奶)喂养婴儿,进行了一系列关于生长发育与代谢平衡的研究,并应用研究数据得出了几个公式,这些公式可用于预计模拟胎儿生长发育所需的蛋白质和热卡摄入量,他们认为对于出生体重超过 1 200g 的婴儿,要模拟胎儿期生长发育的话,其蛋白质的摄入量大约为 3.0g/kg/d(表 37.2)。应用包括生长发育、机体组成成分、氮平衡等不同指标为研究终点指标,Rigo(2005)认为出生时胎龄为 26~30 周(大约相当于出生体重 800~1 500g)的婴儿所需要的蛋白质需求量(建议性推荐摄入量)为 3.8~4.2g/kg/d(3.3g/100kcal),而出生时胎龄为 30~36 周(大约相当于出生体重 1 500~2 700g)的婴儿所需要的蛋白质需求量为 3.4~3.6g/kg/d(2.8g/100kcal)。

37.5　蛋白质摄入的推荐量

目前推荐的蛋白质摄入量是最初(即刚出生)以 2.0~2.5g/kg/d 供给,然后逐渐增至 3.5g/kg/d(van Goudoever et al. 2014)。在全肠内营养条件下,婴儿每天需要 3.5~4.5g/kg 蛋白质。

37.6　热卡和其他营养成分摄入的推荐量

尽管阶乘法也可得出大致的热卡摄入量(见表 37.1),但是针对热卡摄入量而言,经验法则更加可靠,经验法(Micheli et al. 1992)得出的热卡需求是大约 90~100kcal/kg/d,超过这个量的热卡则被储存在体内脂肪组织中。

根据阶乘法得出的各种主要矿物质和电解质需求量见表 37.3。由于尿液电解质和磷最小丢失量目前还很难确定,同时也由于肠道对钙质的吸收率存在巨大的个体差异,表 37.2 中罗列的数据还存在一定的不确定性,而由于低于胎儿期骨矿物质(钙,磷)的沉积量是与相应的骨健康程度相关的,因此对于钙和磷所需摄入的最低量而言就存在更大的不确定性。尽管如此,胎儿增长速度只是一个标准,并且偏离这个标准需要正当理由。表 37.4 总结了 2014 年 Koletzko 等(2014)推荐的早产儿奶量中所需含有的最少矿物质和维生素含量。

表 37.2　根据经验法得出的蛋白质需求量和早产儿推荐蛋白质摄入量

	出生体重 <1 200g		出生体重 >1 200g	
	g/kg/d	g/100kcal	g/kg/d	g/100kcal
Zieger(表 37.1)	4.0	3.7	3.6	2.8
Kashyap & Heird(Kashyap et al. 1986;1988;1990)	—	—	3.0	2.5
Rigo(2005)	3.8~4.2	3.3	3.4~3.6	2.8

表 37.3　阶乘法得出的主要矿物质和电解质需求量(所有数据的单位均为 kg/d)

	500~1 000g		1 000~1 500g		1 500~2 000g	
	增长量	所需摄入量	增长量	所需摄入量	增长量	所需摄入量
Ca/mg	102	184	99	178	96	173
P/mg	66	126	65	124	63	120
Mg/mg	2.8	6.9	2.7	6.7	2.5	6.4
Na/(mmol/L)	1.54	3.3	1.37	3.0	1.06	2.6
K/(mmol/L)	0.78	2.4	0.72	2.3	0.63	2.2
Cl/(mmol/L)	2.26	2.8	0.99	2.7	0.74	2.5

表 37.4 早产儿乳制品中矿物质和维生素的最低含量

每 100kcal 的含量	
矿物质	
Na/mg	39
K/mg	60
Cl/kg	60
Ca/mg	123
P/mg	82
Mg/mg	6.8
Fe/mg	1.7
Zn/mg	1.1
Cu/µg	100
Mn/µg	6.3
I/µg	6
Se/µg	1.8
维生素	
A/µg RE	204
D/µg	75
E/µg α-TE	2
K/µg	4
B₁/µg	30
B₂/µg	80
烟酸 /µg	550
B₆/µg	30
B₁₂/µg	0.08
叶酸 /µg	30
泛酸 /µg	300
生物素 /µg	1
C/mg	8.3

37.7 追赶生长

无论是出生前(宫内)还是出生后发生,生长发育受限都与神经认知障碍相关。尽管出生后发生的生长发育受限,可能使成年期的心血管疾病和代谢性疾病的发病风险降低(Singhal et al. 2003),但更令人担心的是其对神经认知功能的负面影响。因此,为了最大限度地减少生长发育受限所导致的副作用,医护人员还应该尽快帮助婴儿纠正生长发育

的先天不足。生长发育受限后的体重快速增长即称为追赶生长。

大部分婴儿都具备追赶生长的能力,如果给婴儿提供所需要的营养物质则婴儿也将会出现追赶生长。追赶生长所需要的营养物质的量应多于胎儿正常生长发育所需要的量,由于大部分早产儿在出生后短期内会发生不同程度的生长发育不足,因此我们建议对所有 VLBW 早产儿都提供足量的营养物质以便于他 / 她们纠正这部分生长发育的不足。针对生长发育受限婴儿的营养素需求评估,和追赶生长所需的营养素评估的工作已经在开展(Ziegler 2005)。

表 37.5 罗列的是假设存在生长发育受限婴儿的营养需求范例,其中第一栏是正常情况下胎龄 26 周体重 900g 胎儿的各营养素需求量;紧接着后面一栏是出生体重同样为 900g 的存在生长发育受限的婴儿,按正常婴儿生长速度时所需的营养需求量,由于这样的婴儿其身体的非脂肪体质量相对发育较成熟(仅仅是机体水分较少)、代谢率较高,因此相应地这部分婴儿所需要的热卡摄入量高于正常生长发育的婴儿;最右边一栏也同样是生长发育受限的婴儿、假设这部分婴儿出现追赶生长的话所需的营养需求量,可以看出这一栏的热卡需求,特别是蛋白质需求都较前大大增加,如果婴儿要出现追赶生长,则必须达到这样的营养需求量。

表 37.5 生长发育受限的婴儿出现或不出现
追赶生长所需的营养需求量

胎龄	26 周	30 周	30 周
体重 /g	900	900	900
体重状态	NG	GR	GR
是否出现追赶生长	否	否	是
体重增加 /(g/d)	20	20	34
所需营养素摄入量			
蛋白质 /(g/kg/d)	4.0	4.0	4.9
热卡 /(kcal/kg/d)	119	126	141
氮 / 热比 /(g/100kcal)	3.4	3.2	3.5

NG,正常生长发育;GR,指生长发育受限。

37.8 营养成分的供给

理想状况下,对早产儿营养成分的供给应该是

连续不断地且按照胎儿向成熟新生儿生长发育的同等水平进行。尽管这样的目标目前还不能实现,但这应该是所有医护工作者的共同努力方向。撇开这个目标不说,与这一目标相差多少对婴儿的认知发育结局而言是相对安全的,目前尚不明了。

对大部分 VLBW 早产儿而言,最初都会给予肠外静脉营养,在静脉营养的同时慢慢开始肠内营养以促进早产儿肠道功能的成熟。当肠道发育成熟到可以接受全肠道内喂养的时候,肠外营养就可以停止了,这也就意味着后期喂养阶段的开始,在后期喂养阶段肠道将负责吸收身体所需的所有营养素。按照胎儿期的生长发育速度生长,或是以快于胎儿时期的速度生长是最好的结局,但是此时的生长发育速度往往会降低(即所谓的出生后生长发育迟缓)。

出生后生长发育迟缓的原因主要是蛋白质摄入的不足,而蛋白质摄入的不足又是由于大部分乳制品中蛋白质含量不足所致。因此,蛋白质摄入不足是导致与生长发育迟缓相关性神经认知发育障碍的最根本原因(Ehrenkranz et al. 2006)。所以,如果想要最大限度地减少神经认知发育障碍的发生,必须想方设法给机体提供足量的蛋白质摄入量。

37.8.1 静脉营养

出生后应立即通过静脉途径提供营养成分,最初的营养成分可以仅限于氨基酸、以葡萄糖形式提供的热卡和某些矿物质例如钙磷镁。包括脂肪乳在内的全肠外营养应在出生后 24 小时内开始给予。出生后 2 小时内开始给予肠外营养是安全有效的(te Braake et al. 2005)。临床上按氨基酸的需求量(见表37.1)给予静脉输注氨基酸毫无困难,而按热卡的需求量、在不导致高血糖的前提下进行静脉热卡供给则出生后几天之内都很难达到,即使是静脉输注脂肪乳也很难达到。最佳临床策略是按 4.2mg/kg/min 的糖速开始葡萄糖输注,然后逐步增加糖速直至血糖稳定在一定的范围。从大豆油中提取出来的脂肪乳剂可提供机体所需的热卡和相当数量的长链不饱和脂肪酸、多聚不饱和脂肪酸和花生四烯酸。在达到全肠内营养前,过早的肠外营养减缓或中断会导致蛋白质和热卡摄入不足以及生长迟缓(Miller et al. 2014)。因此,静脉营养应持续到肠内营养能提供所有必需的营养成分为止。

37.8.2 早期肠内营养

在足量营养素通过静脉途径提供的同时,应在出生后尽早开始肠内营养。早期肠内营养(营养性喂养)的主要目的是刺激肠道的发育成熟。肠道发育不成熟的标志是频繁的胃潴留,这个表现因此可以用于对肠道发育成熟状况的追踪观察。用于营养性喂养的最佳食物是母乳,因为母乳具有促进肠道发育成熟的先天优势,并能将坏死性小肠结肠炎的发病风险降到最低。通常由于亲母的母乳需要几天的时间才能分泌,从时间上来说捐赠的母乳可用于在婴儿出生后最初时间(例如出生后第一天)进行肠道成熟的促进。

临床上应对胃潴留的情况进行监测,且潴留量也要作为喂养量是否增加的参考指标,在胃潴留大大缓解之前保持少量营养性喂养(<10ml/kg/d)可能是明智的。当有胃潴留的时候,我们应该谨慎地开始喂养增加。与早前的观点相反,肠内营养喂养开始的时间,和喂养奶量增加的速率,对坏死性小肠结肠炎的发生风险没有影响(Chauhan et al. 2008)。无论怎样加奶,重要的是不要连续数小时停止喂养,因为肠内喂养对肠道成熟而言至关重要。当然临床上要时刻保持对坏死性小肠结肠炎的警惕性,但尽管如此,胃潴留并不是坏死性小肠结肠炎的早期体征,目前的研究也并未证实对胃潴留的监测在坏死性小肠结肠炎防治中的价值,反而是应该尽量避免延误达到全奶喂养的时限,因为尽早达到全奶喂养对防止晚发型败血症而言具有相对的保护意义(Ronnestad et al. 2005)。

37.8.3 晚期肠内营养

目前广泛认同的是母乳不能为早产儿足量提供所需的营养成分(见表 37.1 和表 37.3),因此需要营养附加成分(母乳强化剂)来增加母乳的营养含量。应用未添加母乳强化剂进行母乳喂养的婴儿表现为生长发育缓慢,因而也面临神经认知发育障碍的风险,另外早产婴儿还可能发生特殊营养成分的缺乏例如骨质疏松(钙,磷)或锌缺乏。市场上可以购买到的多种母乳强化剂都可提供蛋白质、热卡和必需矿物质及维生素,与母乳本身所含有的营养成分叠加后可达到或超过表 37.4 内所罗列的矿物质和维生素的需求量。母乳强化剂以碳水化合物和脂肪的形式为机体提供热卡，母乳强化剂所提供的蛋白质（1.0~1.1g/100ml）在任何时候都是不够的，新的液体母乳增强剂能够提供1.6~1.8g蛋白质/100ml母乳，因此能够确保大多数时间的足量蛋白质摄入。除了粉末性母乳增强剂，如果能达到足量的蛋白质摄入，蛋白质能够以额外增强剂的形式添加。还可以额外添加蛋白质作为目标强化方案的一部分（Polberger et al. 1999）或调节性强化方案（Arslanoglu et al. 2006）。关于这两种方法哪种更好目前尚未达成共识。但是，目前市场上可以购买到的母乳添加剂其蛋白质含量不足的问题是毋庸置疑的，因此必须以某种方式给早产儿额外提供蛋白质。

参考文献

Arslanoglu S, Moro GE, Ziegler EE (2006) Adjustable fortification of human milk fed to preterm infants: does it make a difference? J Perinatol 26:614–621, PubMed CrossRef

Chauhan M, Henderson G, McGuire W (2008) Enteral feeding for very low birth weight infants: reducing the risk of necrotising enterocolitis. Arch Dis Child Fetal Neonatal Ed 93:F162–F166, CrossRef

Committee on Nutrition, American Academy of Pediatrics (1985) Nutritional needs of low-birth-weight infants. Pediatrics 75:976–986

DeMarie MP, Hoffenberg A, Biggerstaff SLB et al (1999) Determinants of energy expenditure in ventilated preterm infants. J Perinat Med 27:465–472

Ehrenkranz RA, Dusick AM, Vohr BR et al (2006) Growth in the neonatal intensive care unit influences neurodevelopmental and growth outcomes of extremely low birth weight infants. Pediatrics 117:1253–1261, PubMed CrossRef

Forbes GB (1987) Human body composition. Springer-Verlag, New York, pp 101–124, CrossRef

Forbes G (1989) Nutritional adequacy of human breast milk for prematurely born infants. In: Lebenthal E (ed) Textbook of gastroenterology and nutrition in infancy. Raven Press, New York, pp 27–34

Kashyap S, Forsyth M, Zucker C et al (1986) Effects of varying protein and energy intakes on growth and metabolic response in low birth weight infants. J Pediatr 108:955–963, PubMed CrossRef

Kashyap S, Schulze KF, Forsyth M et al (1988) Growth, nutrient retention, and metabolic response of low birth weight infants fed varying intakes of protein and energy. J Pediatr 113:713–721, PubMed CrossRef

Kashyap S, Schulze KF, Forsyth M et al (1990) Growth, nutrient retention, and metabolic response of low-birth-weight infants fed supplemented and unsupplemented preterm human milk. Am J Clin Nutr 52:254–262

Koletzko B, Poindexter B, Uauy R (eds) (2014) Nutritional care of preterm infants. Karger, Basel

Kramer MS, Platt RW, Wen SW et al (2001) A new and improved population-based Canadian reference for birth weight for gestational age. Pediatrics 108:1–7, CrossRef

Micheli JL, Schutz Y, Jequier E (1992) Protein metabolism of the newborn. In: Polin RA, Fox WW (eds) Fetal and neonatal physiology. Saunders, Philadelphia, pp 462–472

Miller M, Vaidya R, Rastogi D, Bhutada A, Rastogi S (2014) From parenteral to enteral nutrition: a nutrition-based approach for evaluation of postnatal growth failure in preterm infants. J Parenter Enteral Nutr 38:489–497

Olhager E, Forsum E (2003) Total energy expenditure, body composition and weight gain in moderately preterm and full-term infants at term post-conceptional age. Acta Paediatr 92:1327–1334, PubMed CrossRef

Polberger S, Räihä NCR, Juvonen P et al (1999) Individualized protein fortification of human milk for preterm infants: comparison of ultrafiltrated human milk protein and a bovine whey fortifier. JPGN 29:332–338, PubMed

Rigo J (2005) Protein, amino acid and other nitrogen compounds. In: Tsang RC, Uauy R, Koletzko B, Zlotkin S (eds) Nutrition of the preterm infant, 2nd edn. Digital Educational Publishing, Cincinnati

Rivera JA, Bell EF, Bier DM (1993) Effect of intravenous amino acids on protein metabolism of preterm infants during the first three days of life. Pediatr Res 33:106–111, PubMed CrossRef

Ronnestad A, Abrahamson TG, Medbo S et al (2005) Septicemia in the first week of life in a Norwegian national cohort of extremely premature infants. Pediatrics 115: e262–e268, PubMed CrossRef

Saini J, Macmahon P, Morgan JB et al (1989) Early parenteral feeding of amino acids. Arch Dis Child 64:1362–1366, PubMed CrossRef

Singhal A, Fewtrell M, Cole TJ, Lucas A (2003) Low nutrient intake and early growth for later insulin resistance in adolescents born preterm. Lancet 361:1089–1097, PubMed CrossRef

Snyderman SE, Boyer A, Kogut MD et al (1969) The protein requirement of the premature infant. I. The effect of protein intake on the retention of nitrogen. J Pediatr 74:872–880, PubMed CrossRef

Sparks JW (1984) Human intrauterine growth and nutrient accretion. Semin Perinatol 8:74–93, PubMed

te Braake FWJ, van den Akker CHP, Wattimena DJL et al (2005) Amino acid administration to premature infants directly after birth. J Pediatr 147:457–461, CrossRef

van Goudoever JB, Vlaardingerbroek H, van den Akker C, de Groof F, van der Schoor SRD (2014) Amino acids and proteins. In: Koletzko B, Poindexter B, Uauy R (eds) Nutritional care of preterm infants. Karger, Basel, pp 49–63

Ziegler EE (1986) Protein requirements of preterm infants. In: Fomon SJ, Heird WC (eds) Energy and protein needs during in-fancy. Academic, New York, pp 69–85

Ziegler EE (2005) Nutrition of SGA/IUGR newborn infants. Minerva Pediatr 57(Suppl 1):16–18

Ziegler EE, O'Donnell AM, Nelson SE et al (1976) Body composition of the reference fetus. Growth 40:329–341, PubMed

38 极低出生体重儿的肠内喂养

Johannes B.（Hans）van Goudoever
黑明燕　翻译

目录

摘要

肠内营养是喂养婴儿的自然方式。通常人们会担心早产儿的消化能力有限，然而，有证据表明在胚胎时期就已经有消化酶的存在了。肠内营养本身可以促进消化吸收功能成熟，增强对大量肠内营养的耐受，还能避免静脉营养的并发症，所以要尽早开始建立肠内微量营养。从胎龄 32 周开始，可以开始适当的经口喂养，因为这时婴儿已具有足够的吸吮反射能力。对于极低出生体重儿来说，经口喂养是不太可能的，所以临床大都留置胃管。导致肠内营养被延迟的最重要原因，是医护人员担心肠内营养会导致新生儿坏死性小肠结肠炎的发生。对于早产儿来说，母乳也是肠内营养的自然选择。然而，生后母乳中的营养物质浓度会迅速降低，在大约 2~4 周后母乳中的营养物质就不能满足新生儿的生理需求了，因此在这时候必须应用母乳强化剂。通过强化剂增加蛋白质摄入量能增加住院期间早产儿体重和头围的增长。我们需要开展更多的临床试验来改进营养供给的质量。

38.1　要点

- 早产儿的消化能力有限；然而，从胚胎时期开始肠道中就已经有消化酶的存在了。

- 对于早产儿来说,应用水解配方奶喂养要比应用非水解配方奶喂养提前 2 周达到全肠内营养。
- 静脉营养可能会导致并发症的发生。
- 肠内营养会降低肠道炎症反应并能改善出生后婴儿的肠动力。
- 延迟肠内营养的做法并不能降低坏死性小肠结肠炎的发生率,却增加了达到全肠内营养所需的时间。
- 与牛奶的来源的母乳强化剂和早产配方奶相比,人乳来源的母乳强化剂可降低坏死性小肠结肠炎的发病率。

38.2　概述

肠内营养是喂养婴儿的自然方式。胎儿通过吞咽羊水获得肠内营养。羊水的主要成分是胎儿尿液,还含有相当比例的肺液、咽喉分泌物、细胞内和细胞外液。羊水中含有蛋白质和碳水化合物,还有对新生儿身体内的菌群定植十分重要的细菌(Walker 2017)。羊水中氨基酸的浓度相当于胎儿血浆中的氨基酸浓度。

胎儿从孕后期开始吞咽大量羊水,至足月时,胎儿每日可吞咽大约 700ml 的羊水,相当于 170~230ml/kg(Harding et al. 1984),预计胎儿所需含氮物质的 10%~15% 来自其所吞咽的羊水(Pitkin and Reynolds 1975)。

通常人们担心早产儿对碳水化合物、脂肪和蛋白质的消化能力有限。胚胎期的胎儿消化道有肽酶、小肠绒毛分泌的消化酶和水解酶,这些酶的活性在足月出生前随着体内糖皮质激素的激增而增加(Mooij et al. 2014;Sangild and Elif 1996)。胰腺分泌的酶,例如胰酶、脂肪酶和淀粉酶等,是在孕周 31 周时分泌到十二指肠中的。从大约 26 孕周起,口腔和胃脂肪酶就开始出现了,其主要作用是帮助身体消化吸收脂类营养素。胆酸则是在孕周 22 周时就开始分泌了,尽管早产儿的胆酸合成量要比足月儿少得多。对于早产儿,在配方奶中加入胆盐激脂酶并不能起到增加体重增长率的作用,这明显表明在胎龄 32 周之前就已经有足够的脂肪分解活动(Casper et al. 2016)。

关于超早产儿(<26 周)和产前激素对消化吸收功能的影响,目前还不十分清楚,但产前激素可能具有增强超早产儿消化吸收功能的作用。早产儿乳糖

酶的活性较低,但用用含有乳糖的配方奶喂养早产儿也能使早产儿正常生长。有研究显示,用经过乳糖酶预处理过的配方奶喂养早产儿,初始时可以加快早产儿体重增长,但在该研究末期,这种促进早产儿体重增长的效应又消失了(Erasmus et al. 2002)。早产儿对蛋白质的摄入相当高效,这与胞饮作用和早产儿较高的肠道通透性有关(Corpeleijn et al. 2008),且早产儿可有效吸收例如乳铁蛋白这类完整蛋白(Hutchens et al. 1991)。

用水解配方奶喂养早产儿与不用水解配方奶喂养相比,可提前 2 天达到全肠道内喂养,且不影响早产儿的蛋白质代谢指数(Mihatsch et al. 2002;Rigo et al. 1995)。肠内喂养本身可以诱导消化吸收过程的成熟化并增强肠道对较大肠内喂养量的耐受性(Bersech 1992;Meetze et al. 1992)。总而言之,要尽早开始建立肠内喂养并尽量避免输注肠外营养的并发症。本章将重点阐述喂养方式和肠内营养的种类。

38.3　喂养方式

38.3.1　肠内微量喂养

不给予肠内喂养最重要的原因是担心肠内喂养导致坏死性小肠结肠炎(necrotizing enterocolitis,NEC)的发生,这种严重的消化系统疾病大约发生于 5% 的极低出生体重儿(very low birth weight,VLBW),当然各个新生儿中心之间 NEC 的发病率存在差异,死亡率高达 20%~40%。NEC 的病因复杂,包括肠道缺氧、肠道自身防御机制受损、肠道微生态环境(肠道菌群的量、种类、定植时间)改变,肠道营养本身也是早产儿 NEC 的高危因素,NEC 常发生于早产儿开始肠内喂养后第二或第三周(Neu and Walker 2011)。然而不进行肠内喂养并不能阻止 NEC 的发生,相反,动物研究结果显示,不进行肠内喂养会减少新生实验动物小肠上皮细胞的增生、缩小肠道的体积、降低酶活性(Burrin et al. 2000,2003)。另一方面,尽管早产猪仔在宫内就开始摄取大量羊水,但出生后的大量肠道内喂养仍可导致早产猪仔发生 NEC(Shen et al. 2015)。通常 VLBW 婴儿不能耐受大量的肠道内喂养,这是与 VLBW 出生前后的患病状况、微生态病理生理状况以及炎症过程的差异相关联的。至少 9 项临床试验研究了微量肠内营养对 VLBW 婴儿的影响(Morgan et al. 2013）。延迟肠内营养并不能降低 NEC 的发生率，但增加了达到全肠内营养的时间（Morgan et al. 2014）。关于肠内微量喂养有多个不同的定义，但通常而言都是指用相对小的母乳或配方奶量进行肠内喂养（<25ml/kg/d），可以早在婴儿出生后第一天就开始，即使是对超低出生体重儿也一样。在应用新生猪仔的研究中，在肠内营养没达到总营养量的30% 之前无法观察到小肠黏膜的生长，因此肠内微量喂养并不是用来刻意为机体提供营养的（Burrin et al. 2000），肠道分泌的激素水平受肠内微量喂养的刺激，这个可以部分解释为什么肠内微量喂养可促进肠蠕动（Lucas et al. 1986）。肠内微量喂养可降低需要光疗的黄疸、骨质疏松、胆汁淤滞的发生概率，可能与婴儿静脉营养的需求时间较短有关（Berseth 1992；Meetze et al. 1992；Schanler et al. 1999）。任何形式的肠内营养缺乏都可增加新生儿的迟发型感染概率（Sohn et al. 2001），可能是肠内细菌的移行所致。另外，肠道的免疫 / 炎症应答反应受喂养方式的影响，肠道内喂养可导致细胞因子平衡的改变、IL-4 和 IL-10 水平降低以及随之而来的低 IgA 分泌（Fukatsu et al. 2001a，b）。目前有研究表明肠内喂养可下调肠道炎症反应（van Goudoever et al. 2001），然而临床试验尚未证实肠内微量喂养对侵袭性感染有益。

尽管目前还缺乏关于 VLBW 婴儿肠内微量喂养的大型临床试验，已有很多研究，包括动物研究，显示肠内微量喂养对生长发育和喂养耐受方面的益处，且其机制是提高机体对细菌感染的防御能力和改善机体的炎症过程。这些都有利于促进在婴儿生后不久即开始肠内微量喂养，毕竟目前并未发现关于肠内微量喂养副作用的报道。

38.3.2 单剂推注或（半）持续喂养

单剂推注喂养可导致受门静脉灌注的腹腔脏器（如胃、脾、小肠和胰腺）血流显著增加，胃肠激素的分泌也随之会有一个高峰，但是也不会高于持续喂养时的胃肠激素分泌量（van Goudoever et al. 2001）。多项临床试验结果显示即使是体重很小的早产儿也能良好耐受推注喂养，但似乎体重越小的早产儿从持续喂养中受益越大（Dsilna et al. 2005），近期有一项小型的临床试验结果显示间断喂养导致早产儿行为应激反应增大（Dsilna et al. 2008），然而一项纳入

了 250 名 VLBW 婴儿的大型随机对照临床试验的初期结果显示，即使是出生体重小于 1 000g 的婴儿，对单剂推注的喂养方式也能良好耐受（Rovekamp-Abel et al. 2015）。一些旧的临床试验结果则显示的是，早产儿对单剂推注喂养的耐受程度不如对持续喂养的耐受程度。单剂推注喂养可能导致呼吸暂停，婴儿的呼吸状况变差，表现为潮气量降低和一过性低氧血症（Blondheim et al. 1993；Heldt 1988），这些并发症可以因为有阻塞鼻孔的物质，例如经鼻孔的留置胃管，或持续气道正压通气鼻塞等而加重。总而言之，目前尚无足够的临床证据显示，单剂推注喂养或（半）持续喂养这两种喂养方式哪种对早产儿更合适。

38.3.3 经口喂养

当婴儿具有足够的吸吮吞咽反射能力之后就可以开始经口喂养了。对于足月儿，吞咽动作与一口奶被吞进胃里、气道防止误吸的自我保护作用、呼吸动作的暂停、食管胃底括约肌的恰当松弛等一系列完整复杂的协调机制，是在出生后两天之内形成的（Lebenthal and Leung 1988）。吞咽功能在孕 16 周时开始出现，一小阵一小阵出现的胃肠蠕动功能在孕 24 周以后才出现，有规律的胃肠蠕动在孕 30 周左右出现，具有营养意义的吞咽功能则是在孕 32 周以后才出现，肠内营养可促进出生后肠道动力的形成，由此可见只有在胎龄满 32 周后才有可能进行经口喂养。现在，甚至有无线监测系统来定量和客观地描述对于婴儿的喂养行为，并且能分析这些行为在经口喂养下的特点（Chen et al. 2017）。然而，经口喂养（包括非营养性吸吮）可在 30 周之前就开始，这可缩短达到全经口喂养的时间（Kamitsuka et al. 2017；Foster et al. 2016）。胎龄小于 32 周的早产儿可以进行母乳抱喂，但这时候婴儿自己能吸吮足够母乳奶量的概率是很小的，但尽管如此，母乳抱喂仍然可以让母亲在精神心理上获得相当大的益处，因此还是强烈推荐的。尽管结果不尽一致，奶瓶喂养也可以作为一种选择方案（Flint et al. 2016）。

38.3.4 经胃管喂养

因为经口喂养对于 VLBW 而言不太可能，因此经胃管喂养就成为最常用的喂养方式。可用经鼻的

留置胃管或经口的留置胃管,两种方法都可以通过应用酸碱试纸片测试抽吸液酸度、用注射器注入小量气体然后用听诊器在胃泡在腹壁投影的位置用听诊等方法明确胃管的位置。经鼻的留置胃管具有容易固定的优点,但是有(部分)阻塞鼻孔的缺点,且在应用某些持续气道正压通气装置时也不可能放置经鼻的留置胃管。在应用鼻饲管和注射器进行营养供给的时候,医护人员应该注意到脂肪、钙质等营养物质丢失的问题,这将导致婴儿不能获取足够的营养成分(Greer and McCormick 1988)。

38.3.5　幽门喂养

尽管幽门喂养在儿科重症病房中很常用(de Lucas et al. 2000),但是在新生儿重症监护病中却不应该应用,现有的数据都不能提供证据表明经幽门喂养对早产儿有任何的有益影响。但有证据表明经幽门喂养的有害影响,包括肠道蠕动紊乱的风险增加。但是,由于这些实验在方法上的缺点,对于这些发现应谨慎地解释和应用。关于幽门喂养对提高婴儿的喂养耐受性、促进生长发育、或减少吸入性肺炎发病率的益处等方面,目前尚无一致的研究报道(Watson and McGuire 2013)。

38.4　肠内营养品的种类

给低出生体重儿提供营养支持的目的是模拟这些婴儿的宫内生长速度,并使其达到与足月儿类似的远期功能发育状况。关于 VLBW 婴儿的营养需求在其他章节详述(见第 37 章),但总体而言,营养支持应该怎样提供则应该根据早产儿的代谢和胃肠成熟度、免疫协调能力以及其他早产儿的常见问题来个体化对待。即使不能为早产儿提供足够的营养成分,亲母母乳依然是最佳选择,但此时需要添加母乳强化剂,因为不添加母乳强化剂的母乳喂养可导致早产儿在院期间就出现生长发育不佳(Brown et al. 2016)。母乳因其来源于人而优于牛乳配方奶,可提供婴儿宿主免疫防御机制中所需要的重要物质,如蛋白质和寡聚糖,这个可以部分解释为什么母乳喂养的婴儿较少发生 NEC(Corpeleijn et al. 2012)。母乳中钙磷的生物利用率较高,尽管还缺乏相关证据,但早产儿还是需要钙磷的额外补充(Cong et al. 2016)。尽管最近早产儿配方奶在促进婴儿体内双

歧杆菌和乳酸杆菌生长方面做了工艺改进(Harding et al. 2017),但是用早产儿配方奶喂养的婴儿,其体内的正常菌群与用母乳喂养的婴儿依然有很大的差别(Boehm et al. 2002)。母乳比配方奶的耐受性更好,胃排空也更快(Ewer et al. 1994),而且母乳还可以降低肠道的通透性(Shulman et al. 1998)。比起配方奶,母乳喂养的远期益处包括较少发生高血压、血清低密度脂蛋白/高密度脂蛋白比值,以及还可能降低肥胖症发生风险和提高智商,尽管这些结果的可信性还有待进一步证明(Vojr et al. 2006;Lechner and Vohr 2017;Singhal et al. 2001;Lucas et al. 1992;Isaacs et al. 2010)。

38.4.1　早产儿母乳

早产儿母亲分泌的母乳,即早产儿母乳,与足月儿母亲分泌的母乳有很大的差别,早产儿母乳的蛋白质含量、脂肪含量(即热卡)、维生素量、钙质、钠和微量元素的含量都较高,然而,这些营养素的浓度迅速降低、大约两周后就不能满足早产儿的需求了(Ballard and Morrow 2013),另外,动脉导管未闭和支气管肺发育不良等临床问题也随之出现,导致婴儿每日入液总量受到限制,从而对营养物质浓度的需求更高。营养摄入是否足够的问题也会因母乳成分的差异而产生差别,例如众所周知的脂肪含量不同的问题,初乳和晚期乳之间的脂肪含量可以相差 2~3 倍。

38.4.2　泵出的纯母乳

大部分早产儿都无法通过直接吸吮妈妈乳房的方式进食,大部分母亲选择的是将奶泵出来送到病房给孩子食用。然而母乳并不是完全均匀一致的,母乳泵出来放置之后其脂肪会分离出来。由于冻存和溶解过程会使母乳中一些有益成分功能降低,因此应尽量选择泵送新鲜母乳。母乳暴露在光线之下几个小时就会使其中的核黄素和维生素 A 的含量大大减少。母乳,即使是添加了母乳强化剂之后,也可以在冰箱里低温保存 72 小时。

38.4.3　母乳库与捐赠乳

开展母乳喂养的另一个选择是用母乳库中的母

乳（Corpeleijn et al. 2010；Nutrition Eco et al. 2013）。建立母乳库是相当昂贵的，一旦母乳库建立起来，母乳库中每升母乳大约需要 30 欧元的日常经费开支（Merier et al. 2017）。全球许多新生儿重症监护室都建立了类似的母乳库，妈妈们捐赠母乳，大部分情况下这些捐赠母乳都是免费的。

尽管有学者认为母乳库中的母乳不需要灭菌消毒，但几乎所有的母乳库依然会对捐赠奶进行灭菌消毒，主要是出于对病原菌的担忧。母乳是可以传播感染性疾病的，捐赠母乳者需要进行乙肝、丙肝和人类免疫缺陷病毒（human immunodeficiency virus，HIV）的筛查，且在必要的时候还要给予必要的咨询服务。灭菌消毒可以摧毁 HIV 病毒（Eglin and Wilkinson 1987）。HIV 是被最广泛认识的病毒，但巨细胞病毒的传播却不常见，而新鲜母乳可以导致早产儿严重的甚至是致死性的疾病（Hamprecht et al. 2001）。消毒灭菌、冻存、溶解过程都会降低母乳中抗菌因子含量，会使母乳中的乳脂酶失活（Evans et al. 1978），还可能降低维生素含量，因此母乳库中的母乳是否与不需消毒处理的亲母母乳一样有益仍不十分清楚。另一方面，大部分溶菌酶、IgG 和几乎所有的 IgA 却不受消毒灭菌等的影响。灭菌消毒对于胃排空没有影响（de Oliveria et al. 2017）。

捐献母乳的好处是可以使早产儿肠道避免早期接触牛奶蛋白，但是基于一项大型多中心临床试验（该试验在生后前 10 天增添捐献母乳或早产儿配方奶）（Corpeleijn et al. 2016），这一假说并不被认可，且未观察到其对 NEC、脓毒症累计病死率的影响。一项相似的大型试验表明，用捐献母乳喂养婴儿超过 10 天会明显降低 NEC 的发生率（O'Connor et al. 2016），但是对于主要结局（即 2 岁时的神经系统发育）却没有影响。捐赠母乳者通常都是足月儿的母亲们或已给孩子喂奶了一段时间，这两种情况都导致捐赠奶的营养含量有所降低。目前市面上可以买到相应的仪器设备，可以快速简易地筛查奶水中氮和能量热卡，通过这些方法可以部分获知捐赠母乳的质量。

38.4.4　母乳强化剂

用完全没有强化过的母乳喂养早产儿的话，由于蛋白质摄入的不足，可导致早产儿血清白蛋白、总蛋白和甲状腺素运载蛋白的水平降低，生长速度低于胎儿宫内生长速度（Kashyap et al. 1990）。另外，钙磷含量也太低、远不能满足早产儿的需求，从而短期内导致低磷血症和血清碱性磷酸酶水平升高（Pittifor at al. 1989），长期而言则导致身高生长的不足（Fewtrell et al. 2000）。后期则可出现低钠血症，特别是在应用利尿剂的情况下。应用未添加母乳强化剂的母乳喂养早产儿出现的蛋白质相关缺陷可通过添加辅助营养成分的方法进行纠正。蛋白质强化剂可促进婴儿在住院期间体重和头围的增长（Brown et al. 2016），应用人乳蛋白质和牛乳蛋白质添加剂的效果是相似的（Polberger et al. 1999）。最近的一项研究结果显示：与添加牛乳源性强化剂的母乳喂养和早产儿配方奶喂养相比较，用人乳源性添加剂的母乳喂养组婴儿的 NEC 发病率较低，尽管该研究在研究方法上仍存在一些问题（Cristofalo et al. 2013；Sullivan eta l. 2010）。

人乳中维生素 K 的含量是很低的，母乳喂养的婴儿可出现维生素 K 缺乏，这样的情况临床已有描述。维生素 K 是由奇异变形杆菌和大肠杆菌产生的，这些细菌在母乳喂养的婴儿体内不常见，但尽管如此，如果出生时给予预防性地应用维生素 K，在出生后 3 个月之内则不会出现维生素缺乏的现象（Greer et al. 1998），但现在母乳强化剂中依然常规地添加额外的维生素 K。

由于母乳的成分常常随着时间的推移而改变，即使是添加了母乳强化剂的母乳依然有可能不能满足早产儿快速生长的需求，因此有必要对喂哺的乳制品营养成分进行监测，因此每一个新生儿病房都应该常规配备乳制品分析仪，当孩子体重增长减慢时，对其喂哺的乳制品成分也有针对性地进行相应调整，这才是较好的营养策略，否则将会对孩子的长期生长发育产生负面影响。

母乳强化剂也由于其可能存在的副作用而受到质疑，例如其可能导致内在宿主防御反应的缺失。前面我们提到过，在母乳中添加人乳源性母乳强化剂后，婴儿罹患 NEC 的概率降低，尽管到目前为止最大的一项临床试验并不支持这一假设（O'Connor et al. 2016）。另一个应用母乳强化剂的担忧是其导致喂养不耐受。近期一项系统荟萃分析结果显示：添加或不添加母乳强化剂，婴儿发生喂养不耐受的情况无差别（Brown et al. 2016），同时应用早产儿配方奶或应用添加了母乳强化剂的人乳，婴儿发生喂养不耐受的情况无差别。

38.4.5 早产儿配方奶

尽管给早产儿提供营养素是为了与母乳喂养的足月儿同样的功能性预后,但很显然早产儿配方奶的成分与足月儿配方奶是不同的,因为早产儿对营养素的需求高得多。到目前为止,应用阶乘法进行配方奶成分的确定仅取得了一部分的成效。阶乘法中对婴儿营养素的需求计算是根据宫内生长速率、再结合内源性丢失、消化吸收不完全等因素进行估算的,而宫内生长速率的获得是通过流产胎儿的尸解分析而获得的,往往缺乏孕妇营养或疾病状态对胎儿宫内生长曲线影响的数据。随后对配方奶的改进则是通过临床研究来达到的,如前所述,这样的改进其成效相当有限,早产儿体重增长速率往往落后于宫内生长速率,尤其是超低出生体重的早产儿(Hulst et al. 2004)。回顾性研究结果主要看到的是体重增长方面不好的结果(Ehrenkranz et al. 2006;Latal-Hajnal et al. 2003)。欧洲儿童胃肠消化和肝脏营养学会召集一组专家商讨制定的最新营养指南中,在早产儿营养素的需求方面做了重大的调整,这部分内容在其他章节已进行详细介绍(见第 37 章),建议读者们阅读相关已发表的推荐指南。

38.5 促进肠内喂养的方法

目前的肠内喂养策略均不能满足 VLBW 婴儿的需求,还需要更多的临床试验来帮助提高营养质量。一个可行的方法是:通过测定胎儿的摄入和代谢率来明确宫内营养的质和量。当然在子宫内生长和出生后在子宫外生长存在诸多的差异。尽管近期有胎羊模型的实验报道,但模仿宫内环境似乎还是很难做到(Partridge et al. 2017)。与胎儿相比,早产儿必须依靠自身的代谢、靠自己的肺来呼吸,以及还要克服更多的重力作用,另外早产儿常常处于疾病状态,可能还需要特殊的营养素以支撑自身的免疫防御机制,而药物的应用也可能改变早产儿的代谢状况,同时早产儿的肠道内也开始有菌群定植,而细菌也是有它们自身的营养素需求的。但尽管如此,宫内营养代谢状况还是可以提供关于胎儿代谢活性方面有价值的内在信息,即使是母体在营养素转换和代谢终产物排出过程中也起到了一定的作用。葡萄糖是宫内氧化代谢的主要物质,胎儿大约是按照 4~7mg/kg/min 的速度来利用葡萄糖,但也有

可能其代谢速率会翻倍(Hay et al. 1983)。乳酸也是胎儿的一种重要能源,特别是在其他能量来源缺乏的情况下(Harding and Johnston 1995)。足月儿出生后体内含有大量的脂肪。随着胎龄的增加,脂肪的储存呈指数级地递增,至近足月时,脂肪的增长速度为 7g/d。在胎羊的研究中发现,胎盘和胎儿均可摄入大量的氨基酸(Lemons et al. 1976),大约一半成为能量的来源,在这一过程中产生的氨在胎儿肝内中转化为尿素。人类胎儿体内也可看到非常活跃的氨基酸转运(van den Akker et al. 2009)。应用稳定的同位素技术进行白蛋白合成速率的比较研究发现,极不成熟的胎儿体内可产生大量的白蛋白,其产生速率是出生后应用目前的营养策略无法达到的(van den Akker et al. 200;Vlaardingerbroek et al. 2016),这一结果为了解合成代谢可达到的程度和出生后营养可提供的程度提供了指导(van den Akker and van Goudoever 2016)。

参考文献

Ballard O, Morrow AL (2013) Human milk composition: nutrients and bioactive factors. Pediatr Clin N Am 60(1):49–74

Berseth CL (1992) Effect of early feeding on maturation of the preterm infant's small intestine. J Pediatr 120(6):947–953

Blondheim O, Abbasi S, Fox WW, Bhutani VK (1993) Effect of enteral gavage feeding rate on pulmonary functions of very low birth weight infants. J Pediatr 122(5 Pt 1):751–755

Boehm G, Lidestri M, Casetta P, Jelinek J, Negretti F, Stahl B et al (2002) Supplementation of a bovine milk formula with an oligosaccharide mixture increases counts of faecal bifidobacteria in preterm infants. Arch Dis Child Fetal Neonatal Ed 86(3):F178–F181

Brown JV, Embleton ND, Harding JE, McGuire W (2016) Multi-nutrient fortification of human milk for preterm infants. Cochrane Database Syst Rev 5:CD000343

Burrin DG, Stoll B, Jiang R, Chang X, Hartmann B, Holst JJ et al (2000) Minimal enteral nutrient requirements for intestinal growth in neonatal piglets: how much is enough? Am J Clin Nutr 71(6):1603–1610

Burrin DG, Stoll B, Chang X, Van Goudoever JB, Fujii H, Hutson SM et al (2003) Parenteral nutrition results in impaired lactose digestion and hexose absorption when enteral feeding is initiated in infant pigs. Am J Clin Nutr 78(3):461–470

Casper C, Hascoet JM, Ertl T, Gadzinowski JS, Carnielli V, Rigo J et al (2016) Recombinant bile salt-stimulated lipase in preterm infant feeding: a randomized phase 3 study. PLoS One 11(5):e0156071

Chen CT, Wang LY, Wang YL, Lin BS (2017) Quantitative real-time assessment for feeding skill of preterm infants. J Med Syst 41(6):95

Cong X, Xu W, Janton S, Henderson WA, Matson A, McGrath JM et al (2016) Gut microbiome developmental patterns in early life of preterm infants: impacts of feeding and gender. PLoS One 11(4):e0152751

Corpeleijn WE, van Vliet I, de Gast-Bakker DA, van der Schoor SR, Alles MS, Hoijer M et al (2008) Effect of enteral IGF-1 supplementation on feeding tolerance, growth, and gut permeability in enterally fed premature neonates. J Pediatr Gastroenterol Nutr 46(2): 184–190

Corpeleijn WE, Vermeulen MJ, van Vliet I, Kruger C, van Goudoever JB (2010) Human milk banking-facts and issues to resolve. Forum Nutr 2(7):762–769

Corpeleijn WE, Kouwenhoven SM, Paap MC, van Vliet I, Scheerder I, Muizer Y et al (2012) Intake of own mother's milk during the first days of life is associated with decreased morbidity and mortality in very low birth weight infants during the first 60 days of life. Neonatology 102(4):276–281

Corpeleijn WE, de Waard M, Christmann V, van Goudoever JB, Jansen-van der Weide MC, Kooi EM et al (2016) Effect of donor milk on severe infections and mortality in very-low-birth-weight infants: the early nutrition study randomized clinical trial. JAMA Pediatr 170(7):654–661

Cristofalo EA, Schanler RJ, Blanco CL, Sullivan S, Trawoeger R, Kiechl-Kohlendorfer U et al (2013) Randomized trial of exclusive human milk versus preterm formula diets in extremely premature infants. J Pediatr 163(6):1592–5.e1

de Lucas C, Moreno M, Lopez-Herce J, Ruiz F, Perez-Palencia M, Carrillo A (2000) Transpyloric enteral nutrition reduces the complication rate and cost in the critically ill child. J Pediatr Gastroenterol Nutr 30(2): 175–180

de Oliveira SC, Bellanger A, Menard O, Pladys P, Le Gouar Y, Dirson E et al (2017) Impact of human milk pasteurization on gastric digestion in preterm infants: a randomized controlled trial. Am J Clin Nutr 105(2): 379–390

Dsilna A, Christensson K, Alfredsson L, Lagercrantz H, Blennow M (2005) Continuous feeding promotes gastrointestinal tolerance and growth in very low birth weight infants. J Pediatr 147(1):43–49

Dsilna A, Christensson K, Gustafsson AS, Lagercrantz H, Alfredsson L (2008) Behavioral stress is affected by the mode of tube feeding in very low birth weight infants. Clin J Pain 24(5):447–455

Eglin RP, Wilkinson AR (1987) HIV infection and pasteurisation of breast milk. Lancet 1(8541):1093

Ehrenkranz RA, Dusick AM, Vohr BR, Wright LL, Wrage LA, Poole WK (2006) Growth in the neonatal intensive care unit influences neurodevelopmental and growth outcomes of extremely low birth weight infants. Pediatrics 117(4):1253–1261

Erasmus HD, Ludwig-Auser HM, Paterson PG, Sun D, Sankaran K (2002) Enhanced weight gain in preterm infants receiving lactase-treated feeds: a randomized, double-blind, controlled trial. J Pediatr 141(4):532–537

Evans TJ, Ryley HC, Neale LM, Dodge JA, Lewarne VM (1978) Effect of storage and heat on antimicrobial proteins in human milk. Arch Dis Child 53(3):239–241

Ewer AK, Durbin GM, Morgan ME, Booth IW (1994) Gastric emptying in preterm infants. Arch Dis Child Fetal Neonatal Ed 71(1):F24–F27

Fewtrell MS, Cole TJ, Bishop NJ, Lucas A (2000) Neonatal factors predicting childhood height in preterm infants: evidence for a persisting effect of early metabolic bone disease? J Pediatr 137(5):668–673

Flint A, New K, Davies MW (2016) Cup feeding versus other forms of supplemental enteral feeding for newborn infants unable to fully breastfeed. Cochrane Database Syst Rev 8:CD005092

Foster JP, Psaila K, Patterson T (2016) Non-nutritive sucking for increasing physiologic stability and nutrition in preterm infants. Cochrane Database Syst Rev 10: CD001071

Fukatsu K, Zarzaur BL, Johnson CD, Lundberg AH, Hanna MK, Wilcox HG et al (2001a) Lack of enteral feeding increases expression of E-selectin after LPS challenge. J Surg Res 97(1):41–48

Fukatsu K, Kudsk KA, Zarzaur BL, Wu Y, Hanna MK, DeWitt RC (2001b) TPN decreases IL-4 and IL-10 mRNA expression in lipopolysaccharide stimulated intestinal lamina propria cells but glutamine supplementation preserves the expression. Shock 15(4):318–322

Greer FR, McCormick A (1988) Improved bone mineralization and growth in premature infants fed fortified own mother's milk. J Pediatr 112(6):961–969

Greer FR, Marshall SP, Severson RR, Smith DA, Shearer MJ, Pace DG et al (1998) A new mixed micellar preparation for oral vitamin K prophylaxis: randomised controlled comparison with an intramuscular formulation in breast fed infants. Arch Dis Child 79 (4):300–305

Hamprecht K, Maschmann J, Vochem M, Dietz K, Speer CP, Jahn G (2001) Epidemiology of transmission of cytomegalovirus from mother to preterm infant by breastfeeding. Lancet 357(9255):513–518

Harding JE, Johnston BM (1995) Nutrition and fetal growth. Reprod Fertil Dev 7(3):539–547

Harding R, Bocking AD, Sigger JN, Wickham PJ (1984) Composition and volume of fluid swallowed by fetal sheep. Q J Exp Physiol 69(3):487–495

Harding JE, Wilson J, Brown J (2017) Calcium and phosphorus supplementation of human milk for preterm infants. Cochrane Database Syst Rev 2:CD003310

Hay WW, Jr., Myers SA, Sparks JW, Wilkening RB, Meschia G, Battaglia FC. Glucose and lactate oxidation rates in the fetal lamb. Proc Soc Exp Biol Med 1983;173(4):553-563

Heldt GP (1988) The effect of gavage feeding on the mechanics of the lung, chest wall, and diaphragm of preterm infants. Pediatr Res 24(1):55–58

Hulst J, Joosten K, Zimmermann L, Hop W, van Buuren S, Buller H et al (2004) Malnutrition in critically ill children: from admission to 6 months after discharge. Clin Nutr 23(2):223–232

Hutchens TW, Henry JF, Yip TT, Hachey DL, Schanler RJ, Motil KJ et al (1991) Origin of intact lactoferrin and its DNA-binding fragments found in the urine of human milk-fed preterm infants. Evaluation by stable isotopic enrichment. Pediatr Res 29(3):243–250

Isaacs EB, Fischl BR, Quinn BT, Chong WK, Gadian DG, Lucas A (2010) Impact of breast milk on intelligence quotient, brain size, and white matter development. Pediatr Res 67(4):357–362

Kamitsuka MD, Nervik PA, Nielsen SL, Clark RH (2017) Incidence of nasogastric and gastrostomy tube at discharge is reduced after implementing an oral feeding protocol in premature (<30 weeks) infants. Am J Perinatol 34(6):606–613

Kashyap S, Schulze KF, Forsyth M, Dell RB, Ramakrishnan R, Heird WC (1990) Growth, nutrient retention, and metabolic response of low-birth-weight infants fed supplemented and unsupplemented preterm human milk. Am J Clin Nutr 52(2):254–262

Latal-Hajnal B, von Siebenthal K, Kovari H, Bucher HU, Largo RH (2003) Postnatal growth in VLBW infants: significant association with neurodevelopmental outcome. J Pediatr 143(2):163–170

Lebenthal E, Leung YK (1988) Feeding the premature and compromised infant: gastrointestinal considerations. Pediatr Clin N Am 35(2):215–238

Lechner BE, Vohr BR (2017) Neurodevelopmental outcomes of preterm infants fed human milk: a systematic review. Clin Perinatol 44(1):69–83

Lemons JA, Adcock EW, 3rd, Jones MD, Jr., Naughton MA, Meschia G, Battaglia FC. Umbilical uptake of amino acids in the unstressed fetal lamb. J Clin Invest 1976;58(6):1428-1434

Lucas A, Bloom SR, Aynsley-Green A (1986) Gut hormones and 'minimal enteral feeding'. Acta Paediatr Scand 75(5):719–723

Lucas A, Morley R, Cole TJ, Lister G, Leeson-Payne C (1992) Breast milk and subsequent intelligence quotient in children born preterm. Lancet 339 (8788):261–264

Meetze WH, Valentine C, McGuigan JE, Conlon M, Sacks N, Neu J (1992) Gastrointestinal priming prior to full enteral nutrition in very low birth weight infants. J Pediatr Gastroenterol Nutr 15(2):163–170

Meier P, Patel A, Esquerra-Zwiers A (2017) Donor human milk update: evidence, mechanisms, and priorities for research and practice. J Pediatr 180:15–21

Mihatsch WA, Franz AR, Hogel J, Pohlandt F (2002) Hydrolyzed protein accelerates feeding advancement in very low birth weight infants. Pediatrics 110(6):1199–1203

Mooij MG, Schwarz UI, de Koning BA, Leeder JS, Gaedigk R, Samsom JN et al (2014) Ontogeny of human hepatic and intestinal transporter gene expression during childhood: age matters. Drug Metab Dispos 42(8):1268–1274

Morgan J, Bombell S, McGuire W (2013) Early trophic feeding versus enteral fasting for very preterm or very low birth weight infants. Cochrane Database Syst Rev 3:CD000504

Morgan J, Young L, McGuire W (2014) Delayed introduction of progressive enteral feeds to prevent necrotising enterocolitis in very low birth weight infants. Cochrane Database Syst Rev 12:CD001970

Neu J, Walker WA (2011) Necrotizing enterocolitis. N Engl J Med 364(3):255–264

Nutrition ECo, Arslanoglu S, Corpeleijn W, Moro G, Braegger C, Campoy C et al (2013) Donor human milk for preterm infants: current evidence and research directions. J Pediatr Gastroenterol Nutr 57(4):535–542

O'Connor DL, Gibbins S, Kiss A, Bando N, Brennan-Donnan J, Ng E et al (2016) Effect of supplemental donor human milk compared with preterm formula on neurodevelopment of very low-birth-weight infants at 18 months: a randomized clinical trial. JAMA 316 (18):1897–1905

Partridge EA, Davey MG, Hornick MA, McGovern PE, Mejaddam AY, Vrecenak JD et al (2017) An extrauterine system to physiologically support the extreme premature lamb. Nat Commun 8:15112

Pettifor JM, Rajah R, Venter A, Moodley GP, Opperman L, Cavaleros M et al (1989) Bone mineralization and mineral homeostasis in very low-birth-weight infants fed either human milk or fortified human milk. J Pediatr Gastroenterol Nutr 8(2):217–224

Pitkin RM, Reynolds WA (1975) Fetal ingestion and metabolism of amniotic fluid protein. Am J Obstet Gynecol 123(4):356–363

Polberger S, Raiha NC, Juvonen P, Moro GE, Minoli I, Warm A (1999) Individualized protein fortification of human milk for preterm infants: comparison of ultra-filtrated human milk protein and a bovine whey fortifier. J Pediatr Gastroenterol Nutr 29(3):332–338

Rigo J, Salle BL, Picaud JC, Putet G, Senterre J (1995) Nutritional evaluation of protein hydrolysate formulas. Eur J Clin Nutr 49(Suppl 1):S26–S38

Rovekamp-Abels LW, Hogewind-Schoonenboom JE, de Wijs-Meijler DP, Maduro MD, Jansen-van der Weide MC, van Goudoever JB et al (2015) Intermittent bolus or semicontinuous feeding for preterm infants? J Pediatr Gastroenterol Nutr 61(6):659–664

Sangild PT, Elnif J (1996) Intestinal hydrolytic activity in young mink (Mustela Vison) develops slowly postnatally and exhibits late sensitivity to glucocorticoids. J Nutr 126(9):2061–2068

Schanler RJ, Shulman RJ, Lau C (1999) Feeding strategies for premature infants: beneficial outcomes of feeding fortified human milk versus preterm formula. Pediatrics 103(6 Pt 1):1150–1157

Shen RL, Thymann T, Ostergaard MV, Stoy AC, Krych L, Nielsen DS et al (2015) Early gradual feeding with bovine colostrum improves gut function and NEC resistance relative to infant formula in preterm pigs. Am J Physiol Gastrointest Liver Physiol. https://doi.org/10.1152/ajpgi.00163.2015

Shulman RJ, Schanler RJ, Lau C, Heitkemper M, Ou CN, Smith EO (1998) Early feeding, antenatal glucocorticoids, and human milk decrease intestinal permeability in preterm infants. Pediatr Res 44(4):519–523

Singhal A, Cole TJ, Lucas A (2001) Early nutrition in preterm infants and later blood pressure: two cohorts after randomised trials. Lancet 357(9254):413–419

Sohn AH, Garrett DO, Sinkowitz-Cochran RL, Grohskopf LA, Levine GL, Stover BH et al (2001) Prevalence of nosocomial infections in neonatal intensive care unit patients: results from the first national point-prevalence survey. J Pediatr 139(6):821–827

Sullivan S, Schanler RJ, Kim JH, Patel AL, Trawoger R, Kiechl-Kohlendorfer U et al (2010) An exclusively human milk-based diet is associated with a lower rate of necrotizing enterocolitis than a diet of human milk and bovine milk-based products. J Pediatr 156(4):562–7.e1

van den Akker CH, van Goudoever JB (2016) Defining protein requirements of preterm infants by using metabolic studies in fetuses and preterm infants. Nestle Nutr Inst Workshop Ser 86:139–149

Van den Akker CH, Schierbeek H, Rietveld T, Vermes A, Duvekot JJ, Steegers EA et al (2008) Human fetal albumin synthesis rates during different periods of gestation. Am J Clin Nutr 88(4):997–1003

Van den Akker CH, Schierbeek H, Dorst KY, Schoonderwaldt EM, Vermes A, Duvekot JJ et al (2009) Human fetal amino acid metabolism at term gestation. Am J Clin Nutr 89(1):153–160

van Goudoever JB, Stoll B, Hartmann B, Holst JJ, Reeds PJ, Burrin DG (2001) Secretion of trophic gut peptides is not different in bolus- and continuously fed piglets. J Nutr 131(3):729–732

Vlaardingerbroek H, Schierbeek H, Rook D, Vermeulen MJ, Dorst K, Vermes A et al (2016) Albumin synthesis in very low birth weight infants is enhanced by early parenteral lipid and high-dose amino acid administration. Clin Nutr 35(2):344–350

Vohr BR, Poindexter BB, Dusick AM, McKinley LT, Wright LL, Langer JC et al (2006) Beneficial effects of breast milk in the neonatal intensive care unit on the developmental outcome of extremely low birth weight infants at 18 months of age. Pediatrics 118(1):e115–e123

Walker WA (2017) Bacterial colonization of the newborn gut, immune development, and prevention of disease. Nestle Nutr Inst Workshop Ser 88:23–33

Watson J, McGuire W (2013) Transpyloric versus gastric tube feeding for preterm infants. Cochrane Database Syst Rev 2:CD003487

肠外营养

39

Jacques Rigo and Thibault Senterre
张莉　翻译

目录

摘要

现代围产医学已使得早产儿死亡率显著降低,尤其是极低出生体重儿(<1 500g)。营养已经成为低出生体重儿护理中最具争议性的问题之一。极低出生体重儿的营养可分为两个连续的阶段:出生后的快速适应期或者说是"过渡"期和出院前的稳定"生长"期。极低出生体重儿从生后最初阶段就需要肠外营养,以促进早期正氮平衡和生长。在稳定的"生长期",由于喂养不耐受、胃肠紊乱或手术,可能需要或延长肠外营养。肠外营养可以使用个体定制的或标准的溶液处方;前者是专门为满足个别患者的日常营养要求而配制的,而后者的设计目的是提供一种满足大多数营养需要的配方,以稳定机体生化和代谢参数。最近,有人建议使用特殊的标准肠外溶液可能显著改善对超早产儿和极早产儿的营养支持。

39.1　要点

- 极低出生体重儿的营养阶段可分为"过渡期"(出生后)和"生长期"(直至出院)。
- 过渡期营养支持的目标是:减少蛋白质分解代谢,提供氨基酸、水和电解质;促进正氮平衡;限制出生后代谢压力。
- 稳定生长期营养支持的目的是诱导体质量的增长,在生命的最初几周消除营养缺乏,并达到正常的人体测量参数。

39.2　引言

现代围产医学使得早产儿死亡率显著降低,尤其是极低出生体重(very low birth weight,VLBW)(<1 500g)婴儿。生命支持技术方面的重大进展,使得营养成为低出生体重儿护理中最具争议性的话题之一。对此,一些报告指出了在与近期和远期预后

相关的生命的最初阶段,影响营养的质与量的主要因素。

宫内生长迟缓(intrauterine growth restriction, IUGR)的发生率在 VLBW 中相对较高,加之生后最初几周常常发生宫外生长受限,导致出院时出现严重的生长不足。比照人群、临床疾病及营养支持,在 VLBW 及超低出生体重(extremely low birth weight, ELBW)婴儿中生长受限的发生率为 60%~100%(Ehrenkranz et al. 1999)。

从出生到全胃肠营养的过渡时期,累计营养不足是导致宫外生长受限的主要因素(Embleton et al. 2001;Rigo et al. 2002),并且在稳定生长发育期的附加效应也被怀疑(Curtis and Rigo 2004)。因此,有几项研究评估了生命初期几周内更适宜的(积极的)营养的效果(Wilson et al. 1997;Thureen et al. 2003;Ziegler et al. 2002;Simmer 2007),各种国际科学委员会重新考虑了目前针对早产儿的营养建议,重点关注 ELBW 和 VLBW 婴儿(表 39.1)(Tsang et al. 2005;Agostoni et al. 2010)。

由于胃肠道发育不成熟、心肺的适应性、临床情况以及高营养的需求,极低体重儿从出生就需要胃肠外营养,以促进早期正氮平衡和生长。并且在稳定"生长"期由于喂养不耐受、胃肠道功能紊乱及手术等因素,也可能需要胃肠外营养支持甚至持续较长时间。肠外营养(parenteral nutrition,PN)(全或部分)包括个体化处方、自制标准化 PN 液、工业预制备的多室袋。

本章我们讨论最近综述的有关 PN 的最重要部分(Rigo and Curtis 2004;Koletzko et al. 2005;Ben 2008;Fusch et al. 2009)(表 39.1),并概述了近期针对 VLBW 和 ELBW 婴儿的相关实践和指南。

表 39.1　ELBW 及 VLBW 婴儿经胃肠外日摄入量的近期倡议

		Tsang et al.(2005)			ESPEN-ESPGHAN(Koletzko et al. 2005)		
		0 天	过渡期	生长期	0 天	过渡期	生长期
液体	ml/kg/d	90~120	90~140	120~180	80~90	100~150	140~180
能量	kcal/kg/d	40~50	75~85	90~115	50~60	60~100	100~120
蛋白质	g/kg/d	2	3.5	3.5~4	1.5~2.5	2.0~3.5	3.5~4
碳水化合物	g/kg/d	7	8~15	13~17	7~10	9~15	12~18
脂肪	g/kg/d	1	1~3	3~4	0~1	1~3	2~4
钠	mmol/kg/d	0~1	2~5	3~7	0~3	2~3	2~7
钾	mmol/kg/d	0	0~2	2~3	0~3	1~2	2~3
氯化物	mmol/kg/d	0~1	2~5	3~7	0~3	2~3	2~5
钙	mmol/kg/d	0.5~1.5	1.5	1.3~4	NP	1~2	1.3~3.0
磷	mmol/kg/d	0~1	1.5~2	1.5~2	NP	1~2	1.0~2.5
镁	mmol/kg/d	0	0~0.3	0.2~0.3	NP	NP	0.2~0.4
锌	umol/kg/d	0~2	2.5	6	NP	3	4

NP,未提供。

39.3　VLBW 婴儿的营养支持

VLBW 婴儿的营养可分为两个连续的时期,即出生后的快速适应期或者说是"过渡"期和直到离开新生儿重症监护室(neonatal intensive care unit, NICU)的稳定"生长"期。由于出生体重和胎龄的影响,转变期可能会延长,尤其是对于那些伴有临床疾病的弱势早产儿。新生儿越不成熟,营养相关并发症的发病率也就越高,面临的挑战也就越大。通常这些婴儿接受胃肠外营养作为主要的营养来源,在生后最初几天、几周甚至终生。

仅有少部分处于"稳定生长"期的婴儿需要 PN,包括手术恢复期或者严重胃肠道疾病的患儿,以避免或限制胃肠道的使用。

39.3.1 过渡期肠外营养

VLBW 婴儿过渡期营养支持的目标：

1. 为减少蛋白质分解代谢，提供的能量摄入至少达到能量消耗的水平；

2. 所提供氨基酸的量可满足正氮平衡；

3. 提供水和电解质控制机体的水合状态以及生后的体液适应；

4. 适量增加氨基酸、能量及矿物质的摄入以促进正氮平衡及早期生长发育并且以限制可能的累积营养不足；

5. 缓解这些高危人群生后代谢方面的压力。

最新资料显示，生后更"积极"的营养支持可以减少 VLBW 生后的生长不足，而且可以改善神经系统发育结局（Senterre and Rigo 2011a；Martin et al. 2009）。

39.3.1.1 液体和电解质

发生在出生时的一系列适应性进展过程会影响营养支持。在生命的最初几周，水、电解质、矿物质的平衡以及葡萄糖量的控制都具有一定的难度，并且此时，胎盘对废物的清除以及对营养物质如液体、电解质、矿物质和营养物质的输送功能送被阻断。体温调节以及不显性失水也会影响水代谢，在 VLBW 中尤其显著。随后的适应及代偿调节过程需要一段时间趋于稳定。

过渡期水和电解质的监管既需要收缩细胞外液体容量又不能使血容量减少影响心肺功能，不减少尿量（<0.5~1.0ml/kg/h）的情况下维持正常的血浆电解质浓度大于 12 小时。

水平衡可能极不稳定，尤其是 VLBW，尿量可能偏高（6~10ml/kg/h）并且不显性失水量大，尤其是处于辐射式暖箱和 / 或采用光疗的患儿。

钠的净负平衡可被接纳，最初钠的摄入量应低于 2mmol/kg。对 VLBW 限钠有积极作用，可降低供氧以及后期支气管发育不良的风险。然而，可能会出现高钠尿（10mmol/kg），多见于高灌注（>170~200ml/kg/d）破坏钠平衡的案例。

过渡期的持续时间从几个小时到几天不等，并可导致婴儿最初的体重减轻。过渡期结束通常以尿量 <2.0ml/kg/h、尿渗透压 > 血浆渗透压、尿钠分数从 >3% 降至 <1% 及尿比重大于 1.012 为特征。早产儿的上述改变可在生后 3~5 天完成，并且水和电解质的吸收会逐步增加，以代偿最初的体重减轻。

在出生后头几天的过渡期，体重处于平衡或失衡状态的 VLBW 每天需监测两次体重，血清钠浓度以及尿量也需严密监测。VLBW 经 PN 给予的液体量据临床及具体情况可考虑 50~100ml/kg/d，钠和钾应小于 2mmol/kg/d（Koletzko et al. 2005；Fusch et al. 2009）。

39.3.1.2 氨基酸

在生后最初几天，为减少暂时性营养运输中断的影响，限制高达 1.5g/kg/d 的蛋白质分解代谢并促使达到正氮平衡，在最近的称为"积极的"营养方案中高蛋白供应（>2g 氨基酸 /kg/d）被提倡（Thureen et al. 2003；Ziegler et al. 2002；Simmer 2007）。

尽管远期作用未得到明确证实，但是在生后第一周给予含蛋白较多的营养对于形成正氮平衡，增加胰岛素的分泌，增强糖耐受，促进早期体重增长及在 18 月龄时的神经系统发育都有积极影响（Stephens et al. 2009）。因此，最近的倡议（Koletzko et al. 2005；Fusch et al. 2009）指出在生后第一天给予 2~3g 的氨基酸，通过使用氨基酸 : 能量高占比的营养液，并逐步增加氨基酸供给量，在生后第一周末达到 4g/kg/d。

39.3.1.3 能量

蛋白质的代谢和沉积都需要能量。从理论上讲，ELBW 婴儿的能量摄入近似于静息能量消耗（即 40~60kcal/kg/d）可使蛋白质分解代谢最小化至约 1.5g 蛋白质 /kg/d。如果氨基酸摄入量适当，能量摄入大于静息能量消耗，体重增长就可实现。然而，由于能量消耗的个体差异，静息能量消耗的不同在此类人群中也需考虑。近期倡议（Koletzko et al. 2005；Fusch et al. 2009）建议在生后第一天给予 40kcal/kg/d 的能量，过渡期内增至 75~85kcal/kg/d 直到在生后第一周末时达到接近 100kcal/kg/d。

39.3.1.4 碳水化合物

那些容易遭受高血糖或低血糖危害的 VLBW 在生后早期的葡萄糖稳态仍不成熟。葡萄糖是胎儿期最主要的碳水化合物，在孕期后 3 个月胎儿通过胎盘获得约 7g/kg/d（4mg/kg/min）的葡萄糖。早产儿葡萄糖生成大约为 8mg/kg/min（11.5g/kg/d），出生后最高，后随年龄增长逐渐减低。糖异生是葡萄糖生成的一种方式。给 VLBW 婴儿输入高浓度葡萄糖并不会完全抑制其内源性生成。相反，最大限度的葡萄糖氧化相对受限，7~8.5mg/kg/min（10~12g/kg/d），在危重症 VLBW 中甚至更少。葡萄糖输入比率和内源生成之间的不平衡以及最大限度的氧化率也可以解释 VLBW 高血糖增长的发病率。并且，由于它们的不成熟以及潜在的疾病使得其在生后首周产生相对胰岛素抵抗。

与较低的基础储备相关的葡萄糖及能量摄入不足（低血糖），与一定程度的胰岛素抵抗相关的葡萄糖及能量相对过剩（高血糖）使得在过渡期血糖波动较常见。虽然新生儿高血糖、低血糖的定义及其远期影响尚存争议，但是在给予 VLBW PN 时应监测血糖浓度，使其波动在正常区间，即 50mg/dl（2.75mmol/L）到 150mg/dl（8.3mmol/L）之间。减少不显性失水、高浓度葡萄糖的注入以及提供外源性胰岛素可降低血糖。胰岛素管理可能有利于控制血糖浓度，促进能量吸收、正氮平衡及生长发育，尽管目前需要更多的数据来支持其作为生长促进角色的安全性及长远影响。最新提出，生后第一天给 ELBW 婴儿提供较多的氨基酸（2~3g/kg/d），能通过刺激生长、增加胰岛素及胰岛素样生长因子的分泌来提高葡萄糖耐受（Thureen et al. 2003）。这一点需要以后的随机对照试验来证实。

在临床实践中，每天提供葡萄糖 6g/kg（4~5mg/kg/min）就能很好地耐受，即使是对于那些生后第一天的 VLBW。如果能耐受此剂量，可逐渐加量至 12~16g/kg/d，直至生后 1 周末。倘若不能耐受，可考虑更平缓的葡萄糖加量，也可根据临床情况及营养状况给予首剂 0.05IU/kg/h 的胰岛素输注。

39.3.1.5 脂质

静脉脂肪乳是全 PN 液的重要组成部分，可以辅助给 VLBW 提供高能量密度且富含必需脂肪酸的等渗溶液。静脉脂肪乳对应用 PN 的 VLBW 有两方面作用。其一是提供 VLBW 易于利用的高能量密度基质，其二是提供必需脂肪酸以及长链多不饱和脂肪酸（polyunsaturated fatty acids，PUFAs）。注射 0.5~1.0g/kg/d 的脂肪乳可防止必需脂肪酸缺乏。PUFAs 对于大脑及视网膜发育的重要性是公认的。静脉脂肪乳中包含少量被用作稳定剂的卵磷脂的成分。然而 ELBW 婴儿，尤其是有 IUGR 的婴儿对脂肪乳的清除能力弱，需要监控高脂血症。

新倡议（Koletzko et al. 2005；Fusch et al. 2009）提出生后第一天给予 1g/kg/d 的脂质，后逐步适时增加至 3.0g/kg/d 直到生后第一周末。

39.3.1.6 矿物质：钙、磷、镁

在孕期的最后 3 个月，钙和磷的转运及储存非常活跃。由于激素调节功能（维生素 D，甲状旁腺激素）不成熟，极低体重儿尤其容易发生新生儿低钙血症、低磷血症（请参阅第 41 章）。

生后第一天就需要补充钙，并且需要适当的钙磷比以降低低钙和 / 低磷血症的风险。磷在能量代谢中充当极其重要的角色，其缺乏可导致一些临床疾病，比如肌无力。早期的磷缺乏可能由 IUGR 导致。成年人和早产儿的血磷浓度参考值不同，成人是（>1.0mmol/L，3mg/dl），早产儿是（>1.6mmol/L，5mg/dl）。不幸的是，大部分新生儿专家没有意识到实验室报告的 VLBW 血磷浓度引用了成人的参考标准，从而引起误判，甚至能容忍有引起高钙血症及骨质疏松风险的低镁血症。由于胃肠道管道运输的影响，使得胃肠外及经消化道营养的最佳钙磷比不尽相同；磷的含量一方面与钙盐沉积有关（当两者的体重比为 2.15：1 时），另一方面也与氮平衡有关（当两者的体重比为 15：1 时），因此行 PN 时最佳的钙磷比在 1.5 和 1.3 之间。

即使在过渡期，镁的含量也很少发生波动，除非婴儿是继发于持续性低钙血症的低镁血症，或者产妇有异常的高镁水平。母亲因高血压或子痫前期接受过治疗的任何小婴儿都应该检查血清镁水平。

新的倡议提出在出生后第一天提供钙 25~40mg（0.6~1mmol）/kg、磷 18~31mg（0.6~1mmol）/kg 和镁 2.5~4.0mg（0.1~0.2mmol）/kg/d。其后，根据能量及氨基酸的摄入量逐渐增加供给量，直至钙 65~100mg（1.6~2.5mmol）/kg/d、磷 50~78mg（1.6~2.5mmol）/kg/d 和镁 7~10mg（0.3~0.4mmol）/kg/d（Koletzko et al. 2005；Fusch et al. 2009）。

39.3.2 稳定生长期胃肠外营养

VLBW 稳定生长营养支持的目标：

1. 加快生长速率，促进蛋白质合成。由胎儿时期单纯的体重增长到现阶段的瘦体重增加；

2. 防止生后前几周里出现累计营养不足的发展；

3. 在出院或者理论上可以出院时，达到以足月

儿为参考制定的人体测量参数的范围。

39.3.2.1 水和电解质

静脉输液是胃肠外营养的载体。在稳定生长期,ELBW 及 VLBW 早产儿液体需求量约为 140~160ml/kg/d,这些液体用于补偿水的丢失以及提供额外的足够的水构建新的组织。脂肪量相对不含水。相比之下,瘦体重的含量约为 80%。因此,每天增加的 20g/kg 的体重中就包含由净存储的 13g/kg/d 的水及 1~1.5mmol/kg/d 的钠所构成的 40% 的脂肪。

对于 VLBW 而言,钠和钾的需求量范围分别是,钠 3~7mmol/kg/d,钾 2~5mmol/kg/d。也就是说对于大多数稳定生长期的婴儿,平均摄入 3mmol/kg/d 的钠,2mmol/kg/d 的钾易于维持正常的血浆浓度。在胃肠外营养中通常以磷酸甘油钠的形式同时提供钠和磷,限钠也就意味着限磷。氯化物的供应需十分谨慎,通常需求量与钠类似。在胃肠外营养液中,氯化钠的组成可能包括氨基酸溶液、氯化钠、氯化钾、氯化钙等,因此很难控制。然而,氯化物的吸收在形成酸性稳态中起作用,并且钠、钾、氯的不平衡会导致酸中毒或碱中毒(Kalhoff et al. 1997)。因此,在行胃肠外营养时需监测血和尿中的电解质浓度并适时调整。

39.3.2.2 氨基酸

PN 时氮的需求量接近胃肠内营养的 95%,相当于以胃肠内营养蛋白质的推荐剂量(g/kg/d)为依据计算出的氨基酸剂量(g/kg/d),因此计算出的氮容量相对较低。依据胎儿氮的吸收、瘦体重的增长以及补偿过渡期早期累积蛋白质缺乏的需要,最近再次回顾了蛋白质的需求量。在稳定生长期,ELBW 和 VLBW 婴儿的氨基酸推荐量是 3.5~4.5g/kg/d(Tsang et al. 2005;Agostoni et al. 2010;Rigo 2005)。

39.3.2.3 能量

与往期倡议不同,最近倡议 PN 的能量接近于胃肠内营养。事实上,总能量的大小由氧弹量热法测得,1g 氨基酸测得的能量要低于 1g 蛋白质,同样,葡萄糖远低于较其更复杂的碳水化合物。相比之下,在胃肠外营养中,氨基酸和脂肪乳的能量代谢接近于总能量,而在胃肠内营养中蛋白质和脂肪的代谢只分别占到了总能量的 90% 和 80%(Curtis et al. 1986)。因此,最近倡议在稳定生长期极低体重儿的能量需求胃肠外和胃肠内营养大致相同,即 110~130kcal/kg/d。

39.3.2.4 碳水化合物

与脂溶液不同的是,在胃肠外营养液中渗透压(一份 10%PN 溶液的渗透压为 510mOsm/L)的形成主要依赖葡萄糖。摄入过多的葡萄糖会使二氧化碳的生成增加,可能会引起脂肪生成、脂肪变性甚至损害肝功能。葡萄糖的最大摄入量不应该超过葡萄糖的氧化率。在稳定增长期,PN 需要 13~18g/kg/d 及超过 60%~75% 的非蛋白能量。

39.3.2.5 脂肪

静脉输液用脂肪乳剂是全 PN 的重要组成部分,提供了大部分的能量摄入和必需脂肪酸。与具有高比例碳水化合物的 PN 相比,二氧化碳的产量降低,并且通过向 PN 中添加脂质乳剂可以改善氮的代谢。脂质氧化取决于总能量的摄入和消耗,包括了摄入的碳水化合物和甘油三酯和碳水化合物 / 脂质的比例。随着碳水化合物的增加,则脂质氧化减少转变为脂质存储。

在新生儿,最大脂肪氧化发生于脂肪乳提供 40% 的非蛋白能量,因此建议脂肪占 25%~40% 的非蛋白能量,最大摄入量为 3~4g/kg/d(Koletzko et al. 2005)。如果脂质乳液的输注速度超过依赖于脂蛋白脂肪酶活性的甘油三酸酯水解的速度,则血浆甘油三酸酯的浓度将会增加。在所有情况下,都应调整甘油三酯的输注剂量,以保持血清甘油三酯浓度不超过 200~250mg/dl,尤其是对于 ELBW 婴儿或脂质耐受性有限的重症婴儿。

脂肪乳对血流动力学、感染及高胆红素血症等潜在的不利影响已经开始受到广泛的关注。因此,对有脓毒症,高脂供应氧合受损或严重的高胆红素血症的婴幼儿应谨慎使用高脂肪乳剂,但应每天至少提供脂肪乳剂 0.5~1.0g/kg/d,这可以防止必需脂肪酸的缺乏。

脂质的供应可能会增强脂质的过氧化和自由基的形成。通过减少碳水化合物与脂质的比例,可以增加脂质利用率,从而可以减少脂质过氧化和自由基的形成。PN 还应补充具有抗氧化作用的多种维生素制剂包括维生素 C 和维生素 E(α- 生育酚)。液瓶工具应该注意避光保存。

肉碱是通过线粒体膜运输长链脂肪酸及其氧化

代谢所必需的。由于出生时肉碱的合成和储存尚不充分,尤其是在早产儿,并且由于没有商品化的含有肉碱的营养液,胃肠外营养的婴儿血浆和组织中的肉碱水平会随着出生年龄的下降而降低(Borum 2009)。尽管一项荟萃分析(基于 14 项随机对照研究)显示,补充肉碱对脂质代谢,脂肪生成或体重增加没有影响(Cairns and Stalker 2000),但是对于总 PN 超过 4 周的婴儿,15μmol/100kcal 的肉碱补充剂是可取的。

39.3.2.6 有机矿物质:钙、磷和镁

由于溶解度的原因,不能通过相同的肠外溶液提供一定浓度的钙和磷,以支持孕激素的累积。当每天的液体摄入量为 120~150ml/kg 时,建议提供 65~100mg/kg/d(1.6~2.5mmol)的钙,50~78mg(1.6~2.5mmol)的磷,7~10mg(0.3~0.4mmol/kg/d)的镁,相当于在全 PN 溶液中钙/磷重量比为 1.3:1,摩尔比为 1:1。必须强调的是,肠外途径提供的钙量约为妊娠最后 3 个月(120mg/kg/d)期间胎儿储存钙量的 55%~80%,但与通过早产儿配方食品肠内营养获得的钙量相似或更高(请参阅第 41 章)。

39.3.2.7 微量元素和维生素

静脉营养对混合维生素的使用在早期就已经得到认可,并且所提供的量在很大程度上由可获得的制剂确定。今天,微量元素添加剂已被证明是可用于防治微量元素缺乏症。然而,关于微量矿物质或维生素在 VLBW 婴儿中的胃肠外需要,几乎没有确切的信息。关于对婴儿这些胃肠外营养物需求的研究,主要受阻于对少量血浆的测量以及血浆浓度的

生理学意义的阐述。

39.4 肠外营养在 VLBW 婴儿中的实践

39.4.1 早产儿胃肠外营养的基本成分

39.4.1.1 氨基酸溶液

从 20 世纪 60 年代末静脉内蛋白质主要来源于酪蛋白水解产物开始,肠外氨基酸方案已经有了相当大的改善。在 20 世纪 90 年代初,已经设计出了更多的特殊儿童氨基酸溶液,包括了必需/非必需氨基酸的比例和有条件的必需氨基酸含量,可用于早产儿。对于早产儿,至少提出了 3 种不同的"金标准":①胎儿脐带穿刺后或出生后获得的脐带血的氨基酸浓度;②迅速增长的早产儿接受母乳或母乳中添加母乳蛋白质的氨基酸的浓度;③健康的母乳喂养婴儿的氨基酸浓度。然而,尽管儿科护理中使用的肠外氨基酸溶液成分各异,但氮利用率并未显著变化(图 39.1)(Rigo and Curtis 2004;Rigo 2005)(表 39.2)。

因此要制定新的营养方案,需要确定早产儿胃肠外氨基酸溶液的最佳模式,能够改善硫和芳香族氨基酸的不平衡,并提供额外的谷氨酰胺。然而,到目前为止的研究证明,盐酸半胱氨酸、乙酰半胱氨酸、乙酰酪氨酸(Goudoever et al. 1994)和谷氨酰胺(Tubman et al. 2008)的补充并没有表现出有益的作用。最近的评估绕过肠道对个体 AA 需求的效果的数据,尚未转化为设计和评估新的 AA 溶液的解决方案。

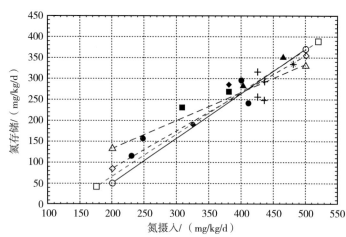

图 39.1 各种研究的肠外喂养早产儿氮存储与氮摄入之间的关系的计算(不同符号代表不同研究)

表 39.2 市面上早产儿肠外氨基酸溶液的主要成分

产品	%	总 AA/(g/L)	EAA/%	半胱甘酸/(g/L)	酪氨酸/(g/L)	牛磺酸/(g/L)	渗透压/(mosm/L)	pH
Aminopäd	10	100	42	0.5[a]	1.1[c]	0.3	790	6.1
Aminoplasmal	10	100	42	[b]	0.4	—	864	5.7~6.3
Primene	10	100	48	1.9	0.5	0.6	780	5.5
Aminoven infant	10	100	51	0.5	4.2[c]	0.4	885	5.5~6.0
Vaminolact	6.5	65	44	1.0	0.5	0.3	510	5.2
TrophAmin	10	100	49	[b]	0.2	0.3	875	5.5

EAA,必需氨基酸($n=8$)。
[a] 以乙酰半胱氨酸形式存在。
[b] 分别以半胱氨酸、盐酸形式存在。
[c] 以乙酰酪氨酸形式存在。

39.4.1.2 脂肪乳剂

静脉脂质乳剂由不同的油(大豆油、番石榴油、椰子油、橄榄油和鱼油),蛋黄磷脂和甘油组成(见表 39.3)。静脉内脂质乳剂可提供高热量、等渗的溶液,也可通过外周给药。传统上,脂肪输注由用蛋黄磷脂乳化的大豆油甘油三酯制备。典型的大豆油含有约 45%~55% 亚油酸(18:2n-6)和 6%~9% 亚麻酸(18:3n-3),但是几乎没有饱和或单不饱和脂肪。虽然临床安全,实验报告表明大豆油基脂质乳液可以对免疫功能产生负面影响。这些发现与其绝对和相对过量的 ω-6 PUFA 和低量的 ω-3 PUFA 以及其高 PUFA 含量以及增加的过氧化危险有关。新的脂质乳液基本上被设计为在多不饱和(ω-6 和 ω-3)、单不饱和和饱和脂肪酸中的平衡水平。按脂肪酸含量以及脂肪酸来源区分,包括大豆油、番石榴油、椰子

油、橄榄油和鱼油。较新的乳液包含了来自橄榄油的大豆 ω-6PUFA 和 ω-9 中链单不饱和物的 20:80 混合物或来自橄榄油的 1:1 的长链甘油三酯(long chain triglyceride,LCT)与来源于椰子油的中链甘油三酸酯(medium chain triglyceride,MCT)的 LCT 的物理混合物。由在相同甘油碳链上合成的甘油三酯的随机组合配制的结构化 MCT/LCT 乳液在中度分解代谢患者中从血液中更快地清除。具有小比例大豆油的较新脂质组合具有低得多的亚油酸和亚麻酸含量,潜在的促炎性 ω-6 PUFA,以及较少的肉豆蔻酸、棕榈酸和硬脂酸。这些长链饱和脂肪酸被认为可增加心血管风险,并且还可以对细胞生长和细胞凋亡具有急性作用。在 MCT/LCT 乳液中,MCT 可以在某些临床条件下优先代谢,并且结构化 MCT 可以具有在网状内皮系统中积累的减少的倾向。橄

表 39.3 不同商业产品的静脉脂肪乳剂含油量(%)

产品	大豆油(LCT)	椰子油(MCT)	橄榄油(MUFA)	鱼油(ω-3)
IntralipID	100	0	0	0
Lipofundin	50	50	0	0
MCT/LCT				
StructolipID	64	36	0	0
CliniOleic	20	0	80	0
LipoPlus	40	50	0	10
SMOFlipID	30	30	25	15
Omegaven	0	0	0	100

LCT,长链脂肪乳剂;MCT,中链甘油三酯;MUFA,单不饱和脂肪酸。

榄油衍生的 ω-9 中链单不饱和物显示较少的免疫抑制，并且可抑制促炎细胞因子的释放。它们也不易受过敏反应的影响，并且在危重的新生儿中耐受性良好。鱼油乳剂主要是 ω-3 长链 PUFA。单独地，它们缺乏必需脂肪酸并且被配制为与其他营养完全脂质产品一起给予的补充剂，或者被制造为物理混合物（10% 鱼；40% 大豆；50%MCT 或 30% 橄榄油；15% 鱼）。鱼油衍生的 ω-3 多不饱和脂肪酸似乎缓解胆汁淤积症状，特别是在新生儿。

以橄榄油、椰子油和 / 或鱼油为基础的现代脂肪产品，与传统的大豆和红花静脉脂肪乳剂相比，具有明显的配方和临床益处，结合在新的多室袋中时，也可以提供稳定性和安全性的改进（Hardy and Puzovic 2009；Diamond et al. 2009；Waitzberg et al. 2006）。

39.4.1.3　矿物质

在胃肠外营养中，钙可以以葡萄糖酸钙、氯化钙或甘油磷酸钙的形式提供。由于铝污染，葡萄糖酸钙逐渐被工业抛弃，以满足新的美国食品药品管理局规定的胃肠外溶液中 25μg/L 的铝，但仍然常用于医院药剂科。氯化钙易于使用，但其高氯化物含量（2mmol Cl^-/1mmol Ca^{2+}）限制了其在 VLBW 婴儿 PN 中的应用（Poole et al. 2008；Bohrer et al. 2010）。摩尔比为 1∶1 的甘油磷酸钙含有足够的钙和磷源，但未规定用于 PN，需要从粉状无水甘油磷酸钙转化。

磷可以以无机（磷酸钠或磷酸钾）或有机形式（葡萄糖 1 磷酸盐，果糖 1-6 二磷酸盐，甘油磷酸钠）提供。磷酸钾通常优于磷酸钠，并且在肠外溶液中专门用于钾的来源。磷酸钾易于使用，但其高钾含量（1mmol P^{3-}/1mmol K 用于单碱形式，1mmol P^{3-}/2mmol K 用于二元形式或 1mmol P^{3-}/1.7mmol K 用于混合形式）限制其在 VLBW 婴儿的 PN 中的应用。有机磷以甘油磷酸二钠（2mmol Na^+/1mmol P^{3-}）或果糖 1-6 二磷酸盐（依福那）钠含量（3mmol Na^+/2mmol P^{3-}）的形式，限制其在 VLBW 婴儿中的利用，特别是在刚出生的第一周。

硫酸镁常被用于给肠外溶液提供镁。而在肠外溶液中，氯化镁可以引起阴阳离子不平衡风险。

39.4.1.4　维生素和微量元素

随着对水溶性和脂溶性维生素结合微量元素的使用，现在已经不再有关于生化微量元素缺乏的

报告。

39.4.2　定制或标准的肠外营养方案

胃肠外营养可以使用两种格式：定制或标准（Poole and Kerner 1992；Lapillonne et al. 2009）。定制的方案以满足特异个体患者的日常营养需求，而标准方案被设计成提供满足稳定的生化和代谢参数的大多数营养需要的制剂。这两种方法都具有与其使用相关的优缺点。

定制方案基于这样的原则：没有某一种 PN 方案适用于所有患者，各种各样的病理过程，不同的年龄组，或在一个单一的疾病的同一个患者。它的主要优势在于其灵活性。每种溶液配制用于个体患者，并且当患者的营养需要和代谢、电解质或临床状态改变时可以改变。

定制液的不足主要与计算和标签制备所涉及的时间有关，而现在使用特定的计算机程序减少了这些不足。营养液的配制应该遵循严格的无菌技术，应在药房而不是在病房，并且应储存在 4℃ 的冰箱中。由此制备的溶液可以稳定 96 小时，并且注意在输注前应缓慢达到室温而不是加温。

标准营养液其每单位体积含有固定的成分。在一些医院中，存在几种类型的混合溶液以更好地覆盖早产儿的营养需求。标准液的优点是其包括固定量的所有必需营养素，这消除了无意的遗漏或过量的机会。标准液的缺点是它们缺乏患者特异性，特别是在刚出生几天期间需要微量的调整。

最近，提出的独特标准营养液的使用有助于超低和极低早产儿的营养支持（Senterre and Rigo 2011b）。此外，将要使用的工业制造的多室袋含有 3 个灭菌的大营养液（氨基酸，葡萄糖和脂质），在单个封闭塑料系统的腔室中，多中心研究其可以提供类似的益处（Rigo et al. 2011）。这种方法可以保证无菌性和更长的保质期，可以最大限度地减少复合和储存期间无意中污染的风险。

39.4.3　营养摄入

表 39.4 显示了在 NICU 中用于 VLBW 婴儿胃肠外营养液的组成成分，以及根据对 VLBW 婴儿的"积极营养"的新实践给出的日常营养摄入量（kg/d）。在任何情况下，营养摄入是有指示性的，并且可以根

据每个患者,他/她的临床表现、生化数据和对营养摄取的耐受性进行调整。因此,该标准溶液可以根据液体需求用游离水稀释,并且在几天后可以调整钠的摄入量。

这些营养摄入仅是建议,必须根据个体患者的临床情况和生化数据进行修改。

以下建议可用于管理 VLBW 婴儿的肠胃外喂养。

- 在刚出生的第一天,如果每日体重减轻 >5%,总体重减轻 >12%~15%,血清 Na >150mmol/L,尿渗透压 >350mOsm/L,并且如果婴儿处于光疗或在辐射台管理,则液体的输入量应该增加。如果每日体重减轻 <2% 或有体重增加和血清钠 <130mmol/L,则应减少液体摄入量。
- 葡萄糖应该在出生后常规给药,并逐渐增加,目的是增加能量摄入。当葡萄糖输注速率为 6mg/kg/min 或更低导致高血糖时,建议使用胰岛素。一旦葡萄糖耐受性建立,并且可以在没有高血糖的情况下能够提供生长所需的能量,胰岛素应尽快终止。如果使用胰岛素,应严格监测血糖以防止低血糖。

- 在出生的第一天,氨基酸的开始剂量应该高于目前的建议。摄入量从开始不应该低于 1.5g/kg/d 而且更应该从 2~3g/kg/d 开始。当能量摄入达到 70kal/kg/d 而没有肠内蛋白摄入时,氨基酸应该达到 3.5~4g/kg/d。
- 尽管很多 NICU 是从第一天之后开始使用脂肪乳剂的,从逻辑上来讲,第一天应该给予肠外脂质以避免必需脂肪酸吸收的中断和多元 -PUFA。从 0.5~1g/kg/d 开始,逐渐达到 3~3.5g/kg/d。脂肪摄入应该保持血脂 <250mg/dl。

使用类似的方法可以减少 VLBW 婴儿的累积营养缺乏和吸收不足,从而减少宫外生长发育迟缓（Senterre and Rigo 2011a;Lapillonne et al. 2009）。

表 39.4　肠外营养溶液以及根据"积极营养",极低出生体重儿（<1 500g）的总肠外营养的日常营养摄入量（kg/d）

日龄	成分	第1天/（kg/d）	第2天/（kg/d）	第3天/（kg/d）	第4天/（kg/d）	第5天/（kg/d）	第6天/（kg/d）	>第6天/（kg/d）
注射液/ml	100	50	70	100	120	140	150	150
葡萄糖/g	12.5	6.3	8.8	12.5	15.0	17.5	18.8	18.8
氨基酸/g	2.7	1.4	1.9	2.7	3.2	3.8	4.1	4.1
钙/mg	72	36	50	72	86	100	108	108
磷/mg	55	27	38	55	66	77	82	82
镁/mg	8	4.0	5.6	8.0	9.6	11.2	12.0	12.0
钠/mmol	1.6	0.8	1.1	1.6	1.9	2.2	2.4	2.4
钾/mmol	1.5	0.8	1.1	1.5	1.8	2.1	2.3	2.3
氯/mmol	2.0	1.0	1.4	2.0	2.4	2.8	3.0	3.0
AA 补充[a]/g		1.0	1.0	0.5	—	—	—	—
脂肪乳剂 20%[a]/g		1.0	1.5	2.0	2.5	3.0	3.0	3.0
总液体量/ml		65	83	110	132	155	165	165
总能量[b]/kcal	57	42	69	76	91	108	113	113
总 AA/g		2.4	2.9	3.2	3.2	3.8	4.1	4.1

[a] 单独由 Y 形管提供。

[b] 能量（kcal）=AA × 3.75+Glu × 3.75+lip × 9.3。

参考文献

Agostoni C, Buonocore G, Carnielli VP et al (2010) Enteral nutrient supply for preterm infants: commentary from the European Society of Paediatric Gastroen-terology, Hepatology and Nutrition Committee on Nutrition. J Pediatr Gastroenterol Nutr 50:85–91

Ben XM (2008) Nutritional management of newborn infants: practical guidelines. World J Gastroenterol 28:6133–6139

Bohrer D, Oliveira SM, Garcia SC et al (2010) Aluminum

loading in preterm neonates revisited. J Pediatr Gastroenterol Nutr 51:237–241

Borum PR (2009) Carnitine in parenteral nutrition. Gastroenterology 137(Suppl 5):S129–S134

Cairns PA, Stalker DJ (2000) Carnitine supplementation of parenterally fed neonates. Cochrane Database Syst Rev (4):CD000950

De Curtis M, Rigo J (2004) Extrauterine growth restriction in very-low-birthweight infants. Acta Paediatr 93:1563–1568

De Curtis M, Senterre J, Rigo J (1986) Estimated and measured energy content of infant formulas. J Pediatr Gastroenterol Nutr 5:746–749

Diamond IR, Pencharz PB, Wales PW (2009) What is the current role for parenteral lipid emulsions containing omega-3 fatty acids in infants with short bowel syndrome? Minerva Pediatr 61:263–272

Donovan R, Puppala B, Angst D, Coyle BW (2006) Outcomes of early nutrition support in extremely low-birth-weight infants. Nutr Clin Pract 21:395–400

Ehrenkranz RA, Younes N, Lemons JA et al (1999) Longitudinal growth of hospitalized very low birth weight infants. Pediatrics 104:280–289

Embleton NE, Pang N, Cooke RJ (2001) Postnatal malnutrition and growth retardation: an inevitable consequence of current recommendations in preterm infants? Pediatrics 107:270–273

Fusch C, Bauer K, Böhles HJ et al (2009) Neonatology/paediatrics. Guidelines on parenteral nutrition, Chapter 13. Ger Med Sci 7: Doc15

Hardy G, Puzovic M (2009) Formulation, stability and administration of parenteral nutrition with new lipid emulsions. Nutr Clin Pract 24:616

Kalhoff H, Diekmann L, Hettrich B et al (1997) Modified cow's milk formula with reduced renal acid load preventing incipient late metabolic acidosis in premature infants. J Pediatr Gastroenterol Nutr 25:46–50

Koletzko B, Goulet O, Hunt J et al (2005) Guidelines on Paediatric Parenteral Nutrition of the European Society Pediatric Gastroenterology, Hepatology and Nutrition (ESPGHAN) and the European Society for Clinical Nutrition and Metabolism (ESPEN), Supported by the European Society of Paediatric Research (ESPR). J Pediatr Gastroenterol Nutr 41 (Suppl 2):S1–S87

Lapillonne A, Fellous L, Mokthari M, Kermorvant-Duchemin E (2009) Parenteral nutrition objectives for very low birth weight infants: results of a national survey. J Pediatr Gastroenterol Nutr 48:618–626

Martin CR, Brown YF, Ehrenkranz RA et al (2009) Nutritional practices and growth velocity in the first month of life in extremely premature infants. Pediatrics 124:649–657

Poole RL, Kerner JA (1992) Practical steps in prescribing intravenous feeding. In: Yu VYH, MacMahon RA (eds) Intravenous feeding of the neonate. Edward Arnold, London, pp 259–264

Poole RL, Hintz SR, Mackenzie NI, Kerner JA Jr (2008) Aluminum exposure from pediatric parenteral nutrition: meeting the new FDA regulation. JPEN 32:242–246

Rigo J (2005) Protein, amino acid and other nitrogen compounds. In: Tsang RC, Uauy R, Koletzko B, Zlotkin SH (eds) Nutrition of the preterm infant: scientific basis and practice, 2nd edn. Digital educational Publishing, Cincinnati, pp 45–80

Rigo J, De Curtis M (2004) Parenteral nutrition in premature infants. In: Guandalini S (ed) Texbook of pediatric gastroenterology and nutrition. Taylor and Francis, London/New York, pp 619–638

Rigo J, De Curtis M, Pieltain C (2002) Nutritional assessment and body composition of preterm infants. Semin Neonatol 6:383–391

Rigo J, Marlowe ML, Bonnot D (2011) Practical handling, ease of use, safety, and efficacy of a new pediatric triple-chamber bag for parenteral nutrition in preterm infants. J Pediatr Gastroenterol Nutr [Epub ahead of print]

Senterre T, Rigo J (2011a) Optimizing early nutritional support based on recent recommendations in VLBW infants allows abolishing postnatal growth restriction. J Pediatr Gastroenterol Nutr [Epub ahead of print]

Senterre T, Rigo J (2011b) Reduction of postnatal cumulative nutritional deficit and improvement of growth in extremely preterm infants. Acta Paediatr [Epub ahead of print]

Simmer K (2007) Aggressive nutrition for preterm infants. Benefits and risks. Early Hum Dev 83:631–634

Stephens BE, Walden RV, Gargus RA et al (2009) First-week protein and energy intakes are associated with 18-month developmental outcomes in extremely low birth weight infants. Pediatrics 123:1337–1343

Thureen PJ, Melara D, Fennessey V et al (2003) Effect of low versus high intravenous amino acid intake on very low birth wight infants in the early neonatal period. Pediatr Res 53:24–32

Tsang RC, Uauy R, Koletzko B, Zlotkin SH (eds) (2005) Nutrition of the preterm infant: scientific basis and practice, 2nd edn. Digital educational Publishing, Cincinnati, pp 415–418

Tubman TR, Thompson SW, McGuire W (2008) Glutamine supplementation to prevent morbidity and mortality in preterm infants. Cochrane Database Syst Rev (23):CD001457

Van Goudoever JB, Sulkers EJ, Timmermans M et al (1994) Amino acid solutions for premature infants during the first week of life: The role of N-acetyl-L-cysteine and N-acetyl-L-tyrosine. JPEN 18:404–408

Waitzberg DL, Torrinhas RS, Jacintho TM (2006) New parenteral lipid emulsions for clinical use. JPEN 30:351–367

Wilson DC, Cairns P, Halliday HL et al (1997) Randomised controlled trial of an aggressive nutritional regimen in sick very low birthweight infants. Arch Dis Child 77:4F–11F

Ziegler EE, Thureen PJ, Carlson SJ (2002) Aggressive nutrition of the very low birthweight infant. Clin Perinatol 29:225–244

早产儿出院后营养

40

Richard J. Cooke
张莉　翻译

目录

摘要

大多数早产儿,特别是极低出生体重儿在出院时营养不良和营养不足。生长被"预先编程"在某个特定时间或"关键"时期发生,如果错过了可能无法恢复。研究表明出生与出院之间的不良生长与较差的神经系统发育结局相关。出院前,母乳喂养早产儿的生长比不上营养丰富的配方奶喂养的婴儿。同样在出院后,对所有母乳喂养的婴儿使用牛奶强化措施似乎是审慎的做法。强化剂的营养含量不同:强化剂的水平应进行调整,以确保体重和身长沿正确方向发展。有证据表明,减小的体重与减少无脂肪的体重同时增加脂肪的数量相对应,因此,应特别注意这些婴儿的饮食蛋白质和能量摄入。在这个成长和发展的关键"时期",新生儿重症监护室的指定人员与婴儿家庭之间的密切沟通至关重要。

40.1　要点

- 当前的建议是,一旦恢复出生体重,体重增加的速度与相同胎龄的胎儿的增加速度平行。

- 鉴于目前的建议和婴儿喂养方式,无法阻止产后发育失败的发生。

- 出院后应密切注意这些婴儿的营养支持和生长。体重的减少与无脂肪量的减少同时出现,但脂肪量的相对增加表明,应特别注意这些婴儿的饮食蛋白质和能量摄入。

- "追赶"的程度取决于许多因素,包括损伤的时机。生长发育被认为是在特定的时间框架或关键时期内编程的,如果错过了,可能无法恢复。

- 由于所有极低出生体重儿都在出生和出院之间积累了极大的营养不足,而成熟的母乳是为"正常"婴儿的需求而设计的,因此对所有母乳喂养的婴儿在出院后使用牛奶强化措施似乎是审慎的。

- 强化剂营养含量差异较大。需要进行进一步的研究以检验哪种更好。同时应调整监控水平,以确保体重和身长沿正确方向发展。
- 无论使用哪种喂养方式,均应密切监测生长情况,并调整进食量,以达到在出院至纠正胎龄1~2个月之间恢复出生百分位数(至少恢复体重百分位数)。
- 在这个成长和发展的关键"时期",新生儿重症监护室的指定人员与婴儿家庭以及初级保健提供者之间的持续和密切的交流至关重要。

40.2　引言

营养喂养的基本原则是,摄入满足需求,以确保达到最佳效果;对于早产儿,达到最佳的生长和发育是比较困难的。而且大多数(如果不是全部)极低出生体重儿(very low birth weight infants,VLBWI)在初次出院时存在营养不足和生长不足。这对这些高危婴儿出院后的营养护理具有重要意义。

本章中将解决以下问题:

- 早产儿营养不良以及产后发育缓慢(postnatal malnutrition and growth failure,PGF)的问题
- 早产儿的追赶性生长、胰岛素抵抗和内脏脂肪的发展
- 出院后 VLBWI 的营养护理

40.3　VLBWI 营养不良和产后的发育失败

多项研究记录了初次住院期间早产儿的出生后生长情况,并指出,大多数早产,如果不是全部 VLBWI,在出院时显示为发育迟缓(Wilson et al. 1997;Carlson and Ziegler 1998;Embleton et al. 2001;Clark et al. 2003;Olsen et al. 2002;Ehrenkranz et al. 1999;Cooke et al. 2004)。在测量营养摄入量的研究中,建议的饮食摄入量需要一定时间才能建立,婴儿长期的营养缺乏直接导致他们发育缓慢(Wilson et al. 1997;Carlson and Ziegler 1998;Embleton et al. 2001;Clark et al. 2003;Olsen et al. 2002)。

在没有测量营养摄入量的研究中,生长不良与诸如"疾病"之类的非营养性因素有关(Ehrenkranz et al. 1999;Cooke et al. 2004)。在 Griffin 等的最新研究中。(2016),坏死性小肠结肠炎被认为对生长有显著的负面影响(Griffin et al. 2016)。这并不奇怪,因为并发的"疾病"不仅会减少摄入量,而且可能会改变养分吸收并增加需要量(Mehta et al. 2013)。但是,其他因素也影响了这些婴儿的生长失败。

当前的建议是,一旦恢复了出生体重,体重增加的速度就应当与相同胎龄的胎儿的增加速度相类似(AAPCON 1998;Klein 2002)。然而,一个胎龄 24 周的出生体重 690g 的适于胎龄儿(appropriate for gestational age,AGA),在日龄 2 周时恢复出生体重,并以建议的速度(即 17g/kg/d)生长,在矫正胎龄 37 周时体重为 2 527g,比(同胎龄)胎儿少约 531g,而且发育迟缓(图 40.1)。如果同一名婴儿需要 3 周的时间才能恢复出生体重并以相同的速度增长,那么他/他的体重将达到 2 285g,比第 37 周的胎儿少773g。

早产儿中有多达 40% 的人在出生时发育不足或属于小于胎龄儿(small for gestational age,SGA)(Larsen et al. 1990)。一个 24 周的 550g SGA 婴儿在 2 周时出生时恢复出生体重,然后以建议的 17g/kg/d 的速度增长,在 37 周时的体重为 1 727g,比同胎龄的 690 AGA 婴儿少 800g,并且在相同胎龄下比胎儿少约 1 300g(图 40.2)。与次优体重相关的建议将系统地低估这些高危婴儿的需求和生长潜力。

同时,目前的建议是假设所有早产 VLBWI 在整个妊娠期间的营养需求是一致的(AAPCON 1998;Klein 2002)。然而,Ziegeler 等已经注意到胎儿对蛋白质和能量的需求是随着妊娠时间变化的(Ziegler et al. 2002)(表 40.1),对于早产儿,3.0g/100kcal 的蛋白质比喂养方式无法满足极低体重出生儿或者说体重小于等于 1 500g 的婴儿。

表 40.1　早产儿的蛋白质和能量需求

体重 /g	500~700	700~900	900~1 200	1 200~1 500
蛋白质 /(g/kg/d)	4.0	4.0	4.0	3.9
能量 /(kcal/kg/d)	105	108	119	127
蛋白质:能量 /(g/100kcal)	3.8	3.7	3.4	3.1

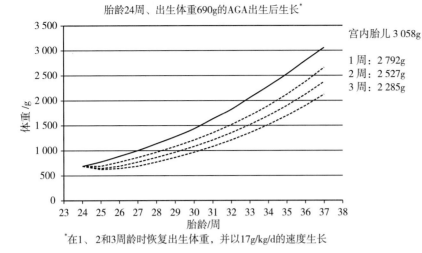

胎龄24周、出生体重690g的AGA出生后生长*

宫内胎儿 3 058g

1 周：2 792g
2 周：2 527g
3 周：2 285g

*在1、2和3周龄时恢复出生体重，并以17g/kg/d的速度生长

图 40.1 胎龄 24 周、体重 690g 的 AGA 超早产儿的生长曲线（按照生后 7、14 和 21 天分别恢复到出生体重情况和 17g/kg/d 的体重增长速度计算）

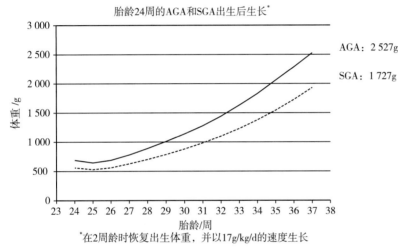

胎龄24周的AGA和SGA出生后生长*

AGA：2 527g

SGA：1 727g

*在2周龄时恢复出生体重，并以17g/kg/d的速度生长

图 40.2 胎龄 24 周 AGA 和 SGA 超早产儿的生长曲线（按照其体重分别在生后 14 天恢复，随后以 17g/kg/d 的速度增长计算）

推荐饮食摄入量是基于正常的成长能量需求来定制的（AAPCON 1998；Klein 2002），不是为了去达到所谓的"追赶"式发育（Heird 2001）。在 Embleton 等的研究中，出院时婴儿的蛋白质缺乏量达到了 15~25g/kg（Embleton et al. 2001）。出院前，额外 0.5~1.0g/kg/d 的蛋白质摄入可以弥补后面的蛋白质缺乏，这样可以进一步地解决蛋白质缺乏的问题。

为了进一步研究该问题，在出院时对早产儿（$n=149$）的体型和身体组成进行了测量（Cooke and Griffin 2009）。分别采用标准方法对体重、身长和头围进行了测量（Cooke et al. 1998）。使用双发射 X 射线吸收法对早产儿的体型构造进行了测量（Cooke et al. 1999）。

出院时的平均矫正胎龄为 37 ± 1.2 周。但是，头围的 Z 值（−0.1 ± 0.6）明显大于体重（−1.4 ± 0.6），后者又大于身长（−1.9 ± 0.6；$P<0.000\,1$）（Cooke and Griffin 2009）。表 40.2 是把妊娠时间相同和体重相同的婴儿作为参照组，来对身体组成进行比较的结果。

研究中的婴儿，他们除脂肪以外的身体重量要低于对照组中相同体重的婴儿（2 062g vs 2 252g；$P<0.000\,1$），也低于对照组中相同妊娠时间的婴儿（2 062g vs 2 667g；$P<0.000\,1$）。研究组中的婴儿，他们的身体脂肪重量要大于对照组中相同体重的婴儿（307g vs 198g，13>8%）以及相同妊娠时间的婴儿（307g vs 273g；13% vs 9%；$P<0.000\,1$）（Cooke and Griffin 2009）。

体型的变小与身体里脂肪除外的重量的减少成线性关系，这也表明正如之前猜测的，在婴儿出院以前，他们饮食中的蛋白质含量没能满足婴儿的成长需求（Ziegler et al. 2002）。身体中除脂肪以外的重量降低和身体内部的脂肪含量增加，需要引起人们对这些高风险婴儿的内脏肥胖和发生胰岛素抵抗的担忧（Uthaya et al. 2005；Yeung 2006）。

表 40.2　以同体重、同孕周的婴儿为参照,研究婴儿体格和体成分组成比较(Cooke and Griffin 2009)

	研究中婴儿 [a]	35 周参照 [a]	37 周参照 [a]
体重 /g	2 369 ± 305	2 450	2 940
脂肪以外的质量 /g	2 062 ± 277 [a]	2 252 [a]	2 667 [a]
脂肪以外的质量 /%	87 ± 3.4	91.9	90.7
脂肪质量 /g	307 ± 130 [b]	198 [b]	273 [b]
脂肪质量 /%	13 ± 3.4 [b]	8.1 [b]	9.3 [b]

[a] 研究中婴儿 <35 或 37 周参照($P<0.000\ 1$)。
[b] 研究中婴儿 >35 或 37 周参照($P<0.000\ 1$)。

尽管有许多因素会促进出生后生长失败(PGF)的发展,其程度会有所不同,具体取决于婴儿的成熟程度 / 大小(Embleton et al. 2001),但很明显:

1. 鉴于目前的建议和婴儿的喂养方式,这是不可预防的;也就是说,与次优身体相关的目标生长速度使大多数(如果不是全部)婴儿在出院时将出现中度 / 严重发育迟缓。

2. 出院后必须密切注意这些婴儿的营养支持和生长。体重减少所伴随出现的身体除脂肪以外的重量减少,以及脂肪含量的增加现象说明了我们更需要花精力去关注这些婴儿的日常饮食中蛋白质和能量的摄入。

40.4　生后营养不良和生长失败的重要性

营养不良的重要性不可低估。营养在促进正常健康和预防疾病方面起着至关重要的作用(Shils et al. 2006)。因此,它与器官结构和功能的改变直接相关也就不足为奇了,而器官结构和功能的改变又伴随着成人和儿童发病率和死亡率的升高(Shils et al. 2006)。但是,有好几个原因,使得营养不良在婴儿期的影响要大于其后的生命阶段。

需要量是生长速率的函数;速率越大,需要量越大,发生死亡的可能性也越大。婴儿期的生长率高于晚年;即足月儿的出生体重在 4~5 月龄时将翻倍,12 月龄时将是出生体重的 3 倍,24 月龄时将大约是出生体重的四倍。

生长也被认为是"预先编程"的,以出现在一个一旦错过就可能无法恢复的"关键"时期(Dobbing 1981)。因此,即使是短期的营养匮乏也可能不仅影响躯体,还会影响大脑的生长发育(Dobching 1981),大脑中"编程"生长最快的区域受到的影响最大(Bedi 1987)。

在足月儿中,婴儿期营养不良与大脑生长和功能的永久性改变有关,大脑体积变小(Galler et al. 1996;Stoch et al. 1982;Dobbing 1987;Winick and Rosso 1969a,b),大脑皮质变薄(Dobbing and Sands 1971),神经元数量减少(Dobbing et al. .1971 年),髓鞘形成减少(Krigman and Hogan 1976),树突形态改变(Benitez-Bribiesca et al. 1999;Cordero et al. 1993),所有这些都可能与较差的神经发育结果有关(Pryor et al. 1995;Ounsted et al. 1988;Gross et al. 1983;Hack and Breslau 1986;Hack et al. 1991;Kitchen et al. 1992a;Cooke and Foulder-Hughes 2003;Stathis et al. 1999;Peterson et al. 2006)。

这些担忧在早产儿中尤其,增长率更高。早产儿被"编程"在妊娠 24 周至 40 周或 16 周期间将大脑重量增加 4 倍(Alexander et al. 1996),几乎是足月儿的六倍。早产儿也更容易受到围产期缺血和炎症的影响,因此发展为脑室周围脑室内出血和脑室白细胞软化(Volpe 2008)。

与足月儿相比,早产儿在胎儿时期和 / 或出生后营养不良的可能性也更大。多达 40% 的早产儿出生时发育迟缓或 SGA(Greisen 1992)。同时,高达 100% 的早产儿 VLBWI 经历了明显的出生后发育失败,并且在出院时属于 SGA(Ehrenkranz et al. 1999)。

胎儿的发育缓慢所伴随出现的是内脏器官的发育缓慢,发育缓慢改变了器官的结构和功能,但并不会均等地影响所有的身体器官(McCance and Widdowson 1974)。Myers 等的研究已经很好地说明了这个现象(Myers et al. 1971)。在他的研究里,AGA 猴子作为对照组,SGA 组的猴子体重减少了 30%,脑部重量减少了 8%,伴有肺部、肝脏、胰腺和脾脏重量的减少了超过 35%。因此,大脑"幸免于难",而其他器官的质量损失更多,例如,由于慢性肺部疾病、脓毒症等的发展,可能会通过减少摄入量和 / 或增加需求来放大营养不良。

在 20 世纪 80 年代末期,90 年代初期,研究发现在医院出生的婴儿,出院后他们发育缓慢跟神经发育不良有关系(Morley 1999;Ehrenkranz et al. 2006);通过喂养营养丰富的配方奶粉实现的更好的生长与更好的发展结果相关(Lucas et al. 1998,1990)。最近,早期肠外营养加上早期引入和推进肠内喂养与更好的生长相关,但许多婴儿在出院时仍处于 SGA 状态(Evans and Thureen 2001;Dinerstein et al. 2006;Ibrahim et al. 2004;Donovan et al. 2006)。

相比较正常发育,早产儿在"追赶式"发育时期,所出现的问题是,他们需要营养的时候,却没有得到充足的营养喂养。在很多研究中,在 6~9 个月大这个时候,婴儿进行"恢复"和"追赶"发育的时候,他们的神经发育都会比较明显(Morley 1999;Scott and Usher 1966;Hack et al. 1982;Hack and Fanaroff 1984;Latal-Hajnal et al. 2003)。Latal-Hajnal 等的研究就对这个现象进行了很好的说明(2003)。

此研究中,在这些婴儿出生的时候,根据他们的出生体重分为了 AGA(体重 ≥ 第 10 百分位)组和 SGA(体重 < 第 10 百分位)组。在他们 2 岁的时候,进行了重新分组,有如下 4 组:a)出生时的 AGA 和两岁时的 AGA(AGA-AGA);b)出生时的 AGA 和两岁时的 SGA(AGA-SGA);c)出生时的 SGA 和两岁时的 AGA(SGA-AGA);d)出生时的 SGA 和两岁时的 SGA(SGA-SGA)。

在 AGA-AGA 和 SGA-SGA 组的发育过程中,没有发现什么不同。在对变量进行调整后,那些 SGA-AGA 组"追赶"发育的婴儿比 SGA-SGA 组的婴儿的

Bayley 精神运动发育指数(psychomotor development index,PDI)得分要高。相比 AGA-AGA 组还在茁壮成长的孩子,那些 AGA-SGA 组"延迟追赶"的婴儿的 PDI 和智力发育指数(mental development index,MDI)得分要低一些。基于此,作者所得出的结论是,产后婴儿的发育对以后的成长影响很大。

为了进一步研究这个问题,Dharmaraj 等前瞻性随访了出生至 18 个纠正月龄(months corrected age,MCA)的生长发育情况和矫正胎龄 18 个月时的发育结局(Dharmaraj et al. 2005)。假设早期生长失败的程度越大(出生到 28 日龄),在 18 MCA 的发育就越差。在出生后 28 天的时间点,婴儿被分为轻度发育缓慢(mild growth failure,MGF)(Z 值下降 <-0.1SD)和严重发育缓慢(severe growth failure,SGF)(Z 值下降 >-0.1SD)两组。在纠正月龄 18 个月重复此过程。

研究中婴儿的特征都记录在了表 40.3 中,除了在 28 天和纠正月龄 18 个月时发育严重缓慢的婴儿内,胎龄较小(SGR-SGR <MGR-MGR,MGR-SGR,$P<0.05$)和脑性瘫痪发生率有增加趋势(SGR-SGR>MGR-MGR,SGR-MGR,$P<0.10$)外,其余均无差异。

表 40.3 研究中婴儿的特征(Dharmaraj et al. 2005)

组别(N)	MGR-MGR(50)	MGR-SGR(18)	SGR-SGR(16)	SGR-MGR(24)
出生体重 /g	1 320 ± 339	1 348 ± 387	1 312 ± 559	1 271 ± 408
胎龄 / 周	30 ± 1.6[a]	30 ± 1.8[a]	28 ± 3.0[a]	29 ± 2.3
BPD	13(26%)	3(17%)	6(38%)	10(42%)
CUS 异常	10(20%)	5(28%)	3(19%)	6(25%)
PVL	3(6%)	2(11%)	1(6%)	3(13%)
脑瘫	4(8%)	3(17%)	5(30%)[b]	(8%)

[a] SGR-SGR<MGR-MGR,MGR-SGR,$P<0.05$。

[b] SGR-SGR>MGR-MGR,SGR-MGR,$P<0.10$。

*SGR,严重发育迟缓;MGR,轻度发育迟缓。

这些婴儿的生长情况如图 40.3 所示。在出生到 28 天之间,所有组的体重 Z 评分都有所下降,然后在一定程度上恢复。28 天后,28 天 MGF 组和纠正月龄 18 个月组(MGF-MGF)和 28 天 SGF 但 18 MCA 组轻度生长障碍(SGF-MGF)婴儿生长继续改善。然而,在其他组,即 MGF-SGF 和 SGF-SGF,生长停滞不前。

发育结果数据如表 40.4 所示。SGF-SGF 组的

MDI 和 PDI 比 MGF-MGF 组婴儿的 MDI 和 PDI 要小,这支持了最初的假设,从出生到出生后的 28 天,婴儿发展越是缓慢,对后面的成长影响越大。28 天后恢复的婴儿(SGF-MGF)的 MDI 和 PDI 也比没有恢复的婴儿(SGF-SGF)大,这表明在 28 天到纠正月龄 18 个月组之间的"追赶"生长与明显的发育改善是平行的。

总体而言,这些数据支持 Latal-Hajnel 等的结

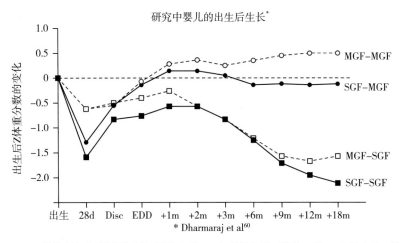

研究中婴儿的出生后生长*

* Dharmaraj et al[60]

图 40.3　在 Dharmaraj 等的研究中，婴儿的生长，即出生到 28 天、足月和纠正胎龄 1 到 18 个月之间 Z 体重分数的变化

表 40.4　研究中婴儿的 MDI 和 PDI（Dharmaraj et al. 2005）

组别（N）	MGR-MGR	MGR-SGR	SGR-MGR	SGR-SGR
MDI[a]	93 ± 18	91 ± 18	95 ± 1	77 ± 19
PDI[a]	90 ± 17[a]	83 ± 19	87 ± 19[b]	77 ± 22[a]
MDI[b]	96 ± 15	93 ± 20	98 ± 16	88 ± 11
PDI[b]	94 ± 13	89 ± 15	91 ± 14	89 ± 16

MDI~MGR-MGR，SGR-MGR >SGR-SGR，P<0.05。

[a] PDI~MGR-MGR（P<0.05），SGR-MGR（P<0.10）>SGR-SGR。

[b] 脑瘫患儿除外。MDI~MGR-MGR（P<0.05），SGR-MGR（P<0.10）>SGR-SGR。

MDI，智力发育指数；PDI，运动发育指数。

论，即出生后婴儿的发育影响着他们以后的成长。Dharmaraj 等的数据还表明，新生儿生长和神经发育的"黄金窗时间"一般在产后的 18 天之内，在 1~2 个月大的时候，婴儿会进行"复苏"和"追赶"式发育，这时间如果能对婴儿进行很好的营养支持，他们的体重便可发育到正常婴儿的水平。

40.5　早产儿的追赶生长、胰岛素抵抗和内脏肥胖

尽管 PGF 的流行 / 严重程度与出院前 / 出院后发病率 / 死亡率的增加平行，但在此之前，人们对出院后为促进生长而采取的措施已经表达了担忧。担忧很大程度上与"追赶"增长、随后的胰岛素抵抗的发展（Singhal et al. 2001，2003）及代谢综合征 X（Ong and Loos 2006）导致了"越大可能不是更好"的想法有关，即使在早产 VLBWI 中也是如此（Singhal et al. 2003）。

然而，当使用"快速"和"追赶"增长这两个术语时，存在一定程度的混淆；即，它们有时可以互换使用（Ong and Loos 2006），但并不相同。"快速"增长是一种异常的增长模式，在生长曲线图上向上超出了原始增长百分比（Hermanussen 2013a）。"追赶"是疾病和 / 或饥饿后出现的暂时过度生长的生理状态，在这个过程中，重新建立了原来的增长百分位数（Hermanussen，2013b）。

"追赶"发生的程度与很多因素相关，如损伤的时间。生长在一段特定时间或特定时期是系统化的，因此，错过这个机会可能不能恢复（McCance and Widdowson 1974；Widdowson and McCance 1975）。它也依赖于损伤的严重程度及时间，损伤越严重，时间越长，所获得的营养缺陷就越大。因此后续的吸收不仅要满足正常维持和生长的需要，同时也要补充已有的营养缺陷。

患有急性疾病时，婴儿可能会产生一种高代谢状态，为了满足能量的需要，可能会快速地消耗机体蛋白（Lowry and Perez 2006）。婴儿时期慢性蛋白 - 能量营养不良时，作为保护内脏组织的代价，体内蛋

白和脂肪被消耗（Ashworth and Millward 1986）。这些婴儿的高能量摄入会导致体重和身体脂肪的增加（Mac Leanand Graham 1980）。实际上，获得物的性质直接依赖于吸收的组分的性质。

出院时，早产 VLBWI 已经有显著性的蛋白能量缺乏（Embleton et al. 2001），相比于正常的婴儿，他们可能会体重更轻，更矮，但是却有更多脂肪（Uthaya et al. 2005）。出院后，高能量的饮食可能会促进"追赶"性生长，且这种生长与肥胖症的增加和改变是平行的，如中心性脂肪堆积。更好地满足蛋白需要的饮食可能与肌纤维增加相关。

能量密度是婴儿摄入量的主要决定因素（FSolomon 1993 a；Cooke et al. 1998）。然而，在蛋白质摄入量极低的情况下，增加的容量 / 能量摄入量可以补偿脂肪摄入量的增加，并与脂肪摄入量的增加相关（FSolomon 1993b）。瘦肉积累的能量成本约为 13.4kcal/g，脂肪积累的能量成本为 10.6kcal/g（Robert and Young 1988）。因此，等效能量摄入量越高，瘦肉积累率越高，细胞脂肪积累量越少。因此，可以认为更多而不是更少的蛋白质是合适的。

遗传、宫内和环境因素在胰岛素抵抗发病机制中的相对作用尚不清楚，但饮食也起着关键作用（Cornier et al. 2008）。高能量，即血糖或脂肪含量高，会增加胰岛素需求、脂肪合成、储存等（Bremer et al. 2012）。"正常"的婴儿饮食，即适合足月儿的饮食，在伴有 PGF 的 VLBWI 中是否有可能做到这一点尚不清楚。很明显，需要在出院后 1~2 个月期间密切监测生长和营养状况，特别注意蛋白质摄入量和蛋白质 - 能量状态的充分性，即监测线性生长，如果有需要，还应监测生化指标，即血尿素氮、前白蛋白和白蛋白水平。

为了更进一步研究这一问题，早产儿分别喂养：（a）高营养配方（蛋白含量 2.7g/100kcal，出院至 6 个月）；（b）足月婴儿标准配方（蛋白含量 1.8g/100kcal，出院至 6 个月）；（c）早产儿配方喂食至足月，之后标准配方喂食至 6 个月；（d）未强化母乳，之后分别测量他们的身材比例和组分（Cooke et al. 1998，1999）。结果见图 40.4。

两个治疗组均未观察到"快速"生长，即 Z- 体重分数不超过出生百分位数。在出院和足月之间，婴儿的体重和身长出现了"追赶"增长，而母乳喂养

的婴儿则没有。此后，所有的组都发生了"追赶"，并且在使用早产儿配方奶粉的婴儿中，"追赶"的速度更快，也更完整。生长最差的婴儿是那些在出院和足月之间喂养早产儿配方奶的婴儿，以及之后喂养足月儿配方奶的婴儿（见图 40.4）。

更完全的"追赶"生长是与增加的游离脂肪和总脂肪质量平行的，但不是脂肪质量的百分比（表40.5）。两组间中心性脂肪量没有发现差异，但喂养早产儿的腿部脂肪量更大（表 40.6）。"追赶"生长与线性生长、瘦肉量和脂肪量的增加是平行的，后期外周脂肪量的增加，而个是中心性脂肪量的增加。

总体而言，这些数据：

（a）不支持有关出院后喂养营养强化配方奶粉导致早产儿肥胖的担忧；

（b）提示生长速率和组成取决于饮食的组成；

（c）不支持将早产配方喂养到足月，然后停用的建议（Aggett et al. 2006）。

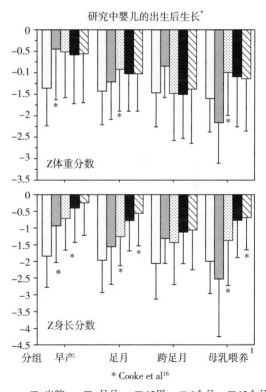

图 40.4　早产儿配方奶，足月配方奶或早产配方奶（到出院 - 足月）/ 足月配方奶（足月后或跨足月）或母乳喂养的婴儿在出院和 12 个月之间的生长情况

表 40.5 早产儿配方奶、足月配方奶或早产配方奶（到足月）/足月配方奶（足月后或跨足月）或
母乳喂养的早产儿体成分（Cooke et al. 1999）

组别		足月（n=148）	12 周（n=141）	6 月（n=145）	12 月（n=138）	
脂肪以外的质量 /g	早产（A）	2 745 ± 445	4 270 ± 452	5 208 ± 638	6 872 ± 806	A>
	足月（B）	2 393 ± 276	4 022 ± 411	5 139 ± 515	6 592 ± 738	B（P<0.05）
	跨足月（C）	2 507 ± 244	3 948 ± 431	4 978 ± 541	6 399 ± 881	C（P<0.001）
	母乳喂养（D）	2 171 ± 296	3 762 ± 1 051	5 063 ± 568	6 451 ± 746	D（P<0.005）
脂肪质量 /g	早产（A）	570 ± 256	1 455 ± 461	2 033 ± 686	2 332 ± 679	A>
	足月（B）	511 ± 222	1 367 ± 419	1 940 ± 586	2 058 ± 477	B（P<0.05）
	跨足月（C）	566 ± 204	566 ± 204	1 815 ± 632	2 077 ± 623	C（P<0.005）
	母乳喂养（D）	331 ± 128	1 365 ± 527	1 934 ± 658	2 153 ± 645	C（P<0.005）
脂肪质量分数 /%	早产（A）	17 ± 5.5	25 ± 4.7	28 ± 5.9	25 ± 5.3	
	足月（B）	17 ± 6.0	25 ± 5.5	27 ± 5.1	24 ± 4.4	
	跨足月（C）	18 ± 4.7	23 ± 4.1	26 ± 5.8	24 ± 4.5	
	母乳喂养（D）	13 ± 3.2	25 ± 8.2	27 ± 6.8	25 ± 4.8	

表 40.6 早产儿配方奶,足月配方奶或早产配方奶（到足月）/足月配方奶
（足月后或跨足月）或母乳喂养的早产儿局部体成分

G	组别	足月	12 周	6 月	12 月	
躯干	早产（A）	172 ± 65	532 ± 168	651 ± 218	699 ± 249	
	足月（B）	182 ± 71	485 ± 154	635 ± 170	613 ± 160	
	跨足月（C）	186 ± 67	394 ± 136	579 ± 221	573 ± 162	
	母乳喂养（D）	147 ± 54	503 ± 183	688 ± 229	657 ± 230	
下肢	早产（A）	159 ± 58	500 ± 155	736 ± 270	975 ± 354	A>
	足月（B）	133 ± 73	451 ± 168	652 ± 300	830 ± 271	B（P<0.01）
	跨足月（C）	129 ± 75	458 ± 133	602 ± 247	822 ± 409	C（P<0.001）
	母乳喂养（D）	98 ± 58	454 ± 183	654 ± 289	897 ± 254	D（P<0.10）

40.6 早产儿出院后营养支持

40.6.1 引言

在出院前,重要的是喂养方式和生长模式已经很好地建立。应该密切评估每个婴儿的营养状况,并将信息传达给初级保健医生,并清楚地安排后续随访工作。

出院后的摄入量不仅要满足维持和正常生长的需要,而且需要满足"追赶"生长的需要。假设早产男孩和女孩对正常生长的需要是相似的。然而,早产男孩在宫内生长得比女孩快,而且在生命最初的 2~3 个月中伴随着更多的瘦体重增长（Rawlings et al. 1999）。在给予富含营养的配方食品之前,他们也更容易达到边际摄入水平,并且受益更多（Lucas et al. 1989a,1990,1994;Morley and Lucas 1997）,甚至出院后也是如此（Cooke et al. 1999;Lucas et al. 2001;Carver et al. 2001;Agosti et al. 2003）。

还假定所有早产儿的"恢复"需求都是相似的。但情况并非如此。多达 40% 的早产儿在出生时属于 SGA。AGA 和 SGA 婴儿之间的需求可能会有所不同。同时,不仅从特定新生儿重症监护室出院的婴儿之间 PGF 的严重程度差异很大（Embleton et al. 2001）,即婴儿越小、越不成熟,则累积营养不足

就越大,甚至不同新生儿重症监护室之间差异也很大(Olsen et al. 2002;Cooke et al. 2004;Griffin et al. 2016;Horbar et al. 2015)。实际上,"恢复"需要也是高度可变的。

总而言之,这些数据强调了出院前进行个性化评估的重要性,无论婴儿吃什么,出院后都要密切监测营养状况。不出意料的是,许多问题仍然没有得到回答。应该多久监测一次增长?

在 Dharmaraj 等的后续研究中(2005),从出院到足月生长速度最快,持续到 1~2 MCA,在这段时间内,脑生长速度也最大,而且可能在功能上有显著差异(见图 40.3)。这段时间内的生长监测应至少每周进行一次,如果不是在高危婴儿中进行更频繁的监测;也就是说,PGF 程度越高,关注程度就越大,直到实现并保持可接受的生长模式。

在库克等的研究中(1998),注意到显著的增长迟缓:

(a)从出院到足月母乳喂养而不是配方奶喂养的婴儿(见图 40.4);

(b)当饮食发生变化时,即婴儿在出院和足月之间使用早产配方奶粉,其后应用足月配方奶粉(见图 40.4)。

在这种情况下,更频繁的增长监测似乎也是谨慎的。

应该监测和评估哪些生长参数?准确测量体重和头围,并随后转换为 Z 分数,对于确定婴儿是否"追踪"到原始出生体重百分位数是必要的。准确的体长测量,虽然困难且耗时,但对确保适当的生长构成也是重要的(Singhal et al. 2003)。

40.6.2 研究

40.6.2.1 配方奶喂养
生长

很多研究记录了新生儿出院后的发育情况(Kitchen et al. 1992a,b;Ernst et al. 1990;Casey et al. 1990;Fitzhardinge and Inwood 1989;Fenton et al. 1990;Ross et al. 1990),研究中发现了一些"追赶"式生长的现象,尽管如此,早产儿发育的情况还是没有正常婴儿的好,他们在 3 岁(Casey et al. 1991)、8 岁(Hack et al. 1993)和成年后(Hack et al. 2003),体型相对要小一些。其中有好几种可能的原因。

目前的住院喂养做法使得大多数(如果不是全部)VLBWI 在最初出院时营养不良和生长迟缓(Embleton et al. 2001;Cooke et al. 2004)。因此,可能错过了增长的"关键时期"。早产儿在生后第一年的发病率也高于足月儿(McCormick et al. 1980;Hack et al. 1983;Navas et al. 1992;Thomas et al. 2000;Wang et al. 1995a),无论婴儿是否入院,合并疾病都会影响发育。

直到最近,营养因素在这个问题的发病机制中还很少受到关注。在大多数早期研究中,婴儿在出院后使用未强化母乳或足月婴儿配方奶粉(Kitchen et al. 1992a,b;Ernst et al. 1990;Casey et al. 1990;Fitzhardinge and Inwood 1989;Fenton et al. 1990;Ross et al. 1990)。这两种喂养方案都是为满足足月儿的营养需求而设计的,而不是快速增长的早产儿,因此,在生命的最初 6~12 个月期间,婴儿可能部分喂养不足。

最近,有研究检测了出院后喂养营养丰富的配方奶(即营养密度大于足月婴儿配方)对早产儿的影响(Cooke et al. 1998,1999,2001;Lucas et al. 1992,2001;Carver et al. 2001;Agosti et al. 2003;Bishop et al. 1993;Chan et al. 1994;Wheeler and Hall 1996;Lapillonne et al. 2004;Koo and Hockman 2006;De Curtis et al. 2002)。在这方面,两个 meta 分析是相关的。回顾 2005 年前发表的研究结果,Hendersonet 等得出结论,用营养丰富的配方奶喂养对生长影响很小(Henderson et al. 2005)。因此,他们关于成长的结论值得审查。

评估的第一结果变量是"试验期间的生长"。使用了一项研究的结果,即 de Curtis 等(2002),其中样本量为 33,实验终点是介于纠正胎龄 36 周和纠正月龄 2 月之间体重、身长和头围的增加。此外,生长速度在这段时间内变化很快(图 40.5),在 12 周内平均的生长速度可能不会早期反映,但治疗组之间的差异很大(Cooke et al. 1998)。

第二个终点是"长期生长",即纠正胎龄为 6、9 和 18 个月时的体重、身长和头围。在纠正 6 月龄只使用了一项研究的数据(Litmanovitz et al. 2004)和 9 纠正 9 月龄(Lucas et al. 2001),也不完全具有代表性。Henderson 等得出的结论。因此,必须对增长做出质疑。

更新、更全面的 Teller 等的 meta 分析。信息量非常大(Teller et al. 2016)。确定了 31 项符合条件的研究,指出这些研究在研究设计上存在显著差异,即：(a) 纳入标准；(b) 入选地点；(c) 配方奶营养成分；(d) 干预持续时间；(e) 结果评估。

大体上，治疗组之间在体重、身长或头围方面没有发现一致的差异。注意到的是一致的剂量 - 反应效应，即≥2.5~3.0g/100ml 的蛋白质 - 能量比与线性增长以及在 3、6、9 和 12 纠正月龄时注意到的体重和头围的增加有关（Teller et al. 2016）。

在使用双发射 X 射线吸收测量仪（DEXA）测量身体成分的情况下，线性增长增加与瘦质量增加相关，而瘦质量增加与脂肪质量减少或增加平行，但不与肥胖增加平行（Cooke et al. 1999；Lapillonne et al. 2004；Roggero et al. 2012）。这些观察的一个例外是 Koo 等的研究。其中减少体重增加和线性增长与减少瘦肉和脂肪质量增加相关（Koo and Hockman. 2006）。

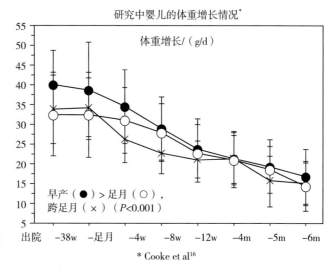

图 40.5　在研究中，早产儿配方奶（闭环）、足月配方奶（开环）或足月配方奶（出院 - 足月）或足月配方奶（×）喂养婴儿的生长速度

发育

在 Henderson 等（2005）和 Teller 等（2006）的 meta 分析中，没有检测到对神经发育的一致影响。这并不完全令人惊讶。在 Teller 等的 meta 分析中，只有在喂食蛋白质含量最高（≥2.5~3.0g/100ml）配方奶粉的婴儿中，才注意到对生长的一致影响，这种影响在男孩中比女孩更明显。然而，这些研究并没有"控制"性别对头部生长和发育的混杂影响。

在 Lucas 等的研究中（1989a，1990），性别是一个令人困惑的变量，但样本量（n=219）足够大，因此足够"有力"以检测治疗组之间的发育差异。Agosti 等（2003）（n=121）和 Jeon 等（2011）（n=90）和 Cooke 等（2001）（n=113）的研究并非如此，他们的样本量小得多。在后一项研究中，喂食足月儿配方奶粉的男孩头部发育最差，与喂食足月儿配方奶粉的女孩相比，MDI 下降了 10 个百分点，这表明喂食足月儿配方奶粉的男孩处于不利地位。

另一个注意事项如下。在妊娠后 3 个月和生命最初两年大脑发育很快，在这段时间里，即使是很小的损伤也可能产生显著的影响（Dobbing 1981）。但并不是大脑的所有部位都以相同的速度发育，因此并不是同样脆弱（Dobbing 1981）。实际上，像 Bayley 评分这样的全身性功能测量可能不够敏感，不足以发现发育结果中的微小或局部差异（Singer et al. 1994）。

Dabydeen 等前瞻性实验对比了 1 岁前的足月儿标准配方和高能量蛋白配方喂养对早产儿的围产期脑损伤的影响（Dabydeen et al. 2008）。相比于对照组，高能量蛋白喂养的婴儿有更快的大脑发育和轴突直径。因此得出结论，有明显围产期脑损伤的婴儿更加需要营养，且神经受损导致婴儿吸收不足可能会影响后续的大脑生长和发育（Dabydeen et al. 2008）。

总之，这些数据（Lucas et al. 2001；Agosti et al. 2003；Cooke et al. 2001；Dabydeen et al. 2008）表明，用蛋白质能量比为≥2.5~3.0g/100ml 的配方喂养与更好的头部生长和更好的发育后结果的趋势有关。在其他"正常"早产儿的情况下，男婴最有可能受益。在围产期脑损伤的婴儿中，足月儿和早产儿都可能受益。为了解决这些问题，还需要进行更适当的"有力"研究。

40.6.3 母乳喂养

母乳已被推荐为早产儿出院后的首选喂养方法（Canada 2004；AAPCON 2009；Agostoni et al. 2009；Lapillonne et al. 2013）。乍一看，从营养学的角度，这是令人费解的。在出院前，母乳喂养的早产儿生长不如营养强化配方奶粉喂养的早产儿（Tyson et al. 1983；Gross 1983）。因此，建议用额外的营养强化母乳（Klein 2002）。如此生长有所改善，但仍不如喂养早产儿配方奶粉的婴儿（Carlson and Ziegler 19980）。造成这种情况的原因尚不完全清楚。

强化剂的营养成分不同，目前尚不清楚哪种营养剂真正满足要求。母乳的成分差异很大（Atkinson et al. 1995），并且由于无法持续地进行测量，因此无法得知婴儿真正接受了什么。实际上，摄入量满足需求的程度较低，增长也较差。然而，由于人群中较低的发病率，例如脓毒症和坏死性小肠结肠炎（Schanler et al. 1999），并改善了发育结局（Morley et al. 1988a），建议尽可能在出院前喂养强化母乳（Klein 2002）。

出院后，母乳喂养的婴儿也比那些富含营养的配方奶喂养的婴儿生长更差（Lucas et al. 2001；Chan et al. 1994；Wauben et al. 1998）。再一次地，这不足为奇。在出院前，摄入量不足以满足需要、累积的营养缺乏，因此，对"恢复"的需求更大。成熟的母乳是为满足足月儿而不是早产儿的需要而设计的，出院前后，成熟的母乳和用于喂养婴儿的配方奶粉之间的营养含量存在显著的差异（表40.7）。

表 40.7　母乳与早产儿配方奶粉富含营养配方奶、足月儿配方奶粉营养含量的比较

每升	母乳	早产奶	出院后配方	足月儿奶粉
能量 /kcal	670	810	730	67
蛋白质 /g	10	23	20	14
脂肪 /g	35	42	40	36
糖类 /g	70	88	78	73
钙 /mg	260	1 400	850	530
磷 /mg	140	700	480	330
钠 /mmol	9	15	11	8

续表

每升	母乳	早产奶	出院后配方	足月儿奶粉
氯 /mmol	16	19	17	12
锌 /mg	3.2	12.1	9	6
维生素 A /mg	0.7	3	1	0.6

出院后生长不良伴随着骨矿物质代谢和身体成分的改变。出院后未强化母乳喂养婴儿的骨矿质含量较少（Lucas et al. 2001；Chan et al. 1994；Wauben et al. 1998；Kurl et al. 2003；Schanler et al. 1992）。反过来，这可能与短期结果有关，例如骨量减少（Lucas et al. 1989b）和骨折（Koo et al. 1988）；以及长期的，例如较差的线性增长基础（Fewtrell et al. 2000）有关。有趣的是，与喂养营养丰富的配方奶粉的婴儿相比，母乳喂养婴儿的脂肪积累也增加了（Wauben et al. 1998）。

因此，当婴儿的矿物质摄入不足时，骨矿物质的吸收就会减少。后者是否会以某种方式改变"编程"，从而改变成年时期的健康尚不清楚。但清楚的是，在此关键时期内，评估骨矿物质状态（即血清磷和碱性磷酸酶）也是重要的考虑因素（Schanler 2005）。

有几项研究已经探索了出院后营养强化母乳的影响。在一项随机对照的先导性试验中，早产儿（750~1 800g）在出院后12周内分别给予未强化母乳（n=20）或强化母乳（n=19）喂养（O'Connor et al. 2008）。估计可确保能量和蛋白质密度分别为80kcal 和 2.2g/100ml 的多种营养强化剂已添加到50%的奶品中。在强化组中，所有婴儿的体重、身长倾向于增加，而只有在<1 250g 的婴儿中头围也增加。在对相同婴儿进行的随访中，强化母乳喂养婴儿的体重，线性生长，骨矿物质含量和头部生长（只有 <1 250g 的婴儿）倾向于增加，而 Bayley Ⅱ级发育评分并未显示出增高趋势（Aimone et al. 2009）。

Zacharisson 等在最近的一项较大的介于出院至矫正胎龄4个月的随机对照试验中，比较不同喂养方式 VLBWI（24~32 周；535~2 255g）的婴儿及其发育情况：未强化母乳喂养组（n=102；A 组）；强化母乳喂养组（n=105；B 组）；早产儿配方奶粉喂养组（n=113；C 组，早产儿配方奶粉组）（Zachariassen et al. 2011）。在12MCA 时，A 和 B 组之间的生长没有差异，可以得出结论,尽管强化不会影响母乳喂养的持续时间,但也不会影响1岁时的生长。

然而,在母乳喂养和配方奶喂养的婴儿中发现了重要且一致的差异。C组婴儿的体重Z评分在出院至足月之间、长度的Z评分在直至矫正胎龄6个月时的增加幅度更大。在矫正胎龄1岁时,C组中的男孩比A组和B组更长更重,而C组中的女孩则比A组中更长更重。C中较高的蛋白质摄入也与血清尿素氮水平升高有关。

这一较大规模的研究结果令人费解,因为未强化与强化母乳喂养的婴儿在生长方面没有发现明显的差异。存在一种可能性,这可能与原始研究中的小样本量有关(O'Connor et al. 2008),即结果不可推广。或者,在后一项研究中使用的强化水平可能不足以持续改善这种异质人群的生长。值得注意的是,补充食物的添加时间后来是随着营养的增加而出现的,这也许表明能量需求得到了更充分的满足,婴儿的饱足感也更长了。

这些研究结果引出了更多问题而不是答案:

(a)所有的VLBWI出院后都要强化母乳喂养吗?由于所有VLBWI从出生到出院之间都积累了明显的营养不良,而成熟的母乳是为"正常"婴儿设计的,即维持和正常生长的需要,因此在所有母乳喂养的婴儿出院后强化营养似乎是审慎的。

(b)强化母乳的最佳方式是什么?各种强化剂的营养含量各不相同。这个比那个好吗?这个问题还需要进一步研究。与此同时,应该调整强化水平,以确保体重和身长增长在正确的方向上"追踪"(Arslanoglu et al. 2006;Cooke 2006)。

(c)母乳强化应该持续多久?目前尚且没有这方面的数据。配方喂养婴儿的数据表明,停用早产配方奶粉,然后在足月喂养足月配方奶粉,伴随着生长的快速减速,到矫正胎龄6个月或12个月时还不能完全恢复(见图40.4)(Cooke et al. 1998)。因此,至少矫正胎龄1~2个月似乎是可取的,因为这也是大脑生长速度最快的时期,而且似乎在功能上也是显著(Dharmaraj et al. 2005)。

40.7　总结

关于早产出院后喂养何种奶品的许多问题仍然没有得到回答,特别是VLBWI,但有几件事是明确的:

1. 所有婴儿的营养状况在出院前都应仔细评估,并将信息传达给初级保健医生。在出院时发育不良程度最高的婴儿,进一步"发育迟缓"的风险最大。

2. 无论选择何种奶品,都应该密切监测生长和调整摄入量,目标是在出院至矫正胎龄1~2个月之间重建出生百分位数,至少是在体重方面。

3. 在这个生长和发育的关键"时期",新生儿重症监护室的指定人员与婴儿的家人以及初级保健提供者之间持续和密切的沟通是至关重要的。

参考文献

AAPCON (1998) Nutritional needs of preterm infants. In: Kleinman RE (ed) Pediatric nutrition handbook. American Academy of Pediatrics, Elk Grove Village, pp 55–88

AAPCON (2009) Nutritional needs of the preterm infant. In: Kleinman RE (ed) Pediatric nutrition handbook, 6th edn. American Academy of Pediatrics, Elk Grove Village, pp 79–104

Aggett PJ, Agostoni C, Axelsson I et al (2006) Feeding preterm infants after hospital discharge: a commentary by the ESPGHAN committee on nutrition. J Pediatr Gastroenterol Nutr 42:596–603

Agosti M, Vegni C, Calciolari G, Marini A (2003) Post-discharge nutrition of the very low-birthweight infant: interim results of the multicentric GAMMA study. Acta Paediatr Suppl 91:39–41

Agostoni C, Braegger C, Decsi T et al (2009) Breast-feeding: a commentary by the ESPGHAN committee on nutrition. J Pediatr Gastroenterol Nutr 49:112–125

Aimone A, Rovet J, Ward W et al (2009) Growth and body composition of human milk-fed premature infants provided with extra energy and nutrients early after hospital discharge: 1-year follow-up. J Pediatr Gastroenterol Nutr 49:456–466

Alexander GR, Himes JH, Kaufman RB, Mor J, Kogan M (1996) A United States national reference for fetal growth. Obstet Gynecol 87:163–168

Arslanoglu S, Moro GE, Ziegler EE (2006) Adjustable fortification of human milk fed to preterm infants: does it make a difference? J Perinatol 26:614–621

Ashworth A, Millward DJ (1986) Catch-up growth in children. Nutr Rev 44:157–163

Atkinson SA, Alston-Mills B, Lonnerdal B, Neville MC (1995) Major minerals and ionic constituents of human and bovine milks. In: Jensen RG (ed) Handbook of milk composition. Academic, San Diego, pp 593–622

Bedi KS (1987) Lasting neuroanatomical changes following undernutrition during early life. In: Dobbing J (ed) Early nutrition and later achievement. Academic, London, pp 1–49

Benitez-Bribiesca L, De la Rosa-Alvarez I, Mansilla-Olivares A (1999) Dendritic spine pathology in infants with severe protein-calorie malnutrition. Pediatrics

104:e21

Bishop NJ, King FJ, Lucas A (1993) Increased bone mineral content of preterm infants fed with a nutrient enriched formula after discharge from hospital. Arch Dis Child 68:573–578

Bremer AA, Mietus-Snyder M, Lustig RH (2012) Toward a unifying hypothesis of metabolic syndrome. Pediatrics 129:557–570

Carlson SJ, Ziegler EE (1998) Nutrient intakes and growth of very low birth weight infants. Perinatology 18:252–258

Carver JD, Wu PY, Hall RT et al (2001) Growth of preterm infants fed nutrient-enriched or term formula after hospital discharge. Pediatrics 107:683–689

Casey PH, Kraemer HC, Bernbaum J et al (1990) Growth patterns of low birth weight preterm infants: a longitudinal analysis of a large, varied sample. J Pediatr 117:298–307

Casey PH, Kraemer HC, Bernbaum J, Yogman MW, Sells JC (1991) Growth status and growth rates of a varied sample of low birth weight, preterm infants: a longitudinal cohort from birth to three years of age. J Pediatr 119:599–605

Chan GM, Borschel MW, Jacobs JR (1994) Effects of human milk or formula feeding on the growth, behavior, and protein status of preterm infants discharged from the newborn intensive care unit. Am J Clin Nutr 60:710–716

Clark RH, Thomas P, Peabody J (2003) Extrauterine growth restriction remains a serious problem in prematurely born neonates. Pediatrics 111:986–990

Cooke RJ (2006) Adjustable fortification of human milk fed to preterm infants. J Perinatol 26:591–592

Cooke RW, Foulder-Hughes L (2003) Growth impairment in the very preterm and cognitive and motor performance at 7 years. Arch Dis Child 88:482–487

Cooke RJ, Griffin I (2009) Altered body composition in preterm infants at hospital discharge. Acta Paediatr 98:1269–1273

Cooke RJ, Griffin IJ, McCormick K et al (1998) Feeding preterm infants after hospital discharge: effect of dietary manipulation on nutrient intake and growth. Pediatr Res 43:355–360

Cooke RJ, McCormick K, Griffin IJ et al (1999) Feeding preterm infants after hospital discharge: effect of diet on body composition. Pediatr Res 46:461–464

Cooke RJ, Embleton ND, Griffin IJ, Wells JC, McCormick KP (2001) Feeding preterm infants after hospital discharge: growth and development at 18 months of age. Pediatr Res 49:719–722

Cooke RJ, Ainsworth SB, Fenton AC (2004) Postnatal growth retardation: a universal problem in preterm infants. Arch Dis Child Fetal Neonatal Ed 89:F428–F430

Cordero ME, D'Acuna E, Benveniste S, Prado R, Nunez JA, Colombo M (1993) Dendritic development in neocortex of infants with early postnatal life undernutrition. Pediatr Neurol 9:457–464

Cornier MA, Dabelea D, Hernandez TL et al (2008) The metabolic syndrome. Endocr Rev 29:777–822

Dabydeen L, Thomas JE, Aston TJ, Hartley H, Sinha SK, Eyre JA (2008) High-energy and -protein diet increases brain and corticospinal tract growth in term and preterm infants after perinatal brain injury. Pediatrics 121:148–156

De Curtis M, Pieltain C, Rigo J (2002) Body composition in preterm infants fed standard term or enriched formula after hospital discharge. Eur J Nutr 41:177–182

Dharmaraj ST, Henderson M, Embleton ND, Fenton AC, Cooke RJ (2005) Postnatal growth retardation, catch-up growth and developmental outcome in preterm infants. Arch Dis Child 90:11A

Dinerstein A, Nieto RM, Solana CL, Perez GP, Otheguy LE, Larguia AM (2006) Early and aggressive nutritional strategy (parenteral and enteral) decreases postnatal growth failure in very low birth weight infants. J Perinatol 26:436–442

Dobbing J (1981) The later development of the brain and its vulnerability. In: Davis JA, Dobbing J (eds) Scientific foundations of pediatrics. University Park Press, Baltimore, pp 744–758

Dobbing J (1987) Early nutrition and later achievement. Academic, London

Dobbing J, Sands J (1971) Vulnerability of developing brain. IX. The effect of nutritional growth retardation on the timing of the brain growth-spurt. Biol Neonate 19:363–378

Dobbing J, Hopewell JW, Lynch A (1971) Vulnerability of developing brain. VII. Permanent deficit of neurons in cerebral and cerebellar cortex following early mild undernutrition. Exp Neurol 32:439–447

Donovan R, Puppala B, Angst D, Coyle BW (2006) Outcomes of early nutrition support in extremely low-birth-weight infants. Nutr Clin Pract 21:395–400

Ehrenkranz RA, Younes N, Lemons JA et al (1999) Longitudinal growth of hospitalized very low birth weight infants. Pediatrics 104:280–289

Ehrenkranz RA, Dusick AM, Vohr BR, Wright LL, Wrage LA, Poole WK (2006) Growth in the neonatal intensive care unit influences neurodevelopmental and growth outcomes of extremely low birth weight infants. Pediatrics 117:1253–1261

Embleton NE, Pang N, Cooke RJ (2001) Postnatal malnutrition and growth retardation: an inevitable consequence of current recommendations in preterm infants? Pediatrics 107:270–273

Ernst JA, Bull MJ, Rickard KA, Brady MS, Lemons JA (1990) Growth outcome and feeding practices of the very low birth weight infant (less than 1500 grams) within the first year of life. J Pediatr 117:S156–S166

Evans RA, Thureen P (2001) Early feeding strategies in preterm and critically ill neonates. Neonatal Netw 20:7–18

Fenton TR, McMillan DD, Sauve RS (1990) Nutrition and growth analysis of very low birth weight infants. Pediatrics 86:378–383

Fewtrell PA, Cole TJ, Lucas A (2000) Effects of growth during infancy and childhood on bone mineralization and turnover in preterm children aged 8–12 years. Acta Paediatr 89:148–153

Fitzhardinge PM, Inwood S (1989) Long-term growth in small-for-date children. Acta Paediatr Scand – Suppl 349:27–33, discussion 4

Fomon S (1993a) Energy. In: Fomon SJ, Bell EF (eds)

Nutrition of normal infants, 2nd edn. Mosby, St Louis, pp 103–120

Fomon S (1993b) Protein. In: Fomon SJ (ed) Nutrition of normal infants, 2nd edn. Mosby, St Louis, pp 121–139

Galler J, Shumsky J, Morgane PJ (1996) Malnutrition and brain development. In: Walker AW, Watkins J (eds) Paediatric nutrition. Decker, New York, pp 196–212

Greisen G (1992) Estimation of fetal weight by ultrasound. Horm Res 38:208–210

Griffin IJ, Tancredi DJ, Bertino E, Lee HC, Profit J (2016) Postnatal growth failure in very low birthweight infants born between 2005 and 2012. Arch Dis Child Fetal Neonatal Ed 101:50–55

Gross SJ (1983) Growth and biochemical response of preterm infants fed human milk or modified infant formula. N Engl J Med 308:237–241

Gross SJ, Oehler JM, Eckerman CO (1983) Head growth and developmental outcome in very low-birth-weight infants. Pediatrics 71:70–75

Hack M, Breslau N (1986) Very low birth weight infants: effects of brain growth during infancy on intelligence quotient at 3 years of age. Pediatrics 77:196–202

Hack M, Fanaroff AA (1984) The outcome of growth failure associated with preterm birth. Clin Obstet Gynecol 27:647–663

Hack M, Merkatz IR, Gordon D, Jones PK, Fanaroff AA (1982) The prognostic significance of postnatal growth in very low – birth weight infants. Am J Obstet Gynecol 143:693–699

Hack M, Caron B, Rivers A, Fanaroff AA (1983) The very low birth weight infant: the broader spectrum of morbidity during infancy and early childhood. J Dev Behav Pediatr 4:243–249

Hack M, Breslau N, Weissman B, Aram D, Klein N, Borawski E (1991) Effect of very low birth weight and subnormal head size on cognitive abilities at school age [see comments]. N Engl J Med 325:231–237

Hack M, Weissman B, Breslau N, Klein N, Borawski-Clark E, Fanaroff AA (1993) Health of very low birth weight children during their first eight years. J Pediatr 122:887–892

Hack M, Schluchter M, Cartar L, Rahman M, Cuttler L, Borawski E (2003) Growth of very low birth weight infants to age 20 years. Pediatrics 112:e30–e38

Health Canada (2004) Breast feeding duration recommendations

Heird WC (2001) Determination of nutritional requirements in preterm infants, with special reference to 'catch-up' growth. Semin Neonatol 6:365–375

Henderson G, Fahey T, McGuire W (2005) Calorie and protein-enriched formula versus standard term formula for improving growth and development in preterm or low birth weight infants following hospital discharge. Cochrane Database Syst Rev CD004696

Hermanussen M (2013a) Basics. Rapid growth. In: Hermanussen M (ed) Auxology studying human growth and development. Schweizerbart'sche, Stuttgaart, pp 18–19

Hermanussen M (2013b) Basics. In: Hermanussen M (ed) Auxology studying human growth and development. Schweizerbart'sche, Stuttgart

Horbar JD, Ehrenkranz RA, Badger GJ et al (2015) Weight growth velocity and postnatal growth failure in infants 501 to 1500 grams: 2000–2013. Pediatrics 136:e84–e92

Ibrahim HM, Jeroudi MA, Baier RJ, Dhanireddy R, Krouskop RW (2004) Aggressive early total parental nutrition in low-birth-weight infants. J Perinatol 24:482–486

Jackson AA (1990) Protein requirements for catch-up growth. Proc Nutr Soc 49:507–516

Jeon GW, Jung YJ, Koh SY et al (2011) Preterm infants fed nutrient-enriched formula until 6 months show improved growth and development. Pediatr Int: Off J Jpn Pediatr Soc 53:683–688

Kitchen WH, Doyle LW, Ford GW, Callanan C, Rickards AL, Kelly E (1992a) Very low birth weight and growth to age 8 years. II: head dimensions and intelligence. Am J Dis Child 146:46–50

Kitchen WH, Doyle LW, Ford GW, Callanan C (1992b) Very low birth weight and growth to age 8 years. I: weight and height. Am J Dis Child 146:40–45

Klein CJ (2002) Nutrient requirements for preterm infant formulas. J Nutr 132:1395S–1577S

Koo WW, Hockman EM (2006) Posthospital discharge feeding for preterm infants: effects of standard compared with enriched milk formula on growth, bone mass, and body composition. Am J Clin Nutr 84:1357–1364

Koo WW, Sherman R, Succop P et al (1988) Sequential bone mineral content in small preterm infants with and without fractures and rickets. J Bone Miner Res 3:193–197

Krigman MR, Hogan EL (1976) Undernutrition in the developing rat: effect upon myelination. Brain Res 107:239–255

Kurl S, Heinonen K, Lansimies E (2003) Pre- and post-discharge feeding of very preterm infants: impact on growth and bone mineralization. Clin Physiol Funct Imaging 23:182–189

Lapillonne A, Salle BL, Glorieux FH, Claris O (2004) Bone mineralization and growth are enhanced in preterm infants fed an isocaloric, nutrient-enriched preterm formula through term. Am J Clin Nutr 80:1595–1603

Lapillonne A, O'Connor DL, Wang D, Rigo J (2013) Nutritional recommendations for the late-preterm infant and the preterm infant after hospital discharge. J Pediatr 162:S90–S100

Larsen T, Petersen S, Greisen G, Larsen JF (1990) Normal fetal growth evaluated by longitudinal ultrasound examinations. Early Hum Dev 24:37–45

Latal-Hajnal B, von Siebenthal K, Kovari H, Bucher HU, Largo RH (2003) Postnatal growth in VLBW infants: significant association with neurodevelopmental outcome. J Pediatr 143:163–170

Litmanovitz I, Dolfin T, Arnon S et al (2004) Bone strength and growth of preterm infants fed nutrient-enriched or term formula after hospital discharge. Pediatr Res 55:274A

Lowry S, Perez JM (2006) The hypercatabolic state. In: Shils M, Shike M, Ross CA, Caballero B, Cousins R (eds) Modern nutrition in health and disease, 10th edn. Lippincott, Williams & Wilkins, Philadelphia, pp 1381–1400

Lucas A, Morley R, Cole TJ et al (1989a) Early diet in preterm babies and developmental status in infancy [see comments]. Arch Dis Child 64:1570–1578

Lucas A, Brooke OG, Baker BA, Bishop N, Morley R (1989b) High alkaline phosphatase activity and growth in preterm neonates. Arch Dis Child 64:902–909

Lucas A, Morley R, Cole TJ et al (1990) Early diet in preterm babies and developmental status at 18 months. Lancet 335:1477–1481

Lucas A, Bishop NJ, King FJ, Cole TJ (1992) Randomised trial of nutrition for preterm infants after discharge [see comments]. Arch Dis Child 67:324–327

Lucas A, Morley R, Cole TJ, Gore SM (1994) A randomised multicentre study of human milk versus formula and later development in preterm infants. Arch Dis Child Fetal Neonatal Ed 70:F141–F146

Lucas A, Morley R, Cole TJ (1998) Randomised trial of early diet in preterm babies and later intelligence quotient. BMJ 317:1481–1487

Lucas A, Fewtrell MS, Morley R et al (2001) Randomized trial of nutrient-enriched formula versus standard formula for postdischarge preterm infants. Pediatrics 108:703–711

MacLean WC Jr, Graham GG (1980) The effect of energy intake on nitrogen content of weight gained by recovering malnourished infants. Am J Clin Nutr 33:903–909

McCance RA, Widdowson EM (1974) The determinants of growth and form. Proc R Soc Lond B Biol Sci 185:1–17

McCormick MC, Shapiro S, Starfield BH (1980) Rehospitalization in the first year of life for high-risk survivors. Pediatrics 66:991–999

Mehta NM, Corkins MR, Lyman B et al (2013) Defining pediatric malnutrition: a paradigm shift toward etiology-related definitions. JPEN J Parenter Enteral Nutr 37:460–481

Morley R (1999) Early growth and later development. In: Ziegler EE, Lucas A, Moro GE (eds) Nutrition of the very low birth weight infant. Lippincott Williams and Wilkins, Philadelphia, pp 19–32

Morley R, Lucas A (1997) Nutrition and cognitive development. Br Med Bull 53:123–134

Morley R, Cole TJ, Powell R, Lucas A (1988) Mother's choice to provide breast milk and developmental outcome. Arch Dis Child 63:1382–1385

Myers RE, Hill DE, Holt AB, Scott RE, Mellits ED, Cheek DB (1971) Fetal growth retardation produced by experimental placental insufficiency in the rhesus monkey. I. Body weight, organ size. Biol Neonate 18:379–394

Navas L, Wang E, de Carvalho V, Robinson J, PICNIC (1992) Improved outcome of respiratory syncytial virus infection in a high-risk hospitalized population of Canadian children. J Pediatr 121:348–354

O'Connor DL, Khan S, Weishuhn K et al (2008) Growth and nutrient intakes of human milk-fed preterm infants provided with extra energy and nutrients after hospital discharge. Pediatrics 121:766–776

Olsen IE, Richardson DK, Schmid CH, Ausman LM, Dwyer JT (2002) Intersite differences in weight growth velocity of extremely premature infants. Pediatrics 110:1125–1132

Ong KK, Loos RJ (2006) Rapid infancy weight gain and subsequent obesity: systematic reviews and hopeful suggestions. Acta Paediatr 95:904–908

Ounsted M, Moar VA, Scott A (1988) Head circumference and developmental ability at the age of seven years. Acta Paediatr Scand 77:374–379

Peterson J, Taylor HG, Minich N, Klein N, Hack M (2006) Subnormal head circumference in very low birth weight children: neonatal correlates and school-age consequences. Early Hum Dev 82:325–334

Pryor J, Silva PA, Brooke M (1995) Growth, development and behaviour in adolescents born small-for-gestational-age. J Paediatr Child Health 31:403–407

Rawlings DJ, Cooke RJ, McCormick K et al (1999) Body composition of preterm infants during infancy. Arch Dis Child Fetal Neonatal Ed 80:F188–F191

Roberts SB, Young VR (1988) Energy costs of fat and protein deposition in the human infant. Am J Clin Nutr 48:951–955

Roggero P, Gianni ML, Piemontese P, Amato O, Agosti M, Mosca F (2012) Effect of nutrition on growth and body composition in infants born preterm. J Matern Fetal Neonatal Med 25(Suppl 3):49–52

Ross G, Lipper EG, Auld PA (1990) Growth achievement of very low birth weight premature children at school age. J Pediatr 117:307–309

Schanler RJ (2005) Post-discharge nutrition for the preterm infant. Acta Paediatr Suppl 94:68–73

Schanler RJ, Burns PA, Abrams SA, Garza C (1992) Bone mineralization outcomes in human milk-fed preterm infants. Pediatr Res 31:583–586

Schanler RJ, Shulman RJ, Lau C (1999) Feeding strategies for premature infants: beneficial outcomes of feeding fortified human milk versus preterm formula [comment]. Pediatrics 103:1150–1157

Scott KE, Usher R (1966) Fetal malnutrition: its incidence, causes, and effects. Am J Obstet Gynecol 94:951–963

Shils ME, Shike M, Ross AC, Caballero B, Cousins RJ (2006) Modern nutrition in health and disease. Lippincott Williams and Wilkins, Philadelphia

Singer L, Arendt R, Song LY, Warshawsky E, Kliegman R (1994) Direct and indirect interactions of cocaine with childbirth outcomes. Arch Pediatr Adolesc Med 148:959–964

Singhal A, Cole TJ, Lucas A (2001) Early nutrition in preterm infants and later blood pressure: two cohorts after randomised trials. Lancet 357:413–419

Singhal A, Fewtrell M, Cole TJ, Lucas A (2003) Low nutrient intake and early growth for later insulin resistance in adolescents born preterm. Lancet 361:1089–1097

Stathis SL, O'Callaghan M, Harvey J, Rogers Y (1999) Head circumference in ELBW babies is associated with learning difficulties and cognition but not ADHD in the school-aged child. Dev Med Child Neurol 41:375–380

Stoch MB, Smythe PM, Moodie AD, Bradshaw D (1982) Psychosocial outcome and CT findings after gross undernourishment during infancy: a 20-year developmental study. Dev Med Child Neurol 24:419–436

Teller IC, Embleton ND, Griffin IJ, van Elburg RM (2016) Post-discharge formula feeding in preterm infants: a systematic review mapping evidence about the role of macronutrient enrichment. Clin Nutr 35(4):791–801

Thomas M, Bedford-Russel A, Sharland M (2000) Hospitalisation of RSV infection in ex-preterm infants

– implications for RSV immune globulin. Arch Dis Child 183:122–127

Tyson JE, Lasky RE, Mize CE et al (1983) Growth, metabolic response, and development in very-low-birth-weight infants fed banked human milk or enriched formula. I. Neonatal findings. J Pediatr 103:95–104

Uthaya S, Thomas EL, Hamilton G, Dore CJ, Bell J, Modi N (2005) Altered adiposity after extremely preterm birth. Pediatr Res 57:211–215

Volpe JJ (2008) Neurology of the newborn, 5th edn. Saunders Elsevier, Philadelphia

Wang E, Law B, Stephens D, PICNIC (1995) Prospective study of risk factors and outcomes in patients hospitalised with respiratory syncytial viral lower respiratory tract infection. J Pediatr 126:212–219

Wauben IP, Atkinson SA, Shah JK, Paes B (1998) Growth and body composition of preterm infants: influence of nutrient fortification of mother's milk in hospital and breastfeeding post- hospital discharge (in process citation). Acta Paediatr 87:780–785

Wheeler RE, Hall RT (1996) Feeding of premature infant formula after hospital discharge of infants weighing less than 1800 grams at birth. J Perinatol 16:111–116

Widdowson EM, McCance RA (1975) A review: new thoughts on growth. Pediatr Res 9:154–156

Wilson DC, Cairns P, Halliday HL, Reid M, McClure G, Dodge JA (1997) Randomised controlled trial of an aggressive nutritional regimen in sick very low birthweight infants. Arch Dis Child Fetal Neonatal Ed 77:F4–F11

Winick M, Rosso P (1969a) The effect of severe early malnutrition on cellular growth of human brain. Pediatr Res 3:181–184

Winick M, Rosso P (1969b) Head circumference and cellular growth of the brain in normal and marasmic children. J Pediatr 74:774–778

Yeung MY (2006) Postnatal growth, neurodevelopment and altered adiposity after preterm birth – from a clinical nutrition perspective. Acta Paediatr 95: 909–917

Zachariassen G, Faerk J, Grytter C et al (2011) Nutrient enrichment of mother's milk and growth of very preterm infants after hospital discharge. Pediatrics 127: e995–e1003

Ziegler EE, Thureen PJ, Carlson SJ (2002) Aggressive nutrition of the very low birthweight infant. Clin Perinatol 29:225–244

钙磷平衡:病理生理学

41

Jacques Rigo, Catherine Pieltain,
Renaud Viellevoye, and Franco Bagnoli
黑明燕　翻译,林振浪　审校

目录

摘要

钙、磷、镁的代谢平衡和骨骼的矿化是复杂的过程,需要充足的营养供给、肠道建立良好的吸收功能良好、多种激素(如甲状旁腺素、维生素 D 和降钙素)参与相互作用,以及最优的骨肾调控。在正常的血清蛋白浓度下,约 50% 的血清钙以钙离子的形式存在,代表总血清钙的生物活性成分。胎儿血液中钙和磷的含量高于母亲,这是钙通过胎盘主动转运的结果。维生素 D 在胎儿生理中的作用尚不清楚。钙的吸收是决定其通过主动和被动转运过程在小肠中滞留剩余量的主要因素。胃酸 pH 是吸收的先决条件。通过公式计算出来的钙沉积参考值

（120~130mg/kg/d）是极低出生体重儿在妊娠期的最后3个月矿物吸收目标积累量。在需要应用某些药物时或临床上存在酸碱中毒、低镁血症、早产、糖尿病母亲婴儿或分娩窒息等因素时，应特别注意总钙和血清钙中钙离子的水平。与钙不同，血清磷浓度的变化主要取决于摄入量和肾脏排泄，同时受年龄、性别、pH和多种激素的影响。早产儿，特别是孕周<28周的早产儿，有骨矿物质含量不足和随后发生骨病的风险，称其为代谢性骨病、骨软化症、骨质减少或新生儿佝偻病。多种因素会增加极低出生体重儿发生严重代谢性骨病的风险，最重要的原因是通过肠内和经胎盘途径的钙和磷供应不足。早期的最佳肠内肠外支持，结合新生儿的生物指标筛查和生物标志物的测量，将有助于防治代谢性骨病的发生。

41.1 要点

- 当钙磷作为母乳添加剂进行补充时，钙的滞留和吸收是平行发生的，量为60mg//kg/d。
- 欧洲儿科胃肠病、肝病及营养学会推荐的足量的钙摄入量为60~90mg/kg/d（110~130mg/100kcal），磷的摄入量为65~90mg/kg/d，钙磷比为1.5~2。
- 北美（400IU/d）和欧洲（800~1 000IU/d）对维生素D摄入量的推荐值存在明显不同。
- 医源性高钙血症是最常见的高钙血症类型。
- 除非低钙血症持续、顽固或反复存在，否则不推荐常规检测与钙调节相关的激素水平。
- 对于有条件的单位，双能X线骨密度仪在定量评估极低出生体重儿的骨质疏松方面比超声更敏感。

41.2 概述

体内98%的钙及80%的磷存在于骨骼内，钙磷还是细胞内和细胞外的组分。钙、磷、镁的代谢平衡以及骨骼矿化是人体一项涉及多个指标参与干预、营养素的足量供给、肠道吸收功能的发育、甲状旁腺激素（parathyroid hormone，PTH）、维生素D和降钙素等多种激素共同发挥作用及最佳的骨肾调控等多方面的复杂生理过程（Rigo et al. 2000）。骨的形成需要蛋白质和能量来合成胶原蛋白，充足的钙磷吸收来保证适度的矿化。在胚胎期，营养主要通过胎盘来转运。

在妊娠期的最后3个月，胎儿每增加1kg体重需要120mg的钙和70mg的磷。因此新生儿出生时体内含有大约30g的钙和16g的磷。出生后，由于营养的吸收是通过胃肠道吸收来完成的，因此骨生长所需的钙质不足，从而导致了早产儿在出生后1周骨量减少，这一现象也见于足月儿但程度较轻。另外，钙和磷在骨形成的许多生理过程中都有重要作用，如跨膜转运、酶的激活和抑制、细胞内代谢通路的调节、激素的分泌和发挥作用、凝血机制、肌肉的收缩和神经的传导等。体内磷的20%不存在于骨骼上，而是存在于三磷酸腺苷、核酸、细胞和细胞器膜上。

41.3 钙和磷生理

41.3.1 钙的生理学

41.3.1.1 血清钙

血清钙是体内总钙的一部分，约2%的钙存在于细胞外液和软组织。约50%的血清钙是以离子的形式存在于血清蛋白中，代表着总血清钙的生物活性成分。另外有8%~10%的钙是络合在有机和无机酸之中的（如柠檬酸、乳酸、双碳酸盐、硫酸盐和磷酸盐）；离子钙和络合钙一起组成循环钙的扩散部分。约40%的血清钙与蛋白相结合，主要结合于白蛋白（80%），也结合于球蛋白（20%）。离子钙是唯一的生物活性成分。

与蛋白结合的钙虽然没有生物活性，但可以提供一个快速可用的钙储备。在正常情况下，血清钙浓度严格受PTH和骨化三醇（1,25-dihydroxy vitamin D_3，1,25［OH］$_2D_3$）调控而升高（图41.1），受降钙素调节而降低。

41.3.1.2 胎盘转运

在孕期，母体会向胎儿主动转运钙，在孕期的后3个月每天向胎儿输送高达120~150mg/kg胎儿体重的钙。为了迎合骨骼生长对矿物质等的高需求，胎儿会保持比周围环境更高的血清钙和磷水平。这个过程是钙离子从胎盘被基底膜的钙泵主动转运的结果，维持了母体与胎儿间1：1.4的钙浓度梯度。PTH对胎盘钙转运无影响。

相比之下，主要发挥调节胎儿钙作用的激素是胎盘产生的甲状旁腺激素相关蛋白（parathyroid

hormone-related protein,PTHrP)、PTHrP(1-141)或它的生物分子片段,PTHrP(67-86)是 PTH(1-34)或 PTHrP(1.34)的活性形式,这表明 PTHrP 刺激的受体不是 PTH/PTHrp 受体(Santo 2008)。

在胎儿生理中,维生素 D 的作用不是明确的。脐血 25- 羟生素 D 与 1,25- 羟维生素 D 的浓度与母体循环中二者的浓度显著相关,提示胎儿维生素 D 池储备量的多少完全取决于其母亲。1,25- 二羟维生素 D 浓度的胎母关联问题目前仍处在学术争议阶段。

尽管如此,胎盘通过 25- 羟基维生素 D-1a 羟化酶和 25- 二羟维生素 D-24 羟化酶这两个维生素 D 代谢的关键酶,合成和代谢 1,25- 二羟维生素 D(Avila et al. 2006)。此外,甲基化的维生素 D-24- 羟化酶的基因,在母胎界面活性维生素 D 的生物利用度的最大化方面起着重要的作用(Novakovic et al. 2009),同时胎盘钙和磷酸盐的主动转移至少部分地依赖于胰岛素样生长因子 -1,其本身就是胎儿和胎盘合成 1,25- 二羟基维生素 D 的一种刺激因子。

新生儿的骨量可能与母亲的维生素 D 状态相关,特定人群的研究表明,在母亲在严重缺乏维生素 D 情况下出生的婴儿,在出生时就罹患佝偻病和发生骨折(Salle et al. 2000;Bassir et al. 2001)。

41.3.1.3 肠吸收

钙的吸收对其在体内的储存至关重要;因此,它对骨内矿物质的形成有很大的影响。小肠通过主动和被动两条途径吸收钙。维生素 D 对钙的吸收必不可少,它与钙联蛋白之类的转运体有关。

出生后,钙的吸收限制了骨生长的矿化,尽管此时钙的吸收率高于生命中的其他时期。小肠吸收钙通过两条途径,既有细胞间途径也有穿细胞途径。穿细胞途径是通过依赖维生素 D 结合钙结合蛋白(calbindin D_{9k})的主动运输。维生素 D 在这个过程中的作用与钙结合蛋白的生物合成有关。钙的被动转运受化学梯度驱使,使得钙在细胞间运动(细胞旁运输)。除了维生素 D,其他因素也影响钙的吸收(Rigo et al. 2010;Atkinson and Tsang 2005)。发生在胃中的钙化合物的电离是钙吸收的先决条件,它需要一个酸性环境。因此,低的吸收率可能是由于服用了难溶解的钙盐,或者肠道中的钙沉淀造成的。钙的氯化物、枸橼酸和碳酸盐与磷酸钙相比有较高的溶解率,在配方奶中应避免使用磷酸钙。通过比较发现,具有高溶解率的有机钙,如葡萄糖酸钙或磷酸甘油,提高了钙的吸收。脂肪和长链饱和脂肪酸的摄入可能通过形成钙皂而影响钙的吸收。研究发现,胃肠道中甘油三酯水解形成的游离棕榈酸可能会妨碍钙的吸收。人乳中钙的生物利用度较高,部

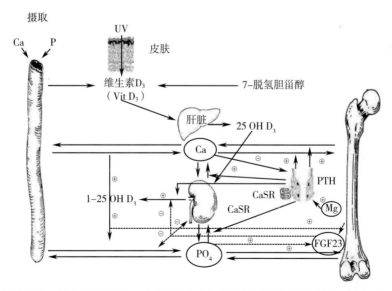

图 41.1 钙磷的平衡调节。甲状旁腺激素(PTH)升高了骨钙的释放、肾对钙的吸收和肾的 1,25(OH)₂D₃ 分泌。维生素 D 升高了骨钙的释放,钙和 PO_4 的肠吸收。低钙会刺激 PTH 的产生,低镁和高 1,25(OH)₂D₃ 则抑制 PTH 的产生。维生素 D 导致骨释放钙质增加和促进钙磷通过小肠的吸收。维生素 D 的产生受血清高 PTH 低 PO_4 的刺激。FGF23 的合成和释放受血清磷的刺激而与 PTH 轴无关。FGF23 通过抑制肾和小肠磷的转运、阻止 1,25(OH)₂D₃ 的激活来降低磷的浓度。CaSR,钙刺激反应;UV,紫外线

分原因是棕榈酸在甘油 -2（sn-2）的位置脂化，而人乳中的胆盐刺激酯酶对 sn-1 和 sn-2 位置无特异性。配方奶中使用中链甘油三酯使钙的吸收率升高可能是总长链饱和脂肪酸降低的结果。目前在临床实践中，配方奶中应用易于吸收的脂肪组合（约占脂肪吸收量的 85%）可以降低钙皂的形成和 B- 棕榈酸的含量。一个 pH 相对较低的胃肠道环境，或者含有乳糖和酪蛋白的配方奶粉也对钙的吸收有利。鉴于早产儿对钙的需求较高，上述的所有因素都有可能在骨骼中钙的储存和沉积起重要的作用。

药物也干扰钙的吸收；例如，糖皮质激素抑制肠道转运。一些抗惊厥药物也能抑制钙的吸收，直接（苯妥英钠）或间接（苯巴比妥和苯妥英）地干扰维生素 D 代谢。在新生儿中，大量的钙分泌在了肠腔的消化液中。随着稳定同位素的应用，可以对内源性钙的排泄和吸收利用进行评估。考虑到早产儿的粪钙排泄可以达到每天 15mg/kg，真正的钙吸收率可能明显高于常规代谢平衡所测得的值。

大量关于代谢平衡的研究已经在母乳或配方奶粉喂养的早产儿中开展了（图 41.2）（Rigo et al. 2000，2007；Rigo and Senterre 2006），用以评估钙的表观吸收速率。喂母乳的早产儿，钙的吸收范围从 60% 至 70% 不等，这取决于钙的摄入量，而钙的储存与磷的供应密切相关。只需要在母乳中加入磷就能使尿钙变得正常而钙沉积每天可以达到 35mg/kg。当钙磷一同加到母乳中后，钙的沉积和吸收率则可以同时达到 60mg/kg 新型母乳强化剂中含有水溶性甘油磷酸钙，可使钙的沉积提高到每天 90mg/kg（图 41.2）（Rigo et al. 2000）。配方奶粉喂养的婴儿的净钙吸收率低于母乳喂养儿，降低的程度从 35% 到 60% 不等，主要是影响钙磷可溶性和吸收率的各种因素所造成的。目前，使用含有高矿物质的早产儿配方奶，不一定会提高矿物质的储存（Rigo and Senterre 2006）。的确，由于钙盐的溶解性差，特别是磷酸钙，配方奶粉中钙含量的测定可能明显低于厂家声称的数值，同时在食用前，奶制品也会发生钙盐沉淀从而导致进一步的钙质丢失（Rigo and Senterre 2006）。在进行代谢的研究中，食物所实际提供的钙

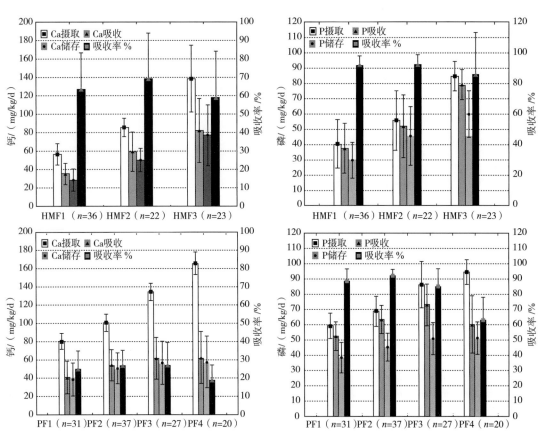

图 41.2 母乳喂养（有 / 无强化剂）和早产儿配方奶喂养的早产儿钙磷吸收和储存。在母乳组中，钙磷的吸收和储存与摄入量相关，相反，在奶粉组，由于净吸收率（%）的下降，则很快达到平台期。HMF，母乳强化剂；PF，早产儿配方奶粉

质需进行测量鉴定才行。如图2所示,给早产儿喂养含高度可溶性钙盐的配方奶粉可以将钙的储存率达到90mg/kg/d。然而,这些值仍然较根据孕后期计算的参考值相差较多(120~130mg/kg/d),它仍然被认为是VLBW矿物吸收的目标积累率。

41.3.1.4 肾排泄

在正常情况下,钙在小肠吸收和肾排泄的两者间保持平衡的状态。泌尿道的排泄是通过肾小球的滤过和肾小管的重吸收和分泌进行。滤过的钙将近70%在近端小管被重吸收,20%在髓袢升支粗段和钠离子一同被重吸收。尽管远曲小管只负责5%~10%的钙离子的重吸收,但是钙离子重吸收的调节主要发生在远曲小管,独立于钠离子以外,受PTH和$1,25(OH)_2D_3$的调节。PTH和$1,25(OH)_2D_3$增强钙的重吸收。钙的重吸收还受到钙磷浓度、酸碱状态的调节,当钙缺乏、碱血症时,钙的重吸收增加,高钙血症低磷血症和酸中毒时则钙磷的重吸收减少。利尿剂对肾钙排泄的影响很大。呋塞米可导致钙经泌尿道的大量流失,并且是新生儿肾结石的

危险因素,噻嗪类药增加肾小管重吸收钙,从而降低尿钙(Portal 2004)。

肾脏对过量钙的处理是主要的代谢平衡机制。在正常情况下,几乎所有肾滤过的钙(98%)被肾小管重吸收,但是,早产儿和足月儿在3个方面异于成人:①肾功能远未发育完全;②生长发育对矿物质的需求非常高;③肾钙负荷仅造成了净吸收和骨与软组织钙沉积的区别。软组织的钙沉积可以忽略,肾钙负荷的多少决定于骨组织中钙和磷以羟基磷灰石[$Ca_{10}(PO_4)_6(OH)_2$]形式的沉积量,钙磷比是1.67(2.15wt/wt),早产儿和足月儿肾钙流失的主要决定因素与磷的缺失相关,这一点在母乳喂养的早产儿中已阐释清楚。纯母乳喂养时,尿钙的排泄有所增加且伴随着极低少量的尿磷排泄,相反,当母乳中补充磷后,尿磷极大地增加,而尿钙降到了极低的水平。因此高尿钙可以用相对磷的缺失来解释,因为此时不能满足矿物骨沉积对磷的需求(图41.3)。

41.3.1.5 人体对钙的需求

对早产儿而言,推荐量要根据胎儿期增加率

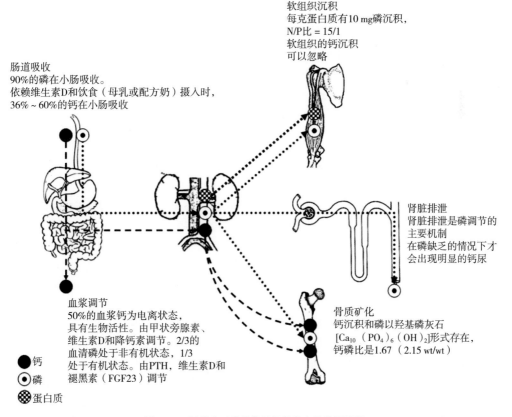

软组织沉积
每克蛋白质有10 mg磷沉积,
N/P比 = 15/1
软组织的钙沉积
可以忽略

肠道吸收
90%的磷在小肠吸收。
依赖维生素D和饮食(母乳或配方奶)摄入时,
36%~60%的钙在小肠吸收

肾脏排泄
肾脏排泄是磷调节的
主要机制
在磷缺乏的情况下才
会出现明显的钙尿

血浆调节
50%的血浆钙为电离状态,
具有生物活性。由甲状旁腺素、
维生素D和降钙素调节。2/3的
血清磷处于非有机状态,1/3
处于有机状态。由PTH,维生素D和
褪黑素(FGF23)调节

骨质矿化
钙沉积和磷以羟基磷灰石
[$Ca_{10}(PO_4)_6(OH)_2$]形式存在,
钙磷比是1.67(2.15 wt/wt)

● 钙
◉ 磷
▩ 蛋白质

图 41.3 钙磷在正常喂养的足月儿中的代谢情况

来定。1985 年美国儿科协会推荐钙的摄入量为每 100kcal 中含钙 140~160mg（AAP 1985）。最近，生命科学研究院推荐早产儿钙摄入量为每 100kcal 含钙 123~185mg，而国际专家组推荐了与其接近的量，每 100kcal 含钙 90~180mg（Klein 2002）。而欧洲儿科胃肠病、肝病及营养学会（European Society for Pediatric Gastroenterology, Hepatology, and Nutrition, ESPGHAN）营养委员会则认为这些数据是从用低钙配方奶喂养的早产儿数据中获得的。这表明，骨骼代谢是加速骨转化而减少钙需求，而在对早产儿中观察的骨量减少的现象可以部分视作生理性的。贮存钙浓度在 60~90mg/kg/d 时可保证适宜的骨化作用并减少极低出生体重儿（very low birth weight, VLBW）的骨折风险，因此 ESPGHAN 营养委员会推荐钙盐的高效利用以维持钙浓度在每 100kcal 中含钙 110~130mg 为宜（Agostoni et al. 2010）。

41.3.2 磷的生理学

与钙不同，磷存在于软组织中，大部分以磷酸酯磷的形式存在，同时在细胞外液中以无机磷离子的形式存，占人体总量的 15%。磷在体内的分布十分广泛，在人体许多生物进程中发挥了关键作用，包括能量代谢、膜的组成成分、细胞核结构、细胞信号通路和骨化作用。因此，磷的缺乏会引起临床疾病也不足为怪，包括肌无力、白细胞功能受损及骨化作用异常等。

41.3.2.1 血清磷

在血浆中，大约有三分之二的磷为有机磷（脂质磷和磷酸酯磷）以及三分之一的无机磷。在常规临床检测中仅有无机磷可被检测到。这些无机磷约有 85% 是处于已电离状态，以单离子氢和二氢磷酸盐来传递，约 5% 与钠、镁、钙等混合，另外约 10% 与蛋白结合（Rigo et al. 2010）。

由于有多种磷的不同形态存在，且受 pH 及其他因素的影响，血清磷浓度常规以元素的质量（mmol/L 或者 mg/dl）来表示。与钙离子相反的是，血清磷浓度的变化在很大程度上取决于摄入及肾脏排泄，但会受到年龄、性别、pH 及许多激素的影响。出生时，磷浓度中位数相对较低（2.6mmol/L 或者 6.2mg/dl），但由于体内磷的释放及较低的磷排泄率，故很快上升至 3.4mmol/L 或者 8.1mg/dl。之后，血清磷浓度水平存在个体差异。饮食部分决定了血

清磷的浓度：人工喂养儿较母乳喂养儿浓度高。血清磷浓度与钙浓度呈负相关性。新生儿期过后，血清磷浓度逐渐降至 2.1mmol/L 或者 5mg/dl；1~2 岁时，降至 1.8mmol/L 或者 4.4mg/dl；儿童期降至 1.5mmol/L 或者 3.5mg/dl，缓慢下降直至青春期。

41.3.2.2 胎盘转运

在母孕晚期，从母体到胎儿之间磷的转运达到高峰即每天 60~75mg/kg，其中约 75% 保留在骨骼中作为骨盐沉积，另有约 25% 保留在其他组织中。磷的这种经胎盘转运是一个可以对抗自身浓度梯度且依赖血钠的主动转运过程。$1,25(OH)_2D_3$ 及胎儿 PTH 可能均参与磷胎盘转运的调节。

41.3.2.3 小肠吸收

小肠对磷的重吸收主要发生于十二指肠、空肠，少部分经由回肠和结肠吸收。主要通过两个机制：一个是位于黏膜表面、钠依赖的跨细胞主动转运过程；另一个则是经细胞旁路的被动扩散过程。它主要取决于饮食中磷的总含量及钙磷的相对浓度（两者中任一方面的吸收偏高都可影响另一方的吸收）。尽管在很大程度上不依赖于维生素 D 的摄入，但是维生素 D 可刺激活性磷酸盐的吸收。且不管给予任何类型的奶，该途径的吸收效率都很高（接近摄入量的 90%）（Rigo et al. 2000, 2010）。然而，即使是动用极少量的可溶性磷酸盐如磷酸钙都可能引起磷吸收的显著降低（Rigo et al. 2010）。与钙相反，仅有很少部分的磷可经由肠腔中的消化液分泌。

41.3.2.4 肾脏排泄

肾脏通过重吸收大部分（新生儿 99%，母乳喂养的婴儿 95%，成人 80%）被肾小球滤过的无机磷来维持体内磷酸盐的正平衡。

早产儿对磷酸盐具有较高的排泄分数，并且更容易受磷酸盐缺乏的影响。大多数肾小球滤过的磷酸盐在近端小管经钠依赖的转运小体 -Na^+- 磷酸盐共同转运体重吸收。断奶后的年龄相关性无机磷重吸收减少现象是与成年人和年长动物比生长发育中的动物对磷酸盐需求减少有关的，也与刷状缘膜中 Na^+- 磷酸盐共同转运体 -2 mRNA 及蛋白质的快速下调有关（Holtback and Aperia 2003）。肾脏是血浆磷酸盐浓缩的主要决定因素。滤过负荷取决于血浆无机盐浓度和肾小球滤过率（glomerular filtration rate,GFR）。

肾小管重吸收是一个主动的且可饱和的过程，可使肾小管重吸收达到最大效率（maximum rate of tubular reabsorption,Tm）。血浆最小临界值低于当磷酸盐重吸收接近完成以及肾脏排泄接近于 0 时的值，而最大临界值则是肾小管重吸收系统已饱和时的浓度之上的值，故任何在滤过负荷上额外增加的部分都与相应增加的排泄量相关（Rigo et al. 2010）。在早产儿中，最低和最大临界值分别为 1.75mmol/L（5.4mg/dl）、2.45mmol/L（7.6mg/dl）（图 41.4）。

在过渡区域，GFR 与 Tm 之间有功能上的相关性，被称为球管平衡，是指 GFR 的每一个变化会有相应的 Tm 变化来补偿，以调节磷酸盐分泌。体内总的磷酸盐平衡是被以下 3 种激素严格调控的：PTH、1,25(OH)₂ 维生素 D 以及成纤维细胞生长因子 23（fibroblast growth factor 23,FGF23）。血浆中 PTH 的浓度是磷酸盐分泌的重要生理调节剂。PTH 可抑制磷酸盐重吸收，但它的活性仅局限于最低及最高血浆临界值水平的过渡区域。与此相反，血浆磷酸盐浓度降低可以激活 1,25(OH)₂D₃ 的合成，它可以通过对无机物在骨的重吸收及动员方面的作用而间接影响磷酸盐等重吸收，以使血浆钙浓度增高，同时抑制 PTH 释放。在早期新生儿阶段，磷酸盐对 PTH 调控对反应是迟钝的，然而 PTH 可促进肾小管对钙的重吸收。

总的来说，这些作用均可使新生儿钙和磷贮存，有益于生长发育。而最近新发现的磷调素 / 降磷素（phosphatonin，暂用名，译者注）多肽，如 FGF23，在早期对磷酸盐分泌方面的调控作用还不十分明确。FGF23 主要的功能是作为一个高磷酸盐尿因子及合成 1,25(OH)₂D₃ 的激素（Quarles 2008）。

磷酸盐被吸收后进入到细胞外的磷酸池，保持着骨及软组织磷的平衡。在维持平衡的成人中，肾脏分泌磷的总量与小肠吸收磷净额相等；在处于生长发育阶段的新生儿，肾脏分泌磷的总量因磷在软组织及骨骼处的丢失而小于小肠吸收磷净额相等。

在生长发育中的新生儿，磷会按照氮磷比 15∶1 的比率优先进入软组织中，同时按照钙磷比为 2.15∶1 的比率进入骨骼当中。剩下的磷则参与构成肾脏磷负荷，从而影响着血浆磷浓度及尿排泄。在总磷供给有限的情况下，骨矿物的沉积可能有限，导致显著的钙排泄，同时伴有极低的磷的尿排泄（图 41.5）。这种特殊情况如图 41.3 所示，显示了足月婴儿的钙和磷代谢。

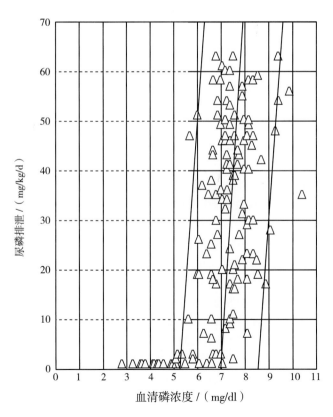

图 41.4 早产儿尿磷排泄与血清磷水平的关系（*n*=198）。回归线表示肾小管重吸收磷酸盐的血浆磷酸盐浓度阈值的最小值、平均值和最大值。最小阈值左侧的点可认为是磷缺乏相关的低磷血症。最大阈值右侧的点可认为是由肾小球滤过率低和相对磷超载引起的高磷血症

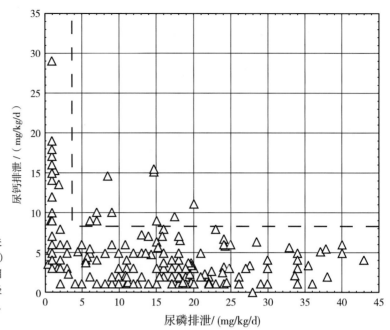

图 41.5 早产儿尿排泄钙磷的关系（*n*=198）。高尿钙（>8mg/kg/d）与磷的排出减少（<3mg/kg/d）相关。恰好相反，在早产儿中可以经常观察到尿钙排出低于 8mg/kg/d，而磷排出却高于 4mg/kg/d

41.3.2.5 人体对磷的需求

对早产儿的磷推荐量是根据胎儿期的摄取率而确定。1985 年美国儿科学会推荐早产儿磷的摄入量为 95~108mg/100kcal（American Academy of Pediatric 1985），而就在最近，生命科学研究办公室和国际专家组推荐钙磷比例维持在 1.7∶1~2.0∶1 之间，与之前的剂量具有相似的功效（Klein 2002）。结合氮贮存范围为 350~450mg/kg/d、钙贮存范围为 60~90mg/kg/d，ESPGHAN 营养委员会推荐元素磷充足的摄入量为 65~90mg/kg/d 并保证高的吸收效率（90%），同时维持钙磷比例在 1.5 到 2.0 之间（Agostoni et al. 2010）。

41.4 激素调节

41.4.1 甲状旁腺激素

PTH 合成为一个较大的（含有 115 个氨基酸）前体，以 84 个氨基酸多肽的形式储存及分泌，其 1-34，N- 氨基末端具有生物活性。PTH 调控着体内大部分钙在骨骼、肾脏和小肠间的转运（如图 41.1 所示）。PTH 可以通过增加骨骼吸收及肾脏钙的重吸收以直接提高血清钙浓度，同时也可通过增加肾脏对 1,25（OH)$_2$D$_3$ 的合成从而促进小肠钙的吸收来间接提高血清钙浓度。PTH 还可通过肾脏近端小

管的磷酸化作用而减少血清磷的浓度。这个作用可以最大限度地减少在钙平衡中与骨骼对钙重吸收相关的高磷血症的副作用。

41.4.1.1 调节作用

血清钙浓度可调节 PTH 的分泌，高浓度抑制 PTH 分泌而低浓度则可促进其分泌。低血清浓度或者血清浓度降低可在几秒钟内快速激活 PTH 分泌，以激活甲状旁腺细胞表面的钙敏感受体（calcium-sensing receptor，CaSR）。由于甲状旁腺素信使 RNA（mRNA）细胞的变化，甲状旁腺素分泌缓慢调节会持续一段时间，PTH 分泌的缓慢调节在细胞中 PTH 信使 RNA（messenger RNA，mRNA）变化后的几个小时后被激活。维生素 D 及其代谢物 1,25- 二羟维生素 D 通过维生素 D 受体，降低甲状旁腺素 mRNA 水平而低钙血症增加甲状旁腺素 mRNA 水平。最缓慢的甲状旁腺素分泌的调节发生在几天，甚至几个月，这反映了甲状旁腺的生长变化。维生素 D 的代谢物直接抑制甲状旁腺细胞的数量；低钙血症刺激甲状旁腺细胞的生长不受维生素 D 代谢产物相反作用的影响。在肾脏，CaSR 调节在髓袢皮质部对二价阳离子重吸收的直接抑制（Rodriguez 2003）。

41.4.1.2 胎儿甲状旁腺功能

人类甲状旁腺早在妊娠 12 周就开始功能活跃。

然而,胎儿甲状旁腺被子宫内高浓度的钙功能性抑制。在脐带血,甲状旁腺素水平经常低于检测下限。甲状旁腺素不能通过胎盘,它对于母婴之间的钙的转运作用是相当有限的,相反,在胎儿时期,甲状旁腺素的作用是促进钙转移,提高血钙浓度,促进骨骼发育和矿化。孕产妇甲状旁腺功能亢进导致产妇血钙过多,从而导致胎儿高血钙,抑制胎儿和新生儿甲状旁腺。相反,未经治疗的产妇甲状旁腺功能低下导致产妇血钙过低,胎儿低血钙,引起继发性的胎儿和新生儿甲状旁腺功能亢进。

41.4.1.3 新生儿甲状旁腺功能

出生后,由于母体钙供应突然终止,新生儿血清钙降低,血清甲状旁腺素相应增长。足月儿与早产儿都可能表现出由于血钙下降导致的血清甲状旁腺素的相应变化。然而,在新生儿期血浆甲状旁腺素水平相对低,而且出生 2~3 天对于低钙血症反应较弱,导致瞬态新生儿低钙血症。超低出生体重儿相对于足月儿甲状旁腺素激增没有那么明显。糖尿病母亲的婴儿出生后甲状旁腺素产生也可能受到影响。婴儿出生窒息也可能减少甲状旁腺素对低血钙的反应。

41.4.1.4 甲状旁腺激素参考价值

足月新生儿脐带血血清甲状旁腺素浓度往往较低,但是甲状旁腺素在出生后 48 小时由于血清钙低会相应地增加。在早产儿血清免疫反应性的甲状旁腺素(1-84)浓度出生后立即增加,表明激素的分泌是对低钙血症的生理反应。当早产儿接受静脉补钙时,血钙的积累缓冲了产后低血钙,这使得甲状旁腺素浓度增加钝化。第十天,甲状旁腺素的血清浓度正常水平(表 41.1)。血清甲状旁腺素的倍增系数从皮克每分升到皮摩尔每升是 0.11。

表 41.1　15 个早产儿甲状旁腺激素、羧基末端甲状旁腺激素、维生素 C 结合蛋白浓度的演变

	PTH(1-84)/ (pmol/L)	cPTH/ (pmol/L)	DBP/ (μmol/L)
脐带血血清	11 ± 3	48 ± 8	4.43 ± 0.37
第 1 天	66 ± 11[a]	125 ± 15[a]	4.40 ± 0.34
第 2 天	87 ± 11[a]	168 ± 5[a]	4.96 ± 0.23
第 5 天	67 ± 9[a]	152 ± 16[a]	6.21 ± 0.26[a]

续表

	PTH(1-84)/ (pmol/L)	cPTH/ (pmol/L)	DBP/ (μmol/L)
第 10 天	23 ± 4	69 ± 6	6.03 ± 0.30[a]
第 30 天	38 ± 7	80 ± 11	5.16 ± 0.23[a]

数据经允许来自 Salle et al. 2000。

PTH,甲状旁腺激素;cPTH,羧基末端甲状旁腺激素;DBP,维生素 C 结合蛋白浓度。

[a] 与脐带血有统计学差异,$P<0.05$。

41.4.2　维生素 D

41.4.2.1　合成和代谢

维生素 D 是照射阳光后在皮肤内生性合成,也可以以维生素 D_3(动物性来源)或者维生素 D_2(植物性来源)的形式从食物中吸收。不管其来源,维生素 D_2 和 D_3 都是绑定在维生素 D 结合蛋白上运输到肝脏,在肝脏中,它的 25-碳羟化形成维生素 D_3,这是最丰富的维生素 D 的代谢物。25-羟维生素 D_3 的循环提供有用的维生素 D 指数(反映饮食摄入量和阳光照射)。随后在肾脏,25-羟维生素 D_3 进一步在 1-碳羟化形成最后的代谢产物,1,25-二羟维生素 D_3 或 $1,25(OH)_2D_3$。最后一个转换是严格调控的,并且是维生素 D 代谢中的限速步骤,1,25-二羟维生素 D_3 也可以在其他细胞或者妊娠期的胎盘内合成。然而,这种局部产生的 1,25-二羟维生素 D_3 与钙稳态无关,但可能调节细胞生长。

41.4.2.2　作用

正常的维生素 D 水平维持钙和磷体内平衡是必要的。$1,25(OH)_2D_3$ 在靶组织的作用是由其结合类固醇受体(维生素 D 受体)发起的,这些类固醇受体分布在许多组织中,从而合成各种各样的蛋白质。因此 1,25-二羟维生素 D_3 作用于小肠,通过合成钙结合蛋白促进钙磷吸收;在骨质,通过增加破骨细胞的数量来动员钙和磷,在肾脏,通过增加上皮钙流入通道的表达增加远端肾单位段对钙的重吸收。维生素 D 受体基因型的多态性增加了童年早期骨骼代谢和峰值骨量。

41.4.2.3　调节分泌

与肝 25-羟基化相比,肾 1-羟基化导致更加活跃的代谢而受到更加精细的调节。通过刺激肾 25-

羟维生素 D_3 羟化酶增加 $1,25(OH)_2D_3$ 的合成的主要因素是甲状旁腺素、甲状旁腺素相关肽、低钙血症、低磷血症和其他激素，如胰岛素样生长因子、雌性激素、催乳激素和生长激素。$1,25(OH)_2D_3$ 的产生被血清中高浓度的钙和磷所抑制，同时也被新发现的与体内磷平衡有关的磷酸多肽所抑制。因此 FGF23 的生成增加通过阻断羟化酶和刺激肾脏远端肾小管 1,25- 二羟维生素 D_1-α 羟化酶抑制维生素 D_3 生成。

41.4.2.4 胎儿维生素 D 功能

血清 25- 羟维生素 D 浓度取决于维生素 D 摄入量和产生量。维生素 D 的产生受到地理位置，季节和纬度以及皮肤色素沉着的影响。在妊娠期缺乏维生素 D 是很常见的，不仅在漫长的冬季的地区。在比利时，缺乏维生素 D 小于 50nmol/L 和 80nmol/L，分别反映了 80% 和 90% 的孕妇的维生素 D 缺乏水平（Pieltain et al. 2009）。

脐带血中的维生素 D 主要代谢产物的浓度始终低于母亲血清的检测值。胎盘血管 25- 羟维生素 D 浓度与母体循环中的 25- 羟维生素 D 含量相关显著，说明骨化二醇较易透过胎盘屏障，胎儿维生素 D 储存量完全取决于母亲。1,25- 羟维生素 D 浓度的母婴关系更加复杂，一项关于肾发育不全的胎儿血浆研究证实胎儿的 1,25- 羟维生素 D 水平取决于胎儿肾脏的活性。实际上，胎盘中 1,25- 羟维生素 D 在胎儿体内矿物质平衡中的精确作用还有待评估。

新生儿骨量可能与母亲的维生素 D 状态有关（Pawley and Bishop 2004）。比较不同国家双能 X 射线吸光测定结果显示，在奶制品中不添加维生素 D 的国家中，婴儿全身骨矿物质含量值低于那些牛奶产品中添加维生素 D 的国家。相比之下，从孩子的出生体重和随后的线性增长来看，妊娠期间营养不良的母亲补充维生素 D 可以促进孩子的生长。

因此，应该规定妊娠期间每天至少补充 400U（10μg/kg）的维生素 D，而对于高危人群孕期最后 3 个月，每天应至少补充 1 000U（25μg/kg）的维生素 D。

41.4.2.5 新生儿维生素 D：功能和建议

血浆 25- 羟维生素 D 浓度是维生素 D 生物标志物，反映维生素 D 在一段时间内的供应和利用。可惜的是，各个学者对于血清 25- 羟维生素 D 浓度的界定各有不同，导致维生素 D 缺乏和 / 或不足的

发病率出现差异。然而有调查显示，世界各地孕母的维生素 D 缺乏发生概率很高，特别是在没有维生素 D 的补充、日照很少、衣服很厚实、或肤色深的国家。因此，欧洲人口中脐带血维生素 D 严重缺乏（指维生素 D<20nmol/L；<8.3ng/ml）的比例可能高达 70%（Pieltain et al. 2009；Pawley and Bishop 2004）。

母乳中维生素 D 的含量很低（20~60IU/L）并且低于普通配方奶中的剂量（400~600IU/L）。母乳喂养的婴儿若不补充维生素 D，则维生素 D 的体内储备可能在生后 8 周内耗尽，因此生后补充维生素 D 很有必要性（Greer 2003）。美国儿科学会（AAP）建议所有婴儿从出生开始每天至少补充 400 单位（10μg/kg），包括母乳喂养的婴儿（Wagner et al. 2008），同时若哺乳期妇女存在维生素 D 缺乏，则也应该补充维生素 D 以提高母乳中维生素 D 的含量，从而帮助提高婴儿体内的维生素 D 水平。另外，由于维生素 D 在肝脏代谢，因此抗癫痫药，如苯巴比妥和苯妥英钠，会增加肝脏的代谢从而增加维生素 D 的需要量。

对于早产儿，由于出生后几天血清钙下降，生后 PTH 的高峰会导致 1,25- 二羟维生素 D 的合成下降，因此需为早产儿提供每日 1 000 单位的维生素 D_3 以增加体内 25- 羟维生素 D 的储存，以保证肾在出生后早期快速合成 1,25- 二羟维生素 D。对于 VLBW（<1 500g），维生素 D 激活途径发育不完善的现象可以单独存在、也可以与其他疾病同时存在，例如短暂性的甲状旁腺功能减退、高降钙素血症、靶器官对激素不敏感等疾病，从而导致迟发型新生儿低钙血症的发生。然而，妊娠 28 周后，维生素 D 的激活可以在生后 24 小时内完成，因此在生后就补充维生素 D 可以改善营养状况，提高血浆中 1,25- 羟维生素 D 和 25- 羟维生素 D 的含量。

在维生素 D 水平高的国家，给婴儿补充 400U/d 的维生素 D，则可维持生后 6 个月内血浆 25- 羟维生素 D 水平处于正常范围。相反，在日常食品维生素 D 含量不丰富、日照受限（Salle et al. 2000）、平均脐带血维生素 D 低的国家，每日补充维生素 D（1 000U/d 或 25μg/kg）可在生后 5 天内快速增加血清 1,25- 二羟维生素 D 浓度，促进新生儿期钙的吸收和矿物质沉积率。因此，维生素 D 的推荐量在北美（400U/d，10μg/d）和欧洲国家（800~1 000U/d，10~25μg/d）有显著不同。

41.4.2.6　参考值

鉴于维生素 D 具有额外地维持体内葡萄糖平衡、免疫系统、心血管疾病以及抗癌等作用，成人维生素 D 缺乏症定义为血清 25- 羟维生素 D 浓度 <50nmol/L，成人维生素 D 不足则定义为血清 25- 羟维生素 D 浓度为 50~80nmol/L。然而，对于用怎样的 25- 羟维生素 D 浓度来定义婴幼儿维生素 D 缺乏，目前尚未达成共识（Holick 2007）。25- 羟维生素 D 与 1,25- 二羟维生素 D 的通用单位是 nmol/L，转化成 ng/ml 是除以 2.496，即 80nmol/L 为 32ng/ml。

41.4.3　降钙素

降钙素是由甲状旁腺 C 细胞产生的含有 32 个氨基酸的多肽，同时有一组多肽性激素，包括"基因相关蛋白"，与降钙素的结构相似，也是在几种组织中产生出来的。尽管降钙素通常被认为是一种多余的激素，对于钙和骨的平衡没有特定作用，但近年的研究表明降钙素对于骨和钙平衡有以前尚未被发现的作用。目前认为降钙素的主要作用是抑制骨的再吸收和破骨作用（Karsdal et al. 2008）。降钙素的作用与 PTH 相反。在钙结合受体的介导下，离子钙浓度的升高可刺激降钙素的分泌，而离子钙的降低则导致降钙素的分泌减少。因此，钙结合受体具有调节 PTH 和降钙素的双面作用，可以长程调节体内骨矿物含量的平衡（Fudge and Kovacs 2004）。

出生时，脐带血的血清降钙素浓度比母体高，并且在出生 24 小时内会持续升高。生后降钙素升高的生理意义目前尚不明确，也不清楚它是否对胎儿和新生儿钙平衡以及骨代谢有特定作用（Fudge and Kovacs 2004）。相比之下，降钙素在哺乳期有重要的生理意义，可以保护母亲的骨骼避免过度再吸收和骨折。

41.4.4　成纤维细胞生长因子和磷调多肽

"磷调素"是指一系列多肽，即 FGF23、分泌卷曲相关蛋白 4、成纤维细胞生长因子 7 和细胞外基质磷酸糖蛋白（Quarles 2008；Liu et al. 2007；Shaikh et al. 2008），这些多肽是在研究不同的、与低磷酸盐血症相关的疾病时被发现的。成纤维细胞生长因子主要由骨细胞产生，它的主要作用是抑制钠依赖性磷酸盐重吸收和肾脏远端小管 1α- 羟化酶活性，造成高磷酸盐尿并且抑制 1,25- 二羟维生素 D 水平。FGF23 是重要的高磷酸盐尿成因的证据来源于一系列观测（Shaikh et al. 2008）。

FGF23 在小范围内调节血清磷水平，而不受大范围的食源性吸收波动的影响，这种波动是由经典的负反馈调节造成的，包括 1,25- 二羟维生素 D、PTH、尿磷酸盐分泌和食源性磷酸盐吸收。食源性磷酸盐的摄入增加刺激 FGF23 的分泌，从而产生高磷酸盐尿。同时，FGF23 抑制肾 1,25- 二羟维生素 D 的合成。相反，食源性磷酸盐摄入减少刺激减少 FGF23 的分泌，这可以增加磷活性并且增加 1,25- 二羟维生素 D 的合成。成纤维细胞生长因子的负调节可以在新生儿快速生长期促进高磷酸盐血症并且增加 1,25- 二羟维生素 D，促进骨矿化（Quarles 2008）。FGF23 在肾脏的靶作用是由第二受体介导的，这种受体可以增加 FGF23 与广泛表达的成纤维细胞生长因子受体 1c 的亲和力（Quarles 2008）。

灭活激素样物质在病理生理中被认为与磷酸失平衡例如肿瘤相关性骨软化、伴 X 染色体病理性佝偻病、常染色体病理性佝偻病、肿瘤性钙质沉积和肾衰竭有关（Shaikh et al. 2008）。然而，新发现的灭活激素样多肽，例如 FGF23 在调节日常磷酸盐分泌的作用仍有待确定。

41.5　钙离子紊乱与临床

41.5.1　新生儿低血钙

血清游离钙和总钙浓度在出生时相对高而生后几小时急剧下降，从而在出生 24 小时达到最低点，然后一个星期内逐渐升高（表 41.2）。游离钙和结合钙分布的突然变化可能造成低钙血症的症状，即使在有功能性调节离子钙浓度的激素机制的儿童。细胞外液阴离子例如磷酸盐、柠檬酸盐、碳酸盐浓度升高会增加结合钙的比例而降低游离钙的比例。碱中毒增加白蛋白与钙的亲和力从而降低血清游离钙浓度。相反，酸中毒通过降低白蛋白与钙的亲和力从而升高血清游离钙浓度。尽管检测血清总钙浓度有争议，更多的生理相关的信息来源于直接检测血清游离钙浓度。这种检测对于存在异常蛋白质循环和输血后的病人纠正代谢性酸中毒和过度通气极为重要。例如，每 1g/dl 白蛋白的减少，血清总钙下降大约 1mg/dl 或者 0.25μmol/L，而血清游离钙不会有任何变化。

表 41.2　足月儿和早产儿出生后 10 天内
血清钙浓度（mmol/L[a]）

年龄	足月儿		早产儿	
	均值	95% CI	均值	95% CI
出生时（脐带血）	2.25	2.25~2.85	2.24	1.58~2.90
24h	2.25	1.95~2.55	1.94	1.64~2.24
48h	2.39	2.14~2.64	1.85	1.47~2.23
120h	2.46	2.25~2.68	2.22	1.84~2.60
240h	2.48	2.26~2.69	2.45	2.45~2.89

[a] 转变为 mg/dl：mmol/L × 0.249 5。

新生儿患有症状或无症状的低钙血症的风险最高，例如母亲患有糖尿病、或者早产或者出生时有窒息的宝宝，通常会因为各种原因生病，而低钙血症与基础疾病的关系很容易被忽略。从临床上看，由于钙离子浓度在正常情况下在小范围内是平衡的，钙浓度升高时，这种生理功能紊乱的风险升高。新生儿低钙血症分类的一种有用的方法是以开始的时间分类的。早发型和晚发型低钙血症的原因和临床机制都不同。

41.5.1.1　早发低钙血症 - 足月儿

新生儿低钙血症发生在生后头四天，代表了出生后 24~48 小时期间发生的正常血钙浓度下降程度的加重。出生时，母体钙供应突然中断，维持新生儿血清钙浓度的稳定是依靠骨钙流出增加或者充足的外源性钙的吸收。由于小肠的钙吸收与摄入有关，并且在出生第 1 天摄入钙通常较少，因此出生第 1 天的血清钙浓度会降低（Hsu and Levine 2004）。

足月儿的正常血清钙浓度在大约出生 24 小时是会达到最低点（1.10~1.36nmol/L，或者 4.4~5.4mg/dl），随后缓慢上升。新生儿低钙血症定义为血清总钙低于 2mmol/L，或者血清游离钙低于 0.9~1mmol/L。

早期新生儿低钙血症是由于胎盘供应突然中断、口服摄入量低以及未成熟的甲状旁腺分泌 PTH 少、或肾小管细胞对 PTH 的低反应性。

相反，在早产儿降钙素分泌的增加并没有起到重要的作用。在 VLBW，大量的肾钠分泌加剧了尿钙流失，而且相关的终末器官对 1,25- 二羟维生素 D 的抵抗可能造成 25- 羟维生素 D 的缺乏。低钙血

症是暂时的，血清钙浓度在 1~3 天后逐渐恢复正常。血钙浓度恢复正常的因素包括食物中摄入的钙增加、肾脏磷酸盐分泌增加、甲状旁腺功能增加，额外补充钙则可以加速该恢复过程。

41.5.1.2　早发低钙血症 - 早产儿

低钙血症发生的频率与婴儿出生体重及胎龄成反比。在早产儿中，出生后血清钙的下降速度较足月儿更快，下降的严重程度与孕周成反比关系。在常规补钙和出生后 1 天就使用肠外营养之前，许多低体重儿及几乎所有的 VLBW 生后第 2 天的血清总钙浓度均低于 7mg/dl。然而，钙离子下降与总钙浓度下降并不成比例，而且在这些婴儿血清游离钙占总钙的比例更高。钙离子维持稳定的原因尚不清楚，但是可能与早产时血清蛋白及 pH 均低有关。这种保钙作用部分解释了低钙血症的早产儿持续的信号缺乏。早产儿低钙血症的参考值只针对那些个体大的、各方面都近似足月儿的早产儿。这种划分的参考值并不适用于更小的早产儿，这些早产儿缺乏足够的生理学数据。目前，传统的划分点，即总钙浓度小于 0.9~1.1mmol/L，仍然认为在 VLBW 是合理的。

41.5.1.3　围产期窒息

对于窒息的婴儿，以下因素可能造成早期低钙血症：由于延迟哺乳造成的钙摄入减少，由于 GFR 降低引起的内源性磷负载降低。高磷血症可能引起相关 PTH 抵抗，可能刺激 FGF23 分泌。理论上，用碱纠正代谢性酸中毒可能通过诱导减少钙从骨流出进入细胞外液，及降低离子钙浓度进一步加重低钙血症。

41.5.1.4　母亲状况及处理

母亲糖尿病

与同胎龄婴儿相比，糖尿病母亲的婴儿出生后循环钙水平有更大的下降。早产和窒息导致低钙血症方面通常是相关的。糖尿病母亲的婴儿的低钙血症通常与低镁血症有关，这种低镁血症是用怀特的标准分类的。自然过程与早产儿早期低钙血症很相似，但低钙血症通常会多持续几日。积极控制糖尿病孕妇的代谢显著减少了糖尿病母亲的婴儿低钙血症的发生率，同时降低了其严重程度。妊娠糖尿病母亲的婴儿低钙血症的发生率也升高，近来低镁血

症的作用也被证实（Banerjee et al. 2003）。

孕妇甲状旁腺功能亢进性高钙血症、孕妇慢性肾功能衰竭并继发性甲状旁腺功能亢进、孕妇维生素 D 异常、孕妇使用抗惊厥药都是增加新生儿低钙血症风险的额外因素（表 41.3）。

表 41.3　新生儿钙紊乱的原因

低钙血症	高钙血症
早期低钙血症（出生后 1~4 天）	医源性
早产	钙盐、维生素 A
母亲糖尿病	低磷血症（早产儿）
围产期窒息	维生素 D 过多
胎儿宫内生长迟缓	噻嗪类利尿剂
产妇使用抗惊厥药物	甲状旁腺功能障碍
晚期低钙血症（出生后 5~10 天）	孕妇低钙血症、甲状旁腺功能减退
高磷血症（高磷酸盐负荷，先天性肾功能不全）	甲状旁腺激素相关蛋白受体突变
低镁血症	Jansen 型干骺端软骨发育不良
维生素 D 缺乏	钙敏感受体缺陷
PTH 抵抗（新生儿暂时性甲状腺功能减退）	家族性低尿钙性高钙血症
甲状腺功能减退	新生儿重症甲状旁腺功能亢进
原发性:甲状旁腺发育不全,22q11 缺失,甲状腺激素基因突变	特发性婴儿高钙血症
继发性:孕妇甲状腺功能减退	高前列腺素 E 综合征
钙敏感受体缺陷;常染色体显性遗传高尿钙性低钙血症	重症婴儿型低磷酸酯酶症
先天性或后天性维生素 D 代谢异常	其他原因
骨骼发育不良相关性新生儿低钙血症	先天性碳水化合物吸收不良
其他原因（碱中毒,枸橼酸血,光疗,病毒性胃肠炎,脂肪输注）	远端肾小管酸中毒
	肿瘤相关性高钙血症
	先天性甲状腺功能减退
	Williams 综合征
	皮下脂肪坏死
	蓝尿布综合征

41.5.1.5　晚期低钙血症

晚期低钙血症通常指出生 4 天后发生的低钙血症。晚期新生儿低钙血症一般发生在出生后 1 周左右（表 41.3），且足月儿比早产儿发病率更高，也与母亲糖尿病、产伤或窒息等无关。在某些情况下，早期和晚期低血钙的临床区别可能并不清楚。

磷酸盐负荷

磷供应增加所致的低钙血症通常发生在出生后第 1 周末。迟发型低钙血症是未成熟肾脏对 PTH 相对抵抗的表现。这些婴儿的肾小管细胞对 PTH 不敏感，导致肾性高磷和低钙血症。这些生化特性与假性甲状旁腺功能减退极其相似（Hsu and Levine 2004）。新生儿正常低 GFR 也可能在限制肾磷排泄方面发挥作用。

晚期低钙血症经常发生在那些牛奶或配方奶喂养的婴儿，因为牛奶或配方奶中磷含量高。随着适合婴儿配方奶的引入，晚期低钙血症虽然没有完全消除，但也不常见了。然而，即使是当前配方奶喂养的新生儿与那些母乳喂养的新生儿相比，在出生后第 1 周，血清游离钙更低而血清磷更高。

这些差异与配方奶中绝对磷含量有关，而与钙磷比例不同无关。磷酸盐负荷促进骨钙沉积，导致低钙血症。低钙血症的正常生理反应是增加 PTH 分泌，从而促进尿磷排泄及肾小管对钙的重吸收。在晚期新生儿低钙血症中，这种"暂时性甲状旁腺功能减退"的发病机制知之甚少。PTH 分泌不足、PTH 受体不成熟或 CaSR 阈值突然改变都可能发挥重要作用（Stewart 2004）。当这些婴儿被给予母乳、低磷配方奶或钙补充剂时，他们血清钙浓度通常会升高。数天至数周后，这些婴儿的血清 PTH 常常会升高，同时他们也能够耐受饮食中更高的磷酸盐负荷。这些婴儿中的某些孩子持续或反复出现 PTH 对低钙血症反应低下，这可能是先天性甲状旁腺功能减退的一种形式。

维生素 D 紊乱导致的低钙血症

孕妇维生素 D 缺乏是新生儿维生素 D 缺乏并表现为低钙血症的主要原因。在那些日常饮食中补充含维生素 D 乳制品或其他食品的国家，维生素 D 缺乏并不常见。然而，在那些阳光照射和饮食中维生素 D 摄入均不足的大多数欧洲国家，已有报道其妇女维生素 D 缺乏的发病率很高（Pieltain et al. 2009）。因此，在整个妊娠期间，孕妇每日应补充维生素 D，且其至少剂量为 400IU/d（10μg/d）。而在那些阳光照射不足又未补充含维生素 D 乳制品的国家，在妊娠最后 3 个月，孕妇每天应补充维生素 D 1 000IU/d（25μg/d）（Salle et al. 2000）。

纯素食主义母亲母乳喂养的婴儿也容易发生维生素 D 缺乏症和早发型低血钙性佝偻病。

低镁血症

新生儿低钙血症通常伴随低镁血症,因为低镁可以抑制 PTH 分泌,并降低 PTH 反应能力。新生儿血清镁浓度的降低主要是由于短暂性低镁血症或原发性低镁血症并继发性低钙血症(Hsu and Levine 2004)。

41.5.1.6 新生儿低钙血症的其他原因

碳酸氢盐治疗和任何类型的代谢性或呼吸性碱中毒均可以降低游离钙浓度和抑制骨钙重吸收。输血和枸橼酸盐血浆透析可以形成非离子钙复合物,从而降低 Ca^{2+} 浓度。呋塞米和黄嘌呤治疗能促进尿钙排泄,导致肾结石。光疗可能也是新生儿低钙血症的一个原因,但其发病机制仍未明确。脂肪输入可以增加血清游离脂肪酸的水平,与钙形成不溶性复合物。这些影响大多数是暂时的,停止相关治疗后血清钙将恢复到正常水平。

41.5.1.7 低钙血症的临床表现

新生儿低钙血症的临床表现容易与其他新生儿疾病混淆(例如:低血糖、败血症、脑膜炎、窒息、颅内出血、麻醉药物戒断综合征等)。新生儿低钙血症可无临床症状;越不成熟的新生儿,低钙血症的临床症状越微妙多样。新生儿期低钙血症的主要临床症状包括神经过敏(增加神经肌肉兴奋性和活动性)和全身性抽搐,局灶性痉挛也有报道。婴儿也可能出现昏昏欲睡、拒食、呕吐、腹胀。症状的轻重似乎与血清钙浓度无关。而且,低钙血症可无临床症状。因此,低钙血症应该通过测定血清总钙和游离钙浓度来诊断。

低钙血症的诊断包括病史、体格检查和相关实验检查。在临床实践中,低钙血症的诊断依赖于血清中游离钙或总钙浓度的测定。同时血清镁也应被测定,因为低镁血症可以与低钙血症共存并引起相同的临床症状。除非是持久性、难治性或复发性的低钙血症,一般不常规推荐对钙调节激素进行测定。钙调节激素和 25(OH)D 的化验对新生儿低钙血症的罕见病因的诊断有意义,如原发性甲状旁腺功能减退、吸收不良以及维生素 D 代谢紊乱等。如果胸部 X 线检查提示胸腺影,并怀疑是 DiGeorge 综合征,那么可能就需要通过分子遗传学研究来证实染色体 22q11.2 缺失。

41.5.1.8 治疗

早期新生儿低钙血症

对于无症状的低钙血症,一般是当血清总钙浓度早产儿 <1.5mol/L(6mg/dl),足月儿 <1.75mol/L(7mg/dl)才予以治疗。可以通过静脉或口服途径补钙。根据新生儿的临床状态,治疗那些急性或有症状的低钙血症的新生儿,最好通过静滴钙盐的方式补钙;最常用的是 10% 葡萄糖酸钙(9.3mg/ml 元素钙,最大剂量 2ml/kg,静滴 >15 分钟,然后每天增加 75mg/kg 直至钙恢复正常)。有效的口服补钙方法包括在母乳或低磷配方奶(钙:磷 =2:1)中添加葡萄糖酸钙或碳酸钙。

其他治疗方法取决于低钙血症的原因。那些甲状旁腺功能减退的婴儿补钙同时需补充 1,25(OH)$_2$D$_3$ 来恢复和维持血钙正常。维生素 D 缺乏的婴儿需补充维生素 D。如果存在低镁血症,首选每次静脉或肌内注射 50% 硫酸镁溶液 0.1~0.2ml/kg。

静脉补钙治疗的并发症包括钙外渗进入软组织(钙沉积,有时甚至皮肤坏死)和心动过缓。因为有许多潜在的风险,应尽量避免动脉输注高浓度钙剂。然而,含标准矿物质(包括钙)的肠外营养可以从脐静脉或动脉导管内安全输注。钙与碳酸氢盐或磷酸盐溶液一起使用会产生沉淀,因此必须避免同时使用。补钙治疗持续时间随低钙血症的进程而变化。通常至少需要 2~3 天。

晚期新生儿低钙血症

关于晚期低钙血症的治疗仍有争议。由于在出生的前几天不常规测定血钙浓度,当吸收不良或甲状旁腺功能减退所致的低钙血症的诊断和治疗延迟时,晚期低钙血症常常是有临床症状的。对于磷诱导的低钙血症,低磷配方(或母乳)和口服补钙可以减少磷的吸收,增加钙的吸收。存在低镁血症时,在成功治疗低钙血症之前,必须先纠正低镁血症。

治疗甲状旁腺功能减退症时需补充维生素 D 或其代谢产物中的一种;1,25(OH)$_2$D$_3$(或 1α(OH)D$_3$ 的合成类似成 25(OH)D$_3$)具有半衰期短的优点,更适合于个体患儿的治疗。也需要注意一些辅助治疗。噻嗪类利尿剂可以增加肾钙的重吸收,随意使用或停用这些药物相应地会增加或降低血浆钙浓度。相反,呋塞米等袢利尿剂可以促进肾钙排泄,从而降低血清钙浓度。使用糖皮质激素(以及其类似物)会抑制维生素 D 的活性,也可能加重低钙血症。低镁血症进一步发展可能也会干扰钙和维生素 D 的治疗效果（Rigo et al. 2010）。

41.5.1.9 新生儿低钙血症的预防

预防新生儿低钙血症最有效的方法包括:防止早产和出生时窒息、合理使用碳酸氢盐治疗以及机械通气避免继发性代谢性碱中毒。然而,药物预防新生儿低钙血症,特别是 VLBW,是从生后第 1 天开始就预防性使用钙盐、磷酸盐和维生素 D,并定期检测血清钙浓度和尿钙排泄。

41.5.2　新生儿高钙血症

高钙血症是指血浆 Ca^{2+} 浓度异常升高 >1.35mmol/L（5.4mg/dl）,同时伴或不伴总钙浓度升高 >2.75mmol/L（11.0mg/dl）,因为总钙浓度与血清白蛋白浓度关系更密切（Rigo et al. 2010;Rodriguez 2003）。新生儿高钙血症（表 41.3）相对少见,但值得注意,因为高钙血症可以导致严重的发病率或死亡率。持续性高钙血症缺乏典型的临床症状。婴儿血清钙轻度升高（2.75~3.25mmol/L 或 11~13mg/dl）往往不能表现出高钙血症的特异性临床症状。非特异性的症状和体征,如厌食、呕吐和便秘(但很少腹泻),可以发生在中至重度的高钙血症中。癫痫、心动过缓或动脉高血压罕见。婴儿体格检查时可能出现脱水、嗜睡、肌无力。那些慢性高钙血症的婴儿可以表现为体重不增,慢性高钙血症成为这类孩子体重增长苦难的主要病因。肾功能通常会受到损害,常表现为多尿症和高钙尿症。然而,肾脏的并发症如肾钙质、肾结石和血尿可能是高钙血症的早期临床表现。

41.5.2.1 医源性高钙血症

增加肠道或肾脏对钙的吸收、促进骨钙转换或医源性原因均可以导致高钙血症。医源性高钙血症是最常见的。在开始广泛研究罕见综合征前,应首先考虑高钙血症的常见类型。高钙血症可以是由于全肠外营养或换血过程中过度静脉补钙以及肠内或肠外营养中钙磷比例不当。中度高钙血症也可能是早产儿接受了钙磷比例不当的肠内和胃肠外营养导致磷缺乏所致。这种情况下,高钙血症常常伴随着低磷血症。未补充矿物质纯母乳喂养的 VLBW 也可能会发生低磷性高钙血症。母乳中磷含量少引起磷缺乏,导致钙浓度升高和高钙尿症。低磷血症刺激肾脏合成 $1,25(OH)_2D_3$,促进肠道对钙磷的吸收

以及骨对钙磷的重吸收,所吸收的磷优先用于软组织形成,而剩余的磷不足以使钙沉积。补磷和使用母乳强化剂可以预防低磷血症和高钙血症。有报道显示婴儿使用钙磷比例不当的肠外营养导致了高钙血症的类似情况。此外,噻嗪类利尿剂能减少肾钙排泄,可能也是高钙血症的一个促进因素。其他医源性高钙血症的原因包括:体外膜肺的使用(可以使高达 30% 的婴儿产生暂时性高钙血症),以及过量补充维生素 D 导致维生素 D 中毒。维生素 A 中毒增加骨重吸收是罕见的原因,且可能导致严重的高钙血症。

41.5.3　新生儿甲状旁腺功能亢进

新生儿甲状旁腺功能亢进经常会导致严重的高钙血症。它可能是遗传原发性甲状旁腺功能亢进或继发于母体低血钙症,表 41.3 总结了高钙血症的其他更常见原因。

41.5.3.1 原发性甲状旁腺亢进

新生儿的遗传原发性甲状旁腺亢进与 CaR 的基因失活突变相关,高钙血症的严重程度与家族性低钙血症高钙血症患者的 CaR 突变程度有关,中度为杂合突变。这个基因时常染色体显性表达且具有很高外显率的基因。在新生儿甲状旁腺功能亢进中,伴有 CaR 基因的纯合子失活突变会发生更严重的高钙血症。

41.5.3.2 继发性甲状旁腺亢进

在许多继发性甲状旁腺功能亢进的病例中,对患儿母亲进行深入调查将发现先前已知但治疗效果不佳的甲状旁腺功能低下,假性甲状旁腺功能低下或临床上没有可疑性的低钙血症,如肾小管性酸中毒的母亲妊娠期间在胎儿发育过程中会引起严重的继发性甲状旁腺功能亢进。临床表现是多变的,并且可能取决于母亲低钙血症的严重程度。继发性甲状旁腺功能亢进和新生儿高钙血症只要采取相应的支持措施,病程一般较短暂,预后良好。

41.5.3.3 临床表现

大多数被诊断的患儿是没有临床症状的。血清钙离子轻度升高的患儿通常不会有高钙血症特征性的临床表现。慢性高钙血症的患儿通常以生长受限

为首要临床表现。

患儿可能会有一些非特异性的体征和症状,例如厌食,呕吐和便秘(但很少腹泻);中度至重度高钙血症可发生多尿。在严重的高钙血症中,婴儿通常会脱水、嗜睡和肌张力减低。或者,患儿可能会出现癫痫发作。在临床,这些患儿可能会有心动过缓,QT 间期短和高血压。然而,肾性并发症如肾钙质沉积症、肾结石和血尿可能是高钙血症最早的临床表现。否则,除了患有皮下脂肪坏死、Williams 综合征、Jansen 干骺端软骨发育不良、低磷血症的患儿,其余患儿查体均是正常的。

在临床实践中,实用的方法首先是排除医源性高钙血症的可能性。其次,应调查孕产妇有无钙磷相关病史,或妊娠期间有无维生素 D 摄入过多。再次,应寻找与高钙血症相关临床综合征的体征,例如蓝色尿布,脂肪坏死和小妖精脸。最后,最开始的实验室评估应包括血清钙、磷、碱性磷酸酶、PTH、尿钙 /肌酐比值和肾小管对磷的重吸收。在大多数情况下,这些检查可以区分由甲状旁腺疾病引起的高钙血症和非甲状旁腺疾病引起的高钙血症。在甲状旁腺功能亢进中,血清磷浓度低;肾小管对磷的重吸收减少,通常降至小于 85%;血清 PTH 浓度升高。最后,还可以完善其他检查:怀疑维生素 D 过量时,血清 25(OH)D$_3$ 的浓度测定可能有用,长骨 X 射线检查可识别脱矿质,溶骨性病变或两者均有(甲状腺功能亢进)或硬化性病变(有时伴维生素 D 过量)。测定患儿父母的血清钙浓度和尿钙可以诊断家族性低钙血症性高钙血症;肾脏超声检查可发现肾钙化。

41.5.3.4 治疗

新生儿高钙血症的治疗取决于临床表现的严重程度。保守治疗对于因矿物质供应不当、低白蛋白血症或慢性酸中毒引起的早产儿轻度高钙血症是恰当的,当高钙血症与低磷血症相关时,磷的补充尤为重要。暴露于母体低钙血症的新生儿中的高钙血症通常是轻度和短暂的,治疗仅包括在牛奶中添加适量的钙和磷。

中度至重度高钙血症的婴儿需要更积极的治疗。最初的步骤并不特异:①停止口服和静脉补充钙和维生素 D 以及饮食限制;②通过静脉输液来增加肾小球的滤过,从而增加钙的尿排泄量,静脉输液由生理盐水组成,约为维持需求量的两倍;③补液后鼓励使用呋塞米,但要特别注意保持电解质的动态

平衡。更加具体的疗法包括使用糖皮质激素、降钙素、双膦酸盐、透析和甲状旁腺全切除术。糖皮质激素(泼尼松 2mg/kg)可降低肠道钙的吸收,降低骨吸收并增加肾脏排泄。这些措施主要是在维生素 D 过量的情况下,可能在短期内有效,但在甲状旁腺功能亢进的情况下相对无效。降钙素(每 6 小时皮下注射 4~6IU/kg)可降低血清钙浓度,但几天后其有效性下降。双膦酸盐治疗仅限于新生儿。然而,如最近所建议的,帕米磷酸二钠(0.5~2.0mg/kg)已用于皮下脂肪坏死的治疗,可能是稳定新生儿严重甲状旁腺功能亢进的理想药物。美国食品及药物管理局最近批准了一种用于透析患者慢性继发性甲状旁腺功能减退的降低 PTH 水平的拟钙剂,它可能是原发性甲状旁腺功能亢进中的主要研究对象,但在婴儿期需要进行评估(Stewart 2004)。对于严重且持续的高钙血症,可采用低钙透析液(1.25mmol/L)进行透析。在新生儿重度甲状旁腺功能亢进的重型中,全甲状旁腺切除术 + 部分自体移植术可能是一种抢救方法。在慢性期,可使用不添加维生素 D 的特殊饮食方案来限制饮食。如果饮食限制方案效果不佳,则应谨慎使用激素。纤维素磷酸盐黏合剂偶尔用于儿童,但是新在生儿的使用经验有限,而且它们可能含有不需要的游离磷酸盐。

41.5.4 早产儿肾钙盐沉着症

肾钙质沉着症的定义是超声证据:在皮质或髓质发现伴或不伴声影的强回声,沿锥体分布的密集点状强回声,在横向及纵向均可重复。最初,被认为是长期呋塞米疗法所致。现在已知这是多因素所致的,并且与低胎龄以及出生体重有关;严重的呼吸系统疾病,暂时性肾功能衰竭;钙和磷酸盐的摄入不平衡;长期的肠外营养;以及呋塞米药物,如呋塞米、皮质类固醇、氨基糖苷和黄嘌呤。此外,类似于结石的发病机制,肾钙盐沉积症被认为是由以下因素引起的自发性或治疗所致失衡:尿液中结石生成因子(如钙、草酸、尿酸、抗坏血酸)和结石抑制因子(如柠檬酸、镁)。在最近的研究中,各研究中肾钙质沉着症的发生率在 7%~41% 之间(Schell-Feith et al. 2010)。

肾钙质沉着症的短期和长期的进展还没有明确的定义。在出生最初几个月里出现的超声异常在大多数病人身上会在几个月到几年的时间里消失。早

期的研究对受影响患者的肾小管功能提出了担忧。这一点在最近更大规模的研究中尚未得到明确证实,在这些研究中,只有少数儿童的肾功能受到不利影响(Schell-Feith et al. 2010)。然而,与非早产儿相比,患有或不患有肾钙质沉着症的早产儿肾脏体积更小,血压也更低。此外,宫内或宫外发育迟缓的儿童与出生前后生长均正常的儿童相比,GFR 会有受损(Bachetta et al. 2009)。

综上所述,肾钙质沉着症是 VLBW 和超低出生体重儿的高发疾病,但通常有良好的肾脏预后以及高辨识率。然而,肾小管功能障碍和高血压可能存在长期的后遗症,这要求我们对早产婴儿进行密切监测。

41.6 磷酸盐稳态障碍

41.6.1 新生儿低磷酸盐血症

在成人中,中度低磷血症定义为血清磷浓度在 1.0~3.0mg/dl 之间,通常无症状。严重的低磷血症定义为血清磷浓度低于 1.0mg/dl。在儿童中,血清磷浓度低于 5mg/dl 通常被认为是异常的。该水平对应于肾小管吸收能力的阈值水平和潜在增加的尿钙排泄(图 41.5)。低磷血症可能是由于磷酸盐在肠道中的吸收减少,尿液中磷酸盐流失增加以及无机磷从细胞外液向细胞内的内源性转移所致。在各种罕见的与新生儿甲状旁腺功能亢进相关或不相关的遗传性疾病中也有报道(表 41.4)。在外因性宫内生长迟缓(intrauterine growth restriction,IUGR)患儿中有观察到早期的低磷血症。在出生第 1 周内,子痫前期与 VLBW 婴儿的第 1 周内出现的无机磷酸盐缺乏之间存在明显的相关性,而在小于胎龄儿中也观察到尿钙升高和尿磷减低的现象发生。这些研究表明,IUGR 的婴儿可能在子宫内就没有足够的磷供应,因此,生后可能会面临从产前就开始低无机磷酸盐消耗。在慢性胎儿缺氧和营养不良导致不匀称型或Ⅱ型 IUGR 的新生儿中已经描述了这种矿物质失衡。在这些婴儿中,低磷血症、血小板计数和高核红细胞计数与Ⅱ型小于胎龄儿中 IUGR 的严重程度密切相关。

成人重症监护患者中低磷血症的发生率很高(即 28%),有心肌功能障碍时死亡率会翻倍。在无机磷酸盐缺乏的成年人中,短期的磷化疗法可以迅

速改善左心室功能(Zazzo et al. 1995)。因此,很容易推测,早期无机磷酸盐缺乏可能是心肌功能障碍的病因,会导致出生后的左心衰竭,并在生长受限最严重的 VLBW 婴儿中导致肺出血。

生后几周内,与低磷摄入量相关的低磷血症发生在低出生体重的婴儿中,这些婴儿以大豆配方奶粉喂养,更常见的是以未用母乳强化剂的母乳喂养的情况下(Putet et al. 1987)。

表 41.4 新生儿磷紊乱的原因

低磷血症	高磷血症
内分泌	内分泌
甲状腺功能亢进	甲状腺功能降低
维生素 D 缺乏或抵抗	甲亢
肾脏丢失	生长激素分泌过多
先天性肾小管疾病	维生素 D 中毒
后天性肾小管疾病	肾源性
利尿剂	肾衰
扩容	血容量减少
高钙血症	负荷增加
糖尿	肠内牛奶喂养
低镁血症	灌肠
胃肠吸收	肠外
摄入减少	输血
吸收减少	
钙盐	
抗酸剂	
基因突变	
其他	
代谢性酸中毒	
呼吸性碱中毒	
革兰氏阴性败血症	
再喂养综合征	
高钙血症	
碳酸酐酶抑制剂	
多巴胺	

在人乳中添加 5~10mg/100ml 的无机磷酸盐可纠正血磷低,减少钙排泄并有利于钙沉积。在配方奶粉喂养的婴儿中,由于相对的磷吸收不良或相对较高的钙吸收速率所导致的钙磷比例不足,也能观察到类似的低磷血症。在这种情况下,根据氮沉积和钙沉积,吸收的磷低于沉积在软组织和骨骼中所需的磷。

在持续性代谢性酸中毒或长期呼吸窘迫综合征的早产儿中,钙磷比值较低。在那种情况下,酸碱紊乱,碳酸氢根增加或高碳酸血症减少了磷的肾小管重吸收,从而引起相对的低磷血症和高钙血症,并伴

有尿磷和钙的排泄,增加了肾钙化的风险。

鉴于磷的广泛分布及在重要细胞过程中的关键作用,磷缺乏会导致各种临床症状,包括:低血压和心搏量减少,隔膜收缩力受损,呼吸困难和呼吸衰竭,感觉异常,虚弱,精神错乱,意识不清,嗜睡,反射性瘫痪,癫痫发作和昏迷,白细胞功能障碍,溶血和血小板减少症,以及再喂养综合征中报告的佝偻病或骨软化症(Fuentebella and Korner 2009)。

41.6.2 新生儿高磷血症

高磷血症通常是由于肾功能下降或 PTH 缺乏(原发或继发性甲状旁腺功能低下)或磷调素 / 降磷素缺乏引起的。高磷酸盐血症通常是急性或慢性肾衰竭磷酸根阴离子排泄减少的结果,尤其是当 GFR 降低至正常水平的 25% 以下时。高磷血症也可能是输血和营养过剩增加体内磷酸盐负荷的造成。肾小管对磷酸盐的重吸收增加是新生儿甲状旁腺功能低下及相关疾病,例如糖尿病母亲的婴儿、短暂性新生儿甲状旁腺功能减退、新生儿假性甲状旁腺功能低下或甲状旁腺功能亢进症母亲的婴儿出现高磷酸盐血症的原因(见表 41.4)。高磷血症和继发性甲状旁腺功能亢进已被认为是心血管钙化的诱发因素广泛研究。最近已证明,无机磷酸连同磷酸钙在骨骼外组织中的被动沉积一起,直接通过中膜介导的真正"骨化"诱导动脉钙化(Caudarella et al. 2007)。

41.7 骨化作用

41.7.1 影响生长及骨化的因素

妊娠期间,胎儿通过胎盘获得充足的营养供应,氮、能量、矿物质和维生素可使人体的生长速度加快,在妊娠的最后 3 个月阶段生长速度约为每周 1.2cm。胎儿在降钙素和雌激素高的环境中保持其高钙血症状态,增加骨形成 / 重建比例,有利于骨形成,从而促进了皮质骨内层的形成。此外,根据骨骼发育的机械负荷理论,在定期的胎儿踢打子宫壁提供的宫内阻力训练期间,胎儿骨骼受到施加于胎儿骨骼的机械力的驱动,因此,足月新生儿骨骼的物理密度高(骨量除以骨体积),皮质厚度增加,骨髓腔相对较小。

各种因素影响生长、矿化及骨骼结构的过程。

生长与蛋白质和能量供应直接相关,但也与包括胰岛素、胰岛素样生长因子 1 和 2 等在内的激素环境有关。骨形成、矿化和结构与矿物质供应和激素因素(如 PTH、PTHrP、维生素 D 和降钙素)以及其他因素(如遗传和身体活动)有关。已发现一些因素对新生儿骨骼矿物质含量和胎儿骨骼发育有重大影响。钙的供给减少、维生素 D 的缺乏、酒精的摄入以及妊娠期间吸烟都是影响胎儿骨骼发育的因素,此外还有与妊娠和糖尿病相关的体重过轻。

41.7.2 早产儿骨质发育不良

早产儿,尤其是妊娠 28 周内出生的早产儿,有显著的降低骨矿物质含量(bone mineral content,BMC)和随之而来的骨病风险,如代谢性骨病(metabolic bone disease,MBD)、骨软化、骨质减少或新生儿佝偻病(Rigo et al. 2007;Land and Schoenau 2008;Rigo 2008)。早产儿的 BMC 降低和 MBD 的发展是非常普遍的。然而,由于缺乏广泛采用的诊断标准,真实发病率尚未确定。早产儿骨折通常发生在生后几周到 6 个月之前(Bishop et al. 2007;Harrison et al. 2008)。肋骨骨折是最常见的类型,通常是悄无声息地发生,只有进行 X 线检查才能确诊。因此,骨折的真实发生率很难确定,在之前的 3 项研究(Bishop et al. 2007)中,在没有使用前瞻性、系统性的骨骼调查的情况下,骨折的真实发生率在 2.1% 到 25% 之间。

通常与骨折相关的危险因素包括出生时体重过轻,晚期(超过 30 天)完全肠内喂养或长期肠胃外营养,仅使用未经强化的母乳,坏死性小肠结肠炎,结合性高胆红素血症,慢性肺疾病,使用各种药物,采用呼吸支持(即机械通气),以及缺乏体育活动,这些可能会因镇静剂而得到改善。目前仍缺乏有关 VLBW 婴儿骨折的最新数据,但是一些临床证据表明,通过使用适合早产儿特殊营养需求的肠胃外和肠内营养,可以大大降低骨折的风险。

早产儿通常会有 MBD 的危险因素。大部分骨矿化以及钙和磷沉积发生在妊娠晚期。因此,在此之前出生的婴儿已经积累了这些矿物质(Harrison et al. 2008)。早产儿和足月婴儿出生时进行的骨密度扫描[双能 X 线骨密度仪(dual-energy X 线 absorptiometry,DEXA)]数据表明,妊娠末 3 个月的骨矿物质吸收量高于所需水平,且骨量增长导致持续的骨骼密度增加。因此,与足月儿相比,早产儿的矿物质缺乏量大。几个因素增加了 VLBW 婴儿中严重 MBD 的风险,最重要的因素似乎是与肠内和经胎盘途径钙和磷供应不足相关。新生早产儿的骨骼矿物质吸收较正常所需减少,部分原因是其可利用性降低以及胃肠道吸收受损。以强化母乳和配方奶粉喂养的早产儿的代谢平衡研究中(Rigo et al. 2000,2010)报道最大钙沉积值可能达到 60~90mg/kg/d,最大无机磷酸盐沉积值可能达到 50~75mg/kg/d。与胎儿期的沉积率相比相对较低。在全肠胃外营养中,使用有机磷酸盐供应和高可溶性钙盐可以获得相似的数据。在我们的中心里,使用甘油磷酸钙,我们每天最多可提供 105mg 钙和 80mg 无机磷酸盐,保留率接近 95%。

　　骨矿化的减少和骨质减少的发展是两个不同因素之间的平衡结果,一方面是与能量平衡和氮沉积直接相关的骨基质生长,另一方面是矿物质增加(Rigo et al. 2010;Rigo and Senterre 2006)。DEXA 扫描的数据显示(Rigoet al. 2010;Rigo and Senterre 2006)早产儿和足月儿在出生后的前几周内,由于骨面积增加而引起的骨骼生长相对高于骨骼矿物质的积聚,从而导致骨骼密度的持续降低(图 41.6)。然而,在数周或数月后,随着生长速度的持续降低,平衡逐渐被逆转,并且质量的缓慢增长补偿了出生后最初几个月骨生长的峰值。运动似乎在骨矿化中起重要作用。在新生儿期,骨骼和关节的机械应力会刺激骨骼的形成和生长,而缺乏活动会导致骨骼

吸收(Rauch and Schoenau 2001,2002)。这对于出生后最初几周在恒温箱中的早产儿同样有效,他们缺乏子宫内机械刺激,而子宫内机械刺激与间断踢打子宫壁有关(Schulzke et al. 2007)。在最初的住院期间,早产儿的运动通常没有太大阻力。在新生儿重症监护室期间,对这些婴儿的触觉刺激很小以减少压力事件。此外,使用药物减轻疼痛加剧了其住院期间机械刺激的减少。为了避免减少机械刺激的影响,已经对护士,治疗师和父母对其进行每周多次的系统性运动进行了评估。最近的许多研究都认为,体育活动通过单光子吸收法测定验证可以改善骨矿化程度,或者可以增加骨形成(如通过测量血清胶原 C- 末端前肽的估计值)(Schulzke et al. 2007)。通过定量测量骨超声传输速度可以评估这些方案是增加骨强度还是减弱其强度。尽管如此,上一次对该主题的 Cochrane 综述得出的结论是,在推广这种运动计划的普遍使用之前,还需要进行其他研究。许多其他因素也可能在骨骼矿化中起重要作用,包括遗传多态性、机械刺激或使用多种干扰矿物质吸收或沉积的药物,如利尿剂、咖啡因和皮质类固醇。

　　早产儿 MBD 筛查仍存在争议。血清钙水平由激素分泌精细调节,不是有效的筛查工具。然而,低于肾脏磷酸盐阈值的低血清磷浓度(<1.8mmol/L)与磷摄入不足和骨质减少的风险增加有关。当同时存在钙排泄 >1.2mmol/L 和磷排泄 >0.4mmol/L 时,尿中钙和磷的排泄被认为是产后足量矿化的标志。但是,与估算矿物质的增加相比,尤其是在缺乏矿物质吸

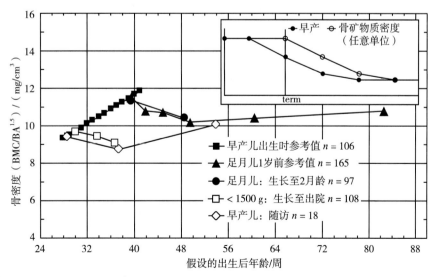

图 41.6　与早产儿(空心标)相比,健康足月婴儿(黑标)在妊娠的最后 3 个月和出生后第 1 年中,DEXA 的表观骨矿物质密度的生理变化。与机械负荷理论的演变比较(框架图)

收率的数据时,这些值更适合估算钙磷比。

婴儿碱性磷酸酶(alkaline phosphatase,ALP)的90%来自骨骼,反映了骨骼的更新。ALP浓度通常在生后的前2~3周内增加,如果矿物质供应不足,则可能会进一步达到峰值。根据放射学证据,ALP水平升高与使用定量超声的低骨声速(speed of sound,SOS)或DEXA扫描显示严重骨矿物质密度(bone mineral density,BMD)缺乏有关。尽管如此,ALP评估骨折风险可能比评估MBD或骨质减少更为敏感。

目前临床上可用各种放射学检查来评估早产儿的骨矿化和骨质减少。平片的敏感性较差,仅能检测到骨矿化程度降低20%至40%以上(Harrison et al. 2008)。相比之下,DEXA技术灵敏、准确且精确,其使用已在早产儿和足月儿中得到验证(Rigo et al. 2000,2010;Avila-Díaz et al. 2001)。建立健康早产儿和足月儿生产时的BMC,预计的骨面积和BMD的标准数据,以获取可替代的宫内参考值。另外,已经提出了各种指标以减少各种参数的人测量依赖性并促进群体或个体比较。因此,从各组获得的数据可以确定早产和足月婴儿在胎儿期间和出生后骨矿化的主要变化。根据机械负荷理论,这些结果与足月新生儿和早产婴儿的预测的BMD的时程一致(Land and Schoenau 2008)。

使用超声来评估新生儿的骨矿化是一种简单、无创、相对便宜的床旁检查手段,通常是测量在胫骨上的宽带超声衰减或称SOS。声波在骨骼中的传导取决于许多因素,包括矿物质密度,皮质厚度,弹性和微结构,这可能比单独测量BMD能提供更完整的骨骼强度图像。在早产和足月婴儿出生时,胫骨SOS与胎龄、出生体重、出生体长和胫骨长度之间存在显著相关性。但是,妊娠期最后3个月的SOS值变化相对较小,仅约130m/s。该值仅比个体差异相差1.5倍(标准差=95m/s)。骨骼SOS的快速下降发生在生后最初几天,无法通过营养不足完全解释。因此,这些数据表明,新生儿期骨矿化各种影响因素的评估中,骨SOS的测定灵敏度低于DEXA(见图41.6)。

与胎儿骨骼代谢不同,在胎儿骨骼代谢中,骨形成是诱导高净骨形成的主要过程,随着小梁厚度的迅速增加,新生儿骨骼代谢是主要的重建活动的结果,被定义为骨骼吸收和形成的周期性顺序(Land and Schoenau 2008;Rigo 2008)。因此,早产儿的相对MBD可能是产后生理代谢适应的结果,而不是瞬时

MBD的表达。的确,早产儿所观察到的相对骨质减少似乎与分娩后最初几周内健康的足月儿所观察到的相似,或与青春期早期在生长突增时所观察到的现象相似。

出院后,VLBW婴儿可很快观察到骨追赶矿化现象(Avila-Díaz et al. 2001)。在校正月龄6个月大时,经人工测量值校正的脊柱和总BMD在正常足月新生儿的范围内。实际上,出院后观察到的追赶矿化与青春期开始加速生长后观察到的追赶矿化非常相似。然而,成年期的峰值骨量可能相对较少(Zamora et al. 2001)。正如Fewtrel及其同事所说,在8~12岁时,出生时是早产儿的孩子比对照组身高更矮,体重更轻,并且BMC更低。但是,BMC达到符合体型的水平,且不受早期饮食或母乳喂养的影响(Fewtrell et al. 2000)。因此,尽管达到峰值骨量的潜在长期后果尚不清楚,骨质减少或早产儿佝偻病似乎是一种自限性疾病。即使大多数婴儿的BMC减低会自发改善,这一发现也并不意味着一定时期的脱矿质是可以接受的。尽管长期后果尚不清楚,预防和治疗的好处包括可以避免骨折以及可能改善线性生长和峰值骨量。

总之,出生后,相对性骨软化症或骨质减少症的发生是一种生理事件,一方面是由于矿物质供应与持续的生长速度不符合,另一方面是由于适应宫外环境刺激了骨转化。这种现象在矿物质储存量低,胃肠道不成熟,体育活动减少的早产儿更加突出,并且与足月儿相比,早产儿的生长速度更快。上面讨论的以及本章提到的几种情况可能会增加MBD的严重性,从而导致严重的骨质减少和高骨折风险。尽早结合新生儿生物学筛查、血清磷和ALP浓度的测量结果以及尿矿物质排泄情况提供最佳的胃肠外和口服营养支持,似乎有助于预防MBD。在VLBW婴儿骨质减少评估中,DEXA相比较超声来说更为敏感(Rigo 2008)。

参考文献

Agostoni C, Buonocore G, Carnielli VP et al (2010) Enteral nutrient supply for preterm infants. J Pediatr Gastroenterol Nutr 50:85–91

American Academy of Pediatric (1985) Committee on nutrition: nutritional needs of low birth weight infants. Pediatrics 75:976

Atkinson SA, Tsang RC (2005) Calcium, magnesium,

phosphorus, and vitamin D. In: Tsang R et al (eds) Nutrition of the preterm infant, 2nd edn. Digital Educational Publishing, Cincinnati, p 245

Avila E, Diaz L, Barrera D et al (2006) Regulation of vitamin D hydroxylaxses gene expression by 1,25-dihydroxyvitamin D3 and cyclic AMP in cultured human syncytiotrophoblasts. J Steroid Biochem Mol Biol 103:90–96

Avila-Díaz M, Flores-Huerta S, Martínez-Muñiz I, Amato D (2001) Increments in whole body bone mineral content associated with weight and length in pre-term and full-term infants during the first 6 months of life. Arch Med Res 32:288–292

Bachetta J, Harambat Jr, Dubourg L et al (2009) Both extrauterine and intrauterine growth restriction impair renal function in children born very preterm. Kidney Int 76:445–452

Banerjee S, Mimouni FB, Mehta R (2003) Lower whole blood ionized magnesium concentrations in hypocalcemic infants of gestational diabetic mothers. Magnes Res 16:127–130

Bassir M, Laborie S, Lapillonne A et al (2001) Vitamin D deficiency in Iranian mothers and their neonates: a pilot study. Acta Paediatr 90:577–579

Bishop N, Sprigg A, Dalton A (2007) Unexplained fractures in infancy: looking for fragile bones. Arch Dis Child 92:251–256

Caudarella R, Vescini F, Buffa A, Francucci CM (2007) Hyperphosphatemia: effects on bone metabolism and cardiovascular risk. J Endocrinol Investig 30(Suppl 6):29–34

Fewtrell MS et al (2000) Neonatal factors predicting childhood height in preterm infants: evidence for a persisting effect of early metabolic bone disease? J Pediatr 137:668–673

Fudge NJ, Kovacs CS (2004) Physiological studies in heterozygous calcium sensing receptor (CaSR) gene-ablated mice confirm that the CaSR regulates calcitonin release in vivo. BMC Physiol 20:5

Fuentebella J, Korner JA (2009) Refeeding syndrome. Pediatr Clin N Am 56:1201–1210

Greer FR (2003) Vitamin D deficiency-it's more than rickets. J Pediatr 143:422–423

Harrison CM, Johnson K, McKechnie E (2008) Osteopenia of prematurity: a national survey and review of practice. Acta Paediatr 97:407–413

Holick MF (2007) Vitamin deficiency. N Engl J Med 357:266–281

Holtback U, Aperia AC (2003) Molecular determinants of sodium and water balance during early human development. Semin Neonatol 8:291–299

Hsu SC, Levine MA (2004) Perinatal calcium metabolism: physiology and pathophysiology. Semin Neonatol 9:23–36

Karsdal MA, Henriksen K, Arnold M, Christiansen C (2008) Calcitonin: a drug of the past or for the future? Physiologic inhibition of bone resorption while sustaining osteoclast numbers improves bone quality. BioDrugs 22:137–144

Klein CJ (2002) Nutrient requirements for preterm infant formulas. J Nutr 132:1395S–1577S

Land C, Schoenau E (2008) Fetal and postnatal bone development: reviewing the role of mechanical stimuli and nutrition. Best Pract Res Clin Endocrinol Metab 22:107–118

Liu S, Gupta A, Quarles LD (2007) Emerging role of fibroblast growth factor 23 in a bone-kidney axis regulating systemic phosphate homeostasis and extracellular matrix mineralization. Curr Opin Nephrol Hypertens 16:329–335

Novakovic B, Sibson M, Hg HK et al (2009) Placenta-specific methylation of the vitamin D 24-hydroxylase gene: implications for feedback autoregulation of active vitamin D levels at the fetomaternal interface. J Biol Chem 284:14838–14848

Pawley N, Bishop NJ (2004) Prenatal and infant predictors of bone health the influence of vitamin D. Am J Clin Nutr 80(Suppl 6):1748S–1751S

Pieltain C, Vervoort A, Senterre T, Rigo J (2009) Intérêt de la consommation de produits laitiers et de la supplémentation en vitamine D au cours de la croissance. J Pédiatr Belge 11:24–27

Portal AA (2004) Calcium and phosphorus. In: Avner ED, Harmon WE, Niaudet P et al (eds) Pediatric nephrology, 5th edn. Lieppincott, Williams and Wilkins, Philadelphia, p 209

Putet G, Rigo J, Salle B, Senterre J (1987) Supplementation of pooled human milk with casein hydrolysate: energy and nitrogen balance and weight gain composition in very low birth weight infants. Pediatr Res 21:458–461

Quarles LD (2008) Endocrine functions of bone in mineral metabolism regulation. J Clin Invest 118:3820–3828

Rauch F, Schoenau E (2001) The developing bone: slave or master of its cells and molecules? Pediatr Res 50:309–314

Rauch F, Schoenau E (2002) Skeletal development in premature infants: a review of bone physiology beyond nutritional aspects. Arch Dis Child Fetal Neonatal Ed 86:F82–F85

Rigo J (2008) Neonatal osteopenia and bone mineralization. eNeonatal Rev 6:4

Rigo J, Senterre J (2006) Nutritional needs of premature infants: current issues. J Pediatr 149:S80–S88

Rigo J, De Curtis M, Pieltain C et al (2000) Bone mineral metabolism in the micropremie. Clin Perinatol 27:147–170

Rigo J, Pieltain C, Salle B, Senterre J (2007) Enteral calcium, phosphate and vitamin D requirements and bone mineralization in preterm infants. Acta Paediatr 96:969–974

Rigo J, Mohamed MW, De Curtis M (2010) Disorders of calcium, phosphorus, and magnesium metabolism. In: Martin R, Fanaroff A, Walsh M (eds) Neonatal-perinatal medicine, 9th edn. Elsevier Mosby, Philadelphia

Rodriguez SJ (2003) Neonatal hypercalcemia. J Nephrol 16:606–608

Salle BL, Delvin EE, Lapillonne A et al (2000) Perinatal metabolism of vitamin D. Am J Clin Nutr 71:1317S–1324S

Sato K (2008) Hypercalcemia during pregnancy, puerperium, and lactation: review and a case report of hypercalcemic crisis after delivery due to excessive production of PTH-related protein (PTHrP) without malignancy (humoral hypercalcemia of pregnancy). ocr J 55:959–966

Schell-Feith EA, Kist-van Holthe JE, van der Heijden AJ (2010) Nephrocalcinosis in preterm neonates. Pediatr Nephrol 25:221–230

Schulzke SM, Trachsel D, Patole SK (2007) Physical activity programs for promoting bone mineralization and growth in preterm infants. Cochrane Database Syst Rev (18):CD005387

Shaikh A, Berndt T, Kumar R (2008) Regulation of phosphate homeostasis by the phosphatonins and other novel mediators. Pediatr Nephrol 23:1203–1210

Stewart AF (2004) Translational implications of the parathyroid calcium receptor. N Engl J Med 351:324–326

Toke J, Patocs A, Balogh K (2009) Parathyroid hormone-dependent hypercalcemia. Wien Klin Wochenschr 121:236–245

Wagner CL, Greer FR, American Academy of Pediatrics Section on Breastfeeding, American Academy of Pediatrics Committee on Nutrition (2008) Prevention of rickets and vitamin D deficiency in infants, children, and adolescents. Pediatrics 122:1142–1152

Zamora SA, Belli DC, Rizzoli R et al (2001) Lower femoral neck bone mineral density in prepubertal former preterm girls. Bone 29:424–427

Zazzo JF, Troche G, Ruel P, Maintenant J (1995) High incidence of hypophosphatemia in surgical intensive care patients: efficacy of phosphorus therapy on myocardial function. Intensive Care Med 21:826–831

微量元素和维生素

42

Olivier Claris and Guy Putet
龚晓妍　钱甜　翻译

目录

摘要

　　维生素和微量元素是机体细胞代谢所必需的营养素,但过量摄入可引起中毒。铁、锌、铜竞争性吸收的主要部位是肠道。铁缺乏首先表现为贫血,但摄入过量会导致机体氧化应激,还会影响心脏及肝脏功能。锌缺乏会导致生长发育停滞,易怒、食欲缺乏、脱发、食管炎和腹泻。铜缺乏可导致低血红蛋白小细胞性贫血、肌张力减退、生长停滞、腹泻、骨骼异常和中性粒细胞减少症。碘缺乏会导致生长发育受限和智力低下。硫胺素缺乏症又称"脚气病",烟酸缺乏症又称"糙皮病"。本章总结了有关维生素和微量营养素摄入的最新建议。

42.1　要点

- 铁主要参与红细胞合成,还参与神经发育、维持心脏和骨骼肌功能。
- 锌参与碳水化合物和蛋白质的代谢。
- 铜参与机体氧化和还原。
- 碘参与甲状腺素的合成。
- 硫胺素是碳水化合物代谢和脂质合成所必需的营养素。
- 核黄素参与能量代谢。
- 烟酸是电子传递和能量代谢的辅助因子。

- 维生素 B_6 参与氨基酸、前列腺素、碳水化合物的代谢,参与免疫系统和神经系统功能的发育。
- 叶酸参与嘌呤,嘧啶的生物合成和氨基酸代谢。
- 钴胺素参与 DNA 核苷酸合成。
- 泛酸是辅酶 A 的组成部分(辅酶 A 参与能量代谢)。
- 抗坏血酸为抗氧化剂,参与羟化反应。
- 维生素 A 具有很强的抗氧化性,参与蛋白质合成以及维持上皮细胞正常功能,维持正常生长和机体正常免疫功能。
- 维生素 E 为抗氧化剂,具有抑制脂质过氧化作用。
- 维生素 K 是肝脏合成凝血因子所必需的物质。
- 维生素 D 在维持神经肌肉功能以及细胞生长和分化中起着重要的生理作用。

42.2　微量元素

　　表 42.1 总结微量元素摄入量的最新推荐值(Agostini et al. 2010;Tsang et al. 2005;Koletzko et al. 2005a,b)。

　　铁是人体重要微量营养素之一,参与 DNA 复制、细胞代谢和氧运输。铁主要参与红细胞合成,缺乏的首要症状为贫血,铁缺乏也会影响神经发育、心脏和骨骼肌功能。另一方面,铁是一种潜在的有毒营养物质,它作为一种强促氧化剂,在氧化应激中起着重要的作用。此外,铁过量会对心脏和肝脏功能产生直接影响。综合上述原因,铁中毒和治疗范围非常窄,应按需补充,防止过量。

铁在十二指肠以亚铁的形式被吸收。吸收率取决于机体铁的状态、制剂形式和早产儿的年龄。母乳喂养和维生素 C 能促进铁的吸收,输血后铁的吸收会降低,锌和铜与铁之间有竞争作用,互相干扰吸收。

最早生后 2 周可以开始补充铁,摄入量为 2~3mg/kg/d(Agostini et al. 2010)。接受促红细胞生成素治疗的婴儿对铁的摄入需求更高,但过高的摄入量可能会引起肠道副作用,增加早产儿视网膜病发生的风险。所以,摄入量不宜超过 5mg/kg/d(Franz et al. 2000)。

锌是一种广泛存在于多种酶中的微量元素,参与碳水化合物和蛋白质代谢。锌是调节 DNA 复制、转录和修复所必需的因子,并在胚胎的形成和生长过程中起着重要的作用。锌主要在十二指肠远端和空肠近端被吸收,酪蛋白摄入过多会抑制其吸收。

锌缺乏症的主要表现为生长发育停滞、易怒、厌食、脱发、食管炎、腹泻、免疫功能低下和手脚皮肤创伤愈合不良。真正的肠病性肢端皮炎在早产儿中罕见,但对于使用不含锌制剂的全肠外营养(total parenteral nutrition,TPN)的超低出生体重儿,小于胎龄儿和用未强化母乳喂养的生长发育中的早产儿,会有锌缺乏的风险(Friel et al. 1988)。

铜是多种氧化和还原酶(超氧化物歧化酶)的组成成分。铜可保护机体细胞免受超氧离子的损伤。铜与锌和铁之间有竞争作用,互相干扰吸收。铜在小肠上部被吸收,锌和铁的大量摄入会降低锌的吸收。铜缺乏会使缺铁性贫血补铁治疗无效,肌张力减退,生长发育停滞,腹泻,骨骼异常和中性粒细胞减少。由于其潜在毒性,胆汁淤积的患儿必须减少或避免铜的摄入。

硒是谷胱甘肽过氧化酶的组成成分,保护细胞膜免受过氧化物的损伤。缺乏仅见于 TPN 硒缺乏或过少的婴儿,或因土壤缺硒而导致克山病(心肌病)。在食品或 TPN 中添加硒必须谨慎,硒化合物摄入过量会引起中毒(Aggett et al. 1991)。

碘影响甲状腺功能(T3 和 T4 合成),碘缺乏(胎儿期或出生后)会引起生长发育受限和智力低下。碘过量也可导致甲状腺功能减退。早产儿由于控制碘水平的机制尚未发育成熟,常出现暂时性甲状腺功能减退(Rogahn et al. 2000)。根据母乳中碘的平均含量,一些早产儿可能处于负碘平衡。碘中毒通常由于经皮肤吸收(消毒剂)。

铬在调节葡萄糖稳态中发挥作用。铬缺乏可致高血糖和胰岛素抵抗,母乳或配方奶喂养的婴儿从未发现有铬缺乏。

锰是参与糖异生、维持线粒体膜功能和黏多糖合成所需几种酶的组成成分。在人类中尚未有锰缺乏确切的报道,然而,在患有锥体外综合征的成年人中已发现锰中毒。推荐摄入量基于母乳锰的含量。

钼对黄嘌呤氧化酶、醛氧化酶和亚硫酸盐氧化酶参与嘌呤代谢和硫排泄的功能有干预作用。仅有报道在长期 TPN 的成年人中出现钼缺乏。推荐摄入量基于母乳钼的含量。

氟主要存在于骨骼和牙齿中。氟除了存在母乳中和可通过胎盘摄取,没有参考值可供推荐。

表 42.1 微量营养素:母乳(HM)含量和推荐摄入量(Agostini et al. 2010;Tsang et al. 2005;Koletzko et al. 2005a,b)

	母乳成分 足月儿	需要量(Tsang et al. 2005)		需要量(Agostini et al. 2010;Koletzko et al. 2005a,b)		
		肠内早产儿	肠外早产儿	肠内早产儿	肠外足月儿	肠外早产儿
铁	0.5~1mg/L	2~4mg/kg	0.25~0.67mg/kg[a]	2~3mg/kg	0.5~1mg/kg	0.2mg/kg[b]
锌	0.5~2.5mg/L[c]	1~2mg/kg	0.4mg/kg	1.1~2mg/kg	0.25mg/kg	0.45~0.5mg/kg
铜	600~800μg/L	120~150μg/kg	20μg/kg	100~132μg/kg	20μg/kg	
硒	15~20μg/L	1.3~4.5μg/kg	1.5~4.5μg/kg	5~10μg/kg	2~3μg/kg	
碘	70~90μg/L	10~80μg/kg	1μg/kg	11~55μg/kg	1μg/d	
铬	0.3~0.5μg/L	0.1~2.25μg/kg	0.05~0.3μg/kg	0.03~1.23μg/kg	无需求	
锰	5μg/L	0.75~75μg/kg	1μg/kg	<27μg/kg	1μg/kg	<50μg/d

续表

	母乳成分 足月儿	需要量（Tsang et al. 2005）		需要量（Agostini et al. 2010；Koletzko et al. 2005a,b）		
		肠内早产儿	肠外早产儿	肠内早产儿	肠外足月儿	肠外早产儿
钼	2μg/L	0.3~4μg/kg	0.25~1μg/kg	0.3~5μg/kg	0.25μg/kg	1μg/kg
					<5μg/d	
氟				1.5~60μg/kg		

a 出生后 2 周以后。

b 出生后 3 周前不需要。

c 随年龄增加而减少。

42.3 维生素

表 42.2 总结维生素摄入量的最新推荐值（表 42.3、表 42.4 和表 42.5）。

维生素 B₁（硫胺素）。维生素 B₁ 是参与碳水化合物代谢和脂质合成，一旦被肝脏转化可成为硫胺素焦磷酸所必需的辅酶。维生素 B₁ 在小肠近端被吸收。维生素 B₁ 缺乏又称"脚气病"。全肠外营养（TPN）缺乏硫胺素可能导致严重的乳酸性酸中毒和死亡。

维生素 B₂（核黄素）。维生素 B₂ 参与能量代谢（形成黄素、腺嘌呤、二核苷酸）。维生素 B₂ 在小肠被吸收。缺乏会导致口腔炎，皮炎和贫血。需要量推荐基于母乳的含量并与蛋白质摄入量有关。在增加蛋白质摄入时应同时补充维生素 B₂，否则会出现维生素 B₂ 缺乏症（Lucas and Bates 1984）。

表 42.2　维生素：母乳（HM）含量和推荐摄入量（Agostini et al. 2010；Tsang et al. 2005）

	母乳含量 足月儿	需要量（Tsang et al. 2005）		需要量 （Agostini et al. 2010） 肠内早产儿	当量
		肠内早产儿	肠外早产儿		
维生素 A	660~1 000IU/L	750~1 500IU/kg	750~1 500IU/kg	400~1 000μgRE/kg	1RE=1μg 全反式视黄醇
					1RE=3.33IU 维生素 A
					1RE=6μg β- 胡萝卜素
					1RE=12μg 其他类胡萝卜素
维生素 D	20~30IU/L	200~1 000IU/d	60~400IU/d	800~1 000IU/d	1μg 维生素 D3=40IU 维生素 D
维生素 E	3~4IU/L	6~12IU/kg	2.8~3.5IU/kg	2.2~11mg/kgTE	1IU=1TE
					1IU=0.67mg α- 生育酚
					1IU=1mgdl-α-TA
维生素 K	5~10μg/L	8~10μg/kg	10μg/kg	4.4~28μg/kg	

IU，国际单位；RE，视黄醇当量；TE，生育酚当量；TA，生育酚乙酸酯。

表 42.3　维生素：温度和光对维生素的影响，以及维生素的毒性

	温度	光	毒性
维生素 A	↓	光解	>5 000IU/d 会导致颅内高压
维生素 D	稳定	稳定	高钙血症，高钙尿症，厌食，呕吐，发育停滞，钙化
维生素 E	稳定	轻微受影响	大剂量与脓毒症、新生儿坏死性小肠结肠炎相关
维生素 K	稳定	↓	未有报道

维生素 B_3（烟酸）。当色氨酸超过最低摄入量，维生素 B_3 就可在 B_6 存在下由色氨酸（尝试）合成（60mg 色氨酸可转变为 1mg 烟酸，以烟酸当量表示）。它也是参与电子传递和能量代谢的辅助因子。烟酸能在小肠被有效吸收。维生素 B_3 缺乏称糙皮病（经典症状为皮炎、腹泻和神经症状）。烟酸缺乏常好发于新生儿，临床不易察觉，由多重营养素缺乏和蛋白质摄入不足引起。

维生素 B_6（吡哆醇）。维生素 B_6 参与氨基酸、前列腺素和碳水化合物的代谢，在免疫和神经系统功能方面发挥作用。其需要量与蛋白质的摄入量有关（每克蛋白质中含有 15μg B_6）。维生素 B_6 在小肠中被吸收。缺乏会导致呕吐、烦躁、皮炎、发育停滞、低色素性贫血和抽搐等神经系统症状。

维生素 B_9（叶酸）。维生素 B_9 参与嘌呤、嘧啶的合成和氨基酸代谢。锌缺乏会使其活性降低。叶酸缺乏会引起巨幼红细胞贫血、白细胞减少、血小板减少、生长发育不良和小肠病变，主要表现为吸收不良综合征。

维生素 B_{12}（钴胺素）。维生素 B_{12} 参与 DNA 核苷酸的合成。维生素 B_{12} 在小肠中被吸收，吸收率取决于胃液的 pH。钴胺素缺乏会导致巨幼红细胞贫血、舌炎和神经系统症状，尽管维生素 B_{12} 缺乏未见于母乳喂养的新生儿，但素食者母亲母乳喂养的婴儿会出现钴胺素缺乏。

维生素 B_5（泛酸）。维生素 B_5 是辅酶 A 的前体（辅酶 A 参与能量代谢）。泛酸在小肠被吸收，由于日常食物能提供足量泛酸，因此维生素 B_5 缺乏尚未见报道。

表 42.4 维生素：每日推荐摄入量（Agostini et al. 2010；Tsang et al. 2005）

	需要量（Tsang et al. 2005）				需要量（Agostini et al. 2010）	
	肠内 足月儿	肠内 早产儿	肠外 足月儿	肠外 早产儿	肠内 早产儿	肠外 足月儿
维生素 B_1	30μg/kg	300μg/kg	1~2mg/d	350μg/kg	140~300μg/kg	350~500μg/kg
维生素 B_2	40μg/kg	450μg/kg	150μg/kg	150μg/kg	200~400μg/kg	150~200μg/kg
维生素 B_3	0.2mg/kg	4.5~6mg/kg	17mg/d	5mg/kg	0.3~5mg/kg	4~6.8mg/kg
维生素 B_6	14μg/kg	180~300μg/kg	1 000μg/d	180μg/kg	45~300μg/kg	150~200μg/kg
维生素 B_9	9.4μg/kg	45~50μg/kg	140μg/kg	56μg/kg	35~100μg/kg	
维生素 B_{12}	0.05μg/kg	0.3μg/kg	0.75μg/kg	0.3μg/kg	0.1~0.77μg/kg	0.3μg/kg
维生素 B_5	1.7mg/d	2mg/d	5mg/d	2mg/d	0.33~2.1mg/kg	1~2mg/kg
维生素 B_8	0.7μg/kg	4~40μg/kg	20μg/kg	6μg/kg	1.7~1.65μg/kg	5~8μg/kg
维生素 C	6mg/kg	30~40mg/kg	80mg/d	25mg/kg	11~46mg/kg	15~25mg/kg

表 42.5 维生素：母乳（HM）含量、温度和光对维生素的影响以及维生素的毒性

	母乳	温度	光	毒性
维生素 B_1	165~220μg/L	↓	光解	仅在成年人中
维生素 B_2	350~575μg/L		↓	无明确定义
维生素 B_3	1.8~2.5μg/L			烟酰胺无副作用
维生素 B_6	130~310μg/L		灭活	仅在成年人中，罕见
维生素 B_9	80~135μg/L	破坏	灭活	罕见，可能会掩盖维生素 B_{12} 缺乏，可能会抑制锌的吸收
维生素 B_{12}	0.2~1μg/L			未有报道
维生素 B_5	2.2~5mg/L			未有报道
维生素 B_8	5~9μg/L			未有报道
维生素 C	35~85mg/L		灭活	孕期大剂量服用可能导致新生儿坏血病的发生

维生素 B_8（生物素）。由于生物素在肠道中合成，除某些代谢性疾病外，肠内喂养的婴儿中未见到缺乏，缺乏常见于 TPN（苍白，贫血，皮炎，嗜睡，脑电图异常）。生物素也在小肠中被吸收。

维生素 C（抗坏血酸）。维生素 C 是羟化反应中的辅助因子（脯氨酸，赖氨酸，去甲肾上腺素的合成和酪氨酸），并且是一种抗氧化剂。维生素 C 在无活性叶酸转变为具有活性的四氢叶酸，酪氨酸的氧化过程，铁吸收方面均发挥重要作用。1 国际单位（IU）= $50\mu g$ 抗坏血酸。维生素 C 在小肠中被吸收。缺乏又称坏血病。据报道，使用高酪蛋白配方喂养的极低出生体重婴儿其血浆酪氨酸和苯丙氨酸水平会出现短暂升高。

维生素 A。维生素 A 是指具有与视黄醇相似生物活性和结构（来自 β- 胡萝卜素的天然分子）的化合物（类维生素 A）。RE（视黄醇当量）表示维生素 A 活性物质，1RE=1μg 视黄醇 =3.3IU 维生素 A。维生素 A 主要储存在肝脏。在血液循环中，维生素 A 以视黄醇结合蛋白形式存在。参与蛋白质合成，维持上皮细胞正常生长与分化，维持正常生长和机体正常免疫功能。它还具有很强的抗氧化性。维生素 A 在小肠的近端被吸收。母乳喂养足月儿临床未见缺乏症，早产儿对维生素 A 的确切需要量仍不明确，推荐摄入量主要基于生物学数据。维生素 A 补充剂可作为抗氧化因子和支气管肺发育不良的保护因子（Greer 2005）。

维生素 E。维生素 E 指具有维生素 E 类似活性的 8 种化合物。生物活性最高的化合物为 α- 生育酚，它具有强大的抗氧化能力，能抑制脂质过氧化作用。维生素 E 又称 α- 生育酚当量，1mg α- 生育酚 =1mg d-α- 生育酚 = 1.49IU，1IU=1mg dl-α- 生育酚乙酸酯。维生素 E 的需要量取决于多不饱和脂肪酸的摄入量。它在小肠被吸收。维生素 E 缺乏主要导致溶血性贫血。关于维生素 E 在支气管肺发育不良和早产儿视网膜病变中的作用仍然存在一些争议。大剂量地摄入维生素 E（超过 50mg/kg）可导致胃肠道不良反应和败血症（Raju et al. 1997）。

维生素 K。有两种形式：维生素 K_1（叶绿醌：植物形式）和维生素 K_2（甲萘醌类：由细菌合成）。维生素 K 是肝脏合成凝血因子（凝血因子Ⅱ、Ⅶ、Ⅸ、Ⅹ，蛋白 C 和 S）所必需的营养素。它在小肠被吸收。

维生素 K 可部分在肠道合成，所以它的需要量非常小，母乳中维生素 K 的合成很少，除了新生儿和消化道吸收不良或肝脏疾病的患者，维生素 K 缺乏在健康人群中不常见（Greer 2005）。

维生素 D。维生素 D 参与体内钙、磷平衡调节（参阅第 41 章），在维持神经肌肉功能、抑制很多肿瘤细胞生长和分化中起着重要的生理作用。它在小肠被吸收。由于孕妇维生素 D 缺乏的发生率很高，所以新生儿建立肠内喂养后，应尽快按推荐摄入量给予补充（Salle et al. 1982）。

参考文献

Aggett PJ, Haschke F, Heine W et al (1991) Comment on the content and composition of lipids in infant formulas. ESPGAN Committee on Nutrition. Acta Paediatr Scand 80:887–896

Agostini C, Buonocore G, Carnielli VP et al (2010) Enteral supply for preterm infants. A comment of the ESPGHAN Committee on Nutrition. J Pediatr Gastroenterol Nutr 50:1–9

Franz AR, Mihatsch WA, Sander S et al (2000) Prospective randomized trial of early versus late enteral iron supplementation in infants with a birth weight of less than 1301 grams. Pediatrics 106:700–706

Friel JK, Penneys S, Reid DW, Andrews WL (1988) Zinc, copper, manganese, and iron balance of parenterally fed VLBW preterm infants receiving a trace element supplement. J Parenter Enter Nutr 12:382–384

Greer FR (2005) Vit A, E and K. In: Tsang RC, Uauy R, Koletzko B, Zlotkin SH (eds) Nutrition of the preterm infant. Scientific basis and practical application, 2nd edn. Digital Educational Publishing, Cincinnati, pp 141–172

Koletzko B, Goulet O, Hunt J et al (2005a) Iron, mineral and trace elements. J Pediatr Gastroenterol Nutr 41:S39–S46

Koletzko B, Goulet O, Hunt J et al (2005b) Vitamines. J Pediatr Gastroenterol Nutr 41:S47–S53

Lucas A, Bates C (1984) Transient riboflavin depletion in preterm infants. Arch Dis Child 59:837–841

Raju TNK, Langenberg P, Bhutani V, Quinn GE (1997) Vitamin E prophylaxis to reduce retinopathy of prematurity: a reappraisal of published trials. J Pediatr 131:844–850

Rogahn J, Ryan S, Wells J et al (2000) Randomised trial of iodine intake an thyroid status in preterm infants. Arch Dis Child Fetal Neonatal Ed 83:F86–F90

Salle B, David L, Glorieux FH et al (1982) Early oral administration of vitamin D and its metabolites in premature neonates. Effects on mineral homeostasis. Pediatr Res 16:75–78

Tsang RC, Uauy R, Koletzko B, Zlotkin SH (eds) (2005) Nutrition of the preterm infant. Scientific basis and practical application, 2nd edn. Digital Educational Publishing, Cincinnati

孕期和哺乳期药物的安全性：药物滥用母亲的婴儿

43

Karel Allegaert, Tim van Mieghem, and John N. van den Anker
杨舸　王铭杰　翻译，岳少杰　审校

目录

摘要

关于孕母的任何药物治疗，都需与不采用任何治疗比较对孕母和胎儿 / 新生儿结局的影响，以权衡利弊。大量循证医学证据表明，如果孕产妇情况不能得到良好控制，会影响到胎儿结局；同样，是否进行母乳喂养也需要权衡利弊。

目前尚无对在妊娠或哺乳期间用药安全进行准确的评估，而对于胎儿期和新生儿期（母乳喂养）的用药安全性的认识也非常有限。目前采用的孕期药物使用类别分类具有局限性。为了提高对孕期和哺乳期药物使用的认识，在最近修订的美国食品药品管理局标签指南（妊娠和哺乳标签最终法规）中，已实施了孕妇药物接触登记系统。

药物"在母乳喂养期间可能安全"的提示性标志是：(i) 婴儿常用的药物；(ii) 口服后不吸收的药物；(iii) 不会分泌进入母乳的药物；(iv) 认为在孕期使用安全的药物——因为胎儿在宫内对药物暴露的时间更长，剂量更多。在本章中，将讨论在胎儿期或通过母乳喂养而发生的婴儿阿片类药物、苯二氮䓬类药物和抗癫痫药物的暴露问题，用以阐明妊娠相关临床药理学的概念；然后重点讨论新生儿戒断综合征，本章内容可以为临床医生提供一些指导和信息。

43.1　要点

- 孕母在孕期的任何时间用药物都可能对胎儿产生有害影响。关于对孕产妇进行药物治疗的临床决策时，应始终要考虑停止治疗对孕产妇、胎儿和新生儿结局的影响。

- 胎盘并不是完全的、绝对的母胎屏障，并且母体药物暴露所致胎儿的药物暴露,也会对胎儿产生影响。

- 考虑是否进行母乳喂养应要权衡其利弊。母乳喂养期间乳母的药物治疗目标应满足两个标准:(i)为乳母提供安全有效的药物治疗;(ii)确保母乳喂养婴儿在母亲药物治疗时的安全性或耐受性,免受乳母药物治疗相关不良事件的影响。
- 关于药物安全性的一个常见误区是"不确定时,不要进行母乳喂养",但母乳喂养本身对婴儿和母亲都有好处。
- "在母乳喂养期间可能安全"的提示性指标是:(i)婴儿常用的药物(如抗生素);(ii)口服后不吸收的药物(如氨基糖苷类抗生素、丙泊酚);(iii)不会分泌进入母乳的药物(如胰岛素、肝素);(iv)认为在孕期使用是安全的药物——因为胎儿对药物暴露的时间更长、剂量更大。
- 当乳母需要药物治疗时,很少劝阻、中止或中断母乳喂养。但是,对镇痛药(阿片类药物,苯二氮䓬类药物)则应格外小心。而像锂、碘和金这类含有放射性标记的诊断性药物和麦角胺生物碱都是高风险药物。因此,使用这些药物时不能进行母乳喂养。
- 妊娠和哺乳标签最终规则这一系统,为收集和生成有关母乳喂养期间母亲药物使用情况提供了可靠的信息工具。通常,对妊娠期间使用的药物尚待进行彻底评估。

43.2　引言

药品说明很少包含有关剂量、功效以及孕产妇、胎儿或新生儿安全性的信息,通常表示为"本药物尚未在妊娠或哺乳期间进行研究"。一般来说,目前尚没有对整个妊娠期间的药物使用情况进行准确的评估。既无对与妊娠有关疾病(如妊娠糖尿病、孕期恶心和呕吐)药物治疗影响的评估,也无对妊娠、分娩或产后(如母乳喂养)与妊娠无关合并症(如癫痫、抑郁、疼痛综合征、移植后、哮喘、肿瘤)药物治疗影响的评估,目前也没有进行彻底的药物评估(Zaijcek and Giacoia 2007;Pavek et al. 2009)。在婴儿早期中也存在类似的情况,并导致对药物说明书的超指征使用和未经许可的药物治疗(第44章)两种情况,并引起患者的焦虑,且使医生承担相关责任。

根据成人的数据简单推断药物在孕妇中使用的安全性具有一定危险性,因为妊娠本身会部分由于激素(如雌二醇)和生理学(如心输出量、肾功能、血浆量及蛋白质结合能力)的变化而影响药代动力学(浓度-时间曲线)。这会导致药物反应的很大差异。通常,在整个妊娠期间,肾脏清除能力增加(即较高的肾小球滤过率、较高的肾小管主动转运)。同时,孕妇的基础代谢活动也增加。尽管这些变化部分是由同工酶的特异性引起,但这通常会导致药物代谢增高(药物代谢的Ⅰ和Ⅱ期过程),并且在极少数情况下,还会导致酶活性降低(Ramoz and Patel-Shori 2014;Thomas and Yates 2012)。最后,体重或蛋白质结合能力的变化会影响药物在体内的分布。蛋白质结合能力的改变and因此引起的游离药物量的改变也可能影响从母体血浆转移进入到人乳中的药物量(Ramoz and Patel-Shori 2014;Thomas and Yates 2012;Feghali and Mattison 2011)。目前对这方面的认识虽然有限,但对于孕期及产后期间的不同疾病,无论疾病是否与妊娠相关,都需要不同的药物治疗(Thomas and Yates 2012)。

在孕期的任何时候用药,都可能对胎儿产生有害影响。但是,在决定孕产妇是否使用药物治疗时都应始终将药物治疗对孕产妇、胎儿/新生儿结局的影响与孕产妇不进行药物治疗之间进行比较。这是因为相关证据表明,孕母自身状况不控制或控制不佳也会影响胎儿的健康及其围产期结局。仅根据感知或因药物相关风险而停止药物,而忽略了终止药物治疗的风险,这都是没有根据的,且常常会带来危险(例如,癫痫、抑郁症、疼痛综合征、移植后状态、哮喘或肿瘤等疾病)(Briggs et al. 2015;Gadot and Koren 2015;Amant et al. 2015)。

母乳喂养也是一样,母乳是新生儿和婴儿喂养的金标准,也是规范的标准喂养方式,但可能导致母乳喂养相关的药物暴露。在本书的另一章中,阐述了婴儿的药物代谢[包括吸收、分布和清除(通过药物代谢或原型从肾脏排出)的药动学]与儿童和成人存在很大的差异。通常,新生儿总清除能力很低,不同的个体间有较大差异。这与个体间器官重量和功能、身体组成、体型、共同给药、遗传多态性、生长受限或疾病特征有关。

因此,母乳喂养期间母体用药的最终目标应满足两个标准:(i)针对母体疾病状况提供安全有效的药物治疗;(ii)确保母乳喂养婴儿在母体药物治疗时相关不良事件中的安全性或耐受性（Sachs and Committee on Drugs 2013）。在进一步详细讨论母婴药物治疗、母乳喂养期间的药物治疗及新生儿戒断综合征（neonatal abstinence syndrome，NAS）之前，需要首先指出的是，关于孕期、产后和母乳喂养期间的药物使用研究，目前正在快速发展并已成为临床研究热点领域。

这意味着婴儿的照顾人员应易获得和更新的可靠的信息。除教科书外，LactMed 是一个免费的在线数据库，其中包含有药物和泌乳的相关信息，是美国国家医学图书馆 TOXNET 系统最新添加的内容之一。Motherisk 程序还具有一个可以更新且实用的网站（www.motherisk.org），可以在该网站上进行搜索并提问和讨论。另一个特别强调药物致畸信息的网站是 www.mothertobaby.org。最近，美国食品药品管理局（Food and Drug Administration，FDA）已经在药物说明书中引入了妊娠暴露登记系统，旨在改善大众对有关药物使用和妊娠相关实用知识的获取（参见下文）。美国疾病控制中心的国家出生缺陷和发育障碍中心还提供有关孕产妇药物使用安全性的信息（www.cdc.gov/pregnancy/meds/treatingfortwo）。由英国国家健康服务系统（www.rdtc.nhs.uk/services/teratology）所支持的英国畸形信息服务系统的网站提供了包括专著在内的各类相关信息，在同一机构中，也提供包含妊娠期最佳药物使用方法（BUMPS www.medicinesinpregnancy.org）旨在为公众提供可获取的信息。

在发育中的胚胎或胎儿中，结构性的致畸作用，即以结构缺陷（如心脏、中枢神经系统或肾脏等单器官，有时甚至是多器官）为特征的产前毒性，最常见于妊娠的第 3 周和第 11 周（Thomas and Yates 2012）。

43.3 孕母 - 胎儿药物治疗

某些情况下，孕母的药物治疗可能是由于胎儿的适应证，最好的例子就是给予孕母类固醇激素促进胎儿肺成熟，这一药物治疗目的是改善胎儿和新生儿的结局。通过母体而进行的胎儿治疗，清楚地反映出胎盘并不是一个完美而绝对的屏障，而且在母体接触药物后，胎儿随后也会暴露于该药物中。因此，母体药物治疗时，胎儿并不是以"旁观者"的身份存在（Rowe et al. 2013）。因此，在整个孕期任何

时候的药物治疗都会对胎儿产生疗效（如肺成熟、室上性心动过速的复律）及与药物有关的副作用。结构性的致畸作用为产前毒性的特征，即发育中的胚胎或胎儿出现结构缺陷（如心脏、中枢神经系统或肾脏等单器官的缺陷，甚至是多器官的缺陷），最常发生在妊娠第 3 周到第 11 周（Thomas and Yates 2012）。当考虑对育龄女性患者进行药物治疗［如血管紧张素转换酶抑制剂、香豆素类药物、抗癫痫药物（antiepileptic drugs，AED）、异维 A 酸等］时，医生需要考虑到药物的致畸性。在妊娠中、后期孕妇的药物暴露通常只会影响胎儿的生长或功能发育（如违禁药品使用）。最后围产期的药物暴露（如阿片类药物、苯二氮䓬类药物、抗抑郁药）可能会影响新生儿出生后的适应。

研究妊娠期药物治疗的安全性和有效性明显受到很大的限制。但为了研究胎儿和孕妇用药的安全性而让孕妇服用相应药物是不符合伦理规范的（Briggs et al. 2015）。尽管以结构化的方法收集有关药物暴露所获得的结果可能会受孕产妇疾病状态的影响，但是这些数据和观察结果也会提供相关信息。病例 - 对照研究、观察性研究以及注册的妊娠期间前瞻性研究可提供更为可靠的信息。这些方法有助于比较分娩特定畸形新生儿与健康婴儿的母亲对特定化合物的暴露率（http://www.fda.gov/Drugs/DevelopmentApproval Process/Development Resources/Labeling/ucm093307.html）。

很大程度上由于这些限制，目前对于评估母体药物治疗对胎儿伤害的风险，以及如何对待这些相关的有用证据，将胎儿伤害与母体用药相关联或可能性仍然是一个困难的、需要权衡利弊的决定。这也反映使用的方法不同和不断改进、策略的不断发展和变化。

妊娠类别分类是一种方法，但是不同医疗机构妊娠的分类有所不同，并且这些类别并不包括药物或其代谢产物进入乳汁所带来的风险。建立相关知识系统的妊娠暴露注册表的理念，已整合到 FDA 有关妊娠期和哺乳期用药说明指南最新修订版。FDA 将妊娠暴露登记册作为一项研究，专门收集妊娠期间用过处方药或接种过疫苗的孕妇信息，包括其所分娩新生儿的有关数据，并与妊娠期间未服药的孕妇进行比（http://www.fda.gov/Drugs/DevelopmentApprovalProcess/DevelopmentmentResources/Labeling/ucm093307.html）。

FDA 的药物分类系统,最初将每种化合物分成了 A、B、C、D、X 和 N 等 6 类。并将药物定义为 A 类(即对胎儿安全)时,则需要大量高质量数据支持。同时,FDA 要求在 3 个部分,即"孕期"、"哺乳期"和"育龄期男性和女性",对可用于妊娠药物的证据进行更为详尽的叙述。"孕期"部分的内容将基于上文提到的孕妇药物暴露注册系统提供有关孕妇药物使用的信息,包括给药剂量和潜在的胎儿风险。"哺乳期"部分则将提供有关母乳喂养期间药物使用情况的信息,如母乳中药物含量以及对母乳喂养婴儿的潜在影响。这项新的妊娠和哺乳用药说明最终规则已于 2015 年 6 月 30 日生效(http://www.fda.gov/Drugs/DevelopmentApprovalProcess/DevelopmentResources/Labeling/ucm 093307.html)。

43.4 母乳喂养

哺乳期妇女经常使用药物,尽管事实上只有少数几种药物被认为对母乳喂养的新生儿有害,但哺乳期妇女也常被建议在服药期间暂停母乳喂养甚至由此停止母乳。

关于药物安全性的一个常见误区就是"当药物安全性不确定时,不要进行母乳喂养",但母乳喂养本身对婴儿和母亲都有好处(Genung 2013)。上文提到的妊娠期和哺乳期标记最终规则应该要提供用于收集和生成有关此问题更可靠信息的工具。但仅有很少基于人群的前瞻性研究或系统性综述对这一问题发表过观点(http://www.fda.gov/Drugs/DevelopmentApprovalProcess/DevelopmentResources/Labeling/ucm0 93307.html)。在二十几年前,Ito 等对 838 例哺乳期有药物使用史的母乳喂养的婴儿调查显示,其药物不良反应的发生率为 11.2%(Ito et al 1993)。更重要的是,所发生的不良反应事件均被归类为次要事件,最常见的是与抗生素、止痛药 / 麻醉剂、抗组胺药、镇静剂、抗抑郁药或 AED 有关。Anderson 等(2003)对 100 篇公开发表的病例报告进行系统回顾之后确认了这种药物不良反应的总体模式,没有一个病例是"确定"与母乳喂养有关,47% 的病例是"很可能"与母乳喂养有关,而 53% 的病例是"可能"与之有关。与中枢神经系统有关的约占药物不良事件的 50%,其中包括 3 例死亡病例。这些观察结果表明,如果在选择药物时即采取一些简单的预防措施,并考虑到婴儿的年龄,当母亲需要

使用药物时,很少会需要停止母乳喂养;母乳喂养的婴儿不良药物反应比预期的要少(Anderson et al. 2003)。

母体对所用药物剂量的吸收(D_m)将引起药物可变的特定的化合物进入到人乳(D_i)中。但是,人乳中的药物浓度通常很低,婴儿摄入乳汁后与药物口服的生物利用度有关,在估计婴儿药物暴露量时常忽略协变量(RID= 婴儿相对剂量,D_m/D_i* 吸收)(图 43.1)。在图 43.1 中,婴儿中药物浓度的差(1 vs 2)可以用胎儿暴露于药物后的初始浓度(a)有或没有(b)来解释。因为婴儿体内药物浓度积累不仅与药物的剂量和药物暴露持续时间、机体构成、婴儿清除能力有关,而且还与新生儿体内中药物的初始浓度有关。

在临床实践中,用于提示药物的使用"在母乳喂养期间可能安全"的指标是:(i) 婴儿常用的药物(如抗生素);(ii) 口服不吸收的药物(如氨基糖苷类抗生素、丙泊酚);(iii) 不会分泌到母乳中的药物(如胰岛素、肝素);(iv) 认为在孕期使用是安全的药物——因为胎儿期的药物暴露时间更长和剂量更大。但如放射性标记诊断试剂、锂、碘、金和麦角胺生物碱是高风险药物,不能进行母乳喂养。现有数据表明,当母亲需要药物治疗时,很少需要劝阻、停止或中断母乳喂养,但可能需要谨慎使用镇痛药(阿片类药物或苯并二氮䓬类药物)(Van den Anker 2012;Berlin and van den Anker 2013;Hendrickson and McKeown 2012)。相比之下,局部麻醉剂、全身性非阿片类镇痛药,以及静脉或吸入麻醉药在母乳喂养方面是安全的(Allegaert and van den Anker 2015)。

母亲在使用处方药可待因同时进行母乳喂养的新生儿发生吗啡中毒的病例报道之后,围产期阿片类药物的暴露受到关注(Koren et al. 2006)。之后所制定的指南(尽可能最低可待因剂量、孕妇暴露时间 <4 天、尽快改用非阿片类药物、监测孕产妇和新生儿的镇静情况)将新生儿镇静的发生率降低了 87.5%(5/238,2.1%),并且仅与孕妇可待因摄入延长(>4 天)有关。作为镇痛治疗选择的一部分,分娩后的母亲(如剖宫产后、分娩相关损伤,以及先前存在的疼痛综合征)可以使用不同的镇静剂,这也就使得经母乳喂养的婴儿会受不同镇痛剂的影响(Van den Anker 2012;Allegaert and van den Anker 2015)。有关使用 AED 和母乳喂养的指南将在之后的内容中详细说明,而有关抗抑郁药的使用则将在 NAS 的

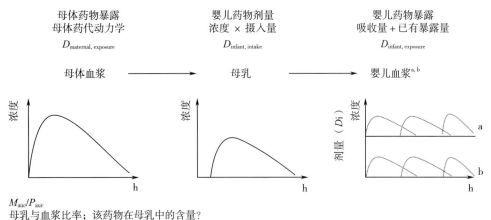

M_{auc}/P_{auc}
母乳与血浆比率；该药物在母乳中的含量？

$D_{infant, intake}$
估计婴儿体内药物剂量 = 药物浓度母乳 × 母乳/血浆比率 × 母乳摄入量；
婴儿接触（口服）该化合物多少量？

$D_{infant, exposure}$
婴儿体内相对剂量：药物浓度母乳（mg/kg/d）/药物浓度婴儿（mg/kg/d）× 吸收；
口服摄入导致体内多大剂量？（a = 已有的暴露，如胎儿，b = 新的暴露）

图 43.1 母 - 婴的药代动力学与通过母乳喂养所引起的药物暴露有关。当母体对所用药物的吸收（D_m）将引起该药物可变的特定的化合物进入人乳（D_i）中。但是，人乳中的药物浓度通常很低，婴儿摄入母乳后与乳汁中药物的口服生物利用度有关，在估计婴儿药物暴露量时常忽略不计（RID= 婴儿相对剂量，D_m/D_i * 吸收）。婴儿体内药物浓度的差异（1 vs 2）可以通过胎儿接触药物后存在（a）或不存在（b）初始浓度来解释，因为婴儿体内药物的蓄积与药物剂量和使用药物的持续时间、机体构成、清除能力，以及新生儿体内的初始浓度有关

部分中介绍。我们在此还将涵盖胎儿药物暴露的内容，因为对于某些药物（如 AED）来说，新生儿在宫内和母乳喂养期间都会存在暴露。

43.4.1 阿片类药物

发达国家的母乳喂养率稳定增长（Saadeh 2012），而最近包括育龄妇女在内的整个人群阿片类药物使用也在稳步增长（DeVane 2015）。这就意味着，与母乳喂养期间使用可待因、羟考酮、美沙酮和曲马多副作用的数据越来越多相比，母亲使用阿片类药物的临床经验则相对有限（Rowe et al. 2013；Berlin and van den Anker 2013；Koren et al. 2006），这也解释了为何 NAS 的发生率急剧增加（参见下文）。参照图 1，我们应该能够预测新生儿阿片类药物口服吸收，而母乳中阿片类药物的含量则取决于母体的摄入量（剂量）和其药物的代谢，新生儿药物的排出与新生儿的代谢或肾脏清除有关，但其效果也相对有限（Allegaert et al. 2013），因此这些情况有可能会导致对个别婴儿产生副作用。Koren 等（2006）报告的因母体摄入可待因，母乳喂养使婴儿产生可待因药物中毒的重要案例，重新引起了对母婴阿片类

药物的药代学和药动学及其相关影响因素临床研究的兴趣（Koren et al. 2006）。目前已有与细胞色素 p450（CYP）2D6 有关的母体超快代谢状态的药理遗传学相关性报道，这种遗传状态导致可待因转化成吗啡的速度更快、效率更高（Koren et al. 2006）。最近，有研究描述了母亲遗传多态性（即 CYP 2D6 和 P- 糖蛋白多态性），并预测队列研究中的 111 对母乳喂养的母亲和婴儿有 87% 出现中枢神经系统抑制，其敏感性为 80%，特异性为 87%（Sistonen et al. 2012），遗憾的是这种观察结果并不仅只有可待因。

Lam 等回顾性分析 533 例母亲接受羟考酮、可待因或对乙酰氨基酚治疗的母乳喂养新生儿中枢神经系统抑制的发生率。发现使用羟考酮治疗母亲的婴儿中枢神经系统抑制的发生率为 20.1%，而使用可待因或对乙酰氨基酚治疗母亲的婴儿，其发生率分别为 16.7% 和 0.5%（Lam et al. 2012）。最后，采用稀疏抽样设计研究，评估母乳中曲马多和 O- 去甲基曲马多的含量，发现母乳中的含量非常有限，相当婴儿剂量为 2%~3%。基于这些观察，作者提出母亲短期使用曲马多时，可进行母乳喂养（Salman et al. 2011）。

将现有文献中的观察结果转化为儿科医生的临

床指南仍有些困难。但是我们试图提供一些指导建议（Van den Anker 2012；Allegaert and Van den Anker 2015；DeVane 2015）。首先，除了曲马多外，我们可以预测到孕妇在使用可待因、羟考酮、美沙酮或吗啡后也会有一定的镇静作用。其次，这些药物引起母亲和新生儿的嗜睡症具有高度的一致性，这在临床上非常有用。当母亲出现嗜睡时，应检查婴儿的情况，这可能是由于遗传多态性和药物剂量对不同个体母婴相关的药效和副作用的影响不同。连续用药物 4 天和随后体内药物蓄积后，才会出现严重的嗜睡。当人乳量增加时，药物的暴露量（mg/L × 奶量）增加并且药效延长，从而使婴儿体内发生药物累积的可能性增加。由于上述原因，分娩后产妇使用阿片类药物超过了 72 小时，则应该进行详细的临床评估，重点评估母亲和新生儿的镇静迹象（Van den Anker 2012；Salman 2011；Rivers 2012）。

此外还有两点需要补充，首先（图 43.1），这种基本药理学原理并不完全适用于在产前已经接触过阿片类药物的新生儿，但是这方面的内容将在 NAS 的内容中进行讨论。其次，阿片类药物的给药途径也很重要（全身性给药，如口服、静脉、或经皮给药；或局部给药，如脊椎、硬膜外给药），由于所用剂量很低且药物的血浆浓度也很低，因此进入人乳的药物量也大大降低。但是，人乳中的浓度通常很低，婴儿口服食物后的口服生物利用度也很相关，并且有 10 个的协变量来估计随后的暴露。我们再次参考图 43.1 对此进行解释。在分娩期间给药后，胎儿和新生儿的血液中苯二氮䓬浓度已经很高（图 43.1，a 级而不是 b 级），并且这些化合物的新生儿清除能力受到限制（De Wildt et al. 2002）

43.4.2　苯二氮䓬类药物

苯二氮䓬类药物（如地西泮、劳拉西泮、咪达唑仑）是常用的抗焦虑药，这些药物及其代谢产物虽可在母乳中检测到，但含量仍很低，因此随后婴儿的药物暴露剂量也非常低（Cole and Hailey 1975；Nitsun et al. 2006）。母亲使用咪唑达伦 1 次后收集 24 小时母乳喂，在母乳中测得咪达唑仑剂量为母亲所用药物剂量的 0.005%。按口服生物利用度（50%~60%）计算，可认为分娩后母亲使用苯二氮䓬类药物婴儿的药物暴露量非常低。相反，在分娩前或分娩时，孕母使用地西泮后，新生儿在出生后 7~10 天血中仍

可检测到地西泮及其活性代谢产物（去甲基二西泮）（Cole and Hailey 1975）。我们再次用图 43.1 进行解释，在母亲分娩期间使用苯二氮䓬类药物后，胎儿和新生儿血液中该药物的浓度已经很高（见图 43.1，a 级而非 b 级），并且新生儿清除这些化合物的能力有限（De Wildt et al. 2002）。

43.4.3　抗癫痫药物

因为癫痫控制不佳与母体和胎儿的不良结局有关，因此孕产妇在妊娠期和产后持续进行抗癫痫治疗极为重要。但由于在妊娠期和围产期药代动力学可能会发生变化，因此通常建议监测母体 AED 的水平。但是，服用 AED 时进行母乳喂养的安全性仍值得关注。这种担忧也反映在：与同一地区或国家/地区居住的未使用 AED 的妇女相比，使用 AED 的妇女的母乳喂养率低（Veiby et al. 2015）。此外，与对照组（未使用 AED）或单药物治疗组相比，AED 联合治疗（75%）组或使用拉莫三嗪（在体内进行葡萄糖醛酸化，因此新生儿早期对该药物的清除能力较差）治疗组的母乳喂养率更低（70%），对照组的母乳喂养率为 92%；接受 AED 单药治疗组为 80%；且母乳喂养率随生后时间而下降（在生后 3 个月时母乳喂养率，AED 联合治疗组为 67%，拉莫三嗪治疗组为 60%，对照组为 86%，AED 单药治疗组为 70%）。显然，母亲决定开始母乳喂养和持续母乳喂养受很多因素影响，除了社会经济和社会因素外，情绪状态、自尊心以及与疾病相关方面（如对昼夜作息的需要、对癫痫发作的控制）都可能影响母亲对母乳喂养的决定（Veiby et al. 2015；Meador et al. 2014）。

43.4.3.1　药物特异性风险的评估

通常认为母乳喂养期间使用苯妥英钠、卡马西平和丙戊酸盐 AED 是安全的（Veiby et al. 2015）。苯妥英钠、丙戊酸酯和卡马西平与血浆蛋白结合力高，而卡马西平则具有中等程度的血浆蛋白结合力。因此，这些药物的人乳/血浆浓度比（milk/plasma，M/P）值均较低（苯妥英钠为 0.1~0.6，卡马西平为 0.2~0.7，丙戊酸盐为 0.01~0.3）。一些建议对服用丙戊酸盐母亲进行母乳喂养的婴儿常规检查肝酶和血小板，而服用卡马西平的婴儿则常规检查肝酶（Veiby et al. 2015）。

中等安全性的 AED 包括拉莫三嗪、奥卡西平、

左乙拉西坦、托吡酯、加巴喷丁、普瑞巴林、维加巴汀和替加滨。如前所述，拉莫三嗪（M/P 比值为0.4~0.67）可通过葡萄糖醛酸化而清除，与血浆蛋白具有中等程度的结合力（55%），因此，我们建议观察婴儿的临床表现，当婴儿表现出吸吮不佳时检测其血清中拉莫三嗪水平。同时，我们也必须考虑到，与母体血浆药物浓度相比新生儿血清中游离的拉莫三嗪浓度更高（新生儿血浆蛋白结合力低）（Veiby et al. 2015）。奥卡西平（M/P 比值为 0.5），与拉莫三嗪的代谢清除途径（葡萄糖醛酸化）相同，但是我们对于这一化合物代谢消除的临床经验则更为有限。左乙拉西坦的 M/P 比值很高（0.8~1.6），但是该药物是原型通过肾脏清除，并且有大量的用于治疗新生儿惊厥的临床经验（Pressler and Mangum 2013）。对于所提及的其他药物，目前只有为数不多的临床报告。

最后，苯二氮䓬类药物、苯巴比妥、扑米酮、乙琥胺、唑尼沙胺或非苯甲酸酯类药物被列为具有潜在危险的药物。有关苯二氮䓬类药物的相关内容已在上文提到。对于苯巴比妥及其药物前体扑米酮，由于新生儿体内苯巴比妥的消除半衰期非常长，因此可能会发生药物在体内的聚集（Marsot et al. 2014）。同样，临床表现的观察及出现症状时的血药浓度监测是比较合理的选择。乙琥胺 M/P 比值高，与母体水平相比，相对婴儿剂量（32%~113%）和随后新生儿血浆内药物水平很高（24%~75%），并且由于乙琥胺通常是 AED 联合治疗的一部分，因此，建议对乙琥胺的血药浓度进行密切监测。唑尼沙胺也可以导致较高剂量的药物暴露（M/P 比值为 0.8），并且在新生儿体内清除的半衰期较长。目前没有苯甲酸酯的相关数据，但该药物可能诱发肝功能衰竭或再生障碍性贫血（Veiby et al. 2015）。

丙戊酸盐（9.3%，拉莫三嗪的 RR 为 5.1）和苯巴比妥（4.2%，RR 2.9）等 AED 与较新的 AED 如拉莫三嗪（2%）和左乙拉西坦（2.4%），更高的主要畸形相关与参考人群相比，吡罗米特（3% RR 2.2）与唇裂风险增加相关（Veiby et al. 2013）。

43.4.3.2 产前和母乳喂养相关的抗癫痫药物暴露对神经发育结局的影响

与母乳喂养率类似，一些因素也可阻碍母乳喂养所致 AED 暴露对神经发育影响的评估（Meador et al. 2014）。首先，产后的药物暴露通常在宫内暴露之后。其次，在妊娠期间胎儿 AED 暴露也可影响神经

发育结局（例如，大运动技能、精细运动技能、社交技能），这些神经发育结局的观察进一步提供了有关胎儿 AED 暴露对其先天性畸形发生率影响的可靠数据（Meador et al. 2014）。在引起胎儿畸形方面，丙戊酸盐（9.3%，与拉莫三嗪的相比，RR 5.1）和苯巴比妥（4.2%，RR 2.9）较新开发的 AED，如拉莫三嗪（2%）和左乙拉西坦（2.4%）有更高的致畸风险，而与对照组相比，托吡酯（3%，RR 2.2）使唇裂发生的风险增加（Veiby et al. 2013）。

根据 AED 神经发育影响组织的报告，胎儿期丙戊酸暴露与其 3 岁时认知功能受损的风险有显著的相关性（258 例胎儿期 AED 暴露，3 岁时的平均智商，丙戊酸，为 92 分，与卡马西平、拉莫三嗪和苯妥英钠相比，相差 6~9 分），并且婴儿认知功能受损程度与丙戊酸药物使用的剂量之间具有明显的量效应关系（Meador et al. 2009）。另外，Veiby 等（Marsot et al. 2014）也证实了胎儿期 AED 暴露对婴儿精神运动发育有不良影响。与对照组相比，有 AED 使用史的母亲所生代后（$n=223$），在 6 岁时的精细运动功能受损的风险更高（11.5%~4.8%，OR 2.1），而孕产妇使用多种 AED 治疗也与后代精细运动技能（25.0%~4.8%，OR 4.3）和社交技能（22.5%~10.2%，OR 2.6）的不良结局有关。

基于以上的研究背景，同一项研究还发现，与没有母乳喂养或母乳喂养少于 6 个月的婴儿相比，使用 AED 产妇的婴儿母乳喂养与婴儿在 6 个月和 18 个月时神经发育结局改善有明显的相关性（Meador et al. 2014）。但是婴儿在 36 个月时，无论是否母乳喂养，胎儿期的 AED 暴露都与其不良发育结局有关。对于患有癫痫但孕期内未使用 AED 的母亲，其婴儿 6 个月时的发育均正常。根据以上研究结果，无论是否采用 AED 的治疗，还是考虑到上述临床监测建议，我们均鼓励患有癫痫的母亲坚持母乳喂养（Meador et al. 2014）。

43.5 新生儿撤药综合征

新生儿撤药或 NAS，是新生儿突然中断非法毒品或处方药物的暴露而产生戒断综合征。与对药物的耐受性或依赖性相似，不仅重复或长期地用药可能会引起戒断症状，而且短期大剂量的药物使用，如新生儿住院期间，也可能会引起戒断症状。因此，孕妇停止用药或新生儿治疗药物的停用均可出

现 NAS。导致 NAS 最常见的药物是阿片类药物、选择性 5- 羟色胺再摄取抑制剂（selective serotonin reuptake inhibitor,SSRI）、苯二氮䓬类药物以及大麻或尼古丁。

43.5.1 阿片类相关的新生儿戒断综合征

在过去的十年,与阿片类药物相关的 NAS 的发生率有显著增加,这与成人阿片类药物医学使用量的增加呈线性相关系（DeVane 2015）。图 43.2 显示了西方国家 NAS 发生率的变化趋势（Turner et al. 2015;Dow et al. 2012;Patrick et al. 2012,2015;O'Donnell et al. 2009;Creanga 2012）。这意味着 NAS 不再"仅限于"非法药物使用者所分娩的新生儿,而且阿片类药物的医学使用也是导致 NAS 的常见原因之一（DeVane 2015）。NAS 的临床表现与成人阿片类药物戒断综合征（如"冷火鸡"）的症状很相似,症状,包括神经系统症状（如躁动、哭闹、睡眠障碍、喂养困难、癫痫发作）和非神经系统症状（如腹泻、呕吐、脱肛、打喷嚏、出汗、体温过高）。NAS 的临床表现与使用的阿片类药物（半衰期较短或较长,如海洛因与美沙酮）、联合用药、母体用药史、药物通过胎盘的转运、新生儿清除能力及药理遗传学（如

药物代谢、转运、受体多态性）的不同而有所不同（Wachman et al 2013）。

Finnegan 评分表（修订版,共 21 项,评分范围为 0~37 分,表 43.1）被广泛用来量化戒断症状的严重程度（Hudak et al. 2012）。该量表的评分反映了中枢神经系统、自主神经系统、肠道和呼吸道体征（Zimmermann-Baer et al. 2010）。为了确定可疑 NAS 的阈值,Zimmermann-Baer 等记录了 102 名新生儿（胎龄大于 34 周）至出生后 5~6 周的 Finnegan 评分,发现第 95 百分位数在第 1 天为 5.5 分到第 2 天增加到 7 分,至生后第 5~6 周时在白天增加到 8、在夜间为 6（Zimmermann-Baer et al. 2010）。基于这些研究观察,作者建议当 Finnegan 评分大于 8 分应考虑诊断 NAS。当临床认为需对新生儿进行阿片类药物戒断的药物治疗时,药物首选阿片类药物（吗啡和美沙酮,最好经口服给药）,随后逐渐减量,尽管这些阿片类药物的停药过程和出院后继续用药的情况存在较大差异（Hudak et al. 2012）。而由非阿片类药物引起的 NAS 的药物治疗首选苯巴比妥,最近临床使用可乐定（每天 5μg/kg,分 8 次给药（Bada et al. 2015）治疗,被认为是一种新的治疗方式。同样,通过舌下给药途径使用丁丙诺啡（Ng et al. 2015）也可能成为一种新的治疗方式（Ng et al. 2015）。

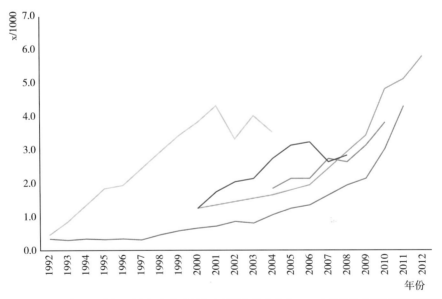

图 43.2　1992 年至 2012 年间,不同人群中新生儿戒断综合征的年发病率（1/1 000）的趋势表明了西方国家新生儿戒断综合征发生率的变化趋势（Turner et al. 2015;Dow et al. 2012; Patrick et al. 2012, 2015; O'Donnell et al. 2009; Creanga et al. 2012）

除了药物干预以外，我们也建议考虑其他干预措施，例如将婴儿包裹在襁褓中、对症治疗和母乳喂养（MacMullen et al. 2014）。尽管目前尚无前瞻性随机对照试验，但已有证据支持在妊娠期间使用美沙酮的孕妇可进行母乳喂养（C 级），因为母乳喂养可以降低 NAS 的发生率（NNT 5~6）及其严重程度（C 级），并且不会引起新生儿明显的镇静作用（C 级）（Lefevere and Allegaert 2015）。目前尚不能确定 NAS 的最佳治疗方法，而且各医院之间的治疗方法也有所不同。延长 NAS 患儿的住院治疗，除产生较高的医疗费用外，还会导致新生儿伤害和妨碍母婴间依恋关系。因此，制定新生儿 NAS 的宣教项目和标准的治疗方案，已成为缩短 NAS 新生儿住院时间最有效的干预措施（Asti et al. 2015）。表 43.2 总结了一些与 NAS 有关的重要信息，可为临床医师提供指导（DeVane 2015；Turner et al. 2015；Dow et al. 2012；Patrick et al. 2012，2015；O'Donnell et al. 2009；Creanga et al. 2012；Wachman et al. 2013；Hudak et al. 2012；Zimmermann-Baer et al. 2010；Bada et al. 2015；Ng et al. 2015；MacMullen et al. 2014；Lefevere and Allegaert et al. 2015；Asti et al. 2015；Siu and Robinson 2014）。

表 43.1　Finnegan 评分修订版的项目及评分
（DeVane 2015；Hudak et al. 2012）

中枢神经系统相关体征

高调哭声	存在	2
	大于 2 小时	3
喂养后睡眠少于	3 小时	1
	2 小时	2
	1 小时	3
予刺激时	轻微震颤	1
	明显震颤	2
安静时	轻微震颤	3
	明显震颤	4
肌张力增加		2
脱皮		1
睡眠时肌阵挛		3
大发作抽筋		5

自主神经相关体征

盗汗		1

续表

体温	37.5~38℃	1
	大于 38℃	2
频繁打哈欠		1
皮肤斑驳样		1
鼻塞		2
流涕		1

胃肠道及呼吸系统相关体征

过度吸吮		1
喂养差		2
胃食管反流（溢奶）		2
喷射状呕吐		3
大便形状	松软大便	2
	水样便	3
呼吸加快	大于 60 次 /min	1
	大于 60 次 /min + 三凹征	2

表 43.2　总结了一些与新生儿戒断综合征有关的重要信息，可为临床实践提供指导（DeVane 2015；Turner et al. 2015；Dow et al. 2012；Patrick et al. 2012，2015；O'Donnell et al. 2009；Creanga et al. 2012；Wachman et al. 2013；Hudak et al. 2012；Zimmermann-Baer et al. 2010；Bada et al. 2015；Ng et al. 2015；MacMullen et al. 2014；Lefevere and Allegaert et al. 2015；Asti et al. 2015；Siu and Robinson 2014）

新生儿戒断综合征的发生率在各个医院之间的差异很大（5~10 倍），但新生儿戒断综合征的发生率总体呈增长趋势

除非法使用毒品以外，新生儿戒断综合征发生率的增加还反映出阿片类药物的临床处方用量的显著增加

胎儿暴露不一定会导致新生儿戒断综合征。对于海洛因和美沙酮来说，新生儿戒断综合征发生率约为 60%~80%

新生儿戒断综合征的症状出现时间，部分取决于所使用的阿片类药物的清除特征（海洛因的戒断症状出现时间在停药后 <24~48 小时内出现，而对美沙酮的戒断症状则在停药后 48~72 小时内出现）。药物清除半衰期越长，症状出现越晚。

新生儿戒断综合征的治疗应以临床评估（Finnegan 评分）为基础，以方案为导向，进行非药物和药物干预，治疗方案中也应包括这些药物逐渐减少的治疗

新生儿的癫痫发作是新生儿戒断综合征最严重的并发症。此外，治疗的目的是减少患者的痛苦（Finnegan 评分，过度哭泣）、保持新生儿体重增加和改善经口喂养

续表

母乳喂养对减少新生儿戒断综合征的发生和减轻其严重程度均具有积极作用（NNT=5~6）

阿片类药物的戒断应使用阿片类药物进行治疗，但是治疗方法因所选择的药物类别（如美沙酮、吗啡）的不同而有所不同

尽管以上提到的新生儿戒断综合征相关的定义和概念也可以应用于其他药物（例如抗抑郁药、镇静剂）所引起的戒断综合征，但对于这些药物，目前可用的循证医学证据和临床指导更为有限

43.5.2 抗抑郁药 / 选择性 5- 羟色胺再摄取抑制剂相关的撤药综合征

SSRI（如西酞普兰、帕罗西汀、氟伏沙明）或 5-羟色胺 - 去甲肾上腺素再摄取抑制剂（如文拉法辛、度洛西汀）通常在妊娠和 / 或母乳喂养期间使用，因为抑郁症是围产期普遍存在的疾病期。抑郁症是围产期一种非常常见的疾病，据估计，超过八分之一的女性患有围产期抑郁症（Verreault et al. 2014）。常见的抗抑郁药物包括 SSRI（如西酞普兰、帕罗西汀、氟伏沙明）或 5- 羟色胺 - 去甲肾上腺素再摄取抑制剂（如文拉法辛、度洛西汀），这些药物常在妊娠和 / 或母乳喂养期间使用。在妊娠期间，抗抑郁药可穿过胎盘，但抗抑郁药与先天性畸形之间并没有显著的关联性，目前已知的与先天性畸形有一定相关性的药物仅限于锂与先天性心脏病，主要是 Ebstein 畸形，之间存在相关性（RR 5~10，总风险为 1%~5%，而不是 0.5%~1%）。胎儿期抗抑郁药暴露可能导致新生儿出现类似 NAS 的临床表现（30% 新生儿出现适应性差），而 SSRI 也与新生儿的呼吸障碍、持续性肺动脉高压（绝对危险度 <1%）和低血糖有关。但是，在评估孕妇使用 SSRI 的风险 / 收益比时，发现中止抗抑郁治疗将带来的风险（例如精神病复发、早产、产后抑郁）似乎大于维持治疗的风险，产妇抑郁症也可能会对孩子的发育造成不良影响，因此需要强调的是，在妊娠期间应以抗抑郁药的最少的有效剂量进行适当预防性治疗的重要性（Ornoy and Koren 2014）。

近来，Reefhuis 等应用贝叶斯（Bayers）分析方法，将不同的数据集进行组合，以探究先天缺陷与特定 SSRI 之间的关联性，该研究未能证实早前所报道的与舍曲林相关的畸形，亦没有发现先前所报

道的母亲使用 SSRI 与出生缺陷之间的九种相关性（Reefhuis et al. 2015）。相比之下，帕罗西汀［引起无脑儿（OR 3.2）、房间隔缺损（OR 1.8）、右心室流出道梗阻（OR 2.4）；腹裂（OR 2.5）、脐膨出（OR 3.5）］和氟西汀［引起右心室流出道梗阻（OR 2）、颅缝早闭（OR 1.9）］与先天性畸形发生相关（Reefhuis et al. 2015）。在此需要特别强调的是，尽管发现了以上药物与先天性畸形之间的相关性，但这并不一定反映出两者之间的因果关系；其次，所观察到的 OR 值对评估绝对风险的增加作用非常有限。

43.6 结论

医生通常都没有对在妊娠期和 / 或母乳喂养期间所使用的药物进行彻底评估。因为妊娠本身会影响药代动力学（浓度 - 时间曲线）以及药物反应之间存在广泛的个体差异（浓度 - 作用曲线），所以仅从成年人的数据简单推断孕期或者母乳喂养期间的药物使用情况是危险的。尽管所掌握的医学知识有限，但是孕妇在妊娠期间以及分娩后存在与妊娠有关或无关的各种不同的需要药物治疗的情况。但是，在是否使用药物治疗方面的决定都应始终在使用药物治疗对母亲、胎儿 / 新生儿结局的影响和无任何治疗之间平衡进行比较。这是因为有相关证据表明，未控制或控制不佳的孕母状况也会影响胎儿的健康和结局，母乳喂养也是一样的道理。目前关于妊娠、产后和母乳喂养期间某类化合物或者某类药物的具体使用信息已经越来越多，这也意味着医护人员应注意在所提供的网站上及时获得更新的相关信息。

妊娠类别分类是一种方法，但是不同的医疗机构分类有所不同，并且这些类别并不包括进入母乳的药物或其代谢产物所带来的风险。用建立相关知识系统的妊娠暴露注册表的概念，已整合到美国 FDA 有关妊娠和哺乳期用药指南的标签指南最新修订版中。在临床工作中，用于提示药物"在母乳喂养期间可能安全"的提示性标志是：(i) 婴儿常用的药物（如抗生素）；(ii) 口服后不吸收的药物（如氨基糖苷、丙泊酚）；(iii) 不分泌进入母乳中的药物（如胰岛素、肝素）；(iv) 认为在妊娠期使用安全的药物，因为胎儿的药物暴露时间更长、剂量更大。"妊娠和哺乳标记最终规则"这一系统为收集和生成有关母乳喂养期间母亲药物使用情况提供了可靠的信息工具。在本章节中，通过讨论在胎儿时期或母乳喂养

期间使用的阿片类药物、苯二氮䓬类药物和 AED 的情况，阐明了妊娠相关临床药理学的概念，并且重点讨论 NAS。

43.7 总结

在母体是否使用药物治疗的决定都应始终在使用药物治疗对母亲、胎儿 / 新生儿的结局和不进行药物治疗之间进行比较平衡。这是因为大量的相关证据表明，未控制或控制不佳的孕母状况也会影响胎儿的健康和其结局，母乳喂养也是如此。

医生通常都没有对在妊娠期和 / 或母乳喂养期间所使用的药物进行彻底评估。目前关于胎儿和新生儿期（母乳喂养）药物暴露安全性的知识十分有限。目前使用妊娠期药物分类的方法有一定的局限性。在最近修订的 FDA 分类指南（妊娠和哺乳标签最终规则）中，已实施了孕妇接触登记册以在收集妊娠期间服用过处方药或接种过疫苗的妇女信息。

在临床工作中，用于药物"在母乳喂养期间可能安全"的提示性标志是：(i) 婴儿常用的药物；(ii) 口服后不吸收的药物；(iii) 不会分泌到母乳中的药物；(iv) 认为在孕期使用是安全的药物，因为胎儿的药物暴露时间更长、剂量更大。通过讨论在胎儿时期或母乳喂养期间使用的阿片类药物、苯二氮䓬类药物和 AED 的情况，阐明了妊娠相关临床药理学的概念，并且重点讨论 NAS，希望可以为临床实践提供指导和信息来源。

参考文献

Allegaert K, van den Anker JN (2015) Maternal analgosedation and breastfeeding: guidance for the pediatrician. JPNIM 4, e04117

Allegaert K, Langhendries JP, van den Anker JN (2013) Educational paper: do we need neonatal clinical pharmacologists? Eur J Pediatr 172(4):429–435

Amant F, Han SN, Gziri MM et al (2015) Management of cancer in pregnancy. Best Pract Res Clin Obstet Gynaecol 29:741–753

Anderson PO, Pochop SL, Manoquerra AS (2003) Adverse drug reactions in breastfed infants: less than imagined. Clin Pediatr (Phila) 42:325–340

Asti L, Magers JS, Keels E et al (2015) A quality improvement project to reduce length of stay for neonatal abstinence syndrome. Pediatrics 135:e1494–e1500

Bada HS, Sithisam T, Gibson J et al (2015) Morphine versus clonidine for neonatal abstinence syndrome. Pediatrics 135:e383–e391

Berlin CM Jr, van den Anker JN (2013) Safety during breastfeeding: drugs, foods, environmental chemicals, and maternal infections. Semin Fetal Neonatal Med 18:13–18

Briggs GG, Polifka JE, Wisner KL et al (2015) Should pregnant women be included in phase IV clinical drug trials? Am J Obstet Gynecol 213:810–815

Cole AP, Hailey DM (1975) Diazepam and active metabolite in breast milk and their transfer to the neonate. Arch Dis Child 50:741–742

Creanga AA, Sabel JC, Ko JY et al (2012) Maternal drug use and its effect on neonates: a population-based study in Washington State. Obstet Gynecol 119:924–933

De Wildt SN, Kearns GL, Hop WC et al (2002) Pharmacokinetics and metabolism of oral midazolam in preterm infants. Br J Clin Pharmacol 53:390–392

DeVane CL (2015) An epidemic of opioid prescriptions. Pharmacotherapy 35:241–242

Dow K, Ordean A, Murphy-Oikonen J et al (2012) Neonatal abstinence syndrome clinical practice guidelines for Ontario. J Popul Ther Clin Pharmacol 19:e488–e506

Feghali MN, Mattison DR (2011) Clinical therapeutics in pregnancy. J Biomed Biotechnol 2011:783528

Gadot Y, Koren G (2015) The use of antidepressants in pregnancy: focus on maternal risks. J Obstet Gynaecol Can 37:56–63

Genung V (2013) Psychopharmacology column: a review of psychotropic medication lactation risks for infants during breastfeeding. J Child Adolesc Psychiatr Nurs 26:214–219

Hendrickson RG, McKeown NJ (2012) Is maternal opioid use hazardous to breast-fed infants? Clin Toxicol 50:1–14

http://www.fda.gov/Drugs/DevelopmentApprovalProcess/DevelopmentResources/Labeling/ucm093307.html. Accessed 8 July 2015

Hudak ML, Tan RC, Committee on Drugs, Committee on Fetus and Newborn, American Academy of Pediatrics (2012) Neonatal drug withdrawal. Pediatrics 129:e540–e560

Ito S, Blajchman A, Stephenson M, Eliopoloulos C, Koren G (1993) Prospective follow up of adverse reactions in breast-fed infants exposed to maternal medication. Am J Obstet Gynecol 168:1393–1399

Koren G, Cairns J, Chitayat D, Gaedigk A, Leeder SJ (2006) Pharmacogenetics of morphine poisoning in a breastfed neonate of a codeine-prescribed mother. Lancet 368:704

Lam J, Kelly L, Ciszkowski C et al (2012) Central nervous system depression of neonates breastfed by mothers receiving oxycodone for postpartum analgesia. J Pediatr 160:33.c2–37.e2

Lefevere J, Allegaert K (2015) Question: is breastfeeding useful in the management of neonatal abstinence syndrome? Arch Dis Child 100:414–415

MacMullen NJ, Dulski LA, Blobaum P (2014) Evidence-based interventions for neonatal abstinence syndrome. Pediatr Nurs 40:165–172

Marsot A, Brevaut-Malaty V, Vialet R (2014) Pharmacokinetics and absolute bioavailability of phenobarbital in neonates and young infants, a population pharmacokinetic modelling approach. Fundam Clin Pharmacol 28:465–471

Meador KJ, Baker GA, Browning N et al (2009) Cognitive function at 3 years of age after fetal exposure to antiepileptic drugs. N Engl J Med 360:1597–1605

Meador KJ, Baker GA, Browning N et al (2014) Breastfeeding in children of women taking antiepileptic drugs. Cognitive outcomes at age 6 years. JAMA Pediatr 168:729–736

Ng CM, Dombrowsky E, Lin H et al (2015) Population pharmacokinetic model of sublingual buprenorphine in neonatal abstinence syndrome. Pharmacotherapy 35(7):670–680

Nitsun M, Szokol JW, Saleh HJ et al (2006) Pharmacokinetics of midazolam, propofol, and fentanyl transfer to human breast milk. Clin Pharmacol Ther 79:549–557

O'Donnell M, Nassar N, Leonard H et al (2009) Increasing prevalence of neonatal withdrawal syndrome: population study of maternal factors and child protection involvement. Pediatrics 123:e614–e621

Ornoy A, Koren G (2014) Selective serotonin reuptake inhibitors in human pregnancy: on the way to resolving the controversy. Semin Fetal Neonatal Med 19:188–194

Patrick SW, Schumacher RE, Benneyworth BD et al (2012) Neonatal abstinence syndrome and associated health care expenditures: United States, 2000–2009. JAMA 307:1934–1940

Patrick SW, Davis MM, Lehman CU, Cooper WO (2015) Increasing incidence and geographic distribution of neonatal abstinence syndrome: United States 2009 to 2012. J Perinatol 35:650–655

Pavek P, Ceckova M, Staud F (2009) Variation of drug kinetics in pregnancy. Curr Drug Metab 10:520–529

Pressler RM, Mangum B (2013) Newly emerging therapies for neonatal seizures. Semin Fetal Neonatal Med 18:216–223

Ramoz LL, Patel-Shori NM (2014) Recent changes in pregnancy and lactation labeling: retirement of risk categories. Pharmacotherapy 34:389–395

Reefhuis J, Devine O, Friedman JM et al (2015) Specific SSRIs and birth defects bayesian analysis to interpret new data in the context of previous reports. BMJ 351:h3190

Rivers CM, Olsen D, Nelson LS (2012) Breastfeeding and oxycodone. J Pediatr 161:174

Rowe H, Baker T, Hale TW (2013) Maternal medication, drug use, and breastfeeding. Pediatr Clin North Am 60:275–294

Saadeh RJ (2012) The Baby-Friendly Hospital Initiative 20 years on: facts, progress, and the way forward. J Hum Lact 28:272–275

Sachs HC, Committee on Drugs (2013) The transfer of drugs and therapeutics into human breast milk: an update on selected topics. Pediatrics 132:e796–e809

Salman S, Sy SK, Ilett KF, Page-Sharp M, Paech MJ (2011) Population pharmacokinetic modeling of tramadol and its O-desmethyl metabolite in plasma and breast milk. Eur J Clin Pharmacol 67:899–908

Sistonen J, Madadi P, Ros CJ et al (2012) Prediction of codeine toxicity in infants and their mothers using a novel combination of maternal genetic markers. Clin Pharmacol Ther 91:692–699

Siu A, Robinson CA (2014) Neonatal abstinence syndrome: essentials for the practitioner. J Pediatr Pharmacol Ther 19:147–155

Thomas SH, Yates LM (2012) Prescribing without evidence – pregnancy. Br J Clin Pharmacol 74:691–697

Turner SD, Gomes T, Camacho X et al (2015) Neonatal opioid withdrawal and antenatal opioid prescribing. CAMJ Open 13:E55–E61

Van den Anker JN (2012) Is it safe to use opioids for obstetric pain while breastfeeding? J Pediatr 160:4–6

Veiby G, Engelsen BA, Gilhus NE (2013) Early child development and exposure to antiepileptic drugs prenatally and through breastfeeding: a prospective cohort study on children of women with epilepsy. JAMA Neurol 70:1367–1374

Veiby G, Bjork M, Engelsen BA, Gilhus NE (2015) Epilepsy and recommendations for breastfeeding. Seizure 28:57–65

Verreault N, Da Costa D, Marchand A et al (2014) Rates and risk factors associated with depressive symptoms during pregnancy and with postpartum onset. J Psychosom Obstet Gynaecol 35:84–91

Wachman EM, Hayes MJ, Brown MS et al (2013) Association of OPRM1 and COMT single-nucleotide polymorphisms with hospital length of stay and treatment of neonatal abstinence syndrome. JAMA 309:1821–1827

Zaijcek A, Giacoia GP (2007) Obstetric clinical pharmacology: coming of age. Clin Pharmacol Ther 81:481–482

Zimmermann-Baer U, Nötzi U, Rentsch K, Bucher HU (2010) Finnegan neonatal abstinence scoring system: normal values for first 3 days and weeks 5–6 in non-addicted infants. Addiction 105:524–528

新生儿医学中的发育 药理学和治疗学

44

Karel Allegaert, Janko Samardzic, Milica
Bajcetic, and John N. van den Anker
甘火群　余小河　翻译, 岳少杰　审校

目录

摘要

　　关于新生儿安全、有效用药的知识已大大增加,但药物说明书的改变却很少。尽管暴露于大量的药物,新生儿仍然是最后的"治疗用药荒"人群。最初开发用于成人的药物,根据新生儿的特点进行了改造和调整。然而,新生儿药物治疗不仅仅是成人药物治疗的缩小版,新生儿的各个器官系统发育尚未完全成熟,其功能亦不完善。因此药代动力学(吸收、分布、代谢、排泄、浓度 - 时间关系)和药效动力学(浓度 - 效应关系)均与成人不同。

　　本章讨论了新生儿这些特点。也重点讨论治疗性药物监测相关的具体方面,针对新生儿特定人群的剂型需求(包括剂量灵活性和赋形剂),以及与新生儿药物不良反应识别相关内容("就像如何识别噪声中的信号")。

44.1　要点

- 危重症新生儿每天使用 15~20 种（静脉注射）药物，其中大多数是未经许可或超说明书使用。
- 临床药理学旨在根据药代动力学和药效动力学预测药物特异性（副）作用。
- 药代动力学（吸收、分布和由代谢或原形从肾脏排出）用于测定特定部位药物浓度与时间之间的关系。
- 药效动力学评估的是药物浓度和（副）作用之间的关系。（药物对身体的具体作用）
- 新生儿特殊的地方在于由于体表面积和皮肤渗透率性的增加，经皮给药的药物吸收高。
- 药物分布的差异受身体成分、全身和局部血流、血浆蛋白结合力以及与不同疾病状态下细胞膜的通透性影响。
- 肝脏是药物代谢的主要器官，但其他器官（肾脏、肠道、肺、皮肤、大脑）也有代谢药物的能力。
- 新生儿生理学上的差异也会影响药效动力学，并可能导致药物起效、疗效或毒性的差异。
- 治疗性药物监测可能有助于避免治疗药物的副作用，但任何测量都需要结合每个患者的临床状况分析
- 对于某些药物，临床监测（如体温、血压、镇痛、镇静）优于药物监测。
- 新生儿需要专门的药品开发，有小剂量剂型和可变动剂型以保证用药剂量的准确性。
- 新生儿药物治疗是改善预后的有力措施，但显然迫切需要通过有针对性的不良药物反应预防和管理来改进我们的治疗方法。
- 重视药物不良反应的预防和管理，以适应新生儿和婴儿的需求和特点。

44.2　引言

44.2.1　新生儿药物治疗的知识滞后

药物治疗是改善新生儿预后的有力措施。然而，医护人员通常是将在成人医学中得到验证的适应证和基于适合成人的病理生理学的药物和用药方案，外推用于新生儿（Fanos and Yurdakök 2010；Kearns et al. 2003；Allegaert and van den Anker 2014a）。

危重症新生儿每天使用 15~20 种（静脉注射）药物，其中大多数药物是未经许可或超说明书使用。超说明书用药的定义是超过说明书推荐，如年龄、剂量、频率、剂型、给药途径、适应证或禁忌证等，给新生儿用药（Dessi et al. 2010；Kieran et al. 2014；Laforgia et al. 2014；Carvalho et al. 2012；Di Paolo et al. 2006；Riou et al. 2015）。图 44.1 描述了超说明书使用的情况，所有新生儿用药中至少 50% 存在超说明书用药，在超早产儿中这一比例可高达 90%。这意味几乎所有新生儿重症监护室（neonatal intensive care unit，NICU）患儿都有超说明书的用药。图 44.1 还表明，这是一个长时间持续存在的国际性问题（Dessi et al. 2010；Kieran et al. 2014；Laforgia et al. 2014；Carvalho et al. 2012；Di Paolo et al. 2006；Riou et al. 2015）。一项调查发现，NICU 中最常用的前 10 种药物是氨苄西林、庆大霉素、硫酸亚铁、多种维生素、头孢噻肟、枸橼酸咖啡因、呋塞米、万古霉素、表面活性剂和甲氧氯普胺（Clark et al. 2006）。有趣的是，在死亡率高和疾病严重程度高的患儿中，药物使用模式也不同（Carvalho et al. 2012；Clark et al. 2006）。随着年代的不同，药物使用模式也发生重大变化。一个单中心 NICU 药物使用模式研究发现，随着年代（1997—1998 年至 2001—2004 年）的增加，抗生素、中枢神经系统、内分泌、心血管和胃肠道等药物的使用增加，个别药物，如万古霉素、头孢吡肟和咖啡因的使用增加，而吗啡的使用减少（Du et al. 2006）。

尽管新生儿使用药物多，但仍然是"最后的治疗用药荒"人群（Stiers and Ward 2014；Laughon et al. 2014）。美国联邦立法和欧洲类似组织倡议增加儿童药理学研究，随后关于儿童用药的药物说明书显著增加。但仍然只有少数药物说明书注明了新生儿用药说明。共有 406 个药物有儿童用药说明（Food and Drug Administration，1997—2010），但其中只有 23 种药物（利奈唑胺、罗库溴铵、瑞芬太尼、七氟醚，司坦夫定、奈韦拉平等）有新生儿 11 个适应证的药物说明。虽然有些药物（如对乙酰氨基酚、卡泊芬净、更昔洛韦）在新生儿使用（Stiers and Ward 2014；Laughon et al. 2014），但由于疗效未被证实而缺少新生儿药物说明。这可能在很大程度上反映了在新生儿判断药物疗效上的困难性（如患者的异质性、结果变量的可变性、生物标志物的不确定性）。

新生儿中未经批准的和超说明书用药情况（%占所有新生儿用药的比例）

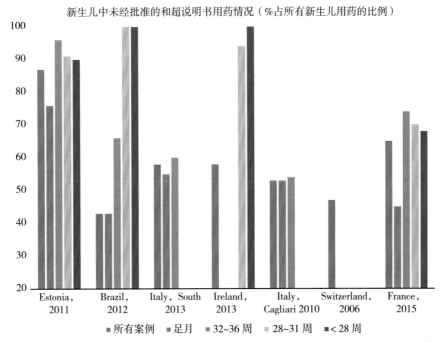

■ 所有案例　■ 足月　■ 32~36 周　■ 28~31 周　■ < 28 周

图 44.1 欧洲不同地区文献关于新生儿未经批准的和超说明书用药的归纳。超说明书用药在早产儿中更为常见（Dessi et al. 2010；Kieran et al. 2014；Laforgia et al. 2014；Carvalho et al. 2012；Di Paolo et al. 2006；Riou et al. 2015；Lass et al. 2011）

44.2.2 聚焦动态目标：新生儿的生理状况影响新生儿的药物治疗

　　机体的生长发育是体细胞生长与成熟的一系列生理过程，但体重的增长并不一定与功能成熟一致。在儿童成长过程中，器官的大小和功能以及机体构成（病理）生理学和细胞功能都会发生变化。当考虑这些生理变化以及随后生理特征的变化时，我们应该意识到生理的成熟变化在婴儿期早期最为显著（Kearns et al. 2003；Allegaert and van den Anker 2014a；Smits et al. 2012a）。婴儿体重的变化最为明显，体重在生后最初出现的是出生体重降低（6%~12%），随后在生后 6 周内体重增加 50%。在出生 3~4 个月体重增加 1 倍，在婴儿期结束时体重增加 3 倍。因此，总能量需求随着生长能量需要和总能量消耗而发生显著变化（Kearns et al. 2003；Allegaert and van den Anker 2014a；Smits et al. 2012a）。这些生理成熟的趋势进一步受到治疗方式（如全身性亚低温、体外膜肺、药物治疗）或疾病的病理生理过程，或合并症（如围产期窒息、心脏病、败血症、肾功能衰竭、动脉导管未闭）的影响。所有

这些变化，包括成熟（如年龄、体重）和病理生理学的变化，都会引起出生后头几个月内的广泛变化。这导致了新生儿药物治疗的复杂多样（Kearns et al. 2003；Allegaert and van den Anker 2014a；Smits et al. 2012a）。

　　给药是为了达到对特定疾病的有效治疗，同时避免相应的副作用。临床药理学的目的是基于药代动力学（pharmacokinetics，PK）和药效动力学（pharmacodynamics，PD）来预测药物的特异（副）作用。PK［吸收（absorption）、分布（distribution）和通过代谢清除或原型从肾脏的排出（elimination，through either metabolism or primary renal elimination，ADME）］可估计机体特定部位（如血浆、脑脊液）的药物浓度和作用时间（"机体对药物的反应"）。

　　发育药代动力学对新生儿药物治疗的潜在影响见表 44.1。PD 评估药物浓度和（副）作用之间的关系（药物对机体的影响）。我们将首先讨论新生儿发育药代动力学和药效学方面的问题。这将为新生儿药物治疗和产品开发提供理论基础，如新生儿的特定治疗药物的监测、特别剂型和药物安全性。

表 44.1　新生儿药代动力学降低的发育变化及其临床意义

生理系统	与成人和儿童相比，新生儿的生理学特点	药代动力学的意义	临床意义
胃肠道	胃肠蠕动弱的、不规则，胃排空缓慢，喂养方式的影响（母乳喂养 vs 配方奶喂养	药物的吸收更慢（比如，延迟的达峰时间）	口服药物后可能持续作用时间延迟
	与婴儿相比，胃内 pH 升高（>4）	酸不稳定性药物吸收快，弱酸药物吸收慢	生物利用度改变的可能性
肌肉组织	肌肉灌注和肌肉收缩能力的减少	灌注不足限制吸收，药代动力学难以预测	避免肌内注射药物
皮肤	更薄的角质层，皮肤灌注多和含水量高以及身体表面积与重量比高	增加了通过皮肤吸收药物的速度和程度	提高局部用药的生物利用度和潜在毒性 需要减少涂在皮肤上的药量
身体成分	脂肪组织的比例较低（10%），肌肉含量下降，身体总水量增加（80%），与细胞内液相比细胞外液比例增加（45%）	增加了水溶性药物的分布体积，减少了与肌肉和脂肪组织结合的药物的分布体积	考虑调整负荷／维持剂量（mg/kg）以达到治疗性血药浓度
血浆蛋白结合力力低	白蛋白和 α-1 酸性糖蛋白的浓度低，药物蛋白结合	血浆中游离药物浓度升高，随着分布体积的增大，出现毒性作用的可能性增大	对于蛋白结合力高的药物（如：>70%），考虑选择另外的药物，或将血浆药物浓度维持在推荐治疗范围的下限，与间接胆红素相互作用
药物代谢	同型细胞色素 P450 不成熟，具有同工酶 II 相酶特异性成熟同工酶特异性	降低肝脏药物代谢，增加半衰期	增加药物的给药间隔和／或减少维持剂量
肾脏药物排泄	肾小球滤过率和活化的肾小管分泌／吸收降低	药物和／或肾脏分泌的活性代谢物的累积，血浆清除率下降	增加药物的给药间隔和／或减少维持剂量

44.3　发育药代动力学

44.3.1　吸收

药物的吸收受年龄、剂型、剂量或给药途径的影响，并受食物和与药物相互作用的其他药物影响（Kearns et al. 2003；Allegaert and van den Anker 2014a；Smits et al. 2012a；Choonara 1994）。例如，新生儿胃内 pH 高（>4）。这可增加口服不耐酸药物（青霉素 G）的生物利用度，并降低弱酸药物（苯巴比妥）的口服生物利用度（Huang and High 1953）。此外，新生儿胃排空延迟，减慢十二指肠对药物（如对乙酰氨基酚）的吸收。胃排空在一定程度上也取决于喂养的成分，母乳或深度水解配方奶喂养胃排空较快（Staelens et al. 2008）。目前对肠道转运体及相关成分的发育了解有限，但一些数据表明，至少在一定程度上受肠道菌群的影响（Mooij et al. 2012）。影响

吸收变化的特点，包括肌肉质量下降、收缩力下降及整体肌肉灌注减少，导致肌内注射给予药物时不能预测药物的 PK（Kearns et al. 2003）。体表面积较大和皮肤的通透性较强是新生儿的特点，使经皮给药时药物吸收率非常高，这些差异在早产儿中更为明显（Kearns et al. 2003；Choonara 1994）。

44.3.2　分布

药物分布的差异受机体成分、全身和局部血流、血浆蛋白结合力以及与疾病状态相关的膜通透性等的影响（Kearns et al. 2003；Allegaert and van den Anker 2014a；Smits et al. 2012a）。婴儿期早期的身体成分持续快速变化，导致机体总水量和脂肪的比例随年龄变化而变化。机体的总含水量新生儿（占体重的 80%~90%）明显高于婴儿（占体重的 60%~65%）或成人（占体重的 55%~60%）。新生儿

细胞外液(占体重的 40%~45%)明显高于婴儿(占体重的 25%~30%)和成人(占体重的 20%),因此,亲水性药物如氨基糖苷类药物在新生儿有更大的分布体积(Kearns et al. 2003;Allegaert and van den Anker 2014a;Smits et al. 2012a)。因此,与年长儿或成人相比,氨基糖苷类药物的血药浓度峰值不仅延迟,而且平坦。蛋白结合能力是影响药物分布的另一个因素。循环血浆蛋白的浓度和种类不仅影响药物的分布,而且影响药物的作用,因为只有未结合的药物才能分布至全身,并发挥药理作用(Roberts et al. 2013)。高蛋白结合力药物的临床疗效与药物蛋白结合的变化密切相关,且治疗指数狭窄。最近有研究报道,比较头孢唑林在新生儿体内的蛋白质结合特性及其影响因素与其他人群的差异(Smits et al. 2012b),及新生儿体内米卡芬净的蛋白结合力的不同,可解释其较高的清除率(Yanni et al. 2011)。特别是在新生儿中,未结合胆红素和游离脂肪酸的浓度也会对白蛋白结合位点产生竞争作用(Kearns et al. 2003;Smits et al. 2012b)。

44.3.3　药物清除:药物代谢与肾脏原型排出

药物在体内通过代谢经尿液或胆汁等体液从体内清除或由肾脏原型排出或两者方式均有。药物代谢和肾脏原型排出都有个体发育特征,即与年龄相关的成熟有关(Hines 2013;de Wildt 2011)。然而,个体的肝或肾清除过程的成熟模式存在很大的差异。这意味着所有个体化的不同药物清除途径的知识整合对于理解药物在新生儿体内的作用差异是非常重要的(Hines 2013;de Wildt 2011;Allegaert et al. 2014)。

肝脏是药物代谢的主要器官,其他器官(肾、肠、肺、皮肤、脑)也具有药物的代谢能力。总的来说,新生儿药物代谢率较低,药物代谢酶的活性被认为是导致新生儿 PK 与儿童和成人差异所在的主要因素。代谢表型清除的差异是由体质、环境和遗传因素决定的(Kearns et al. 2003;Hines 2013;de Wildt 2011;Allegaert et al. 2014)。在婴儿期早期,这主要是个体发生的反映,但其他相关因素也可能与之相关。然而,这并不排除新生儿人群中存在很大的个体差异(Kearns et al. 2003;Allegaert and van den Anker 2014a)。

药物代谢酶在药物的生物转化和代谢清除中至

关重要。因此,药物代谢同工酶特异性的个体发育将影响新生儿的药物清除。药物代谢酶的活性在发育过程中发生显著的变化。这些变化会影响新生儿的药物清除、药物疗效和不良反应(adverse drug reaction,ADR)的风险。现有的证据表明,根据其发育轨迹,个体化的肝脏药物代谢同工酶可分为 3 类。第一类酶(如 SULT1A3/1A4,CYP3A7)在胎儿期表达最高,出生后逐渐减少,在生后 2 岁消失。第二类酶(如 CYP2C19、CYP3A5、SULT1A1)在出生后略有增加,在新生儿期或婴儿期后变得更有活性。第三类酶(如 CYP2D6、CYP3A4、CYP2C9、CYP1A2)在妊娠中期后已出现适度的个体发育,随后在生后早期这些酶活性的差异更为明显(Kearns et al. 2003;Hines 2013;de Wildt 2011)。

大多数药物或其代谢物经由肾脏排出体外。此外,肾脏清除能力随年龄等变化而变化的生理状态影响,如足月儿的肾小球滤过率(the glomerular filtration rate,GFR)为成人的 35%(Smits et al. 2012a;Schreuder et al. 2014)。足月儿在生后 2 周 GFR 迅速升高,在生后 1 年达到成人水平。早产儿也有相似的成熟趋势,但由于胎龄 34~35 周以前,肾脏发育未完成,因此最初 GFR 上升较慢。肾小管主动分泌和再吸收功能在出生时也不成熟(约为成人的 20%~30%),在婴儿期第二阶段及以后才达到成人水平(Smits et al. 2012a;Schreuder et al. 2014)。

在临床工作中,需综合考虑药物的不同清除过程,在新生儿治疗中不能单单考虑肝脏代谢或肾脏排泄,更重要的是改进药物治疗。肾脏排泄或肝脏代谢的成熟模式存在个体差异,这就必须结合不同药物清除途径(代谢 vs 清除率)的个体化发育相关知识,包括预测新生儿的药物特异性、浓度 - 时间关系曲线:特定代谢物的积累可能是与(肾脏)清除能力更低于肝脏代谢清除能力有关(Allegaert et al. 2014)。

44.4　发育药效动力学

新生儿生理功能的差异会影响 PD,并可能导致药物效应、疗效或毒性的差异。然而,所观察到的大多数变异性与 PK 的差异有关,只有在 PK 被考虑后,PD 才能被加以考虑。与年龄相关的受体功能和表达的发育变化及疾病状态的差异可能会改变药物的药理学反应(Mulla 2010;Stephenson 2005)。例如,与儿童或成人相比,正性肌力药对新生儿心肌的作用较为有限。这是由于活性肌丝与非收缩性成分的比值小、心室僵硬、心脏交感神经发育不全、单位体表面积心输出量较高所致(Bajcetic et al. 2014)。此外,发育的不成熟可能导致药物毒性风险的改变,甚至降低毒性风险(McIntyre and Choonara 2004)。与儿童和成人相比,新生儿对氨基糖苷类所致的肾毒性敏感性较低。肾皮质肾小管管状上皮细胞内这些化合物积聚减少似乎是这种 PD 特征的潜在机制。目前仍需要在新生儿的 PD 及其临床意义开展更多的研究。

44.5　治疗性药物监测

治疗性药物监测(therapeutic drug monitoring, TDM)的目的是将药物浓度测量作为临床决策的辅助措施,以改善治疗效果和 / 或减少不良事件。通常的做法是在预定的时间点收集血浆样本,并应用药物动力学和 PD 来降低药物毒性或疗效(Van den Anker 2014;Young 2012)。

在临床决策过程中重要的问题之一是"稳定药物浓度"。特别是在不使用负荷剂量的情况下,药物开始使用后需要一段时间才能达到稳定药物浓度。图 44.2 所示静脉注射 10mg/kg 万古霉素,每天两次,预期的新生儿血药浓度 - 时间分布曲线图。图 44.2很好地显示了药物的积累所需时间,因达到稳定药物浓度需要时间,在第 3、5 或 7 次给药(箭头 a、b 和 c)前取样,会出现不同的药物谷浓度,目前观察发

现,新生儿在 TDM 中获益最大,同样一些目标人群或特殊人群也需 TDM:严重肾功能受损者,年老者和年幼者,使用免疫抑制、特定抗肿瘤药物、抗惊厥药物治疗者,以及预期药物之间有相互作用者。考虑 TDM 前需要关注的一般临床经验见表 44.2。我们的目的是讨论如何将这些临床经验应用于新生儿,然后就如何将 TDM 与其他临床特征结合起来提供一些补充意见(Van den Anker 2014;Young 2012)。

表 44.2　评价治疗性药物监测有效性的一般经验

假设药物浓度(如血浆)与临床(副)作用之间存在量效关系是合理的
给药剂量与达到的浓度之间的相关性很低(可预测性有限)
已知药代动力学(TDM 结果可用于调节治疗方案)
分析技术在特定人群(如新生儿血浆)中具有足够的特异性、精确性和准确性
所用药物的治疗指数较窄。用药过量(例如毒性)或用药不够(如治疗失败)都会产生严重后果

44.5.1　可预测性有限:剂量和浓度之间相关性较低?

总的来说,新生儿药物代谢的个体差异很大:尽管他们个体小,但在药物清除和浓度 - 时间曲线上存在较大的差异(Allegaert and van den Anker 2014a)。例如氨基糖苷类药物几乎完全通过肾脏排出。出生体重、生后年龄及是否联合用药(布洛芬、

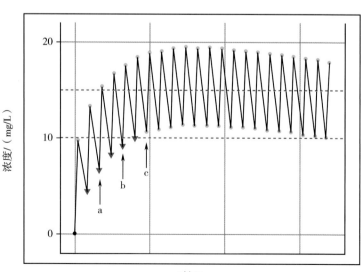

图 44.2　新生儿静脉注射 10mg/kg 万古霉素,每天两次,预期的血药浓度 - 时间分布曲线图。由于药物积累需要时间,所以以在第 3、5 或 7 次给药(箭头 a、b 和 c)前取样,出现不同的谷浓度

吲哚美辛)和围产期窒息是影响清除率的最相关因素,可能是因为清除率可以反映 GFR 的发育过程。然而,氨基糖苷类药物清除率的个体差异很大。在生命早期,当考虑上述的因素时,氨基糖苷类药物的清除率预测值低于 65%(De Cock et al. 2012)。考虑这一指标的适合性,在新生儿早期使用氨基糖苷类药物应进行 TDM。同样,应用万古霉素和苯巴比妥时也需要进行 TDM(Van den Anker 2014;Young 2012)。

44.5.2 浓度和疗效之间是否存在量效关系?

对于一些药物,临床监测(如体温、血压、镇痛、镇静)优于 TDM。床旁上调或下调药物浓度可由 PD 监测结果来指导。显然,采用更先进的技术(例如振幅整合脑电图 vs 新生儿惊厥临床发作)可能进一步支持这种临床监测,或可能进一步改进药物浓度(TDM)/ 效应关系和临床用药(Young 2012)。但评价抗生素的浓度 - 疗效关系非常困难。新生儿感染发生率的流行病学数据显示、免疫系统的不成熟以及感染临床症状不典型,导致新生儿抗生素频繁(过度)地使用,包括氨基糖苷类药物或万古霉素(Young 2012;De Cock et al. 2012;Van den Anker 2011)。感染性疾病或败血症是早产儿和足月儿死亡的常见原因。

44.5.3 是否存在一个狭窄的治疗窗:浓度和(副)作用?

除疗效外,药物也可能引起一些副作用。这些副作用可能与患者的个体特异性有关(如遗传倾向、过敏反应或假过敏反应)。TDM 可能有助于避免这些副作用,如使用血氧饱和度监测仪可避免高氧血症,测量甲状腺功能(如使用胺碘酮时)、转氨酶(使用丙戊酸)或肾功能(使用布洛芬),以避免这些药物的副作用。新生儿氨基糖苷类药物延长间隔给药法,可使药物产生较高的峰浓度和较低的谷浓度(Smits et al. 2012a;Schreuder et al. 2014;De Cock et al. 2012)。在儿童和成人采用这种用药方法可降低肾毒性,但这对新生儿只是间接证据(Rao et al. 2011)。苯巴比妥血浓度增高可引起过度镇静和瞳孔缩小,而苯妥英血浓度增高可导致心律失常(Young 2012;Boylan et al. 2013)。

44.5.4 应该考虑治疗失败的严重后果

超早产儿的发病率和死亡率非常高。在临床上很难区分是由于发育不成熟、发生并发症或抗生素选择不当(例如,耐药病原体),还是"仅"剂量不足导致的治疗失败。同样,长期的低浓度抗生素也可能引起细菌耐药或真菌定植(Van den Anker 2014;Young 2012)。虽然临床医生可能很有信心使用国际"参考"手册用药,但我们想强调的是,这些教科书之间的给药方案有很大的和无法解释的差异(De Cock et al. 2012;Van den Anker 2011)。

44.5.5 治疗性药物监测不能取代临床常识

即使实施了 TDM,任何测量都需要结合患者的临床情况。一些相关的问题,如与采样的时间有关:患者是否已经达到稳定的状态?此外,用于测量生物标志物(如肌酐)或药物本身(如万古霉素浓度的测定)的具体方法可能不同。最后,我们不应该忘记,新生儿的药物治疗仍然在不断地变化。利用适合的 TDM 指标(表 44.2),我们认为新生儿处于一个快速发展的 PK 状态。大多数新生儿的药物 PK 研究显示,除了机体成熟过程外,年龄相似的新生儿个体间也存在很大的差异。尽管相对缺乏可靠的结果数据,但考虑到这些差异,在临床医师、专业的药剂师或药理学家指导下在新生儿重症监护病房进行 TDM 是必要的(Van den Anker 2014;Young 2012)。

44.6 新生儿制剂

新生儿药物治疗的关键特征是其广泛的变异性,与成熟和非成熟的相关因素有关。这意味着新生儿人群需要获得适合新生儿特点的药物制剂(Turner 2011)。但是,这并不意味着可以忽略药物配方的基础知识,如产品稳定性、可口性或配伍性等方面(Tuleu and Breitkreutz 2013)。目前,新生儿仍普遍使用非专门对新生儿设计、开发和评估的药物。这使新生儿在使用这些药物时面临与非最优剂量(太低,太高或变化太大)和包括赋形剂在内的潜在有毒成分的副作用有关的潜在风险(Turner 2011;Tuleu and Breitkreutz 2013;Fabiano et al. 2011;Turner et al. 2014)。我们已经说明了两种不同剂量的阿米卡星药瓶(50 或 250mg/ml)在比较变异程度时对剂量准确性的巨大影响。小儿阿米卡星药瓶的引入可降低清除率的变异性,反映出给药剂量精度的提高(Allegaert et al. 2006)。表44.3进一步说明了高浓度制剂的问题。该表基于鲁汶(Leuven)新生儿重症监护病房中当前使用的药瓶,反映了序贯稀释的必要性及随后所致降低给药剂量的精度(Nunn et al. 2013)。实质上,新生儿需要特定的药品开发,同时考虑低剂量和灵活剂量以维持剂量精度。

表44.3 与新生儿使用剂量相比的一些高浓度静脉使用药物,应用时需连续稀释,可导致剂量不准确或10倍误差的后果

咪达唑仑	15mg/3ml	0.05~0.1	mg/kg
对乙酰氨基酚	500mg/50ml	10	mg/kg
丙泊酚	200mg/20ml	1~3	mg/kg
苯巴比妥	200mg/1ml	5	mg/kg
芬太尼	100μg/2ml	1~3	μg/kg
胰岛素	300E/3ml	0.1~1	E/kg/h
肾上腺素	40mg/0.4ml	1	mg/kg
雷尼替丁	50mg/2ml	0.5~1	mg/kg
多巴胺	50mg/1.25ml	4~16	μg/kg/min
肝素	5 000IU/ml	10~30	IU/kg/h

目前,市面上销售的制剂通常不能满足新生儿具体的要求(制剂、剂量),并且不太可能在不久的将来,对所有处方药物提供商业化生产、现成的新生儿制剂。因此,在不久的将来,复方制剂("临时配制")习惯仍将是新生儿治疗的普遍现象(Nunn et al. 2013)。在新生儿特定的制剂投放市场之前,应评估新生儿药物制剂的配制方法,以确保正确的剂量,产品稳定性和安全性,并支持药剂师的临床实践。为了说明验证此类配制方法的必要性,我们参考了对被认为适用于新生儿的低剂量氢氯噻嗪儿童口服制剂的评估结果:5种氢氯噻嗪悬浮液中只有1种在预定的最佳条件下储存3周后,能保证正确剂量和稳定性(Santovena et al. 2012)。

在新生儿特定制剂开发过程中,还需要更多有关赋形剂添加的指导(Fabiano et al. 2011;Turner et al. 2013)。药物制剂除活性化合物外,通常还含有赋形剂,如助溶剂、防腐剂、甜味剂或着色剂等。赋形剂的样品有乳糖、阿斯巴甜代糖(天冬苯丙二肽酯)、木糖醇、丙二醇、聚乙二醇、苯甲醇、乙醇、山梨糖醇

或甘露醇。既往观察以及最近的重复系列病例使临床医生出乎意料地意识到,有时是可以预见的新生儿药物制剂的严重副作用,仅仅是由它的赋形剂,如苯甲醇、丙二醇或乙醇所致(Fabiano et al. 2011;Turner et al. 2013,2014)。

在新生儿的药物中使用有潜在毒性的赋形剂并不罕见,因为这些赋形剂存在于许多常用的药品中。至少,最近的观察性研究证实了新生儿几乎均接触过赋形剂(如丙二醇、乙醇、苯甲醇)(Fabiano et al. 2011;Turner et al. 2013,2014)。关于赋形剂安全性或毒性的知识有限且难以检索,但是有一些举措[如儿科赋形剂的安全性和毒性(Safety and Toxicity of Excipients for Pediatrics,STEP)数据库]可改善目前的状况(Salunke et al. 2013)。另外,还开展了针对新生儿人群为中心的赋形剂临床药理学方面的研究。丙二醇研究项目和欧洲新生儿赋形剂暴露研究计划至少说明了收集此类信息(对羟基苯甲酸甲酯、对羟基苯甲酸丙酯、丙二醇)的可行性(Salunke et al. 2013;De Cock et al. 2013;Mulla et al. 2015)。

为了改善新生儿和幼儿的药物配方,世界卫生组织发起了一项全球运动:"使药物适用于儿童"(WHO,UNICEF)。此外,欧洲儿科配方倡议的成立旨在提高对儿科配方问题的认识(European Union Pediatric Formulations Initiative)。除了收集有关赋形剂的知识外(Salunke et al. 2013),还开发了新生儿的新型制剂,例如速溶性药物制剂,包括口服分散片剂(orodispersible minitablets,ODMT)和口腔含片(口腔片)以及有助于小剂量给药的颗粒型剂量(Tuleu and Breitkreutz 2013)。

新生儿专用的新配方是ODMT。这种药片一接触到水或唾液会立即崩解。这样可方便口服,及在给药前立即制备药物溶液。尽管小片剂有可能部分粘在食管上的风险,但由于ODMT与水或唾液接触后会迅速崩解,而完全消除了这种风险(Stoltenberg and Breitkreutz 2011)。目前,已经对依那普利和氢氯噻嗪的ODMT制剂进行了评估(Stoltenberg and Breitkreutz 2011;FP7 LENA)。

44.7 新生儿药物不良反应:评估需要量特定的方法

由于在新生儿中使用未经批准和超说明书的药物很常见,因此对药物ADR的合理且相关的描

述可能是"出于诊断或治疗原因(不考虑剂量)使用药物所产生的非预期但有害的影响"。这样的定义还包括用药错误(例如,剂量错误,途径错误,或患者错误)(Allegaert and van den Anker 2014b;Fabiano et al. 2012;Ligi et al. 2008)。显然,药物 ADR 和用药错误也与医源性研究的日益增加和领域扩大有关,即由于诊断程序或治疗而引起的任何不良情况(Kugelman et al. 2008)。历史一再证明,新生儿和婴儿更容易对药物产生特定的 ADR,尽管其中一些 ADR 是可根据发育药理学和毒理学的有关知识而预测。表 44.4 提供了一些众所周知的有关新生儿药物 ADR 的例证,包括潜在的发生机制,因为这有助于二级预防(降低病死率)。

新生儿药物疗法是改善预后的有力措施,但显然迫切需要通过针对性的药物 ADR 预防和管理来改善我们的治疗方法。除了缺乏说明书(如基于丰富的临床经验),不适当的制剂(如高浓度制剂、赋形剂)、多种用药(如经典药物 - 药物的相互作用)、器官功能不成熟(如何区分正常功能成熟和毒性,如肾脏)和多种疾病进一步增加了新生儿 ADR 的风险。必须根据新生儿和婴儿的需要和特点调整药物警戒以改善 ADR 的预防和管理。这种策略应基于药物处方预防和给药错误预防(如剂型、床旁操作、用药途径)策略,通过检测实验室或临床异常数据信号(如参考实验室值、总体高发病率)及后续评估(Allegaert and van den Anker 2014b;Castro-Pastrana and Carleton 2011;Lazou et al. 2013;Choonara 2013)。

评估是至关重要的。这是因为一旦检测到信号,很难将"真正的"ADR 与不成熟,器官功能障碍或潜在疾病相关的干扰情况区分开。由于这些干扰情况,常用的 ADR 算法评分系统无法在新生儿充分可靠地记录因果关系(Rieder 2012)。此外,这些算法均未在婴儿中得到验证。因此,使用逐步的方法,开发了一种特定的算法,随后对其进行了验证。该新算法基于 13 个问题,与经典的 Naranjo 算法相比,结果更加可靠(Du et al. 2012)。最后,对发育毒理学的进一步了解(表 44.4)将进一步促进避免再次发生以及制定有针对性的指南(Dabliz and Levine 2012)。

44.8　结论

药物疗法是改善新生儿结局的有力措施,但新生儿期所用药物仍然缺乏适当的说明书。婴儿药物治疗的知识相对落后,通常只有很少而有限的证据支持给药方案:"最后的治疗用药荒"。图 44.3 讨论了改善新生儿药物治疗的各个相互关联方面。

由于新生儿的快速生长发育,新生儿药理学表现出极大的变异性:变异性是新生儿药物学的本质。讨论了 TDM 的使用以及针对新生儿的特定药物配方的必要性。最后,药物安全性监测还需要适应新生儿这一人群的特点,有关预防策略,信号的监测以及因果关系的评估和提高认识。为了得到更好的新生儿药物治疗需要临床研究人员,赞助商,患者代表,监管机构和社会多方的共同努力。应当鼓励临床医生咨询和评估现有证据,并通过合作网络促进临床研究,包括剂量、疗效、安全性和制剂等方面。

表 44.4　说明新生儿严重的药物不良反应,其潜在的发病机制有助于二级预防

化合物 / 配方	临床综合征	发育药理学和毒理学
磺胺异噁唑	"核黄疸"	为高白蛋白结合的抗生素,与包括胆红素在内的内源性化合物竞争。这导致游离胆红素浓度增高和随后的核黄疸。其他高蛋白结合化合物,如头孢曲松,也有类似的作用
氯霉素	"灰婴综合征"	葡萄糖醛酸化能力受损,导致氯霉素的聚集和随后出现线粒体功能障碍、循环衰竭和死亡。其他依赖于葡萄糖醛酸化的药物代谢化合物,如丙泊酚,也有类似的作用
洛匹那韦 / 利托那韦糖浆	"酒精积累"	快利佳糖浆含有乙醇和丙二醇。代谢清除率的降低会导致堆积和随后出现的高渗、乳酸性酸中毒、肾毒性、中枢神经系统损伤、心律失常、溶血和衰竭。其机制是乙醇 / 丙二醇竞争肝脏代谢
头孢曲松 + 钙	"心血管衰竭"	在尸检中观察到,同时给予含钙液体和头孢曲松输注可导致血管内沉淀物。其他含钙配方的"混合物"也可能类似
皮肤碘化物的应用	"甲状腺功能减退"	皮肤通透性高和较大的体表面积更有利于碘的吸收,随后抑制甲状腺功能。其他局部使用化合物,如类固醇或六氯酚也有类似的作用

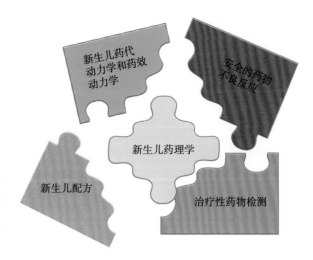

图44.3 新生儿药物治疗的改进将通过改进发育药代动力学和药效动力学的了解、量身定制的药物开发、个体化治疗药物监测以及更有效地识别药物不良事件来提高药物安全性

参考文献

Allegaert K, van den Anker JN (2014a) Clinical pharmacology in neonates: small size, huge variability. Neonatology 105:344–349

Allegaert K, van den Anker JN (2014b) Adverse drug reactions in neonates and infants: a population tailored approach is needed. Br J Clin Pharmacol. https://doi.org/10.1111/bcp.12430

Allegaert K, Anderson BJ, Vrancken M et al (2006) Impact of a paediatric vial on the magnitude of systematic medication errors in preterm neonates: amikacin as an example. Paediatr Perinat Drug Ther 7:59–63

Allegaert K, van de Velde M, van den Anker J (2014) Neonatal clinical pharmacology. Paediatr Anaesth 24:30–38

Bajcetic M, Uzelac TV, Jovanovic I (2014) Heart failure pharmacotherapy: differences between adult and paediatric patients. Curr Med Chem 21:3108–3120

Boylan GB, Stevenson NJ, Vanhatalo S (2013) Monitoring neonatal seizures. Semin Fetal Neonatal Med 18:202–208

Carvalho CG, Ribeiro MR, Bonilha MM et al (2012) Use of off-label and unlicensed drugs in the neonatal intensive care unit and its association with severity scores. J Pediatr (Rio J) 88:465–470

Castro-Pastrana LI, Carleton BC (2011) Improving pediatric drug safety: need for more efficient clinical translation of pharmacovigilance knowledge. J Popul Ther Clin Pharmacol 18:e76–e88

Choonara I (1994) Percutaneous drug absorption and administration. Arch Dis Child 71:F73–F74

Choonara I (2013) Educational paper: aspects of clinical pharmacology in children – pharmacovigilance and safety. Eur J Pediatr 172:577–580

Clark RH, Bloom BT, Spitzer AR, Gerstmann DR (2006) Reported medication use in the neonatal intensive care unit: data from a large national data set. Pediatrics 117:1979–1987

Dabliz R, Levine S (2012) Medication safety in neonates. Am J Perinatol 29:49–56

De Cock R, Allegaert K, Schreuder MF et al (2012) Maturation of the glomerular filtration rate in neonates, as reflected by amikacin clearance. Clin Pharmacokinet 51:105–117

De Cock RF, Knibbe CA, Kulo A et al (2013) Developmental pharmacokinetics of propylene glycol in preterm and term neonates. Br J Clin Pharmacol 75:162–171

de Wildt SN (2011) Profound changes in drug metabolism enzymes and possible effects on drug therapy in neonates and children. Expert Opin Drug Metab Toxicol 7:935–948

Dessi A, Salemi C, Fanos V, Cuzzolin L (2010) Drug treatments in a neonatal setting: focus on the off-label use in the first month of life. Pharm World Sci 32:120–124

Di Paolo ER, Stoetter H, Cotting J et al (2006) Unlicensed and off-label drug use in a Swiss paediatric university hospital. Swiss Med Wkly 136:218–222

Du W, Warrier I, Tutag Lehr V et al (2006) Changing patterns of drug utilization in a neonatal intensive care population. Am J Perinatol 23:279–285

Du W, Lehr VT, Leih-Lai M et al (2012) An algorithm to detect adverse drug reactions in the neonatal intensive care unit: a new approach. J Clin Pharmacol 53:87–95

European Union Pediatric Formulations Initiative. http://www.eupfi.org/. Accessed 19 May 2015

Fabiano V, Mameli C, Zuccotti GV (2011) Paediatric pharmacology: remember the excipients. Pharmacol Res 63:362–365

Fabiano V, Mameli C, Zuccotti GV (2012) Adverse drug reactions in newborns, infants and toddlers: pediatric pharmacovigilance between present and future. Expert Opin Drug Saf 11:95–105

Fanos V, Yurdakök M (2010) Personalized neonatal medicine. J Matern Fetal Neonatal Med 23(Suppl 3):4–6

FP7 LENA. http://www.lena-med.eu/. Accessed 19 May 2015

Hines RN (2013) Developmental expression of drug metabolizing enzymes: impact on disposition in neonates and young children. Int J Pharm 452:3–7

Huang NN, High RH (1953) Infants and children of various age groups. J Pediatr 42:657–658

Kearns GL, Abdel-Rahman SM, Alander SW et al (2003) Developmental pharmacology – drug disposition, action, and therapy in infants and children. N Engl J Med 349:1157–1167

Kieran EA, O'Callaghan N, O'Donnell CP (2014) Unlicensed and off-label drug use in an Irish neonatal intensive care unit: a prospective cohort study. Acta Paediatr 103:e139–e142

Kugelman A, Inbar-Sanado E, Shinwell ES et al (2008) Iatrogenesis in neonatal intensive care units: observational and interventional, prospective, multicenter study. Pediatrics 122:550–555

Laforgia N, Nuccio MM, Schettini F et al (2014) Off-label and unlicensed drug use among neonatal intensive care units in Southern Italy. Pediatr Int 56:57–59

Lass J, Käär R, Jõgi K et al (2011) Drug utilisation pattern and off-label use of medicines in Estonian neonatal units. Eur J Clin Pharmacol 67:1263–1271

Laughon MM, Avant D, Tripathi N et al (2014) Drug labeling and exposure in neonates. JAMA Pediatr 168:130–136

Lazou K, Farini M, Koutkias V et al (2013) Adverse drug event prevention in neonatal care: a rule-based approach. Stud Health Technol Inform 186:170–174

Ligi I, Arnaud F, Jouve E et al (2008) Iatrogenic events in admitted neonates: a prospective cohort study. Lancet 371:404–410

McIntyre J, Choonara I (2004) Drug toxicity in the neonate. Biol Neonate 86:218–221

Mooij MG, de Koning BA, Huijsman ML, de Wildt SN (2012) Ontogeny of oral absorption processes in children. Expert Opin Drug Metab Toxicol 8:1293–1303

Mulla H (2010) Understanding developmental pharmacodynamics: importance for drug development and clinical practice. Paediatr Drugs 12:223–233

Mulla H, Yakkundi S, McElnay J et al (2015) An observational study of blood concentrations and kinetics of methyl- and propyl-parabens in neonates. Pharm Res 32:1084–1093

Nunn A, Craig JV, Shah UU et al (2013) Estimating the requirement for manipulation of medicines to provide accurate doses for children. Eur J Hosp Pharm 20:3–7

Rao SC, Srinivasjois R, Hagan R, Ahmed M (2011) One dose per day compared to multiple doses per day of gentamicin for treatment of suspected or proven sepsis in neonates. Cochrane Database Syst Rev 9:CD005091

Rieder M (2012) New ways to detect adverse drug reactions in pediatrics. Pediatr Clin N Am 59:1071–1092

Riou S, Plaisant F, Maucort Boulch D et al (2015) Unlicensed and off-label drug use: a prospective study in French NICU. Acta Paediatr 104:e228–e231

Roberts JA, Pea F, Lipman J (2013) The clinical relevance of plasma protein binding changes. Clin Pharmacokinet 52:1–8

Salunke S, Brandys B, Giacoia G et al (2013) The STEP (Safety and Toxicity of Excipients for Paediatrics) database: part 2 – the pilot version. Int J Pharm 457:310–322

Santovena A, Hernandez-Paiz Z, Farina JB (2012) Design of a pediatric oral formulation with a low proportion of hydrochlorothiazide. Int J Pharm 433:360–364

Schreuder MF, Bueters RR, Allegaert K (2014) The interplay between drugs and the kidney in premature neonates. Pediatr Nephrol 29:2083–2091

Smits A, Kulo A, de Hoon JN et al (2012a) Pharmacokinetics of drugs in neonates: pattern recognition beyond compound specific observations. Curr Pharm Des 18:3119–3146

Smits A, Kulo A, Verbesselt R et al (2012b) Cefazolin plasma protein binding and its covariates in neonates. Eur J Clin Microbiol Infect Dis 31:3359–3365

Staelens S, van den Driessche M, Barclay D et al (2008) Gastric emptying in healthy newborns fed an intact protein formula, a partially and an extensively hydrolysed formula. Clin Nutr 27:264–268

Stephenson T (2005) How children's responses to drugs differ from adults. Br J Clin Pharmacol 59:670–673

Stiers JL, Ward RM (2014) Newborns, one of the last therapeutic orphans to be adopted. JAMA Pediatr 168:106–108

Stoltenberg I, Breitkreutz J (2011) Oral disintegrating mini-tablets (ODMTs) – an novel solid oral dosage form for paediatric use. Eur J Pharm Biopharm 78:462–469

Tuleu C, Breitkreutz J (2013) Educational paper: formulation-related issues in pediatric clinical pharmacology. Eur J Pediatr 172:717–720

Turner MA (2011) Neonatal drug development. Early Hum Dev 87:763–768

Turner MA, Duncan J, Shah U et al (2013) European study of neonatal exposure to excipients: an update. Int J Pharm 457:357–358

Turner MA, Duncan JC, Shah U et al (2014) Risk assessment of neonatal excipient exposure: lessons from food safety and other areas. Adv Drug Deliv Rev 73:89–101

Van den Anker JN (2011) Getting the dose of vancomycin right in the neonate. Int J Clin Pharmacol Ther 49:247–249

Van den Anker J (2014) The impact of therapeutic drug monitoring in neonatal clinical pharmacology. Clin Biochem 47:704–705

WHO, UNICEF. Make medicines child size. http://www.who.int/childmedicines/media/backgrounder/BG2/en/index.html. Accessed 19 May 2015

Yanni SB, Smith PB, Benjamin DK Jr et al (2011) Higher clearance of micafungin in neonates compared with adults: role of age-dependent micafungin serum binding. Biopharm Drug Dispos 32:222–232

Young TE (2012) Therapeutic drug monitoring – the appropriate use of drug level measurement in the care of the neonate. Clin Perinatol 39:25–31

45

吸烟母亲的婴儿

Roberto Paludetto, Letizia Capasso, and
Francesco Raimondi
李志华　翻译

目录

摘要

　　孕期吸烟对胎儿和新生儿的健康构成严重危害;其后果可能会持续到晚年。环境中的烟草烟雾也对产前和产后的生命构成威胁。虽然含有成千上万种化合物的烟草烟雾的影响尚未得到充分的研究,它的大部分有害影响被认为是由尼古丁介导的。可替宁是一种尼古丁代谢物,被用作烟草暴露的生物标记,它允许对从早产、宫内发育迟缓、低出生体重到先天性畸形等与吸烟相关的不良事件进行客观测量。心血管和呼吸功能缺陷也与宫内和新生儿期暴露于烟草烟雾有关,如成年后代谢综合征的风险增加。尼古丁与胎儿和新生儿神经递质之间复杂的相互作用会导致新生儿期的行为改变,这可能有助于解释为何吸烟母亲的后代患婴儿猝死综合征和多动症的概率更高。

45.1　要点

- 在发达国家,妊娠期间吸烟仍然很普遍。

- 环境中的烟草烟雾对孕妇及其胎儿的健康构成危害。

- 最近的研究使用烟草烟雾生物标记来记录其对胎儿和新生儿的不利影响。

- 在子宫内接触烟草烟雾与某些类型的先天性畸形的风险增加有关(即唇腭裂,先天性心脏病)。

- 接触烟草烟雾与不良妊娠结局、早产、低出生体重和宫内发育迟缓有关。

- 过早接触烟草烟雾会增加呼吸道感染的风险,降低心血管和呼吸功能,并增加晚年患代谢综合征的风险。

- 吸烟母亲的孩子有更高的行为问题、多动症和婴儿猝死综合征的发病率。

45.2 引言

关于烟草产品对成人健康状况的不良影响的知识由来已久。科学家和临床医生现在正在解开从宫内和可能的围生期开始烟草烟雾和人类发展之间的多方面的关系。现在有证据表明，母亲吸烟与器官生成紊乱、器官功能下降、神经发育表现较差，以及近来易在成年后发生代谢综合征的表观遗传变化有关。然而，研究结果并不总是明确的，主要是由于方法上的问题。在接下来的段落中，我们将重点讨论当前的一些问题，重点关注现有的临床证据，为读者提供一个实用的方法来了解吸烟母亲的婴儿。

45.3 流行病学

国际机构正在监测吸烟习惯及其后果，并认为烟草是全球范围内"合法的健康危害"。2007 年，世界卫生组织将 18.2% 的欧洲成年女性列为吸烟者（WHO 2007）。各国的数据各不相同，但自 2002 年上一份报告以来基本保持稳定。在这个量表上没有关于妊娠期间吸烟的单独数据，只能从流行病学调查中推断出来。来自瑞典和美国的报告分别估计 13% 和 10.4% 的女性在妊娠期间吸烟，但英国最近的研究将这一数字设置为 36%（Ward et al. 2007）。无论分娩时的数据如何，在妊娠期间吸烟的女性比例更高，因为大多数停止吸烟的女性在妊娠早期就实现了这一目标（Chamberlain et al. 2013）。然而，由于许多人会在妊娠期间尝试戒烟，因此他们必须不断得到医护人员的支持和鼓励。这应该在分娩后继续进行，因为许多在妊娠期间戒烟的妇女在分娩后不久就会恢复这一习惯。此外，Cnattingius 等已经证明，先前的不良妊娠结局对连续妊娠期间的吸烟习惯影响不大（Cnattingius et al. 2006）。

除了直接吸烟外，孕妇及其胎儿还可能接触到环境中的烟草烟雾（environmental tobacco smoke，ETS）。虽然这种情况的有害影响将在下面讨论，但很难收集关于其流行情况的高质量数据。在 2007年，Ward 等在英国报告说，多达 13% 的婴儿是由不吸烟的但曾大量接触过环境性烟草烟雾暴露（ETS，被动吸烟 - 译者注）母亲所生（Ward et al. 2007）。孕妇在妊娠期间吸烟和 ETS 可能会对婴儿的健康产生额外的不良影响。

最近，一项针对英格兰 1995 年至 2011 年间所有登记出生人口的全国性研究表明，2007 年国家立法引入无烟工作场所与死产（7.8%）、低出生体重儿（3.9%）and 新生儿死亡率（7.6%）的立即下降有关。作者估计，在无烟立法后的头 4 年中，991 例死产、5 470 例低出生体重和 430 例新生儿死亡得以避免（Been et al. 2015）。这样的结果应鼓励所有国家制定无烟立法，特别是在早期发病率和死亡率负担最重的低收入和中等收入国家。

45.4 烟草烟雾的药理学及其在生物标本中的检测

烟草烟雾含有数千种化合物，其中许多可能对婴儿的健康有影响，但尚未被研究。

一氧化碳会迅速与母体和胎儿的血红蛋白结合，而血红蛋白中的羧基含量最终会在胎儿体内升高，因为胎儿对一氧化碳的血红蛋白亲和力更高，其半衰期也比母体更长。这可能会导致氧传递到组织的严重损害，而其他烟雾衍生的化学物质（硫氰酸盐和其他氰化物）也会结合血红蛋白，从而加剧这种损害。

尼古丁是导致烟草上瘾和器官中毒的主要化学物质。在大脑中，尼古丁与尼古丁乙酰胆碱受体结合，引起许多神经递质释放。尼古丁还可以刺激肾上腺素的释放，最终增加心脏和呼吸频率，引起血管收缩。它还抑制胰岛素的释放，可能影响血糖水平和食欲。尼古丁进入母乳的浓度与母体血清中的尼古丁浓度呈线性相关（Pellegrini et al. 2007）。

可替宁是尼古丁的主要代谢物，目前被用来客观地评估婴儿在出生前后接触烟草烟雾的情况。可替宁可在血浆、尿液、唾液、头发和胎粪中检出。这种采样很昂贵，可能是侵入性的（即取血浆）并取决于可替宁的半衰期（头发除外），但往往比母亲自我报告的暴露于烟草烟雾的情况更明显。在 Puig 等的研究中，婴儿尿可替宁与父母的自我报告相比，婴儿对 ETS 的暴露明显更高（Puig et al, 2008）。同样，64.3% 声称不吸烟和未接触 ETS 的孕妇血浆可替宁水平高于检测限度（de Chazeron et al. 2007）。尽管这种生物标志物的价值已被证明，但迄今为止发表的许多研究仍然依赖于自我报告。

45.5 吸烟、妊娠和胎儿

尼古丁是一种强大的血管收缩剂，能显著减少母体对胎儿的血液供应。胎盘的改变和高羧酸血红蛋白水平进一步损害了后者。这些综合效应可以解释为什么在妊娠期间吸烟与围产期死亡、自然流产、死产、胎盘早破、前置胎盘、胎儿生长受限、早产和低出生体重有关。

健康与疾病的发育起源是一个迅速扩展的研究领域。DNA甲基化等分子机制可能在胎儿时期受到环境压力的影响。这是一个有吸引力的模型，用来解释产前暴露于烟草烟雾的长期影响。

从418名孕妇的脐带血分析，产前暴露于香烟烟雾可导致胰岛素样生长因子Ⅱ基因甲基化增加，该基因与低出生体重有关，主要在男婴。胰岛素样生长因子Ⅱ在调节生长中发挥重要作用（Pirini et al. 2015）。此外，孕妇在妊娠期间吸烟与AHRR基因的DNA甲基化变化有关，涉及对环境污染物的多效性反应，以及涉及烟草烟雾外源性物质解毒途径（如CYP1A1）的基因甲基化。甲基化的差异基因在青春期也会持续存在；这些发现支持了表观遗传学作为宫内吸烟暴露长期影响的中介作用，如增加2型糖尿病、高血压和肥胖的风险（Novakovic et al. 2014）。

在一项包括7 098名孕妇的队列研究中，低出生体重与在妊娠后期主动吸烟之间的关系尤其明显，而在妊娠早期戒烟的出生体重比继续吸烟的要高。在一项对2006年至2012年间927 424名新生儿的队列研究中，在孕早期戒烟者的其胎儿生长低于10%的风险大约为1.2倍，孕中期戒烟者是大约1.7倍；妊娠全程吸烟的妇女，在除外种族、较低的社会经济地位和医学并发症的影响后，其胎儿生长受限的风险增加2.3倍。只在妊娠前吸烟不会显著增加胎儿生长受限的风险（Blatt et al. 2015）。

一个轻微的，对出生体重有益的非显著的趋势被描述为在不完全戒烟的情况下减少香烟的数量（Jaddoe et al. 2008）。妊娠期间每增加一包烟，新生儿体重就会减少2.8g（脂肪含量减少0.7g，游离脂肪含量减少2.1g），且呈剂量依赖性（Harrod et al. 2014）。

长度和头围也受到影响，虽然可能程度较轻。烟草对胎儿生长的影响一般在生命的最初几年是可逆的（Kannellopoulos et al. 2007）。宫内烟雾暴露的儿童从出生到2岁的身高和体重指数增长速度快

于对照组，此后没有记录显示有差异（Harrod et al. 2012）。

45.6 新生儿烟雾暴露的结果

妊娠期吸烟对新生儿健康的多方面损害始于先天性畸形发生率的增加。许多以问卷为基础的研究报告吸烟母亲的婴儿唇腭裂发生率的明显增高（Lie et al. 2008）。这一数据最近得到了一项生物标志物研究的证实。血清可替宁高于2ng/ml的妇女分娩唇腭裂婴儿的可能性是2.4倍（Shaw et al. 2009）。

先天性心脏缺陷也与产前吸烟有关。Malik等进行的一项大型以问卷为基础的病例对照研究得出结论，围生期吸烟的妇女更有可能生出患有室间隔缺损和右侧阻塞性缺陷的新生儿（Malik et al. 2008）。在35岁以上的母亲的后代中，随着每日吸烟数量的增加，先天心脏缺陷与产前吸烟暴露之间的相关性更强（Sullivan et al. 2015）。

胎儿股骨和/或其血管系统发育受损被认为可以解释妊娠期间吸烟的母亲的后代患Legg-Calve-Perthes病的风险高于对照组（Bahmanyar et al. 2008）。需要更多的研究来重新评估使用生物标志物客观地测量婴儿烟雾暴露这一主题。

除了器官发生外，孕妇在妊娠期间直接吸烟或ETS也会损害新生儿的器官功能。

对产前暴露于烟草烟雾中的婴儿的肺力学研究表明，他们的呼气流量发生改变，呼吸顺应性降低，气道阻力增加（Hanharan et al. 1992）。

Cunningham等在8~12岁的儿童中发现，产前暴露于烟雾对呼气流量有长期的影响，呼气流量显著降低（Cunningham et al. 1994）。黑人儿童的呼吸功能缺陷大于白人儿童，男孩大于女孩（Cunningham et al. 1995）。在复杂的基因-环境相互作用中，β_2-肾上腺素能受体变异可能进一步影响喘息的严重程度（Wang et al. 2008）。不吸烟的母亲在妊娠期间暴露于ETS，其子女在童年时期患哮喘的风险也会增加（Simons et al. 2014）。最近的体外和动物实验表明母亲在妊娠和哺乳期间吸烟会通过表观遗传变化损害后代的新陈代谢和肺的结构完整性（Maritz and Harding 2011）。

在妊娠期间吸烟的母亲的孩子在新生儿期和生命的第1年都有较高的呼吸道感染风险。在一定程度上，ETS可直接损伤呼吸道上皮内层，同时抑制先

天免疫系统(Kum-Nji et al. 2006)。

一项基于问卷的大型队列研究评估了孕妇在妊娠期间吸烟对新生儿心血管功能的影响(Geerts et al. 2007)。吸烟母亲的婴儿比不吸烟母亲的婴儿的收缩压高 5.4mmHg,但与舒张压或心率无明显相关性。单独 ETS 与母亲不吸烟的对照组(即母亲不吸烟但家中有烟雾的婴儿)相比,其血压和心率没有变化。

有人担心,在子宫内吸烟可能会增加儿童后期肥胖的风险。母亲在妊娠期间吸烟的孩子在平均 9 岁时有更高的肥胖风险(Oken et al. 2008;Banderali et al. 2015)。另一项研究发现,母亲吸烟与同一年龄段的较高总脂肪量有关(Banderali et al. 2015;Leary et al. 2006)。产前吸烟与新生儿脂肪量减少和出生时无脂肪量显著相关。相比之下,在 5 个月的时候,暴露在产前吸烟环境中的孩子有更大的无脂肪量和皮肤皱褶。因此,在子宫内吸烟与产后快速生长显著相关,这可能增加代谢性疾病的风险(Harrod et al. 2014)。烟碱诱导的宫内饥饿可能直接改变下丘脑对能量摄入和支出的控制,易导致后期肥胖和大脑及周围自主神经通路的改变(Oken et al. 2008;Banderali et al. 2015)。

孕妇在妊娠期间吸烟与子女成年后患 2 型糖尿病的风险升高有关。在一项动物研究中,母体在子宫内接触尼古丁可能会导致 2 型糖尿病对后代带来胰腺 β 细胞受损(质量和功能),降低外周胰岛素敏感性(Bruin et al. 2010)。最近,孕期母亲吸烟的新生儿与母亲不吸烟的新生儿相比较,其胰岛素样生长因子 1 水平降低,胎儿 β 细胞功能处于临界值(Fang et al. 2015)。需要更大规模的研究来证实胎儿早期代谢改变可能在成年后易患代谢综合征这一假说。

出生后,母乳喂养是接触烟草化合物的一个重要来源,因为尼古丁会进入母乳。母乳中尼古丁的有害影响取决于吸烟的数量和吸烟与母乳喂养之间的时间间隔。吸烟的母亲不太可能母乳喂养,因为吸烟会干扰产奶量和母亲感到产奶量不足;此外,吸烟会加重婴儿的绞痛和哭闹,增加使用配方奶的可能性(Banderali et al. 2015)。

45.7　吸烟母亲的后代的行为方面

尼古丁对神经细胞的深远影响预示了对新生儿行为的可能影响。然而,以问卷为基础的研究

结果并不完全清楚。大多数研究是在其他因素如非法药物滥用或产科并发症的背景下研究烟草的(Fried and O'Connell 1987)。我们的研究小组通过 Brazelton 新生儿行为评估量表对新生儿行为进行了前瞻性分析,监测婴儿的尿可替宁,并向父母发放结构化问卷(Mansi et al. 2002)。在妊娠期间吸烟的母亲的新生儿有较高的尿可替宁排泄。他们更易怒,与环境的互动更少。同样的结果也适用于不吸烟的母亲和吸烟的父亲所生的孩子,作为 ETS 的替代解释。Stroud 等使用不同的评估工具得出了类似的结论(Stroud et al. 2009)。吸烟母亲的新生儿在出生后的第 1 个月的觉醒度较高,兴奋性增强,远远超过了尼古丁的半衰期。在预防母婴关系早期破裂时必须考虑到这一点。

产前暴露于烟雾对行为的不良影响远远超出新生儿期。Schmitz 等报道注意力缺陷多动障碍的相对风险(OR)是 3.44 倍,一些研究表明,在患有注意力缺陷多动障碍的青少年中,吸烟者的比例更高,因为他们通过自我用药来缓解认知或注意力障碍(Schmitz et al. 2006)。Hook 等的一项前瞻性研究表明,产前吸烟与外部性问题和攻击性之间存在联系,从而导致男性和女性的违法行为发生率更高(Hook et al. 2006)。

45.8　吸烟和婴儿猝死综合征

在认识到仰卧睡姿与婴儿猝死综合征发病率降低有关之后,母亲吸烟已成为婴儿猝死综合征(sudden infant death syndrome,SIDS)可预防的主要危险因素。有证据表明,吸烟者的婴儿在快速动眼期和非快速动眼期睡眠阶段的觉醒能力都较差(Chang et al. 2003),并且缺乏缺氧唤醒反应(Franco et al. 1999)。在子宫内暴露于尼古丁的羊羔身上进行的研究显示,对缺氧的唤醒延迟、通气和心率反应降低。死于 SIDS 的婴儿与死于其他疾病的婴儿相比,脑干细胞核的凋亡增加;香烟暴露与迷走神经背运动核和弓状核的凋亡增加尤其相关(Machaalani and Waters 2008)。Blanchard 等在早产儿中证实,宫内吸烟会对外周化学感受器的紧张活动产生负面影响,并增加呼吸暂停的时间(无论是否伴有血氧饱和度降低)和呼吸暂停发作的平均持续时间(Blanchard et al. 2010)。

这些观察可能提供了烟草烟雾、有缺陷的心肺

控制和 SIDS 之间的联系。

45.9 降低产前吸烟或 ETS 的损害

显而易见,执行禁止在公共场所吸烟和对烟草产品征税的规定应该会降低吸烟率和 ETS。在许多发达国家,已经有了更有针对性的项目,这些国家在妊娠前或妊娠期间提供戒烟服务,提供行为支持。尼古丁替代疗法对孕妇的安全性和有效性存在争议(Coleman 2008;Paul and Slotkin 2008)。最近,孕妇在妊娠期间使用鼻烟(一种尼古丁的来源,含有低水平的亚硝胺,没有燃烧产物)被认为与吸烟一样会增加唇裂的风险(Gunnerbeck et al. 2014)。

45.10 结论

围产期健康从业人员需要提高他们对妊娠和哺乳期间吸烟有害影响的认识。利用可靠的烟雾暴露生物标志物进行的进一步研究,将提高我们关于产妇直接吸烟及其作为环境污染物的作用的信息质量。如果要使可衡量的干预措施取得成功,就需要这些信息。

参考文献

Bahmanyar S, Montgomery SM, Weiss RJ et al (2008) Maternal smoking during pregnancy, other prenatal and perinatal factors and the risk of Legg-Calvè-Perthes disease. Pediatrics 122:e459–e464

Banderali G, Martelli A, Landi M et al (2015) Short and long term health effects of parental tobacco smoking during pregnancy and lactation: a descriptive review. J Transl Med 13:327

Been JV, Mackay DF, Millett C et al (2015) Impact of smoke-free legislation on perinatal and infant mortality: a national quasi-experimental study. Sci Rep 5:13020

Blanchard ES, Chardon K, Leke' A (2010) In utero exposure to smoking and peripheral chemoreceptor function in preterm neonates. Pediatrics 125(3):e592–e599

Blatt K, Moore E, Chen A et al (2015) Association of reported trimester-specific smoking cessation with fetal growth restriction. Obstet Gynecol 125(6):1452–1459

Bruin JE, Gerstein HC, Holloway AC (2010) Long-term consequences of fetal and neonatal nicotine exposure: a critical review. Toxicol Sci 116(2):364–374

Chang AB, Wilson SJ, Masters IB et al (2003) Altered arousal response in infants exposed to cigarette smoke. Arch Dis Child 88:30–33

Chamberlain C, O'Mara-Eves A, Oliver S et al (2013) Psychosocial interventions for supporting women to stop smoking in pregnancy. Cochrane Database Syst Rev 10:CD001055

Cnattingius S, Akre O, Lambe M et al (2006) Will adverse pregnancy outcome influence the risk of continued smoking in the next pregnancy? Am J Obstet Gynecol 195:1680–1686

Coleman T (2008) Reducing harm from tobacco smoke exposure during pregnancy. Birth Defects Res 84:73–79

Cunningham J, Dockery DW, Speizer FE (1994) Maternal smoking during pregnancy as a predictor of lung function in children. Am J Epidemiol 139:1139–1152

Cunningham J, Dockery DW, Speizer FE (1995) Racial differences between maternal smoking during pregnancy and lung function in children. Am J Respir Crit Care Med 152:565–569

de Chazeron I, Llorca PM, Ughetto S et al (2007) Occult exposure to environmental tobacco smoke. Tob Control 16:64–65

Fang F, Luo Z-C, Dejemli A et al (2015) Maternal smoking and metabolic health biomarkers in newborns. PLoS One 10(11):e0143660

Franco P, Grosswasser J, Hassid S (1999) Prenatal exposure to cigarette smoking is associated with a decrease in arousal in infants. J Pediatr 135:34–38

Fried PA, O'Connell CM (1987) A comparison of the effects of prenatal exposure to tobacco, alcohol, cannabis and caffeine on birth size and subsequent growth. Neurotoxicol Teratol 9:79–85

Geerts CC, Grobbee DE, van der Ent CK et al (2007) Tobacco smoke exposure of pregnant mothers and blood pressure in their newborns. Hypertension 50:572–578

Gunnerbeck A, Edstedt Bonamy AK, Wikstrom AK et al (2014) Maternal snuff use and smoking and the risk of oral cleft malformations – a population-based cohort study. PLoS ONE 9(1):e84715

Hanharan JP, Tager IB, Segal MR et al (1992) The effect of maternal smoking during pregnancy on early infant lung function. Am Rev Respir Dis 145:1129–1135

Harrod CS, Reynolds RM, Chasan-Taber L et al (2012) Maternal smoking during pregnancy and offspring trajectories of height and adiposity: comparing maternal and paternal associations. Int J Epidemiol 41:722–732

Harrod CS, Reynolds RM, Chasan-Taber L et al (2014) Quantity and timing of maternal prenatal smoking on neonatal body composition: the healthy start study. J Pediatr 165:707–712

Hook B, Cederblad M, Berg R (2006) Prenatal and postnatal maternal smoking as risk factors for preschool children's mental health. Acta Paediatr 95:671–677

Jaddoe VWV, Troe EJWM, Hofman A et al (2008) Active and passive maternal smoking during pregnancy and the risks of low birthweight and preterm birth: the generation R study. Paediatr Perinat Epidemiol 22:162–171

Kannellopoulos TA, Varvarigou AA, Karatza AA et al (2007) Course of growth during the first 6 years in children exposed in utero to tobacco smoke. Eur J Pediatr 166:685–692

Kum-Nji P, Meloy L, Herrod HG (2006) Environmental tobacco smoke exposure: prevalence and mechanisms of causation of infections in children. Pediatrics 117:1745–1753

Leary SD, Smith GD, Rogers IS et al (2006) Smoking during pregnancy and offspring fat and lean mass in childhood. Obesity 14:2284–2293

Lie RT, Wilcox AJ, Taylor J et al (2008) Maternal smoking and oral clefts: the role of detoxification pathway genes. Epidemiology 19:606–615

Machaalani R, Waters KA (2008) Neuronal cell death in the sudden infant death syndrome brainstem and association with risk factors. Brain 131:218–228

Malik S, Cleves MA, Honein MA et al (2008) Maternal smoking and congenital heart defects. Pediatrics 121: e810–e815

Mansi G, Raimondi F, Pichini S et al (2002) Neonatal urinary cotinine correlates with behavioural alterations in newborns prenatally exposed to tobacco smoke. Pediatr Res 61:257–261

Maritz GS, Harding R (2011) Life-long programming implications of exposure to tobacco smoking and nicotine before and soon after birth: evidence for altered lung development. Int J Environ Res Public Health 8:875–898

Novakovic B, Ryan J, Pereira N et al (2014) Postnatal stability, tissue, and timing specific effects of AHRR methylation change in response to maternal smoking in pregnancy. Epigenetics 9(3):377–386

Oken E, Levitan EB, Gillman MW (2008) Maternal smoking during pregnancy and child overweight: systematic review and meta analysis. Int J Obes 32:201–210

Pauly JR, Slotkin TA (2008) Maternal tobacco smoking, nicotine replacement and behavioural development. Acta Paediatr 97:1331–1337

Pellegrini M, Marchei E, Rossi S et al (2007) Liquid chromatography/electrospray ionization tandem mass spectrometry assay for determination of nicotine and metabolites, caffeine and arecoline in breast milk. Rapid Commun Mass Spectrom 21:2693–2703

Pirini F, Guida E, Lawson F, Mancinelli A, Guerrero-Preston R (2015) Nuclear and mitochondrial DNA alterations in newborns with prenatal exposure to cigarette smoke. Int J Environ Res Public Health 12:1135–1155

Puig C, Garcia-Algar O, Monleon T et al (2008) A longitudinal study of environmental tobacco smoke exposure in children: parental self reports versus age dependent biomarkers. BMC Public Health 8:47–55

Schmitz M, Demarolin D, Laufer Silva T et al (2006) Smoking during pregnancy and attention-deficit/hyperactivity disorder, predominantly inattentive type: a case-control study. J Am Acad Child Adolesc Psychiatry 45:1338–1345

Shaw GM, Carmichael SM, Vollset SE et al (2009) Mid-pregnancy cotinine and risks of orofacial clefts and neural tube defects. J Pediatr 154:17–19

Simons E, To T, Moineddin R et al (2014) Maternal second-hand smoke exposure in pregnancy is associated with childhood asthma development. J Allergy Clin Immunol Pract 2(2):201–207

Stroud LR, Paster RL, Papandonatos GD et al (2009) Maternal smoking during pregnancy and newborn neurobehavior: effects at 10 to 27 days. J Pediatr 154:10–16

Sullivan PM, Dervan LA, Reiger S et al (2015) Risk of congenital heart defects in the offspring of smoking mothers: a population based study. J Pediatr 166 (4):978–984

Wang C, Salam MT, Islam T et al (2008) Effects of in utero and childhood tobacco smoke exposure and beta-2 adrenergic receptor genotype on childhood asthma and wheezing. Pediatrics 122:e107–e114

Ward C, Lewis S, Coleman T (2007) Prevalence of maternal smoking and environmental tobacco smoke exposure during pregnancy and impact on birth weight: retrospective study using Millennium Cohort. BMC Public Health 7:81

World Health Organization (2007) The tobacco atlas www.who.int/tobacco/statistics/tobacco_atlas/en/

46 糖尿病母亲婴儿

Erin A. Osterholm，Jane E. Barthell 和 Michael K. Georgieff
李志华　翻译

目录

摘要

　　鉴于肥胖发病率的增加，10% 的妊娠合并糖尿病或孕前糖尿病，而且这一比例预计在未来几年内还会上升。尽管孕产妇和新生儿医疗保健的进步继续改善妊娠期葡萄糖耐受不良母亲所生婴儿的预后，但自然流产、死产、先天性畸形和围产期死亡率的风险仍然存在。患有糖尿病的母亲其妊娠要加强监测，因为母亲体内发生的多方面的代谢变化会影响胎儿的生长、葡萄糖和铁代谢、心脏解剖和功能、向宫外生活的过渡,使婴儿面临围生期、胎儿期、新生儿期和长期疾病的风险。本章对妊娠期葡萄糖耐受不良、新生儿并发症和糖尿病母亲婴儿的长期健康后遗症的风险进行了展望。

46.1 要点

- 适当的围生期和围产期护理可以提高自然流产、死产、先天性畸形和围产期死亡率和发病率的风险。
- 孕妇高血糖会影响胎儿生长、葡萄糖代谢、铁代谢、心脏解剖和功能,并影响胎儿向宫外生活的过渡。
- 孕妇高血糖在新生儿期会导致多种问题,包括新生儿的身体习惯、葡萄糖、钙镁代谢、血液状况、心肺功能、胆红素代谢和神经功能的异常。

46.2 引言

尽管孕母和新生儿医疗保健的进步继续改善妊娠期葡萄糖耐受不良母亲所生婴儿的预后,但自然流产、死产、先天畸形以及围产期死亡率和发病率的风险仍然存在。由妊娠糖尿病或妊娠前糖尿病引起的孕妇血糖控制异常使 10% 的妊娠复杂化,随着明显超重的儿童人口进入生育年龄,这一数字可能会上升(Nold and Georgieff 2004)。患有糖尿病的母亲的妊娠被给予更多的监控,因为母亲体内发生的多方面的代谢变化会使婴儿有患围生期、胎儿期、新生儿期和长期疾病的风险(Nold and Georgieff 2004;Widness 1989)。幸运的是,适当的围生期和产前护理可以通过密切监测产妇血糖控制来改善围生期并发症的风险。

46.3 Pedersen 假说和糖尿病胎儿病

总之,母亲的血糖控制仍然是决定妊娠和新生儿潜在并发症的主要因素。一些后遗症,如植入失败、流产和先天畸形是母亲在妊娠前后控制血糖的一种功能。其他后遗症,如巨大儿、新生儿低血糖和胎儿/新生儿铁缺乏,是由于分娩前最后几周血糖控制恶化所致(Georgieff 2006;Herranz et al. 2007)。胎儿高血糖、高胰岛素血症或两者的结合导致妊娠晚期胎儿和新生儿的病理状态(图 46.1)。

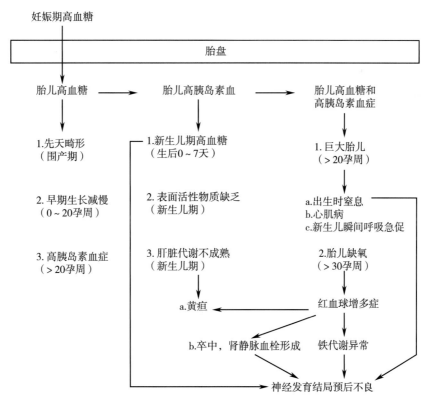

图 46.1 由孕妇糖尿病引起的胎儿和新生儿事件。(经允许转载自 Nold and Georgieff 2004)

46.4　围生期母体葡萄糖不耐受的风险

多达 40 种已知的与母体糖尿病相关的先天性畸形已被发现（Correa et al. 2008）。确实，母亲在妊娠和妊娠早期的血糖控制和先天性异常的发生率之间强有力的联系已经被一些流行病学研究所证实。在围生期严格控制代谢调节的母亲所生婴儿的先天性畸形的发病率显著减少（Fuhrmann et al. 1983；Georgieff 1995）。与正常人群相比，1 型糖尿病母亲的婴儿心脏、肌肉骨骼系统和泌尿生殖系统的异常发生率是正常人群的 2～3 倍（Kalhan and Parimi 2006）。在妊娠糖尿病母亲的后代中，未发现先天性异常的发病率增加（Savona-Ventura and Gatt 2004）。

这些代谢异常发生的机制仍在研究中。母体高血糖是主要的致畸因素，可能参与高血糖诱导的细胞凋亡，并与胚胎的氧化应激、脂质过氧化、抗氧化防御能力下降有关（Rajdl et al. 2005；Zhao and Reece 2005）。在对糖尿病小鼠胚胎的研究中，高血糖似乎干扰了心脏和神经管发育的细胞调节讯号通路（Gao and Gao 2007；Kumar et al. 2007；Morgan et al. 2008）。婴儿的主要畸形增加了 3～5 倍，妊娠早期糖化血红蛋白水平（>7%）的母亲的妊娠失败率增加了 5 倍（Galindo et al. 2006）。最新的建议包括在妊娠前 3 个月将糖化血红蛋白保持在 5% 以下，在妊娠后 3 个月将 1 型糖尿病健康孕妇的糖化血红蛋白保持在 6% 以下（Radder and van Roosmalen 2005）。美国妇产科医师学会建议所有孕妇在妊娠期间接受常规的超声检查，最常见的是在妊娠 18～20 周，尽管其识别先天异常的敏感度仍然存在争议（Abuhamad AZ for the ACOG Practice Committee 2009）。在评估糖尿病母亲（糖尿病母亲婴儿）的新生儿时，怀疑指数应该非常高。

46.5　胎儿期母亲葡萄糖不耐受的风险

母亲高血糖会影响胎儿的生长、葡萄糖代谢、氧合、铁代谢、心脏解剖和功能，以及向宫外生活的过渡。

46.5.1　生长异常

巨大儿是糖尿病母亲婴儿的典型表现，是由母体高血糖 - 胎儿高胰岛素血症途径的生化变化引起

的（Gomella et al. 2004；Nold and Georgieff 2004）。在妊娠后半程的早期，胰岛细胞成熟，胰岛素的分泌会随着高血糖的产生而增加高胰岛素血症的环境，这是一种关键的合成代谢激素，同时伴有高血糖，这是一种关键的合成代谢燃料。这种结合会使胎儿的脂肪储备大量增加，并使蛋白质含量略有增加（Nold and Georgieff 2004）。在巨大儿的情况下，肝大、脾大和心脏肥大常被发现，而头围通常不增加。妊娠晚期胎儿腹部生长速率的显著增加与孕妇妊娠早期糖化血红蛋白水平升高有关（Wong et al. 2006），并已被用于有效降低巨大儿的发生率（Schaefer-Graf and Kleinwechter 2006）。肩难产（可能是最可怕的分娩并发症）的风险在母亲有糖尿病或妊娠期葡萄糖耐受不良的情况下比母亲有正常血糖生成的情况下更大（Langer et al. 1991）。因此，如果糖尿病孕妇其胎儿体重估计大于或等于 4 500g，则强烈建议选择剖宫产（American College of Obstetricians and Gynecologists 2014）。

与导致巨大儿的病理生理形成对比的是，患有晚期糖尿病血管疾病的母亲面临着胎儿明显生长减速的风险，即出生体重低于胎龄的第 5 百分位。

46.5.2　葡萄糖代谢紊乱

糖耐受不良和胰岛素抵抗或缺乏是妊娠糖尿病的特征。虽然葡萄糖通过胎盘传递给胎儿，但是母体或外源的胰岛素不能到达胎儿。因此，胎儿高血糖会导致胰岛细胞的刺激和随后胎儿胰岛素的产生。此外，低血糖发作可能是由于胰岛细胞增生的胎儿母体血糖突然降低所致。

高血糖和低血糖被认为是妊娠合并糖尿病时胎儿死亡率升高的可能机制（Lucas 2001）。

46.5.3　胎儿氧合降低

20 世纪 80 年代发现了糖尿病妊娠期间胎儿氧合异常，这也是控制不良的糖尿病母亲的后代患红细胞增多症的高发原因（Nold and Georgieff 2004）。

胎儿缺氧是由慢性高血糖和高胰岛素血症引起的胎儿基础代谢率升高的结果。随着底物摄取和氧化速率的增加，胎儿的环境变得缺氧，因为胎盘（人或羊）的氧传递增加不能满足更高的氧需求。几项研究表明，在面临低氧血症时，胎儿试图增加

携氧能力,包括促红细胞生成素浓度升高和胎儿红细胞增多症(Bard and promanne 1987;Georgieff et al. 1989,1990;Green et al. 1992;Stonestreet et al. 1989; Widness et al. 1981)。胎儿缺氧会对大脑发育造成威胁,同时也会导致胎儿脑卒中。

46.5.4 胎儿铁代谢紊乱

慢性胎儿低氧血症和随后的代偿性红细胞生成,再加上大体积胎儿的血容量增加,对胎儿铁代谢有很大的需求,特别是在母胎铁转运受限的情况下。

由于胎盘不能充分上调铁的转运,以及随后铁的优先分配和再分配,糖尿病母亲婴儿多个器官缺铁的风险更大(DeBoer et al. 2005;Deinard et al. 1986;Georgieff et al. 1997;1992,1994;Riggins et al. 2009;Schmidt et al. 2004;Siddappa et al. 2004)。这些缺陷会影响婴儿期及以后神经系统的发育(DeBoer et al. 2005;Deinard et al. 1986;Riggins et al. 2009; Schmidt et al. 2004;Siddappa et al. 2004)。胎儿肝脏铁储备的减少,如脐带血铁蛋白浓度异常低所示,发生在65%的活产糖尿病母亲婴儿中(Georgieff et al. 1990)。

46.5.5 急性和亚急性非结构性心脏异常

慢性高血糖和高胰岛素血症导致的糖原负荷增加导致胎儿心脏室间隔肥厚和心脏肥大是与妊娠合并糖尿病相关的特异表现。尽管母体代谢控制良好,但对心脏生长的一系列评估显示,糖尿病母亲的胎儿在妊娠晚期(34~40周)存在心肌肥大(Weber et al. 1991),这可能是导致这些妊娠中胎儿死亡风险增加的原因之一(Russell et al. 2008)。

46.6 孕期母亲糖耐量异常对新生儿的风险

胎儿期高血糖、高胰岛素血症的异常代谢环境导致新生儿期出现多种问题,包括新生儿身体习惯、葡萄糖、钙镁代谢、血液学状态、心肺功能、胆红素代谢、神经功能异常(表46.1)。

46.6.1 生长障碍和母乳喂养注意事项

孕妇血糖控制不良,尤其是妊娠最后几周,可预测巨大儿。巨大儿发生在15%~45%的妊娠糖尿病,一般定义为胎龄超过90百分位或出生体重大于4 000g(Moore 1999)。

表46.1 糖尿病母亲新生儿代谢并发症的风险、评估及处理

条件	评估	动作值	管理
低血糖症	血清葡萄糖	前 24h<40mg/dl (<2.2mmol/L);72h 后 <50mg/dl (<2.8mmol/L)	早期的喂奶;静脉注射 10% 葡萄糖溶液 2ml/kg 体重;重复血清葡萄糖 1/2 小时
低钙血症	血清离子钙	<3.5mg/dl	葡萄糖酸钙或氯化钙如果有症状;在钙治疗前先治疗低镁血症
低镁血症	血清镁	<1.5mg/dl	硫酸镁
红细胞增多症	血红蛋白	>20g/dl	部分换血,目标血细胞比容为 55%
	血细胞比容(集中)	>65%~70%	部分换血,目标血细胞比容为 55%
缺铁	血清铁蛋白	<40μg/L	随访血红蛋白和铁蛋白 6 个月
高胆红素血	血清间接(非结合)胆红素	取决于年龄和婴儿的大小	光疗法,早期喂养,水化,很少换血

出生时巨大儿可作为鉴别新生儿疾病风险的标记,包括低血糖、高胆红素血症和新生儿酸中毒(Moore 1999)。完整的人体测量,包括体重、身长和头围,应该评估并绘制出每个婴儿出生后不久的特定人群的适当生长曲线。

研究发现与未患糖尿病的婴儿相比,适于胎龄的糖尿病母亲婴儿有更多的脂肪量、脂肪占体重的百分比更高、三头肌、肩胛下、腹部、侧翼和大腿皮肤的测量值也更高(Catalano et al. 2003)。随后,糖尿病母亲巨大儿的体重一般高于长度和头围的百分位数。妊娠糖尿病导致的胎儿高胰岛素血症促进了脂肪组织的过度积累,但这些婴儿还存在额外的代谢

改变,导致脂肪量增加。孕妇血清瘦素、视黄醇结合蛋白 4 和脂联素浓度的改变与胎盘总脂肪酸转移增加有关,从而导致新生儿脂肪量和出生体重增加(Herrera and Ortega-Senovilla 2014)。在糖尿病母亲婴儿中还出现了脂质代谢的改变,包括对发育至关重要的长链多不饱和脂肪酸在内的脂蛋白的代谢较低(Herrera and Desoye 2015)。在新生儿时期有代谢不稳定风险的婴儿可以通过身体比例测量更好地识别,如通过空气置换容积描记法进行的中臂围 - 头围比或身体成分分析(Georgieff et al. 1988)。

虽然母乳喂养对糖尿病妇女的母体代谢有积极影响,但也有关于母乳喂养对糖尿病母亲的后代产生长期负面影响的报道。妊娠期高血糖与母乳免疫因子的改变有关,分泌性免疫球蛋白 A 的糖基化降低,乳铁蛋白的糖基化升高,提示妊娠期血糖失调可能对母乳的免疫保护功能产生持久的影响(Smilowitz et al. 2013)。已证实肥胖母亲的母乳中促炎症性脂肪酸的含量增加(ω-6 对 ω-3 的比例增加),脂肪酸包括二十二碳六烯酸、二十碳五烯酸和二十碳五烯酸叶黄素的浓度下降,已被证明在神经发育有重要作用(Panagos et al. 2016)。

妊娠糖尿病与多达三分之一的女性的催乳延迟有关,尤其是那些需要胰岛素治疗的女性,她们要么患有肥胖症,要么在医院母乳喂养中表现欠佳(Matias et al. 2014)。这种母乳分泌的延迟对妊娠糖尿病妇女的母乳喂养起始时间和持续时间都有不利影响。

46.6.2　新生儿低血糖

显著性低血糖的定义是血糖水平低于 45mg/dl(2.5mmol/L),在出生后的糖尿病母亲婴儿中,高达 50% 的糖尿病母亲婴儿出现了显著性低血糖,与适于胎龄的糖尿病母亲婴儿相比,巨大儿或生长受限型糖尿病母亲婴儿更容易发生低血糖(Gomella et al. 2004;Nold and Georgieff 2004)。母源性葡萄糖的突然中断与新生儿高胰岛素血症合并作用导致巨大儿低血糖。正常情况下,母源性的葡萄糖中断后,新生儿血糖在 30~90 分钟内下降,随后大多数婴儿自发恢复(Kalhan and Parimi 2006)。由于糖尿病血管疾病导致生长受限的婴儿低血糖更可能是由于肝糖原储存减少,可能在分娩 6~12 小时后才出现(Gomella et al. 2004)。低血糖可以持续,因此需要持续的葡萄

糖静脉注射干预。

关于什么是低血糖的阈值存在争议,因为很少有数据结果可用于有症状或无症状的低血糖。一个常见的建议是在 1/2、1、1.5、2、4、8、12、24、36 和 48 小时筛选糖尿病母亲婴儿(Gomella et al. 2004),并将葡萄糖维持在 45~60mg/dl(2.5~3.3mmol/L)之间(Schwartz 1997)。

虽然大多数低血糖的婴儿没有症状,但典型的症状包括紧张、出汗、呼吸急促或呼吸暂停、癫痫、躁动和呼吸窘迫。新生儿如有胰岛素缺乏症,特别是巨细胞型或生长受限型胰岛素缺乏症,应定期监测血糖水平。孕妇病史、血糖控制、胎儿人体测量和比例研究可以帮助识别高危儿(Georgieff et al. 1988)。

强烈建议尽早开始喂养,因为那些无症状、血糖正常、能耐受喂养的婴儿不需要静脉注射葡萄糖治疗。

46.6.3　新生儿低钙血症和低镁血症

新生儿低钙血症和低镁血症是两种常见的代谢障碍,在出生后 3 天内高达 50% 的胰岛素缺乏症患者会出现这种情况,并且与母亲血糖控制不良有关(Kalhan and Parimi 2006)。在从胎儿到新生儿的甲状旁腺和降钙素调节期间(Jain et al. 2008),在 24~48 小时的健康足月婴儿中发现了血清钙的生理最低点(Jain et al. 2008)。最低点可能被夸大到低钙血症的程度,通常被认为是低于 3.5mg/dl 的离子钙水平(Gomella et al. 2004)。离子钙的测量要优于总血清钙测量。糖尿病母亲婴儿中的低钙血症可能是由于新生儿的甲状旁腺对来自母体的钙的突然中断以及持续的高水平的降钙素和可能干扰维生素 D 的代谢而引起的(Kalhan and Parimi 2006)。最近的研究发现,母体维生素 D 水平与糖化血红蛋白呈显著负相关,支持了这种维生素在促进血糖控制方面的潜在作用。胎儿脐带血维生素 D 水平与母亲的水平直接相关,与正常体重的妇女相比,肥胖妇女的维生素 D 水平明显较低(Bennett et al. 2014)。已经发现,在糖尿病母亲婴儿中,大于胎龄儿骨密度的降低可能与维生素 D 状态和巨大儿继发的胎儿运动减少有关(Schushan-Eisen et al. 2015)。

新生儿低镁血症与母体低镁血症及母体的糖尿病严重程度有关(Gomella et al. 2004)。血清镁水平低于 1.5mg/dl 被认为是病理性的(Gomella et al.

2004),可能使低钙血症的治疗复杂化。

与低血糖症相似,新生儿低钙血症和低镁血症可表现为紧张、出汗、呼吸急促、易怒和惊厥等症状。出现低血糖的时间晚于出生后 24~72 小时(Nold and Georgieff 2004)。由于症状相似,有抽搐抖动的糖尿病母亲婴儿患者应该测量血糖、钙和镁的水平。症状性低血钙型糖尿病可使用氯化钙或葡萄糖酸钙进行治疗,最好通过中心静脉导管来减少药物对周围静脉的损害。低镁血症需要纠正,以维持钙的稳态。

46.6.4 新生儿红细胞增多症

红细胞增多症存在于 20%~30% 的糖尿病母亲婴儿中,特别是当母亲的葡萄糖控制不佳时。红细胞增多症的定义是中心静脉血红蛋白浓度大于 20g/dl 或血细胞比容大于 65%(Nold and Georgieff 2004)。高于这些水平的血液高黏度会导致多种疾病,包括血管淤积、缺血和重要器官系统的梗死(Moore 1999)。

大脑微循环是血液黏稠的危险区域之一,会导致神经过敏、抖动和高声尖叫。在这些婴儿中必须考虑脑静脉窦血栓形成,即使神经影像学研究可能无法检测到病理,症状性、红细胞增多的糖尿病母亲婴儿也应通过部分换血来降低血液黏度和进一步形成血块的倾向(Nold and Georgieff 2004)。

肾、肠、肺系统血管淤滞的症状可能很明显,也可能不明显。高血压、血小板减少、血尿和腹部肿块都是肾静脉血栓形成的可能征象。喂养不耐受或坏死性小肠结肠炎可能提示肠道淤滞。最后,肺血管床淤滞可表现为持续性肺动脉高压并加重呼吸窘迫综合征(respiratory distress syndrome, RDS)。

生后不久应评估最初的血细胞比容和血小板计数。因为所有新生儿都会出现生理性利尿,所以在出生后 3 天内血细胞比容增高并不罕见。然而,这种现象可能延长红细胞增多糖尿病母亲婴儿中微血管淤滞的风险,强调适当的监测和补液的重要性。上述任何一种器官系统的微脉管系统的淤滞和血栓形成可能首先通过血小板计数的下降来表示。无症状的婴儿,其血细胞比容在 65% 至 70% 之间,应以每天至少 100ml/kg 的速度静脉补液,前 3 天应每日观察血细胞比容。如果婴儿出现症状,或经适当治疗后血细胞比容仍在增高,应完成部分换血。在任

何糖尿病母亲婴儿中,如果出现血液高黏度或中心压积大于 70% 的症状,应立即进行部分换血(Nold and Georgieff 2004)。

46.6.5 新生儿缺铁

已证实,在 65% 的糖尿病母亲婴儿和 95% 的糖尿病母亲巨大儿中存在铁代谢异常,包括出生时脑铁浓度降低的风险(Amarnath et al. 1989; Chockalingam et al 1987; Georgieff et al. 1990)。值得注意的是,出生时血细胞比容最高的糖尿病母亲婴儿往往也有最低的铁蛋白浓度,这表明可用的胎儿铁被转移到扩大的红细胞团中,远离储存和非血液组织库,包括大脑。缺铁会对大脑发育构成风险,包括对髓鞘形成的影响(Connor and Menzies 1996)、大脑能量代谢(de Ungria et al. 2000)和大脑单胺类神经递质新陈代谢(Beard 2003)。与健康的足月儿相比,糖尿病母亲新生儿改变了认知过程(de Regnier et al. 2000)。补充铁治疗(超出正常的建议)在新生儿时期尚未评估对改善神经发育的结果,目前不推荐组织缺铁是由于进入红细胞的铁重新分布,而不是全身缺铁。

46.6.6 心肺状况

新生儿 RDS 和短暂性呼吸急促(残留的胎儿肺液)在糖尿病母亲婴儿中比适于胎龄儿的对照组更常见(Nold and Georgieff 2004)。胎儿高胰岛素血症可能抑制正常的皮质醇对肺成熟的作用,导致二棕榈酰卵磷脂的产生减少(Moore 1999)。非糖尿病母亲的婴儿在平均妊娠 34~35 周时达到肺成熟,而糖尿病母亲婴儿直到妊娠 38.5 周时才被认为是渡过了肺不成熟的风险(Moore 1999)。此外,继发于红细胞增多症的持续性肺动脉高压可能使 RDS 复杂化,因为红细胞增多症和 RDS 都与胎儿高胰岛素血症有关。

糖尿病母亲婴儿中的心肺适应(如转变)已被证明与非糖尿病母亲所生的婴儿有显著差异。已发现在高达 30% 的糖尿病母亲婴儿中,存在由于室间隔的糖原负荷和心肌病引起的室间隔肥大的经典表现(Moore 1999)。观察到肥厚性主动脉下狭窄伴重度室间隔肥厚导致左室流出道阻塞性心力衰竭。在这种情况下,强心药和低血容量使情况恶化,而 β-

受体阻滞剂和容量有助于缓解阻塞。心肌病通常与室间隔肥厚一起被发现，尽管它可以单独出现（Nold and Georgieff 2004）。

46.6.7　高胆红素血症

高间接胆红素血症在糖尿病母亲婴儿中很常见，因为他们有红细胞增多、无效的红细胞生成和相对不成熟的肝脏结合和排泄胆红素的能力（Nold and Georgieff 2004）。30%的胆红素来源增加是由于红细胞含量增高导致的，相对不成熟的葡萄糖醛酸转移酶系统的结合和排泄导致血清未结合胆红素水平升高。应在出生后24小时内评估胆红素水平，然后随访至最高峰。光疗配合适当的补液是治疗的主要方法，但一些婴儿需要换血，使用的标准与未患糖尿病的母亲所生的高胆红素血症婴儿相同。

46.6.8　神经病理学

中枢神经系统功能障碍可在新生儿期立即出现，也可直到婴儿期或儿童后期才表现出神经发育和行为异常。糖尿病母亲婴儿存在多种疾病的风险，可能导致神经损伤和症状。红细胞增多症伴血管淤积、葡萄糖和电解质异常、产伤和巨大儿引起的围产期窒息，所有这些都可能导致神经症状，如惊厥、抖动、嗜睡、音调异常和运动障碍。根据不同的病因，不同神经症状通常出现在特定的时间段。围产期窘迫、产伤和低血糖通常在生后24小时内出现症状。另一种情况是，由于低钙血症或低镁血症引起的症状通常出现在出生后24~72小时，因为这是预计血糖达到最低点的时间段。

最初的肌张力减低，随后的肌张力增高，抖动和惊厥是继发于围产期窒息的脑损伤的迹象和症状。一般因出生窒息而引起惊厥发作的风险在生后24小时达到高峰。在开始抗惊厥治疗之前，必须确认并纠正葡萄糖、电解质或血液异常。

分娩时颈部伸展引起的臂丛神经损伤在糖尿病母亲巨大儿中比适于胎龄儿更常见。Erb性麻痹（C_5~C_7）、Klumpke麻痹（C_8~T_1）、膈神经麻痹（C_3~C_5）、喉返神经损伤（T_1~T_2）均有报道。

在人类，事件相关电位研究表明，虽然非糖尿病母亲所生的健康足月婴儿会区分自己母亲的声音和陌生人的声音，铁缺乏的糖尿病母亲婴儿并没有显示出能区别的证据，这表明存在异常的认知处理（de Regnier et al. 2007；Siddappa et al. 2004）。对新生大鼠的研究表明，母体糖尿病破坏了发育中的海马体内胰岛素受体和胰岛素样生长因子-1受体的调节。这些海马的变化可能与糖尿病母亲婴儿中出现的认知和记忆障碍有关（Hami et al. 2015）。

46.7　糖尿病母亲婴儿的长期健康后遗症

围生期、胎儿期和新生儿期的事件都与糖尿病母亲婴儿的长期健康问题有关。未来的发展风险包括代谢综合征和铁状态异常与神经发育问题。

46.7.1　代谢综合征

鉴于肥胖的流行，人们已经开始关注糖尿病母亲婴儿的长期健康风险，因为他们的胎儿暴露在一个异常的代谢环境和巨大的新生儿身体习惯中。几项研究集中在糖尿病母亲婴儿最初的生长和最终发展成代谢综合征的可能性，其特征是在肥胖、高血压和血脂异常中胰岛素抵抗的增加（Boney et al. 2005；krog et al. 2004；Plagemann 2005；Touger et al. 2005；Vohr and Boney 2008）。一项聚焦于Pima印第安儿童生长的纵向研究显示，糖尿病母亲的后代与非糖尿病母亲的后代的生长模式有显著差异。糖尿病母亲的后代在其出生后的前1.5年中出现了明显的"下降"生长，但到7岁时，其体重已大大超过非糖尿病母亲的后代（Touger et al. 2005）。另一项纵向研究发现，尽管肥胖方面没有差异，但11岁的大于胎龄儿的胰岛素抵抗发生率（定义为空腹血糖/胰岛素比值<7）高于适于胎龄儿。作者还通过多变量逻辑回归论证了儿童肥胖、大于胎龄、妊娠糖尿病与胰岛素抵抗相关（Boney et al. 2005）。回顾研究妊娠糖尿病母亲及其子代的代谢综合征的结局和发展的结果显示，随着年龄增长儿童代谢综合征的发生与母亲妊娠糖尿病，孕晚期产妇血糖、母亲肥胖、巨大儿和儿童肥胖有关（Vohr and Boney 2008）。对糖尿病父母的高糖后代进行脂质状态评估的研究表明，父母的糖尿病状态与血脂异常之间存在显著的相关性（Carlton Johnnny and Anuratha 2016）。

46.7.2 神经发育

由于多种疾病使糖尿病母亲婴儿面临更高的风险,这些儿童的长期运动和认知发展轨迹与正常血糖的母亲的婴儿进行了比较研究。急性围产期事件和异常的宫内环境对长期的大脑发育造成影响。新生儿的研究和纵向研究都有显示出这些后代之间显著的神经发育差异。

对于新生儿期有惊厥发作的婴儿来说,惊厥发作的病因是决定预后的关键。由代谢异常引起的惊厥,如低血糖或低血钙,有 10%~50% 的发育迟滞的风险。相比之下,由于缺氧缺血性脑病而导致惊厥发作的婴儿有 80% 的发育异常的风险(Volpe 2001)。对于血糖正常母亲所生的婴儿来说,已证实短暂性低血糖对 4 岁时的精神运动发育没有有害影响(Brand et al. 2005)。然而,有症状的严重低血糖(血糖 <35mg/dl 或 <2mmol/L)证明与 MRI 的神经发育异常和白质损伤有关(Burns et al. 2008)。MRI 已被推荐用于新生儿症状性低血糖的常规评估,以阐明各种形式的脑损伤(Inder 2008)。

糖尿病母亲所生子女的特定神经发育区域已被证明与母亲的血糖控制程度相关(Nelson et al. 2003;Omoy 2005;Riggins et al. 2009;Rizzo et al. 1997)。即使在血糖控制良好的母亲中,注意力持续时间和运动功能似乎也存在问题。总认知能力似乎得到了维持,除非妊娠与母亲明显的肾病或高血压或新生儿铁缺乏相关(Riggins et al. 2009),在这种情况下,这种影响与母亲的血糖控制水平呈负相关(Ornoy 2005;Riggins et al. 2009)。另一项跟踪糖尿病母亲婴儿直到 11 岁的纵向研究表明,产前母亲血糖和脂质代谢控制不佳与儿童在神经心理功能标准测试中的表现较差相关(Rizzo et al. 1997)。对患有妊娠糖尿病的肥胖母亲的研究表明,在 6 个月大的婴儿早期,认知发育有短暂的轻度加速;然而,在 18 个月大时,尤其是在语言领域的分数会迅速下降(Torres-Espinola et al. 2015)。这项工作强调了对糖尿病母亲婴儿大脑发育进行长期评估的重要性。

46.8 总结

糖尿病孕妇医疗护理的进步改善了母亲及其后代的预后。尽管有这种趋势,但不断增长的肥胖流行有可能改变这一进程。以胰岛素抵抗和 2 型糖尿病为特征的代谢综合征在接下来的十年里可能会继续上升,这使得血糖控制成为一个更普遍的问题。照顾孕妇的卫生保健从业人员应该强调血糖控制不良的潜在影响,包括胎儿缺氧和缺铁,这会影响婴儿的长期神经发育轨迹。在妊娠期首次出现胰岛素抵抗的妇女,特别是那些超重或肥胖的妇女,需要对她们在以后生活中发生 2 型糖尿病的可能性进行随访。此外,婴儿和儿童的卫生保健医务人员应了解糖尿病母亲的后代在新生儿期和长期可能出现的后遗症。非典型性神经发育和代谢紊乱的倾向是值得进一步研究和关注的两个领域,因为这些婴儿在整个童年都被跟踪。

参考文献

Abuhamad AZ for the ACOG Practice Committee (2009) Ultrasonography in pregnancy. Obstet Gynecol 113:451–461, PMID: 19155920

Amarnath UM, Ophoven JJ, Mills MM (1989) The relationship between decreased iron stores, serum iron and neonatal hypoglycemia in large-for-date newborn infants. Acta Paediatr Scand 78:538–543

American College of Obstetricians and Gynecologists (2014) Safe prevention of the primary cesarean delivery. Obstet Gynecol 123:693–711

Bard H, Prosmanne J (1987) Relative rates of fetal hemoglobin and adult hemoglobin synthesis in cord blood of infants of insulin-dependent diabetic mothers. Pediatrics 75:1143–1147

Beard J (2003) Neonatal iron deficiency results in irreversible changes in dopamine function in rats. J Nutr 133:1174–1179

Bennett SE, McPeake J, McCance DR, Manderson JG, Johnston P, McGalliard R, McGinty A (2014) Maternal vitamin D status in Type 1 diabetic pregnancy: impact on neonatal vitamin D status and association with maternal glycaemic control. Pregnancy Hypertens 4:235–236, PMID: 26104623

Boney CM, Verma A, Tucker R, Vohr BR (2005) Metabolic syndrome in childhood: association with birth weight, maternal obesity, and gestational diabetes mellitus. Pediatrics 115:e290–e296

Brand PL, Molenaar NL, Kaaijk C, Wierenga WS (2005) Neurodevelopmental outcome of hypoglycaemia in healthy, large for gestational age, term newborns. Arch Dis Child 90:78–81

Burns CM, Rutherford MA, Boardman JP, Cowan FM (2008) Patterns of cerebral injury and neurodevelopmental outcomes after symptomatic neonatal hypoglycemia. Pediatrics 122:65–74

Carlton Johnnny J, Anuratha N (2016) Study of lipid status in the euglycemic offsrpin of diabetic parents with sex, age matched controls among South India population. Diabetes Metab Syndr 16 pii: S1871 – 4021. PMID: 27012159

Catalano PM, Thomas A, Huston-Presley L, Amini SB

(2003) Increased fetal adiposity: a very sensitive marker of abnormal in utero development. Am J Obstet Gynecol 189:1698–1704

Chockalingam UM, Murphy E, Ophoven JC et al (1987) Cord transferrin and ferritin values in newborn infants at risk for prenatal uteroplacental insufficiency and chronic hypoxia. J Pediatr 111:283–286

Connor JR, Menzies SL (1996) Relationship of iron to oligodendrocytes and myelination. Glia 17:89–93, CrossRef

Correa A, Gilboa SM, Besser LM et al (2008) Diabetes mellitus and birth defects. Am J Obstet Gynecol 199 (237):e1–e9

de Regnier RA, Nelson CA, Thomas KM et al (2000) Neurophysiologic evaluation of auditory recognition memory in healthy newborn infants and infants of diabetic mothers. J Pediatr 137:777–784, CrossRef

de Regnier RA, Long JD, Georgieff MK, Nelson CA (2007) Using event-related potentials to study perinatal nutrition and brain development in infants of diabetic mothers. Dev Neuropsychol 31:379–396, CrossRef

de Ungria M, Rao R, Wobken JD et al (2000) Perinatal iron deficiency decreases cytochrome c oxidase (cytox) activity in selected regions of neonatal rat brain. Pediatr Res 48:169–176, CrossRef

DeBoer T, Wewerka S, Bauer PJ (2005) Explicit memory performance in infants of diabetic mothers at 1 year of age. Dev Med Child Neurol 47:525–531

Deinard AS, List A, Lindgren B et al (1986) Cognitive deficits in iron-deficient and iron-deficient anemic children. J Pediatr 108(5 Part 1):681–689

Fahrenkrog S, Harder T, Stolaczyk E et al (2004) Cross-fostering to diabetic rat dams affects early development of mediobasal hypothalamic nuclei regulating food intake, body weight, and metabolism. J Nutr 134:648–654

Fuhrmann K, Reiher H, Semmler K et al (1983) Prevention of congenital malformations in infants of insulin-dependent diabetic mothers. Diabetes Care 6:219–223

Galindo A, Burguillo AG, Azriel S, Fuente Pde L (2006) Outcome of fetuses in women with pregestational diabetes mellitus. J Perinat Med 34:323–331

Gao Q, Gao YM (2007) Hyperglycemic condition disturbs the proliferation and cell death of neural progenitors in mouse embryonic spinal cord. Int J Dev Neurosci 25:349–357

Georgieff MK (1995) Therapy of infants of diabetic mothers. In: Burg FD, Ingelfinger JR, Wald ER, Polin RA (eds) Current pediatric therapy, 15th edn. WB Saunders, Philadelphia, pp 793–803

Georgieff MK (2006) The effect of maternal diabetes during pregnancy on the neurodevelopment of offspring. Minn Med 89:44–47

Georgieff MK, Sasanow SR, Chockalingam UM, Pereira GR (1988) A comparison of the mid-arm circumference/head circumference ratio and ponderal index for the evaluation of newborn infants after abnormal intrauterine growth. Acta Paediatr Scand 77:214–219

Georgieff MK, Widness JA, Mills MM, Stonestreet BS (1989) The effect of prolonged intrauterine hyperinsulinemia on iron utilization in fetal sheep. Pediatr Res 26:467–469

Georgieff MK, Landon MB, Mills MM et al (1990) Abnormal iron distribution in infants of diabetic mothers: spectrum and maternal antecedents. J Pediatr 117:455–461

Georgieff MK, Petry CD, Mills MM (1997) Increased N-glycosylation and reduced transferrin binding capacity of transferrin receptor isolated from placentas of diabetic mothers. Placenta 18:563–568

Gomella TL, Cunningham MD, Eyal FG, Zenk KE (2004) Neonatology: management, procedures, on-call problems, diseases, and drugs, 5th edn. McGraw-Hill, New York, pp 418–433

Green DW, Khoury J, Mimouni F (1992) Neonatal hematocrit and maternal glycemic control in insulin-dependent diabetic mothers. J Pediatr 12:302–305

Hami J, Shojae F, Vafaee-Nezhad S, Lotfi N, Kheradmand H, Haghir H (2015) Some of the experimental and clinical aspects of the effects of the maternal diabetes on the developing hippocampus. World J Diabetes 15:412–422, PMID: 25897352

Herranz L, Pallardo LF, Hillman N et al (2007) Maternal third trimester hyperglycaemic excursions predict large-for-gestationalage infants in type 1 diabetic pregnancy. Diabetes Res Clin Pract 75:42–46

Herrera E, Desoye G (2015) Maternal and fetal lipid metabolism under normal and gestational diabetic conditions. Horm Mol Biol Clin Invest 23:1868–1883, PMID: 26351960

Herrera E, Ortega-Senovilla H (2014) Lipid metabolism during pregnancy and its implications for fetal growth. Curr Pharm Biotechnol 15:24–31, PMID: 247201597

Inder T (2008) How low can I go? The impact of hypoglycemia on the immature brain. Pediatrics 122:440–441

Jain A, Agarwal R, Sankar MJ (2008) Hypocalcemia in the newborn. Indian J Pediatr 75:165–169

Kalhan SC, Parimi PS (2006) Diabetes in pregnancy: the infant of a diabetic mother. In: Martin RJ, Fanaroff AA, Walsh MC (eds) Neonatal-perinatal medicine, 8th edn. Elsevier Mosby, Philadelphia, pp 1473–1478

Kumar SD, Dheen ST, Tay SS (2007) Maternal diabetes induces congenital heart defects in mice by altering the expression of genes involved in cardiovascular development. Cardiovasc Diabetol 30:34, CrossRef

Langer O, Berkus MD, Huff RW, Samueloff A (1991) Shoulder dystocia: should the fetus weighing greater than or equal to 4000 grams be delivered by cesarean section? Am J Obstet Gynecol 165(4 Pt 1):831–837

Lucas MJ (2001) Medical complications of pregnancy: diabetes complicating pregnancy. Obstet Gynecol Clin N Am 28:513–536

Matias SL, Dewey KG, Quesenberry CP, Gunderson EP (2014) Maternal prepregnancy obesity and insulin treatment during pregnancy are independently associated with delayed lactogenesis in women with recent gestational diabetes mellitus. Am J Clin Nutr 99:115–121, PMID: 24196401

Moore TR (1999) Diabetes in pregnancy. In: Creasy RK, Resnik R (eds) Maternal-fetal medicine. WB Saunders, Philadelphia, pp 964–995

Morgan SC, Relaix F, Sandell LL, Loeken MR (2008) Oxidative stress during diabetic pregnancy disrupts cardiac neural crest migration and causes outflow tract defects. Birth Defects Res A Clin Mol Teratol 82:453–463

Nelson CA, Wewerka SS, Borscheid AJ et al (2003) Electrophysiologic evidence of impaired cross-modal recognition memory in 8-month-old infants of diabetic mothers. J Pediatr 142:575–582

Nold JL, Georgieff MK (2004) Infants of diabetic mothers. Pediatr Clin N Am 51:619–637, CrossRef

Ornoy A (2005) Growth and neurodevelopmental outcome of children born to mothers with pregestational and gestational diabetes. Pediatr Endocrinol Rev 3:104–113

Panagos PG, Vishwanathan R, Penfield-Cyr A, Matthan NR, Shivappa N, Wirth MD, Herbert JR, Sen S (2016) Breastmilk from obese mothers has pro-inflamatory properties and decreased neuroprotective factors. J Perinatol 36:284–290, PMID: 26741571

Petry CD, Eaton MA, Wobken JA et al (1992) Liver, heart, and brain iron deficiency in newborn infants of diabetic mothers. J Pediatr 121:109–114

Petry CD, Wobken JD, McKay H et al (1994) Placental transferrin receptor in diabetic pregnancies with increased fetal iron demand. Am J Physiol 267: E507–E514

Plagemann A (2005) Perinatal programming and functional teratogenesis: impact on body weight regulation and obesity. Physiol Behav 86:661–668

Radder JK, van Roosmalen J (2005) HbA1c in healthy, pregnant women. Neth J Med 63:256–259

Rajdl D, Racek J, Steinerová A et al (2005) Markers of oxidative stress in diabetic mothers and their infants during delivery. Physiol Res 54:429–436

Riggins T, Miller NC, Bauer PJ et al (2009) Consequences of low neonatal iron status due to maternal diabetes mellitus on explicit memory performance in childhood. Dev Neuropsychol 34:762–779

Rizzo TA, Metzger BE, Dooley SL, Cho NH (1997) Early malnutrition and child neurobehavioral development: insights from the study of children of diabetic mothers. Child Dev 68:26–38

Russell NE, Holloway P, Quinn S et al (2008) Cardiomyopathy and cardiomegaly in stillborn infants of diabetic mothers. Pediatr Dev Pathol 11:10–14

Savona-Ventura C, Gatt M (2004) Embryonal risks in gestational diabetes mellitus. Early Hum Dev 79:59–63

Schaefer-Graf UM, Kleinwechter H (2006) Diagnosis and new approaches in the therapy of gestational diabetes mellitus. Curr Diabetes Rev 2:343–352

Schmidt AT, Waldow KJ, Salinas JA, Georgieff MK (2004) The long-term behavioral effects of fetal/neonatal iron deficiency on a hippocampally dependent learning task in the rat. Pediatr Res 55:279A

Schushan-Eisen I, Cohen M, Leibovitch L, Maayan-Metzger A, Strauss T (2015) Bone density among infants of gestational diabetic mothers and macrosomic neonates. Matern Child Health J 19:578–582, PMID: 25138627

Schwartz RP (1997) Neonatal hypoglycemia: how low is too low? J Pediatr 131:171–173

Siddappa AM, Georgieff MK, Wewerka S et al (2004) Iron deficiency alters auditory recognition memory in newborn infants of diabetic mothers. Pediatr Res 55:1034–1041

Smilowitz JT, Totten SM, Huang J, Grapov D, Durham HA, Lammi-Keefe CJ, Lebrilla C, German JB (2013) Human milk secretory immunoglobulin a and lactoferrin N-glycans are altered in women with gestational diabetes mellitus. J Nutr 143:1906–1912, PMID: 24047700

Stonestreet BS, Goldenstein M, Oh W, Widness JA (1989) Effect of prolonged hyperinsulinemia on erythropoiesis in fetal sheep. Am J Physiol 257:R1199–R1204

Torres-Espinola FJ, Berglund SK, Garcia-Valdes LM, Segura MT, Jerez A, Campos D, Moreno-Torres R, Rueda R, Catena A, Perez-Garcia M, Campoy C, PREOBE Team (2015) Maternal obesity, overweight, and gestational diabetes affect the offspring neurodevelopment at 6 and 18 months of age- a follow up from the PREOBE cohort. PLoS One 10:e0133010, PMID: 26208217

Touger L, Looker HC, Krakoff J et al (2005) Early growth in offspring of diabetic mothers. Diabetes Care 28:585–589

Vohr BR, Boney CM (2008) Gestational diabetes: the forerunner for the development of maternal and childhood obesity and metabolic syndrome? J Matern Fetal Neonatal Med 21:149–157

Volpe JJ (2001) Neonatal seizures. In: Volpe JJ (ed) Neurology of the newborn, 4th edn. WB Saunders, Philadelphia, pp 178–216

Weber HS, Copel JA, Reece EA et al (1991) Cardiac growth in fetuses of diabetic mothers with good metabolic control. J Pediatr 118:103–107

Widness JA (1989) Fetal risks and neonatal complications of diabetes mellitus and metabolic and endocrine disorders. In: Brody SA, Ueland K (eds) Endocrine disorders in pregnancy. Appleton-Lang, Norwalk, pp 273–297

Widness JA, Susa JB, Garcia JF et al (1981) Increased erythropoiesis and elevated erythropoietin in infants born to diabetic mothers and in hyperinsulinemic rhesus fetuses. J Clin Invest 67:637–642

Wong SF, Lee-Tannock A, Amaraddio D et al (2006) Fetal growth patterns in fetuses of women with pregestational diabetes mellitus. Ultrasound Obstet Gynecol 28:934–938

Zhao Z, Reece EA (2005) Experimental mechanisms of diabetic embryopathy and strategies for developing therapeutic interventions. J Soc Gynecol Investig 12:549–557